W0262730

LEHRBUCH DER RÖNTGENDIAGNOSTISCHEN TECHNIK

FÜR RÖNTGENASSISTENTINNEN UND ÄRZTE

VON

PROF. DR. E. A. ZIMMER UND MARIANNE BROSSY

MIT 739 EINZELABBILDUNGEN

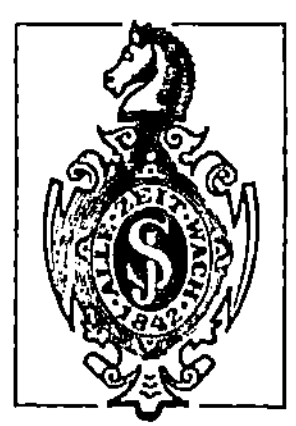

Springer-Verlag Berlin Heidelberg GmbH

1962

© by Springer-Verlag Berlin Heidelberg 1962

Ursprünglich erschienen bei Springer-Verlag OHG · Berlin · Göttingen · Heidelberg 1962

Softcover reprint of the hardcover 1st edition 1962

ISBN 978-3-662-26999-2   ISBN 978-3-662-28477-3 (eBook)
DOI 10.1007/978-3-662-28477-3

Vorwort

Dieses Lehrbuch der Röntgentechnik will dem Arzt sowie seiner Helferin ein brauchbarer Ratgeber sein. Es soll der Röntgenassistentin bei ihrer täglichen Arbeit dienen und ihr erlauben, sich bei jeder auftretenden röntgentechnischen Schwierigkeit sofort zurechtzufinden. Die theoretische Besprechung ist auf die Belange der Praxis abgestellt. Die Röntgengehilfin erfährt dabei aus Physik und Chemie nur das, was zum direkten Verständnis nötig ist. Sie wird nirgends mit Unnötigem belastet, da trotz der Reichhaltigkeit die Materie so zusammengefaßt wurde, daß auch die vielbeanspruchte Gehilfin Zeit zum Studium finden dürfte. Damit sie den Arzt nicht durch überflüssige Fragen belästigen muß, werden medizinische und krankenpflegerische Grundkenntnisse vermittelt, ferner jeweils anatomische Schilderungen beigefügt, außerdem eine Aufstellung klinischer Fachausdrücke.

Überlebtes, Unwichtiges ist in dem Buch nicht enthalten, dafür wird etwas allzu häufig Vergessenes besonders ausführlich behandelt, nämlich die menschliche Verbundenheit einer Röntgenassistentin mit ihrem Patienten, aber auch mit ihren Mitarbeiterinnen, Mitarbeitern und Vorgesetzten. Diesen Abschnitt über die „Human Relations" im medizinisch-technischen Betrieb habe ich bewußt an den Anfang gestellt, sind sie doch für das „Betriebsklima" und damit für eine fruchtbare Arbeit in einem Röntgeninstitut von größter Wichtigkeit.

Meine eigene Tätigkeit an Röntgeninstituten großer Spitäler, an mittelgroßen und kleineren staatlichen Krankenhäusern, an Privatkliniken und im eigenen Privatröntgeninstitut gestattet mir, die speziellen Bedürfnisse des Berufs einer Röntgenassistentin von verschiedenen Perspektiven aus zu beleuchten. Dieser Erfahrung hinzu gesellt sich jene meiner langjährigen Mitarbeiterin, Fräulein MARIANNE BROSSY, die dieses Buch vom Standpunkt einer leitenden Röntgenassistentin aus mit ihrem Berufskönnen bereichert hat.

Dieses Vorwort sei nicht beschlossen, ohne auch jener zu gedenken, die mit ihren Fachkenntnissen zum Gelingen des Buches beigetragen haben: Herr E. BERNARD, Basel, und Herr P. GEINOZ, Fribourg, haben mit Künstlerhand die Skizzen und Zeichnungen nach meinen Entwürfen so ausgeführt, daß die bildmäßige Gestaltung dem Werk eine spezifische Note verleiht. Herr L. HILBER, Fachphotograph in Fribourg, hat es mir mit seiner großen Berufserfahrung und seinem speziellen Geschick ermöglicht, die Einstelltechnik besonders demonstrativ darzustellen, wobei Herr H. KUPFERSCHMIED als Modell das seinige beigetragen hat. Wie der Text prägnant geschrieben ist, um das Erlernen und Verarbeiten des Stoffes zu erleichtern, so habe ich auch bei den Illustrationen bisherige Pfade verlassen und ein Abbildungsmaterial herstellen lassen, das didaktisch zweckmäßig und einprägsam ist.

Herr Prof. G. WOLF-HEIDEGGER, Direktor der Anatomischen Anstalt Basel, stellte mir liebenswürdigerweise anatomische Sammlungspräparate zur Verfügung.

Meine *Frau* hat ohne röntgentechnische Vorbildung dieses Buch studiert und mich auf Mängel und Auslassungen aufmerksam gemacht.

Herrn Dr. H. G. OERI, Basel, bin ich zu besonderem Dank verpflichtet, da er mir bei der Durchsicht der Korrekturen beratend zur Seite stand und mir aus seiner so großen Erfahrung heraus manche wichtige Hinweise und Anregungen gab.

Meine Dankbarkeit gilt natürlich auch dem *Springer-Verlag* Heidelberg, der auf all meine Wünsche hinsichtlich Drucktechnik und Bebilderung stets bereitwilligst eingegangen ist. Dies und die große Mühewaltung all seiner Mitarbeiter führte zu der schönen Ausstattung des Buches.

Alle Helfer haben auf ihre Art dazu beigetragen, daß das Werk seinen Zweck erfüllen kann: Die Röntgenassistentin so zu formen, daß sie

dem Arzt jederzeit eine praktische, tüchtige Stütze bedeutet und

dem Kranken die liebevolle und erfahrene Betreuerin und geschickte Helferin in schweren Tagen.

Bern, Frühjahr 1961. E. A. ZIMMER

Röntgeninstitut Aarbergerhof.

Inhaltsverzeichnis

Allgemeiner Teil

Spezieller Teil — Einstelltechnik

Einstellungen — Skelet

Einstellungen — Innere Organe

Anatomie und Technik mit und ohne Kontrastverfahren

Allgemeiner Teil

I. Die Röntgenassistentin und ihr Berufskreis

1. Technische Röntgenassistentin als Frauenberuf

Der Beruf einer technischen Assistentin in einem Röntgeninstitut steht unter
den Möglichkeiten, die einer Frau bei der Berufswahl offen sind, sicher an bevor-
zugter Stelle. Sind die notwendigen Voraussetzungen, nämlich eine gute allgemeine wie fachliche Vorbildung und daneben Gewissenhaftigkeit, klares Denken
und gesunder Menschenverstand vorhanden, so läßt diese Tätigkeit freien Spiel-
raum zur Entfaltung von organisatorischem Talent und bewegt sich zu einem
großen Teil auf sozialem Gebiet, also dem einer Frau besonders zusagenden
Betätigungsfeld. Röntgenassistentin ist wahrlich ein idealer Frauenberuf, bei
dem alle fraulichen Eigenschaften eingesetzt werden können, wie menschliches
Einfühlungsvermögen, Mitgefühl und Geduld für kranke Menschen, Takt und
Diskretion und last not least weiblicher Charme.

Der Beruf ist in seiner Vielgestaltigkeit interessant und nie eintönig, da die
menschliche und die technische Seite immer eng verbunden bleiben.

Verantwortung trägt die Röntgenassistentin mehr, als man schlechthin annehmen möchte, sowohl für ihre Kranken wie für das Institut. Sie ist im Röntgenbetrieb, was die Stewardeß im Flugzeug, stets bereit zu freundlichen, aber dennoch selbstbewußten Diensten am Klienten, bereit zur exakten Durchführung
ihrer Aufgabe, jeder Vorschrift des Chefarztes folgend; keine Mühe ist ihr zuviel,
keine Arbeit zu groß. Organisatorische Fähigkeiten verschaffen ihr die besondere
Wertschätzung von Vorgesetzten. Die Röntgenassistentin ist so klug, im Leben
wie im Beruf die eigenen Grenzen zu kennen, zu achten und sich dennoch voll
zu entfalten. Das Beglückende dieses Berufes ist nicht etwa das Bilderknipsen,
sondern der freundliche Kontakt mit den vielen Menschen, leidenden, hoffenden,
glücklich genesenden.

Mag der Aufgabenkreis einer technischen Assistentin je nach dem Betätigungsfeld auch unterschiedliche Aspekte aufweisen und von Ort zu Ort verschiedenartig
sein, die Grundlagen ihres Handelns bleiben dennoch stets die gleichen:

Hilfsbereitschaft und Verständnis für den Leidenden, den heilungsuchenden
Menschen, und zwar unablässig Tag für Tag,

Beherrschung einer guten Röntgentechnik, die auch auf die Gegebenheiten
bei Schwerkranken Rücksicht nimmt und Vorbedingung einer exakten Diagnose ist,

Sinn für Planung gemeinsamer wie eigener Arbeit und sympathisches
kollegiales Verhalten gegenüber den Mitarbeitern,

Interesse an der Wahrung des guten Rufes des Instituts und seiner Ärzte.

So verstanden ist der Beruf der Röntgenassistentin ein medizinisch-technischer Frauenberuf besonderer glücklicher Prägung!

2. Vorbildung und Vorbedingungen

Der Beruf einer technischen Röntgenassistentin verlangt eine gewisse Vorbildung: außer guter Schulbildung vor allem einige Kenntnisse in Physik, in Chemie und in Sprachen. Jeder Chef wird aber unter zwei Anwärterinnen jene wählen, die außerdem Maschinenschreiben und Stenographie beherrscht. Ferner ist es vielen Ärzten erwünscht, wenn die Bewerberin sich im Buchhaltungswesen, zum mindesten mit Grundkenntnissen, ausweist.

Wie in jedem medizinisch-technischen Beruf muß die Anwärterin mit Krankenpflege vertraut sein, vor allem im Umgang mit Schwerverletzten und Schwerkranken, mit den ersten Maßnahmen bei einem Notfall, mit Hygiene und Sauberkeit, sowie Pflege der Instrumente.

Schon eine Röntgenschülerin, nicht erst die Assistentin, reiht sich mit Ärzten, Geistlichen, Rechtsanwälten in jene Gruppe Menschen ein, die zur Schweigepflicht angehalten sind. Ärzte und ihre Hilfspersonen, die ein Geheimnis offenbaren, das ihnen infolge ihres Berufes anvertraut worden ist oder das sie in seiner Ausübung wahrgenommen haben, werden bestraft[1]. Die Verletzung des Berufsgeheimnisses ist auch nach Beendigung der Berufsausübung oder des Studiums strafbar. Man muß über alles schweigen, was man in der Praxis erfährt oder beobachtet, also nicht nur über das Medizinische, sondern auch über alles, was man über die persönlichen Verhältnisse eines Patienten hört. Man muß schweigen nicht nur Bekannten, sondern auch allernächsten Verwandten gegenüber. Diese Vorschriften über Schweigepflicht gelten auch in anderen Ländern.

3. Die Ausbildungsmöglichkeiten an Röntgeninstituten

Für die in einem medizinischen Betrieb noch unerfahrene Röntgenassistentin ist von Interesse zu erfahren, in welcher Art, durch welche Aufgabe und welche Organisation sich die einzelnen Institutsgruppen unterscheiden. Sie kann sich dann darüber klar werden, für welchen Institutsbetrieb sie wohl am ehesten geeignet ist.

Das *Universitätsröntgeninstitut* hat einen sehr großen Patientenkreis. Neben der üblichen Arbeit werden hier umständliche und oft zeitraubende Untersuchungen durchgeführt, mit allen der Röntgendiagnostik zur Verfügung stehenden Mitteln. Diese Institute pflegen speziell auch die Forschung, vielfach mit hohem Einsatz an Personal. Ein derartiger Großbetrieb erfordert jedoch Dezentralisation und damit kann die Arbeit der Einzelnen eventuell recht eintönig sein, je nach ihrer Aufgabe; während Wochen, Monaten hat sie z. B. fast nur Lungen-

---

[1] Nach dem Schweizerischen Strafgesetzbuch (Art. 321) wird die Verletzung des Berufsgeheimnisses auf Antrag mit Gefängnis oder Buße bestraft; das gleiche gilt auch in fast allen Kulturländern. In Deutschland lautet der § 300 StGB (vom 4. 8. 1953). „Wer unbefugt ein fremdes Geheimnis offenbart, das ihm in seiner Eigenschaft 1. als Arzt, Zahnarzt, Apotheker oder Angehöriger eines anderen Heilberufs, der eine staatlich geregelte Ausbildung erfordert, 2. als Rechtsanwalt usw. anvertraut worden oder bekannt geworden ist, wird mit Gefängnis bis zu 6 Monaten und mit einer Geldstrafe oder mit einer dieser Strafen bestraft.“

oder nur Schädelaufnahmen anzufertigen. Die Tätigkeit wird also keineswegs immer so interessant und vielgestaltig sein wie vielleicht das Institut als solches.

Röntgeninstitute in großen Krankenhäusern erfüllen ähnliche Aufgaben, jedoch spielt die Forschung in der Regel eine geringere Rolle.

Mittelgroße Krankenhäuser sind ganz besonders auf gute Ausbildung ihrer Röntgengehilfinnen angewiesen, da fast alle üblichen Standardmethoden zur Anwendung kommen. Dagegen wird weniger Wert auf die Spezialverfahren mit zeitraubender instrumenteller Arbeit gelegt.

Ähnliches gilt für große wie auch für kleinere *Privatinstitute.* Neben fachlichem Können verlangen diese von einer Röntgenassistentin vor allem Liebenswürdigkeit und gute Umgangsformen im Verkehr mit den Patienten. In diesen Instituten ist meist eine erfahrene Vorgesetzte vorhanden, die ein Neuling dann bei schwierigen Aufnahmemethoden zu Hilfe holen oder um Rat fragen kann.

In den *kleinen Krankenhäusern* werden praktisch nur Aufnahmen mit den üblichen Standardmethoden gemacht. Leichte wie schwere Fälle werden zugewiesen. Die Röntgenassistentin arbeitet weitgehend selbständig und disponiert frei; oft ist sie fast ganz auf sich selbst angewiesen, da mitunter nicht einmal ein Röntgenarzt vorhanden ist. Solche Betriebe eignen sich speziell für Röntgenfräuleins, die nicht nur selbständig, sondern auch gerne allein arbeiten. Dies bringt jedoch mit sich, daß auch die Freizeit oft geschmälert ist und daß vor allem der Sonntagsdienst eine starke Beanspruchung darstellt.

Beim *praktischen Arzt* hat eine Röntgenassistentin in der Regel nur geringe Ausbildungsmöglichkeiten.

4. Gefahren und Schutzmöglichkeiten in einem Röntgenbetrieb

Dieses Kapitel muß auf den ersten Seiten des Buches untergebracht werden, ist es doch für die Berufswahl mit entscheidend und im Zeitalter der Atomphysik von erhöhtem Interesse.

Die Pioniere opferten seinerzeit ihr Leben, bis man die Gefahr der Röntgenstrahlen erkannte. Unachtsamkeit und Leichtsinn führten auch später noch zu groben Störungen der Gesundheit beim Röntgenpersonal. Es wurden Schädigungen der blutbildenden Organe, der Keimdrüsen von Mann und Frau (bei letzterer in Form von schweren Menstruationsstörungen) beobachtet und in vereinzelten Fällen auch die Folgen von Keimschädigungen, nämlich Anomalien und Mißbildungen der Kinder. Aber diese Zeiten sind vorbei, denn nur bei sträflichem Leichtsinn und vollständigem Außerachtlassen der strengen Strahlenschutzmaßnahmen und -vorschriften kann dies noch vorkommen.

Wie der Elektriker einen Stromunfall, der Bergmann die schlagenden Wetter zu vermeiden und sich davor zu schützen weiß, so muß sich eben auch die Röntgentätige vor Strahlenschädigungen bewahren: durch Beachtung der Strahlenschutzregeln, deren Studium hier angelegentlich empfohlen sei. Die Verhaltungsmaßnahmen im einzelnen sind auf S. 157 nachzulesen.

Wenn die Röntgentätigkeit bei einem praktischen Arzt oder Nichtröntgenspezialisten diesbezüglich noch eher Gefahren bieten kann, so ist dies sicher nicht der Fall in einem modernen Röntgeninstitut, wo sämtliche Strahlenschutzeinrichtungen vorhanden sind und wo regelmäßige Kontrollen über die Strahlengefährdung durchgeführt werden. Bei Verwendung moderner Apparaturen und bei Wissen und vor allem *bei Beachtung von Schutz- und Vorsichtsmaßnahmen ist das Risiko einer Strahlenschädigung äußerst gering.*

Erfahrene Röntgenassistentinnen haben die Pflicht, jungen Röntgenschülerinnen die *strahlensicheren Orte* im Institut zu zeigen und sie als erstes in die Verhaltungsmaßnahmen einzuführen.

Die *Prüfung der Strahlengefährdung des Personals* wird in den Röntgeninstituten, wie erwähnt, in regelmäßigen Zeitabständen vorgenommen.

Daneben werden auch regelmäßig Kontrollen des *Blutbildes* durchgeführt. Eine Verminderung der Zahl der weißen Blutkörperchen, eine sog. Leukopenie, kann ein Frühsymptom einer Strahlenschädigung sein, vor allem wenn die Verminderung nach monatelanger Konstanz der Blutkörperchenzahl auftritt. Sie muß es aber nicht sein, da eine Leukopenie oft, ja meist aus ganz anderen Ursachen entsteht.

Die große Empfindlichkeit der Keimdrüsen gegen Röntgenstrahlen erfordert natürlich besondere Vorsicht. Die allermeisten Menstruationsunregelmäßigkeiten haben aber ganz andere Ursachen als eine Röntgenschädigung.

Erbschädigungen sind bei richtigem Verhalten der Röntgenassistentin während ihrer Arbeit ohne weiteres vermeidbar. Es ist auch bekannt, daß, von wirklich ganz vereinzelten Ausnahmen abgesehen, in Ehen sowohl von Röntgenärzten als auch von Röntgenassistentinnen absolut normale Kinder geboren werden; ja selbst Kinder aus Ehen zwischen Männern und Frauen, die beide jahrelang im Röntgenbetrieb gearbeitet haben, weisen keinerlei Erbschädigungen auf.

Zusammenfassend dürfen wir also nochmals wiederholen: *Die Gefahr einer Röntgenschädigung besteht für eine korrekt arbeitende technische Assistentin praktisch nicht!*

5. Das äußere Auftreten einer Röntgenassistentin

Jeder Frau — nicht nur dem Mannequin — steht es gut an, gepflegt zu sein und als Dame sympathisch zu wirken. Bei einer berufstätigen Frau aber weiß

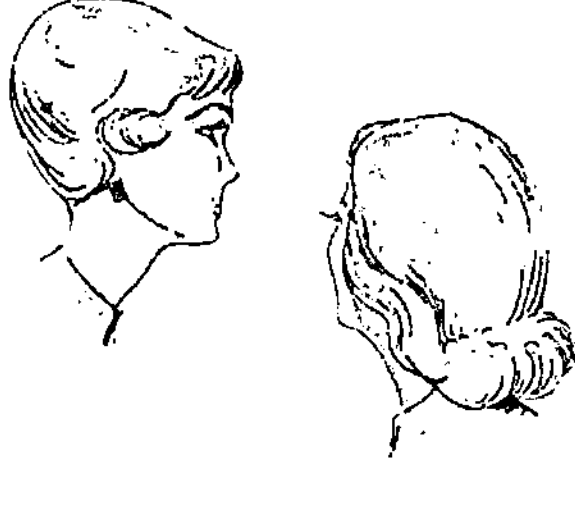

man dies besonders zu schätzen, ist einem doch klar, daß sie sich früh morgens extra Zeit reservieren muß, um dies zu erreichen. Als Mann freut man sich, daß sie sich trotz ihrer oft strengen beruflichen Inanspruchnahme diese Zeit nimmt.

Jede Frau ist sich bewußt, daß gepflegte Haare ihr zur Zierde gereichen. Für eine vielbeschäftigte Röntgenassistentin ist es jedoch geradezu eine Pflicht, daß sie untertags stets sauber frisiert erscheint. Wenn sie sich während der beruflichen Arbeit über den Patienten beugt, so schaut dieser unwillkürlich ihre Haare an und macht sich seine Gedanken über schlecht gefärbte, über schuppige Haare oder eine zerzauste Frisur.

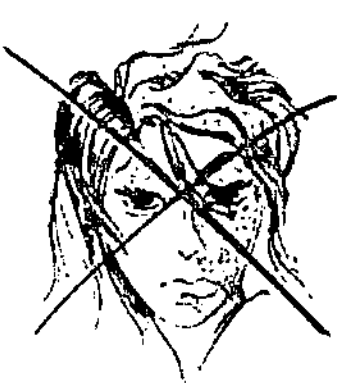

An Krankenhäusern und Instituten wird oft das Tragen einer Kopfhaube verlangt; im Operationssaal ist dies nötig, in der

Röntgenabteilung nicht, wenn die Vorbedingungen erfüllt sind, d. h. wenn das Personal mit gepflegter Frisur erscheint. Wünscht jedoch ein Chef bei der Arbeit eine Kopfbedeckung, so ist selbstverständlich, daß auch diese etwas flott getragen werden soll, und vor allem, daß die Haare trotzdem gut gekämmt sind.

Man vermeide es aber auch, übermäßig aufgeputzt und mit zuviel Make-up zu erscheinen. Wenig wirkt besser als viel. Lippen mit zu stark aufgetragenem Rouge bieten einem Kranken keinen sonderlich erhebenden Anblick.

Mit dem Lackieren der Fingernägel sei die Röntgenassistentin zurückhaltend. Eine schön gepflegte Hand mit sauber geschnittenen Fingernägeln wirkt mindestens so schön, wie wenn die Nägel mit einem dezenten Rot lackiert werden. Ungepflegte lange Fingernägel wirken andererseits genau so unschön wie rote, die sich fleckig entblättern. Gelb gefärbte Finger, wie sie die „leidenschaftlichen" Raucherinnen aufweisen, wirken bei einer Röntgenassistentin abstoßend. Bei ihr kann die gelbe Verfärbung aber auch beim Manipulieren mit bloßen Fingern im Entwickler und im Abschwächer entstehen. Sie vermeide beides.

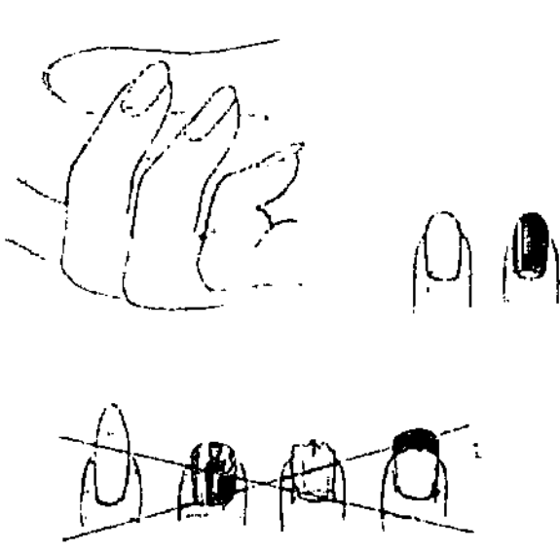

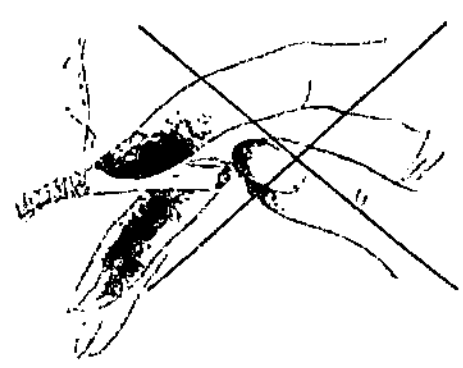

Eine Röntgenassistentin muß überhaupt sauber aussehen. Der weiße Mantel muß häufig gewechselt werden, denn der Patient identifiziert nicht ohne Grund die saubere Schürze mit hygienisch und mit medizinisch sauberer Arbeit. Es wirkt grotesk, in der Freizeit prächtig geputzt zu erscheinen und „aufgetakelt" wie ein Schlachtschiff bei der Flottenparade, und im Institut, im Beruf, also während der längsten Zeit des Tages mit einer vor Schmutz und gelben Entwicklerflecken starrenden Schürze herumzulaufen, daß man meinen könnte, es habe ein Kampf im Urinlaboratorium stattgefunden. Ein Patient kann sich nicht vorstellen, daß ein Mädchen mit solch unsauberer Schürze hygienisch arbeitet, zumal er doch aus dem Kino gewöhnt ist, das Spitalmilieu unter einem anderen Aspekt zu sehen. Man achte auch darauf, daß die Kolleginnen sauber gekleidet sind, denn schon *ein* „schwarzes Schaf" kann dem Ruf eines Institutes empfindlich schaden. Es ist übrigens ganz abgesehen von alledem viel sympathischer, in gepflegter Atmosphäre zu arbeiten.

6. Umgang mit Kolleginnen

Die allgemeinen Regeln über das Verhalten im Berufsleben und überhaupt in der menschlichen Gemeinschaft gelten auch in einem Röntgenbetrieb. Es bewährt sich, immer freundlich und sachlich zu allen und zu jedem zu sein. Stößt man einmal aus irgendwelchem Grunde auf Ablehnung, dann kümmere man sich nicht darum und bleibe korrekt, höflich, selbstsicher und damit auch selbständig. Zu engen Freundschaften ist auszuweichen, denn solche Bindungen sind sehr oft Vorläufer späterer Differenzen. Dagegen ist eine kameradschaftliche Verbundenheit sehr wohl am Platze. Beim Eintritt in ein anderes Institut wird man oft von allzu Wißbegierigen sowohl über die eigene Person als auch über den vorhergehenden Arbeitsort ausgefragt; Schwächen werden sofort aufgespürt, und es wird versucht, die Neuankommende einer bestehenden Clique beizugesellen. Nicht selten bedauert man später, wenn man die Verhältnisse besser kennt, früher etwas erzählt zu haben. Institute mit viel Geschwätz und ausgedehnten Teestunden haben zudem eine geringe Arbeitsleistung. Den Montagmorgen beginnt man mit Arbeit und nicht mit der interessanten Schilderung des Weekends. Überhaupt erzählt man nicht aus seinem Privatleben und weiche auch diesbezüglichen Fragen aus. Es könnte eines Tages nämlich schwierig und mühsam werden, wenn man plötzlich nicht mehr darüber berichten wollte.

Prinzipiell gewöhne man sich daran, an der eigenen Arbeit zu bleiben; ist aber auch einer Kollegin behilflich, wenn sie mit Arbeit überbelastet ist, während man selbst unbeschäftigt ist. Hilft man einer Kollegin, so nimmt man ihr nicht die besonders geschätzte Arbeit ab, sondern leiste Zubringer- und Transportdienste oder kümmere sich um das Ergehen ihres Patienten. Überschwänglichkeit und allzu freundliches Getue ist dabei nicht am Platz, wohl aber Freude am Glück einer gemeinsamen und fruchtbringenden Arbeit. Erwünscht ist ferner das Bestreben, Gegensätze und Spannungen in einem Institut auszugleichen, etwa mit einem rechten Wort am rechten Platze. In der Arbeit liegt bei der berufstätigen Frau ihre Lebensaufgabe. Wir sprachen schon davon, daß ein Institut eine Gemeinschaft von äußerlich sauber gekleideten, aber auch von innerlich sauberen Menschen sein soll. Es paßt nicht zu Damen, sich faule und anrüchige Witze zu erzählen und dies noch in einem medizinischen Betrieb. Ebenso vermeidet man jedes Privatgespräch mit einer Kollegin vor dem Patienten, insbesondere wenn es andere Institutsmitglieder oder gar Ärzte betreffen sollte.

Die erste, also die *leitende Röntgenassistentin* hat im Institut eine oft mißverstandene, sehr mühsame und schwierige Position. Sie hat diese Stellung wegen ihrer Qualitäten und Tüchtigkeit inne, nicht, weil sie beim Tee am meisten zu berichten wußte. Sie ist von ihren Vorgesetzten geschätzt, weil sie besonders gut röntgen kann und sich Mühe gibt, auch seltene Aufnahmen zu beherrschen, weil sie außerdem photographieren, gut kopieren, Diapositive anfertigen kann, weil sie Maschinenschreiben und Stenographie beherrscht, sich organisatorisch und administrativ zu helfen weiß, weil sie dafür sorgt, daß die Patienten nicht zu lange warten müssen, daß sie bei der Untersuchung warm haben, so angenehm wie möglich gelagert sind, weil sie den Chef an alles erinnert, was er noch zu tun hat und nicht vergessen darf, weil sie die Wasserhahnen nach Feierabend kontrolliert und schließt, das brennende Dunkelzimmerlicht löscht, weil sie merkt, daß nicht alle Filme rechtzeitig expediert worden sind und dies nachholt. Sie kann dem Chef alle Auskünfte geben, weil sie sich für alles interessiert, weil sie denkt und plant und alle Aufträge zuverlässig erledigt. Kurz, sie ist eine berufstätige Frau, die besondere Begabung und Freude in ihrem Beruf hat.

Verfügt aber eine erste Assistentin nicht über kollegiale Mitarbeiterinnen, die ihr helfen für das Institut zu sorgen, und ihr eine Stütze in der schwierigen Aufgabe sind, so wird sie leider bald isoliert dastehen und kann ihrer Funktion nicht mehr gerecht werden. In solchen Fällen muß aber klar erkannt werden, daß es nicht die Unfähigkeit der ersten Assistentin ist, sondern die der anderen.

Wenn aber diese anderen selbst einmal an die Stelle der ersten Assistentin vorrücken, glauben sie vielleicht — aber nur anfänglich — alles gütlich arrangieren zu können, ganz anders als die bisherige, merken dann jedoch bald einmal, wie rasch sie an Autorität verlieren. Diese Erfahrung macht jede: daß man streng mit sich selbst sein muß, aber auch im Institut eine gewisse Strenge und Disziplin im Interesse der Patienten und des Institutes walten lassen muß. Jetzt erkennt sie, was es heißt, ein mißliebiger „Feldwebel" zu sein, der von morgens bis abends dies und jenes beanstanden muß, der von den Bequemen gehaßt wird, weil er alles kontrolliert, und der vor einem strengen Wort nicht zurückschrecken darf. Sie sieht nun ein, daß ihre Vorgängerin die Kontrollen nicht vornahm, um wieder einmal schimpfen zu können, wie sie dies angenommen hatte, und sie versteht jetzt, warum man in Zorn gerät, wenn man erfolglos ein dutzendmal das gleiche gesagt hat.

Die erste Röntgenassistentin hat die Pflicht, ihrem Chef die Vorkommnisse im Institut zu melden, sie ist deshalb nicht eine intrigante Angeberin, sondern tut dies, weil sie dem Chef verantwortlich ist für ordnungsgemäßes Funktionieren des Institutes. Ihre Aufgabe ist schwierig. Man vermeide, von ihr ein unfreundliches Wort bekommen zu müssen, indem man selbst mitdenkt und mit Interesse und Geschick arbeitet. Man halte sich stets vor Augen, daß sie für alle Fehler vom Chef verantwortlich gemacht wird und dabei Rügen einkassieren muß, die vielfach gar nicht sie, sondern ihre Kolleginnen betreffen und die sie dann weiterzugeben hat. Es gibt jedoch Menschen, denen es sehr schwerfällt zu rügen, die vor lauter Hemmungen ihre Scheu überkompensieren und dann trotz ihrem weichen Herzen den Tadel in einer solchen Form vorbringen, daß er fast verletzend wirkt. Auch Rügen muß gelernt werden, es ist schwerer, als manche jungen Röntgenassistentinnen es sich vorstellen. Die Rügende leidet bisweilen mehr als die Gerügte. Darum hilft man mit, daß im Institut möglichst wenig gerügt werden muß. Gibt die Arbeit dennoch einmal zu Vorwürfen Anlaß, so ist dies weder ein Grund zum Schmollen noch zur Gleichgültigkeit, sondern einzig zum Bessermachen.

Die Institutsarbeit spielt nur dann, wenn alle Mitglieder von dem ersten bis zum letzten ihre Pflichten erkennen und sie ernst nehmen.

7. Umgang mit Ärzten

Im Teamwork eines Röntgeninstituts ist der Arzt die Hauptperson, die Röntgenassistentinnen haben dafür zu sorgen, daß er diese Stelle voll und ganz einnehmen kann. Sie müssen ihn in seiner Tätigkeit röntgentechnisch, organisatorisch und administrativ unterstützen. Die Assistentin hat sich seinen Anordnungen zu unterziehen. Sie handelt selbständig nur auf ihrem ureigensten Gebiet, und durch ihre Gewissenhaftigkeit schafft sie ein Vertrauensverhältnis zu ihrem Vorgesetzten. Ihr gutes Gedächtnis ist ihm bei seiner Überbeanspruchung eine wichtige Hilfe und macht ihn dankbar. Sie erleichtert ihm ferner die Kontrollarbeit im Institut und meldet technische Fehler an einem Apparat oder im Dunkelzimmer, sowie administrative Irrtümer. Stets ist sie darauf bedacht, wie der Betrieb des Instituts in irgendeiner Beziehung verbessert oder vereinfacht werden kann. Sie erleichtert ihrem Chef auch den Umgang mit seinen Patienten, indem sie bei dessen Eintritt in den Untersuchungsraum den Namen nennt und sogleich meldet, wenn der Patient schon einmal im Institut war. Sie sorgt dafür, daß die Anamnese richtig aufgenommen wird, und vermerkt Besonderheiten, die ihr bei einem Patienten aufgefallen sind. Dadurch kann sie dem Röntgenarzt bei seiner Diagnosestellung behilflich sein. Sie unterstützt den Chef, wo sie nur kann, und räumt alles aus dem Wege, was ihn diagnostisch zu einer Fehldeutung führen könnte.

Die *Chefärzte* sind natürlich charakterlich recht unterschiedlich, jeder hat seine eigene Prägung und verlangt entsprechend „genommen" zu werden. Eine gute Assistentin ordnet sich mit psychologischem Verständnis ein. Der Chef muß als Mensch und als Arzt Achtung genießen; seine Besonderheiten sind nicht mit stillen Wutanfällen zu überbrücken, sondern die Assistentin soll sie von der humorvollen Seite nehmen, ohne aber je einmal verletzend zu sein. Menschliche Schwächen des vielbeschäftigten Arztes sollen auch nicht im engsten Kreise hervorgehoben oder durch eine karikierende Schilderung gebrandmarkt werden. Man vergesse nie, welche Schwierigkeiten einem Chef durch seine Untergebenen erwachsen können, ganz besonders wenn diese an ungerechtfertigter Überheblichkeit leiden. Differenzen mit dem Vorgesetzten trägt man diesem persönlich in möglichst sachlicher Weise vor und diskutiert sie nicht mit abfälligen Bemerkungen im Kolleginnenkreis.

Pflegt der Arzt noch Forschungsarbeiten, so untersützt man ihn darin, und wird bald erkennen, wie wissenschaftliche Tätigkeit auch für eine Mitarbeiterin interessant sein kann.

Unter den *Assistenzärzten* trifft man solche mit glänzender Ausbildung, großem Wissen, charmantem Auftreten und andere, die Anfänger sind und noch alle Mühe haben, diagnostisch klar zu sehen. Sie verbergen manchmal — fälschlicherweise, aber menschlich verständlich — ihre Unwissenheit unter einer groben äußeren Schale. Sogar in solchen Fällen muß man versuchen, sich einzufühlen, und lernen, all die verschiedenen Menschen richtig zu „behandeln". Manchmal hat sich übrigens ein solches Rauhbein später als besonders wertvoller Mensch entpuppt.

Im Umgang junger technischer Röntgenassistentinnen mit Assistenzärzten muß ein Rat beherzigt werden: Privatleben und Beruf sind strikte voneinander zu trennen! Ein großes Getue mit den jungen Ärzten wirkt meist lächerlich. Das Röntgeninstitut ist nicht der Ort, um mit Assistenten zu scherzen, sondern um Patienten zu untersuchen. Wer klug und vielleicht auch nicht ganz unerfahren ist, vermeidet Privatgespräche und sonnt sich nicht im Pseudoglanz als „vergötterte Röntgenfee" (über deren Gehabe sich die Assistenten am Mittagstisch lustig machen). Als Chefarzt erhielt ich Verlobungsanzeigen meistens von Assistentinnen, bei denen man von einer festen Bindung weder wußte noch daran dachte oder nur ein kleiner Kreis sie vermutete. Gehilfinnen, von denen am nächsten Morgen im Institut alle genau erfahren, was am Abend „gelaufen" ist, sind „Theoretiker". Auch ein junger Arzt erkennt ohne weiteres, daß eine Röntgenassistentin für ihn wertvoller ist, wenn sie ihren Beruf ernst nimmt und sich um ihre Kranken kümmert, auch wenn sie mit ihm im Institut nicht scherzt.

Im Umgang mit Assistenten muß die Röntgenassistentin aber auch lernen, eine absichtlich oder unabsichtlich eingeflochtene hämische Bemerkung zu ignorieren und ihre eigenen Bemerkungen zu unterdrücken.

Assistenten kommen in der Regel zur Ausbildung in ein Röntgeninstitut. Ein junger Arzt, der z. B. eine Fraktur im Röntgenbilde nicht erkennt, ist deshalb noch lange nicht als unfähiger Dilettant zu verschreien, da er auf anderen medizinischen Gebieten durchaus tüchtig sein kann. Es ist vielmehr die Aufgabe der Röntgenassistentin ihm zu helfen, in einer netten und vor allem diskreten Art. Hat sie den Eindruck, daß er einen Knochenbruch nicht erkannt hat, so kann sie ihn fragen, ob dies wohl eine Fraktur wäre. Vielleicht ist er im Stillen dankbar, vielleicht wird er es aber auch nicht zeigen wollen, ja eventuell sogar unwirsch werden, weil er sich blamiert fühlt. Aber auch wenn er unfreundlich auftritt, darf sie dies nicht tragisch nehmen, das Wohl des Patienten steht immer im Vordergrund.

Die Diagnostik von Röntgenassistentinnen ist übrigens oft ein betrübliches Kapitel, da ihnen ja jede gründliche medizinische Ausbildung fehlt. Es gibt zwar technische Assistentinnen, die gute Beobachter sind, die zusammen mit ihrem Chef die Filme aufmerksam studieren und dann auch einen erfahrenen Arzt, der einen Film nur flüchtig betrachtet hat, auf dieses oder jenes hinweisen können. Daß dies aber in diskreter Form zu geschehen hat, muß immer und immer wieder betont werden; man vermeide es, sich bei den Kolleginnen so aufzuspielen, daß diese tatsächlich glauben, man könnte sich auf dem glatten Parkett röntgenologisch-medizinischer Diagnostik ungehemmt bewegen und würde sogar mehr verstehen als der Arzt. Viel wichtiger ist es und genügt vollauf, daß von der Röntgenschwester das Bild technisch beurteilt wird, ob es richtig exponiert, ob es richtig zentriert worden ist.

Externen Ärzten gegenüber ist die gleiche Zurückhaltung zu pflegen. Man vermeidet, sich beruflich oder privatim irgendwie hervorzuheben, ist höflich und freundlich, wie es das Interesse des Institutes erfordert; denn der Umgang mit zuweisenden Ärzten hat natürlich ebenfalls seine Auswirkungen auf den Ruf eines Institutes. Auch hier muß man sich hüten, sich in medizinische Diagnostik einzulassen oder dem Drängen eines röntgenologisch unkundigen Arztes nachzugeben und zu sagen, daß man diese oder jene Diagnose vermute. Es kann nämlich der Röntgenassistentin leicht passieren, einen Querfortsatzbruch anzunehmen, wo nur eine Lendenrippe vorliegt. Welch ungünstigen Eindruck dies dann beim fragenden Arzt, beim Patienten wie auch beim Chef erwecken muß, ist offenkundig, und später wird niemand mehr davon sprechen, daß der Satz mit „Ich glaube, es ist" begonnen worden war.

II. Vorbesprechung über Physik und Elektrizität

So wünschenswert es wäre, daß die Röntgenassistentin alle Grundvorstellungen und Regeln der Röntgenphysik beherrsche, so müssen wir doch unsere Schilderung aus praktischen Erwägungen auf das beschränken, was sie im täglichen Betrieb wirklich braucht und wissen muß. Der Großteil der Röntgenschülerinnen vergißt jedoch nach dem Examen die ganze Physik, und das ist falsch. Das Notwendige sollte weiterhin im Gedächtnis bleiben. Wir haben daher dem röntgenphysikalischen und röntgentechnischen Teil dieses Buches insofern spezielle Aufmerksamkeit geschenkt, als darin nur dasjenige zusammengefaßt ist, was wir als Minimum physikalischer Überlegungen erachten. Es war zudem unser Anliegen, dies möglichst einfach und einprägsam zu erläutern, wobei natürlich zwangsweise eine sehr weitgehende Verallgemeinerung nicht zu umgehen war, die wir dennoch für unseren praktischen Zweck besser halten als allzu spezielle Erläuterung und Definitionen, wie sie der Physiker vermittelt, die aber so oft dem Verständnis einer Röntgenassistentin nicht adäquat sind.

. Eine präzise Erklärung des Begriffes Elektrizität ist schon sehr schwierig, da man die Elektrizität weder sehen noch hören kann, sondern lediglich fühlen. Auch durch Apparate läßt sie sich nicht direkt, sondern nur indirekt erkennen durch gewisse Wirkungen, die sie auslöst und die, um etwas Bekannteres herauszugreifen, z. B. magnetischer Art sein können.

Alle Materie, jeder Stoff ist aus kleinsten Teilchen aufgebaut, den

Atomen[1].

Jedes Atom hat sein Gewicht, das *Atomgewicht*, das angibt, wievielmal schwerer es ist als das Wasserstoffatom (dieses ist das leichteste Atom). Entsprechend seinem Gewicht wird jedes Atom in das sog. *periodische System der Elemente*, d. h. der Grundstoffe, eingereiht.

Die Atome kann man aufspalten, und zwar vorerst in *Atomkerne* und in die um ihn kreisenden *Elektronen* (Abb. 1). Um den Kern eines Kupferatoms kreisen z. B. 29 Elektronen, deshalb ist die Atomnummer von Kupfer 29; und all diese Elektronen bewegen sich nur in gewissen Bahnen bzw. nach bestimmten Gesetzen um den Kern.

Die Atomkerne besitzen etwas, was man positive *elektrische Ladung* ($^+$) nennt, die Elektronen etwas, was man negative Ladung ($^-$) nennt.

Ein elektrisch geladener Körper als ganzes hat zuviel Elektronen, wenn er negativ, und zuwenig, wenn er positiv geladen ist.

Gleichnamige Ladungen, also z. B. zwei positive, stoßen sich gegenseitig ab, entgegengesetzte ziehen sich an.

Atome, Atomgruppen oder *Moleküle*[2], die als Ganzes ungeladen, also elektrisch neutral wirken, können durch Aufnahme oder durch Abgabe von Elektronen als

---

[1] Das aus dem Griechischen stammende Wort Atom heißt eigentlich das Unteilbare, jedoch ist diese Bedeutung durch die modernen Erkenntnisse überholt.

[2] Das Molekül, der kleinste Baustein eines Stoffes, besteht aus gleichartigen und ungleichartigen Atomen in verschiedener Zahl. Das Wasserstoffmolekül enthält nur zwei Wasserstoffatome. Es gibt aber auch Moleküle mit vielen Atomen.

elektrisch geladen wirken. Man sagt dann, das Atom ist ionisiert. Kleine Teilchen, die also eine elektrische Ladung tragen, nennt man *Ionen*.

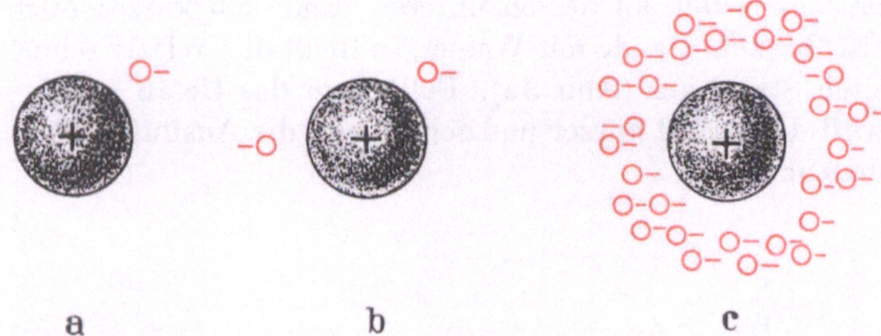

Abb. 1 a—c. *Atomkern* (= positiv) und *Elektronen* (rot) (= negativ). a Wasserstoffatom umkreist von einem Elektron; b Heliumatom von 2 Elektronen; c Kupferatom von 29 Elektronen

Aus bestimmten Versuchen (übrigens mit Röntgenstrahlen), auf die wir hier nicht eingehen, kann man den Schluß ziehen, daß Atome regelmäßig in Form eines räumlichen Gitters angeordnet sind.

Die Bindung der Elektronen an die Atomkerne ist jedoch locker. Unter dem Einfluß eines *elektrischen Feldes* (= ein schwer zu definierender Begriff, der besagt, daß eine elektrische Ladung auch den sie umgebenden Raum beeinflußt) kann ein solches Elektron von einem Atomkern, den wir z. B. mit Nr. 7 bezeichnen, zum Atomkern Nr. 8 wandern; die entstehende Lücke wird dann von einem Elektron vom Atomkern Nr. 6 her aufgefüllt usw. Die einzelnen Elektronen bewegen sich in Art des Stafettenlaufes, wobei sich das elektrische Feld enorm rasch ausbreitet. Diese praktische Auswirkung, das „Stromfließen", läßt sich an einem Beispiel aus der Mechanik bildlich veranschaulichen (Abb. 2).

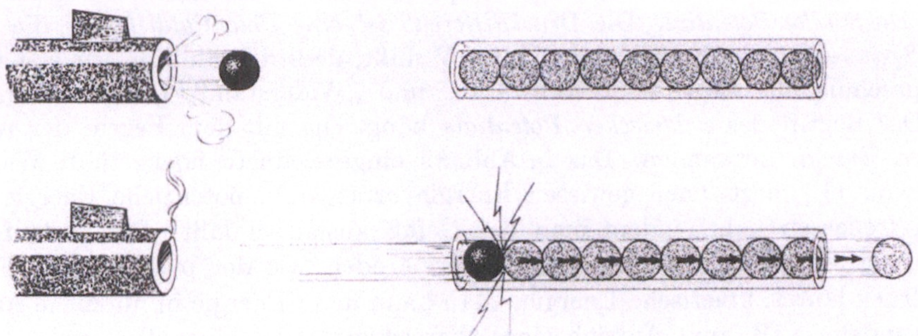

Abb. 2. Bildbeispiel zur *Darstellung einer momentanen Weiterleitung einer Bewegung* (Ausbreitung der Bewegung) bei nur geringer Lageänderung einzelner Partikel

Im Kupferdraht, der ein Beispiel ist für einen gutleitenden Stoff (wir sprechen dabei von einem guten *Leiter*, im Gegensatz zu den *Nichtleitern*, den sog. *Isolatoren*), fließt also ein Strom von Elektronen wie Wasser in einer Wasserleitung.

Wir versuchen deshalb, das *Wesen des elektrischen Stromes* an Hand eines *Vergleiches mit der Wasserströmung* klar zu machen und beginnen mit der

Erläuterung des Begriffes

Spannung

an folgendem Beispiel:

Füllt man ein Gefäß, an dessen unterem Ende ein kurzes Ausflußrohr (R) angebracht ist, bis zum Rande mit Wasser, so fließt dies relativ schnell mit einem starken, weiten Strahl aus (Abb. 3a). Füllt man das Gefäß jedoch nur bis zur Hälfte, so wird der Strahl kürzer und schwächer, die Ausflußgeschwindigkeit ist kleiner (Abb. 3b).

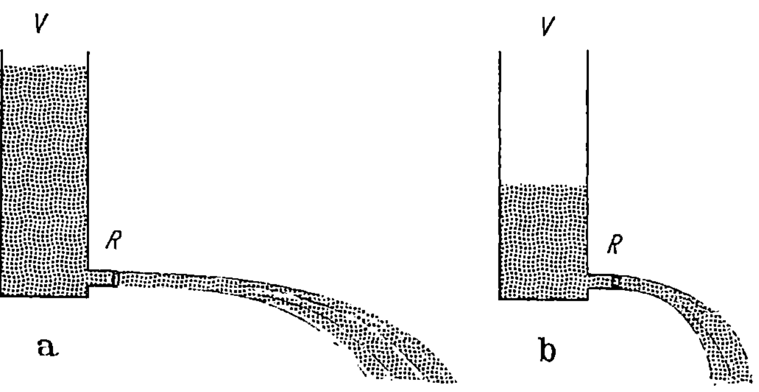

Abb. 3a und b. *Abhängigkeit der Ausflußgeschwindigkeit vom Druck* (V Vorratsgefäß; R Auslaufrohr): Bei hohem Druck (a), z. B. einer 10 m hohen Wassersäule (= 1 Atmosphäre), ist der Ausfluß kräftig und stark. Bei kleinerem Druck (b), z. B. von $^1/_2$ Atmosphäre (= 5 m hohe Wassersäule), ist der Ausflußstrahl halb so stark und reicht entsprechend weniger weit

Die treibende Kraft ist offenbar der am Gefäßboden bzw. Ausflußrohr herrschende Druck oder noch besser gesagt: Es ist die dort wirksame *Druckdifferenz* zwischen dem Druck im Ausflußrohr und jenem des Außenraumes, welche das Ausfließen zuläßt.

Bei der elektrischen Strömung entspricht dem *Druck* im Vorratsgefäß das sog. *elektrische Potential*. Die *Druckdifferenz ist eine Potentialdifferenz*, die man als *Spannung* bezeichnet und in Volt = V mißt, dessen Definition wir erst nach Besprechung der Begriffe „Stromstärke" und „Widerstand" bringen (s. S. 14).

Der Begriff des *elektrischen Potentials* hängt eng mit dem Begriff der *potentiellen Energie* zusammen. Das in Abb. 3a eingezeichnete hochgefüllte Wasserreservoir (V) birgt einen gewissen Energievorrat, d. h. potentielle Energie, die man freilassen kann, indem man das Gefäß auslaufen läßt. Der auslaufende Wasserstrahl erhält dann Bewegungsenergie oder, wie der physikalische Fachausdruck lautet, kinetische Energie. Man kann diese Energie in nützliche Arbeit verwandeln, z. B. zum Antrieb eines Wasserrades oder einer Turbine.

Läßt man hingegen den Wasserstrahl etwa in Sand (wobei Sand und Wasser einfachheitshalber als gleich warm angenommen werden) verlaufen, so wird dieser infolge Reibung erwärmt, d. h. die verfügbare Energie wird in Wärme verwandelt. Auch wenn wir einen elektrischen Strom durch den Metallfaden einer Glühlampe schicken, wird dieser erwärmt und beginnt zu glühen. Die gleiche Erscheinung wird bei einem elektrischen Ofen ausgenützt.

Im Begriff der potentiellen Energie eines Wasserreservoirs ist eine gewisse Willkürlichkeit enthalten, die wir uns an folgenden Beispielen klar machen können. Betrachten wir einen Stausee im Hochgebirge (Abb. 4): Wenn ein Wasserteilchen von der Oberfläche des Stausees bis zur Meeresoberfläche abfließt,

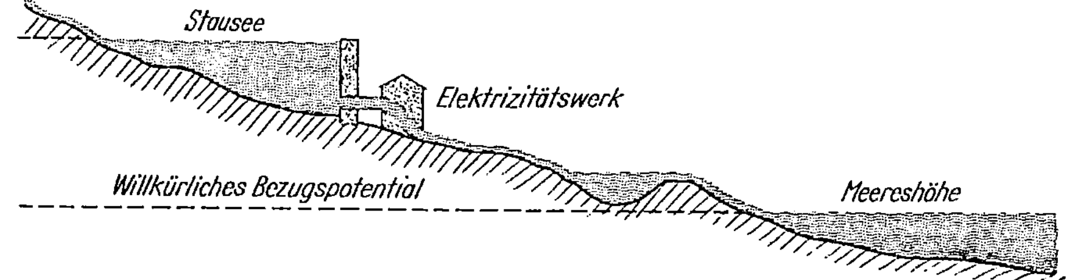

Abb. 4. Hydraulisches Beispiel zur Erklärung des *Potentialbegriffes*

wird Energie freigesetzt. Man sagt, das Teilchen an der Oberfläche des Stausees habe die potentielle Energie X und an der Meeresoberfläche die potentielle Energie 0 (oder anders ausgedrückt: das Schwerepotential = 0). Die Annahme, daß das Wasserteilchen nur bis zur Meeresoberfläche fließen könne, ist aber eine willkürliche, man könnte es auch auf Umwegen ins Tote Meer abfließen lassen, dessen Oberfläche unterhalb der Meeresoberfläche liegt. Dieser Umstand braucht uns aber weiter nicht zu beunruhigen, da wir praktisch nur die Kenntnis von Potentialdifferenzen benötigen.

Ähnlich liegen die Verhältnisse auch in der Elektrizitätslehre, wobei es gleichgültig ist, ob wir etwa eine Batterie, eine Dynamomaschine oder eine andere Stromquelle betrachten. Alle solche Stromquellen haben im Prinzip zwei (eventuell mehr) Anschlüsse (Pole). Wir können den einen der Anschlüsse mit der Erde verbinden und dabei willkürlich festsetzen, wie in obigem Beispiel,

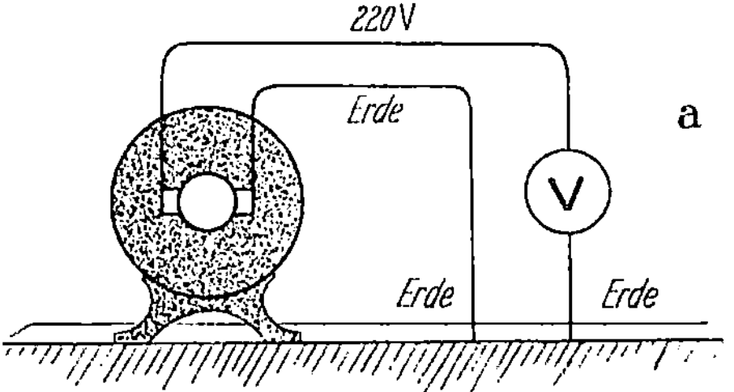

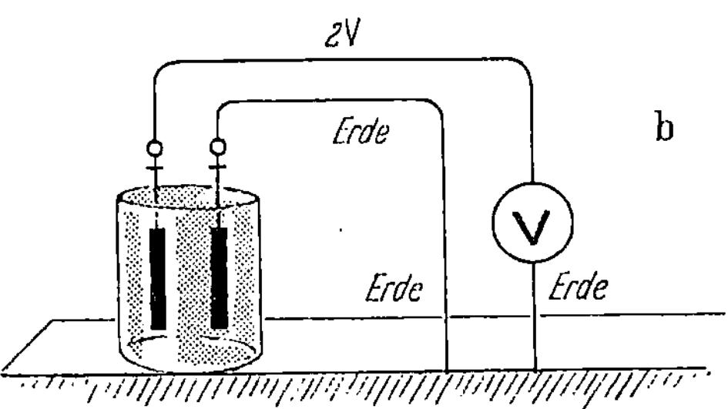

Abb. 5a und b. Erklärung siehe Text. a *Dynamo*; b einfache *Batterie*; V Voltmeter

daß dieser Pol das Potential 0 habe. Im Falle eines Dynamos (Abb. 5a), der Lichtstrom erzeugt, hat dann der andere Pol beispielsweise das Potential 220 V; bei einer einfachen Akkumulatorbatterie (Abb. 5b) hat er das Potential von rund 2 V.

Die Spannung (Potentialdifferenz) in Volt mißt man mit dem *Voltmeter*. Dieser Apparat hat ebenfalls zwei Pole. Verbindet man die zwei Pole mit den beiden Anschlüssen des Dynamos oder der Batterie, so zeigt das Instrument die Spannung an. Man kann auch den einen Pol mit dem Spannungspol der Stromquelle, den anderen Pol mit der Erde verbinden.

Die *Spannung* treibt die Elektronen zum Wandern an, weshalb man auch von *elektromotorischer Kraft* spricht. Wir können den elektrischen Strom auch mit einem Luftstrom vergleichen, der nur dann entsteht, wenn zwischen zwei Orten die Spannung der Luft, d. h. der Luftdruck verschieden ist.

Anlagen mit niedrigen Spannungen bis zu 60 V gehören in den Bereich des *Schwachstromes,* jene mit hohen Spannungen, höher als 1000 V, zur *Hochspannung.* 1000 V werden auch als kV *(Kilovolt)* bezeichnet, wie statt 1000 g Kilogramm gesagt wird.

Es bestehen alle Übergänge von *Nieder- zur Hochspannung.* Eine Taschenlampenbatterie hat etwa 3—4 V; ein elektrisch geladener Zaun für die Viehweide 60 V; eine elektrische Lichtleitung 110—220 V; die Eisenbahn 10000—15000 V (= 10—15 kV); eine Hochspannungsleitung 100000—200000 V (= 100—200 kV).

Beim Anfassen eines elektrischen Leiters merkt man erst etwas bei etwa 30—40 V. Niedrigere Spannungen kann man durch Prüfung mit der Zunge erfassen (säuerlicher Geschmack).

Eine *Spannung* von 120 V kann bereits *tödlich wirken,* und zwar dann, wenn der Stromübergang besonders erleichtert wird, z. B. durch Schweiß an der Handfläche, durch Wasserpfützen auf dem Boden. Einem im Bad befindlichen Menschen wird schon eine geringe Spannung zum Verhängnis, da der Stromübergang vom Körper zur Erde durch das Wasser außerordentlich leicht gemacht wird. Nur ganz reines Wasser, also destilliertes Wasser, würde den elektrischen Strom nicht leiten; dies ist aber bei Leitungswasser nie der Fall.

Es muß aber andererseits auch gesagt werden, daß unter Umständen außerordentlich hohe Spannungen vom menschlichen Körper noch ertragen werden, vielleicht deshalb, weil dabei der Strom über die Körperoberfläche abfließt und nicht in den Körper eindringt. Entscheidend, ob sich eine Spannung tödlich auswirken kann, ist aber nicht die Zahl der Volt, sondern die Stärke des durch den Körper fließenden Stromes.

Wir kommen nunmehr zu dem weiteren Begriff, dem des

elektrischen Stromes[1],

worunter präziserweise die *Elektrizitätsmenge* verstanden wird, die *pro Zeiteinheit* durch einen Leiter fließt.

Das Maß dieser *Stromstärke* ist das *Ampere* (=A). Unter 1 A versteht man die Menge von Elektronen, die innerhalb einer Sekunde durch den elektrischen Leiter fließt. Es ist auch jene Strommenge, welche in einer Sekunde 1,1181 mg Silber an einem Platinstab abscheidet.

Der Transport von elektrischer Ladung, z. B. von dem elektronengespeicherten *A* nach dem elektronenfreien *B* in Abb. 6, wird durch Abfließen von Elektronen durchgeführt (Abb. 6b—d). Die Anzahl der Elektronen pro Leitungsquerschnitt hängt auch mit der Zahl der Atome zusammen. Da die Dichte der Atome bei einem bestimmten Metall eine feste Größe darstellt, bei den einzelnen Metallarten aber unterschiedlich ist, werden z.B. bei einer hohen Zahl Atome im

---

[1] Verschiedene Ausdrücke in der Physik sind für eine exakte Begriffsformulierung, wie wir sie heute pflegen, mißverständlich und nur historisch begründet. So wird auch der Begriff „elektrischer Strom" auf verschiedene Arten interpretiert. Für die Röntgenphysik ist es aber wichtig, diesen Begriff exakt zu formulieren, wie dies im weiteren geschehen soll.

Leitungsquerschnitt, wie bei Kupfer (Abb. 6b), in der gleichen Zeiteinheit eben mehr Elektrizitätsträger zur Verfügung stehen als bei einem Zinkdraht mit seiner niedrigen Atomzahl (Abb. 6c), wie sich dies aus der Zahl der Punkte bei A und bei B in Abb. 6b und c ablesen läßt.

Die Zahl der Elektrizitätsträger ist aber auch abhängig vom Durchmesser des Leitungsquerschnittes (Abb. 6c und d). Je umfangreicher (Abb. 6d) der Durchmesser eines Leitungsquerschnittes aus gleichem Metall ist (wie bei Abb. 6c), um so mehr Elektrizität läßt sich pro Sekunde bei gegebener Spannung durch die Leitung jagen.

Ein Kupferdrahtquerschnitt von 1 mm² läßt eine Stromstärke von 6 A, einer von 10 mm² dagegen von 40 A passieren.

Je größer die Stromstärke ist, um so dicker muß auch die Leitung sein.

Werden diese Höchststromstärken jedoch überschritten, dann wird der Leitungsdraht zu warm bzw. zu heiß oder die Isolierung wird beschädigt und es entsteht die Gefahr eines Kurzschlusses. Aus diesem Grunde muß also eine elektrische Leitung so abgesichert sein, wie es der zulässigen Höchststromstärke des Leitungsquerschnittes entspricht.

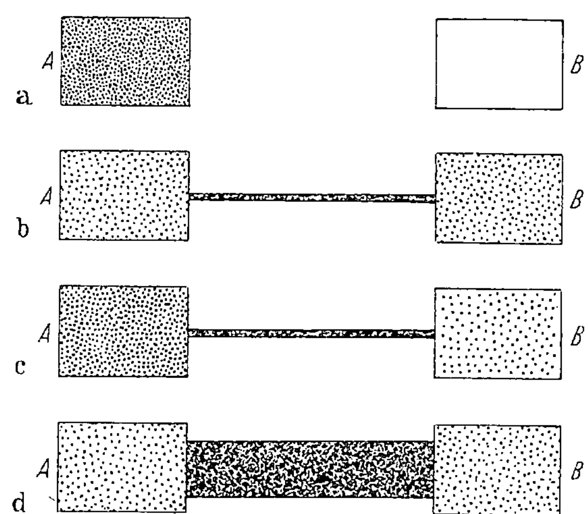

Abb. 6a—d. *Elektronenaustausch.* a Ausgangslage; b Kupferdraht erlaubt innerhalb kürzester Frist den Elektronenausgleich; c Zinkdraht erlaubt innerhalb der gleichen Zeitspanne nur einen teilweisen Ausgleich; d der gleiche Zinkdraht, jedoch bedeutend dicker, bringt in gleich kurzer Frist jedoch den Ausgleich, da in einem dicken Draht mehr Elektrizitätsträger zur Verfügung stehen als in einem dünnen gleichartigen

Nachdem nun über die *Spannung* und über den *elektrischen Strom* gesprochen wurde, sei nochmals präzisiert, daß im Nieder- wie im Hochspannungsbereich sowohl schwache wie auch starke Ströme zur Verwendung kommen können. Wir wollen versuchen, solche Begriffe, die historisch begründet nach unseren jetzigen Anschauungen zur Verwechslung führen können, nochmals klarzustellen:

Hochspannung: Spannung jenseits von 1000 V.

Niederspannung und Schwachstrom: identische Begriffe, die einfach einen niedervoltigen und niederamperigen Strom bezeichnen, während ein

schwacher Strom nur ein niederamperiger Strom ist, wie ebenso ein

starker Strom ein hochamperiger Strom ist.

Das Wort *Starkstrom* ist auch ein doppelsinniger Begriff: Man versteht darunter einen kräftigen Strom, sei er hochgespannt und niederamperig, sei er niedergespannt (und dafür hochamperig), sei er hochgespannt und hochamperig.

Der dritte für uns wichtige Begriff aus der Elektrizitätslehre gilt dem

Widerstand.

Ein Bildbeispiel sei vorangestellt (Abb. 7). Der Druck ist in einem kommunizierenden, aber geschlossenen Röhrensystem (also ohne Abfluß), wie in Abb. 7a überall der gleiche, alle Röhren (*1—4*) bleiben gleich hoch wie das Vorratsgefäß (*V*) mit Wasser gefüllt.

Öffnet man nun z. B. kurz nach der 4. Röhre das Abflußrohr (*R*) (Abb. 7 b), so spritzt Wasser heraus, und zwar in Abhängigkeit von dem dort herrschenden Druck. Die in der Zeiteinheit ausströmende Wassermenge bei Röhre *4* ist der Druckdifferenz proportional zwischen dem Vorratsgefäß (*V*) und der Röhre *4*.

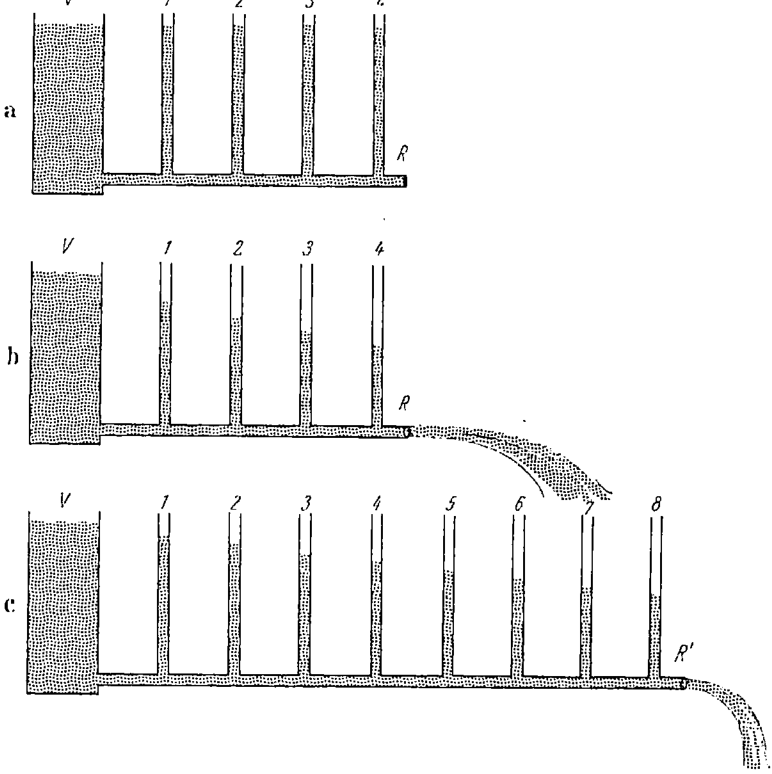

Abb. 7a—c. Erklärung siehe Text

Der Wasserspiegel senkt sich dabei in den Röhren *1—4* kontinuierlich etwas ab. Der austretende Wasserstrahl reicht weit und ist kräftig.

Ist das Rohr von Vorratsgefäß (*V*) bis Röhre *8* bzw. bis zum Ausfluß (*R'*) jedoch doppelt so lang, aber gleich dick und versuchen wir dafür zu sorgen, daß die Druckdifferenz zwischen Vorratsgefäß und Röhre *8* dieselbe ist, wie bei Abb. 7 b an Röhre *4* bzw. Ausfluß (*R*), so wird aus *R'* (bei Röhre *8*) dennoch nur die halbe Menge Wasser in der Sekunde ausfließen gegenüber aus *R* (bei Röhre *4*), da der Widerstand in der Leitung doppelt so groß ist. Der Wasserstrom (=pro Sekunde ausgeflossene Wassermenge) ist also umgekehrt proportional der Länge der Leitung.

Wir können nun auch noch den Rohrquerschnitt[1] (*Q*) verändern und finden dann, wenn wir alle übrigen Größen, Druckdifferenz und Länge der Leitung

---

[1] Man verwechsle den Begriff Rohrquerschnitt = Flächeninhalt an der Austrittsstelle des Rohres (in cm² anzugeben) nicht mit dem Rohrdurchmesser (in cm anzugeben).

unverändert lassen, daß der Wasserstrom dem *Querschnitt* (*Q*) proportional ist, wie sich dies an einem einfachen Beispiel zeigen läßt (Abb. 8).

Man kann alles auf eine einfache Formel bringen, die wir hier nicht im Detail ableiten wollen; sie lautet:

$$\text{Wasserstrom} = I = \frac{\text{Druckdifferenz}}{\text{Widerstand}}.$$

Je größer die Druckdifferenz, um so größer wird *I* bei gleichem Widerstand.

Bei gleicher Druckdifferenz wird der Strom um so kleiner, je größer der Widerstand gemacht wird.

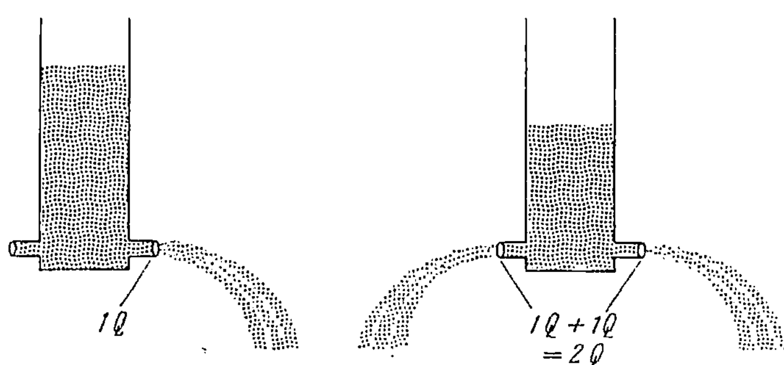

Abb. 8. *Abhängigkeit eines Wasserstromes vom Rohrquerschnitt* (*Q*). Die pro Sekunde ausgeflossene Wassermenge ist proportional dem Rohrquerschnitt

Diese Verhältnisse beim Wasser übertragen wir nun auf den elektrischen Strom und haben in diesem Fall, statt des obigen Strömungsgesetzes das *Ohmsche Gesetz* vor uns, wobei wir die Druckdifferenz als Spannung bezeichnen.

Die obengenannte Formel lautet also für den elektrischen Strom:

$$\text{Elektrischer Strom} = I = \frac{\text{Spannung}}{\text{Widerstand}}$$

abgekürzt als

$$I = \frac{V}{R}$$

I wird in Ampere (A) gemessen.

Die Maßeinheit für den Widerstand ist das *Ohm* $= \Omega$. Unter $1\,\Omega$ versteht man denjenigen Widerstand, den ein Quecksilberfaden von $1\,\text{mm}^2$ Querschnitt und 106,3 cm Länge dem elektrischen Strom entgegensetzt.

Nun können wir auch die Einheit der Spannung, das *Volt*, definieren (vgl. S. 12):

Unter 1 *Volt* ($=$V) versteht man die elektromotorische Kraft, welche in einem Leiter von $1\,\Omega$ Widerstand einen Strom von 1 A erzeugt.

Dieses *Ohmsche Gesetz:*

$$\text{Stromstärke} = \frac{\text{Spannung}}{\text{Widerstand}}$$

oder

$$1\,\text{A} = \frac{1\,\text{V}}{1\,\Omega}$$

gehört zu den Grundpfeilern der Elektrizitätslehre.

Welche Bedeutung diesem Gesetz zukommt, ergibt am besten der Vergleich mit einer Wasserleitung, bei deren Bau man sich frägt, welche Wassermenge diese in einer bestimmten Zeit zu fördern hat, welchen Druck sie haben muß und mit welchem Widerstand innerhalb der Leitung zu rechnen ist, z. B. durch Krümmungen, Drosselung usw.

Erhöht man den Druck in dieser Wasserleitung, so wird auch die geförderte Wassermenge größer sein; wird dagegen der Widerstand in der Leitung erhöht, so wird sie kleiner. Was bei diesem Vergleich als Druck der Wasserleitung bezeichnet ist, entspricht der Spannung bei der Elektrizität; die in der Zeiteinheit beförderte Wassermenge entspricht der Stromstärke.

An Hand dieses Vergleiches ist sofort klar, daß die Stromstärke (bei gegebener Spannung) um so kleiner wird, je größer der Widerstand in der Leitung ist.

Man drückt deshalb die Ohmsche Gleichung auch verschieden aus, z. B.:

$$\text{Spannung} = \text{Stromstärke} \times \text{Widerstand}$$

oder

$$\text{Widerstand} = \frac{\text{Spannung}}{\text{Stromstärke}}.$$

Der Widerstand in einem Draht hängt ab:

1. von der Länge des Drahtes (je länger er ist, um so größer ist der Widerstand);

2. vom Querschnitt des Drahtes (je geringer er ist, um so größer ist der Widerstand);

3. vom Material des Drahtes oder Leiters.

Wir haben uns mit dem dritten Punkt noch besonders zu beschäftigen und müssen uns daran erinnern, daß beim Fließen des Stromes die Elektronen ihr Atom verlassen, um in ein anderes Atom überzutreten. Dies findet jedoch nicht ohne weiteres statt; es tritt vielmehr ein gewisser Widerstand auf. Wir sprechen deshalb von einem *Widerstand des elektrischen Leiters*, der je nach der verwendeten Materie, also z. B. je nach der Art des Drahtes, recht unterschiedlich sein kann, aber immer vorhanden ist. Den auf 1 m Länge und 1 mm² Querschnitt bezogenen Widerstand eines Leiters nennt man deshalb den

spezifischen Widerstand.

Der beste elektrische Leiter ist Silber, an zweiter Stelle steht Kupfer, an dritter folgt Aluminium.

Geräte, die dem elektrischen Strom so viel Widerstand entgegenbringen, daß sie ihn drosseln und die *elektrische Energie* hauptsächlich in *Wärme umwandeln*, nennt man ebenfalls kurz *Widerstand*. Es gibt Widerstände mit feststehendem Wert, und regulierbare, die als *Regulierwiderstände* oder *Rheostaten* bezeichnet werden.

Die Erwärmung eines Leiters mittels des elektrischen Stromes (bei Erwärmung dehnt sich bekanntlich jeder Körper aus) kann auch zur Stromstärkemessung verwendet werden. Solche Meßinstrumente nennt man *Hitzdraht-Amperemeter*; es gibt aber auch Amperemeter, die auf anderen Prinzipien beruhen.

Der elektrische Strom verrichtet bekanntlich aber auch Arbeit. Man spricht dabei von

elektrischer Leistung,

und zwar wird die elektrische Leistung in Wärmeenergie oder in mechanische Energie umgewandelt.

Die elektrische Leistung wird einerseits durch die elektrische Potentialdifferenz — wir wissen, daß damit die Spannung (gemessen in Volt) gemeint ist — andererseits durch die Elektrizitätsmenge pro Sekunde, also die Stromstärke (gemessen in Ampere) bedingt. Das Produkt beider, 1 V×1 A, ist die Einheit der elektrischen Leistung, die wir *Watt* = W nennen.

$$1\,W = 1\,V \times 1\,A.$$

Es ist ohne weiteres klar, daß wir eine Leistung von 60 W, z. B. aus 60 V×1 A erreichen können, ebenso aber auch aus 1 V×60 A oder aus 6 V×10 A oder aus 12 V×5 A.

Da auf jedem elektrischen Apparat eine *Leistungsangabe in Watt* vorhanden ist, müssen wir lediglich diese Zahl durch die Spannung (Voltzahl) dividieren und erhalten damit die Anzahl der Ampere, da:

$$\frac{Watt}{Volt} = Ampere.$$

Ein Gerät, das 1000 W Leistung hat und mit einer Netzspannung von 220 V betrieben wird, benötigt eine Stromstärke von $\frac{1000}{220}$ = 4,5 A. Wir dürfen also nicht mit 4 A absichern, sondern benötigen rund 5 A.

Die *Absicherung* eines Apparates dient dazu, daß unvermutet hoch einsetzende Stromstöße aus irgendwelcher Ursache sich am Apparat nicht schädigend auswirken können, daß vielmehr einfach der Sicherungsdraht durchbrennt und damit den Stromzufluß unterbricht.

Da die elektrischen Leistungen im allgemeinen hohe Werte aufweisen, wird die Leistungsangabe meist nicht in W, sondern in kW (= Kilowatt = 1000 W) angegeben. In der Technik wird aber auch häufig von Kilovolt-Ampere (kVA) gesprochen.

Die Stromstärke in Ampere gemessen gibt lediglich die Zahl der durchfließenden Elektrizitätsmenge pro Sekunde an.

Zur Bestimmung des

Stromverbrauches

müssen außer der Spannung und der Stromstärke auch die Zeitdauer gemessen werden, während welcher Strom verbraucht wird. Das Produkt wird in *Kilowattstunden* (kWh) angegeben. Ein elektrischer Heizkörper mit einer Leistung von 1500 W weist pro Stunde eine elektrische Arbeit von 1500 Wattstunden = 1,5 kWh auf; 1 kWh wird dabei also in 40 min verbraucht.

Gleich- und Wechselstrom

Fließt ein Strom nur in einer Richtung, wie das Blut in der Arterie, so spricht man von einem *Gleichstrom*, der schematisch durch das Zeichen = markiert wird.

Es gibt aber auch Stromarten, bei welchen der Strom periodisch seine Größe und Richtung wechselt: In der einen Phase fließt er in der einen Richtung, während der anderen in der umgekehrten. Man spricht dabei von *Wechselstrom*.

Der von den Kraftwerken gelieferte Strom ist normalerweise Wechselstrom. Graphisch aufgezeichnet ergibt dieser Strom eine Wellenlinie oder Sinuskurve, die sog. Wechselstromkurve (Abb. 9), die als Schaltzeichnung mit ∼ markiert wird.

Der Wechselstrom steigt bei dieser graphischen Darstellung in der ersten Phase vom Ausgangswert (Nullwert) zum Maximum an und kehrt vom Höchstwert zum Nullwert zurück, um dann in der gegensinnigen Phase zum (negativen) Höchstwert „anzusteigen" und neuerdings auf den Nullwert zurückzukehren.

Man kann somit beim Wechselstrom zwei sog. *Halbwellen*, eine positive und eine negative, unterscheiden oder, wie man auch sagt, *zwei Phasen* oder zwei Wechsel.

Die positive und die negative Phase werden als *Periode* bezeichnet; die *Frequenz* ist die Periodenzahl pro Sekunde. Wir sind daran gewöhnt, daß beim Stadtnetz diese Periodenzahl des Wechselstromes 50 pro Sekunde beträgt. Für die Periodenzahl wird vielfach die Einheit Hertz (Hz) gebraucht. 50 Hz = 50 Perioden pro Sekunde.

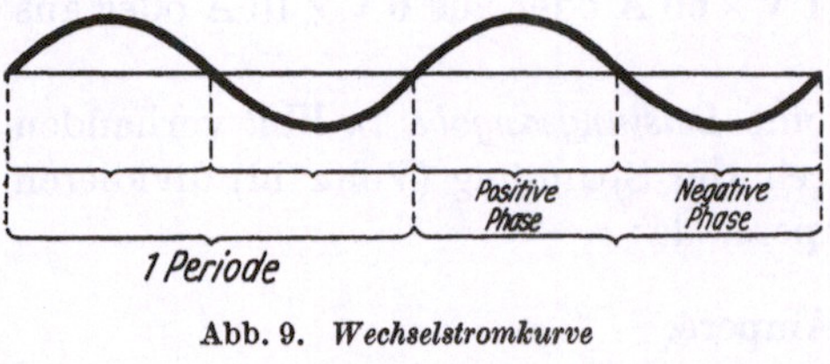

Abb. 9. *Wechselstromkurve*

Es gibt daneben auch Stromkurven (vgl. Abb. 41), die je um eine Drittelphase verschoben sind, wir sprechen dann von einem Dreiphasenstrom oder *Drehstrom*, der also keine besondere Stromart darstellt, sondern sich einfach aus drei Wechselströmen „zusammensetzt".

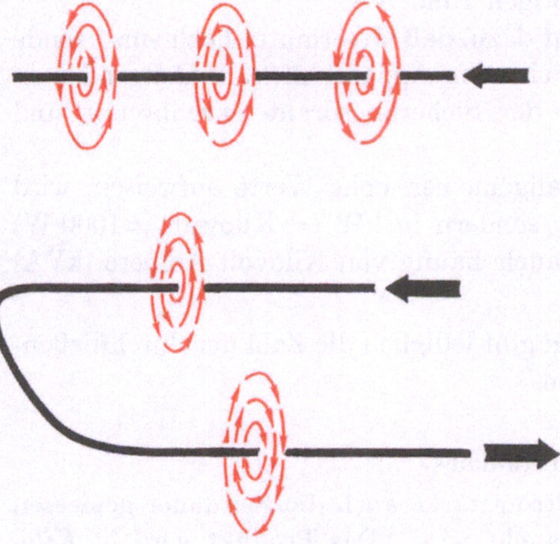

Abb. 10. Erklärung siehe Text

Der elektrische Strom hat nun eine weitere und höchst eigenartige Eigenschaft, nämlich nicht nur durch einen Draht zu fließen, sondern auch den umgebenden Raum zu beeinflussen. Diese Wirkung ist ähnlich wie bei einem Magnet, bei dem allgemein bekannt ist, daß er die umgebende Zone auch beeinflußt, wodurch diese Energie erhält; es bildet sich somit ein sog. *Kraftfeld*.

Man kann dies nachweisen, indem man eine Drahtschleife in unmittelbarer Umgebung eines Magnetstabes bewegt oder umgekehrt. Man konstatiert daraufhin, daß zwischen den beiden Drahtenden eine Potentialdifferenz entsteht. Wir sagen, in der Schleife wird eine elektromagnetische Kraft „induziert", und nennen diese Erscheinung

magnetische Induktion.

Aber auch ein stromdurchflossener Leiter, also ein Draht, entwickelt wie ein Magnet um sich herum ein Kraftfeld (Abb. 10). Der induzierende Draht ist schwarz gezeichnet, die entstehenden Kraftlinien in der Umgebung rot. Die Kraftlinien sind in anderer Richtung angeordnet, d. h. sie verlaufen senkrecht zum induzierenden Draht. Sieht man in Richtung des elektrischen Stromes, quasi in den Draht hinein, dann verlaufen die magnetischen Kraftlinien senkrecht zu ihm und im Uhrzeigersinn. Wird der Draht zu einer Schleife umgebogen, so bekommt das Kraftfeld einen Aspekt, wie er auch in Abb. 11 wiedergegeben ist.

Das *magnetische Feld wird* jedoch *um so stärker, je mehr Windungen die Drahtschlinge hat* (Abb. 11) und *je stärker der durchfließende Strom ist.*

Besonders kräftig wird dieses magnetische Feld nicht nur, wenn der Draht in vielen Windungen zu einer Spule gewickelt ist, sondern vor allem, wenn darüber hinaus ein Eisenkern zwischen diese Spulenwindungen eingeschoben wird.

Wickelt man dann zusätzlich eine zweite Spule (roter Draht) über die erste (schwarzer Draht), so daß es gesamthaft aussieht, wie in unserer Abb. 12, so können wir die schwarze Drahtspule an eine Stromquelle anschließen und sprechen dann von der Primärspule.

Fließt Strom gleichmäßig durch den schwarzen Draht, so entstehen um diesen sog. ruhende Kraftlinien. Bewegt man dann in diesem magnetischen Feld eine zweite Drahtschlinge, z. B. die rote in unserer Abb. 12, so wird in dieser, der sog. Sekundärspule, eine elektromotorische Kraft hervorgerufen. Aus diesem Sekundärstromkreis können wir dadurch auch Strom entnehmen.

Es ändert sich, wie gesagt, also nichts, wenn beide Spulen ruhig nebeneinander und aneinander liegen, erst wenn sie gegeneinander bewegt werden, induziert der stromdurchflossene Draht den anderen, und es entsteht in diesem eine elektromotorische Kraft.

Das gleiche tritt aber auch ein, wenn man, statt die Spulen zu bewegen, entweder die Richtung des Stromes oder seine Stärke in der ersten Spule (Primärspule) ändert. In beiden Fällen tritt dann auch in der zweiten Spule (Sekundärspule) eine elektromotorische Kraft in Erscheinung.

Die Richtungsänderung des Stromes, kurz als Feldänderung bezeichnet, erhält man ganz einfach durch Beschicken der Primärspule mit Wechselstrom, bei dem sich ständig die positive und die negative Phase ablöst.

Ein induzierter Strom fließt — und dies ist wichtig zu wissen — stets in umgekehrter Richtung wie der Strom im Primärstromkreis.

Und noch eine weitere Eigenschaft: Die Spannung des induzierten Stromes in der Sekundärspule entspricht dem Verhältnis der Windungszahl im Primär- zu derjenigen im Sekundärstromkreis. Ist die Zahl der Windungen beiderseits

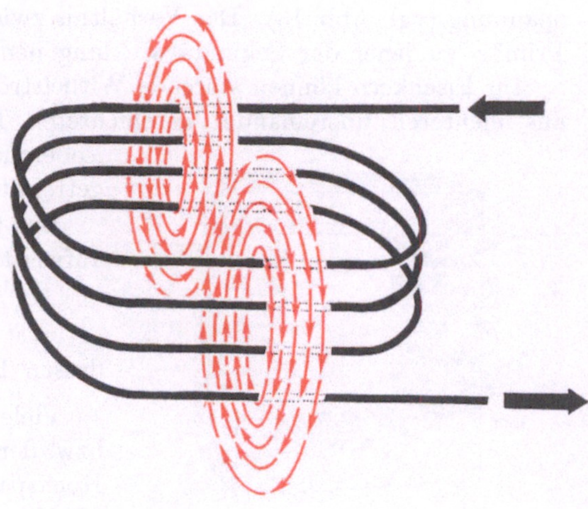

Abb. 11. Erklärung siehe Text

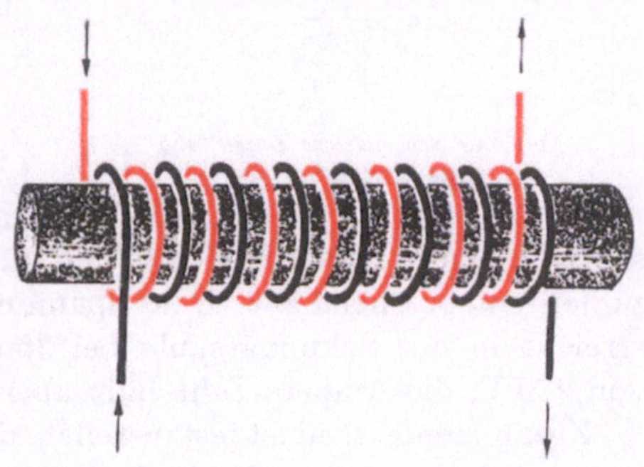

Abb. 12. *Prinzip eines Transformators.* Primärstrom (schwarze Drahtschlinge) und Sekundärstrom (rote Drahtschlinge um den Eisenkern gewickelt) sind praktisch gleich stark, da die Dicke des Drahtes und die Zahl der Windungen gleich ist

gleich (Abb. 12), dann ist auch die Spannung in beiden Stromkreisen die gleiche. Ist die Windungszahl im Sekundärstromkreis dreimal größer als im Primärstromkreis, so ist auch die induzierte Spannung dreimal so hoch wie die Primärspannung (vgl. Abb. 13). Das Verhältnis zwischen der Zahl der Windungen der Primär- zu jener der Sekundärwicklung nennen wir Übersetzungszahl.

Im Eisenkern können störende Wirbelströme auftreten, weshalb man diesen aus mehreren übereinander geschichteten Eisenblechen anfertigt, die durch isolierende Zwischenschichten voneinander getrennt sind.

Das Gerät, das alle diese Eigenschaften aufweist, nennen wir

Transformator (Trafo),

dessen Bauprinzip Abb. 13 zeigt.

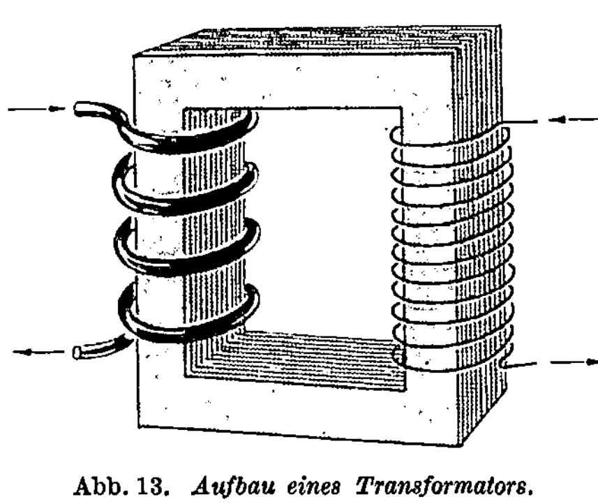

Abb. 13. *Aufbau eines Transformators.* Erklärung siehe Text

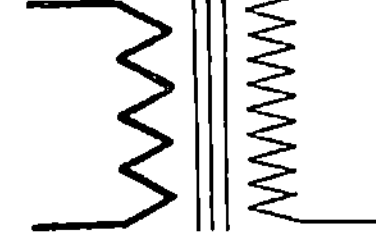

Abb. 14. *Schematische Darstellung* eines Transformators

Viele Apparate, z. B. Röntgengeräte bzw. deren Röhren benötigen zum Betrieb Hochspannung. Im Stadtnetz stehen nur 220 V zur Verfügung, deshalb transformieren wir diese 220 V (= Primärstrom) z. B. auf 44 000 V (Sekundärstrom). Die Übersetzungszahl des Transformators ist dementsprechend:

$$220\ V : 44\,000\ V = 1 : 200.$$

Bei einem Transformator ist die Leistung (Ampere × Volt) auf der Sekundärseite immer gleich groß wie jene auf der Primärseite. Steigert man die Voltzahlen, d. h. die Spannung, so fallen die Amperezahlen entsprechend ab. Eine Spannung von 90 V und 3 A in der Primärspule erreicht in der Sekundärspule bei 3fach höherer Wicklungszahl die Spannung von 270 V, die Ampere-Zahl fällt aber auf 1 A ab.

Zusammenfassend ist festzustellen, daß ein Wechselstrom beim Transformieren stets wiederum einen Wechselstrom mit gleicher Frequenz ergibt, jedoch mit anderer Spannung.

Aus der Sekundärwicklung eines Transformators kann man die Spannung von beiden Enden abnehmen, man kann aber auch in der Mitte der Wicklung oder an jeder beliebigen Stelle abzapfen und erhält damit nur eine Teilspannung der Sekundärspannung. Man spricht dann von einem *Reguliertransformator.*

Im Zusammenhang mit der magnetischen Wirkung eines Transformators ist auch eines wichtigen Schaltapparates in einem Röntgenapparat zu gedenken. Man kann nämlich die großen stromführenden Stromkreise durch *elektromagnetische Relais* steuern, d. h. durch Einbau eines Elektromagneten den Kontakt auslösen und damit den Stromkreis ein- oder ausschalten. Wir sprechen dann von einem Schaltschütz oder kurz vom *Schütz.*

Will man dagegen eine Stromart in eine andere umwandeln, so benötigt man einen

Umformer[1].

Das Umwandeln vom Wechselstrom in Gleichstrom wird als *Gleichrichten* bezeichnet. Dieses Gleichrichten kann in der Röntgenologie durch speziell gebaute Röhren, die sog. *Gleichrichter oder Ventilröhren* (s. S. 42) erreicht werden.

Neuerdings baut man die viel stabileren Trockengleichrichter, die auf dem Prinzip beruhen, daß gewisse Kombinationen von Leitern und Halbleitern den Strom nur in einer Richtung durchlassen. Der Eisenselengleichrichter ist dabei besonders praktisch und wird neuerdings in vielen Apparaten, als sog. *Selengleichrichter* eingebaut (s. S. 43).

Die physikalische Vorbesprechung beschließen wir mit einer bildlichen Zusammenstellung verschiedener *wichtiger Modelle von Steckdosen* (Abb. 15), die eine Röntgenassistentin in den Röntgeninstituten vorzufinden pflegt.

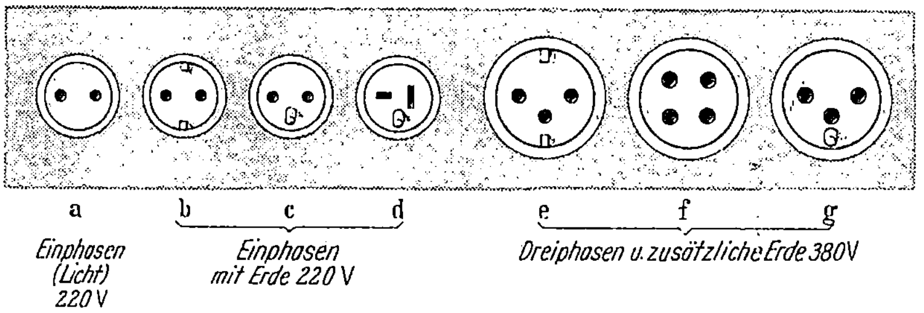

Abb. 15 a—g. *Modelle von Steckdosen.* a Einphasen 220 V (für Licht); b—d Einphasen mit Erdung, 220 V, z. B. für Heizkörper; e—g Dreiphasen mit zusätzlicher Erdung, 380 V

Kurze physikalische Definitionen

Nachdem wir nur jene Prinzipien der Physik besprochen haben, die uns zum Verständnis der eigentlichen Röntgenphysik von Bedeutung erscheinen, erachten wir es für nützlich, hier die Definitionen der wichtigsten physikalischen Begriffe zu bringen:

Ampere = A	Maß der Stromstärke = die Menge der Elektronen, die innerhalb 1 sec durch den elektrischen Leiter fließt (s. S. 14).
Amperemeter	Meßinstrument für die Stromstärke (s. S. 47).
Angström = Å	Maß für kurzwellige elektromagnetische Schwingungen
Anode	Positiver Pol einer Röntgenröhre (s. S. 33).
Antikathode	Bei modernen Röhren identisch mit Anode, bei alten Röhren Blechschutz, der mit der Anode leitend verbunden war.
Atom	Kleinster Teil eines chemischen Elementes.
Atomgewicht	Gibt an, wievielmal schwerer als ein Wasserstoffatom ein bestimmtes Atom ist.

---

[1] Ein Umformer ist also etwas grundlegend anderes als ein Transformator.

Atomnummer	Ordnungszahl im periodischen System der Elemente.
Ballistischer Meß-apparat	Ein ballistisches Instrument, dient zur Messung kurzfristiger Schaltungen am Röntgenapparat. Die träge reagierenden (stark gedämpften) Milliamperemeter zeigen nur bei langzeitigen Belichtungen richtig an, bei kurzzeitigen reagieren sie nur langsam (s. S. 47).
Beugung der Röntgenstrahlen	Reflexion der Röntgenstrahlen an Grenzebenen, nachweisbar durch Interferenzversuche an Kristallgittern.
Bleigleichwert	Gibt bei einem Stoff Auskunft über die Höhe der Schutzwirkung gegen Röntgenstrahlen im Vergleich zu 1 mm dickem Blei (s. S. 52).
Bremsstrahlung	Entsteht beim Abbremsen schnellfliegender Elektronen (s. S. 33).
Brennfleck	Fokus $= F$: Ausgangspunkt der bildgebenden Röntgenstrahlung (s. S. 33).
Compton-Effekt	Gibt ein Röntgenstrahl beim Aufprall auf ein Atom einen Teil seiner Energie an das Atom ab, so fliegt er in anderer Richtung, energieärmer weiter. Seine Wellenlänge wird vergrößert und er ist weicher als der Primärstrahl.
Coolidge-Röhre	Glühkathodenröhre (s. S. 32).
Coulomb $= C$	Maß der Elektrizitätsmenge (1 Coulomb $=$ 1 Amperesekunde), die ein Strom von der Stärke 1 A in 1 sec durch einen Leiterquerschnitt befördert.
Doppelfokusröhre	Röntgenröhre mit zwei Brennflecken (s. S. 36).
Drehstrom	Dreiphasenstrom (s. S. 43).
Effektivwert des Wechselstromes	Wert der effektiven Leistung, sie liegt unter dem sog. Maximal- oder Scheitelwert (s. S. 34).
Eigenstrahlung	Starke Steigerung der Strahlenemission durch unerwünschte Anregung des Materials zur Aussendung einer eigenen Strahlung.
Elektrizitätsmenge	gemessen in Coulomb.
Elektronen	Freie, negativ geladene Elektrizitätsteilchen (s. S. 31).
Elektronen-volt $= eV$	Energiemaß der Atomforschung $=$ Energie, die ein Elektron bekommt, wenn es im Felde mit einer Spannung von 1 V beschleunigt wird.
Fluorescenz	Kaltes, schwaches Leuchten, durch Absorption kurzwelliger Strahlen, die langwellig weitergegeben werden (s. S. 51).
Fokus	Siehe Brennfleck.
Frequenz	Schwingungszahl pro Zeiteinheit (s. S. 27).
Gammastrahlung der radioaktiven Strahlen	Sehr kurze elektromagnetische Wellen (speziell Radiumstrahlen) (s. S. 27).
Gleichrichten	Umwandlung von Wechselstrom in Gleichstrom (s. S. 23).
Gleichstrom	Strom, der in gleicher Richtung und konstanter Stärke in einem Stromkreis fließt (s. S. 19).

Glühkathode	Kathode mit Metalldraht, der, glühend, Elektronen aussendet (s. S. 32).
Glühventil	Siehe unter Ventilröhre (s. S. 42).
Grenzstrahlen	Langwellige (weiche) Röntgenstrahlen (s. S. 27).
Halbwelle	Halbe Phase des Wechselstromes, sei es die positive, sei es die negative (s. S. 20).
Hartstrahltechnik	Aufnahme mit sehr kurzwelligen (harten) Röntgenstrahlen (s. S. 35).
Heizfaden	Glühfaden in der Röntgenröhre (s. S. 32).
Heizstrom	Niedergespannter elektrischer Strom, der die Heizfäden der Röntgenröhre und der Röntgenventile zum Glühen bringt (s. S. 33).
Heiztransformator	Erniedrigt die Netzspannung für Röntgenröhren auf 5—15 V, für Ventile auf 12—20 V und liefert dafür einen Heizstrom für Röntgenröhren von 4—9 A, für Ventile von 10—15 A.
Induktion	Erzeugung elektromotorischer Kraft (s. S. 20).
Interferenz	Geringe Verschiebungen in der Wellenbewegung, die bei Röntgenstrahlen zur Kristall- und Feinstrukturuntersuchung herangezogen werden.
Ionen	Elektrisch geladene Atome und Moleküle.
Ionisation	Elektronen, die ein Gas durchfliegen, bilden Ionen. Röntgenstrahlen, die auf Gasatome treffen, lösen Elektronen heraus. Die Ionisierung von Gasen durch Röntgenstrahlen erlaubt die Dosismessung.
Kathode	Negativer Pol der Röntgenröhre, der Elektronen produziert (s. S. 32).
Kathodenstrahlen	Elektronenstrahlen (s. S. 31).
Kilovolt = kV	Maß der Spannung (= 1000 V) (s. S. 17).
Kilovoltmeter	Meßinstrument für kV, bei Röntgenapparaten im Schalttisch als Niederspannungsinstrument eingebaut (s. S. 47).
Kilowatt = kW	= 1000 W = 1,36 Pferdestärken (= PS). Maßeinheit der elektrischen Leistung.
Kilowattstunde	Einheit für die elektrische Leistung pro Stunde (= 1000 Wattstunden).
Kondensator	Erlaubt die Erhöhung der Kapazität durch Aufladung und Aufspeicherung elektrischer Ladung (s. S. 44).
Leistung (elektrische)	In Watt gemessen, ist das Produkt aus Stromstärke (Ampere) und Spannung (Volt).
Luminescenz	Sammelbegriff für kaltes, schwaches Leuchten (s. S. 51).
Lux	Einheit für Beleuchtungsstärke.
Milliampere	$1/1000$ A (= 0,001 A).
Molekül	Kleinster Baustein eines Stoffes.
Ohm = Ω	Maß des elektrischen Widerstandes (s. S. 17). Unter 1 Ω versteht man den Widerstand, den ein Quecksilberfaden von 1 mm² Querschnitt und 106,3 cm Länge dem elektrischen Strom entgegensetzt.

Ohmsches Gesetz	$U = I \times R$, d. h. Spannung = Stromstärke $\times$ Widerstand (s. S. 17).
Quanten	Kleinste Energiebeträge bzw. Strahlungsteile.
Spannung = U	Potentialunterschied zwischen zwei Punkten eines elektrischen Leiters, wobei Spannung wesensgleich mit elektromotorischer Kraft und für das Inbewegungkommen der ruhend angenommenen Elektronenmenge verantwortlich ist (s. auch unter Volt).
Stielstrahlen	Elektronen, die auf den Anodenstiel auftreffen (s. S. 35).
Stromstärke = I	In Ampere gemessen, ist das Maß der Elektronenzahl, die den Querschnitt eines Leiters in einer Sekunde passiert.
Transformator	Apparat zur Übertragung elektrischer Energie von Wechselstrom von einem Stromkreis zu einem andern, ohne Drahtverbindung (s. S. 22).
Umformer	Apparat zur Umwandlung von Gleichstrom in Wechselstrom und umgekehrt (s. S. 23).
Ventilröhre	Gleichrichterröhre, die den hochgespannten Wechselstrom des Sekundärkreises zum Betrieb des Röntgenapparates in Gleichstrom verwandelt.
Volt = V	Maß der elektromotorischen Kraft, des Potentials, der Spannung. Ein Volt ist die elektromotorische Kraft, die in einem Leiter von $1\,\Omega$ Widerstand einen Strom von 1 A erzeugt. $1000\,V = 1\,kV$. Siehe auch unter Spannung.
Watt = W	Maß der elektrischen Leistung = Produkt aus Stromstärke $\times$ Spannung: $W = A \times V$.
Wechselstrom	Strom, der in eine positive und eine negative Halbwelle zerfällt und meist 50 Perioden pro Sekunde aufweist, also 100 Halbwellen.
Widerstand = R	Verschiedene Stoffe setzen dem Durchgang des elektrischen Stromes einen unterschiedlichen Widerstand entgegen (s. S. 17).

Wichtige Abkürzungen und Symbole in der Elektrizitätslehre und wichtige Buchstaben des griechischen Alphabets

V	= Volt	W	= Watt
kV	= Kilovolt	kW	= Kilowatt
kVA	= Kilovolt-Ampere	Ω	= Ohm
eV	= Elektronenvolt	$\approx$	= Transformer
A	= Ampere	$A\ \alpha$	= Alpha
Å	= Angström	$B\ \beta$	= Beta
F	= Fokus	$\Gamma\ \gamma$	= Gamma
=	= Gleichstrom	$\Delta\ \delta$	= Delta
~	= Wechselstrom	$M\ \mu$	= My
γ-Strahlen	= Gammastrahlen	$\Omega\ \omega$	= Omega

III. Röntgenstrahlen

1. Das Wesen der Röntgenstrahlen

Die *Röntgenstrahlen sind elektromagnetische Schwingungen*, und zwar handelt es sich um (transversale) Wellen in einem genau umschriebenen Wellenlängenbereich. Wärme-, Licht-, Röntgen- und Radiumstrahlen sind somit etwas Gleichartiges und nur in der Größenordnung ihrer Wellenlängen verschieden, mit der auch die Frequenz (Schwingungszahl pro Zeiteinheit) schwankt. Die Röntgenstrahlen haben z. B. eine sehr kurze Wellenlänge und damit auch eine große Schwingungszahl.

Unsere Abb. 16 zeigt schematisch das *Spektrum der elektromagnetischen Wellen*, das von den kilometerlangen Langwellen des Rundfunks bis zu den ganz kurzen kosmischen Strahlen mit der Längenwelle 1 X ($= 10^{-11} = {}^1/_{100\,000\,000\,000}$ mm) reicht, oder anders ausgedrückt: von den elektrischen Wellen über Wärme- und Lichtwellen zu den Röntgen- und den kosmischen Strahlen, den sog. Höhenstrahlen.

Die Röntgenstrahlen lassen sich unterteilen. Dabei zeigt sich, daß die *Grenzstrahlen* längere Wellen aufweisen, weshalb sie sich zur Behandlung von Hautkrankheiten eignen. Kürzere Wellen benutzt man zur Röntgenuntersuchung *(Röntgendiagnostik)*, und noch kürzere in der *Tiefentherapie* zur Behandlung von Geschwülsten.

Man muß sich bewußt sein, daß die *Unterschiede in der Länge der Wellen* ganz enorm sind. Greifen wir aus obigem Spektrum nur die Kurzwellen heraus, die, wie ihr Name sagt, im Verhältnis zu anderen schon kurz sind, nämlich etwa 10 m, und setzen diese in Beziehung zu Röntgenstrahlen, so müßte man bei gleichem Vergrößerungsmaßstab eine Kurzwelle größer aufzeichnen als den Umfang des Äquators, eine Röntgenwelle dagegen so klein, wie die Schneide einer Rasierklinge dick ist!

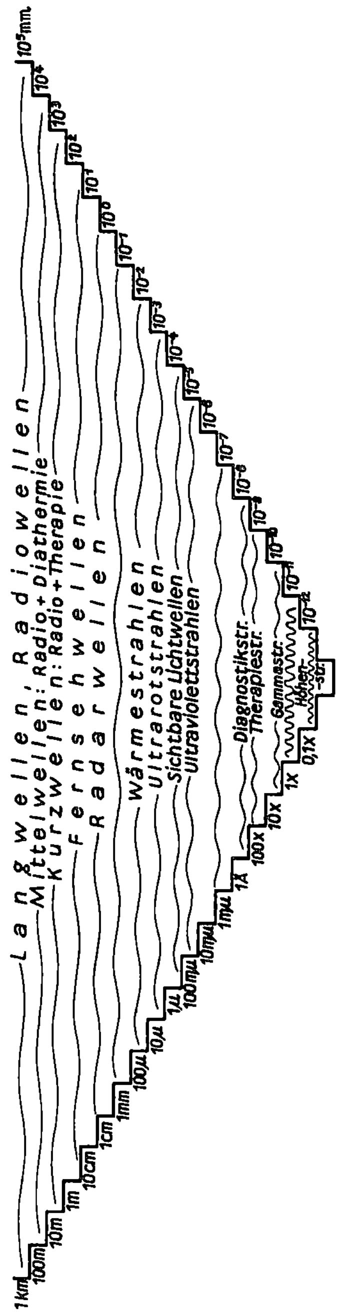

Die elektromagnetische Natur ist allen in Abb. 16 aufgeführten Wellen gemeinsam. Sie scheiden sich jedoch dies- und jenseits der Ultraviolettstrahlen in physikalisch wie auch in biologisch (= das Leben betreffend) verschiedene Arten.

In *physikalischer* Hinsicht wird diese *Grenze* durch den sog. *lichtelektrischen Effekt* markiert: Stößt nämlich ein Strahlenwirkungsquant mit einem Atom (kleinstes Teilchen aller Materie [s. auch S. 10], das weder mechanisch noch

Abb. 16. *Spektrum elektromagnetischer Wellen*

chemisch unterteilt werden kann) zusammen, so wird Energie an das Atom abgegeben. Das Atom setzt sich seinerseits noch aus kleineren Einzelbausteinen zusammen; aus diesem Gefüge sind dann beim Zusammenprall die früher schon erwähnten kleinsten negativ-elektrischen Elementarquanten besonders leicht zu lösen (oder mit ihm zu vereinen), nämlich die Elektronen. Wärmestrahlung vermag nur Elektronen der äußeren Ringe in ihrer Lage innerhalb des Atomgefüges zu verschieben, während die Ultraviolettstrahlen sie aus dem Verband herauszulösen und abzuschleudern vermögen; dies wird als lichtelektrischer Effekt bezeichnet.

Biologisch dokumentiert sich diese *Grenze im Spektrum* durch das Auftreten echter Erytheme (= Hautrötung mit nachfolgender Bräunung) bei der Bestrahlung. Mit abnehmender Wellenlänge (also vom Ultraviolett zu den Röntgenstrahlen) verstärkt sich die Eindringungsfähigkeit der Strahlen, außerdem ändert sich ihre Verteilung.

Die *Natur* der sog. *X-Strahlen* wurde von Röntgen schon im Jahre 1895 erkannt, denn er berichtet im Sitzungsbericht der Physikalisch-Wissenschaftlichen Gesellschaft zu Würzburg über folgende grundlegende Eigenschaften:

1. Das Durchstrahlungsvermögen („harte" und „weiche" Strahlen).
2. Die photographische Wirkung (Röntgenphotographie).
3. Die Ionisierung von Gasen, wodurch diese eine Leitfähigkeit erhalten.
4. Die Luminescenzerregung (= Anregung bestimmter Substanzen zu kaltem, schwachem Leuchten).
5. Das Entstehen von Sekundär- und Streustrahlen.
6. Die Abhängigkeit von der Röhrenspannung und vom Antikathodenmaterial.

Mit allen diesen wichtigen Eigenschaften haben wir uns in den nächsten Kapiteln auseinanderzusetzen. Die *photographische Wirkung* und die *Luminescenzerregung* der Röntgenstrahlen benützen wir für die Röntgenuntersuchung, die sog. *Röntgendiagnostik*, und zur Bildgebung. Durch Luminescenzerregung leuchten die grüngelb fluorescierenden Substanzen (Zinkcadmiumsulfid) des Durchleuchtungsschirmes auf bzw. die Calciumwolframatkristalle einer Verstärkungsfolie, während wir durch die photographische. Wirkung auf das Halogensilber des Röntgenfilmes ein photographisches Bild erhalten.

Ein primärer Röntgenstrahl wird während seiner Passage in der Materie geschwächt. Trifft er auf ein Atom bzw. auf ein Elektron, so verliert er durch *Absorption* seine ganze Energie.

Es besteht aber auch die Möglichkeit, daß er auf ein Elektron prallt und nur einen Teil seiner Energie verliert. Der veränderte Röntgenstrahl setzt seine Bahn dann in anderer Richtung und geschwächt fort. Wir sprechen dann von *Sekundärstrahlen* oder von *Streuung*.

Absorption und Streuung hängen von der *Art der Strahlung* und von der *Art des zu durchdringenden Materials ab.*

Bei *harter Strahlung ist die Durchdringungsfähigkeit groß*, bei *weicher gering. Leichtatomige Materie streut, schweratomige absorbiert. Harte Strahlung streut, weiche wird absorbiert.*

Die *Grundlage der Röntgendiagnostik bildet die verschiedenartige Strahlenabsorption der Gewebe.*

Charakteristisch für Sekundärstrahlen ist die Tatsache, daß sie eine längere Wellenlänge als der Primärstrahl besitzen (*Compton*-Effekt). Sekundärstrahlen, die nicht mehr in gleicher Richtung wie der Primärstrahl verlaufen, *wirken* auf dem Bilde *störend*.

Die *biologischen Wirkungen* der Röntgenstrahlen nützen wir bei der *Röntgenbehandlung* aus. Es ist dazu ganz prinzipiell festzustellen, daß jede Einwirkung von Röntgenstrahlen die Zellen oder Zellwände des menschlichen Körpers schädigt oder abtötet. Dabei sind gewisse Zellen, z. B. die blutbildenden und die der Keimdrüsen, ganz besonders strahlenempfindlich.

In der Röntgentherapie versuchen wir die zerstörende Wirkung der Röntgenstrahlen auszunützen, indem wir sie gerichtet verabfolgen und mit einem eng begrenzten Strahlenkegel nur auf das kranke Gewebe (z. B. bei Krebs) einstellen, um damit dieses zu beeinflussen. Dabei soll das umgebende gesunde Gewebe möglichst wenig mitgeschädigt werden.

Die Schädigungsgefahr bei unvorsichtiger und leichtsinniger Hantierung besteht jedoch nicht nur für den Patienten, sondern besonders für den Arzt und das Röntgenpersonal. Sie ist bei einer einmaligen Strahlendosis praktisch eher gering. Die Gefahr chronischer Schädigung ist jedoch bedeutend und verlangt, daß wir uns mit ganz besonderem Nachdruck schützen, wozu wir auch ohne weiteres in der Lage sind (s. S. 157).

2. Prinzip der Erzeugung von Röntgenstrahlen

Es wurde bereits dargelegt, daß Elektronen kleinste negativgeladene Elektrizitätsteilchen sind und als Bestandteil der Atome zu gelten haben. Sie sind in kleinen Mengen überall vorhanden. Das elektrische Feld stellt den Kraftimpuls für Elektronen dar, während diese selbst die Träger der sog. Strömung sind. Ohne Elektronen kein Strom!

Die Geschwindigkeit ihrer Bewegung richtet sich einerseits nach der Stärke des elektrischen Feldes, andererseits nach dem Medium, in dem sie enthalten sind. In einem Metallstab liegen die Atome z. B. enge beisammen, freie Elektronen schwingen dazwischen, die dann bei Stromdurchfluß zum positiven Pole (man merke sich: negative Elektronen zum positiven Pole) wandern und dort ihre Ladung abgeben. Da die Atome im Metall eng aneinanderliegen, können die Elektronen natürlich nur sehr beschränkt, also nur auf kurze Distanz ihre Bewegung ausüben. In freier Luft sind dagegen diese Bewegungsexkursionen etwas größer, da die Atome nicht so eng aneinandergereiht sind wie beim Metall. Entleert man die Luft aus einem Raum und stellt damit, wie man sagt, ein Vakuum her, so wird der Atomstand derart verdünnt, daß die Elektronen frei schwingen und weitgehend ungehindert durch den Raum geschleudert werden können.

Es ist nun bekannt, daß *beim Aufprall schnell bewegter Elektronen auf einen festen Körper*, neben einer enormen Hitzewirkung, *Röntgenstrahlen entstehen*. Um diesen Vorgang verständlich zu machen, sei folgender Vergleich herangezogen: Wenn man mit einer Schrotflinte gegen eine Glocke oder eine Metallplatte (Abb. 17) schießt, so erzeugen die Schrotkugeln beim Aufprall Schallwellen, aber andererseits auch Hitze, so daß das Metall der Glocke schmilzt und tiefe Mulden, ja sogar Löcher entstehen. In diesem Vergleichsbeispiel entsprechen die Schrotkugeln dem Elektronenbeschuß, die Schallwellen den Röntgenstrahlen, während die Hitzeentwicklung beiden Vorgängen gemeinsam ist.

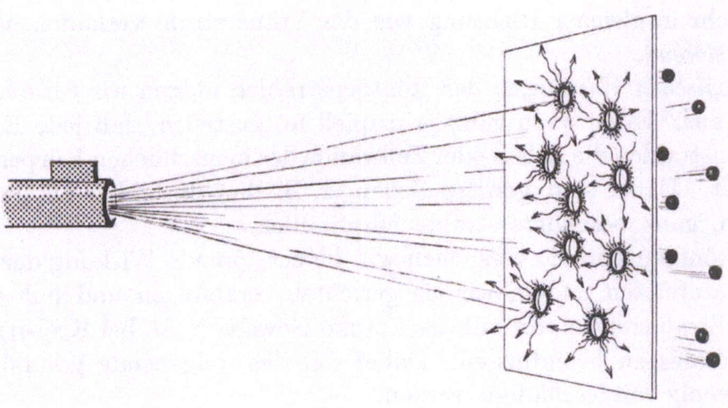

Abb. 17. Schrotbeschuß einer Metallwand verursacht: enorme Hitze (so daß Löcher in der Wand entstehen) und Schallwellen (beim Aufprall). Der Elektronenbeschuß der Anode durch das Kathodenstrahlbündel verursacht: enorme Hitze und Röntgenstrahlen (analog den Schallwellen)

Es sind also verschiedene Vorbedingungen zu erfüllen, damit *Röntgenstrahlen entstehen* können:

1. Es müssen *Elektronen vorhanden* sein oder, falls sie nicht in genügender Menge zur Verfügung stehen, müssen sie ausgelöst werden.

2. Diese *Elektronen müssen* eine ganz beträchtliche *Beschleunigung erhalten* und

3. sie *müssen* in ihrem Lauf *durch Aufprall plötzlich abgebremst* werden.

Wie dies alles geschieht, soll bei der nun folgenden Besprechung einer Röntgenröhre geschildert werden.

3. Prinzip einer Röntgenröhre

Placiert man zwei Elektroden (einen positiven und einen negativen Pol) in einer gewissen Distanz voneinander und umschließt das Ganze luftdicht mit einer

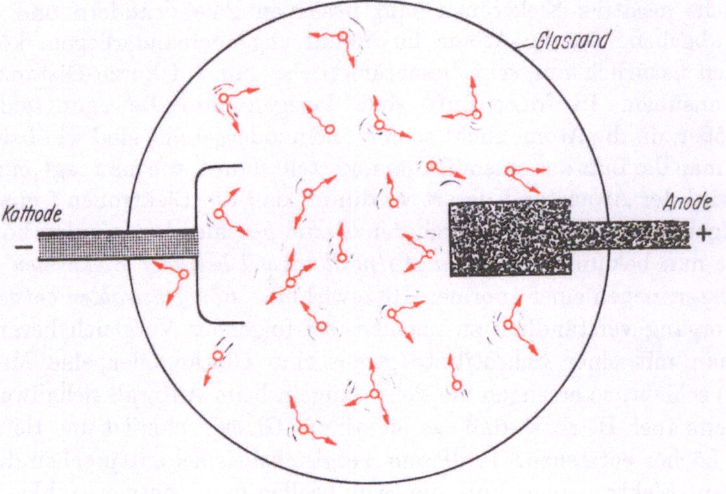

Abb. 18. Erklärung siehe Text (o→ = Elektronen)

Glashülle, wie in Abb. 18, so haben wir das *Prinzip der Röntgenröhre*. Die in dieser eingeschlossenen freien Elektronen haben eine gewisse Bewegungsfreiheit,

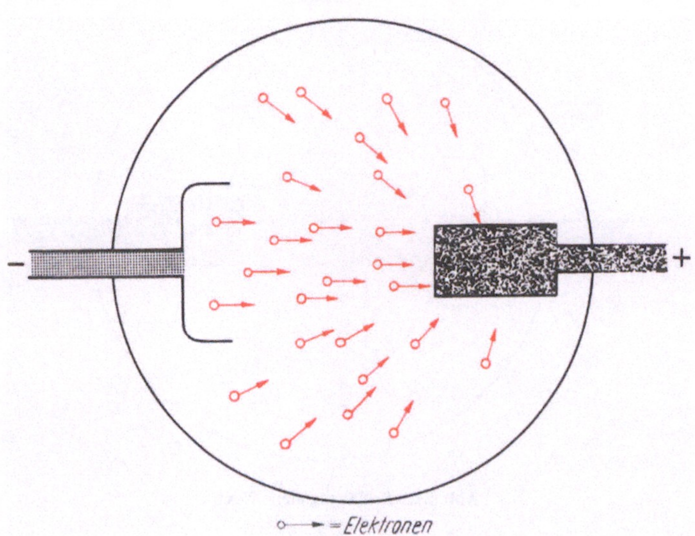

Abb. 19. Erklärung siehe Text

die durch die Gasatome der Luft beschränkt wird. Entleert man nun die Luft aus dem Glaskolben, so daß ein Vakuum entsteht, so werden die Exkursionen der Elektronen viel größer sein, da ihnen keine Atome im Wege stehen. Schickt man nun einen Strom durch die in der Glasröhre eingeschmolzenen Elektroden, legt man also eine elektrische Spannung an, so verändert sich die Bewegungsrichtung dieser frei vagabundierenden Elektronen in der Art, wie dies in Abb. 19 festgehalten ist. Der Strom läßt die Elektronen vom negativen zum positiven Pol wandern. Die angelegte Spannung beschleunigt diese Elektronen, wobei ihre Geschwindig-

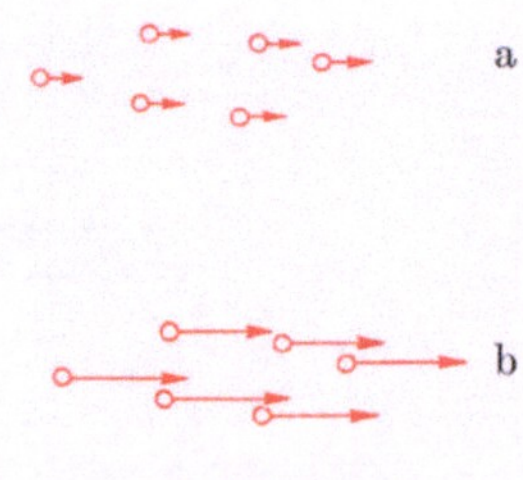

Abb. 20 a und b.
Elektronenbeschleunigung
gering bei niederer Spannung(a),
beträchtlich bei hoher (b)

keit abhängig ist von der Höhe der angelegten Spannung (Abb. 20). Bei dieser Elektronenbewegung sprechen wir dann von einem

Kathodenstrahlbündel.

Nun würden in diesem Vakuum die Elektronen bald aufgebraucht sein. Wir müssen deshalb in dem Glaskolben mit den beiden Elektroden — wir sprechen von jetzt an von einer Röntgenröhre — eine Elektronenquelle einbauen, die fortlaufend neue Elektronen erzeugt. Es ist längst bekannt, daß jeder glühende Körper, z. B. der Glühfaden einer elektrischen Lampe, Elektronen erzeugt und aussendet; dieser Vorgang wird als Thermionisation bezeichnet. Glühendes Metall stellt also eine Elektronenquelle dar, und je höher die Temperatur eines

dünnen Metalldrahtes ist, um so ergiebiger ist diese Quelle, d. h. um so mehr
Elektronen (= negativ geladene Partikel) werden abgeschleudert (Abb. 21).

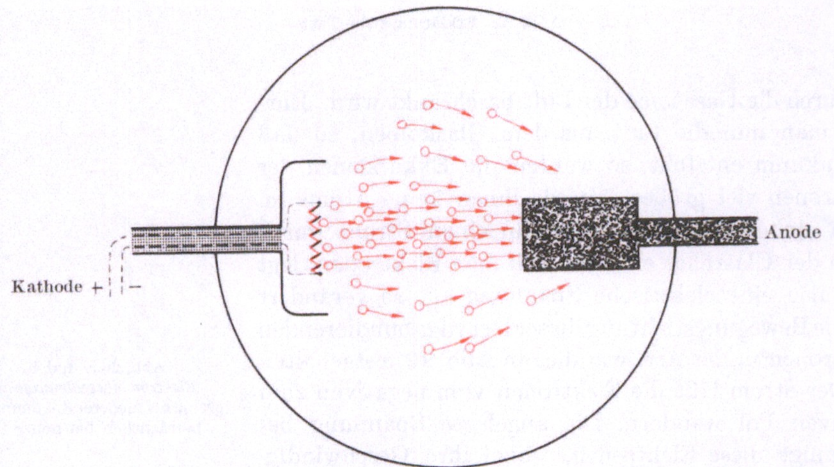

Abb. 21. Erklärung siehe Text

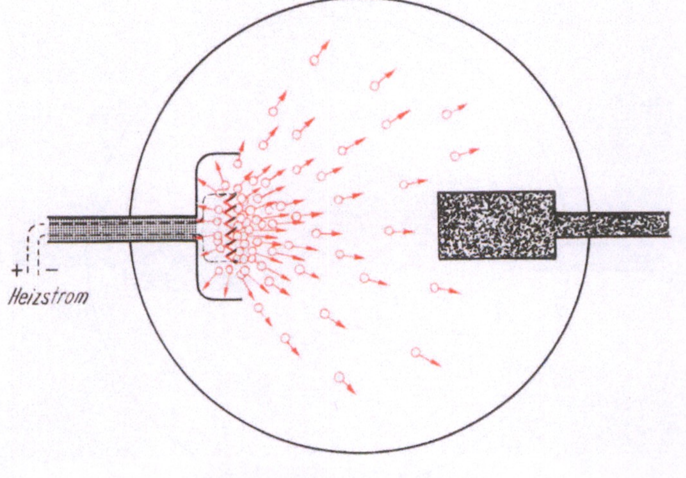

Abb. 22. Erklärung siehe Text. Der Heizstrom ist mit + und — bezeichnet, und führt in der Kathodenseite
zur Heizspirale

In der Röntgenröhre werden also am *negativen Pol*, den wir von jetzt an
als Kathode (Negativ—Kathode) *bezeichnen*, Elektronen durch einen glühenden
Draht erzeugt, weshalb man auch von

Glühkathode

spricht. Von dieser Kathode werden die negativen Elektronen abgeschleudert
und fließen unter der Wirkung der angelegten Spannung zum *positiven Pol*, den
wir als *Anode* der Röhre bezeichnen (Abb. 22).

Die Erhitzung des Metalldrahtes bis zum Glühen erfolgt durch einen an die
Röhre zwar angelegten, von ihr jedoch vollständig unabhängigen, eigenen Stromkreis: den Heizstromkreis. Dieser

Heizstrom

sorgt also lediglich für die Produktion von Elektronen in der Röhre. Je mehr
der Draht glüht, um so mehr Elektronen entstehen. Er wird auf 2000° erhitzt,
so daß als Material nur Wolfram oder Tantal benützt werden kann, weil andere
Metalle bei dieser hohen Temperatur schmelzen. Der Heizstrom weist eine ziemlich hohe Ampere-Zahl auf (3—8 A), dagegen eine kleine Spannung von 10—12 V.

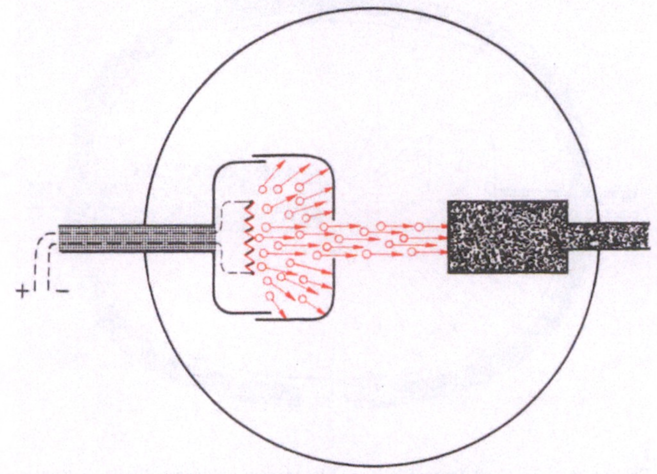

Abb. 23. Erklärung siehe Text

Der an die Röhre angelegte Röhrenstrom dient seinerseits nur zur *Beschleunigung der Elektronen des Kathodenstrahlbündels*. Die Beschleunigung ist ganz
enorm; sie ist *um so größer, je höher* die an die Röhre *angelegte Spannung* ist.

Der *Heizstrom reguliert* demnach *die Zahl der* ausgeschleuderten *Elektronen*,
also die Quantität der zur Verfügung stehenden Elektrizitätsträger.

Der *Röhrenstrom reguliert*, entsprechend der angelegten *Spannung, die Geschwindigkeit ihrer Bewegung.*

Nun läßt man das Kathodenstrahlbündel aber nicht irgendwie durch den
Raum zur Anode fliegen. Die Becherform der Kathode, wie sie in Abb. 22 gezeichnet ist, verhindert ein seitliches Abweichen der Elektronen. Sie wirkt noch
besser richtunggebend in der Anordnung wie in Abb. 23: Man baut in die Kathode
einen sog. *Richtzylinder* ein, wodurch die Elektronen nur in direkter Richtung
zur Anode austreten können.

Die *Aufprallstelle der Elektronen* an der

Anode

wird als *Brennfleck* oder *Fokus* bezeichnet. Das Kathodenstrahlbündel, also die
mit ungeheurer Geschwindigkeit nach der Anode fliegenden Elektronen werden
hier abgebremst. Dadurch wird eine enorme Wärme- und Hitzeentwicklung an
der Anode hervorgerufen. An unserem Beispiel mit den Schrotkugeln zeigte sich

bereits, daß durch Wärmewirkung Metall durchlöchert werden kann. Bei unserem Beispiel entsteht durch den Aufprall außerdem ein starker Schall, mit anderen Worten, es gehen Schallwellen von dieser Stelle aus. Diese Schallwellen sind vergleichbar mit den beim Elektronenbeschuß an der Anode entstehenden Röntgenstrahlen.

Es *entstehen* somit *an der Anode Wärmestrahlen* und *Röntgenstrahlen*, aber in einem sehr ungleichen Verhältnis, nämlich in ganz beträchtlichem Ausmaße Wärme- und nur minimal Röntgenstrahlen; lediglich $1^0/_{00}$ bis 1% der Kathodenstrahlenenergie verwandelt sich in solche.

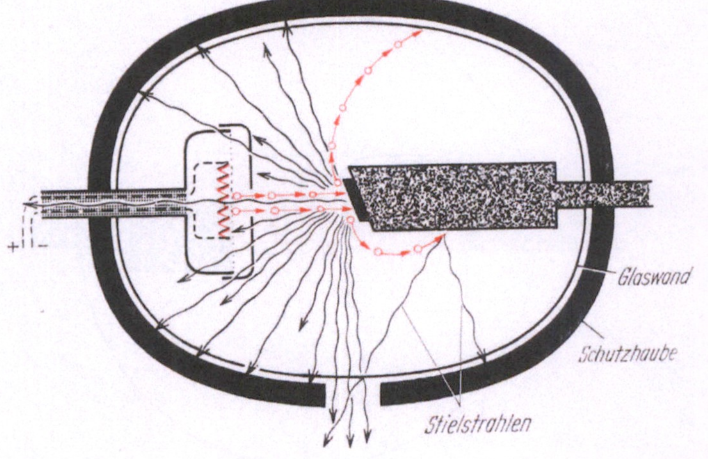

Abb. 24. Erklärung siehe Text (rote Pfeile = Elektronen, schwarze Pfeile = Röntgenstrahlen)

Die *entstehenden Röntgenstrahlen* gehen vom Brennfleck geradlinig nach allen Richtungen (Abb. 24). Sie sind *um so energiereicher*, einerseits *je größer die Geschwindigkeit der abgebremsten Elektronen*, mit anderen Worten *je höher die an die Röhre angelegte Spannung ist*, andererseits *je größer das Atomgewicht des Materials der Aufprallfläche des Fokus* ist. *Energiereiche Strahlen haben ein stärkeres Durchdringungsvermögen.* Weiche Strahlung, d.h. energiearme, ist unerwünscht, da sie nicht bildgebend wirkt, dafür aber die Haut des Patienten belastet. Deshalb wird am Strahlenaustrittsfenster der Röhrenhaube ein Filter angebracht, der solche zu weichen Röntgenstrahlen absorbiert.

Die *Härte der Strahlen hängt also von der Röhrenspannung* und *dem Fokusmaterial ab.*

Benützt man ein sehr wärmebeständiges hartes Anodenmaterial, bei medizinischen Röntgenröhren Wolfram, so kann die Höhe der Spannung, in kV gemessen, direkt als Maß für die Strahlenhärte gelten. Da wir zur Beschleunigung pulsierenden Wechselstrom verwenden, kann man die Spannung in verschiedener Art messen, im Höchstwert, also dem Scheitelwert der Wechselstromkurve (kV_s oder kV_{max}) oder im effektiven kontinuierlich vorhandenen Wert, dem Mittelwert der ebengenannten Sinuskurve (kV_{eff}), s. S. 44.

Während die Röhren im allgemeinen für eine Belastung zwischen 40 und 90 kV gebaut sind, wurden neuerdings Röntgenröhren geschaffen, die besonders hohe

Spannungen, 100—125 kV und darüber hinaus, ertragen. Sie werden benützt zur Anfertigung von sog. Hartstrahlaufnahmen (s. S. 146).

Wir haben oben erwähnt, daß die Elektronen gerichtet (durch die Kathodenform) auf das Wolfram des Fokus aufprallen (Abb. 22 und 23). Ein kleiner Elektronenteil trifft aber dennoch etwas außerhalb davon auf und bildet quasi eine Nebenlichtquelle. Es werden zudem sekundär Elektronen am glühenden Fokus ausgelöst (Abb. 24), die in vollständig unkoordinierter Art und Weise auf die Glaswand auftreffen und diese negativ aufladen. Sobald diese Aufladung erfolgt ist, werden die eintreffenden negativen Elektronen abgestoßen, fliegen im Bogen zurück zum Anodenstiel und lösen dort Röntgenstrahlen aus. Diese ungerichtete und unerwünschte sog. *Stielstrahlung* gab Anlaß zum Bau von Röntgenschutzhauben, die wir weiter unten besprechen (S. 41).

Nun müssen wir uns aber auch mit der Wärme- bzw. *Hitzeentwicklung an der Anode* befassen. Würde nämlich die Anode nur aus dem üblichen Kupfermaterial bestehen, so könnten die mit großer Geschwindigkeit ankommenden Elektronen wohl teilweise abgebremst werden; sie würden aber infolge der enormen Hitzeentwicklung dennoch in den Kupferstab tief eindringen und ihn zerstören (Abb. 25). Durch Einbau einer Wolframfläche an der Aufprallstelle (Abb. 26) wird der Lauf der Elektronen vollständig gebremst, es entwickelt sich eine ungeheure Hitze und an der Bremsstelle entstehen Röntgenstrahlen, die nach allen Richtungen

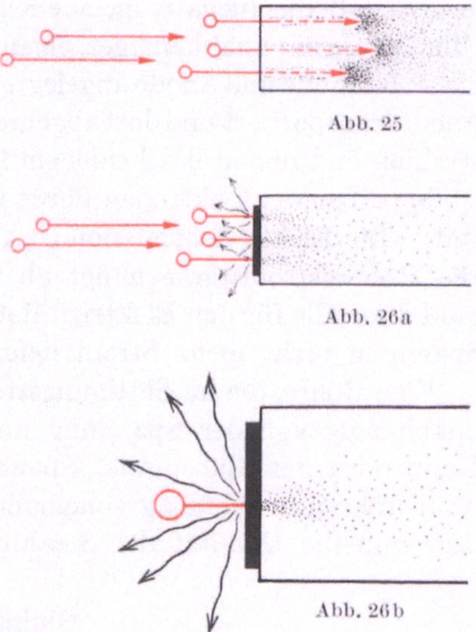

Abb. 25. Elektronen dringen tief in einen *Kupferstab* ein und entwickeln starke Hitze

Abb. 26a und b. Der Elektronenflug wird an einer *Wolframscheibe* abgebremst, die entstehende Wärme pflanzt sich im Kupferdraht fort

ausstrahlen. Wolfram erträgt eine Hitze bis zu 3400°. Es erlaubt eine Flächenbelastung von 200 W pro mm² während der Dauer 1 sec, oder von 300 W pro mm² bei $^1/_{10}$ sec.

Die *Belastbarkeit des* ganzen *Fokus* der Röhre wird in Kilowatt (kW) angegeben $= \dfrac{\mathrm{kV_{eff} \cdot mA}}{1000}$ und bezieht sich auf die Belastungsdauer während 1 sec, bei Drehanodenröhren während $^1/_{10}$ sec.

Eine 6 kW-Röntgenröhre kann dementsprechend belastet werden, z. B. mit

$$\frac{40\ \mathrm{kV_{eff} \cdot 150\ mA}}{1000} = 6\ \mathrm{kW} = 6000\ \mathrm{W}$$

oder durch

$$\frac{60\ \mathrm{kV_{eff} \cdot 100\ mA}}{1000} = 6\ \mathrm{kW}.$$

Dagegen ist z. B. eine Belastung durch 200 kV$_{\mathrm{eff}}$ · 30 mA zuviel, da jede Röhre eine obere Spannungsgrenze hat.

3*

IV. Konstruktion einer Röntgenröhre und eines Röntgenapparates

Wir kommen damit von der theoretischen Vorbesprechung zur Konstruktion einer Röntgenröhre und eines Röntgenapparates, wobei auch geschildert werden muß, wie in der Praxis die Röntgenstrahlen erzeugt und die aus obigem ersichtlichen diversen Schwierigkeiten überwunden werden.

Wir haben bereits ausgeführt, daß in einer vollständig luftleeren Glasröhre ein negativer Pol, die Kathode, und ein positiver, die Anode, vorhanden sind; ferner, daß die (negativ geladenen) Elektronen — an der Kathode durch eine Glühspirale mit unabhängiger, eigener Stromzufuhr (Heizstrom) erzeugt und durch die an Kathode und Anode angelegte Hochspannung beschleunigt — zur (positiven) Anode transportiert und dort abgebremst werden, wobei sie hauptsächlich in Wärmestrahlen und nur in bescheidenem Prozentsatz in Röntgenstrahlen übergehen.

Bei all diesen Elektronenröhren findet die Strömung also nur in einer Richtung statt. Die Elektronenemission ist abhängig von der Temperatur der Glühspirale. Die Röhrenstromstärke hängt ab von der Menge der verfügbaren Elektronen. Sind diese alle für den Elektrizitätstransport eingesetzt, so kann auch eine höhere Spannung nicht mehr Strom liefern. Man sagt dann: der *Strom ist gesättigt*.

Eine Röhre, die im Sättigungsstrom arbeitet, ist dementsprechend vollständig unabhängig von der Spannung und die Röhrenstromstärke ihrerseits von der Temperatur der Glühspirale. Spannung und Stromstärke sind deshalb bei Elektronenröhren unabhängig voneinander regulierbar. Damit können wir die Quantität und die Qualität der Strahlung nach Wunsch einstellen.

Glühkathodenmodelle

Erwähnt wurde auch, daß die Kathode becherförmig gebaut bzw. als Richtzylinder ausgestaltet und daß in dieser das Glühelement des Heizstroms untergebracht ist. Die Form der *Glühfäden* ist verschieden, rund, spiralig, wellenförmig (Abb. 27). Ein dicker Draht sendet ein breites Bündel nach dem Fokus aus, eine zarte, feine Spirale ein schmales.

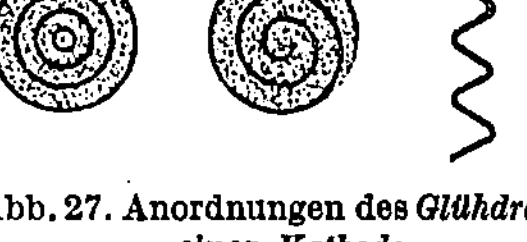

Abb. 27. Anordnungen des *Glühdrahtes* einer *Kathode*

Manche Röntgenröhren haben zwei solcher Spiralen eingebaut, von denen man je eine einschalten kann, wir sprechen dann von einem *Doppelfokus* oder von Dofokröhren. Die spiralige Form wird auch als Rundfokus bezeichnet, die längsgestellte als Strichfokus.

Fokusmodelle und Fokusgröße

Die Anode, auf welcher die Kathodenstrahlen mit Wucht auftreffen, ist durch die Wolframscheibe oder die Wolframronde thermisch hoch belastbar. Je kleiner das eintreffende Kathodenstrahlbündel ist, das auf diese Anodenfläche aufprallt, je kleiner also der Brennfleck ist (*Feinfokus* im Gegensatz zum *Grobfokus*), um so schärfer ist das resultierende Röntgenbild, wie wir später noch sehen werden. Der Belastbarkeit sind aber auch, wie oben ausgeführt, trotz Verwendung von Wolframmaterial Grenzen gesetzt, so daß wir nicht ohne weiteres auf einen Punkt ein zu kräftiges Kathodenstrahlbündel einfallen lassen dürfen (s. S. 35).

Es mußte nach einem Ausweg gesucht werden, und man fand ihn darin, daß die *thermisch* (= durch Hitzewirkung, s. auch S. 35) *belastete Fläche*, also die Fläche, die vom Elektronenbombardement erhitzt wird, *möglichst groß* gehalten wird, der *optisch wirksame Brennfleck* dagegen *möglichst klein*. Wie läßt sich dies erreichen? Am besten geht es aus der Zeichnung (Abb. 28) hervor, in der das Kathodenstrahlbündel rot markiert ist. In Abb. 28a trifft ein schmales recht-

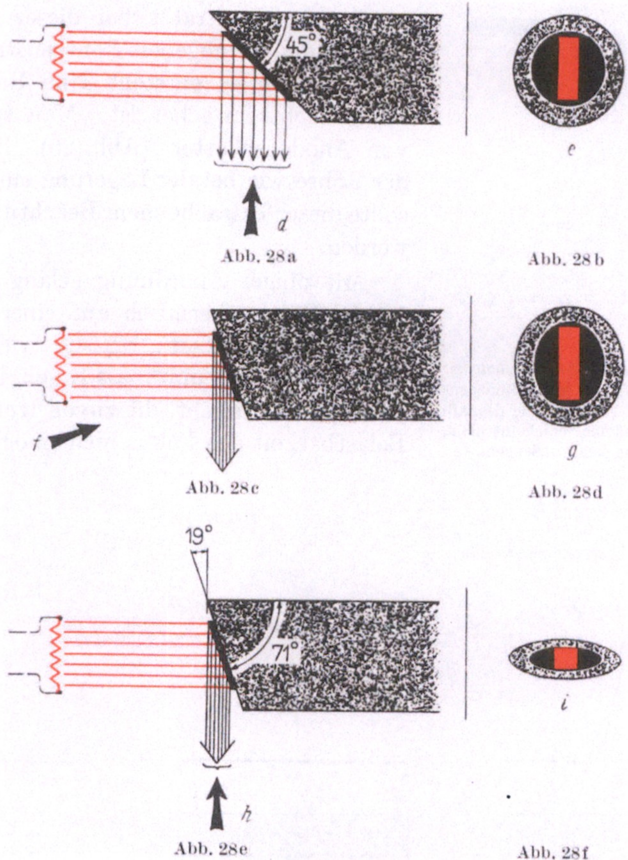

Abb. 28a   Abb. 28b

Abb. 28c   Abb. 28d

Abb. 28e   Abb. 28f

Abb. 28a—f. Der *thermisch-belastete* und *optisch wirksame* Brennfleck. Erklärung im Text

eckiges Bündel auf die Wolframronde auf, die in 45°-Stellung angebracht ist. Betrachtet man diesen thermisch belasteten Brennfleck aus Richtung des Pfeiles (*d*), so ist er, auch optisch gesehen, rechteckig, wie das rote Feld *e* in Abb. 28b.

Stellt man dagegen die Anode steiler, so daß sie einen Winkel von 19° mit der Vertikale bildet (Abb. 28c), so prallt das Kathodenstrahlbündel wiederum in gleicher Art und bei Betrachtung vom Pfeil (*f*) aus in gleicher Ausdehnung (*g*) (wie *e* in Abb. 28b) auf den thermisch belasteten Brennfleck.

Betrachtet man erneut bei dieser gleichen Steilstellung der Anode (Abb. 28e) nunmehr den Brennfleck von unten her, in Richtung des Pfeiles (*h*), so erscheint er jetzt (optisch) nicht mehr langgestreckt, also rechteckig, sondern wie ein kleines Quadrat (*i* in Abb. 28f).

Mit anderen Worten, durch Steilstellung der Wolframronde gelingt es, einen Brennfleck thermisch auf relativ großer Fläche zu belasten und optisch dennoch den erwünschten kleinen, fast punktförmigen Fokus zu erhalten. Die Einführung dieses Prinzips — man bezeichnet diesen Brennfleck als *Goetze*schen Strichfokus — bedeutete einen großen Fortschritt für die Bildgebung in der Röntgendiagnostik.

Die Anode strahlt bei dieser Steilstellung leider kein homogenes Röntgenstrahlenbündel aus, sondern es entsteht eine Randzone, die röntgenlichtschwächer ist. Man spricht dabei von Anodenschatten (Abb. 29). Beim Einbau der Röhre wie bei der Lagerung eines Patienten sollte dieser Tatsache mehr Beachtung geschenkt werden.

Mit obiger Anordnung gelang es z.B. eine 10 kW-Röhre thermisch auf einer Fläche von 50 mm² zu erhitzen; optisch wirksam waren dagegen nur 16,8 mm². Als Ergebnis wurde eine Bildschärfe erreicht, die zuvor trotz der hohen Belastbarkeit des Fokus nicht möglich war.

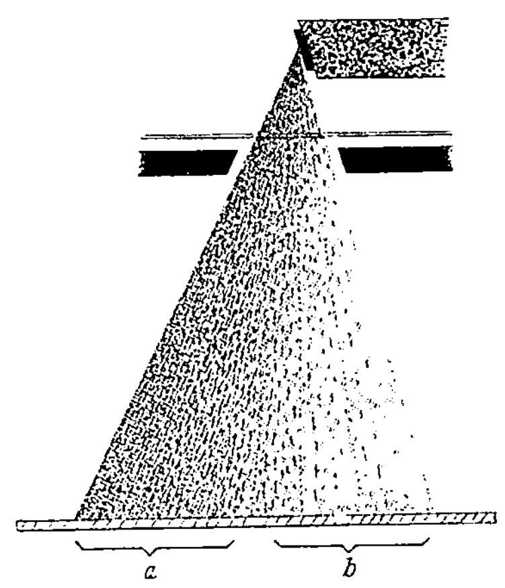

Abb. 29. Darstellung des *Anodenschattens:* auf der Fläche *a* fallen mehr Röntgenstrahlen auf als auf Fläche *b*, die deshalb auf dem Bilde lichtärmer erscheint als *a*. Die Zone *b* entspricht dem Anodenschatten

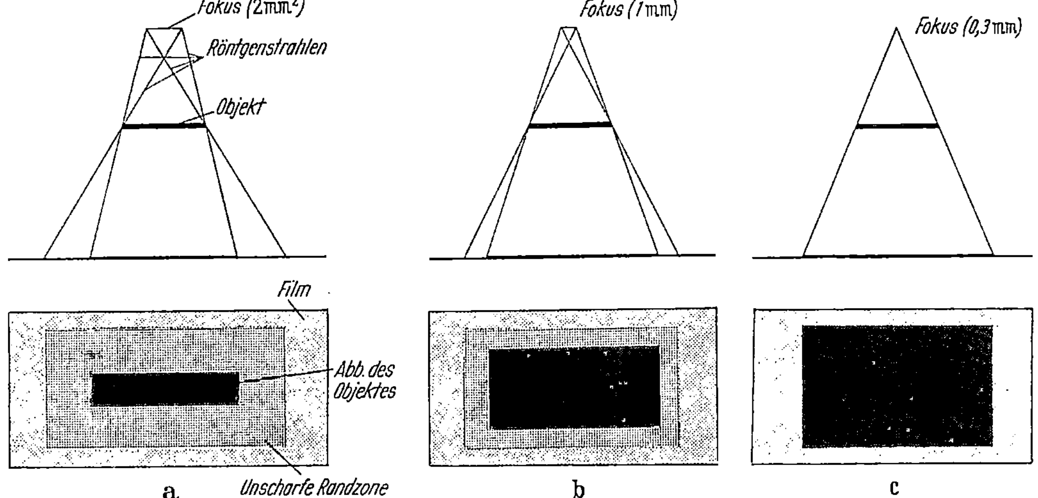

Abb. 30a—c. Wirkung der *Größe des Brennflecks auf die Schärfe der Abbildung.* a Bei *großem Fokus* ist die Unschärfe der Randzone eines Objektes am größten; b beim *Feinfokus* ist diese Randzone schmäler; c beim *Feinstfokus* ist sie praktisch verschwunden

Bis vor einigen Jahren betrug die Brennfleckgröße 2 und 1 mm² und man sprach von *Grob-* und von *Feinfokus.* Der grobe Fokus von z.B. 2 mm Kantenlänge (Abb. 30a) ergab unscharfe Bilder mit verwaschenen Randzonen. Der 1 mm-Feinfokus stellte deshalb einen großen Fortschritt für die Bildwiedergabe (Abb. 30b) dar. Neuerdings ist es gelungen, einen äußerst kleinen optisch wirksamen Brennfleck zu erhalten, mit einer Kantenlänge von 0,3 mm, also 0,09 mm² Fläche, für den sich der Name *Feinstfokus* eingebürgert hat. Er wirkt praktisch punktförmig. Die *Größe des Fokus bestimmt die Schärfe des Bildes* (Abb. 30).

Beide, der Grob- wie der Feinstfokus erlauben die Anwendung spezieller Aufnahmeverfahren (direkte Röntgenvergrößerung s. S. 141, Kontaktaufnahme s. S. 142).

Kühlung der Anode

Die thermische Belastbarkeit eines Brennflecks wurde aber auch erhöht durch entsprechende *Kühlvorrichtungen an der Anode*. Wir unterscheiden je nach der Kühlungsart vier verschiedene Röhrentypen, nämlich die luft-, die wasser-, die ölgekühlte Röhre und die Drehanodenröhre.

Die *luftgekühlte* Röntgenröhre war lange Zeit äußerst beliebt, da sie konstruktiv relativ einfach ist (Abb. 31). In direkter Fortsetzung der Anode bzw. des Anodenstieles ist außerhalb des Glaszylinders der Röhre ein mächtiger Metallklotz mit Rippenkühlung angebracht, ähnlich wie bei einem Motorradzylinder. Dieser große Metallklotz hat natürlich ein entsprechend hohes Wärmefassungsvermögen, und alle an der Anode entstehende Hitze wird in dieses Depot abgeleitet, so daß an jener keine Hitzestauung eintritt.

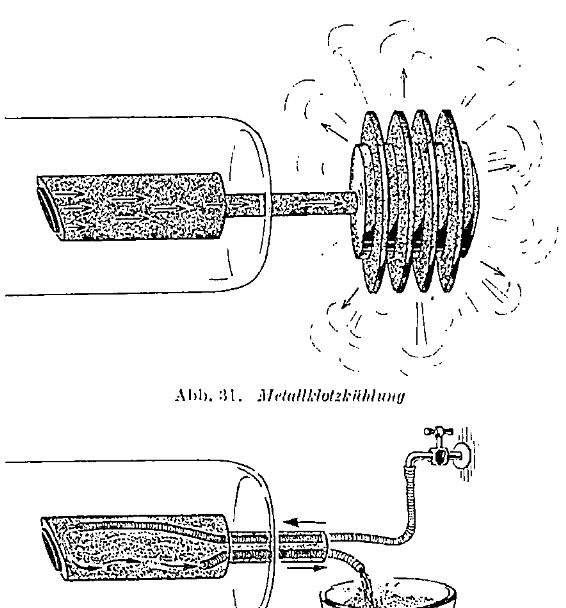

Abb. 31. *Metallklotzkühlung*

Abb. 32. *Wasserkühlung*

Beliebt waren daneben auch Röntgenröhren mit *Wasserkühlung,* deren Prinzip stark vereinfacht in Abb. 32 dargestellt ist. Die Rückfläche der Anode wird von Wasser bespült und damit gekühlt, und zwar gibt es zwei Möglichkeiten der Wasserkühlung: Die eine ist die in der Abbildung gezeigte, also eine Umlaufspülung mit fließendem Wasserstrom, die andere arbeitet nach dem Thermosiphon-Prinzip, wobei das an der Anode stark erwärmte Wasser seine Temperatur mit kühlem Wasser ausgleicht. Das Kühlbecken nimmt wie der Schwermetallklotz die von der Anode abgeleitete Hitze auf. Man kam aber von der Wasserkühlung ab, nicht etwa wegen der ständig nötigen Wartung (Wasserkontrolle), sondern weil bei Überhitzung des Fokus an dessen Hinterwand Wasser zum Verdunsten kam und durch die entstehenden Dampfblasen das restliche Wasser weggedrängt wurde (*Leydenfrost*sches Phänomen). Damit war kein Kühleffekt mehr vorhanden und der Fokus brannte durch.

Es erschien deshalb zweckmäßig, statt Wasser Öl zirkulieren zu lassen (*ölgekühlte* Röntgenröhren).

Alle diese Röntgenröhrentypen haben in neuerer Zeit gegenüber der *Drehanodenröhre* (Abb. 33) an Bedeutung verloren, deren Prinzip Abb. 34 zeigt. Bei diesem Röntgenröhrentyp treffen die Kathodenstrahlen auf kleinstmöglicher Fläche am abgeschrägten Rand einer kreisrunden Scheibe auf. Sie würden diese trotz dem hitzebeständigen Material sehr bald durchbrennen, wenn dies nicht durch Drehung der Scheibe verhindert würde. Das Kathodenstrahlenbündel bestreicht dann am Rande des Anodentellers einen oder zwei Kreisringe. Die

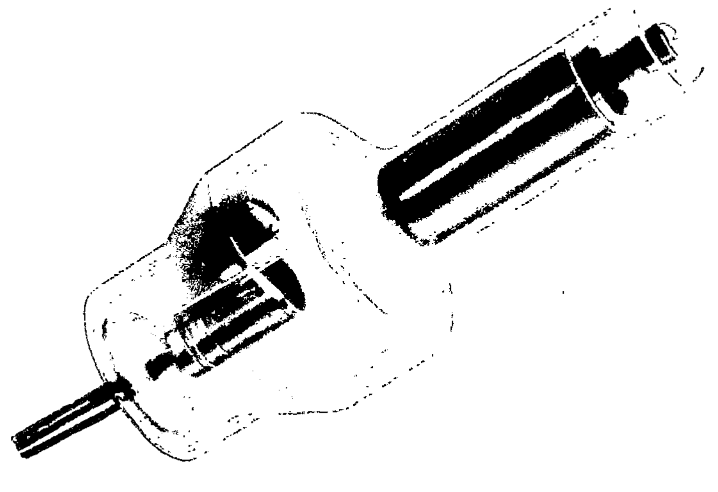

Abb. 33. *Typ einer Drehanodenröhre* (Comet)

Aufprallstelle der Elektronen bleibt natürlich immer am gleichen Ort des Raumes, erhitzt aber kurzfristig immer eine andere Stelle der Scheibe und bringt diese erst wieder nach einer vollen Umdrehung der Anodenscheibe zum Glühen. Die betreffende Stelle (wie alle folgenden) kann sich somit während der Drehung abkühlen, bevor sie erneut vom Kathodenstrahlenbündel getroffen wird; wir haben dies durch entsprechende Farbtönung in unserer Abb. 34b angedeutet. Die Drehanodenröhren, deren verschiedene Fabrikationsgrundtypen sich dadurch unterscheiden, daß entweder nur schmale Scheiben oder rotierende Anodenklötze bestrichen werden, zeichnen sich alle durch besonders hohe Belastbarkeit aus. Man muß im Gebrauch aber darauf achten, die Drehanode (mit ihren bis 8500 Umdrehungen/min) nicht unnütz laufen zu lassen, da die Kugellager etwas empfindlich sind.

Die Röhrentypen werden teils mit Grob-, teils mit Fein- oder Feinstfokus geliefert, teils mit Doppelfokus (Dofokröhren). Die Röhren werden zudem durch ein Luftgebläse um den Glaszylinder herum zur Verhinderung der Abstrahlung gekühlt.

Bei modernen Konstruktionen ist das übrige Aggregat in einem Ölbad versenkt, in der sog. *Ölhaube*, was wärme- und hochspannungstechnisch eine wesentliche Verbesserung bedeutet.

Bei Kleinapparaten, den sog. Einkesselapparaten oder *Eintankapparaten,* ist ohnedies schon längst die Röhre samt dem Transformator in einem mit Öl gefüllten kesselartigen Gehäuse untergebracht.

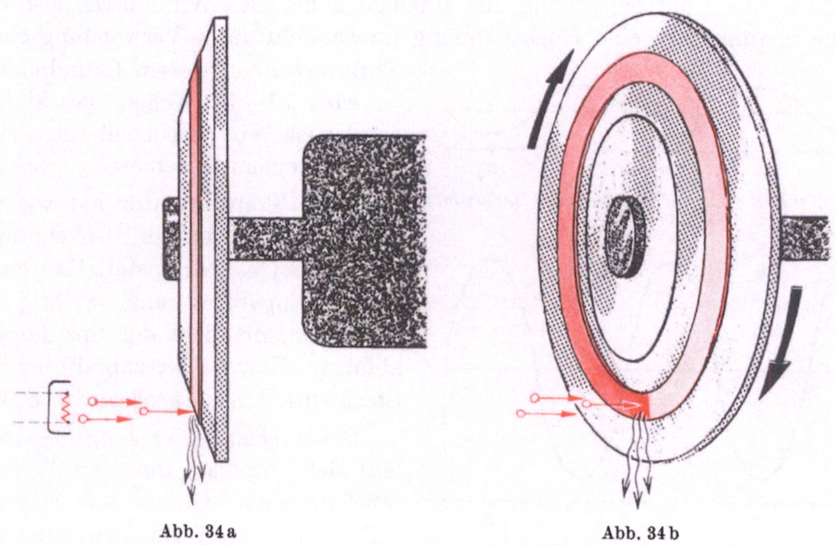

Abb. 34a   Abb. 34b

Abb. 34a und b. *Drehanode.* Erklärung siehe Text

Wir kommen damit bereits zu jenen weiteren *Bestandteilen und Apparaten zur Erzeugung von Röntgenstrahlen,* die ebenso wichtig und notwendig wie die Röhre sind, nämlich der Generator, die Kabel zur Stromführung und das Schaltaggregat.

Alle Röntgenröhren sind leicht zerbrechlich und müssen äußerst vorsichtig behandelt werden. Sie sind zum Schutze in einer

Röhrenhaube

untergebracht, diese dient aber nicht nur zum mechanischen, sondern auch zum Hochspannungsschutz. In den Röhrenmantel ist nämlich eine leitende Schicht eingelagert, die geerdet ist, so daß kein Hochspannungsunfall bei Berührung der Haube auftreten kann. Der Mantel ist aber auch gegen Röntgenstrahlen absolut dicht; diese breiten sich vom Brennfleck geradlinig in allen Richtungen aus, dürfen aber an keiner anderen Stelle austreten, außer am Röhrenfenster. Dieser austretende Strahlenkegel wird als Nutzstrahlenkegel bezeichnet. Es muß immerhin gesagt werden, daß eine Abdichtung gegen Röntgenstrahlen an den Zuführungsstellen der Kabel nicht absolut sicher gewährleistet werden kann.

Die Hochspannungszuleitung zur Röntgenröhre erfolgt durch sog.

Hochspannungskabel

d. h. hochspannungsisolierte, berührungssichere Gummikabel, die in die Röntgenröhre eingeführt werden. Gerade diese Anschlußstellen sind bei der Röhrenmanipulation vorsichtig zu behandeln, und es ist genau darauf zu achten, daß ein Hochspannungskabel nie geknickt oder scharf abgewinkelt wird.

Transformator

Zur Speisung der Röntgenröhre genügt es nicht, einfach Strom aus dem städtischen Netz zu nehmen. Wir benötigen statt der üblichen Netzspannung von 220 V eine Röhrenspannung, die 1000mal höher ist. Wir müssen also die niedrige Spannung in eine Hochspannung umwandeln unter Verwendung eines *Transformators*, dessen Grundmodell (s. Abb. 10—14) schon geschildert worden ist. Wir sprechen hier schlechthin von einem *Generator*.

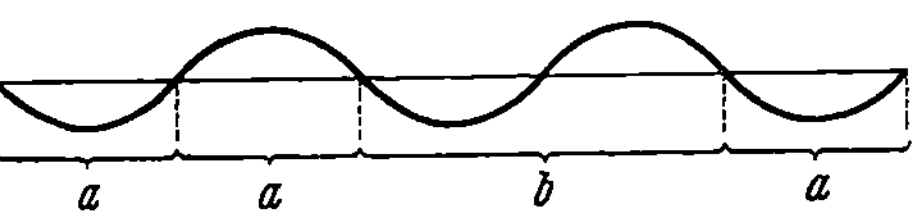

Abb. 35. *Wellenrelief* eines *Wechselstromes. a* Halbwelle; *b* eine Periode

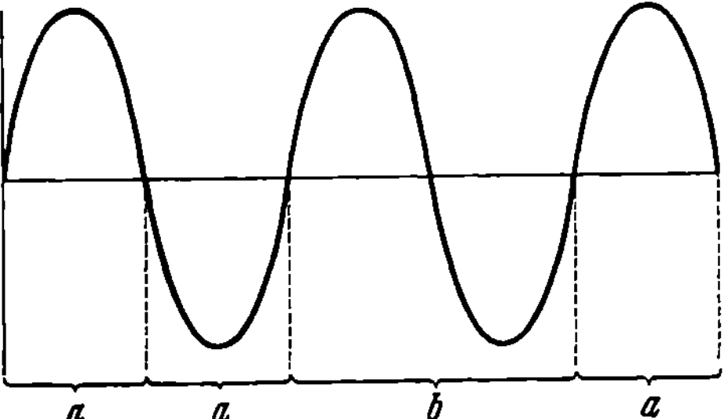

Abb. 36. *Wellenrelief des transformierten Wechselstromes.* Die Länge der einzelnen Welle bleibt gleich, nur die Spannungshöhe ist gesteigert

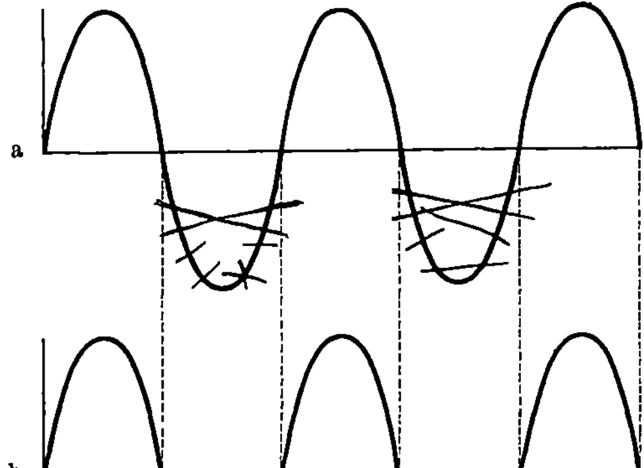

Abb. 37 a und b. Die *Gegenwelle* wird durch die Röntgenröhre nicht durchgelassen (a), so daß ein Wellenrelief, wie in Zeichnung b entsteht

Jeder Transformator hat wie erwähnt seine bestimmte Übersetzungszahl, wobei es vor Installation eines Röntgenapparates immer wichtig ist, zu wissen, ob nicht der Spannungsabfall im Netz (= Netzabfall) bei der Stromentnahme zu groß wird (s. S. 50).

Die *Wirkung eines Transformators* läßt sich graphisch durch ein Wellenrelief darlegen. Unsere Abb. 35 zeigt z. B. die primäre Wellenbewegung des Wechselstromes (Stadtnetz). Sekundär, also auf der Hochspannungsseite des Transformators sind die Wellenberge und -täler um das Vielfache vertieft (Abb. 36), wir bekommen die Hochspannungskurve.

Ventil- oder Gleichrichterröhren

Wie wird *diese Kurve aber nun in der Röntgenröhre verändert* ? Nach den früheren Erläuterungen findet immer nur ein Transport von (negativen) Elektronen (= Elektrizitätsträgern) von der negativen Kathode nach der positiven Anode hin statt (Kathodenstrahlbündel). Eine Gegenbewegung, also von der Anode zur Kathode läßt die Röntgenröhre nicht zu, sie wirkt also wie ein *Ventil*, das nur das Durchfließen in einer Richtung gestattet (Abb. 37). Die elektrische Gegenwelle des Wechselstromes wird gesperrt und damit resultiert ein Wellenbild, wie es in Abb. 37 b dargestellt ist.

Die wertvolle Röntgenröhre großer Apparate muß nun möglichst weitgehend von der elektrischen Rückwelle (Gegenwelle) verschont werden, die ja sogar, unter ungünstigen Umständen (z. B. bei zu starker Erhitzung der Anode und damit verbundener Aussendung von Elektronen), in Gegenrichtung vom Strom übersprungen werden kann *(Rückzündung)*.

Zur Vermeidung des unerwünschten elektrischen Rückstromes (Rückzündung) werden sog. *Ventilröhren* in den Stromkreis eingeschaltet, die nicht nur ähnlich gebaut sind, sondern auch, was den Stromtransport betrifft, gleich wirken wie Röntgenröhren (Abb. 38b). Bei diesen Ventil- oder Gleichrichterröhren muß das Elektronenbombardement keineswegs auf einen Fokus zentriert werden, sondern soll vielmehr einen möglichst großen Anodenteller (Abb. 38c), der sich dann nur mäßig erhitzt, bestreichen. Die Gleichrichterröhren sind entweder Hochvakuumröhren wie die Röntgenröhren, oder sie enthalten Thoriumgase unter niedrigem Druck, dann spricht man von gasgefüllten Ventilröhren. Der Strom kann also auch in diesen Ventilröhren nur in einer Richtung durchfließen.

In neuerer Zeit wurden diese Röhren verdrängt und durch sog. *Selengleichrichter* (s. S. 23) ersetzt, die aus einer Grundelektrode, einer Selenzwischenschicht und einer Deckelelektrode bestehen (Sperrschichtgleichrichter).

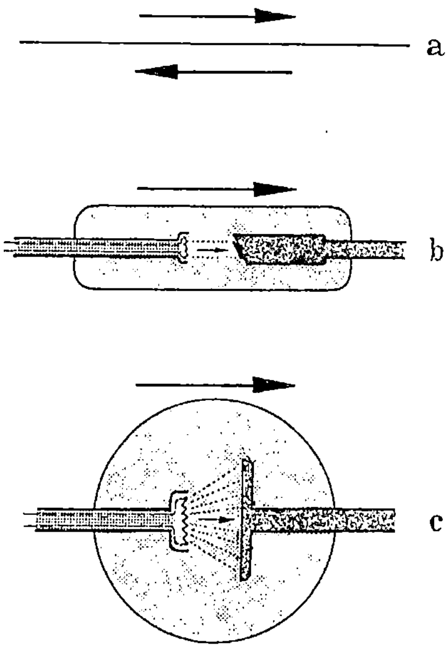

Abb. 38 a — c. Welle und Gegenwelle eines *Wechselstromes* (a). In der *Röntgenröhre* (b) wird der Strom nur in einer Richtung durchgelassen. Das gleiche gilt auch für eine *Ventilröhre* (c), nur daß dabei der Anodenteller der Röhre nicht so klein gehalten werden muß

Halbwellen-, 4- und 6-Ventilapparate

Wir können einen *Apparat mit Halbwellen* betreiben (Halbwellenapparat), also nur mit der einen Phase des Wechselstromes. Der Halbwellenapparat ist schaltungsmäßig besonders einfach gebaut (s. Abb. 39). Es ist der typische transportable Kleinapparat, der speziell auch für Dentaluntersuchungen (Zahnaufnahmen) Verwendung findet.

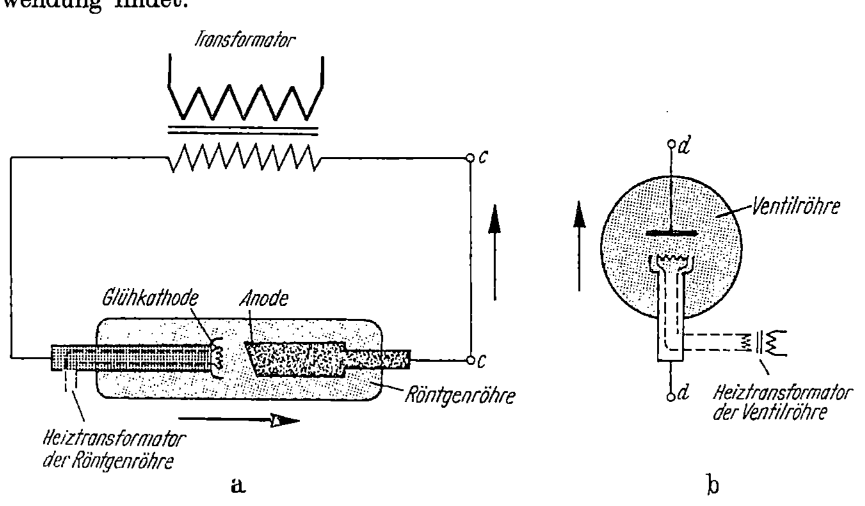

Abb. 39 a und b. Schaltung eines *Halbwellenapparates* (a) ohne Ventilröhre. Zur Verhinderung der Rückzündung kann man in das Teilstück c—c die Ventilröhre d—d einbauen (= *Halbwellenapparat mit Ventil*) (b)

Mit Gleichrichterröhren wird eine Schonung der Röntgenröhre erzielt und somit eine Verbesserung des Halbwellenapparates (Abb. 39b) erreicht.

Es ist natürlich unrationell, wenn nur eine Halbwelle des Stromes ausgenützt und damit die Leistungsfähigkeit des Apparates eingeschränkt wird. Durch geeignete Anordnungen und Schaltungen haben daher die Konstrukteure versucht, die unbenützte Halbwelle des Wechselstromes ebenfalls zu verwerten. Dies geschieht, indem man diese Halbwelle nach der anderen Seite umkehrt, in der Art, wie dies unsere Abb. 40a zeigt. Das daraus resultierende Wellenrelief ist in Abb. 40b dargestellt und weist eine wesentliche Glättung der Stromkurve schon bei zweiphasigem Wechselstrom auf.

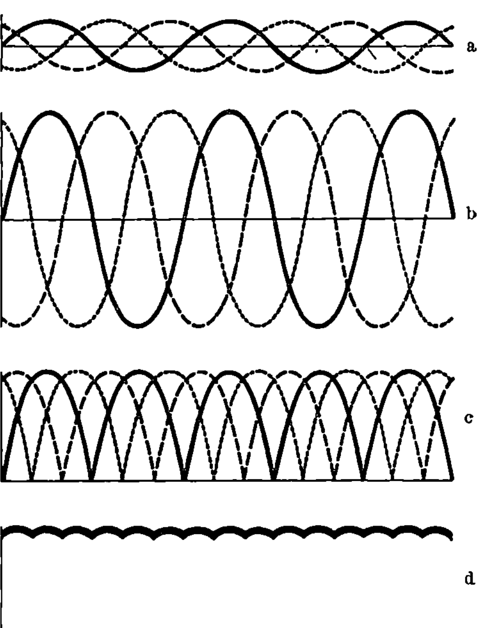

Abb. 40a und b

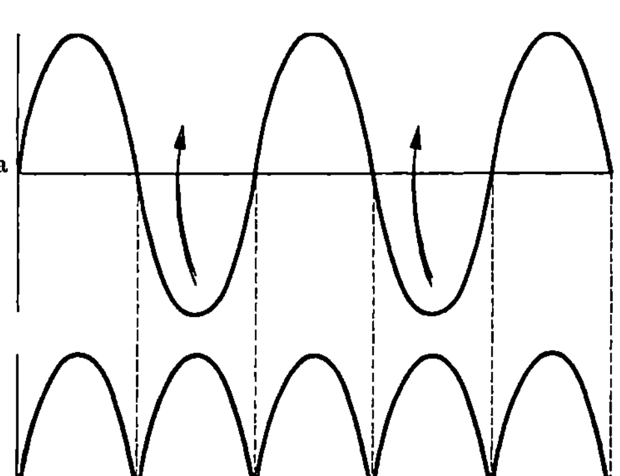

Abb. 41 a—d

Abb. 40a und b. Durch entsprechende Schaltung kann man die negative Welle des hochgespannten *Wechselstromes wenden* (a) und erhält dann das Wellenrelief der Zeichnung (b)

Abb. 41a—d. a Wellenrelief des *Drehstromes*; b des *hochgespannten Drehstromes*; c nach dem Durchgang bzw. der Umkehrung durch Ventilröhren; d *resultierende Stromkurve*

Beim dreiphasigen, also beim Drehstrom ist das Ergebnis noch besser, wie aus Abb. 41 hervorgeht, die effektive Stromkurve ist nämlich weitgehender geglättet (Abb. 41d).

Wollen wir den Wechselstrom voll ausnützen, so arbeiten wir mit dem sog. *4-Ventilapparat.* Verwenden wir Drehstrom, so haben wir den *Drehstrom- oder 6.-Ventilapparat zur Verfügung.*

In Abb. 42 ist die Schaltung bei einem 4-Ventil- und in Abb. 43 bei einem 6-Ventilapparat dargestellt. Drehstrom- und 6-Ventilapparate mit ihrer geglätteten Spannungskurve (Abb. 41d) behalten praktisch ununterbrochen die gleiche Spannungshöhe bei, die Pulsationen sind nur äußerst gering.

Früher gab es sog. *Kondensatorapparate,* wobei ein Speicherapparat (Kondensator) zur Speisung der Röntgenröhre herangezogen wurde, der in den Aufnahmepausen wieder langsam aufgeladen wurde. Der Apparat erlaubte Aufnahmen mit äußerst kurzer Belichtungszeit, hatte aber andere Nachteile.

Wir kommen nunmehr zum

Schalttisch

mit seinen *Meßapparaten* und seinen Schalthebeln, den wichtigen Geräten für die Röntgenassistentin.

Bei *kleinen transportablen Röntgenapparaten* fehlen Instrumente, da bei diesen Apparaten Spannung und Heizung konstant bleiben. Man ver- ·

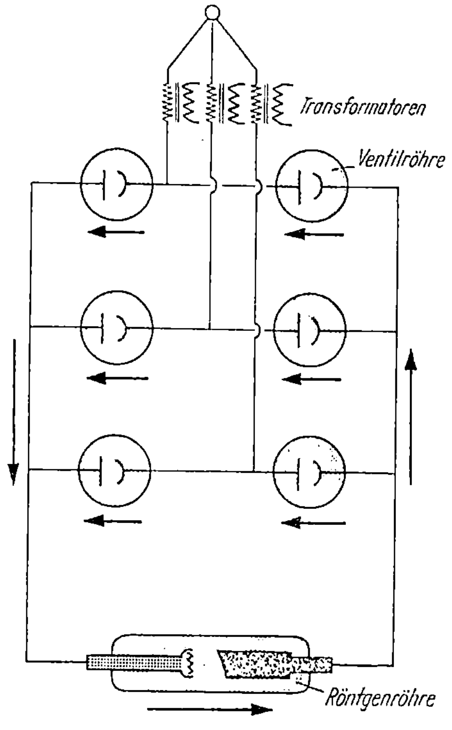

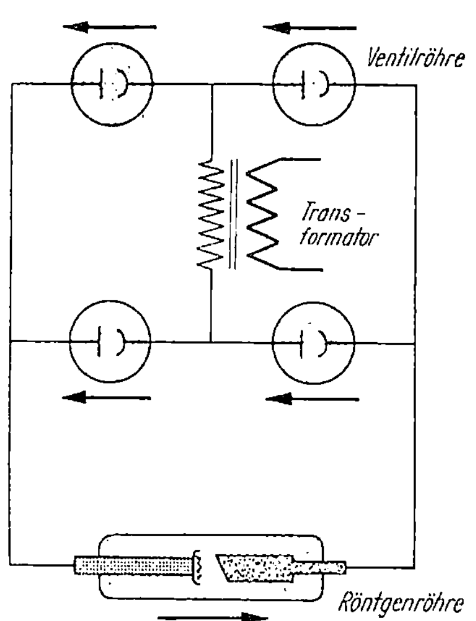

Abb. 42. Schaltschema eines *4-Ventilapparates*

Abb. 43. Schaltschema eines *6-Ventilapparates* (Drehstrom)

ändert nur die Expositionszeit und dafür genügt ein Handzeitschalter, eine *Schaltuhr*.

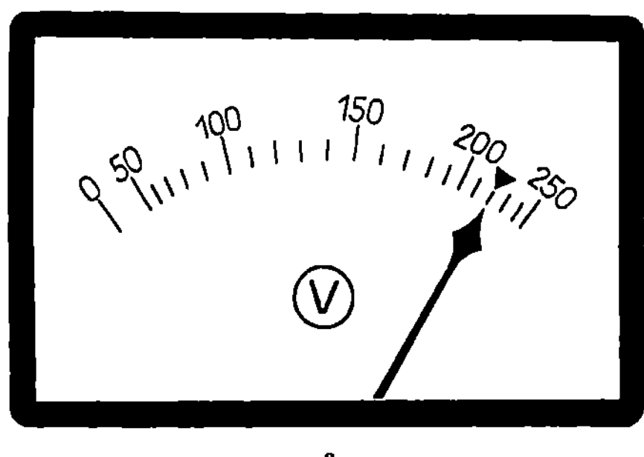

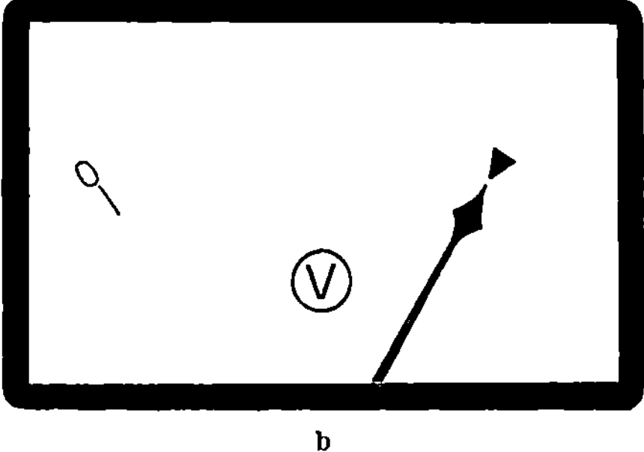

a   b

Abb. 44 a und b. *Instrumente zum Ablesen der Primärspannung* im Stadtnetz, mit Voltskala (a), ohne Skala aber mit Einstellwert (b)

Die allgemein übliche Anordnung der Meßinstrumente an einem Schalttisch für mittelgroße und große Apparate zeigen die Schemas Abb. 44 und 53.

Das wichtigste Meßinstrument ist das *Voltmeter* (Abb. 44a und b), an welchem man die *Primärspannung des Stadtnetzes* abliest und reguliert. Trotzdem alle weiteren Instrumente auf dieses abgestimmt sind, wird dessen Bedeutung erfahrungsgemäß sehr häufig unterschätzt.

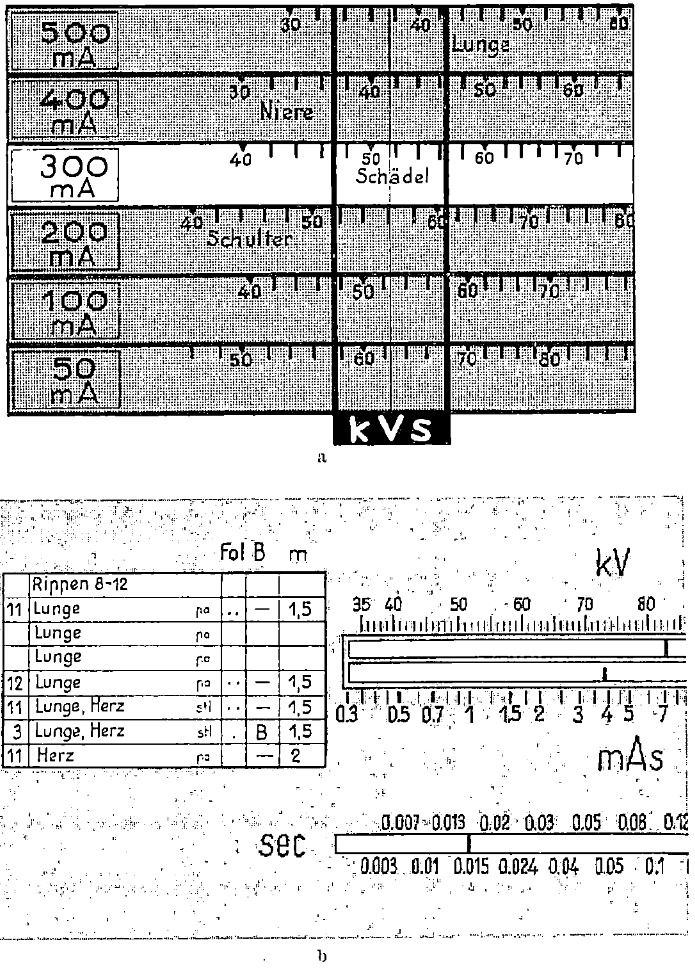

Abb. 45 a und b.　Schalttabelle bei einem automatisch arbeitenden Röntgenapparat.
(Fol = Folie, B = Buckyblende, m = Meter)

Es ist dabei aber besonders zu beachten, daß heutzutage fast alle *modernen Apparate automatisiert sind*. Sie schützen einerseits die Röhre vor Überbelastungsschäden, indem sie ein Licht- oder akustisches Warnsignal geben, wenn der eingestellte Strom die Röhre zu hoch belastet, oder sie schalten nötigenfalls automatisch den Röhrenstrom ab, so daß man die Aufnahme nicht auslösen kann. Andererseits verhindert die Automatik aber auch den Versuch einer Unterbelastung der Röntgenröhre. Eine Röhre *funktioniert* nämlich nur dann richtig, wenn sie mit dem zulässigen Optimum geschaltet wird! Die Instrumentierungsart an einem solchen Schalttisch zeigen unsere Abb. 45a und b.

Diese ganze Automatik — und das muß immer wieder betont werden — spielt jedoch nur dann, *wenn die Primärspannung* (= Spannung im Stadtnetz) *am Voltmeter genau eingestellt* wird. Jede Über-, aber auch jede Unterspannung bringt die Automatik in Unordnung und erzeugt Fehlergebnisse.

Als Kontrollinstrument ist weiter wichtig das *mA-Meter* (Abb. 46) bzw. das *mAsec-Meter* (Abb. 47a und b), das das Produkt der mA mit der Sekundenzahl zeigt.

Manche Instrumente reagieren etwas träge; deshalb und auch aus anderen Überlegungen hat man in den Schalttisch

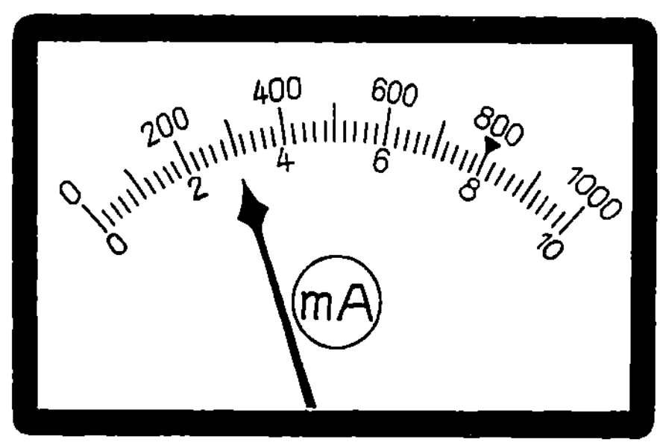

Abb. 46. *Milliamperemeter* mit zwei Meßbereichen

Phantomröhren eingebaut, mit welchen man Probeschaltungen durchzuführen vermag, ohne daß jeweils die wertvolle Röntgenröhre selbst mit eingeschaltet werden muß. An ihrer Stelle glüht nur die Phantomröhre auf, die physikalisch die gleiche Charakteristik aufweist wie die Röntgenröhre.

Die *Hochspannung* wird meistens *durch Drehen eines Reglergriffes eingestellt*, der über eine Skala gleitet oder an einem Blickfenster die eingestellte Zahl erscheinen läßt (Abb. 48).

Automatische und halbautomatische Spannungsregler, sog. *Stabilisatoren*, sorgen meistens schon vom Primärstromkreis aus für konstante Betriebsbedingungen.

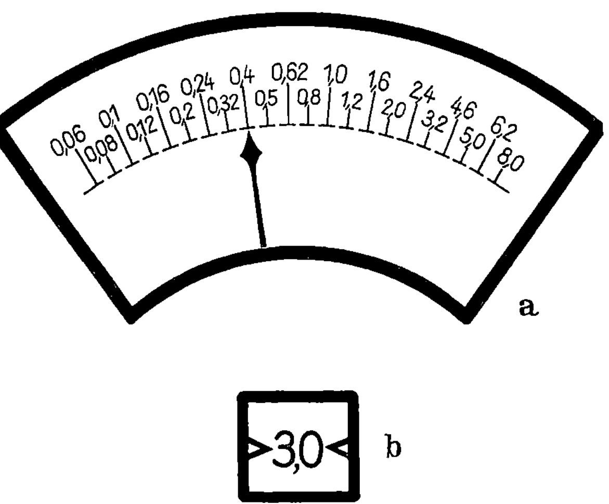

Abb. 47a und b. *Milliamperesekundenmeter* (mAsec-Meter).
a Zum Ablesen auf einer Skala; b mit Blickfenster

Der *Zeitschalter* am Schaltpult zum Einstellen der Belichtungsdauer ist meist in gleicher Art wie eben erwähnt abzulesen und zu bedienen. Der Zeitschalter muß gelegentlich kontrolliert werden, was mittels eines Bleikreisels (s. S. 49) geschieht. Die Zeitschaltung kann mit Federuhrwerk, motorisch und für extrem kurze Zeit elektronisch gesteuert werden.

Am Schalttisch kann weiterhin durch einen Drehgriff sowohl auf Durchleuchtung (Abb. 49) als auch

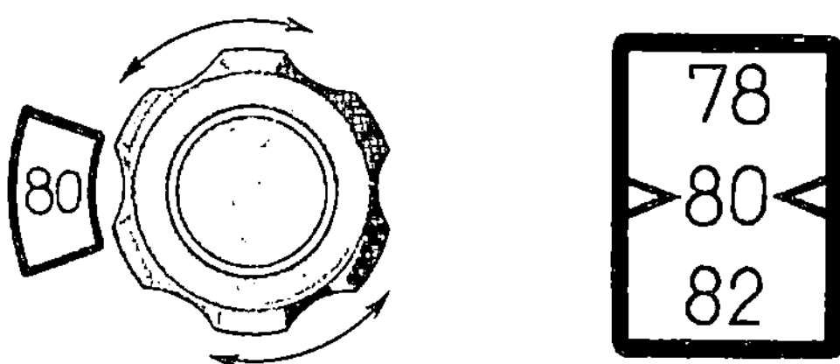

Abb. 48. *Kilovolt(kV)-Einstellung* und Ablesung

auf Aufnahme (Abb. 50) geschaltet werden, letzteres über die sog. Heizstellung hinweg; manchmal dient *ein* Hebel zur Bedienung von beiden (Abb. 51 und 52).

Weiterhin sind Umschalthebel vorhanden zur Bedienung der verschiedenen Arbeitsplätze, der Bucky-Blende, der Drehanode und zum Wählen des Grob- oder Feinfokus (früher oft als N und Ch bezeichnet).

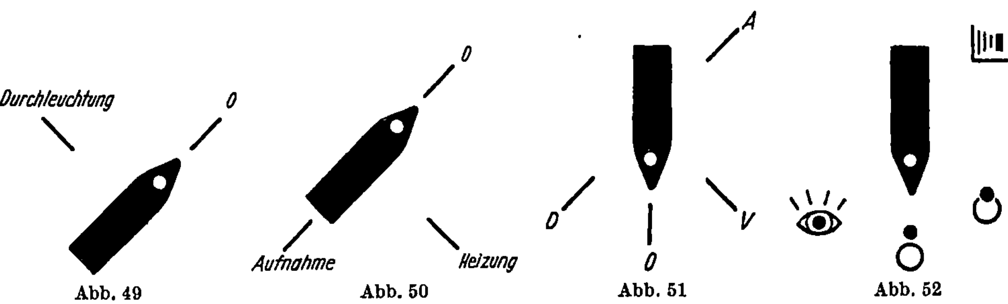

Abb. 49. *Bedienungshebel für Durchleuchtung*
Abb. 50. *Bedienungshebel für Aufnahme*
Abb. 51. *Bedienungshebel für Durchleuchtung und für Aufnahme*, über *V* Vorbereitung = Heizung hinweg
Abb. 52. *Einstellskala* nach links für die Durchleuchtung (Auge), nach rechts für die Aufnahme (Kamera), über die Vorbereitung hinweg

Diese Umstellung des Schalttisches auf *Röntgenaufnahme* und auf *Durchleuchtung* bedingt auch *zwei* am Apparat voneinander vollständig *unabhängige Regulierungen* sowohl der kV- als auch der mA-Zahlen (Abb. 53), die eine für die

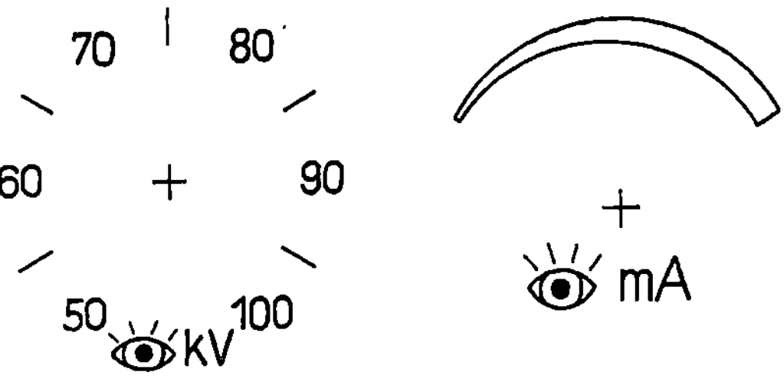

Abb. 53. *kV- und mA-Einstellung nur für Durchleuchtung*

Durchleuchtung, die andere für die Aufnahme. Man reguliere also nie auf der falschen Seite, d. h. wenn der Arzt während der Durchleuchtung mehr Spannung verlangt, darf man nicht die kV-Skala für Aufnahme berühren, sondern die kV für Durchleuchtung, ein in der Praxis häufig vorkommender Fehler.

Zum Schluß dieses Kapitels sind einige *Symbole zur Bedienung eines Röntgenapparates* dargestellt (Abb. 54), wie sie neuerdings vorgeschlagen werden.

Apparatstörungen und ihre Erkennung

Im Umgang mit solch komplizierten Röntgenapparaten treten mitunter Störungen auf, die wir gerade im Anschluß an diese Apparatekunde abhandeln wollen. Im folgenden werden aber nur die häufigsten *Störungen* angeführt und *Richtlinien für ihre Behebung* gegeben, soweit dies im Aufgabenbereich der Röntgenassistentin liegt.

1. Kein Strom primär und sekundär, also keinerlei Ausschlag an den Instrumenten des Schalttisches. In diesem Fall muß die Störung im Primärstromkreis liegen, also in der Netzzuleitung bis zum Röntgenschaltpult. Man kontrolliere zuerst alle Sicherungen

a) an der Schalttafel des Instituts,
b) am Hauptschalter,
c) im Schalttisch der Röntgenapparatur.

Jede Röntgenassistentin muß genau wissen, wo sich die Sicherungen an diesen drei Orten befinden. Erst wenn diese drei Sicherungsgruppen überprüft und in Ordnung befunden worden sind, geht man auf die Suche nach einem Kontaktfehler und läßt den Monteur kommen.

2. Keine Hochspannung trotz richtigem Funktionieren der Primärstromzuleitung (Voltmeter schlägt aus!). Die Störung betrifft den Sekundärkreis, und es handelt sich somit um einen Defekt im Schalttisch, im Kabel oder in einer Ventilröhre.

Man prüfe zuerst die Sicherungsgruppe im Schalttisch, dann, ob alle Ventilröhren aufleuchten und ob nicht irgendwo Geruch nach verbranntem Gummi auf einen Kabeldefekt hinweist. Findet man nichts, so schaltet man den Strom vollständig aus (sämtliche Hebel auf 0-Stellung!) und prüfe alle Verbindungen zwischen Schalttisch und Röntgenröhre, vor allem den Bucky-Stecker. Diesen zieht man heraus und steckt ihn nochmals ganz ein. Dann schaltet man den Apparat wieder ein, und bedient jeden einzelnen Hebel am Schalttisch, also denjenigen für die kV-, die mA-, die Sekundenzahl, den Hebel für die Wahl des Arbeitsplatzes, die Bucky-Blende, den Schaltknopf, den Heizungs- und Aufnahmehebel. Auf diese Weise läßt sich feststellen, ob ein Wackelkontakt die Ursache der Störung ist.

3. Fehlen des Heizstroms spricht für einen Kurzschluß; möglicherweise ist aber auch der Röhrenglühfaden durchgebrannt, oder die Röhre ist unbrauchbar. Zur Prüfung gehe man genau so vor, wie soeben für Ziffer 2 geschildert worden ist.

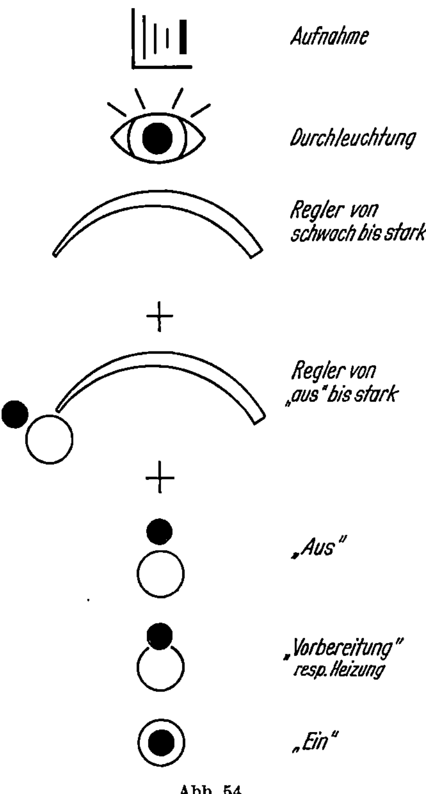

Abb. 54.
Symbole zur Bedienung eines Röntgenapparates

4. Plötzliches Ansteigen der Röhrenstromstärke spricht für einen Gas- bzw. Lufteinbruch in die Röntgenröhre. Die Röntgenfirma muß dann verständigt werden.

5. Der Zeitschalter für die Exposition muß regelmäßig überprüft werden; wenn er nicht genau funktioniert, erhält man ungleich belichtete Aufnahmen. Die Kontrolle erfolgt mit dem *Bleikreisel.* Dieser besteht aus einer runden Bleischeibe (Abb. 55), in der ein Loch angebracht ist. Die Scheibe läßt sich auf einer Achse wie ein Kreisel drehen. Wird nun der Kreisel in Bewegung gebracht, so markiert sich bei jedem Strömungsimpuls, also bei jedem Aufleuchten der Röhre, ein Lichtpunkt auf einem darunterliegenden Röntgenfilm. Es entstehen so auf dem Film Lichtpunkte, die bestimmte Abstände voneinander aufweisen. Die dazwischen liegenden unbelichteten Stellen bezeichnen den Moment, in welchem z. B. beim Halbwellenapparat die Röntgenröhre nicht aufleuchtete, also von der nicht-bildgebenden Gegenwelle passiert wurde. Entsprechend seiner Periodenzahl 50 wird ein Halbwellenapparat also 50mal in der Sekunde aufleuchten. Stellen wir am Halbwellenapparat die Belichtungszeit auf $^1/_{10}$ sec ein, dann erhalten wir also 5 belichtete Punkte auf dem Film; am 4-Ventilapparat, wo sich auch die Gegenwellen markieren 10; am Drehstromapparat 30 Punkte. Da wir genau wissen, wieviel Lichtpunkte je nach Apparatmodell ein Bleikreisel pro gewählte Zeiteinheit durchzulassen vermag, können wir damit jede eingestellte Zeiteinheit an der Schaltuhr des Röntgenapparates überprüfen.

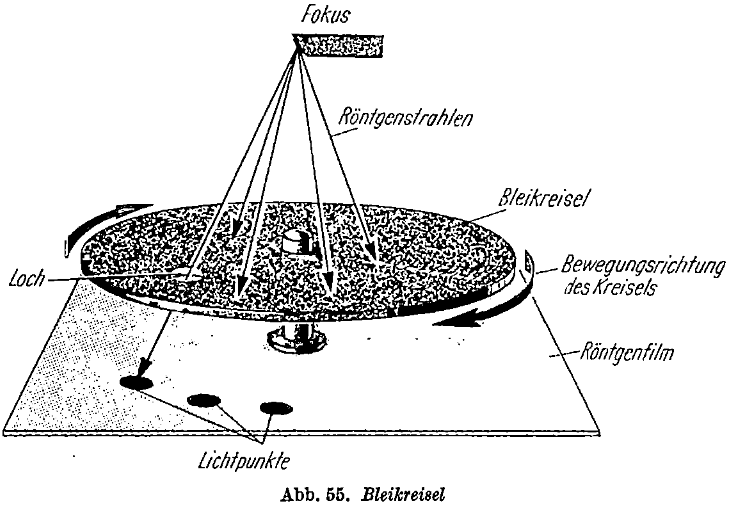

Abb. 55. *Bleikreisel*

Unter Verwendung eines Bleikreisels kann man umgekehrt auch ohne weiteres feststellen, um welche Art es sich bei einem unbekannten Röntgenapparat handelt.

6. *Bei unklaren Defekten* soll die Assistentin nicht von sich aus am Röntgenapparat herummanipulieren, da durch falsches Vorgehen der Schaden noch vergrößert werden könnte. Vielmehr ist sofort der Röntgentechniker zu Hilfe zu rufen.

Dieses Kapitel darf nicht beendet werden, ohne auf eine Fehlbelichtungsquelle einzugehen, die in einem Röntgeninstitut so oft Verdruß bringt und deren Ursache nicht ohne weiteres erklärbar erscheint.

Wird ein Röntgenapparat äußerst kurzzeitig eingeschaltet, so wird eine hohe mA-Leistung aus dem Netz verlangt. Ist das Stadtnetz zu schwach oder der Querschnitt der Netzzuleitung ins Institut zu klein, so fallen Spannung und Strom ab, d. h. es tritt ein sog. *Netzabfall* auf, auch als Spannungsabfall bezeichnet, dessen Resultat die unterbelichtete Aufnahme ist. An diese Ursache einer Fehlaufnahme denkt man zu wenig, da sie eben meistens überhaupt nicht in Erscheinung tritt, nämlich bei allen üblichen Aufnahmen mit kurzer oder längerer Expositionszeit. Man bemerkt es nur bei extrem kurzen Schaltzeiten.

Vor Anschaffung eines neuen Apparates hat man sich deshalb eingehend zu erkundigen über die Leistungsfähigkeit des Stadtnetzes an der Abzapfstelle und über die Leistungsfähigkeit bzw. den Querschnitt und die Absicherung der Steigleitung zum Hauptschalter des Institutes, ob also die Zuleitung genügend kräftig für den Röntgenapparat ist.

Zur Prüfung auf einen Netzabfall (der nicht mehr als maximal 5% betragen darf) kann man zwei kV-mäßig absolut gleiche Aufnahmen hintereinander machen und gleichzeitig und gleich lang entwickeln. Die eine Aufnahme wird mit geringer mA-Zahl und mit langer Zeit angefertigt, die zweite mit äußerst kurzer Zeit und mit sehr hoher mA-Zahl. In beiden Fällen muß das mAs-Produkt gleich sein: fällt der Strom zusammen, so geschieht dies bei Verwendung hoher mA-Werte, also bei der zweiten Aufnahme. Dieses Bild wird unterbelichtet erscheinen und bestätigt einen Netzabfall.

V. Prinzip, Geräte und Hilfsmittel zur Anwendung des Röntgenverfahrens

1. Die Röntgenuntersuchung ohne Film

a) Durchleuchtung

Für die Sichtbarmachung von Röntgenstrahlen stehen verschiedene Methoden zur Verfügung. Die einfachste ist diejenige ohne Verwendung eines Filmes, die *Durchleuchtung*. Diese läßt sich auch mit relativ wenig leistungsfähigen Röntgenröhren durchführen. Sollte eine Drehanodenröhre im Apparat vorhanden sein, so braucht man diese bei kurz dauernden Durchleuchtungen nicht laufen zu lassen.

Der wesentliche Bestandteil eines Durchleuchtungsapparates (Abb. 56) ist der *Leuchtschirm*.

Er besteht aus einer strahlendurchlässigen Tragschicht (aus Karton, Celluloidderivaten) und einer Klebschicht, auf die gelbgrüne Leuchtmasse (Zinkcadmiumsulfit) aufgetragen ist. Die Leuchtsubstanz wird nicht unmittelbar durch Röntgenstrahlen zum Leuchten gebracht, sondern durch sog. Photo-Compton-Elektronen, die bei der Absorption der Strahlen bzw. bei der Streuung in der Leuchtsubstanz erzeugt werden. Leider ist die Energieausbeute bei Erregung der Leuchtschirmsubstanz durch Röntgenstrahlen nur relativ gering. Die Wellenlänge des ausgestrahlten Lichtes beträgt 5100 Å, die Helligkeit des Leuchtschirmes, z. B. bei einer Lungendurchleuchtung, schwankt zwischen 0,003 und 0,03 Lux (Lux = Einheit für die Beleuchtungsstärke).

Wird die Spannung eines Apparates von 50 auf 63 kV erhöht, so erzielt man zwar eine Verdoppelung der Helligkeit des Leuchtschirmlichtes, leider werden aber auch die Streustrahlen vermehrt und die Kontrastwirkung des Objektes wird damit verschlechtert.

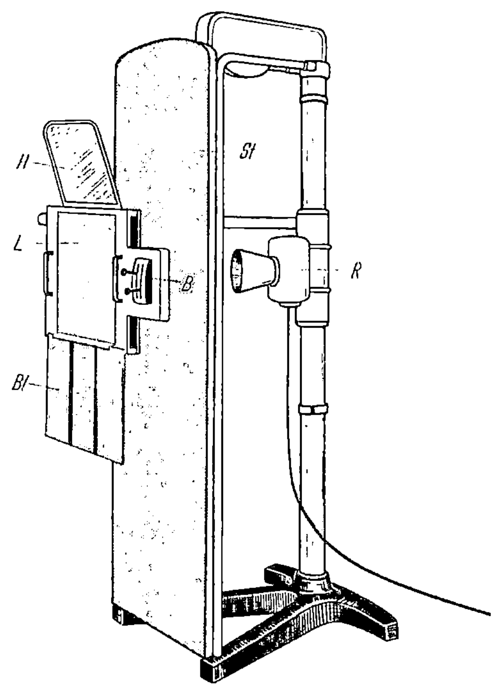

Abb. 56. *Durchleuchtungsapparat.* *R* Röntgenröhre; *St* Stativwand oder Patientenrückwand; *L* Leuchtschirm; *Bl* Bleilamellen = Brustschutz; *H* Hustenschutz; *B* Bedienungshebel für Blende

4*

Einzelheiten des Objektes erkennt man dagegen auf dem Leuchtschirm sofort besser, wenn man die Stromstärke erhöht. Eine Steigerung von 1 auf 2 mA verbessert die Erkennbarkeit um 50%, eine solche von 2 auf 3 mA jedoch nur noch um 14%, von 3 auf 4 mA um 9% und von 5 auf 6 mA sogar nur um 6%. Eine kritische Prüfung dieser Zahlen ergibt, daß für eine Lungendurchleuchtung 3—4 mA vollauf genügen. Eine weitere Erhöhung der Stromstärke hat keinen großen Effekt mehr. Zudem ist eine zu hohe mA-Zahl für den Patienten gefährlich und für die Röhre schädlich.

Der Leuchtschirm ist auf der dem Arzt zugewandten Seite mit einer dünnen Schutzschicht aus Celluloseacetat überzogen und außerdem mit einer großen Glasplatte bedeckt. Es handelt sich dabei selbstverständlich nicht um Fensterglas, das Röntgenstrahlen ohne weiteres durchtreten ließe, sondern um ein Glas, dem viel Blei beigemengt ist, sog. Bleiglas, das die Röntgenstrahlen zurückhält. Zur Bestätigung der Sicherheit tragen moderne Bleiglasscheiben in einer Ecke den Vermerk über die Bleiäquivalenz, z. B. „Schutzwert dieser Bleiglasscheibe ist gleich 2,3 mm Bleischicht".

Auf der Seite des Patienten ist der Leuchtschirm durch eine Sperrholzplatte vor Beschädigung geschützt; diese weist einen Lacküberzug auf, um die Leuchtmasse vor Feuchtigkeitseinwirkung zu bewahren. Und damit ist auch jene hygienische Vorbedingung geschaffen, die zu nützen keine Röntgenassistentin unterlassen sollte. Sie muß nämlich nach jeder Untersuchung die Holzplatte mit einem Lappen reinigen, der mit einer desinfizierenden Lösung etwas angefeuchtet worden ist. Man möchte ja schließlich selbst auch nicht nach der Untersuchung eines stark transpirierenden Patienten im gleichen Apparat die Schweiß-absonderung des anderen auf der eigenen Haut verspüren.

Der Leuchtschirm wird an einem Tragarm einseitig oder doppelseitig aufgehängt. Er ist in allen Richtungen frei beweglich, kann aber durch einfache Handgriffe arretiert werden.

Um das Leuchtschirmaggregat herum befinden sich Schutzvorrichtungen, um den Arzt vor den vom Patienten ausgehenden Streustrahlen (s. S. 157) zu schützen. Dafür ist ein dreiteiliger „*Brustschutz*" vorhanden, nämlich drei Bleigummilappen, die am unteren Leuchtschirmrand aufgehängt sind. Der Arzt sitzt überdies hinter einer *Bleischutzkanzel.* Er ist durch den Brustschutz und die Kanzel vollständig strahlensicher abgedeckt, ebenso wie das Personal, das sich während der Durchleuchtung hinter dem Arzt placiert; nie seitlich neben ihm oder gar neben dem Patienten. Näheres darüber im Kapitel Strahlenschutz (S. 159).

Muß man in der Nähe des Patienten bleiben, z. B. während einer Holzknechtschen Dickdarmuntersuchung, so trägt man eine *Bleischürze*, die den eigenen Körper ganz deckt und entsprechend dick sein muß.

Der Arzt, der bei der Lungen- oder Magendurchleuchtung am Kranken etwas betasten will, zieht *Bleihandschuhe* an, die seine Hände vor Strahlen schützen und die für ihn stets bereitliegen müssen.

Am oberen Rand des Leuchtschirmträgers befindet sich der sog. *Hustenschutz*, eine schräg gebogene Plexiglasplatte, die verhindert, daß z. B. ein tuberkulöser Patient gegen den Arzt husten und ihn damit infizieren könnte.

Die Röntgenröhre ist mit dem Leuchtschirmwagen fest verbunden, beide sind an einer Stativwand (meist aus Sperrholz), die als Rückwand für den Patienten

dient, beweglich montiert. Eine Verschiebung der Röntgenröhre bedingt zwangs-
läufig auch eine vollständig gleichartige Verschiebung des Leuchtschirmschlittens.

Die ganze Apparatur läßt sich aus der Vertikal- in die Horizontalebene kippen
(Kippgerät). Dabei darf nicht vergessen werden, zuvor alle Verschraubungen zu
lösen! Bei modernen Geräten kann dieser Kippvorgang „motorisiert" vorgenommen werden, wobei der Apparat zudem in jeder Schräglage angehalten
und auch in Kopftieflage (Trendelenburgsche Position) gebracht werden kann.

Bei der *Trochoskopie* (= Untertischdurchleuchtung) ist die Röntgenröhre unterhalb der horizontalliegenden Tischplatte.

An der Stützwand des Kipptisches läßt sich eine sog. *Drehmulde* zum Drehen
des Patienten um seine Längsachse anbringen.

Strahlengefährlich sind jene Apparate, bei denen man die Koppelung zwischen Röhre
und Leuchtschirmschlitten lösen kann; dies ermöglicht, daß mit der Röntgenröhre jede Stelle
des Leuchtschirmes abgetastet werden kann. Solche Apparatmodelle werden zur sog.

Orthodiagraphie

verwendet. Bei dieser Methode blendet man so weit (über Blende s. unten) ein, daß bei Verschiebung der Röhre nur ein schmales Zentralstrahlbündel den Herzrand „bestreicht". Auf
dem Leuchtschirm werden die einzelnen Randpunkte der Herzsilhouette markiert und mit
einem Fettstift nachgezogen, so daß die tatsächliche Größe des Herzens sich abzeichnet.

Diese auskoppelbaren Apparatmodelle (es gibt auch andere Geräte für die Orthodiagraphie)
sind höchst gefährlich für die Röntgenassistentin, für den Patienten, für den Arzt. Röntgenstrahlen sind ja mit bloßem Auge nicht sichtbar; man bemerkt daher nicht, wenn man im
vollen Strahlenkegel steht, falls der Apparat versehentlich eingeschaltet ist und das Röntgenlicht infolge falscher Verschiebung der Röntgenröhre nicht auf den Leuchtschirm auftrifft.
Praktisch werden deshalb heute fast nur gekoppelte Apparate verkauft, bei welchen der
Zentralstrahl stets in die Mitte des Leuchtschirmes zentriert einfällt und auch bei maximal
offener Blende den Leuchtschirmrand nie verfehlt.

Was ist nun eine *Blende* bei der Durchleuchtung? Es ist eine Vorrichtung,
die erlaubt, den aus dem Röhrenfenster in Richtung Leuchtschirm austretenden
vollen Strahlenkegel, von allen Seiten, d. h. von oben und unten und von rechts
und links einzuengen, bzw. durch eine Art Bleiklappen abzuschirmen. Ein geübter
Durchleuchter wird, wie eine geübte Röntgenassistentin, den Strahlenkegel stets
maximal einblenden, d. h. immer nur das kleinstmögliche Röntgenstrahlenbündel
aus der Röhre austreten lassen.

Je stärker das Strahlenbündel eingeblendet wird, um so kontrastreicher und
schärfer ist das Durchleuchtungsbild, da die störenden Sekundärstrahlen auf ein
Mindestmaß beschränkt werden.

Man unterscheidet die sog. fokusnahe Blende, auch Randblende genannt, von
der besonders wirksamen Doppelschlitzblende (s. S. 70).

Zur Abschirmung der Streustrahlen ist an größeren Durchleuchtungsgeräten
auch noch eine *Feinrasterblende* eingebaut, die nur jene Strahlen durchläßt, die
direkt vom Fokus der Röntgenröhre ausgehen, während alle schräg einfallenden
Strahlen (Sekundärstrahlen) in den parallel und eng nebeneinander liegenden Fein-
rasterlamellen absorbiert werden. Wir kommen auf die Frage der Raster detailliert
bei Besprechung der Blenden für Röntgenaufnahmen noch zurück (s. S. 69).

Starkes Einblenden ist auch deshalb erforderlich, um dem Patienten nur
eine möglichst geringe Dosis Röntgenstrahlen zu verabfolgen. Gerade die Durchleuchtung ist, was die Strahlenmenge betrifft, gefährlicher als die kurzzeitige
Aufnahme!

Nach jeder Durchleuchtung ist die Blende stets zu schließen, damit keine Strahlen austreten, falls einmal der Strom versehentlich eingeschaltet wird.

Während der Durchleuchtung müssen verschiedene *kleinere Utensilien* bereit-liegen, so vor allem ein *Fettstift*, mit dem das Durchleuchtungsbild auf der Glas-scheibe des Leuchtschirmes nötigenfalls grob aufgezeichnet wird. Diese Skizze überträgt man dann später bei Tageslicht auf *durchsichtiges* Papier. Die Fett-stiftzeichnung auf der Glasscheibe läßt sich mit einem mit *Benzin* schwach an-gefeuchteten *Tuch* entfernen.

Kleine *Bleimarken* und *Heftpflasterstreifen* sowie eine *Lupe* gehören ebenfalls zum Durchleuchtungszubehör.

Für Magenuntersuchungen verwenden ferner viele Ärzte statt des unhand-lichen Bleihandschuhes den sog. *Holzknechtschen Löffel* oder *Distinktor*, der auch griffbereit sein muß. Er sieht löffelförmig aus und hat einen doppelt ab-gewinkelten Stiel.

Wie schon erwähnt (s. S. 52), hält man auch stets eine *desinfizierende Lösung* bereit, die zur Reinigung der Rückwand des Leuchtschirmes bzw. der Patienten-rückwand verwendet wird.

Eine Durchleuchtung läßt sich nicht bei Tageslicht durchführen, sondern nur bei Dunkelheit. Der *Durchleuchtungsraum* ist deshalb verdunkelt. Um dann aber wirklich gut zu sehen, muß man *adaptiert*, d. h. an das Sehen in der Dunkelheit gewöhnt sein. Erst nach einem Aufenthalt im Dunkeln von 10—15 min ist man nämlich in der Lage, auch die feinen Details des so lichtschwachen Leuchtschirm-bildes abzulesen.

Die Röntgenassistentin, wie auch der Patient, müssen sich im verdunkelten Raum während den Durchleuchtungspausen gut zurechtfinden; dies ist dann schwierig, wenn das elektrische Licht zu schwach ist, was speziell bei Verwendung von übermäßig dunkelroten Lampen der Fall ist. In unserem Institut nehmen wir daher nicht die (theoretisch zwar besseren) roten Lampen, sondern beleuchten den Raum mit einem grünen Licht, so daß ein Patient, der einige Minuten zuvor in seiner Kabine bei schwachem Lampenlicht saß (nie im Tageslicht, da er sonst im Halbdunkel garnichts sieht), sich rasch im Durchleuchtungsraum zurecht-findet. Je dunkler die Lampen in den Ankleidekabinen sind, um so leichter findet ein Patient im verdunkelten Raum seinen Weg.

Damit nicht der ganze Röntgenraum oder der Operationssaal für eine Durchleuchtung verdunkelt werden muß und doch z. B. eine Fraktur kurz unter dem Leuchtschirm kontrolliert werden kann, ist das *Kryptoskop* geschaffen worden, eine Einrichtung, die allerdings im Hin-blick auf den Strahlenschutz zu großen Bedenken Anlaß gibt. Der Arzt setzt sich dabei ein kastenförmiges Gebilde (Guckkasten) auf, das den Augen eng anschließt. An der den Augen gegenüberliegenden Wand ist ein Leuchtschirm eingelassen, mit dem sich der Unter-sucher in den Strahlenkegel tastet. Bei der Manipulation mit diesem Kasten, auch bei dem sog. Winkelkryptoskop, setzt man sich Strahlen und Streustrahlen aus.

b) Bildverstärker

Die Adaptation bedeutet natürlich für den untersuchenden Arzt einen be-trächtlichen Zeitverlust. Es ist deshalb nicht verwunderlich, daß schon längst nach Wegen gesucht wurde, um eine Durchleuchtung bei Tageslicht oder wenig-stens bei künstlichem Licht durchzuführen.

Der *elektronenoptische Bildverstärker*, auch Röntgenbildwandler genannt, stellt die Lösung dieses Problems dar. Dieses Gerät gehört auch in die Gruppe der Apparate zur Sichtbarmachung von Röntgenstrahlen ohne Verwendung eines Filmes.

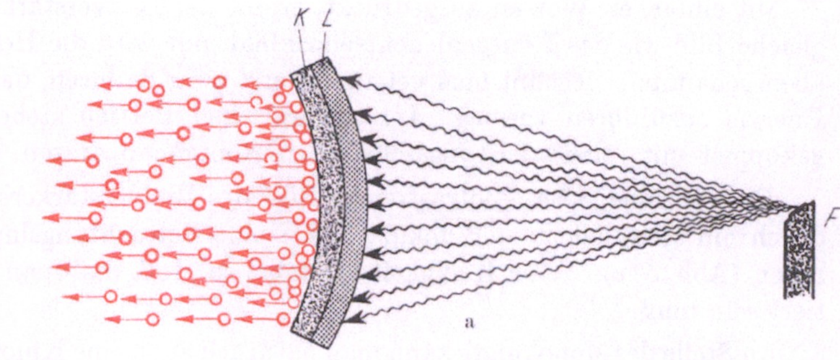

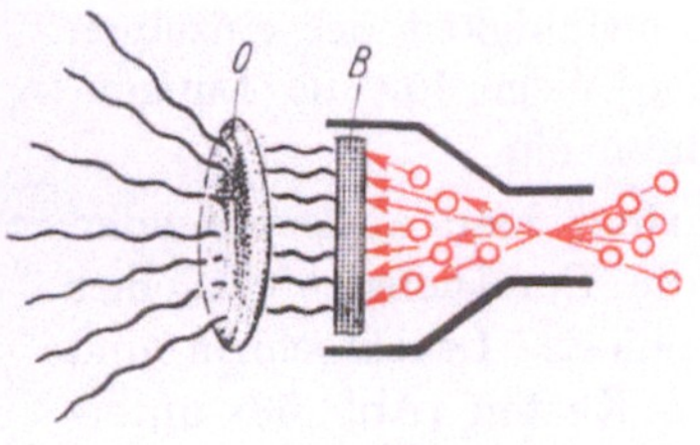

Abb. 57a—c. *Prinzip des Philips-Bild-verstärkers*

a) Vom Fokus (*F*) der Anode einer Röntgenröhre gehen divergierend Röntgenstrahlen aus (= schwarze Wellenlinien), die auf eine Leuchtstoffschicht (*L*) auftreffen; diese verwandelt die unsichtbaren Strahlen in sichtbares Licht. Die aus diesem Fluorescenzbild austretenden Lichtquanten lösen ihrerseits aus der Photokathode (*K*) Elektronen aus. Es entsteht somit das gleiche Bild als „Elektronenbild". Die ausgehenden Elektronen (rote Pfeile) können durch eine von außen zugeführte Hochspannung beschleunigt werden

b) Das Elektronenbündel (= rote Pfeile) wird elektrostatisch fokusiert

c) Die fokusierte Elektronenstrahlung (= rote Pfeile) trifft auf einen zweiten, wesentlich kleineren, dafür sehr hell aufleuchtenden Fluorescenzschirm, den Beobachtungsschirm (*B*) auf. Die gesamte Helligkeitsverstärkung beträgt das Tausendfache. Das Bild des Beobachtungsschirmes sendet Lichtstrahlen (= schwarze Wellen) aus, die mit einer 9fach vergrößernden Optik (O) beobachtet werden

Das *Prinzip eines Bildverstärkers* ist von JENSEN knapp folgendermaßen geschildert worden: Die Umwandlung schwacher elektrischer Ströme und Spannungen, die die Techniker ja schon seit langer Zeit beschäftigt hat, ermöglicht es heute, schwache Lichtströme und Leuchtdichten durch Einbringung zusätzlicher Energie zu verstärken, so auch das Röntgenleuchtbild auf das 10—15fache. An die Stelle des normalen Leuchtschirmes tritt eine Leuchtstoffschicht, die eng mit einer lichtempfindlichen Schicht verbunden ist (Abb. 57a). Beim Auftreffen von Röntgenstrahlen wird ein Luminescenzlicht erzeugt, das aus der lichtempfindlichen Schicht Elektronen frei macht. An der Außenfläche der Photokathode entsteht dadurch eine Elektronenverteilung, die der Lichtverteilung im Röntgenbild entspricht. Durch die hohe Spannungsdifferenz zwischen der Photokathode und einer gegenüberliegenden Anodenfläche werden die Elektronen zur Anode hingezogen und erheblich beschleunigt (Abb. 57b). Infolge der Wirkung einer Elektronenlinse elektrostatischer oder magnetischer Natur werden sodann die Elektronen gesteuert, daß die von einem bestimmten Punkt ausgehenden Elektronen sich an einen zugeordneten Punkt der Anodenfläche wieder vereinigen (Abb. 57c).

Die Anodenfläche selbst trägt einen Leuchtstoff, der zum Leuchten angeregt wird. Die Leuchtdichte des Bildpunktes ist um so größer, je mehr Elektronen pro Flächeninhalt darauf fallen und je höher ihre kinetische Energie ist. Die durch die Anodenspannung hervorgerufene Beschleunigung der Elektronen bedeutet also eine von außen herbeigeführte Energieerhöhung der Elektronen.

Mit einfachen Worten ausgedrückt, ergibt der Bildverstärker im Prinzip das gleiche Bild wie das Röntgenleuchtschirmbild, nur wird die Helligkeit durch den eben genannten Mechanismus verstärkt, und zwar dadurch, daß man von außen Energie zuzuführen vermag. Im chirurgischen Betrieb stehen Bildverstärker, gekoppelt mit relativ leistungsschwachen Röntgenapparaten, im Gebrauch.

Dieses kleine, aber kontrastreiche Bild des Bildverstärkers kann man dann durch ein Mon- oder ein Binokular, also eine Betrachtungslupe vergrößert ansehen (Abb. 57 c). Seine Helligkeit ist dabei so groß, daß man keineswegs adaptiert sein muß.

An Stelle des Monokulars kann man natürlich auch eine Kinokamera befestigen und mit diesem *elektronenoptischen Bildwandler*

indirekt kinematographieren

oder durch Vorschalten einer Fernsehkamera **röntgenfernsehen.**

Ein anderes Verfahren, das sich schon früher, und ebenfalls wegen der Nacheile der Durchleuchtung entwickelte, ist die Schirmbildphotographie.

2. Schirmbildphotographie

Diese Methode bildet bereits den Übergang zum nächsten Kapitel, nämlich der Sichtbarmachung von Röntgenstrahlen unter Verwendung eines Filmes.

Als man sich der Tatsache bewußt wurde, daß bei Reihendurchleuchtungen die Fehlerquellen erheblich sind und daß die Leistungsfähigkeit des einzelnen Durchleuchters nur beschränkt ist, suchte man neue Wege für die Lungenkontrolle großer Kollektive und setzte dieses Verfahren ein.

Bei der Schirmbildphotographie wird das Bild eines blau aufleuchtenden Schirmes, dessen Licht in seiner Wellenlänge auf die Emulsionsschicht eines photographischen Filmes abgestimmt ist, photographiert. Leuchtschirm und photographischer Apparat sind in einem lichtdichten Kasten (Abb. 58) untergebracht, in welchen eine Kontrollkarte (mit den Personalien des Patienten und dessen Kontrollnummer) so eingeschoben wird, daß diese im Moment der Exposition isoliert beleuchtet und damit ebenfalls auf dem Film wiedergegeben wird.

Auf jeder dieser kleinen Aufnahmen figurieren also sowohl das Lungenbild als auch die Personalien des Patienten. Das Format des Schirmbildfilmes ist unterschiedlich: 24/24 mm (= Kleinbildformat), 31/31 mm (= Technikformat), 63/63 mm (Mittelformat) oder noch größer bis zu 10/10 cm.

Eine Schirmbildequipe vollbringt ohne weiteres Tagesleistungen von 800 bis 1000 Bildern, ein gutes Team sogar bis zu 1600 pro Tag. Zur Beschleunigung der Arbeit wird vor jeder Aufnahme der Durchmesser des Brustkorbes der zu untersuchenden Person kontrolliert, wobei ein speziell geeichter Meßapparat dann die Werte direkt in kV angibt, und nur dieser Wert muß am Röntgenapparat für die Aufnahme eingestellt werden.

Dem Strahlenschutz des Personals ist bei solchen Dauerbelastungen ganz besondere Sorgfalt zu schenken. Die Apparate sind deshalb so konstruiert, daß sich die Exposition nur dann auslösen läßt, wenn die Schutztüren geschlossen sind.

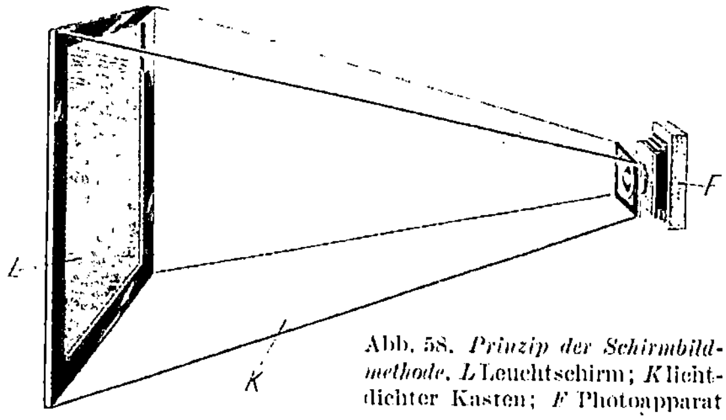

Die Lichtstärke der Optik des photographischen Teiles eines Schirmbildgerätes ist von entscheidender Bedeutung. Man ist deshalb dazu übergegangen, neben einer gewöhnlichen Linsenoptik eine sog. *Spiegeloptik (Odelcakamera)* (Abb. 59 und 60) zu verwenden, die außergewöhnlich lichtstark ist (1:0,75) und dennoch äußerst kurze Expositionszeiten ermöglicht. Diese gestattet, auf einen sehr feinkörnigen, damit leider aber auch weniger empfindlichen Film zurückzugreifen. Diese kleinformatigen Filme erfordern natürlich besondere Sorgfalt bei der sog. Feinkornentwicklung.

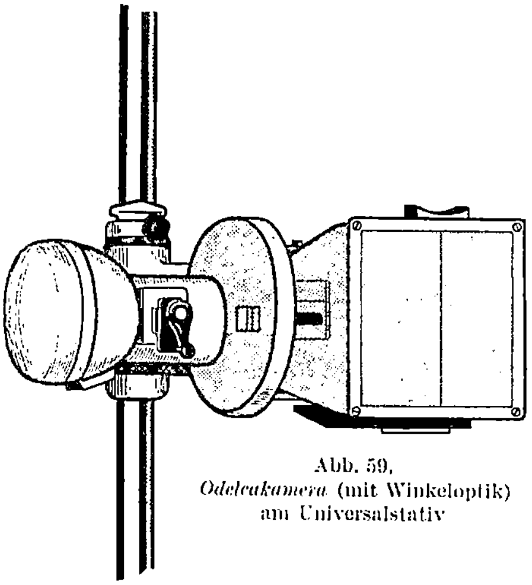

Von einfachen Schirmbildeinrichtungen bis zum perfekten Schirmbildautozug, der eingebaute Kabinen, Klimaanlage sowie Dunkelkammer mit Entwicklungsvorrichtungen aufweist, gibt es alle Zwischenstufen.

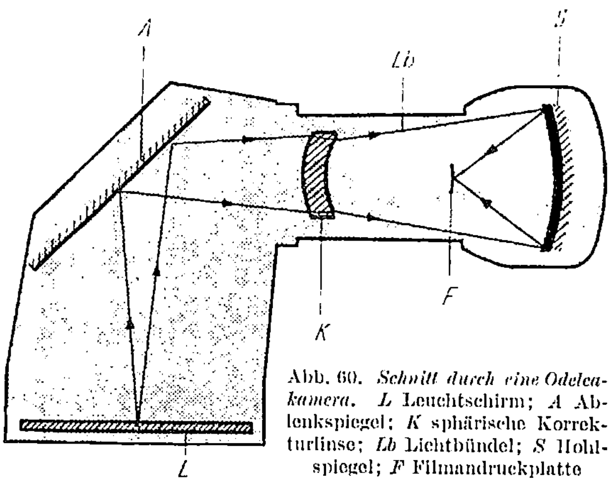

Das Schirmbildverfahren gestattet die *röntgenologische Durchuntersuchung großer Bevölkerungsschichten.*

Mit dem Schirmbildgerät kann man nicht nur gewöhnliche Aufnahmen machen; durch Vorschalten einer Kinokamera kann man auch kinematographieren. Dieses zweite Verfahren der *indirekten Kinematographie* ist bedeutend preisgünstiger als die direkte Röntgenkinematographie.

Nach Besprechung der mit der Durchleuchtung und ihrer Weiterentwicklung zusammenhängenden Fragen kommen wir zu einer noch wichtigeren

Abb. 58. *Prinzip der Schirmbildmethode.* L Leuchtschirm; K lichtdichter Kasten; F Photoapparat

Abb. 59. *Odelcakamera* (mit Winkeloptik) am Universalstativ

Abb. 60. *Schnitt durch eine Odelcakamera.* L Leuchtschirm; A Ablenkspiegel; K sphärische Korrekturlinse; Lb Lichtbündel; S Hohlspiegel; F Filmandruckplatte

diagnostischen Anwendung von Röntgenstrahlen, nämlich der Sichtbarmachung durch die Verwendung eines Filmes oder eines photographischen Papieres.

3. Röntgenuntersuchung mit Filmen

Die Methode verlangt verschiedene Hilfsmittel und Geräte, die nun systematisch zu besprechen sind.

a) Röntgenfilm, Folien, Kassetten
Aufbau und Eigenschaften eines Filmes

Kenntnisse von seinem Bau, seinen Eigenschaften, seiner Behandlung gehören zu den grundlegenden Erfordernissen für die Arbeit in einem Röntgenbetrieb.

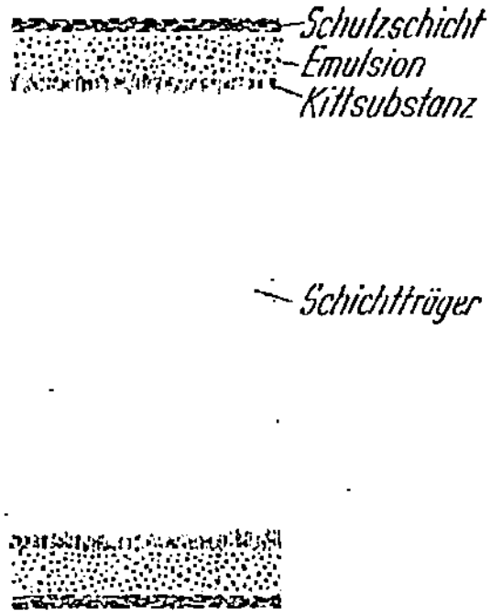

Filme werden in der Größe: 9×12, 13×18, 18×24, 24×30, 30×40, 15×40, 20×40, 35×35, 35×43 cm hergestellt und in hermetisch verschlossenen Schachteln geliefert. Beim Eintreffen dieser Packungen im Institut werden sie in einem Raum bei 18—20⁰ C und einer relativen Luftfeuchtigkeit von 50—70% aufbewahrt, auf Regalen wie Bücher nebeneinander gereiht. (Nie übereinanderlegen!) Auf jede Packung wird beim Eintreffen sofort der Datumstempel aufgedrückt.

Ein Röntgenfilm besteht, wie aus unserer schematischen Zeichnung (Abb. 61) ersichtlich ist, aus verschiedenen Lagen. Die dickste davon bildet den sog. *Schichtträger*. Ursprünglich bestand dieser aus Glas, wie bei photographischen Platten, später aus Nitrocellulose, die jedoch leicht brennbar und somit feuergefährlich war. Neuerdings sind alle Filme auf einen Acetylcelluloseschichtträger gegossen. Diese Grundsubstanz ist nicht brennbar, weshalb der Film als „Sicherheitsfilm" bezeichnet wird. Es ist selbstverständlich, daß der Schichtträger fehlerfrei und klarsichtig sein muß. Er schimmert in Durchsicht gewöhnlich bleichgelblich; manche Röntgenärzte ziehen jedoch einen Film auf bläulicher Unterlage vor (Blaufilm). Wichtig ist, nur eine der beiden Filmsorten laufend im Gebrauch zu haben, entweder diejenige mit blauer oder die mit gelber Unterlage, sonst ist die Beurteilung von allfälligen Kontrollaufnahmen schwierig.

Abb. 61.
Querschnitt eines Röntgenfilmes

Die licht- bzw. röntgenstrahlenempfindliche Schicht, *Emulsionsschicht* genannt, besteht aus Silberbromid und Gelatine. Sie muß mit dem Schichtträger durch eine Art Kittsubstanz verbunden werden. Im Gegensatz zum photographischen Film, der bekanntlich nur einseitig mit Emulsionsschicht begossen ist, ist der Röntgenfilm beiderseitig davon bedeckt.

Gegen außen ist die Emulsionsschicht mit einer dünnen Schutzschicht vor Beschädigungen geschützt, wie sie durch Kratzer mit Fingernägeln oder durch Filmrahmen hervorgerufen werden oder bei zu engem Aneinanderreihen der Filme in Entwickler-, Fixierbad oder Wässerungströgen entstehen. Ein verkratzter Film ist genau so unschön wie das beschädigte Bild eines Künstlers. Die Schutzschicht muß andererseits auch die Eigenschaft haben, die Chemikalien an die Emulsion ohne weiteres heranzulassen.

Die Emulsionsschicht muß vollständig gleichmäßig aufgetragen sein, eine hohe Empfindlichkeit gegen Strahlen aufweisen und einen starken Bildkontrast geben.

Hier soll nun kurz der Begriff *Gradation* erläutert werden. Als Gradation bezeichnet man den Strahlenumfang, der notwendig ist, um auf dem Film die Stufen der Schwärzung zu bekommen, von weiß bis schwarz. Sie ist maßgebend für die Eigenschaft des Filmes, bei verschiedener Bestrahlung einen verschiedenen Kontrast zu geben, in charakteristischer Helligkeitsabstufung.

Empfindlichkeit und *Kontrastreichtum* eines Röntgenfilms stehen in direktem umgekehrtem Verhältnis zueinander. Man kann daher nicht einen Film gießen, der gleichzeitig höchste Empfindlichkeit und größte Kontraste aufweist; das eine oder das andere ist immer mehr oder weniger im Nachteil. Wird die Empfindlichkeit hoch gesteigert, so ist die Kontrastwirkung des Filmes weniger gut, und umgekehrt.

Nur wenigen röntgenphotographischen Werken gelingt es ihre Filmemulsion so herzustellen, daß sie in bezug auf Empfindlichkeit und Kontrast immer gleichmäßige Resultate gibt, obwohl dies eine wichtige Voraussetzung für eine zuverlässige Arbeit in einem Röntgenbetrieb ist. Auf Grund dieser Tatsache ist es töricht, nur je eine kleine Filmlieferung zu bestellen, da man riskiert, mit der nächsten eine andere Emulsion zu bekommen. Zweckmäßiger ist es, einen etwas größeren Stock an Filmen zu haben, der andererseits aber auch nicht überaltern darf; solche Filme würden nämlich im durchscheinenden Licht grau erscheinen.

Die *Haltbarkeit* eines normalen Filmes in einem trockenen und kühlen Raum beträgt immerhin ohne weiteres 1 Jahr vom Lieferungsdatum an. Jedenfalls dürfte es nicht schwer fallen, den ungefähren Verbrauch für ein paar Monate zu bestimmen und entsprechend einzukaufen. Unter diesen Bedingungen kann man dann stets mit gleichartigem Röntgenfilm und infolgedessen mit gleichen Belichtungsdaten arbeiten.

Die Emulsion wird durch *Strahlen*, seien es Lichtstrahlen, seien es Röntgenstrahlen, *beeinflußt*, ohne daß sich dies am Aussehen des Filmes irgendwie ablesen ließe.

Wirkt aber auf einen solchen belichteten Film ein Entwickler ein, so werden die von der Strahlung direkt getroffenen Silberbromidkörner besonders rasch verändert und in schwarz erscheinendes metallisches Silber übergeführt. Je langsamer die Entwicklung vor sich geht, um so feinere Silberkörner entstehen, je rascher die Entwicklung, z. B. durch Anwärmen des Entwicklers, um so gröbere Silberkörner.

Die unbelichteten Körner werden ebenfalls verändert, aber nur langsam umgewandelt und lassen sich nach einer 5—6minutigen Entwicklung immer noch als Silberbromid aus der Schicht herauslösen, und zwar durch die Einwirkung des Fixierbades, einer Natrium-Thiosulfatlösung. Es bleiben dann nur die metallischen Silberkörner in der Schicht zurück. Diese wird damit unempfindlich gegen weiteren Licht- oder Strahlungseinfall.

Entsprechend der Menge ursprünglich eingefallener Strahlung verfärben die metallischen Silberkörner die Schicht grau bis schwarz, mehr oder weniger stark. Diese Differenzen zeigen sich besonders deutlich, wenn man den Film im durchfallenden Lichte betrachtet.

Man kann zusammenfassend feststellen, daß eine Filmemulsion durch Licht- wie durch Röntgenstrahlen beeinflußt wird und nach chemischer Behandlung im Entwickler und Fixierbad ein Negativ ergibt mit verschieden abgestuften Schwärzungsgraden, je nach der Stärke der ursprünglich eingefallenen Strahlung.

Filmsorten

Es besteht aber dennoch ein wichtiger Unterschied, ob man auf den Film *Licht- oder Röntgenstrahlen* einwirken läßt. Vom Licht werden nämlich nur die oberflächlichen Emulsionsschichten verwandelt, während die Röntgenstrahlen die ganze Schicht vollständig gleichmäßig und strahlungsmäßig fast ungeschwächt durchschlagen (Abb. 62), was die Verwendung eines doppeltbegossenen Röntgenfilmes (Abb. 63)

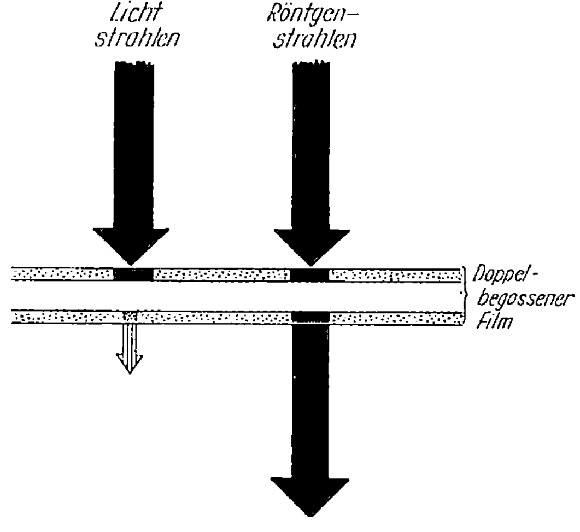

Abb. 62. *Röntgenstrahlen passieren eine Emulsionsschicht* praktisch ohne Verlust, *Lichtstrahlen* werden deutlich abgeschwächt

erlaubt. Die obere und die untere Emulsionsschicht werden gleichmäßig von Röntgenstrahlen passiert und verändert.

Im Gegensatz dazu muß der doppeltbegossene Film bei Lichteinwirkung diese von beiden Seiten her erhalten. Würde das Licht nur von einer Seite her einfallen, so erhielte die auf der Gegenseite liegende Emulsionsschicht nur noch stark geschwächte Lichtstrahlen (Abb. 63).

Der photographischen Industrie gelingt es nun, Emulsionen herzustellen, die für bestimmte Strahlungsarten sensibilisiert, also besonders empfindlich sind. Für Schirmbilder z. B. werden Filme fabriziert, die auf das bläuliche Licht des Leuchtschirmes gut ansprechen. Aber auch den Röntgenfilm kann man in der einen oder anderen Art sensibilisieren und so zwei voneinander *grundsätzlich verschiedene Filmsorten* herstellen, nämlich:

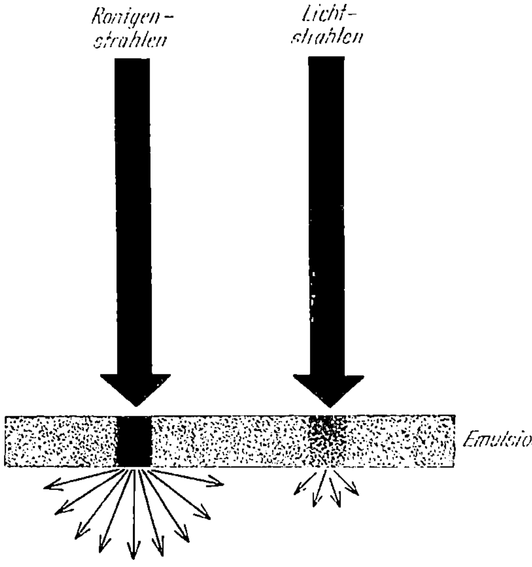

Abb. 63. *Licht- und Röntgenstrahlen in ihrer Wirkung auf den doppeltbegossenen Röntgenfilm*

1. einen Film mit spezieller *Empfindlichkeit für Röntgenstrahlen*, der dann keine ausgesprochene Lichtempfindlichkeit aufweist, und

2. einen Film, der besonders auf blaues Licht (also *Lichtstrahlen*) anspricht, aber für Röntgenstrahlen wenig empfindlich ist.

Beide Filmsorten sprechen also auf Röntgenstrahlen und auf Lichtstrahlen an, aber mehr oder weniger intensiv auf die eine bzw. andere Strahlenart.

Filme, die speziell *auf Röntgenstrahlen ansprechen*, tragen die Bezeichnung

Einzelpackung,

folienloser Film, Sinofilm, No-Screen-Film, Osray. Hier ist die Energieausbeute aus der eingestrahlten Röntgenmenge nur gering, d. h. auch auf Röntgenstrahlen spricht er eher etwas träge an. Mit anderen Worten, dieser Film benötigt relativ lange Belichtungszeiten, was seine Verwendung beschränkt auf Objekte, die gut zu fixieren sind und einige Sekunden absolut ruhig gehalten werden können, wie z.B. Aufnahmen von Arm und Bein. Der Film erfordert zum Schutz

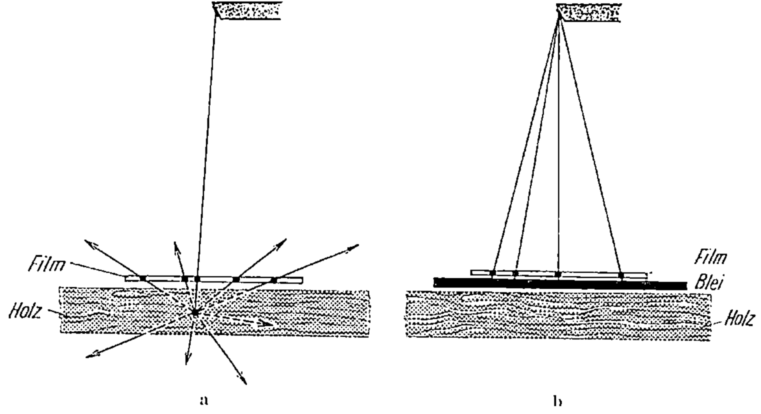

Abb. 64a und b. Erklärung siehe Text

gegen das Tageslicht lediglich eine Papierhülle. Ein Karton ist einer solchen Einzelpackung deshalb beigelegt, damit der Film nicht stark geknickt werden kann.

Welche Vorteile hat nun dieser Sinofilm? Seine beiden Emulsionsschichten werden von Röntgenstrahlen praktisch ohne irgendwelche Schwächung durchschlagen. Im Film selbst findet kaum eine Streuung von Röntgenstrahlen statt, ein Objekt bildet sich also gestochen scharf ab. Der Einzelpackungsfilm zeichnet sich demnach durch seine *hohe Zeichenschärfe* aus. Es handelt sich um den Film für Aufnahmen von Knochen, jedoch nicht von jenen des Körperstammes (Wirbelsäule und Becken), die eine zu lange Belichtungszeit verlangen würden. Man verwendet ihn praktisch speziell für *Extremitätenaufnahmen.*

Ein Röntgenstrahl passiert die Einzelpackung, Hülle wie Film, ohne irgendwelche Schwächung und tritt in die darunterliegende Holzplatte ein. Hier erzeugt er jedoch Streustrahlen (Abb. 64a), die nach allen Richtungen ausstrahlen, leider auch rückwärts zum Film. Wir sprechen dabei von *Rückstrahlung.* Der Film wird dadurch von unten her noch ein zweites Mal von Röntgenstrahlen getroffen, die sich natürlich flächenhaft auf ihm markieren und damit das bereits dort vorhandene, sog. latente Röntgenbild trüben. Um dies zu vermeiden, schiebt man zwischen Film und Unterlage Blei oder einen Bleigummiteppich ein, wodurch die den Film passierenden Röntgenstrahlen aufgefangen und absorbiert, d. h. vernichtet werden (Abb. 64b). Als wichtigstes Gesetz darf man also bei Verwendung von Sinofilmen *nie vergessen, eine Bleigummiunterlage unter den Film zu schieben!*

Ein Sinofilm, der trotz richtiger Exposition falsch belichtet erscheint, muß immer Verdacht auf die Unterlassung dieser Vorschrift erwecken.

Der Zahnfilm

Zu den Einzelpackungsfilmen gehört auch eine Filmsorte besonderer Art, nämlich der *Zahnfilm* (auch Augfilm für die Spezialaufnahme nach Vogt). Im Gegensatz zum üblichen Sinofilm müssen die Zahnfilme in den Mund gesteckt werden, dürfen also nicht scharfkantig sein und müssen auch eine wasserdichte Verpackung (Abb. 65) aufweisen. Sie sind formbar, da ihre Rückwand aus einer dünnen Metallfolie besteht, die die Biegsamkeit besser als Karton gewährleistet und die Rückstreuung absorbiert. Die Packung wie der Film selbst weisen rechts oben ein Markierungszeichen auf, das nach der Entwicklung für die Seitenbezeichnung der Zahnreihen von praktischer Bedeutung ist.

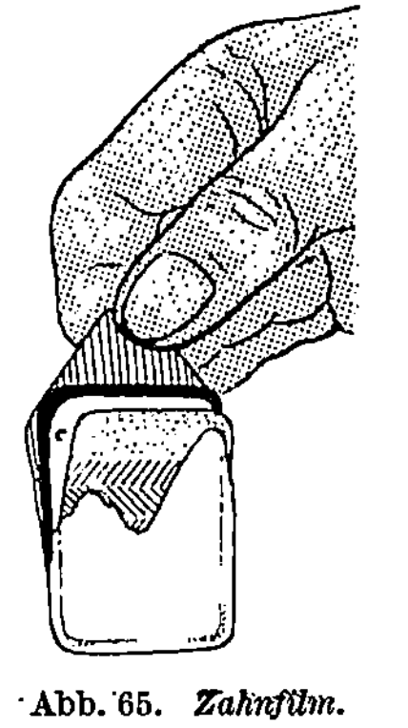

Abb. 65. *Zahnfilm.* Film mit Markierungspunkt; Metallfolie mit eingraviertem Muster, an dem man eine Belichtung von der falschen Seite her bemerkt. Schutzhülle aufgerissen

Es gibt *Zahnfilme,* die *hochempfindlich* sind, also äußerst *kurz belichtet* werden müssen, und solche, die im Gegensatz dazu nur *wenig empfindlich* sind und dafür, wie oben besprochen, ein besonders *strukturscharfes Bild* ergeben. Diese beiden grundverschiedenen Zahnfilmsorten dürfen nie verwechselt werden!

Bei Zahnfilmen gibt es Packungen, die nur einen und solche, die zwei Filme enthalten. Der Sinn einer solchen Doppelpackung liegt in den folgenden zwei Anwendungsmöglichkeiten:

1. Es wird zuerst nur der eine Film entwickelt und fixiert. Erscheint dieser bei 6minutiger Entwicklung unter- oder überbelichtet, so kann man den zweiten Film entsprechend länger oder kürzer entwickeln, um die Fehlbelichtung auszugleichen.

2. Die andere Möglichkeit, die vom Hersteller ursprünglich bezweckt war, ist die gleichzeitige Entwicklung beider Filme, des einen mit 8—9 min, des anderen mit 5—6 min. Im ersten Fall ist das Bild hart: Zahn und Kieferknochen werden gut dargestellt; auf dem zweiten wird das Zahnfleisch, also die Weichteile, besser sichtbar.

Der Folienfilm

Der Nachteil des Sinofilmes, nämlich die Notwendigkeit einer langen Belichtungszeit, führte dazu, einen vollständig anderen Film zu schaffen, der wesentlich schneller reagiert, was allerdings nur auf einem Umweg zu erreichen war. Man hat nämlich eine Filmsorte hergestellt (für Spezialzwecke übrigens auch Papier, einseitig mit Emulsion begossen = Röntgenpapier), die hauptsächlich auf *Lichtstrahlen* anspricht, und zwar speziell auf blaues Licht sensibilisiert ist. Umgibt man einen solchen Film mit Substanzen, die beim Einfall von Röntgenstrahlen blau aufleuchten, so bewirkt deren Lichtstrahlung die Belichtung dieses Röntgenfilmes.

Solche Leuchtschichten bestehen aus Calciumwolframat, das auf einen Karton aufgegossen ist und als

Verstärkerfolie

oder kurz als „Folie" bezeichnet wird, bzw. als Verstärkerschirm.

Jeder Kristall dieser Folie wirkt, wenn er von Röntgenstrahlen getroffen wird, wie eine kleinste Lampe, die ihr Licht nach allen Richtungen ausstrahlt. Spannt man einen Film zwischen 2 Leuchtschichten, also 2 Folien ein, die ihrerseits durch Röntgenstrahlen zum Aufleuchten gebracht werden, so wird der Film von beiden Seiten her mit Lichtstrahlen angestrahlt, während die eigentlichen Röntgenstrahlen auf ihn nur schwach einwirken. Ein derartiger Film wird deshalb als Folien- oder Kassettenfilm bezeichnet. Im Vergleich zum folienlosen Sinofilm gestattet der Kassettenfilm eine 10—12mal kürzere Belichtungsdauer.

Foliensorten

Die Struktur der *Folien* ist verschieden. Ist das einzelne Kristallkorn der Folie groß, so leuchtet das Korn hell; sein Lichtbündel reicht weiter als bei einem schwach leuchtenden kleinen Korn, dessen Lichthof kleiner, umgrenzter ist. Die Hersteller von Folien können nun solche mit groben Körnern liefern, deren Leuchtkraft stark und deren Lichtstreuung weit ist, mit anderen Worten deren Lichtkegel hell und breit ist. Preßt man einen Film zwischen ein solches Folienpaar, so genügt schon ein kurzes Aufleuchten der Röntgenstrahlen zu einer hellen Belichtung des Filmes. Das entstehende Bild ist aber nicht besonders scharf, da die einzelnen Lichtpunkte des Folienkorns große Lichtbündel aussenden und diese großen Lichtkegel erzeugen natürlich ein unschärferes Bild als kleine Kegel. Ein besonders großer Leuchtkegel = Unschärfekegel entsteht dann, wenn eine solche „Kristallsonne" tief in der Folienschicht liegt; kleiner wird er, wenn sie filmnahe ist. Stark leuchtende Folien heißen

Hochleistungs- oder Kurzzeitfolien

Einige wichtige Marken sind: Systeme Ultra-Rapid (Dr. Goos), Ultrarapid und Extrema (Cawo), Ultra Speed (Kodak), High Speed (Patterson), Diamant (Siemens), Ultrarapid (von Heyden), Super und HV 51 (Auer). Die Bezeichnung der Folien muß man genau kennen, da die Namen zu vielen Verwechslungen Anlaß geben. (So wurde der Name Supra für Hochleistungs- wie für Kombinationsfolien verwendet.)

Hochleistungsfolien erlauben also infolge ihrer Helligkeit sehr kurzfristige Aufnahmen, ergeben aber leider etwas unscharf strukturierte Bilder (Abb. 66 c). Sie sind z. B. bei einer Magen-Darm-Untersuchung gegeben. Hier kommt es auf die Struktur nur wenig an, dagegen sind die Organe in ständiger Bewegung und verlangen, um frei von Bewegungsunschärfe dargestellt zu werden, eine äußerst kurze Expositionszeit. Diese erlaubt es, von einem bewegten Organ ein scharfes Bild anzufertigen.

Hochleistungsfolien für Aufnahmen bei mehr als 80 kV wurden neuerdings speziell zu diesem Zwecke geschaffen, z. B. die Extrema-Folie von Cawo.

Struktur- oder Feinkornfolien

Rüstet man eine Folie mit extrem kleinen Körnern aus, so leuchtet sie nur wenig auf, denn der Lichthof um das einzelne Korn ist sehr klein. Solche Foliensorten benötigen dementsprechend, um einen Film mit der gleichen Schwärzung zu trüben, eine wesentlich längere Expositionszeit als die Hochleistungsfolie. Der kleine Lichtkegel gibt aber die Struktur eines Objektes wesentlich besser wieder als der große. Solche Folien werden deshalb als Struktur- oder Feinkornfolien bezeichnet.

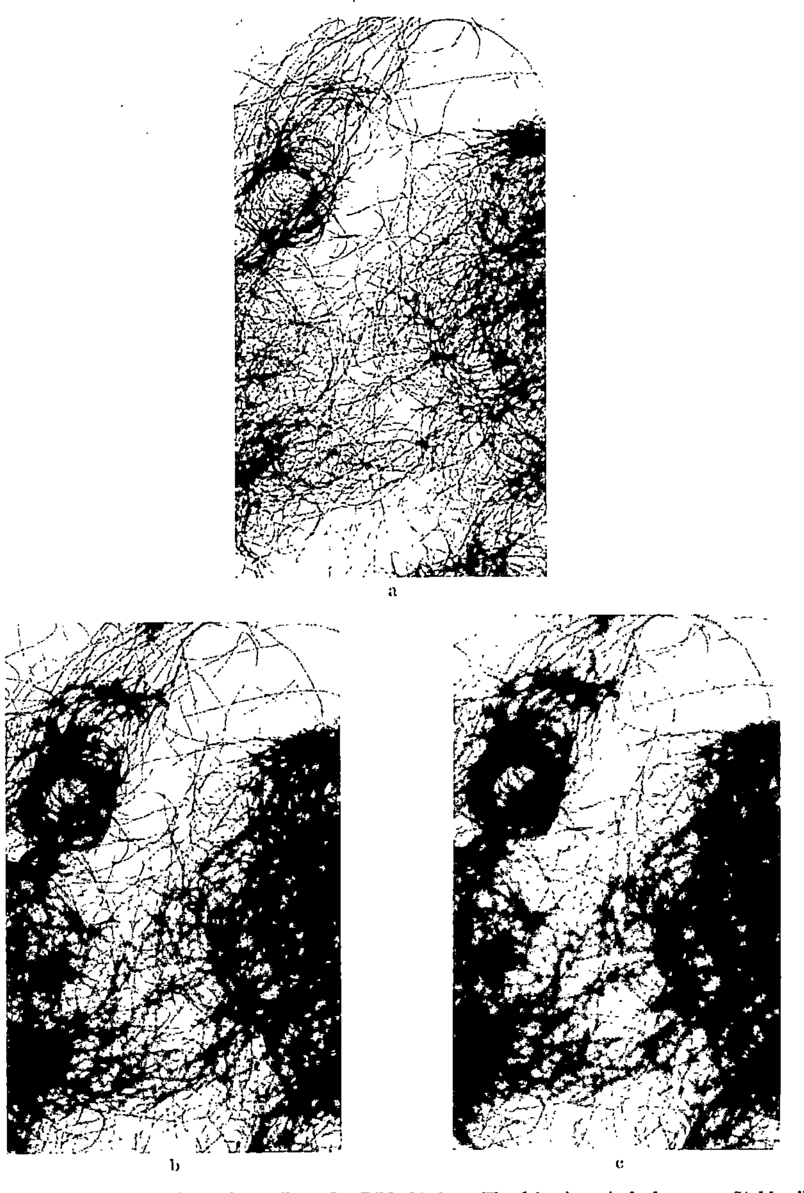

Abb. 66a—c. *Röntgenstudie zur Darstellung der Bildschärfe* an Hand je einer Aufnahme von Stahlwolle auf folienlosem Film (a), auf Film mit Struktur- (b) und mit Hochleistungsfolie (c)

Die einschlägigen Fabrikate heißen: Optima-Feinstruktur (Cawo), High Definition (Kodak), Detail (Patterson), Rubin (Siemens), Exakta (von Heyden), FZ 51 (Auer).

Das bei Verwendung einer Strukturfolie resultierende Bild erscheint naturgemäß nicht so gestochen scharf wie beim folienlosen Sinofilm, kommt ihm praktisch aber doch sehr nahe (Abb. 66a und b). Man benützt deshalb die Feinkornfolie ähnlich dem Sinofilm bei Strukturaufnahmen der Knochen, speziell wenn eine kürzere Belichtungszeit erwünscht ist, bzw. wenn wegen der Notwendigkeit einer langen Belichtungszeit ein Sinofilm überhaupt nicht mehr gebraucht werden könnte (z. B. bei Schädelbildern).

Bei der Feinkornfolie kommen nicht nur die Knochenstrukturen voll zur Geltung, sondern auch besonders schön die feine Strangzeichnung in der Lunge, was leider noch zu wenig bekannt ist. Diese Folien erlauben zum Teil auch die Hartstrahltechnik erfolgreich anzuwenden.

Die Röntgenassistentin verfügt praktisch also über drei vollständig verschiedene *Aufnahmemöglichkeiten*:

1. Der *folienlose Einzelpackungsfilm* (Sinofilm) eignet sich für Aufnahmen, bei denen eine maximal scharfe Struktur gewünscht wird, wobei eine lange Expositionsdauer keine Rolle spielt.

2. Der *Kassettenfilm mit Feinkornfolie* ergibt ebenfalls ein relativ strukturreiches Bild, aber bei bedeutend verkürzter Belichtungszeit.

3. Der *Kassettenfilm mit Hochleistungsfolie* dient vor allem zur Aufnahme bewegter Organe bei ganz kurzen Belichtungszeiten.

Die erfahrene Röntgenassistentin versteht sich auf die Arbeit mit diesen drei Filmsorten und weiß sie optimal anzuwenden. Sie kennt aber nicht nur deren Anwendungsgebiet, sondern ist sich auch bewußt, welche enormen Differenzen bezüglich der Expositionszeit bestehen.

In einem Institut mit weniger gut ausgebildetem Personal kann es zu Verwechslungen der beiden beschriebenen Folienarten kommen, was zu Fehlbelichtungen und damit zu Ärger Anlaß gibt. Es ist deshalb zweckmäßig, die *Folienfilme genau zu markieren*, und zwar durch verschiedenfarbige Etiketten (Leuchtetiketten) auf dem Kassettendeckel, eventuell auch mit großen Aufschriften.

Auch sollen Ärzte wie Personal besser nicht einfach von einem „Kassettenfilm" sprechen, sondern präziser von „Feinkornkassette" und von „Hochleistungskassette". Ein entsprechender Auftrag wird damit bedeutend klarer.

Für kleine Betriebe — besonders bei wenig geübtem Personal — ist die Verwendung verschiedener Foliensorten unrentabel und unzweckmäßig. Aus diesem Grunde haben die Hersteller noch ein Mittelding zwischen den beiden jetzt besprochenen Folien geschaffen, die

Universal- oder Kombinationsfolie,

deren Firmenmarken folgendermaßen lauten: Universal (Cawo), Fine Grain (Kodak) (ist also nicht Feinkorn, sondern Universalfolie!), Par Speed (Patterson), Saphir (Siemens), Standard-Kombination (von Heyden), Universal 51 (Auer).

Bei diesen Kombinationsfolien ist das Korn kleiner als bei einer Hochleistungs-, aber größer als bei einer Feinstrukturfolie, und dementsprechend ist die Belichtung länger als bei einer Hochleistungs-, jedoch kürzer als bei einer Strukturfolie. Wichtig für die Praxis ist, daß z. B. die Strukturzeichnung eines Knochens bei dieser Folienart noch genügend scharf zur Darstellung gelangt, trotz relativ kurzer Belichtungszeit.

Es gibt außerdem auch sog.

Verlaufsfolien,

die hauptsächlich für Wirbelsäulenuntersuchungen benützt werden können, da bekanntlich auf einer Aufnahme der Lendenwirbelsäule im Profilstrahlengang die Teile, die durch die Beckenmuskulatur und das Becken überdeckt sind, schwerer durchgängig sind als die oberen Lendenwirbel. Bei diesen Verlaufsfolien ist dementsprechend die Folie unterschiedlich, im schwerer durchgängigen Gebiet ist sie als Hochleistungsfolie gebaut, im leicht durchgängigen Körperabschnitt als Universalfolie. Der Übergang ist fließend, weshalb der Name „Verlaufsfolie" für diese Foliensorte geprägt wurde.

Für *Papieraufnahmen* wurden ebenfalls *spezielle Folien* geschaffen, z. B. Auer P. Papieraufnahmen verlangen eine Erhöhung der Spannung um 5 kV und des mAs-Produktes um etwa 50—100%.

Eine *Aufstellung der Expositionsfaktoren* von Struktur-, Kombinations- und Hochleistungsfolien *zur Umrechnung* ist im folgenden Schema festgehalten. Man behält dabei die Spannung (kV) bei und ändert nur das mAs-Produkt.

Multiplikationsfaktoren

Hochleistungs-folie	Universal-folie	Struktur-folie
1,0	1,7	2,5
0,7	1,0	1,3
0,4	0,7	1,0

Beispiel: Sind für die Benützung einer Strukturfolie die mAs-Werte bekannt und will man jene bei Verwendung einer Hochleistungsfolie ermitteln, so sucht man sich in der Kolonne „Strukturfolie" den Ausgangswert 1,0 auf. Man findet dann den Multiplikationsfaktor in der gleichen Linie, aber in der Kolonne „Hochleistungsfolie".

In unserem Fall ist also bei Verwendung einer Hochleistungsfolie das mAs-Produkt (gegenüber einer Aufnahme auf Strukturfolie) mit 0,4 zu multiplizieren.

Gegenüber einer *Hochleistungsfolie* belichtet man einen *folienlosen Film* etwa 10mal länger.

Alle Folien verlangen eine äußerst sorgfältige *Pflege*, auch wenn sie, wie dies üblich ist, eine Schutzschicht haben. Sie ertragen weder Kratzer noch Flecken noch Knickungen. All diese Beschädigungen würden sich auf einem Röntgenfilm markieren[1], ebenso wie die kleinste Verschmutzung oder ein auf der Folie liegender Partikel (z. B. ein Haar, ein Stückchen Papier).

Zur Reinigung benützt man einen weichen Pinsel, der natürlich keine Haare lassen darf; mit lauwarmem Wasser, eventuell Seifenwasser löst man die stärkeren Verschmutzungen. Entwickler oder sonstige Flüssigkeiten sind sofort zu entfernen. Man niese und spreche auch nie über einer Folie. Alle Verstärkungsfolien sind empfindlich gegen Nässe, sie müssen also nach der Reinigung besonders gut getrocknet werden.

Der Film muß vor Tageslicht vollständig geschützt sein (Abb. 67). Er soll möglichst fest zwischen den Folien eingepreßt sein, deshalb werden Film und Folien in eine durch einen Federbügel verschlossene (vgl. Abb. 70)

Filmkassette

eingespannt. Die Anordnung des Filmes in einer Kassette zeigt Abb. 68.

Wenn die Kassette nicht tadellos schließt oder deren Filz- oder Gummirückwand nicht voll elastisch ist, so werden die Folien nicht genügend an den

---

[1] Ein Fehler auf der Folie markiert sich auf dem Film immer an der gleichen Stelle, d. h. immer im gleichen Abstand vom Rand, während frei liegende Partikel auf dem Film „vagabundieren". — Man konsultiere das kleine Buch: E. A. Zimmer: „Filmfehler in der Röntgenpraxis." Stuttgart: Georg Thieme 1960.

Film gepreßt. Dies führt sofort zu Unschärfen auf dem Röntgenbilde (Abb. 69), die zu erkennen Aufgabe der Röntgenassistentin und nicht des Röntgenarztes ist. Sie versucht durch Einlegen von Papier zwischen Rückwand und Rückfolie den Druck des Rückpolsters wieder zu erhöhen und prüft auf *Folienunschärfe* durch die Aufnahme eines feinen Haarsiebes, z. B. eines Mehlsiebes.

Die Folien können in die Kassette frei eingelegt werden, häufig sind sie aber an die Vorder- bzw. Rückwand angeklebt *(Klebfolien)*, in der Regel entlang den Längskanten.

Die Folien sind außerdem bezeichnet als Vorder- und als Hinterfolie. Letztere muß stets dem Kassettendeckel, der Rückwand, anliegen (vgl. Abb. 68). Sie wird deshalb Rückfolie genannt; man spricht auch von Reflektorfolie. Die Vorderfolie ist meistens dünner als die Hinterfolie. Beide müssen nämlich gleich stark aufleuchten. Der von vorn kommende Röntgenstrahl wird beim Durchtritt durch die Vorderfolie dann durch den Film geschwächt, weshalb er hinten auf eine stärker leuchtende Folie auftreffen muß. Man darf deshalb die Hinterfolie nicht an den Platz der vorderen bringen. Es gibt aber auch Fabrikate (Kruppa) mit gleich dicken Vorder- und Rückfolien. Im übrigen muß eine bestimmte Korrelation zwischen der Korngröße der vorderen und jener der hinteren Folie bestehen. Dieses Verhältnis wechselt von einer Firma zur anderen. Es ist deshalb ungünstig, für die vordere und die hintere Folie Fabrikate verschiedener Firmen zu benützen.

Abb. 67. *Lichteinfall* am Rande des Filmes und durch die Poren des schwarzen Umschlagpapiers hindurch

Den *Querschnitt einer Kassette* zeigt Abb. 68. Beim Einlegen liegt auf dem Tisch die Kassette mit offenem Deckel (= Rückwand), auf ihrem Boden ruht die Vorderfolie mit Schicht nach oben; darüber kommt der Film, der seinerseits bedeckt wird mit der Schichtseite der Rückfolie, worauf der Kassettendeckel geschlossen wird. Beim Einlegen der Folie und des Filmes ist immer darauf zu achten, daß die richtige Reihenfolge gewahrt bleibt. Dem Anfänger im Dunkelzimmerdienst kann es nämlich passieren, daß er den Film nicht zwischen die

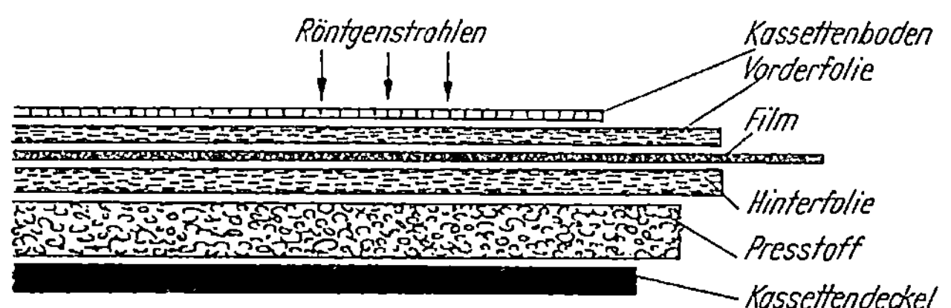

Abb. 68. *Querschnitt durch eine Kassette.* Die Schichtseiten der beiden Folien liegen dem Film engstens an

Folienblätter einlegt, sondern davor oder dahinter, was zu einer sicheren Unterbelichtung führt, dadurch erklärt sich die Beliebtheit von Klebfolien.

Bei Verwendung von *Röntgenpapier* nimmt man die Vorderfolie aus der Kassette und plaziert die Emulsionsseite des Papieres gegen die Schichtseite der Rückfolie. Dies gilt jedoch nur, wenn der Patient mit der Bauchseite zur Kassette gekehrt ist, denn sonst muß die Folie an die Vorderwand genommen werden, damit ein seitenrichtiges Bild entsteht. Eschbach definiert dies besonders zweckmäßig:

*R*öntgenpapier liegt zur *F*olie, wie der
*R*ücken zur *V*orderfläche des Untersuchten.

Die verschiedenen Kassettenmodelle können hier im einzelnen nicht aufgezählt werden. Wichtig ist, daß ihre Verschlüsse stabil gebaut sind und daß der Rand der Kassette nicht zu breit ist.

Nebenbei sei erwähnt, daß man Röntgenaufnahmen statt auf Film auch auf einer Metallplatte vornehmen kann. Auf diese wird eine Selenschicht aufgedampft. Nach positiv elektrostatischer Aufladung verliert das Selen seine Ladung unter

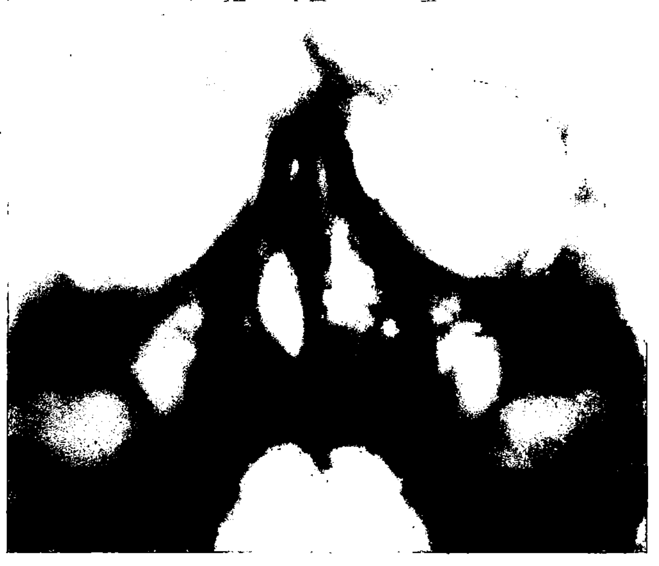

Abb. 69. *Folienunschärfe.* Auf der Schädelseite rechts war der Film nicht eng zwischen die Folienblätter eingepreßt

dem Einfluß der Röntgenstrahlen. Das Bild erscheint als Niederschlag, wenn man die Platte mit schwarzen Pulverstäubchen entgegengesetzter elektrischer Ladung überstreut *(Xeroradiographie)*.

b) Geräte und Hilfsmittel zur Fixierung des Patienten

Röntgenaufnahmen können am *stehenden,* am *sitzenden* oder am *liegenden Patienten* durchgeführt werden.

Bei stehenden und sitzenden Patienten werden die Aufnahmen an einer *Stativwand* oder am *Säulenstativ* (Vorsatzstativ von SCHINZ) vorgenommen (Abb. 70), welche die Filmkassette tragen. Es gibt aber Stative, bei welchen eine Bucky-Blende (s. S. 71) eingebaut ist *(Buckystativ),* so daß auch diese Art Aufnahmen, auf die wir später zu sprechen kommen, durchgeführt werden kann.

Beim liegenden Kranken erfolgt die Untersuchung meistens auf dem sog. *Flachblenden- oder Bucky-Tisch.* Dabei handelt es sich um einen stabilen Tisch mit einer Sperrholzplatte (s. Abb. 81), unter welcher auf einem fahrbaren Schlitten eine Bucky-Blende (s. S. 71) verschoben werden kann.

Die Röntgenröhre ist an einem *Röhrenstativ* mit Boden- oder Deckenführung befestigt.

Der *Patient* wird stehend wie liegend stets *maximal gut fixiert,* sei es durch *Pelotten* oder Tampons, sei es durch ein Kompressionsband oder durch sonstige am Apparat angebrachte *Kompressorien* (Bogenkompressorium). Aus röntgenstrahlendurchlässigem Schaumleichtstoff gibt es Fixier- und Stützkeile.

c) Geräte und Hilfsmittel zur Verbesserung der Bildqualität

Die Voraussetzung, um bei *einer Röntgenaufnahme* eine gute *Bildqualität* zu erhalten, besteht darin, daß der auf den Film auftreffende Strahlenkegel so eng wie möglich gewählt, mit anderen Worten, daß das Röntgenstrahlenbündel möglichst klein eingeblendet wird; dies geschah früher durch den sog.

Röhrentubus

Bei einem solchen konisch verlaufenden *Aufnahmetubus*, wie er in Abb. 71 dargestellt ist, können nur jene Röntgenstrahlen (= R) passieren, die direkt vom

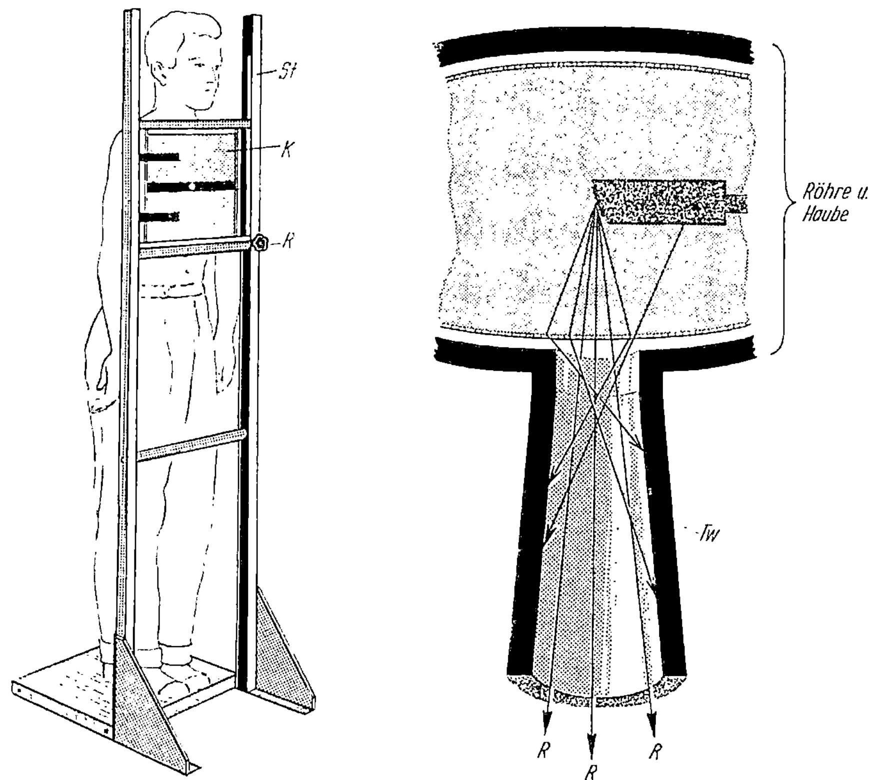

Abb. 70. *Aufnahme am stehenden Patienten mit Stativ (St).* K Kassette; R Regelschraube zur Höheneinstellung

Abb. 71. *Tubus.* Es kann nur der Nutzstrahlkegel (R) passieren, alle schräg einfallenden Strahlen werden an den metallischen Tubuswänden (Tw) absorbiert

Fokus zum Objekt gehen, während alle aberrierenden, vagabundierenden Strahlen an den metallenen Tubuswänden absorbiert werden. Am Tubusansatz ist oft eine Lochblende (s. Abb. 72) angebracht, wobei die Strahlen nur durch ein rundes Loch an dem Röhrenfenster auszutreten vermögen.

Eine Spezialausführung stellt der *Zahntubus* (Abb. 72) dar, bei welchem die Einblendung stets durch eine Lochblende geschieht, während das Preßstoffgehäuse seinerseits nur zur Einhaltung der Distanz dient und durch seine Form eine Zentrierung erleichtert.

Heutzutage beherrschen nicht mehr die an die Röntgenröhre zu befestigenden Tuben das Feld, sondern die Randblenden, sog.

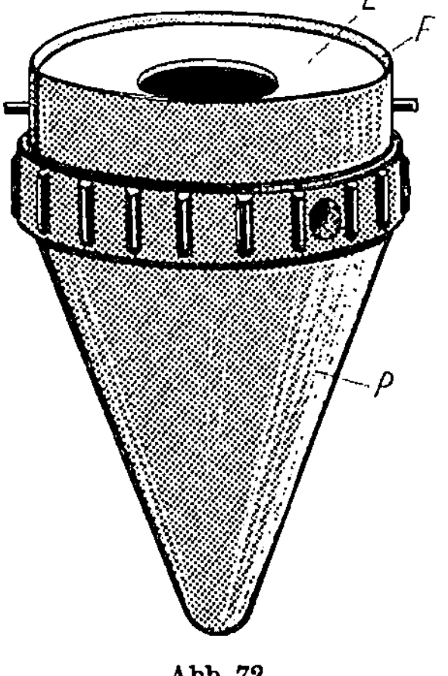

Abb. 72.
Zahntubus. *L* Lochblende; *F* Führungsring zum Anschrauben an die Röntgenröhre; *P* Preßstoffgehäuse

fokusnahe Blenden

vor allem die *Doppelschlitzblenden,* die wir bereits bei der Durchleuchtung erwähnt haben. Bei dieser Blendenart lassen sich von allen vier Seiten her Bleiplatten so vorschieben, daß man das die Röntgenröhre verlassende Strahlenbündel weit öffnen oder eng einblenden kann, und dies auch in jedem gewünschten Hoch- und Querformat (Schlitzblende). Eine bessere Einblendung wird erzielt, wenn noch ein gleichartiges zweites Blendenpaar eingebaut wird (Doppelschlitzblende).

Besonders praktisch sind die *Lichtvisierblenden* (Abb. 73), die in gleicher Art wie die erwähnten Blenden gebaut sind, aber noch eine Scheinwerfereinrichtung mit Spiegel aufweisen, die es erlaubt, auf dem Patienten jenes Feld zu beleuchten, oder dessen Ränder mit Leuchtstrichen zu markieren, auf das der Röntgenstrahlenkegel in gleicher Ausdehnung auftrifft (Abb. 74).

Das viel primitivere Vorgehen der Zentrierung durch Zuhilfenahme eines Stabes *(Zentrierstab)* fällt damit dahin.

Je stärker eingeblendet wird, um so weniger Streustrahlen und um so bessere Bilder!

Ein weiteres Gerät außer dem Tubus und dem Lichtvisier zur Ausschaltung

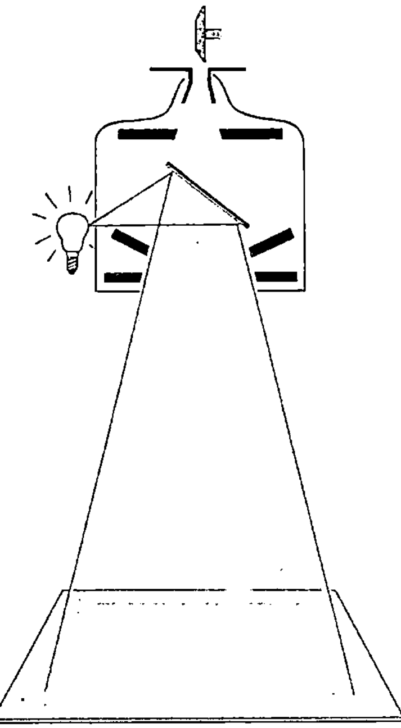

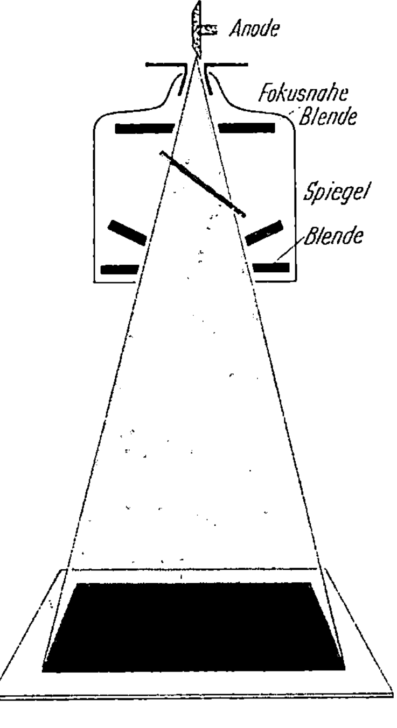

Abb. 73. *Doppelschlitzblende mit Lichtvisier. Die Röntgenstrahlen* passieren den Spiegel ohne weiteres. Ihr Strahlenkegel wird am Rande jedoch durch die Blenden, je nach deren Stellung mehr oder weniger eng, abgeschirmt, eingeblendet

Abb. 74. *Doppelschlitzblende mit Lichtvisier.* Das gleichgroße Feld läßt sich aber auch mittels *Lichtstrahlen,* die von einer Lampe ausgehen und am Spiegel reflektiert werden, auf der Filmebene markieren

von Streustrahlen sind die *(fokusfernen)*

Objekt- bzw. Rasterblenden

deren bekannteste die *Feinrasterblende* nach LYSHOLM ist. Es handelt sich dabei um eine Tafel, in der feinste, parallel zueinander angeordnete Bleilamellen mit dazwischen gelagertem strahlendurchlässigem Kunststoff zusammengepreßt sind. Die Feinheit des Rasters (etwa 20—28 Lamellen pro cm) ist heutzutage so groß, daß man die einzelnen Lamellen auf dem Röntgenbilde fast nicht mehr erkennen kann. Röntgenstrahlen, die direkt vom Fokus kommen, können ungehindert zwischen den auf den Fokus ausgerichteten („fokusierten") Bleilamellen durchtreten; schräg einfallende Strahlen werden jedoch absorbiert (Abb. 75). Die Expositionszeit muß bei diesen Blenden 1,8mal verlängert werden.

Eine weitere Verfeinerung bedeutet die *Kreuzrasterblende*, die aus zwei um 90° zueinander gedrehten Feinrasterblenden besteht. Mittels dieser Kreuzrasterblende hält man praktisch alle schräg einfallenden Streustrahlen ab.

Raster oder *Flachblende*, wie wir sie auch nennen, von besonderer Bauart und überall verwendet, ist die *Bucky-Blende*, deren Prinzip die beiden Abbildungen 75 und 76 veranschaulichen und deren Ausführung Abb. 77 zeigt. Im Gegensatz zu der stillstehenden Rasterblende (es gibt neuerdings aber auch bewegliche) wird diese Blende während der Expositionsdauer senkrecht zur Lamellenachse (in Pfeilrichtung bei Abb. 75) verschoben. Durch diese Bewegung werden die einzelnen Lamellen der „Bucky" auf dem Filme nicht abgebildet (es sei

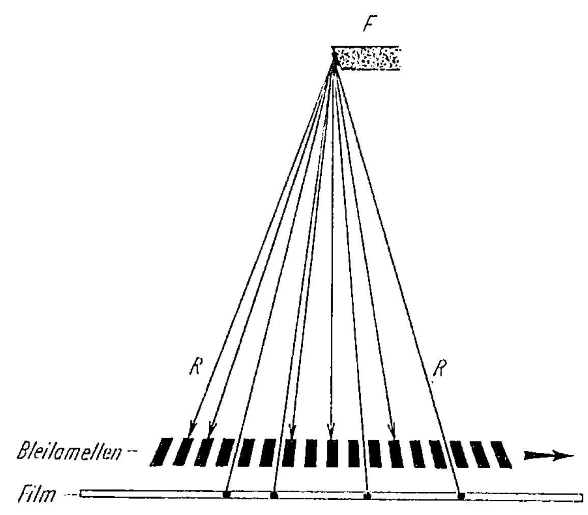

Abb. 75. *Prinzip eines stillstehenden Rasters.* Die vom Fokus (*F*) ausgehenden Röntgenstrahlen (*R*) treffen entweder auf die Bleilamellen des Rasters und werden dort absorbiert, d. h. verschlungen, oder sie passieren zwischen zwei Lamellen des stillstehenden Rasters hindurch und markieren sich auf dem Film. (Über die Bedeutung des Pfeiles s. später)

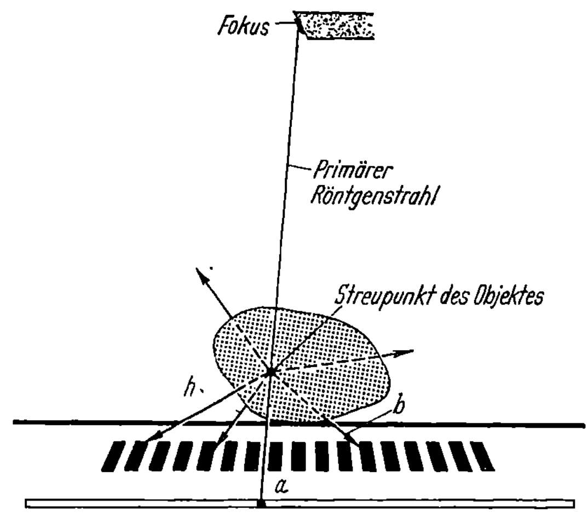

Abb. 76. *Wirkung eines Rasters auf Streustrahlen.* Der fokusierte Strahl (*a*) in Verlängerung des Primärstrahles wirkt bildgebend. Von den nach allen Richtungen gehenden Streustrahlen werden jene (*b* und *h*), die bildverschleiernd wirken würden, in den Bleilamellen absorbiert

denn, daß man die Verschiebung extrem langsam oder in zu kurzer Zeit ablaufen ließe, so daß die Blende während der restlichen Expositionsdauer stillsteht). Die einzelnen Rasterstreifen sieht man ebenfalls, wenn pro Stromimpuls sich der Raster gerade nur um eine Lamellenbreite bewegt (stroboskopischer Effekt). Auf Grund des Gesagten muß die Ablaufzeit der Bucky-Blende verschieden lang eingestellt werden (von ganz kurz bis zu 8 sec), und zwar immer etwas länger als die am Schalttisch eingestellte Belichtungszeit. Sie läuft aber nur dann ab, wenn sie zuvor aufgezogen wird, was man gerne im Eifer der Aufnahmevorbereitung vergißt. Die Bucky-Blende findet Verwendung bei Aufnahmen am liegenden wie am stehenden Patienten, wie auch bei Schräguntersuchung. Sie verlangt eine Verlängerung der Belichtungszeit auf das 2,5fache oder eine Erhöhung der

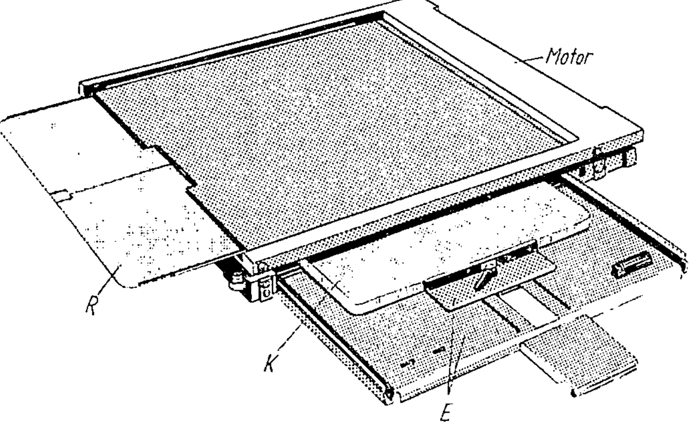

Abb. 77. *Bucky-Blende* mit Raster (*R*) und der auf dem Einschubblech (*E*) fixierten Kassette (*K*)

Spannung um 15 kV. Man darf den Zentralstrahl bei Bucky-Aufnahmen nie zu schräg auf die Blende einfallen lassen und stets nur in Richtung der Lamellenschlitze. Auch muß besonders genau der Fokus-Film-Abstand eingehalten werden, da die Lamellen ja fokusiert angeordnet sind.

Der Nachteil, daß an einer Bucky-Blende jeweils die Zeit eingestellt bzw. kontrolliert werden muß und daß man sie vor jeder Aufnahme aufziehen muß, führte zur Schaffung sog. *Initial-Bucky-Blenden* oder *Katapultblenden*, die beim Auslösungsimpuls anfänglich und sofort stark ausschwingen und dann während einiger Zeit in Bewegung bleiben, zu Beginn sehr rasch, später langsamer, so daß ohne irgendwelche Regelung Kurz- und Langzeitaufnahmen angefertigt werden können. Das Raster wird nach jedem Ablauf übrigens selbständig wieder in die Anfangsstellung zurückgebracht, und läuft sofort erneut wieder ab, falls die Aufnahmezeit länger ist als die Ablaufzeit des Rasters.

Eine Kassettenaufnahme mit Bucky zeigt wesentlich schärfere Strukturen als eine gewöhnliche Aufnahme (Abb. 78).

Eine besondere Art Raster muß bei Hartstrahlaufnahmen verwendet werden, da die üblichen Raster von den Hartstrahlen glatt durchschlagen würden. Diese *Hartstrahlraster* haben ein besonders großes *Schachtverhältnis* (= Höhe der Bleistreifen : Abstand der Lamellen).

Im Kampf gegen unerwünschte Strahlen haben sich neben fokusnahen Blenden, Tubussen, Rastern und Bucky-Blenden im weiteren die

fokusfernen Vorderblenden

bewährt. Vor dem Patienten, z. B. bei seitlichen Wirbelsäulenaufnahmen, wird Bleigummi rechts und links der zu untersuchenden Region so plaziert, daß diese möglichst eng eingeblendet wird; damit läßt sich die Wirkung der Doppelschlitzblende noch wesentlich verbessern.

Streustrahlen sind das größte Übel für die Bildgebung, weshalb alle Möglichkeiten zu deren Minderung voll ausgenützt werden müssen. Dazu gehört auch, daß der Objektumfang des Patienten möglichst verringert wird; dies geschieht durch Anbringung von *Schlitzbinden* oder

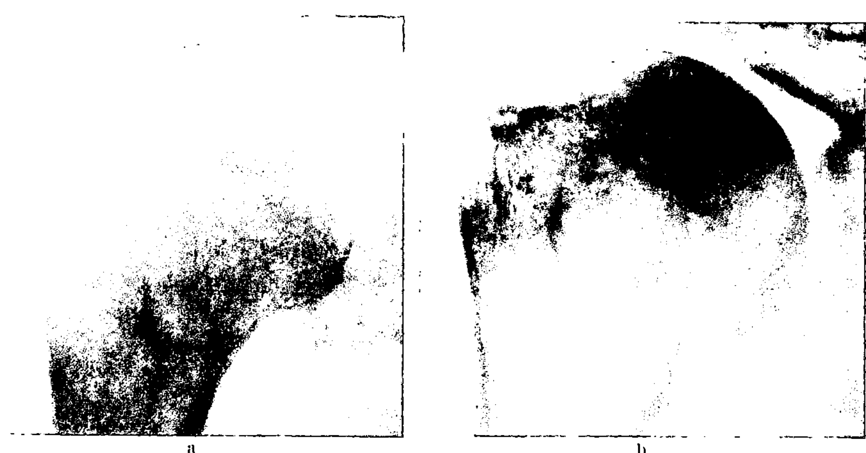

Abb. 78 a und b. *Röntgenaufnahme ohne* (a) *und mit* (b) *Bucky-Blende*. Bei dem dicken Patienten erscheint die Aufnahme ohne Raster verwaschen, mit Bucky schöner und schärfer in der Struktur

Kompressorien

Diese werden links und rechts am Untersuchungstisch befestigt und dort so aufgerollt, daß sie, stark gespannt, den dazwischenliegenden Patienten fest zusammenpressen. Bei einfacheren Schlitzbinden ist an den Enden rechts und links ein schweres Gewicht angehängt. Die Kompressorien pressen aber nicht nur den Patienten zusammen, sondern er wird dadurch auch gut fixiert und Bewegungsunschärfen werden so vermieden.

Es kann vorkommen, daß auf einem Film dichte und stark lichtdurchlässige Körperregionen gleichzeitig und gleichmäßig abgebildet werden müssen. Um solche groben Differenzen der Absorption auszugleichen, werden sog.

Ausgleichfilter

am Röhrenfenster angebracht. Je nach der Dicke, der Form und dem Schliff der dazu verwendeten Leichtmetallegierung werden die Röntgenstrahlen verschieden stark darin absorbiert. Derartige Filter sind empfehlenswert bei Aufnahmen der Brustwirbelsäule, der seitlichen Lendenwirbelsäule, der Schulter und Hüftgelenke, bei Lungenverschwartungen, ferner bei der später zu besprechenden Tomographie (Hilustomogramm). Stark durchstrahlte Körpergebiete erhalten durch Vorschaltung eines dicken Filters an entsprechender Stelle des Röhrenaustrittsfensters eine „Dämpfung".

d) Geräte und Hilfsmittel zur Herstellung von Bildserien

Diese dienen dazu, ein Funktionsspiel im Körper zu erfassen oder einen Prozeß genauer zu lokalisieren.

Zielgeräte

Bei der Untersuchung bewegter Organe, z. B. des Bulbus duodeni, also des Zwölffingerdarmes, ist ein blindes „Drauflosschießen" ganz unzweckmäßig, da man dann als Ergebnis irgendeine vielleicht nicht gewünschte Bewegungsphase auf dem Bild hat. Viel besser ist es, den Patienten so lange zu durchleuchten, bis in einem bestimmten Moment diejenige Phase der Bewegung kommt, die gerade zur Darstellung gebracht werden soll. In diesem Augenblick wird rasch ein Film vorgeschoben, sei es durch Handbetrieb, sei es durch eine elektromagnetische Vorrichtung, und belichtet. Man kann auch auf diese Weise rasch hintereinander mehrere Aufnahmen machen (sog. *Zielaufnahmen*), z. B. bestimmter Kontraktionsphasen des Magens, des Bulbus duodeni. Es gibt Zielaufnahmen in allen Formaten von 9×12 cm bis 35×35 cm. Auf dem Markt existiert eine große Zahl solcher *Zielgeräte* oder *Exploratoren*, wobei wir absichtlich darauf verzichten, einzelne Marken aufzuzählen oder abzubilden, und nur das Prinzip festhalten wollen.

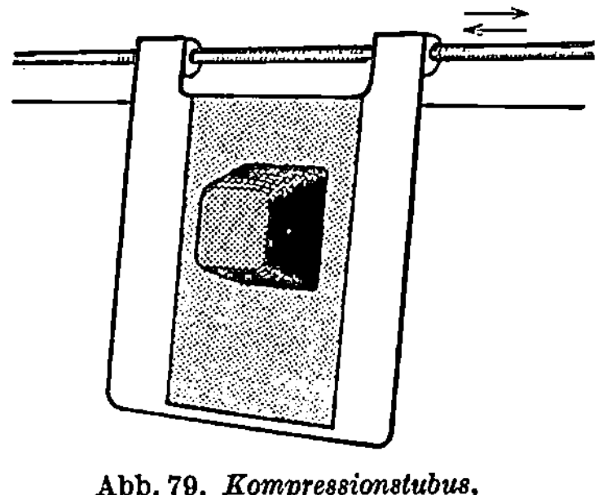

Abb. 79. *Kompressionstubus*, am Magenzielgerät, verschiebbar

Bei Bulbuszielaufnahmen ist das 9×12-Format besonders bevorzugt. Um einen solchen kleinen Ausschnitt aus einem viel größeren Film zu erhalten, wird ein sog. *Kompressionstubus* (Abb. 79) vorgeschaltet, nicht allein wegen der Einblendung, sondern auch um das untersuchte Organ komprimieren zu können.

Bulbusaufnahmen sind für eine noch unerfahrene Assistentin oft etwas schwierig anzuschreiben, da sie oft nicht weiß, was oben und unten, rechts und links ist. Es gibt ein kleines Hilfsmittel zur Orientierung. Man plaziert eine winzige Bleimarke in einer Ecke des Kompressionstubus und orientiert sich an Hand dieser Marke auf dem Film. Die Marke wird auf der dem Patienten abgekehrten Seite, also im Tubusinnern mit Klebstoff angebracht.

Filmwechsler und Seriographen

Für die Gefäßdiagnostik wird Kontrastmittel in die Blutgefäße injiziert und mit entsprechend großer Geschwindigkeit in Zirkulation gesetzt. In diesen Fällen bedarf es keiner Durchleuchtung mit Zielaufnahmen; es genügt, die einzelnen Füllungsphasen, eine direkt nach der anderen, aufzunehmen. Dies ist insofern auch ein sicheres Verfahren, da eine Serie kurzzeitig hintereinander folgender Aufnahmen die Möglichkeit gibt, die entscheidende Phase des Füllungsvorganges in einem krankhaft veränderten Gefäß zu erfassen oder eine bestimmte Füllungsphase im Herzen zu beobachten.

Bei derartigen Arterio- oder Venographien oder Aortographien, der Darstellung der Hauptschlagader — im Sammelbegriff als *Angiographie* zusammengefaßt — oder bei Darstellung der Herzkammer mittels Angiokardiographie müssen die Filme außerordentlich rasch gewechselt werden. Man verwendet dafür Spezialgeräte, sog. *Filmwechsler* oder *Seriographen*.

Die einfachste Methode, die nur für 2—3 Kassetten zur Verwendung kommen kann, bei Handbetrieb, bedient sich der sog. *Tunnelkassetten* (Abb. 80), d. h. Kassetten, die in einem bleigeschützten Kasten (Tunnel) ruhen, zur Belichtung

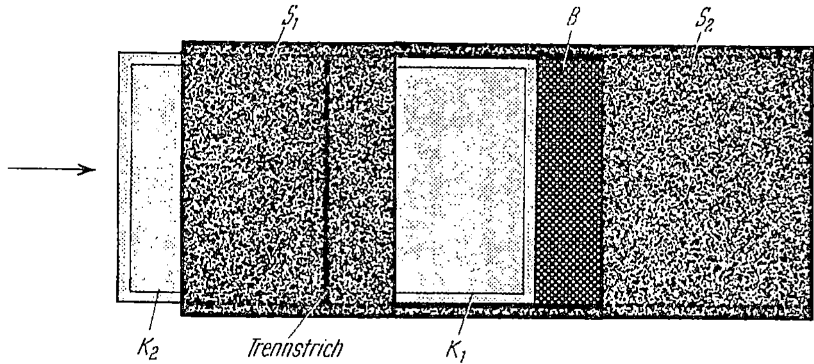

Abb. 80. *Tunnelkassette.* Die beiden Schutzfächer (S_{1+2}) schützen durch den Bleideckel eine darunterliegende Kassette vor Röntgenstrahlen. Der Film kann also nur im Belichtungsraum (*B*) von Strahlen getroffen werden. Die zwei in Richtung des Pfeiles eingeschobenen Kassetten (*K*) liegen zu Beginn der Untersuchung so, daß K_1 in *B* belichtbar ist, K_2 in S_1 geschützt. Nach der ersten Aufnahme schiebt man die Kassetten weiter, so daß der belichtete Film K_1 in S_2 Schutz hat und K_2 zur Belichtung im Raum *B* freigegeben ist. Das Wort Trennstrich bedeutet, daß die beiden im Tunnel liegenden Kassetten an dieser Stelle aneinanderstoßen

vor ein Austrittsfenster gebracht werden und dann erneut im gegenüberliegenden Bleikasten verschwinden bzw. nach der Exposition sofort durch Hilfspersonal abtransportiert werden. Die unbelichteten Kassetten liegen im „Tunnel", einzeln

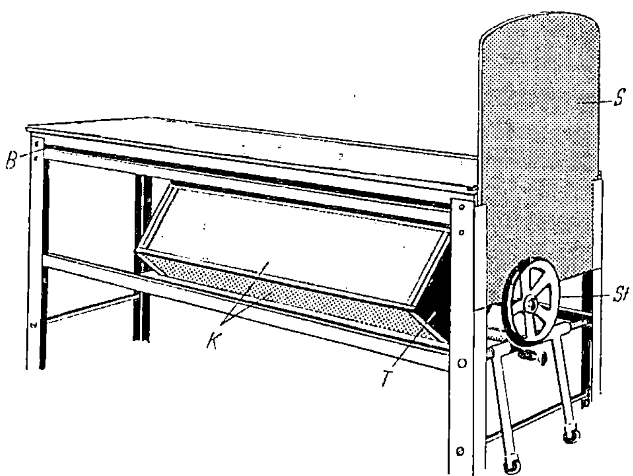

Abb. 81. *Kassettenwechsler für Serien-Angiographie.* *B* Bucky-Tisch; *S* Schutzwand; *T* Kassettenhalter für 4 Kassetten (*K*), Trommel mit Steuerrad (*St*) zu bedienen

oder wie Teller übereinandergeschichtet bereit. Die Tunnelkassetten werden im übrigen auch bei der Stereographie (s. S. 80) verwendet.

PÄSSLER hat diese Methode modifiziert; er ordnet drei Kassetten (Format 30 × 40 cm) auf einem Schubblech unter dem Bucky-Tisch an, die er nacheinander einschiebt. Durch Vorschieben jeweils einer neuen Kassette erhält er dementsprechend drei verschiedene Füllungsbilder.

Bei einem anderen Gerät (SRW) (Abb. 81) sind die Filmkassetten auf einer viereckigen Trommel fixiert, die von Hand an einem Steuerrad rasch bewegt und ebenso rasch arretiert werden kann, wobei durch Bleischutz links und rechts dafür gesorgt ist, daß immer nur eine Kassette der Röntgenbelichtung ausgesetzt wird. Es gelingt auf diese Weise innerhalb kürzester Frist vier oder bei anderen Modellen noch mehr Aufnahmen zu erhalten. Die 4 Kassetten haben meistens das Format 20×96 cm. Das Steuerrad ist mit der Hand zu bedienen, weshalb am Tischende, an welchem es sich befindet, eine Schutzwand hochgezogen wird, so daß man bei der Manipulation unter absolutem Strahlenschutz arbeiten kann.

Die Rollfilmkassette von JANKER und der *Angioseriograph* nach BUCHTALA sind Rollfilmgeräte für die Anfertigung von Röntgenserienaufnahmen im direkten Verfahren. Das Gerät gestattet eine schnelle, automatisch gesteuerte und vorher wählbare Bildfolge bis zu 12 Bildern, die in zeitlichen Abständen von je 0,8 sec oder einem beliebigen Vielfachen davon geschaltet werden können. Das Bildformat ist 24×24 cm.

Sowohl für die Untersuchung der Schädelgefäße als auch für die Füllung der Herzkammern ist es jedoch notwendig, *mehrere Aufnahmen und diese in zwei Ebenen* zu haben. Zwei Geräte haben sich hierbei speziell durchgesetzt, das eine ist ein „*Kassettenwechsler*", beim anderen Gerät werden die Aufnahmen auf Rollfilm gemacht.

Der *Kassettenwechsler für Serienangiographien des Schädels* enthält eine motorisch angetriebene Trommel von quadratischem Querschnitt mit 4 Kassetten, also das gleiche, wie wir es soeben beschrieben haben, allerdings nur für das Filmformat 24×30 cm. Auf diesen 4 Kassetten, die aber wie gesagt nach jeder Aufnahme motorisch angetrieben weiterbewegt werden, erfolgt die Belichtung des Filmes von einer oberhalb des Patienten angebrachten Röntgenröhre, also bei vertikalem Strahlenbündel (Abb. 82a).

Mittels einer zweiten Röntgenröhre fallen nun auf das Objekt Röntgenstrahlen auch im horizontalen Strahlengang ein. In einem seitlich aufgestellten Kasten befinden sich aufrecht hintereinander mehrere Filmkassetten mit strahlenundurchlässigem Deckel. Das horizontal einfallende Strahlenbündel trifft auf den vordersten Film und erzeugt eine Röntgenaufnahme. Die so belichtete Kassette fällt dann durch einen Schlitz in einen darunterliegenden gut gegen Strahlen geschützten Auffangkasten, wie dies unsere Abb. 82b zeigt. Dann wird der nächste Film belichtet usw. bis zu insgesamt 10 Filmen. Praktisch wird ein Bild pro Sekunde belichtet.

Der ganze Aufnahmevorgang (Abb. 82c) wird automatisch, z. B. durch einen Schaltkontakt an der Injektionsspritze, ausgelöst, arbeitet in beiden Ebenen vollkommen selbständig, alle Filme werden auch automatisch numeriert.

Kinematographie

Ein *Filmwechsler* (Abb. 83), der eine überaus rasche Arbeit und 6 Aufnahmen pro Sekunde in zwei zueinander senkrecht stehenden Ebenen gestattet, wird bei einem schwedischen Apparat (Elema) mittels des *Rollfilmverfahrens* ermöglicht. Dabei wird ein 30 cm breiter Rollfilm unter größter Beschleunigung zwischen Folienpaaren durchgezogen, wobei diese Folienblätter den Transport durch Öffnen freigeben, dann im Moment der Aufnahme wieder fest aneinander gepreßt sind. Die gleiche Firma stellt Filmwechsler her, die ebenfalls unterhalb

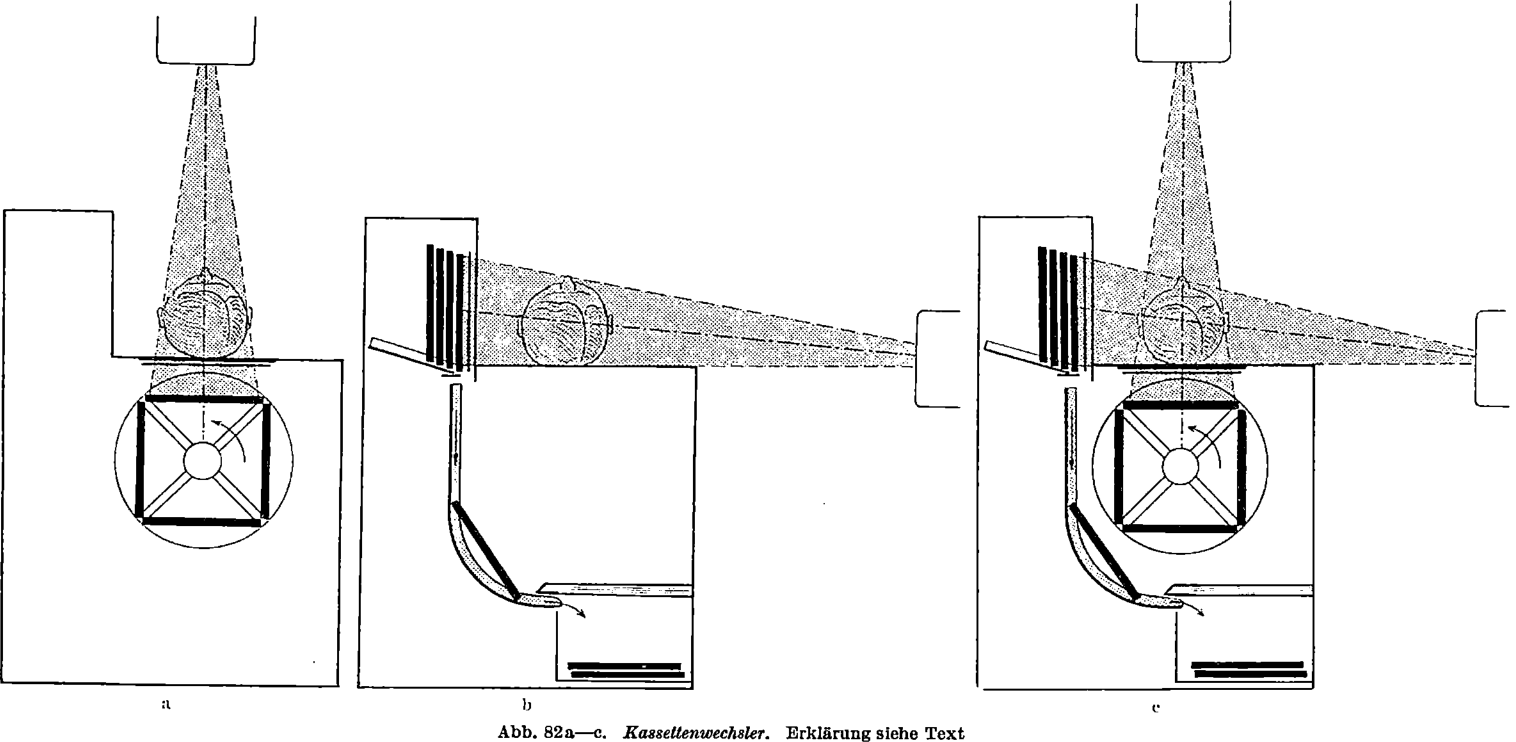

Abb. 82a—c. *Kassettenwechsler.* Erklärung siehe Text

des Flachblendentisches einzufahren sind, wobei auch ein Rollfilm zur Anwendung kommt. Es können im übrigen bis zu 25 m lange Filme verwendet werden. Das aufzunehmende Format beträgt 30×30 cm. Wir haben damit eigentlich eine *direkte Kinematographie* vor uns, eine Methode, die natürlich teuer ist.

Eine *Bildverstärker-Einrichtung, kombiniert* mit einer bildstarken Optik und der *Odelca-Kamera* ergibt eine gute Lösung für die *indirekte Kinematographie* (Cinelix).

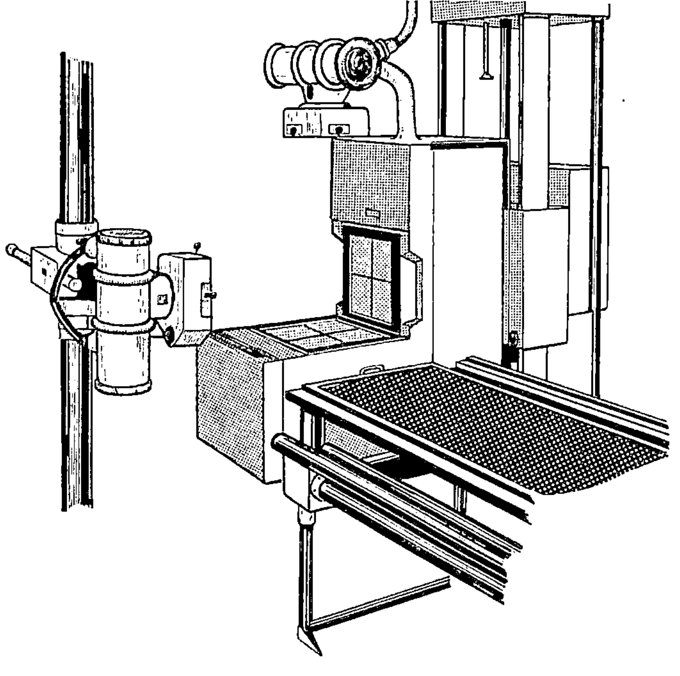

Abb. 83. *Elemafilmwechsler*

. Eine Methode, die speziell für die Erfassung der Herzbewegung, aber auch für andere Bewegungsabläufe dient, ist die

Kymographie

Diese kommt mit einem einzigen Film aus, ist also filmsparend. Röhrenwärts von diesem Film wird ein Bleiraster mit Schlitzen (Abb. 84a) vorgeschaltet. Die einzelnen Bleiplatten (B) sind 10 mm, die dazwischenliegenden Schlitze (S) 1 mm hoch. Auftreffende Röntgenstrahlen (R) können nur durch die Schlitze passieren. Der Film (F in Abb. 84b) weist also nach einer Belichtung schmale Schlitzbilder auf. Bewegt man die Bleiplatte mit ihrem Raster während der Expositionsdauer nun von einem Schlitz zum anderen (Abb. 84b, Pfeile), so reihen sich die Schlitzbilder auf dem ruhig darunterliegenden Film (F) kontinuierlich aneinander. Bei dieser Anordnung: Röntgenstrahlen (R) / Körper / Herz (H) / Bleiraster (B) / Film (F) (Abb. 84c von der Seite betrachtet) kann man das Funktionsspiel eines Organs, meist des Herzens, in seinen Teilbewegungen bildmäßig „abgreifen" (Abb. 85—89). Die Konturen des Organs sehen auf dem Röntgenbilde dann, je nach seinem Bewegungsausschlag, gezackt aus (Abb. 89).

Statt den Raster ablaufen zu lassen *(Rasterkymogramm)* und damit die Bewegung des Gesamtorgans zu erfassen, kann man auch bei stillstehendem Raster den Film verschieben, somit wird stets die annähernd gleiche Stelle des Organs in ihrer Bewegungsphase auf dem Filmstreifen eingefangen. Man erhält dann stufenförmige Bilder *(Stufenkymogramm)*.

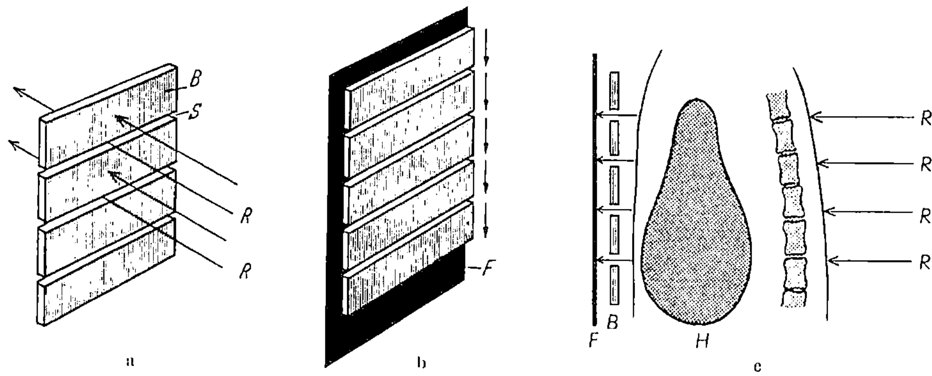

Abb. 84 a—c. *Kymographie.* Erklärung siehe Text

Die Ablaufgeschwindigkeit des Rasters beträgt für Herzaufnahmen 3 sec, für Zwerchfellkymogramme 5 sec, für Magenuntersuchungen 60 sec.

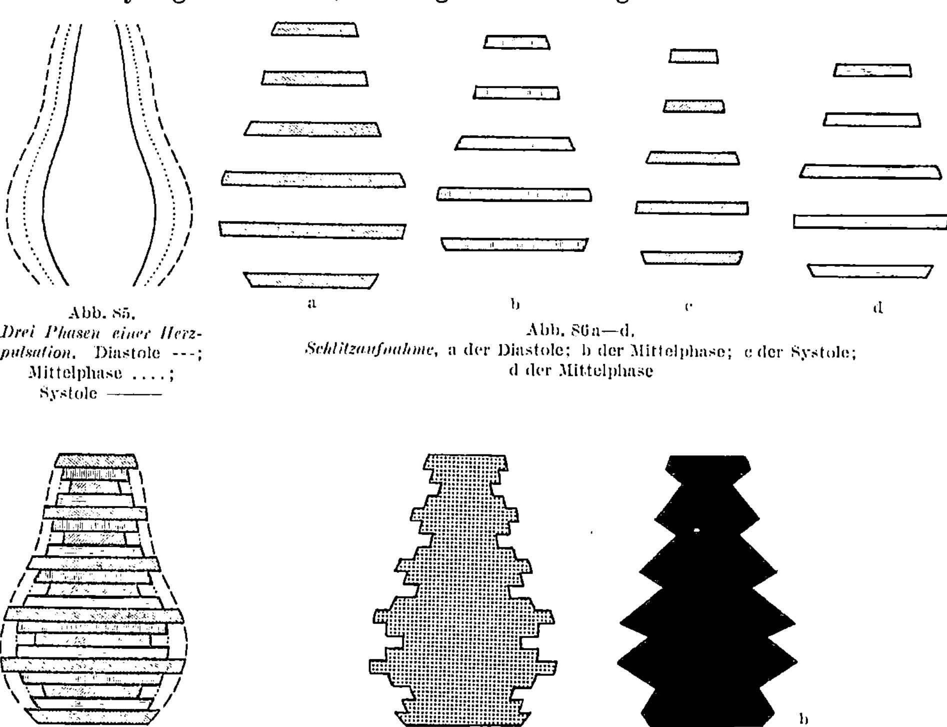

Abb. 85.
Drei Phasen einer Herzpulsation. Diastole ---; Mittelphase ....; Systole ——

Abb. 86 a—d.
Schlitzaufnahme, a der Diastole; b der Mittelphase; c der Systole; d der Mittelphase

Abb. 87.
Bildergebnis der 3phasigen Schlitzaufnahme

Abb. 88 a und b. *Kymographisches Bildergebnis dieses Modellversuches,* wenn die Pulsation des Herzens nur mit 3 Phasen abgetastet würde (a); dies ist nicht der Fall. Die Schlitze laufen kontinuierlich ab und sind überdies viel schmäler, so daß ein Bildergebnis wie in b resultiert

Abb. 89. Herzkymogramm

e) Geräte und Hilfsmittel zur Darstellung von Körperschichten

Wir erwähnten bereits, daß Bilderserien nicht nur zur photographischen Fixierung von Bewegungsabläufen aufgenommen werden, sondern auch um die genaue Lage gewisser Objekte im Körper zu erfassen. Zu diesem Zweck, und um überdies ein plastisches Bild zu erhalten, wurde das

stereoskopische Verfahren

empfohlen. Diesem räumlichen Sehen in der Röntgenologie stehen beträchtliche technische Schwierigkeiten im Wege, so daß sich das Verfahren nicht allgemein durchgesetzt hat. Immerhin hat die Methode bei exaktem Vorgehen einige Bedeutung gewonnen. Bei einer Stereoaufnahme hat die Röntgenassistentin 2 Bilder in Augdistanz aufzunehmen (Abb. 90), d. h. mit einer Verschiebung der Röntgenröhre von etwa 6,5 cm zwischen der Aufnahme auf dem ersten und der Aufnahme auf dem zweiten Film (3,25 cm von der Mittellinie aus nach rechts: Aufnahme; dann 3,25 cm von der Mittellinie aus nach links: Aufnahme auf einem zweiten Film). Man kann, um möglichst rasch zu arbeiten, die auf S. 75 beschriebene Tunnelkassette heranziehen. Auf jedem Film wird eine Körperseite mit einem Buchstaben bezeichnet, z. B. die rechte mit R.

Bei der 1. Stereoaufnahme mit Verschiebung der Röntgenröhre nach rechts wird der Film mit RR markiert. Bei der 2. Aufnahme mit Verschiebung der Röntgenröhre nach links erhält er die Bezeichnung RL.

Man kann auch statt der Röhre, einfach die Tischplatte um 6,5 cm zwischen den beiden Aufnahmen verschieben.

Zur Betrachtung der Stereoaufnahmen sind spezielle Apparate nötig (Hasselwandersches Gerät, Stumpfsches Binokular).

Körperschichtdarstellung

Eine weitere Gruppe von Hilfsgeräten erlaubt die isolierte Betrachtung einer optisch aus dem Körper „herausgeschnittenen" Schicht. Von der Lungendiagnostik ausgehend, später auf viele andere diagnostische Gebiete ausgedehnt, hat dieses Spezialverfahren grundlegende Bedeutung gewonnen und ist auch als *Tomographie, Planigraphie, Stratigraphie* bekannt.

Es gibt hierfür spezielle Apparaturen, aber auch einfachere Hilfsgeräte, die an einem Untersuchungstisch leicht anzubringen sind.

Das *Prinzip der Körperschichtdarstellung* besteht darin (Abb. 91), daß an einem Ende eines doppelarmigen Hebelarmes die Röhre fixiert wird, am anderen die Bucky-Blende mit dem Film. Beide verschieben sich bei Bewegung des Hebelarmes in absolut gleichem Rhythmus, aber gegensinnig, die Röhre z. B. von links nach rechts, der Schlitten von rechts nach links. Exponiert man während dieser Bewegung (1—2 sec Laufzeit), so werden alle kontrastgebenden *Objekte,* welche *außerhalb der Drehpunktebene* liegen, *verwischt* (Abb. 92). Die *bildscharfe Schicht* befindet sich parallel zum Tisch in der *Drehpunktebene* (Abb. 93) und ist entsprechend dem Ausschlagwinkel des Hebelarmes dicker oder dünner, nämlich bei großer Wegstrecke der Röntgenröhre bzw. des Filmschlittens dünner. Durch einfaches Verstellen des Drehpunktes nach oben oder nach unten, lassen sich höher- oder tieferliegende Schichten „herausschneiden" und kontrollieren.

Die *Bewegungsrichtung der Röhre* kann geradlinig, spiralig, kreisförmig sein. Die Untersuchung kann am *stehenden* wie am *liegenden Patienten* (Abb. 94) durchgeführt werden; ersteres vermag besonders demonstrative Bilder zu ergeben (z. B. Kavernen mit Flüssigkeitsspiegel), letzteres ist für den Patienten, der lange Zeit streng fixiert sein muß, wesentlich angenehmer. Es gibt aber auch Apparate, bei welchen der Patient bewegt wird.

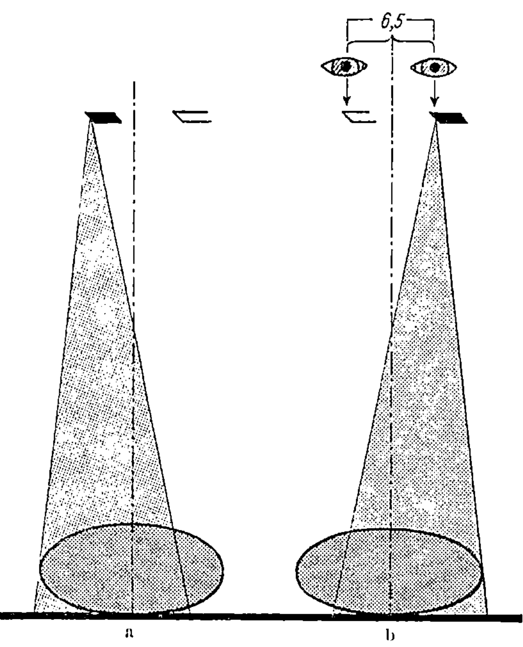

Abb. 90 a und b. *Stereoaufnahme.* a Stellung bei der Aufnahme auf dem ersten Film; b Stellung bei der Aufnahme auf dem zweiten Film

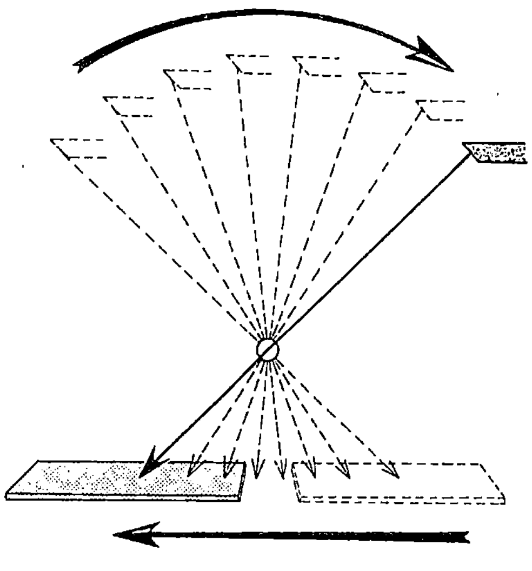

Abb. 91. Erklärung siehe Text

Zur Prüfung der Schichtgenauigkeit eines Tomographen gibt es spezielle Maßstäbe. Einfacher und amüsanter ist aber die Kontrolle mit einem Stück Emmentaler Käse vorzunehmen, der dann in Höhe der eingestellten Schicht aufgeschnitten wird. Man wird auch merken, daß

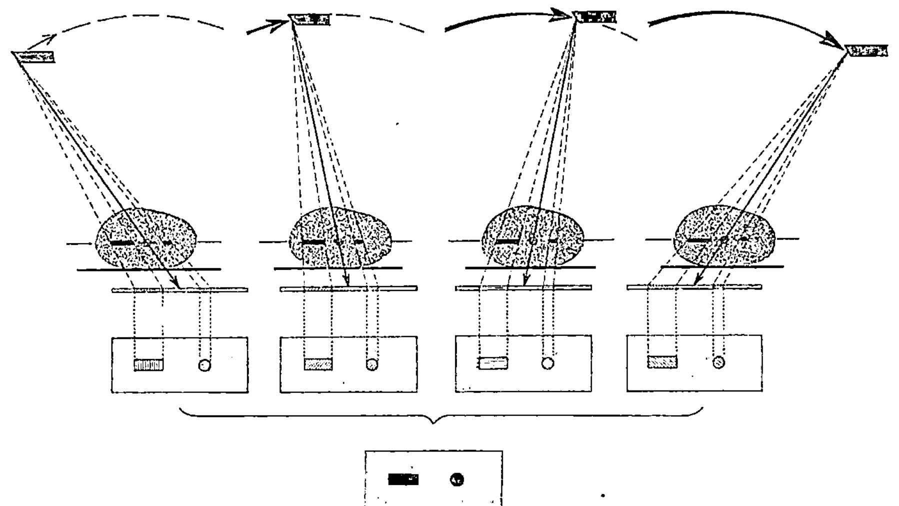

Abb. 92. *Prinzip der Tomographie.* Die beiden Objektpunkte (O) *außerhalb der Drehpunktebene* (DE) projizieren sich auf dem Film (F) mit fortschreitender (gegensinniger) Bewegung von Brennfleck (B a—d) und von Film jeweils auf eine andere Stelle des gleichen Filmes (a, b, c, d). Die beiden unteren Filmbilder zeigen schematisch das Bildergebnis (BE) einer solchen „Verstreichung"

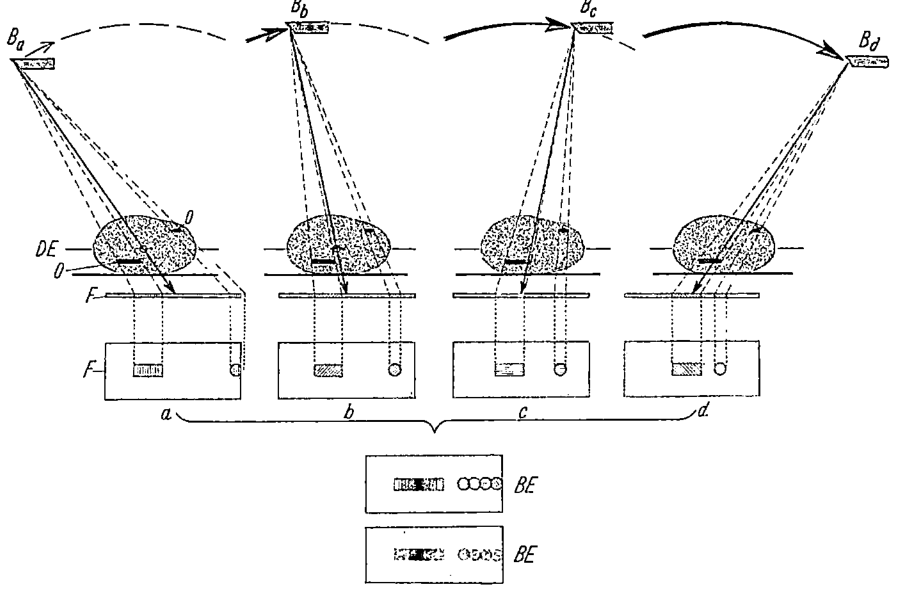

Abb. 93. *Prinzip der Tomographie.* Objekte *in der Drehpunktebene* projizieren sich trotz fortschreitender Bewegung von Brennfleck und Film stets auf die gleiche Stelle des Films. Das Bildergebnis ist die scharfe Abbildung der beiden Objekte

auf dem Röntgenbilde die Löcher dieses Käses größer dargestellt werden, als sie es in Wirklichkeit sind. Bei der tomographischen Methode besteht nämlich eine gewisse Vergrößerungswirkung infolge der Zentralprojektion (= des divergierenden Strahlenbündels und des großen

Objekt-Film-Abstandes). Selbstverständlich ist diese Erscheinung ausgenützt worden, um vergrößerte Aufnahmen zu erhalten (Vergrößerungsfokus, s. S. 38).

Nachteilig hat sich bei der Tomographie von Schwerkranken das Liegen in unbequemer Stellung während längerer Zeit erwiesen, was sich bei allem guten

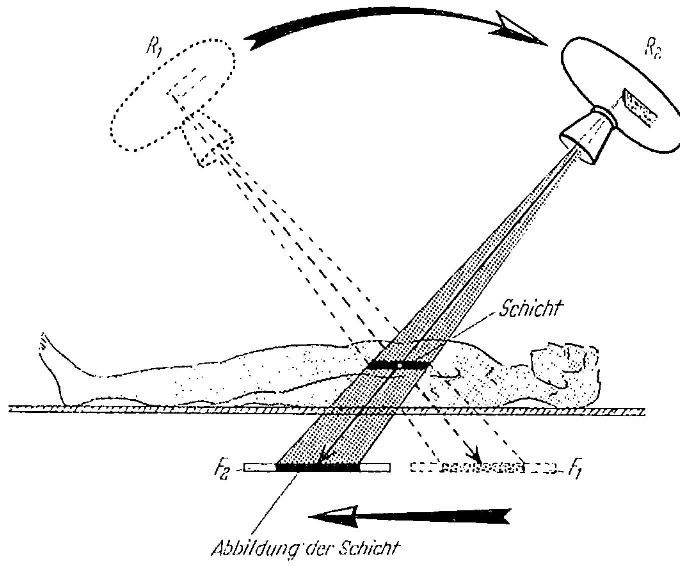

Abb. 94. Bei Bewegung der Röntgenröhre von R_1 nach R_2 geht der Film von F_1 nach F_2. Eine Schicht, parallel zum Film in der Drehpunktebene liegend, wird somit auf dem Film scharf abgebildet, alles andere verwaschen und kontrastarm

Willen und trotz Zuhilfenahme von Schaumplastikunterlagen nicht immer vermeiden läßt.

Um diesen Nachteil zu umgehen, wird neuerdings die *Simultantomographie* (simultan = gleichzeitig) angewandt. An Stelle eines einzigen Filmes wird ein Folienbuch benützt; das ist eine schachtelähnliche Kassette, die mehrere parallel übereinander geschichtete und jeweils zwischen Folien fest eingeklemmte Filme enthält. Die einzelnen Filme samt Folienpaaren sind durch röntgendurchsichtiges Plastikmaterial voneinander getrennt (Abb. 95). Damit jeder Film in gleicher Art belichtet wird, nehmen die einzelnen Folienpaare mit zunehmender Distanz von der Röhre an Schichtdicke zu und leuchten

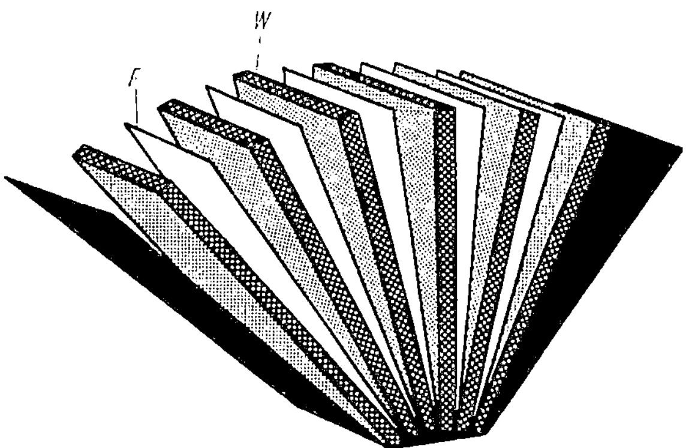

Abb. 95. *Film- und Folienbuch zur Simultantomographie*, aufgeblättert. *F* Film; *W* Zwischenwand mit aufgeklebten Folien

damit stärker auf. Das Simultanschichtverfahren ergibt eine Einsparung an Arbeitszeit, eine beträchtliche Reduktion der Strahlenbelastung für den Patienten und für die Röntgenröhre, und überdies wird ein Organsystem in einer und der gleichen Bewegungsphase dargestellt. Bei manchen Folienbüchern muß man leider die kV-Zahl erhöhen. Außerdem muß möglichst eng eingeblendet werden. Zur Belichtungskontrolle sollte man immer zuerst einen Probefilm exponieren. Falls man bei der Simultantomographie die richtige Belichtungszeit nicht erfaßt, wird nämlich das ganze Filmpaket falsch belichtet, und die Aufnahmen sind wertlos. Ein Probefilm in der Mitte der Simultankassette wird auf die Drehpunktebene eingestellt.

Die *Transversaltomographie*, wie sie von VALLEBONA beschrieben wurde, erlaubt es, auch Querschnitte des Körpers zu tomographieren, indem der Patient

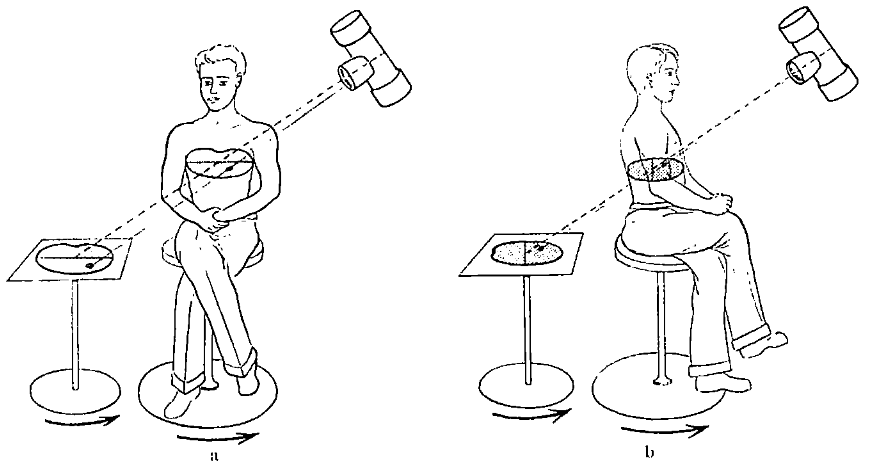

Abb. 96a und b. *Transversaltomographie*
Bei diesem *Rotationsschichtgerät* drehen sich um 360°:
der stehende oder sitzende *Patient* um die eigene Körperachse (Arme abgespreizt!) und
      im gleichen Rhythmus, sowie
      in gleicher Bewegungsrichtung
der horizontalliegende *Film* (um eine senkrechte Achse, die durch die Filmmitte zieht),
während die *Röntgenröhre* unbeweglich bleibt.
Ergebnis: Isolierte Darstellung einer Querschicht des menschlichen Körpers.
Die Einstellung der Schichtebene erfolgt durch Heben oder Senken des Patientenschemels

um seine Längsachse oder die Röntgenröhre um die Längsachse des Patienten gedreht wird (Abb. 96).

Eine letzte Gruppe umfaßt

f) Spezialgeräte für bestimmte Untersuchungen

Das **Lysholmsche Schädelgerät** ist für schwierige Schädelaufnahmen und hauptsächlich auch bei Luftfüllung der Hirnkammern (Encephalographie, Ventrikulographie) universal verwendbar, indem es erlaubt, die Röntgenröhre in allen Richtungen frei zu schwenken und mittels eines Spiegelmechanismus die Einstellung des Schädels präzis vorzunehmen. Der Apparat ist übrigens so konstruiert, daß 2 Kassettenwechsler vorhanden sind, um die Möglichkeit zur Herstellung von Aufnahmen in 2 Richtungen zu haben, so daß dieses Gerät auch für die Angiographie Verwendung finden kann.

Für die Untersuchung der Harn- und Nierenwege wurde ein sog.

Urologietisch

(Abb. 97) hergestellt, der dem untersuchenden Urologen eine ganz wesentliche Erleichterung seiner Arbeit gestattet, aber auch dem Röntgenologen. Das Gerät sieht aus wie ein üblicher Untersuchungstisch mit Beinstützen zur klinischen Kontrolle der Nieren und der Harnwege. Unter dem Tisch ist aber eine Bucky-Blende eingebaut und oberhalb des Tisches läßt sich an einem Dreharm eine Röntgenröhre einschwenken, so daß man nach erfolgter klinischer Untersuchung sofort die Röntgenuntersuchung ohne Umlagerung des Patienten durchführen kann. Es gibt auch Tische mit Durchleuchtungseinrichtung.

Für Totalaufnahmen der Wirbelsäule:

Wirbelsäulen-Ganzaufnahmen

haben sich zwei Methoden eingeführt:

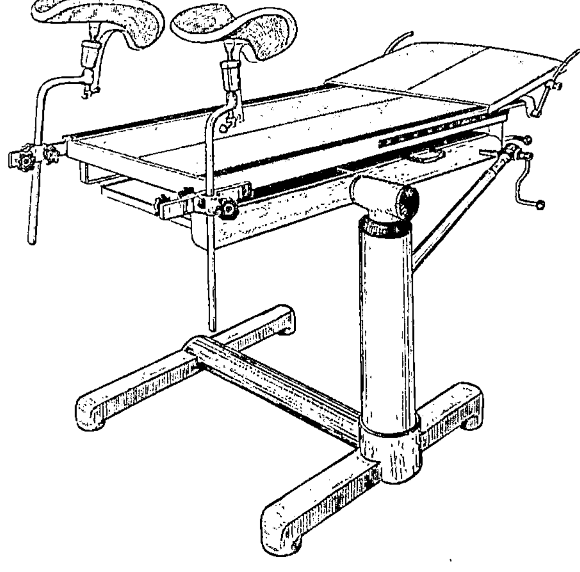

Abb. 97. *Urologischer Untersuchungstisch* (nach GRIESMANN)

Bei der einen (SIEMENS) besteht das Wirbelsäulengerät aus einem Spezialstativ für den Patienten und einem fokusnahe rotierenden Ausgleichfilter (Abb. 98). Da Aufnahmen aus 3 m Distanz gemacht werden, muß natürlich eine entsprechend hochbelastbare Röntgenröhre verwendet werden. Der fokusnahe rotierende Ausgleichfilter wird am Lichtvisier des Apparates befestigt. Durch eine speziell geformte Bleischablone werden die unterschiedlichen Belichtungen, die eine Halswirbelsäule z. B. gegenüber einer Lendenwirbelsäule benötigt, weitgehend ausgeglichen. Vor dem 30×90 cm großen Film wird ein entsprechendes Hartstrahlraster, das auf 3 m fokusiert ist, in gleicher Größe angebracht. Die Aufnahmen müssen bei stehendem Patienten angefertigt werden. Die bei dieser Methode resultierenden Aufnahmen zeigen ein feines grobmaschiges Gitter, das lediglich für die Orientierung bei der Auswertung dient. Zur Entwicklung dieses Filmes wird ein Spezialrahmen geliefert.

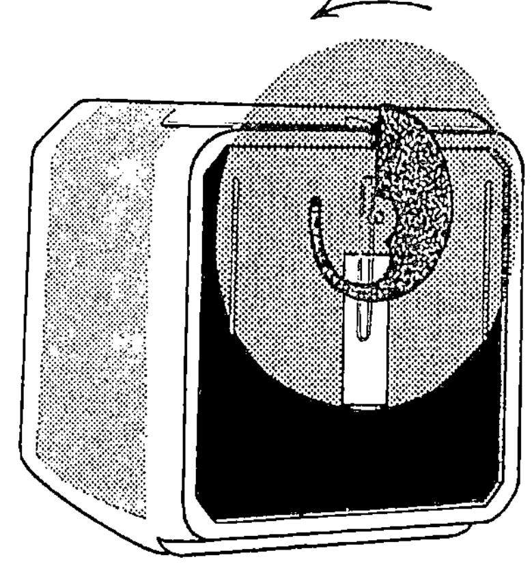

Abb. 98.
Rotierende Ausgleichblende für Röntgen-Ganzaufnahme der Wirbelsäule (nach SIEMENS). Vor dem Lichtvisierkasten dreht sich in Pfeilrichtung eine strahlendurchlässige Scheibe mit aufmontierter Bleischablone (dunkelgrau) zum Belichtungsausgleich

Die andere Methode ist jene von RASPE, wobei 3 Einzelaufnahmen auf einem Film großen Formates (20×96 cm bzw. 30×90 cm) derart aneinander gereiht werden, daß sie ein einziges Bild der gesamten Wirbelsäule ergeben. Diese Methode wird als „*3-Phasen-Technik*" bezeichnet (Abb. 99).

Durchführung der Aufnahme: Film und Röhre werden vor der Untersuchung in einem Fokus-Film-Abstand von 2—3 m eingestellt, die Kassette wird vertikal

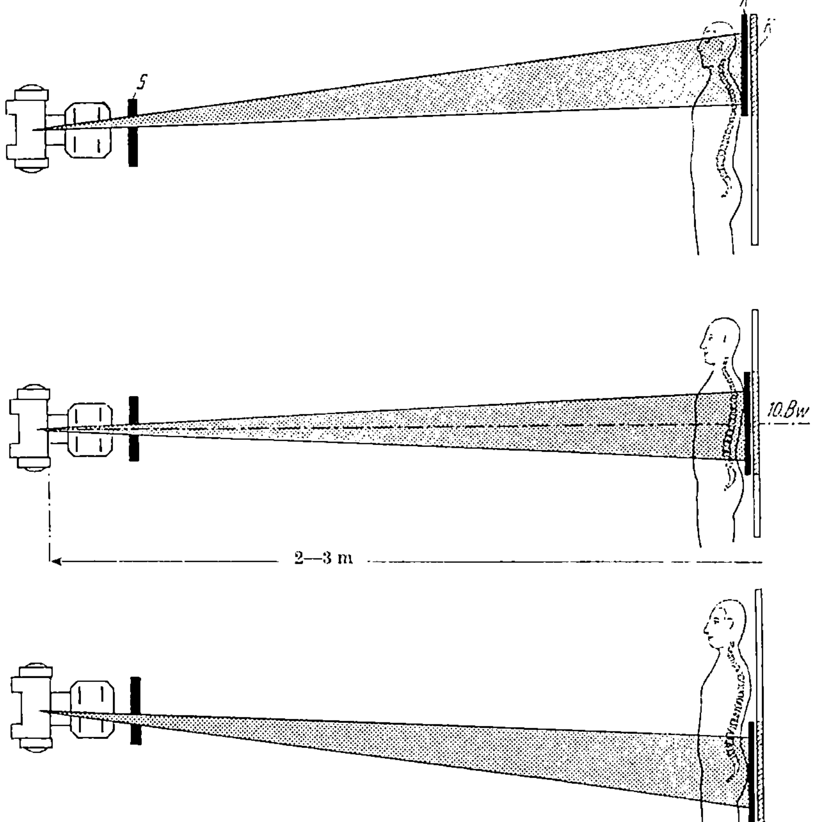

Abb. 99. *Wirbelsäulen-Ganzaufnahmen* nach RASPE bei 2—3 m FFD, sog. 3-Phasen-Technik. Von oben nach unten Phase 1, 2, 3. *S* Schwingblende; *R* Rasterblende; *K* Kassette. Der Film in der großen Kassette (*K*) wird entsprechend Phase 1, 2 oder 3 jeweils teilstückweise (schraffierte Zone) belichtet

in einem Holzrahmen mit einem U-förmigen Profil gehalten. Der Patient wird dann mit dem Rücken an die Stativwand angelehnt und gut fixiert, wobei der Kopf durch eine einfache Halterung gesondert fixiert werden muß. Der Zentralstrahl wird auf den 10. Brustwirbel und in Kassettenmitte zentriert. Diese Einstellung wird während der 3-Phasen-Aufnahme nicht verändert. Die Aufstellung des Patienten (ohne Schuhe!) und die Fixierung am Stativ erfolgen in der dem Patienten angenehmen „Gewohnheitshaltung".

Am Röhrentubus ist eine zusätzliche Bleiblende angebracht, die je nach ihrer Stellung nur eine der drei Körperregionen: Hals — obere Brustwirbelsäule/Brustwirbelsäule/Lendenwirbelsäule freiläßt, dann jeweils zur nächsten Region verschoben wird. Es wird also nur diese Blende, nicht die Röhre verschoben.

Während der Exposition der Einzelaufnahmen wird die Blende übrigens in kleine Schwingbewegungen versetzt, damit die Bildübergänge zwischen den Einzelaufnahmen verwischt erscheinen. Verschoben wird vor jeder Teilbelichtung auch die mit R bezeichnete Buckyblende.

VI. Prinzip und Praxis
der Behandlung eines belichteten Röntgenfilms

1. Chemische Behandlung

Über die Exposition eines Röntgenfilmes, über die zu beachtenden röntgenphotographischen Grundregeln, über die Einstellarten, wird zusammenfassend später (s. S. 134) berichtet. An dieser Stelle und im Anschluß an die vorangehende Besprechung haben wir uns nun mit der *chemischen* Verarbeitung des belichteten Röntgenfilmes zu befassen, die nur bei speziellem rotem resp. grünem Licht geschehen darf.

Die exakte und geschickte

Entwicklung eines Röntgenfilmes,

deren Vorgänge theoretisch schon gestreift wurden (s. S. 59), gehört zu den Grundlagen der medizinischen Röntgendiagnostik.

Die *Entwickler* — Röntgen-Rapidentwickler genannt — basieren *chemisch* auf Metolhydrochinon, das pulverförmig und flüssig in den Handel kommt. Neuerdings wird auch Phenidon dafür verwendet.

Der Entwickler besteht:

1. aus einer reduzierten Substanz, der sog. Entwicklersubstanz (z. B. Metolhydrochinon), welche oxydieren, also Sauerstoff abgeben kann;

2. aus konservierenden Substanzen (wie Natriumsulfit), welche Sauerstoff an sich ziehen (sie „fressen" den Luftsauerstoff weg);

3. aus alkalisierenden Substanzen (wie Soda, Pottasche), weil der Entwicklungsprozeß im alkalischen Milieu leichter vor sich geht als im säuerlichen;

4. aus Substanzen, die immer neu Alkali abgeben, z. B. Bromkalium oder Bromnatrium.

Die *Zubereitung eines Entwicklers* ist bei *flüssiger* Grundsubstanz höchst einfach, dafür etwas teurer. Die *pulverförmige* Entwicklersubstanz muß erst richtig zubereitet werden. Dabei ist die in der jeweils beiliegenden Vorschrift festgelegte Reihenfolge strengstens einzuhalten, da sonst das Entwicklerpulver nicht richtig in Lösung geht. Vor allem darf nie heißes Wasser verwendet werden, sondern nur solches von 35^0, nie über 40^0. Man muß auch alle Mengenangaben genauestens beachten und die Mischung nicht nur so ungefähr zubereiten. Es wäre ein grober Fehler anzunehmen, daß bei Zugabe von weniger Flüssigkeit der Entwickler stärker und damit besser würde. Optimal ist er nur in der von der Fabrik angegebenen Verdünnung.

Die Zusammensetzung des Entwicklers ist folgende:

Wasser	1000 cm³	Hydrochinon	10 g
Metol	4 g	kohlensaures Natron	110 g
Natriumsulfit	130 g	Bromkalium	5 g

Bei der Zubereitung eines neuen Bades muß auf gute Durchmischung geachtet werden, wozu ein ausschließlich nur für den Entwickler gebrauchter Holz- oder Kunststofflöffel zu verwenden ist. Nie darf derselbe aus Metall, außer aus Chromstahl und Nickel, sein.

Statt die Lösung im Tank vorzubereiten, löst man die Substanzen besser unter stetem Umrühren in einem Eimer, aber ja nicht in einem Metall- oder einem beschädigten Emaileimer. Die Wassermenge im Eimer soll $4/_5$ der Gesamtmenge ausmachen und, wie gesagt, 35° warm sein. Man schüttet den Teil A der Entwicklerbüchse in dieses warme Wasser und rührt so lange, bis sich auch die letzten Kristallspuren aufgelöst haben. Erst dann führt man die Substanzmenge B unter ständigem Umrühren allmählich zu. Man muß langsam zugießen, da sich diese sonst zu schwer löslichen Klumpen ballt. Zum Schluß füllt man den Tank bzw. den Eimer bis zur Marke auf, die der Gesamtmenge des anzumachenden Entwicklers entspricht. Der angesetzte Entwickler muß mehrere Stunden ruhen, damit sich die warme Lösung abkühlen kann.

Die Durchschnittstemperatur eines Entwicklerbades muß 18—20° betragen.

Der Entwickler wird in ein Gefäß abgefüllt, in welchem der Film gebadet werden kann. Es gibt dafür zwei verschiedene Methoden:

1. Die *Schalenentwicklung.* Sie kommt heute eigentlich nur noch in kleinen Betrieben zur Verwendung, weil man immer nur einen Film einbringen kann. Die Methode ist an sich aber keineswegs unzweckmäßig, da man den Film wesentlich besser beobachten kann. Häufig wird sie noch bei Papieraufnahmen angewandt. Bei der Schalenentwicklung ist darauf zu achten, daß in der Schale stets reichlich Flüssigkeit ist, daß man beim Einbringen des Filmes diesen sofort schwenkt und eventuell haftende Luftblasen entfernt. Würde man den Film nicht schwenken, so würden wolkige Schlieren darauf sichtbar werden. Nach Benützung muß die Schale jeweils entleert werden, d. h. die Flüssigkeit muß in die Entwicklerflasche zurückgeschüttet werden, was etwas umständlich ist. Ohne diese Vorsichtsmaßnahme würde der Entwickler an der Luft oxydieren und dadurch unbrauchbar werden.

2. Die *Tankentwicklung.* Dies ist heute die klassische Methode der Röntgenentwicklung, wie sie in jedem Institut durchgeführt wird. Der Entwicklungstank, der aus Steingut, aus Email, aus Hartgummi oder aus rostfreiem Stahl besteht, erlaubt gleichzeitig viele Filme bis zum Format 35/43 einzutauchen. Der Tankinhalt schwankt zwischen 9, 12, 25 und 40 Litern. Auch im Tank muß der Entwickler stets zugedeckt werden, um die Oxydation zu verhindern.

Viele Institute haben in ihrem Tank eine Apparatur eingebaut, einen sog. *Thermostaten,* der die Entwicklertemperatur stets genau auf der gewünschten Höhe hält. Bei 18—20gradigem Entwickler benötigt der übliche Röntgenfilm 5—6 min (bei neuen Emulsionen sogar nur 4 min), bis er kontrastreich und sauber ausentwickelt ist.

Sinofilme, wie Zahnfilme werden bis zu vollständiger Undurchsichtigkeit entwickelt.

Papieraufnahmen werden maximal 5 min bei 18° entwickelt.

Schon minimale Temperaturdifferenzen bedingen jedoch ganz wesentliche Änderungen der Entwicklungsdauer. Bei einer Differenz von nur 2° weniger, also z. B. bei 16°, muß um 50% länger(!) entwickelt werden, d. h. statt 5—6 min

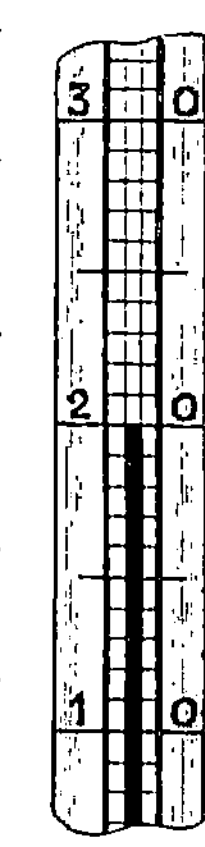

9 min. Hat der Entwickler 2⁰ mehr als normal, z. B. 22⁰, so kann man den Film schon nach 4 min herausnehmen. Es ist von großer Wichtigkeit, diese Tatsachen zu kennen und ihnen entsprechend Rechnung zu tragen, mit anderen Worten: Wenn kein Thermostat eingebaut ist, muß die *Temperatur des Entwicklerbades ständig kontrolliert* werden, und zwar nicht nur bei Arbeitsbeginn, sondern auch tagsüber immer wieder. Das Thermometer ist eines der wichtigsten Utensilien der Röntgenassistentin im Dunkelzimmer. Gerade hier wird bei der Dunkelkammerarbeit am meisten gesündigt, da eben 2⁰ Unterschied vielen Assistentinnen als belanglos vorkommen.

Anläßlich der Überprüfung der Temperatur am frühen Morgen, zu Beginn der Arbeit, muß auch stets der *Entwickler auf- und umgerührt* werden, bevor der erste Film eingebracht wird. Wenn nämlich die Entwicklerlösung über Nacht ruht, wird sie unten konzentrierter als an der Oberfläche.

Die Entwicklungstanks setzen allmählich Verunreinigungen an und müssen deshalb von Zeit zu Zeit mit einer Bürste *gereinigt* werden, was noch gründlicher

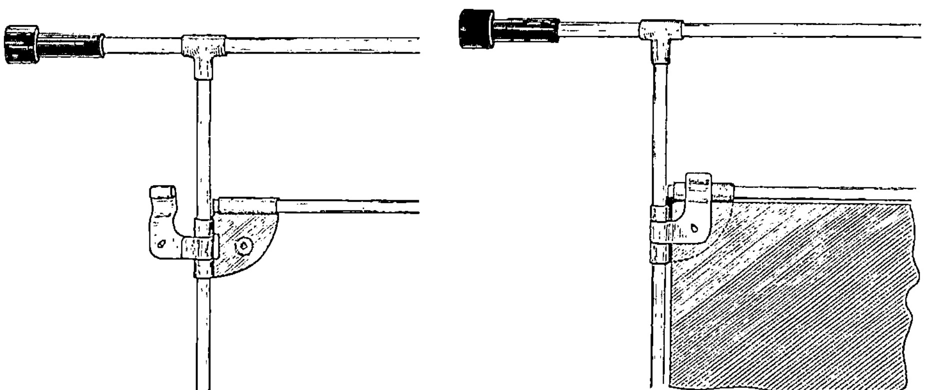

Abb. 100. *Filmrahmen mit geöffneter Klammer*   Abb. 101. *Filmrahmen mit eingespanntem Film*

durch eine Füllung mit 1 Liter konzentrierter Salzsäure auf 20 Liter Wasser durchgeführt wird. Diese Lösung läßt man mehrere Stunden im Tank stehen und spült dann sorgfältig mit Wasser nach.

Der Film kann natürlich nicht mit den Fingern im Entwickler gehalten werden. Dies wäre unpraktisch, und zudem verfärbten sich die Finger gelb wie bei starken Rauchern. Man spannt deshalb den Film in einen der handelsüblichen *Filmrahmen* (Abb. 100 und 101) ein. Diese beruhen alle auf dem gleichen Prinzip: Der Film wird an den Ecken oder Kanten befestigt und dann in den Entwickler eingetaucht bzw. eingehängt. Man kaufe nur tadellose Filmrahmen aus bestem rostfreiem Stahl. Billige Rahmen geben an Stellen, an welchen sie nicht gut verchromt oder, wie dies früher der Fall war, vernickelt sind, freies Metall ab, was zur Zerstörung des Entwicklers führt.

Für Zahnfilme gibt es spezielle Halter (Abb. 102), sog. *Zahnfilmklammern* (manchmal mit weißen Schildchen zur provisorischen Aufnahmebeschriftung ausgerüstet).

Das *Entwicklungsbad erschöpft sich im Gebrauch* durch Anreicherung mit Bromsalzen, Alkaliverbrauch usw. Ferner geht Lösung beim Herausnehmen der Filme verloren. Es wäre aber falsch, die Filme zu sehr über dem Entwickler abtropfen zu lassen, da diese Tropfen mit Bromsalzen stark angereichert sind und dadurch die Entwicklungskraft der Lösung schwächen.

In einem Tank von 12 Liter Entwickler ist die Verarbeitung von ungefähr 100 Filmen vom Format 30/40 cm oder 170 Filmen 24/30 möglich.

Um der Erschöpfung des Bades entgegenzuwirken und die an den Filmen haftende und ins folgende Wasserbad weitergeschleppte Flüssigkeit zu ersetzen, schüttet man von Zeit zu Zeit wieder

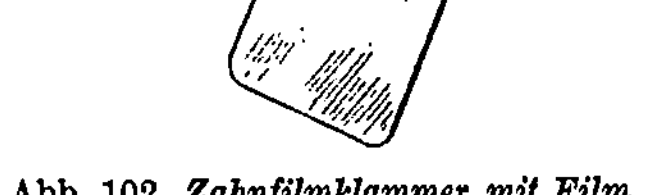

Abb. 102. *Zahnfilmklammer mit Film*

Lösung nach, aber nicht Entwickler-, wie dies häufig geschieht, sondern *Regeneratorlösung*. Praktisch handelt es sich dabei um einen Entwickler ohne Bromkalizusatz. Mit diesem läßt sich der Entwickler natürlich nur in bestimmten Grenzen regenerieren, und zwar so, daß während einer gewissen Zeitspanne die Gebrauchsfähigkeit eines Entwicklerbades ständig voll erhalten bleibt und damit eine stets gleiche Entwicklungsdauer pro Röntgenfilm garantiert ist. Ein Liter Entwickler gestattet die Entwicklung von 1,6 m² Film, also von etwa 18 Lungenbildern, zusammen mit Regenerator kommt man bis auf 4 m².

Ersatz des Entwicklers ist notwendig, wenn man, nach EGGERTH, $^3/_4$ der ursprünglichen Entwicklermenge an Regeneratorlösung zugeschüttet hat, d. h. bei einem Tank von 13,5 Liter etwa 10 Liter. Auf jeden Fall arbeitet auf diese Weise der Entwickler bildtechnisch stets gleich.

Dem Röntgenentwickler wird übrigens oft *Netzmittel* beigefügt, die Entwicklerlösung greift dann den Film überall gleichzeitig an, die Trocknung des Filmes erfolgt fleckenfrei.

Filmbetrachtung während der Entwicklung: Eine erfahrene Röntgenassistentin *kontrolliert* während des Entwicklungsprozesses, ob ein Film *zu wenig oder zu viel exponiert* wurde. In letzterem Falle, also bei Überbelichtung, kürzt sie den Entwicklungsprozeß zeitlich ab, und umgekehrt versucht sie bei Unterbelichtung durch Verlängerung der Entwicklungszeit auf 9—10 min noch zu retten, was zu retten ist. Sie weiß aber genau, daß der Film dann einen grauen Schleier bekommen kann, da auch das unbelichtete Bromsilber angegriffen wird. Dieses Vorgehen darf jedoch nicht zur üblichen Methode werden, denn es gestattet keine saubere und zweckmäßige Arbeit im Institut. Vor allem setzt es den Wert der so grundlegend wichtigen Expositionstabelle herab; am Schluß weiß niemand mehr, wie eigentlich richtig belichtet werden muß. Deshalb ist das schematische Vorgehen (18° Entwickler und 6 min Entwicklung) weitaus vorzuziehen.

An manchen Instituten sind 2 Entwicklungströge vorhanden, einer mit frischem, einer mit älterem, langsamer arbeitendem Entwickler. Ein Film, der „zu rasch kommt", wird in den alten Entwickler eingebracht.

Die Filmbetrachtung während des Entwicklungsprozesses ist nachteilig (sie führt zu einem grauen Luftschleier auf dem Film). Es gibt Röntgenassistentinnen, die voreilig und neugierig den Film schon in den ersten beiden Minuten aus dem Bad herausnehmen und betrachten, in der Annahme, daß dies bei rotem Licht nichts schade, was ein Irrtum ist. Der Film wird nämlich zu Beginn der Entwicklungszeit auch durch die Dunkelkammerlampe und die Luft beeinflußt und dadurch verschleiert. Man soll ihn also frühestens in der 3. Minute bei schwachem rotem Licht ansehen und äußerst kurzfristig.

Zum Schluß muß noch einer unangenehmen Eigenschaft des Entwicklers gedacht werden. Er verursacht *auf* weißen *Stoffen gelbe* bis gelbbraune *Flecken.* Diese sind mit verdünnter Lösung von 5% Blutlaugensalz (Ferricyanür) und 5% Fixiernatron (Natriumthiosulfat), bei hartnäckigen Flecken mit Jodtinktur, zu betupfen. Dann spült man mit ungebrauchtem Fixierbad und mit Wasser nach. Noch einfacher entfernt man sie mit Silvosol.

Besser ist aber die Vorsorge. Bei einiger Sorgfalt läßt sich das Bespritzen mit Entwickler- oder Fixierbadflüssigkeit leicht vermeiden. Man mache sich zur Regel, nie eine Röntgenaufnahme im Dunkelzimmer, direkt aus dem Fixierbad heraus, zu betrachten. Zuerst lasse man sie kurz abtropfen, womit man auch Lösung spart, spüle sie rasch im Wasser ab. Entwicklungs- und Fixierbadtröge, die oft im Zement- oder Gußeisenbecken stehen, tragen dadurch zur Verschmutzung der Kleider bei, daß beim Herausnehmen des Filmes Tropfen auf die Brüstung des Beckens fallen und diese dann an der Außenwand des Zementbassins herunterrinnen. Lehnt man sich gegen diese Wand, z. B. zur Betrachtung des Filmes, so gibt es Flecken auf der weißen Schürze. Befestigt man dagegen eine Wand aus Holz oder noch besser aus (womöglich weißem) Plastikmaterial 5—8 cm vor der Trogvorderwand, und zwar so, daß deren Kante den Oberrand des Beckens überragt, so kann man sich quasi hinter diese Schutzwand stellen.

Man vergesse doch nie, daß der gute Eindruck dreier sauber gekleideter Röntgenassistentinnen beim Patienten sofort erschüttert wird, wenn eine vierte mit entwicklerbeschmutzter Schürze erscheint.

Ist die Entwicklung abgelaufen, so bringt man den Film zur

Zwischenwässerung

in den Wässerungstank, wo er während 30—60 sec, unter keinen Umständen kürzer, im Wasser geschwenkt wird; diesem kann etwas Essigsäure (2%) zugesetzt werden, um allen alkalischen Entwickler aus dem Film herauszulösen. Diese alkalischen Substanzen würden nämlich das nachfolgende Lösungsbad, das Fixierbad, unnütz belasten. Man kann den Film auch durch eine spezielle Wasserbrause abspülen.

Fixierung des Filmes

Diese geschieht im sauren

Schnellfixierbad;

es besteht aus:

200 g	Natriumthiosulfat
50 g	Chlorammonium
20 g	Kaliummetabisulfit
1000 cm³	Wasser

Die *Zubereitung* kann man aus festen Substanzen selbst vornehmen, es ist aber auch ein flüssiges Konzentrat im Handel. Das Natriumthiosulfat (Fixiernatron) reagiert mit Bromsilber, wobei Silberthiosulfat entsteht. Die beiden Substanzen werden leicht im Wasser gelöst. Kaliummetabisulfit ($K_2S_2O_5$) ist eine Substanz, die den Entwicklungsprozeß abbricht. Der eingebrachte Film, der anfänglich trüb, matt und undurchsichtig erscheint, wird in kurzer Zeit klar und durchsichtig, der folienlose Film benötigt im allgemeinen etwas längere Zeit. Der Film darf frühestens betrachtet werden, wenn er komplett durchsichtig ist und keine matten Stellen, die bei der Aufsicht etwas grauweiß schimmern, aufweist. Er würde sich sonst später an diesen Stellen gelblich verfärben.

Dauer der Fixierung: Fixiert man nicht genügend aus, so erscheint der Röntgenfilm später stark verfärbt und rotgelb. Man läßt den *Film doppelt so lang im Fixierbad, wie er gebraucht hat, bis er durchsichtig wurde.* Das bedeutet im allgemeinen 5—10 min Fixierzeit, je nach dem Alter des Bades. Ein frisches

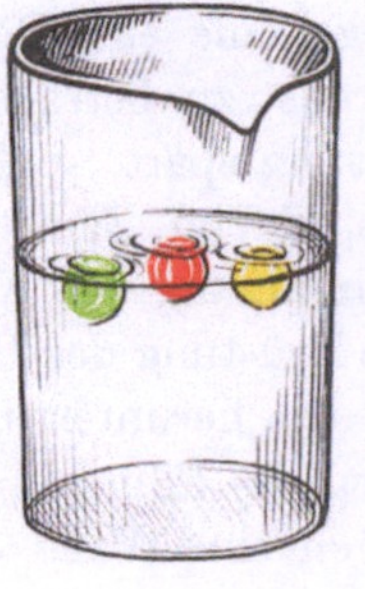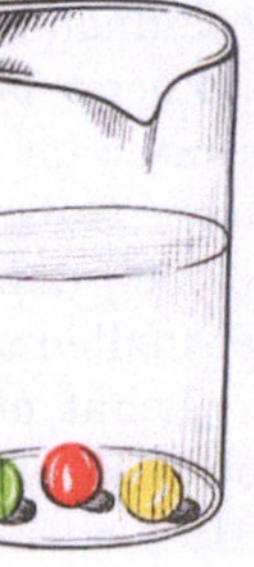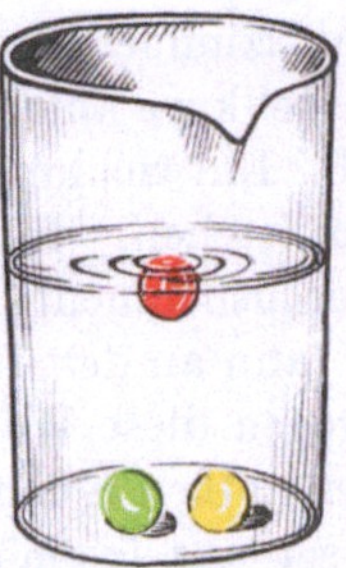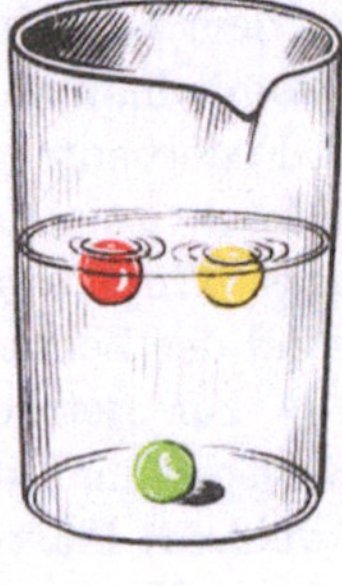

Abb. 103. *Agfa-Röntgen-Fixierhilfe.* Erklärung siehe Text

Fixierbad arbeitet rasch, die Fixierkraft nimmt aber bald ab, viel rascher, als sich z. B. ein Entwickler schwächt. Bewegen des Filmes bzw. des Bades beschleunigt den Fixiervorgang.

Durch einen *Härtezusatz zum Fixierbad* (Eisessig und Kalialaun) wird die Emulsionsschicht, die bei zu warmem Bade gerne abschmilzt, gefestigt.

Von diesem (sauren) Fixierbad darf nie etwas — und wären es auch nur einige Tropfen — in den (alkalischen) Entwickler gelangen, da er schon von einer kleinen Menge Fixierbad stark geschädigt wird. Aus diesem Grunde müssen auch die *Filmrahmen* nach dem Fixierbad tüchtig *gewässert* und *sauber gereinigt* werden, bevor man sie erneut benützt.

Nach längerem Gebrauch altert das *Fixierbad.* Seine *Erschöpfung* kann folgendermaßen *kontrolliert* werden:

1. Ein Tropfen Fixierbad auf weißes Filtrierpapier: Bildet sich ein bräunlicher Rand, so enthält das Bad zuviel Silber.

2. Kontrolle mit *Fixierhilfe Agfa* (Abb. 103). Diese besteht aus 3 Gummikugeln, deren eine (grüne) normalerweise im Fixierbad untersinkt, während die anderen obenauf schwimmen. Sinkt auch die gelbe Kugel nach unten oder gar alle drei, so ist das Bad zu dünn und muß mit Zusatz von 8 g Natriummetabisulfit (auf 100 g Fixiernatron) aufgefrischt werden. Schwimmen alle drei obenauf, so ist das Bad zu konzentriert und ist zu verdünnen.

3. Den Säuregehalt bestimmt man mit blauem Lackmuspapier, das sich röten muß. Es gibt auch Indicatorpapiere (Agfa), übrigens auch zur Bestimmung des Silbergehaltes.

4. Praktisch ist die sog. Tankspindel zur Prüfung von Entwickler- und Fixierbad.

Durch die Fixierbadlösung entstehen leider auf weißer Wäsche schwer zu entfernende *graubraune* bis schwarzbraune *Flecken*. Während sich Entwicklerflecken durch gutes Einweichen bei der gewöhnlichen Wäsche meist entfernen lassen, tritt bei Laugenwäsche eher sogar eine Verstärkung der Fixierbadflecken auf. Diese Silberflecken kann man durch langes Reiben in ganz frisch zubereitetem Entwickler lösen oder durch Betupfen mit Jodtinktur und Nachbehandlung mit Fixierbad und anschließender Wässerung entfernen. Einfacher ist Behandlung mit Silvosol.

Schnellentwicklung und Fixierung

In *Röntgeninstituten*, die *mit chirurgischen Betrieben* zusammenarbeiten, ist es nötig, daß der *Entwickler* wie auch das *Fixierbad* stets vollständig *frisch* sind; bei einem dringlichen Notfall oder während einer Operation kann dadurch die gesamte chemische Filmbehandlung auf insgesamt ungefähr 6 min heruntergesetzt werden.

Muß das Röntgenbild äußerst rasch bereitstehen, so gibt es ein

Schnellentwicklungsverfahren

mit folgendem Rezept:

1,5 g	Metol Agfa
30 g	Natriumsulfit wasserfrei
6 g	Hydrochinon Agfa
45 g	Soda wasserfrei
0,6 g	Bromkali

Die Bestandteile werden in der angegebenen Reihenfolge in 750 cm³ Wasser gelöst und dann auf 1 Liter aufgefüllt. Die Entwicklungsdauer beträgt 1 min bei 18°, 10 sec Wässerung in 2%iger wäßriger Essigsäure, Fixierdauer 30 sec in frischem Schnellfixierbad. Man kann also praktisch in 1,5—2 min den allerdings nicht haltbaren Film vorlegen.

Es gibt aber auch weitgehend zubereitete Schnellentwickler.

Einfacher ist es, den üblichen Entwickler in einer Schale auf 25° zu erhitzen und den Film 2 min zu entwickeln.

Wir kehren zurück zum normalen Entwickler- und Fixierprozeß, nach dessen Abschluß die

Auswässerung

des Filmes im fließenden Wasser stattfindet. Diese hat mindestens $^1/_2$—1 Std. zu dauern, damit alle eingedrungenen Chemikalien herausgelöst werden. Auf diese Weise wird der Film später weder gelb noch grau noch sonst verfärbt aussehen.

Als Schlußbad nach dieser Endwässerung bewirkt ein Bad mit Netzmitteln infolge Herabsetzung der Oberflächenspannung ein schnelles und gleichmäßiges Ablaufen des Wassers ohne Tropfen- und Streifenbildung, so daß die Trocknungszeit von Filmen und Papieren, bei gleichzeitiger Vermeidung der störenden Trockenflecken wesentlich verkürzt wird.

Nach der Wässerung kommt der Film zur

Trocknung

An vielen Instituten ist es üblich, daß man die Filme mit ihren Entwicklerrahmen an eine Holzleiste hängt (vgl. Abb. 106), und erst, wenn sie genügend abgetropft sind, kommen sie in einen sog. *Trocknungsschrank.* Durch Ventilatorantrieb streift warme Luft am Film vorbei, so daß er bedeutend rascher trocknet als bei üblicher Zimmertemperatur. Solche Trocknungskasten gibt es in verschiedenen Größen und Ausführungen.

Filme trocknen gleichmäßiger und schneller, wenn sie nach dem Wässern etwa 2 min in einem *Netzmittel-Bad* (Geratol u. a.) geschwenkt werden.

Man kann auch eine *Schnelltrocknung* mit einem besonderen Bad durchführen, dessen Rezept folgendes ist:

1000 cm³ Methanol (Methylalkohol, giftig!)
400 cm³ Wasser
50 cm³ Formalin (40%ige Lösung des Handels)

Leider reagiert während der 3minutigen Behandlung die Filmunterlage mit diesem Alkoholbad; dies hat zur Folge, daß der Film darnach „lappig", d. h. weich und übermäßig biegsam wird. Man soll daher dieses Verfahren wirklich nur in Ausnahmefällen zur Anwendung bringen.

Ein praktisches Schnellverfahren ist auch die Dekofix-Schnelltrocknung.

Neuerdings werden — allerdings sehr teure — *Entwicklungsapparaturen* angepriesen, die die gesamte *chemische Behandlung* eines belichteten Röntgenfilmes automatisch durchführen. Diese Apparaturen erlauben 20—250 Aufnahmen pro Stunde chemisch zu behandeln und zu bearbeiten, von der Entwicklung bis zur Trocknung. Wichtig ist dabei, daß die Temperatur des Entwicklers automatisch konstant gehalten wird, durch Heiz- bzw. Kühlschlangen, also durch Thermostatregelung, daß die Tankfüllung laufend regeneriert und das Flüssigkeitsniveau jeweils in gewünschter Höhe gehalten wird. Für diesen Zweck werden übrigens Spezialentwickler verwandt. Eingebaute Trocknungsapparate vermögen bei dieser Entwicklungsautomatik besonders intensiv zu arbeiten.

Röntgenpapier preßt man feucht (eventuell mit Netzmittel) auf eine *Flachtrockenpresse* mit der Schichtseite gegen die kalte und feuchte Metallplatte auf. Mit einer Gummirolle drückt man es fest an und streicht damit auch das Wasser aus; mit Vorteil legt man dabei ein wasseraufsaugendes Tuch oder ein Fließblatt auf das Röntgenpapier. Anschließendes Erhitzen der Metallplatte bewirkt den Trocknungs- und gleichzeitig den Hochglanzprozeß. Sobald ein Knistern zu hören ist, nimmt man das Papier ab. Mit einer rotierenden Hochglanzpresse läßt sich Röntgenpapier in 2 min trocknen.

Abschwächen eines Filmes

Ein überbelichteter Film kann abgeschwächt werden, dies jedoch nur, wenn er vollständig durchentwickelt, gut fixiert und ausgewässert worden ist. Der Prozeß verlangt viel Fingerspitzengefühl. Im Prinzip wird metallisches Silber aus der Emulsionsschicht herausgelöst, es ist derselbe Vorgang, wie wenn man den Film mit einem dünnen Hobel Schicht für Schicht abhobeln würde (Abb. 104). Dabei kann es leicht passieren, daß man zuviel „abhobelt" (Abb. 105). Also Vorsicht!

Schon die *Zubereitung* des Abschwächers erfordert peinliche Genauigkeit. Im allgemeinen wird der Farmersche Abschwächer angewandt. Er besteht aus 2 Lösungen mit folgender Zusammensetzung:

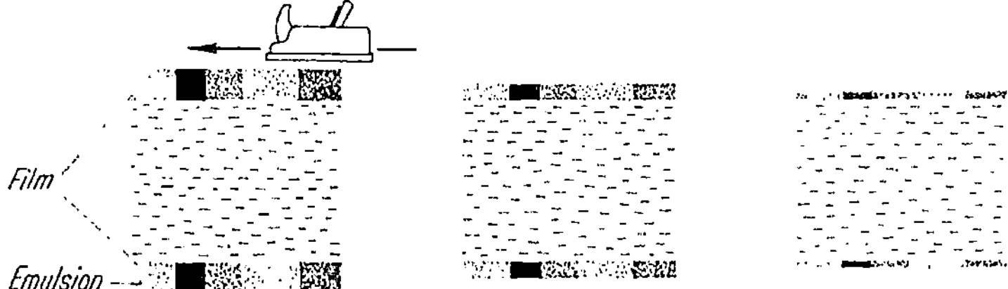

Abb. 104. *Prinzip der Abschwächung eines Filmes*

Lösung A	*Lösung B*
100 cm³ Wasser	100 cm³ Wasser
10 g Natriumthiosulfat krist.	5 g rotes Blutlaugensalz

Zum Gebrauch mischt man in einer flachen Schale 1 Teil B mit 10 Teilen A, mit anderen Worten, man mischt Blutlaugensalz mit Fixierbad. Da diese Lösung die Haut stark angreift und verfärbt, sind bei der Zubereitung Gummihandschuhe anzuziehen. Kleine Filme dürfen statt in der Schale eventuell mit Watte abgeschwächt werden; dies muß jedoch außerordentlich rasch und geschickt geschehen, da eine zu langsame Arbeit sofort zu groben Schlierenbildungen (Abb. 105) führt. Während des Abschwächens muß der Film ständig wieder ins Wasser getaucht werden, damit keine Ränder entstehen. Nach der Abschwächung wird kurz gewässert, hierauf nochmals ins Fixierbad eingetaucht und dann lange nachgewässert.

Verstärkung

von Röntgenaufnahmen ist kompliziert und wird selten vorgenommen. Auf dem Markt gibt es Röntgenbildverstärker-Präparate, z. B. Plus X.

Abb. 105. *Streifenbildung bei zu kräftiger Abschwächung eines Filmes*

Schirmbildbehandlung

Es steht dafür Spezialmaterial zur Verfügung, wie Spezialrahmen, automatische Entwicklungsdosen usw.

2. Dunkelkammer: Ausstattung und Arbeit

Alle eben beschriebenen Arbeiten werden in der *Dunkelkammer* (Abb. 106) durchgeführt. Diese darf nicht zu klein sein, muß gut lüftbar sein und zentral liegen. Der Eingang wird durch eine Doppeltür oder durch eine Schleuse gebildet, da während der Arbeit kein Tageslicht eindringen darf. Auch für die Filme gibt es eine eigene Lichtschleuse. Der Fußboden muß absolut trocken gehalten werden. Denn einerseits müssen ja ständig elektrische Schalter berührt werden (die allerdings sog. Sicherheitsschalter sind), andererseits wird dadurch die Gefahr verringert, auf dem Fußboden in der Dunkelheit auszugleiten. Im Dunkelzimmer sind zwei streng getrennte Arbeitsplätze vorhanden, die „Trockenseite" und die „nasse Seite".

Auf der *Trockenseite* darf weder ein Tropfen Wasser noch gar Entwickler oder Fixierbad verspritzt werden. Dies könnte nicht nur den Film, sondern vor allem die Folien schädigen. Es muß peinlichste *Sauberkeit und Staubfreiheit* auf dem zweckmäßig mit Riffelgummi bedeckten Tisch herrschen, der also täglich mehrmals abgestaubt werden muß. Stets muß auch auf *strenge Ordnung* geachtet werden, damit man sich im Dunkeln jederzeit zurechtfindet.

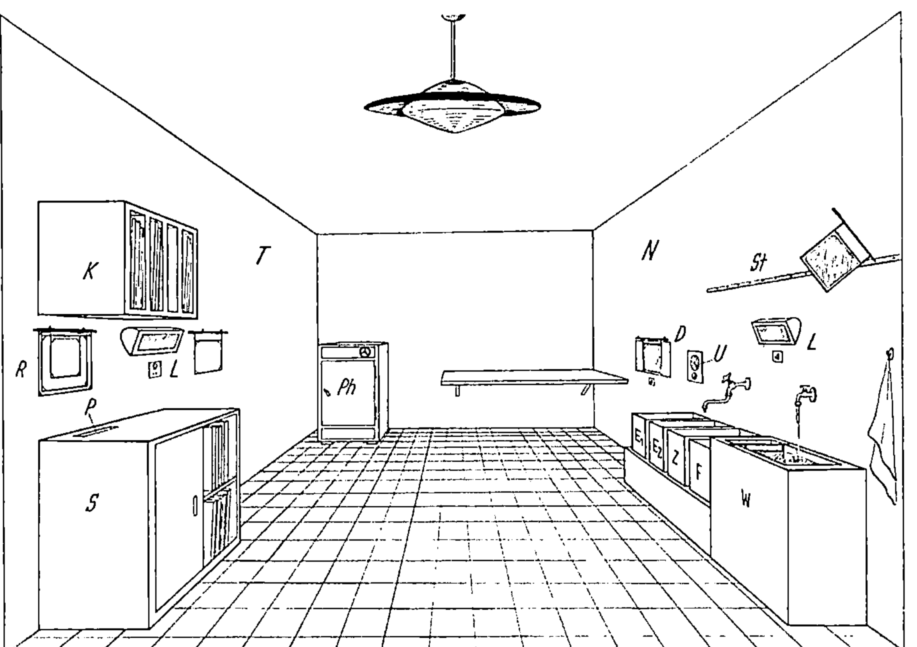

Abb. 106. *Dunkelzimmer.* *T Trockenseite*; *K* Gestell für (mit Film) geladene Kassetten; *R* Rahmen; *L* Rotlampe mit Lichtschalter; *S* Schrank mit Filmschachteln; *P* Schlitz für Papierabfälle; *Ph* Photopult. *N Nasse Seite*; *E₁* frischer Entwickler; *E₂* alter Entwickler; *Z* Zwischenwässerung; *F* Fixierbad; *W* Wässerung; *L* Rotlampe mit Lichtschalter; *St* Steckleiste für Filmrahmen zum Aufhängen und Abtrocknen nasser Filme; *U* Entwicklungsuhr; *D* Betrachtungskasten mit weißem Licht (= Negatoskop)

Auf der Trockenseite ist ein Filmtisch (etwa 1 m hoch) vorhanden mit Regalen, auf welchen die *Filmkassetten*, in stets gleichbleibender Reihenfolge der Formate, griffbereit stehen.

Auf einem zweiten Regal ruhen die *Filmschachteln*, ebenfalls in stets gleicher und identischer Reihenfolge. Es muß immer ein genügender Vorrat an Filmen vorhanden sein; man darf nicht plötzlich während des Einlegens eines Films entdecken, daß das diesbezügliche Format ausgegangen ist.

Nimmt man eine *Kassette* vom Gestell, so muß an der Rückwand derselben sofort klar ersichtlich sein, ob der Film mit Feinkorn-, mit Hochleistungs- oder mit Universalfolie ausgerüstet ist.

Die Kassetten müssen zudem immer „geladen" sein, d. h. einen Film enthalten; jeder Film, den man in den Entwickler bringt, wird deshalb sofort durch einen neuen in der Kassette ersetzt.

Man achte darauf, daß der *Film* aus der Filmschachtel *langsam herausgenommen* wird, nicht zu rasch, da sonst Blitzfiguren (Abb. 107) infolge statischer Elektrizitätsladungen auf ihm entstehen können (speziell im Sommer beim Tragen von Gummisohlen). Vorsicht: kein Lichteinfall (vgl. Abb. 67).

Vor *Einlegen des Filmes* kontrolliere man die Kassette, ob sich kein Fremdkörper eingeschlichen hat, ob die Folie peinlich sauber ist, und erst dann lege man den Film ganz

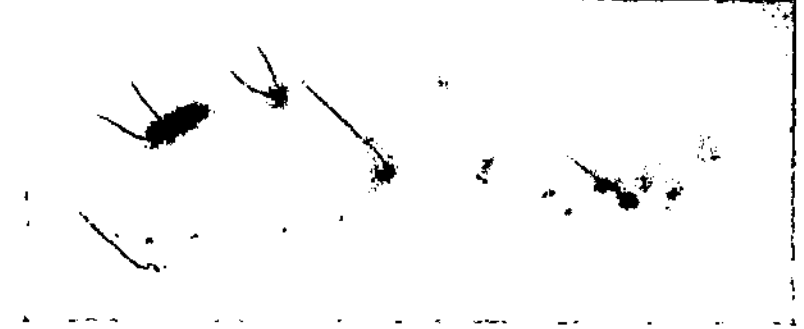

Abb. 107. *Blitzfiguren* auf dem Film

vorsichtig, ohne ihn zu knicken (Abb. 108 und 109) ein, so daß später keine Hörnchen (weiße Halbmonde) auf dem Röntgenfilm die unsachgemäße Arbeit verraten. Man faßt den Film nicht mit den Fingern an, sondern hält ihn zwischen seinen schwarzen Umhüllungsblättern, die man zurückstreift, um ihn dann behutsam auf die Vorderfolienschicht zu legen. Man kontrolliert, ob der Film zwischen den Folienblättern liegt, schließt die Kassette, ohne die Folien am Rande einzuklemmen, und bringt sie wieder an den für sie bestimmten Platz.

Was macht man nun mit dem *belichteten Film*, wenn man zum Trockentisch kommt? Bei Einzelpackungen wird er durch Entfernung des Schutzpapieres ausgepackt (Papier und Karton in den Papierkorb), bei Kassettenfilmen

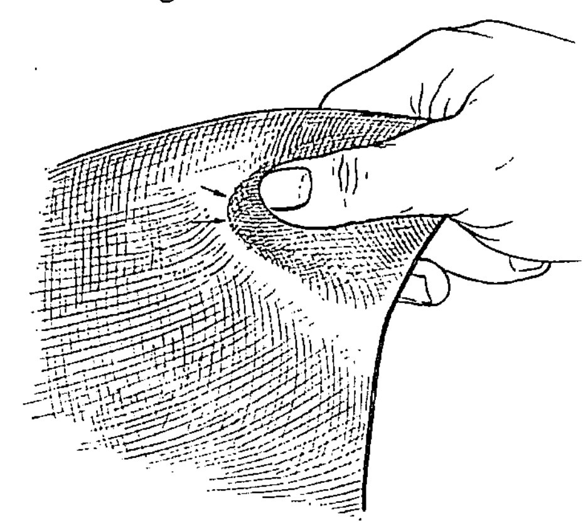

Abb. 108. *Film falsch angefaßt*, so daß es zu einer *halbmondförmigen* Druckstelle kommt (↑)

wird er durch Öffnung der Kassette greifbar! Hierauf wird er auf der Tischunterlage am Filmrande mit deutlicher, graziler und nicht zu plumper Bleistiftschrift angeschrieben, gekehrt und auf der Rückseite ebenfalls beschriftet. Die *Doppelbeschriftung* verhindert, daß bei späterem Zuschneiden des Filmes plötzlich der Name abgeschnitten ist.

Es gibt kleine Belichtungsgeräte, die es erlauben, die Beschriftung mit einer Lichtquelle auf dem Film zu markieren: dies ist nachteilig, wenn man die Filme später beschneiden will. Gute *Beschriftungsautomaten* stellen die Firmen Schönander, die Physikalisch-Technischen Werkstätten und Danske Röntgen her. Eine Beschriftung des Röntgenfilmes hat den Wert einer Urkunde, und dementsprechend kann eine Namensverwechslung zu schlimmsten Folgen für den Fehlbaren führen.

Abb. 109. *Knickspuren* (weiße oder schwarze Hörnchen) auf dem Röntgenfilm

Nach Beschriftung wird der Film auf dem Trockentisch in den Filmrahmen eingespannt (vgl. Abb. 100). Auch die Rahmen hängen gut geordnet und griffbereit über dem Tisch.

Der Film kommt jetzt auf die *nasse Dunkelkammerseite*, nämlich *in den Entwicklungstank*, dort wird er nach oben und unten bewegt, nicht etwa nur seitlich hin und her gewedelt, damit alle Luftblasen, die eventuell mitgeschleppt wurden, von seiner Oberfläche abgleiten. Man deckt dann den Tank mit dem Deckel zu, trocknet sich die Hände und beginnt, die Filmkassette in der obengeschilderten Art neu zu laden.

Sollte man einen Film nicht sofort entwickeln können, so versorge man ihn, *mit dem Namen beschriftet*, in einen absolut *lichtdichten Kasten* und entwickle ihn später, sobald man dafür genügend Zeit hat.

Nach 3—4 min Entwicklung kann man den *Röntgenfilm im Dunkelzimmerlicht kurz betrachten.*

Alle diese Manipulationen werden, wie erwähnt, bei Rotlicht durchgeführt.

Unter Dunkelzimmerlampe verstehen wir das durch eine dunkelrote (Agfa 104, Kodak 6 B, Gervic X 602) bzw. durch eine gelbgrün-matte (Agfa 1017-Filter, Ilford X 905, Gevaert-Filter L 101 bzw. 161) Scheibe abgefilterte Licht einer sehr schwachen (15 Watt) Birne, wodurch nur die ebengenannten Farbtönungen durchgelassen werden. Diese Filter altern und bleichen aus. Bei Überalterung vermögen sie nicht mehr so stark zu absorbieren. Sie müssen von Zeit zu Zeit erneuert werden. Nie verwende man Dunkelkammerlampen, die selbst angemalt oder mit irgendwelchem roten Papier umwickelt sind.

Nach Abschluß der gesamten chemischen Behandlung, die stets mit der Kontrolluhr überprüft bleibt, wird der Film an einem hellen, jedoch nicht zu sehr blendenden *Lichtkasten* (Negatoskop) betrachtet und beurteilt.

3. Technische Beurteilung eines Röntgenbildes

Die *technische* Beurteilung eines Filmes ist eigentlich ganz die Sache der Röntgenassistentin, und der Arzt soll nur im Zweifelsfall herangezogen werden.

Auf was muß die Röntgenassistentin achten ?

1. Einstellung und Zentrierung. Handelt es sich um eine Standardaufnahme und ist diese richtig eingestellt ? Ist z. B. bei einer Aufnahme der Lumbalwirbelsäule der 3. Lumbalwirbel auch tatsächlich in der Mitte des ganzen Filmes ?

2. Projektion. Ist diese für die vom Arzt verlangte Fragestellung die richtige ?

3. Filmformat. Ist es nicht zu groß oder zu klein ?

4. Markierung. Sind die Buchstaben zur Seitenbezeichnung tatsächlich auf der richtigen Seite angebracht ?

5. Schärfe des Bildes. Ist es in allen Teilen scharf ?

Hat der Patient die Aufnahme verwackelt ? Hat ein Organ des Patienten, z. B. der Magen oder die Lunge, während der Exposition eine *Bewegungsunschärfe* hervorgerufen ?

Ist nur eine umschriebene Stelle auf dem Film unscharf ? Dies spräche für eine *Folienunschärfe.* Sie entsteht, wenn die Folien an dieser Stelle nicht fest an den Film angepreßt werden. Eine erfahrene Röntgenassistentin wird dies aber nicht nur erkennen, sondern auch sofort Abhilfe schaffen, indem sie die Rückwand der Filmkassette etwas dicker polstert. Diese Folienunschärfen werden im allgemeinen von den Röntgenassistentinnen noch zu wenig erkannt.

6. Exposition. Besteht keine Über- und keine Unterbelichtung ? Wurde der Film nicht etwa zu früh aus dem Entwickler genommen, oder zu spät, im Entwickler vergessen ? Kann durch Abschwächung der Film eventuell gerettet werden ?

Bei der Bildbeurteilung prüft man die *Durchsichtigkeit* des Filmes am zweckmäßigsten an den Stellen, an denen die Röntgenstrahlen durch Schwermetall absorbiert worden sind, z. B. durch die Bleimarken bzw. -buchstaben, Goldplomben in den Zähnen. An diesen Stellen muß er absolut durchsichtig sein, und nicht etwa grauschwarz.

Ist der Film gesamthaft sehr dunkel, schlecht durchsichtig und kontrastarm, oder weist er sogar einen grauen Schimmer auf, so wurde er *überbelichtet*. Diese Bilder kann man abschwächen (s. S. 94), aber nur, wenn der Film wirklich gut ausentwickelt worden ist.

Überexposition entsteht durch:

a) zuviel mAs: alle Stufen von weiß bis schwarz sind zwar vorhanden, nur steht die Schwärzung im Vordergrund;

b) zuviel kV: es fehlt das klare Weiß, alles ist grau bis schwarz getönt, das Bild ist hart; es zeigt zwar Struktur, aber keine hellen Partien mehr; auch nicht hinter Bleimarken;

c) bei Überentwicklung: es ist ebenfalls kein absolut klares Weiß vorhanden, der ganze Film hat einen tiefgrauen Schimmer.

Ist das Gesamtbild zu durchsichtig und flau, fehlen also sowohl die tiefen Schwärzungen als auch die Details an den (glasig-weiß erscheinenden) Knochen, so ist der Film *unterbelichtet*. Man könnte ihn eventuell verstärken (s. S. 95), was jedoch schwierig und umständlich ist und deshalb häufig unterlassen wird.

Eine *Unterexposition* kann entstehen:

a) bei zu wenig mAs,

b) bei zu wenig kV,

c) bei Unterentwicklung.

Die Unterbelichtung stellt man fest, indem man die Finger zwischen die Lichtquelle und die schwarzen Randpartien des Filmes bringt, auf welche direktes Röntgenlicht auffiel. Bei Durchsicht betrachtet ist ein Film bei richtiger Exposition so schwarz, daß man die einzelnen Finger nicht sieht.

Bei Unterentwicklung ist der schwarze Ton dagegen weniger tief, da die vorhandenen belichteten Bromsilberpartikel nicht alle entwickelt wurden, so daß man also die Finger durch den Film gut erkennen kann.

7. *Kontrolle nach Film-, Folien- und Bearbeitungsfehlern.* Über diese sollte sich jede Röntgenassistentin genau orientieren, an Hand der in vielen Instituten vorhandenen Bildsammlung: E. A. ZIMMER, ,,Filmfehler in der Röntgenpraxis'', Stuttgart: Georg Thieme 1960.

4. Schlußbehandlung des Filmes nach der Dunkelkammerarbeit

Nach der technischen Beurteilung des Filmes kommt er, wie geschildert, zur Auswässerung und Trocknung. Verläßt er den Trockenschrank, so müssen die etwas feuchten *Ecken* mit einer Schere abgeschnitten bzw. mittels eines ,,*Eckenschneiders*'' schön gerundet werden.

Die Bearbeitung geschieht dabei in einem anderen Raum, wobei zuerst jeder Film kontrolliert wird, ob er zu beschneiden ist. Das will heißen, daß man *unschöne Ränder abschneidet*, aber darauf achtet, daß der Name des Patienten auf dem Film noch lesbar bleibt, ebenso wie der Buchstabe für die Seitenbezeichnung.

Neben den Markierungsbleibuchstaben hat man noch andere Möglichkeiten, um die *richtige Körperseite zu erkennen.* Die *linke* Seite findet man auf Aufnahmen, auf welchen das Herz (linksliegend) mitdargestellt ist ohne weiteres, auch die Magenblase markiert die linke Seite. Unter dem rechten Zwerchfell ist ein weichteildichter Schatten, die Leber sichtbar. Sind 2 Schädelaufnahmen vorhanden, so prüft man, ob eine Zahnplombe, die eine charakteristische Form hat, auf beiden Filmen auf der gleichen Seite liegt. Die Verwechslung einer Körperseite gehört zu den schlimmsten Fehlern in einem Röntgeninstitut!

Die Filme eines jeden Patienten werden dann zusammengelegt, unter Beifügung des Einweisungs- bzw. des administrativen Begleitzettels. An Hand dieser Angaben wird mit weißer Spezialtinte die *Beschriftung des Filmes* sauber und deutlich an seiner Unterkante angebracht, am Unterrand deshalb, da er später am Oberrand in das Betrachtungsgerät des Arztes eingespannt wird. Auf dem Film figurieren folgende *Angaben:* Kontrollnummer, Name, Vorname, Alter des Patienten, eventuell Aufnahmeart, Strahlengangrichtung und Datum der Aufnahme. Bei Versicherten muß auch noch die Versicherungsnummer angeschrieben werden.

Der Film darf durch die Finger nicht beschmutzt werden, man arbeitet deshalb mit Zwirnhandschuhen oder greift ihn mit Papier an.

Die fertigbeschrifteten Filme werden wohlgeordnet samt den administrativen Papieren (Zuweisungs-, Anamnese- und eventueller administrativer Begleitzettel) dem Arzt zur Beurteilung vorgelegt, einschließlich der früher vorgenommenen Aufnahmen.

Die *medizinische Beurteilung* ist nie Sache einer technischen Gehilfin! Die erste Assistentin sollte dagegen bei Abfassung des Röntgenbefundes durch den Arzt zugegen sein, um über Rückfragen und eventuelle Reklamationen im Bilde zu sein.

Müssen vom Film *Kopien* angefertigt werden, so wird zuerst dieser Arbeitsprozeß durchgeführt (s. S. 101) und erst dann gehen die Filme zur Befundung.

Im Arbeitsgang des Röntgeninstitutes folgt nun die *Schlußkontrolle* und der *Versand.* Die Assistentin, die den Versendungsauftrag durchführt und alles gesammelt vor sich hat, muß auf folgende Punkte systematisch achten:

1. Auf die *Filmbeschriftung,* wobei kontrolliert wird, ob auf jedem Film Name, Vorname, Alter, Aufnahmeobjekt und Datum der Aufnahme stehen, eventuell der Stempel des Institutes sowie die Kontrollnummer des Patienten. Ob die *Zahl der Filme vollständig* ist, ob kein fremder Film dazwischen liegt.

2. Man prüft, ob alle Filme tatsächlich *sauber geschnitten* sind, mit geraden Rändern, schön gerundeten Ecken und in einem Normalformat.

3. Die *Seitenbezeichnung auf dem Film* ist nochmals zu überprüfen, denn eine falsche kann für den Patienten katastrophale Folgen haben.

4. Indem man schräg über den Film hinwegschaut, erkennt man, ob beim Beschneiden oder Beschriften nicht etwa *Fingerabdrücke* hinterlassen wurden. Diese entfernt man mit Watte.

5. Anschließend an diese Schlußkontrolle werden die Filme wiederum in *richtiger Reihenfolge geordnet* (z. B. eine Nieren- oder eine Magenuntersuchung im Ablauf der Aufnahmen); denn der Arzt erhält diese Filmserie zur Kenntnisnahme und nicht zur Sortierung. Geordnet werden sie in einen durchsichtigen Papierumschlag gebracht, auf welchem mit Fettstift Name und Vorname des Patienten, sowie das Aufnahmedatum stehen.

6. Alte Filme werden in einem besonderen Kuvert beigelegt und dieses beschriftet man ebenfalls mit dem Namen, Vornamen und Aufnahmedatum.

7. Wird dem abgehenden Filmpaket ein *Befundbericht* beigelegt, so muß kontrolliert werden, ob auf dem ärztlichen Bericht die gleichen Personalien wie auf dem Film stehen und ob notiert wurde, welches Körperorgan und welche Körperseite aufgenommen wurden.

8. In einem kleinen Kuvert werden die Reproduktionen beigefügt, ebenfalls geordnet.

In dieser Form geht alles zum Versand, wobei man stets darnach trachtet, *daß der behandelnde Arzt möglichst rasch in den Besitz des Röntgenbefundes* kommt.

Damit ist die Arbeit jedoch noch nicht beendet. Es muß noch das *Duplikat des Röntgenberichtes eingeordnet* und im *Röntgenarchiv* der Vermerk angebracht werden, daß der Film am x. von der Röntgenassistentin Y zur Post bzw. direkt zum Arzt gebracht wurde.

Der administrative Zettel mit genauer Angabe über die Untersuchung und Zahl der Filme geht dann zur Verrechnung der Röntgenuntersuchung an die *Buchhaltung*.

Kommen die Originalfilme vom Hausarzt wieder zurück (manche Ärzte wollen statt der Originalfilme nur Kopien), so werden sie *archiviert*, d. h. in alphabetischer Reihenfolge (oder jahrweise alphabetisch geordnet) aufbewahrt in entsprechenden Fächern und Schränken. Es wurden die verschiedensten Vorschläge zur Archivierung gemacht, die alle aufzuzählen den Rahmen des Buches überschreiten würde, zumal die Organisation eines Archivs nicht Aufgabe einer Röntgenassistentin ist, die in der Regel das bestehende Archiv nur weiterzuführen hat.

Die einfachste Archivierung ist wohl die alphabetische Einordnung, nach Formatgruppen getrennt, in zugehörige Fächer.

Es ist wichtig, daß im Archiv genau Buch geführt wird, wann ein Film herausgenommen wurde, von wem und wohin er verschickt wurde, wann er zurückkam und wann er erneut verlangt wurde. In einem Röntgenarchiv muß innerhalb kürzester Frist stets feststellbar sein, wo sich im Moment ein Röntgenbild befindet.

Das Röntgeninstitut bleibt *Eigentümer des Filmes*, auch wenn der Patient diesen bezahlt hat. Die Röntgenaufnahme wird als Urkunde im Institut aufbewahrt; dieses ist aber verpflichtet, den Film auf Verlangen eines Arztes jederzeit bereitzuhalten, um ihm den Film bzw. das Ergebnis sofort vermitteln zu können. In verschiedenen Ländern ist eine Filmaufbewahrung von 6 Jahren Vorschrift. Heutzutage ist es aber durchaus angezeigt, die Bilder noch länger zu archivieren.

VII. Die verschiedenen Kopierverfahren von Röntgenaufnahmen

Dieses Kapitel wird in Büchern stets ziemlich stiefmütterlich behandelt, meist wird es kurz abgetan unter dem Titel: „Das Kopierverfahren"; dieser müßte aber lauten: „Die vielfältigen Kopierverfahren". Denn es gibt ganz verschiedene Reproduktionsmethoden, je nach Format, verwendetem Material, Verarbeitungstechnik, Verwendungszweck.

Fangen wir mit letzterem an: *Kopien* werden aus verschiedenartigen Bedürfnissen und zu *grundlegend verschiedenen Zwecken* angefertigt:

um einem Arzt außer dem Originalröntgenfilm noch ein eigenes Dokument für dessen Patientenkartothek (also kleinformatig) zu überlassen,

um einem Arzt, statt des Originalfilmes, nur eine Reproduktion in nicht zu kleinem Maßstab auszuhändigen,

um einer Behörde das Duplikat des Originalfilmes, falls man diesen selbst behalten will, zur Verfügung zu stellen für eine röntgenologische Begutachtung oder einen Gerichtsentscheid, möglichst in Originalgröße,

um in einem Aktenstück als kleines Dokument eingeordnet zu werden,

um in der eigenen wissenschaftlichen Sammlung in kleinem oder größerem Format aufbewahrt zu werden,

um bei einer wissenschaftlichen Publikation als Vorlage zu dienen,

um bei Vorträgen und Demonstrationen als größeres oder kleines Durchsichtsbild gezeigt zu werden,

um in einer wissenschaftlichen oder sonstigen Ausstellung Aufnahme zu finden.

Für all diese Zwecke benötigt man eine Reproduktion, und es ist klar, daß diese entsprechend dem Verwendungszweck ganz verschiedener Art sein wird und daß man deshalb grundlegend verschiedene Kopierverfahren beherrschen muß. So stellt denn die Kopiertechnik an eine Röntgenassistentin viele und mannigfaltige Ansprüche und ist eine kleine Wissenschaft für sich.

Reproduktionen können so schlecht sein, daß man das Wichtigste darauf nicht mehr erkennen kann. Die wissenschaftliche Bedeutung eines interessanten Falles, der veröffentlicht wird, kann für den Leser allein dadurch empfindlich geschwächt werden, daß eine Bildkopie ungenügend und damit nicht beweisend ist. Andererseits gibt es so gute Kopien, daß sie feine Details sogar noch besser zeigen als das Originalröntgenbild. Unter den Röntgenassistentinnen gibt es nämlich oft wahre Künstlerinnen, die die Bedeutung des Kopierverfahrens voll erfaßt haben und kleine Meisterwerke liefern.

Der Bedeutung der *Reproduktionstechnik* entsprechend sollen hier nun die einzelnen *Möglichkeiten* aufgezeigt und besprochen werden:

Unter einer *Kopie* versteht man schlechthin ein Duplikat des Originalröntgenbildes, also ein Doppel, wobei man dieses

in normaler Größe, als Verkleinerung oder als Vergrößerung reproduzieren kann, sei es

auf photographischem Papier, sei es auf photographischem Film,

sowohl als Negativ wie auch als Positiv des Originalröntgenfilms.

Die verschiedenen Möglichkeiten können je nach Wunsch bzw. vorgesehener Verwendung kombiniert werden.

Zum *Verständnis eines Kopiervorganges* muß man zunächst wissen, daß man beim Photographieren mittels einer Photokamera auf dem Film ein *Negativ*bild erhält: Alles, was hell ist, wird darauf dunkel, und alles, was dunkel ist, erscheint hell. Ein weißes Haus ist auf dem photographischen Negativ schwarz, eine dunkle Tanne hell abgebildet, mit anderen Worten, auf einem photographischen Negativ sind *Licht und Schatten* gerade „umgekehrt" wiedergegeben.

Von diesem Negativ kann man mit photographischem Papier eine Kopie anfertigen, wodurch man eine Photographie erhält; auf dieser ist alles Helle und Dunkle der Natur wieder „richtig", d. h. alles erscheint wieder in natürlicher Wiedergabe, also um bei unserem Beispiel zu bleiben, das Haus weiß, die Tanne dunkel. Dieses *Positiv entspricht* in Hell und Dunkel *dem Vorbild.*

In der Röntgenphotographie verhält es sich gleich. Alles, was Röntgenstrahlen stark absorbiert, z. B. Knochen, Herz, wird auf dem Film hell wiedergegeben. Der *Röntgenfilm* ist demnach photographisch gesprochen auch *ein Negativ!*

Fertigen wir von diesem Röntgennegativ eine *Kopie* an, so erhalten wir *ein Positiv,* auf welchem, um bei unserem Beispiel zu bleiben, der Knochen dunkel ist (übrigens wie bei Betrachtung am Leuchtschirm).

Im Hinblick auf den *Maßstab* kann man *drei Arten von Kopien eines Röntgenfilms* unterscheiden, nämlich:

1. Kopie in normaler Größe (Direkt- oder Kontaktkopie),
2. Verkleinerung einer gewöhnlichen Röntgenaufnahme und
3. Vergrößerung (eines Schirmbildes).

Aus praktischen Erwägungen besprechen wir die *Kopierverfahren* in folgender Reihenfolge:

1. Papierkopien von Röntgenfilmen.
    a) Direkt- oder Kontaktkopie.   b) Verkleinerungen (Reduktionen).
2. Diapositive.
3. Vergrößerung eines Schirmbildes.
4. Filmkopie in Originalgröße (Kontaktfilmkopien). Diese Methode kommt relativ selten zur Anwendung.

1. Papierkopien von Röntgenfilmen

a) Direkt- oder Kontaktkopie

Die Direkt- oder Kontaktkopie ist eine Reproduktion des Originalröntgenfilms (Negativ) in gleicher Größe, jedoch bildmäßig als Positiv. Es wird auf Film, meistens aber direkt auf photographisches Kopierpapier kopiert (über dessen Gradation s. S. 106).

Für Veröffentlichung von Röntgenaufnahmen in wissenschaftlichen Zeitschriften verwendet man am zweckmäßigsten die Kontaktpapierkopie.

Technisch geht man so vor, daß man den Originalnegativfilm auf die Glasplatte eines der üblichen photographischen *Kopierrahmen* legt, darauf mit der Schichtseite (= glänzende Seite) das Kopierpapier und darauf den Deckel, der durch Klammern fest angedrückt wird. Die Belichtung des photographischen Papiers (weich bis extraweich) erfolgt mit einer 100 Watt-Lampe bei etwa 80 cm Distanz. Für diese Direktkopien gelten auch die Ausführungen über Papierkopien (S. 107); sie mögen dort nachgelesen werden.

Wenn man sich über die benötigte *Expositionsdauer* nicht im klaren ist, belichtet man zuerst nur je einen schmalen Streifen *(Probestreifen)* des teuren Photopapiers, in etwa 1—2 cm Breite. Oder man bedeckt den das Photopapier enthaltenden Kopierrahmen mit einem Karton, den man alle Sekunden um weniges so verschiebt, daß immer mehr Papier zur Belichtung freigegeben wird (Abb. 110). Man erhält damit verschiedene Belichtungsstufen und kann sich die Beste auswählen.

Die *Entwicklung* einer Direktkopie (Papierkopie) geschieht zweckmäßig in einer großen photographischen Schale mit einem der in der Photographie üblichen Papier-Entwickler. Sie benötigt 3—4 min bei 20°, wobei man die Entwicklungsschale bei matt-gelbem oder gelb-grünem Licht (Dunkelzimmersicherheitsfilter in gelb oder gelbgrau) ständig schwenken muß. Das Papier faßt man mit Entwicklungszangen an (die man nie mit Fixierbad beschmutzen darf). Diese schützen übrigens die Finger vor Gelbfärbung.

Bei Papierkopien achte man stets darauf, daß der Entwicklungsprozeß rasch in fließendem Wasser unterbrochen wird.

Für die *Fixierung* (im Röntgenfixierbad) muß man 6—8 min bei frischer Lösung rechnen, bei älterer etwas länger.

Auf die verschiedenen „Tricks" für die Belichtung, die Entwicklung und das Erzielen einer guten Hochglänzung kommen wir im nächsten Abschnitt eingehend zu sprechen.

Bei Direktreproduktion soll man im allgemeinen über das *Papierformat* 30/40 nicht hinausgehen, vielmehr sogar möglichst kleine Bildformate wählen. Bei wissenschaftlichen Publikationen soll nur das Wissenswerte, das allein Wichtige und allein Interessante in einem begrenzten Bildausschnitt gezeigt werden. Praktisch kommt man meistens mit dem Papierformat 18/24 oder 13/18, eventuell 24/30 aus. Man hat damit auch den Vorteil, kleinere, d. h. handlichere Entwicklungsschalen benützen zu können, von der Kosteneinsparung ganz abgesehen.

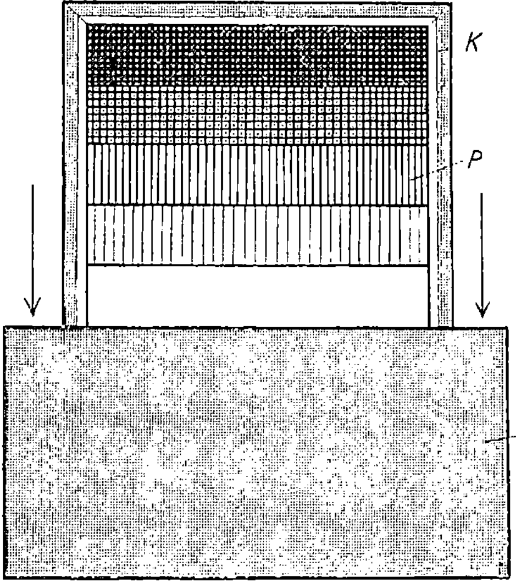

Abb. 110. *Stufenweise Belichtung eines Photopapieres.* *K* Kopierrahmen; *P* Photopapier stufenweise belichtet; A Abdeck-Karton

Veröffentlichungen in Zeitschriften sind zudem, gerade was das Bildmaterial betrifft, außerordentlich kostspielig. Je kleiner ein *Klischee* (= Druckstock) gemacht werden kann, um so geringer werden auch die Klischeekosten. Man sendet dem Verlag deshalb eine möglichst kleinformatige Direktkopie mit einem Bildausschnitt, der lediglich das in diesem Falle Wichtige zeigt (Abb. 111 a und b). Das Klischee wird vom Verlag im Format meistens etwas kleiner angefertigt als die eingesandte Abbildungsvorlage.

b) Verkleinerungen (Reduktionen)

Nach Besprechung der Direktkopie auf Papier (für wissenschaftliche Arbeiten) wollen wir nun die wesentlich billigere Methode, nämlich die *Verkleinerung des Originalröntgenfilmes*, die Reduktion, kritisch betrachten (Abb. 112). Reproduktionen mit Bildformat 13/18 oder 9/12 werden schlechthin als *Papierkopien* bezeichnet. Solche Kopien werden täglich, oft in großer Zahl, in jedem Röntgeninstitut angefertigt, weshalb in diesen meistens auch spezielle Apparaturen (sog. Verkleinerungsapparate,

Reproduktionsapparate oder Filmkopiergeräte, Photopulte) zur Verfügung stehen.

Die handelsüblichen **Photopulte** (Abb. 113) bestehen aus einem lichtdichten Kasten, der oben einen Photoapparat beherbergt und unten einen Schaukasten. Dazwischen wird der Originalröntgenfilm zwischen zwei großen Glasplatten eingeklemmt, so daß er absolut plan, d. h. in einer Ebene liegt. Schaltet man die Lichtquelle ein, so sammelt die photographische Linse das Durchsichtsbild des Filmes, so daß man es auf der Mattscheibe des Photoapparates betrachten kann.

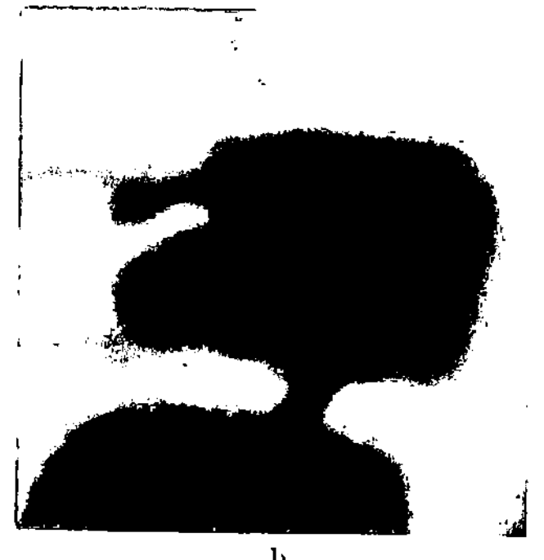

Abb. 111 a und b. *Zur Klischierung der Röntgenaufnahme eines Bulbus duodeni* sendet man dem Verlag nicht Abb. a, sondern Abb. b. Als Bildvorlage darf nur das Wichtige dienen

Die Glasplatten mit dem Originalfilm lassen sich in ein höheres oder in ein tieferes Fach, ähnlich wie in eine Schublade, einschieben. Je mehr man diese dem Photoapparat nähert, um so größer erscheint das Bild, um so kleiner wird aber auch der Bildausschnitt. Bei teureren Modellen kann die Einstellebene des Filmes, mit anderen Worten die Höhe der Glasplatten durch Drehen eines Handrades beliebig verstellt werden und durch entsprechende Koppelung der Linse entsteht auf der Mattscheibe ebenso wie bei den Stufenmodellen stets ein scharfes Bild.

Bei *Bedienung des Gerätes* können grobe *Fehler* gemacht werden. Würde man aus Bequemlichkeit das Röntgenbild, statt es zwischen

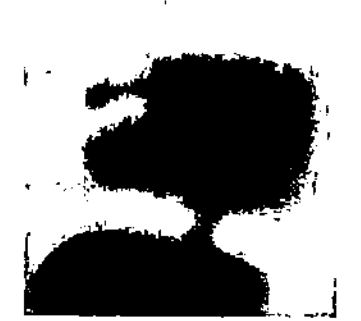

Abb. 112.
Bulbus duodeni, verkleinerte Kopie, Originalgröße des Röntgenbildes entspricht der Abb. 111 b

die beiden großen Glasplatten einzuschieben, nur auf beide obenauf legen, so befände sich der Film außerhalb der optischen Ebene und man erhielte ein unscharfes Bild. Würde man ihn andererseits wohl in die optische Ebene bringen, durch Auflegen auf die untere Glasplatte, so würde er (durch die obere Glasplatte nicht festgeklemmt) von der Hitze gekrümmt werden, also nicht mehr plan liegen und auf der Mattscheibe teilweise unscharf erscheinen. Man muß also den Film stets zwischen beiden Glasplatten einspannen.

Während der Betrachtung des Bildes auf der Mattscheibe kann man den Röntgenfilm zwischen den Glasplatten so verschieben, daß nur sein wichtigster Teil zur Abbildung kommt. Hat man den gewünschten Bildausschnitt eingestellt, und zwar so groß wie möglich, so kann man mit einer Schablone in Größe dieses Ausschnittes oder mit Karton die Ränder abdecken, die nur bildverschleiernd wirken würden.

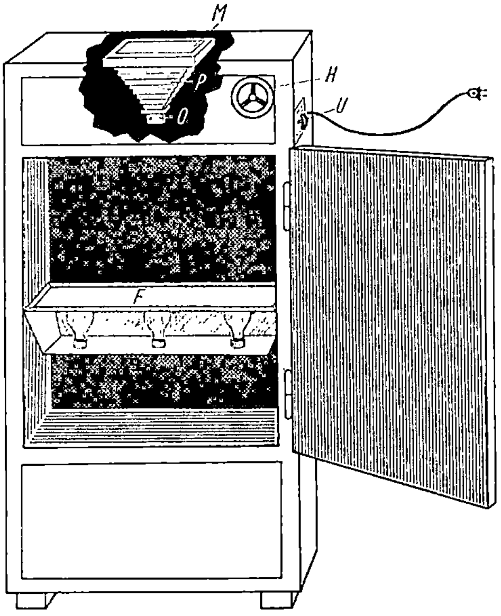

Nun schließt man die Türe des Photopultes und löscht das Licht im Kasten aus. Darauf wird die Mattscheibe ausgewechselt gegen eine photographische Kassette, in welcher ein Photopapier (Schichtseite gegen unten zur Lichtquelle hin) enthalten ist, und, immer noch bei abgedunkeltem Kasten, der Kassettendeckel herausgezogen. Damit ist alles bereit zur Aufnahme. Durch Einschalten der Beleuchtung an der eingebauten Uhr kann man das photographische

Abb. 113. *Photopult. P* Photokamera; *M* Mattscheibe; *O* Objektiv; *H* Höhenverstellung des Filmträgers (*F*), der von unten durch Lampen erleuchtet wird; *U* Schaltuhr

Papier länger oder kürzer belichten. Im Prinzip handelt es sich also um eine photographische Aufnahme des Röntgennegativs.

Auf einen kleinen, aber nicht unwichtigen Punkt möchte ich noch aufmerksam machen. Die Mattscheibe eines Photopultes bzw. die Kassette ruht auf einer Glasplatte, die Staubkörner, Fasern usw. anzieht. Jedes Staubkorn aber gibt auf dem künftigen Bild einen winzigen Fleck. Die Glasplatte darf deshalb nie mit Watte, sondern höchstens mit einem Hirschleder, noch besser jedoch mit einem durch antistatisches Material imprägnierten Lappen gereinigt werden, wie er in jedem Photogeschäft erhältlich ist.

Jeder der photographiert, weiß, daß sowohl *photographische Papiere* als auch photographische Filme in verschiedenen Härtegraden, man sagt oft mit verschiedenen **Gradationen**, vom Handel zu beziehen sind; man kann dabei hart-, normal-, weich- und extraweich-arbeitende unterscheiden. Dieses Kopiermaterial verlangt bei gleicher Bildvorlage eine ganz unterschiedliche Expositionszeit. Benötigt z. B. ein normal-arbeitendes Papier 10 sec Belichtung, so wird ein hart-arbeitendes vielleicht 15 sec, ein weich-arbeitendes 4 sec, ein extraweich-arbeitendes Papier 1 sec verlangen. Das sind natürlich nur ganz grobe

Angaben, die lediglich zeigen sollen, welch große Unterschiede in der Empfindlichkeit der photographischen Emulsionen bei den einzelnen Papieren (bzw. Filmen) bestehen.

Von der allgemeinen Schwärzung des Röntgenbildes hängt die Belichtungszeit für die Papierkopie *ab, von den Kontrastunterschieden auf dem Originalfilm die Verwendung eines entsprechend arbeitenden Papieres* bzw. des unten erwähnten Filters!

Ein *normal exponierter Röntgenfilm* verlangt — und das ist wichtig zu wissen — nicht etwa ein normal-arbeitendes Photokopierpapier, sondern ein *weich-arbeitendes,*

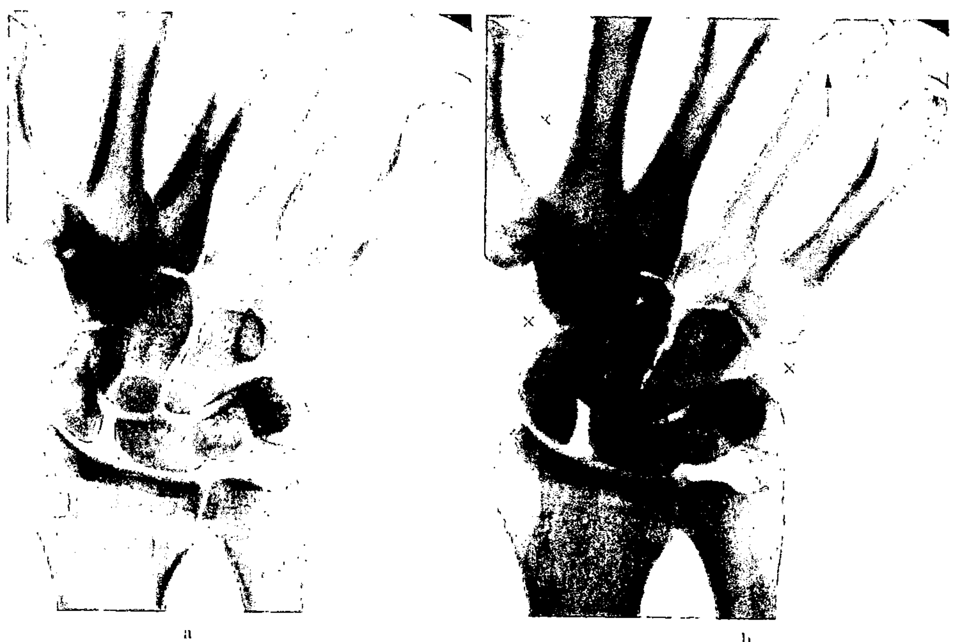

Abb. 114 a und b. *Gleiche Röntgenaufnahme* kopiert: a auf *hartem* Papier; b auf *weichem* Papier. Auf dem Bilde b sieht man die Weichteile (×) und die schöne Strukturzeichnung an den langen Knochen (↑)

meist sogar ein extraweich-arbeitendes. Bei einem extrem weichen, also stark durchsichtigen Röntgennegativ kann man ausnahmsweise ein normal-arbeitendes Photopapier heranziehen.

Von den photographischen Kopierpapieren für Verkleinerungen müssen wir in der Regel 3—4 Gradationen für die täglichen Kopierarbeiten vorrätig haben. Die selten gebrauchten, d. h. normale und harte Papiere, laufen dabei Gefahr, zu veralten. Dieser Nachteil führte zur Einführung von *Spezialpapieren* (z. B. Dupont Varigam-Papier, Multigrad Ilford), bei welchen nur eine einzige Papiersorte benötigt wird. Die verschiedenen Härtegrade werden einfach durch Vorschalten verschieden gefärbter Filter vor das photographische Objektiv des Photopultes erreicht und damit resultiert die gleiche Wirkung, wie sonst bei Verwendung von weich- oder hart-arbeitendem photographischem Papier (Abb. 114a und b).

Alle Kopierpapiere werden entwickelt, wie wir dies soeben (S. 104) geschildert haben.

Die photographische Reproduktion eines Röntgennegativs ist eine Kunst, die gelernt und geschult sein will. Es gibt zahlreiche Möglichkeiten im Reproduktionsverfahren, um die technisch bedingten Schwierigkeiten zu meistern, schon allein, was die **Belichtung** betrifft. So kann man bei einem verschieden stark durchsichtigen Röntgenfilm wichtige Stellen, die *zu dunkel* sind, durch eine starke Taschenlampe oder eine elektrische Birne von 40 W besser sichtbar machen.

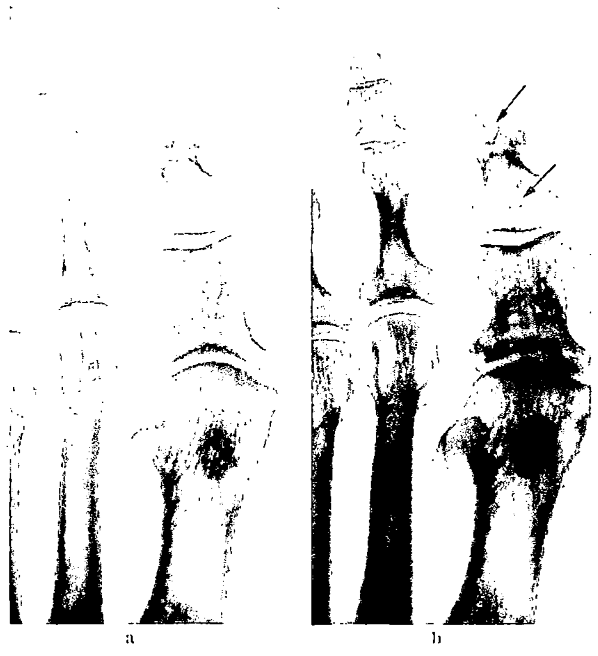

Abb. 115 a und b. *Gleichbelichtete Kopien des gleichen Röntgenbildes auf gleichem Papier.* a Normal entwickelt; b normal entwickelt, aber dazwischen mit dem in warmes Wasser getauchtem Finger gerieben, so daß auch die Zehenendglieder (†) zur Darstellung kommen

Man schaltet dabei die Lichtquelle im Photopult aus und belichtet diese Zonen des Filmes zusätzlich.

Andere Partien hingegen, die auf dem Originalfilm *zu durchsichtig* sind und auf der Kopie vollständig schwarz erscheinen würden, „wedelt" man ab, d. h. man beschattet diese Zone und schützt sie vor zu lange dauerndem Lichteinfall (Abfächern). Am einfachsten geschieht dies durch das Einschieben einer Schablone aus dickem Papier oder aus Karton zwischen Lichtquelle und Film, und zwar so, daß die Form der Schablone ungefähr der Form der zu lichtdurchlässigen Filmpartie entspricht. Auf diese fällt also weniger Licht ein, so daß damit auf der Papierkopie die entsprechende Stelle nicht zu tief geschwärzt wird. Allerdings würde sich diese Schablone, wenn sie sich zu nahe am Film befindet, unangenehm scharfrandig darstellen; man bringt sie deshalb in gewissem Abstand vom Film an, oder noch besser: man bewegt sie ein wenig hin und her, man „wedelt" ab. Neuerdings sind auch Retuschefolien (Rioton) im Handel.

Es gibt für Kopierzwecke auch *Lichtquellen,* die sich aus *vielen kleinen Lampen* zusammensetzen, welche man mit einer Art Klaviatur bedienen kann, wobei man den Film zweimal belichtet, einmal wie üblich und dann nur an den speziell dunklen Stellen. Man erreicht damit ebenfalls einen Kontrastausgleich auf der Papierkopie.

Kopien besonders hervorragender Art erhält man dadurch, daß man vom Röntgennegativ ein Filmpositiv anfertigt und letzteres als *Schablone* (Maske) im obengenannten Sinne benützt, d. h. zwischen Lichtquelle und zu kopierendes Röntgennegativ, aber in geringer Distanz davon, einschaltet.

Schwieriger, etwas gefährlich als Methode, jedoch brauchbar in der Hand Geübter ist die Abschwächung des Originalröntgenfilmes an den zu dichten dunklen Stellen. Die

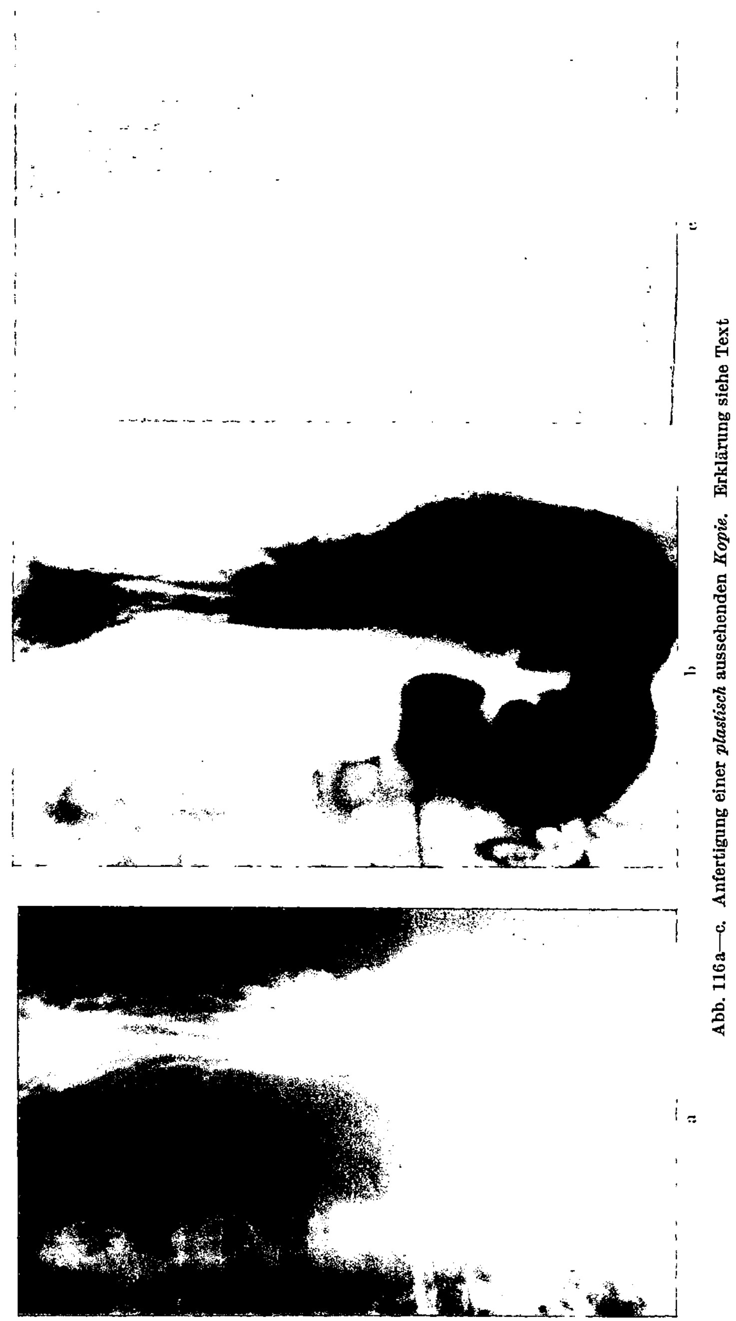

Abb. 116a—c. Anfertigung einer *plastisch* aussehenden *Kopie*. Erklärung siehe Text

Abschwächung eines Röntgenbildes erfordert viel Erfahrung und Geschick; denn wenn das Bild nur eine Spur zu viel abgeschwächt wird, so ist es verloren und kann nicht mehr gerettet werden.

Bei kontrastreichen Filmen kann man übrigens auch die Kopie *überbelichten* und mit stark (bis 20fach) *verdünntem Entwickler* behandeln.

Unter den Möglichkeiten zur *Bildverbesserung* ist auch noch folgendes zu erwähnen: Stellen, die bei der Entwicklung schlecht hervortreten, lassen sich durch *Erwärmung stärker herausarbeiten*. Man kann zu diesem Zweck den Entwickler etwas anwärmen oder den Finger in warmes Wasser tauchen (Abb. 115a und b) und die Stelle bestreichen, oder noch einfacher, man haucht diese Stellen während der Entwicklung mehrmals an. Man muß das Papier dazwischen aber immer wieder in den Entwickler tauchen. Diese Wärmebehandlung muß

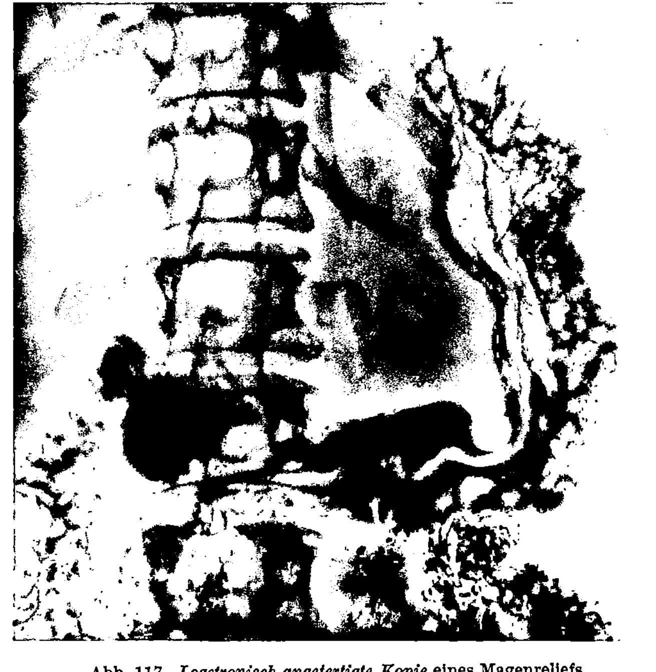

Abb. 117. *Logetronisch angefertigte Kopie* eines Magenreliefs

jedoch schon gleich zu Beginn (nach 20—30 sec) und nicht erst in der 2. Minute der Entwicklung einsetzen.

Nach der Zwischenwässerung folgt die übliche Fixierung wie bei einem Photopapier.

Ein Spezialverfahren erlaubt es, ein übliches Röntgenbild auf einer *Kopie plastisch* darzustellen. Man geht so vor, daß man vom Originalröntgennegativ (Abb. 116a) ein zweites Bild (Positivfilm, Abb. 116b) in gleicher Größe anfertigt. Im Kopierrahmen spannt man das Original mit dem Duplikat zusammen so ein, daß die beiden Bilder eine Spur gegeneinander verschoben sind und fertigt von diesen dann eine Papierkopie (Abb. 116c) an. Man ist überrascht, wie plastisch das resultierende Reliefbild wirkt.

Ein Kopierverfahren, das zu fast plastisch wirkenden Bildern führt (Abb. 117), ist mittels der *Logetronographie* zu erreichen. Dabei werden in einem leider sehr teuren Spezialapparat, dem Logetronic, die Kontraste eines Bildes auf dessen Kopie elektronisch erheblich gesteigert.

Alle Papierkopien, sei es eine Direktkopie, sei es eine Verkleinerung oder auch eine Vergrößerung wirken besonders schön als sog. **Hochglanzkopien.** Zur Klischierung kommen überhaupt nur weiße Hochglanzabzüge in Frage.

Die Papierabzüge werden dabei in spezielle *Hochglanzpressen* eingespannt, bestehend aus einem Heizkörper und einem umklappbaren Rahmen mit Spanntuch (Abb. 118).

Technisch geht man so vor, daß das Photopapier im nassen Zustand auf die *blanke, feuchte und kalte* Chromplatte *aufgequetscht* wird, wozu eine Gummirolle (Abb. 119) dient (statt mit dieser direkt auf dem Papier zu rollen, legt man ein Leinentuch dazwischen, das die Flüssigkeit an sich saugt). Es gibt auch Aufquetschapparate. Wichtig ist,

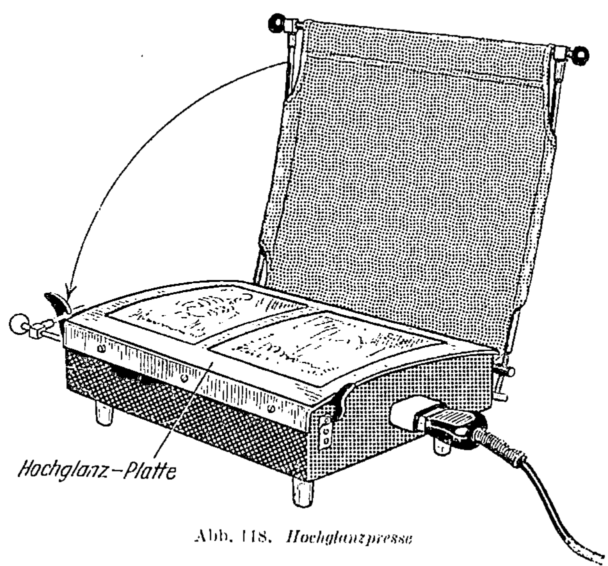

Abb. 118. *Hochglanzpresse*

daß die nasse Papierkopie auf der tadellos gereinigten Hochglanzplatte so fest angedrückt wird, daß zwischen Papier und Hochglanzplatte keine Luftblase durch Verdampfung eines Wassertropfens entstehen kann. Die Hochglanzplatte wird, fixiert durch das Spanntuch, einige Minuten im Apparat erhitzt. Ist der Trocknungsprozeß im Gange, so vernimmt man ein Knistern. Hört dieses auf, so ist die Kopie hochgeglänzt und springt beim Öffnen des Spanntuches von der Hochglanzplatte ab.

Auch beim Hochglänzen muß mit größter Sorgfalt vorgegangen werden, da sonst Flecken auf den Kopien entstehen. *Lieber kein Hochglanz als ein fleckiger!* Folgende Punkte sind deshalb zu beachten:

An erster Stelle ist die Beifügung von Netzmitteln (Agapon

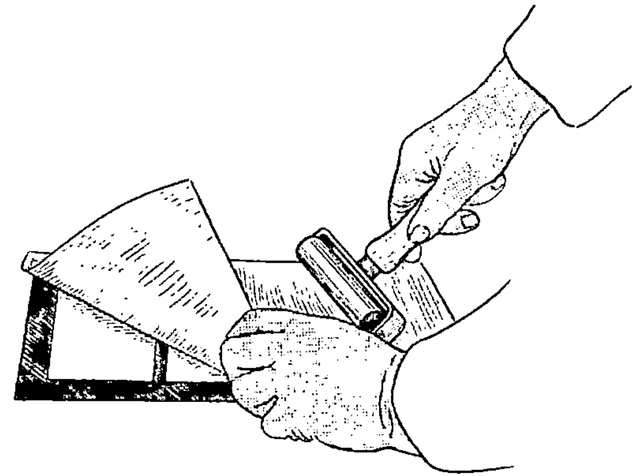

Abb. 119. *Aufquetschen der nassen Kopien*

Agfa) zum Wässerungsbad zu erwähnen. Ferner: die Hochglanzplatten müssen stets vorsichtig behandelt, sie dürfen nur an den Rändern angefaßt werden, da sie sonst leicht Kratzer erhalten. Man reinige sie darum auch nur mit einem feinen Schwamm oder Hirschleder, eventuell mit Alkohol oder Brennspiritus.

Neue Platten müssen vor Gebrauch zuerst 5 min in 2%iger Essigsäurelösung, dann in heißer 5%iger Sodalösung gereinigt und hierauf mit Brennspiritus und faserfreien Lappen poliert werden.

Die Reinigung des Trockentuches erfordert ebenfalls Sorgfalt, da bei gewöhnlicher Wäsche die Gelatinereste nicht herausgeschwemmt werden. Es ist deshalb vor der Wäsche $1/2$ Tag in Biolase (Agfa) zu legen.

Flecken auf den Kopien entstehen auch, wenn die Trockenpresse zu heiß arbeitet (Strom jeweils kurz abschalten, speziell zwischen den Arbeitsgängen). Vor allem darf man nie einen Papierabzug auf eine trockene oder dazu gar noch warme Platte aufquetschen! Man soll also die Hochglanzfolie stets zuerst mit Wasser spülen.

Ist die Hochglanztrocknung beendet, so werden die Kopien mit einer Papierschneidemaschine sauber in ein Standardformat geschnitten. Jede Kopie wird auf der Rückseite beschriftet mit der Anschrift des Institutes, mit Namen, Vornamen und Alter des Patienten sowie dem Datum der Aufnahme.

2. Diapositive

Bisher haben wir nur das Verkleinerungsverfahren für Papierabzüge besprochen und kommen nun zur Herstellung von Diapositiven, also Durchsichtsbildern, die man auf einem photographischen Film oder auf einer photographischen Platte aufnimmt, und zwar wieder unter Zuhilfenahme des Photokopiergerätes oder eines Photoapparates. Benützt man dafür eine übliche Platten- oder Rollfilmkamera, z. B. im Format 9×12, so kann man Diapositive im eben erwähnten Format erhalten. Auf Kongressen besteht heute fast überall auch die Möglichkeit, Diapositive im Leicaformat zu projizieren.

Die *Technik* zum Anfertigen von Diapositiven ist im Prinzip die gleiche wie bei den eben beschriebenen Papierkopien. Die Diapositivfilme verlangen aber eine noch viel genauere Filmauswahl. Von den verschiedenen photographischen Härtegraden kommt jedoch auch hier meistens der „weich"-arbeitende Film in Frage.

Diapositivfilme werden in zwei verschiedenen Ausführungen geliefert, je nachdem, ob der Filmträger *durchsichtig oder matt* ist. Für Projektionen, z. B. bei Vorträgen, verwendet man im allgemeinen das blanke, also das durchsichtige Diapositiv, und nur für bestimmte Zwecke, z. B. wenn Überlichtungen an den Filmrändern für die Projektion störend wären, greift man ausnahmsweise zum mattierten Diapositiv.

Welches sind nun die Vor- und Nachteile von *Diapositivfilm* und *Diapositivplatte* ?

Die Diapositiv*platte*, d. h. eine photographische Platte mit Emulsion begossen, läßt sich natürlich nicht zurechtschneiden, sie behält ihr Format bei. International ist dieses heute $8,5 \times 10$ cm, früher wurde auch viel 9×12, $8,5 \times 8,5$ und 5×5 cm verwendet. Auf diesen Filmplatten muß man also das zur Abbildung bestimmte Detail möglichst sauber zentriert, d. h. in der Mitte angeordnet, aufnehmen.

Bei den Diapositiv*filmen*, die in den gleichen Formaten erhältlich sind, wird dagegen das Diapositiv, falls es die wichtigsten Stellen nicht im Zentrum hat, einfach am Rand zurechtgeschnitten. Man klebt das so erhaltene kleine Diapositivbild mit einem Klebstreifen auf eine Glasplatte obigen Formates so auf, daß die wichtige Stelle ins Zentrum kommt, legt dann eine zweite Glasplatte darüber, preßt beide fest aneinander und fixiert sie mittels eines schwarzen Klebestreifens über die Ränder hinweg. Mit weiterem schwarzem Klebband wird das Bild so weit abgedeckt, daß nur der wichtigste Ausschnitt vorhanden bleibt.

Diapositivplatten dagegen muß man lediglich mit einer zweiten Glasplatte bedecken, damit die Emulsion geschützt wird, und verklebt dann die beiden Platten, wie eben besprochen.

Der Diapositivfilm bzw. die Diapositivplatte werden bei *rotem Licht* während relativ kurzer Zeit in einem Feinkornentwickler *entwickelt*. Nach der *Zwischenwässerung* kommen sie in ein übliches photographisches Fixierbad.

Die Anfertigung eines Diapositives erfordert Kenntnis der Materie und viel Erfahrung. Die Röntgenassistentin sei sich bewußt, daß es nichts Peinlicheres gibt, als wenn ein Vortragender schlechte Diapositive zeigt, auf denen der Hörer das Richtige und Wichtige nicht erkennen kann. Es empfiehlt sich, daß die Röntgenassistentin, wenn ihr Chef einen Vortrag hält, die *Diapositive* zuerst *selbst* einmal mit dem *Projektionsapparat stark vergrößert an der Leinwand betrachtet*. Sie wird erschreckt feststellen, wie störend sich ein kleines Staubkorn oder Fäserchen auf der Glasplatte des Photogerätes, vielfach vergrößert, an der Leinwand bemerkbar macht, und sie wird bald lernen, inwiefern sich ein gutes Diapositiv von einem schlechten kontrastarmen, vor allem viel zu dunklen unterscheidet.

Diapositive sind sehr oft eine Spur *zu dunkel*, d. h. sie nehmen zu viel vom Projektionslicht weg, zumal viele Projektionsapparate keine besonders starke Lichtquelle aufweisen. Der projizierte Film erscheint dann auf der Leinwand grau und kontrastarm. Eine erfahrene Assistentin schwächt ihr normal entwickeltes und gut fixiertes Diapositiv kurz ab und eliminiert damit die grobe Schwärzung, welche Projektionslicht unnütz absorbiert.

Bei der Besprechung der Papierkopien haben wir schon einige Kniffe angegeben, wie man die Bilder verbessern kann. Wer Diapositive anfertigt, soll diese Kenntnisse ebenfalls verwerten, und wir verweisen deshalb nochmals speziell auf diesen Abschnitt (s. S. 108).

Diapositive im Kleinbildformat (Leicaformat) werden häufig zur Archivierung von Filmen benützt, ebenso zur Kopierung wissenschaftlich interessanter Filme oder von Röntgenbildern, die nach auswärts abgegeben werden müssen.

3. Die Vergrößerung eines Schirmbildes

Die *Vergrößerungsmethode* kommt in der Praxis am häufigsten bei Reproduktionen von Schirmbildern zur Anwendung. Bei großen Schirmbildformaten behilft man sich zwar mit den Direktkopien, bei Bildern im Kleinformat kommt man jedoch ohne Vergrößerung nicht aus.

Das *technische Vorgehen* ist genau das gleiche wie bei jeder photographischen-Vergrößerung, z. B. eines Leicafilmes. Man spannt den Film in das Leucht aggregat eines *Vergrößerungsapparates* ein und kann durch Höhenverschiebung desselben auf dem Boden des Apparates ein kleineres oder größeres Bild entwerfen. Hat man sich die richtige Größe ausgewählt, so bringt man an diese Stelle ein übliches photographisches Vergrößerungspapier und belichtet es während einiger Sekunden.

Viele dieser Geräte, zum mindesten die modernen, haben eine automatische Scharfeinstellung. Bei anderen muß man die Linse etwas drehen, um ein scharfes Bild zu erhalten.

Beim Vergrößerungsverfahren verwendet man sog. Abdeckrahmen, wie sie im Photohandel zu beziehen sind. Diese Rahmen erlauben es, durch Verschiebung einer Schablone einen größeren oder kleineren Bildausschnitt auszuwählen, und man erhält überdies einen sauberen Bildrand.

Entwicklung und Fixierung erfolgen mit den üblichen photographischen Substanzen. Die Dunkelzimmerarbeit ist die gleiche, wie sie S. 104 geschildert wurde, die Hochglänzung erfolgt, wie auf S. 111 angegeben.

4. Filmkopie in Originalgröße (Kontaktfilmkopie)

Für bestimmte Zwecke, wie bei Begutachtungen, bei Prozessen, möchte man den Originalfilm behalten, jedoch ein gleichartiges Duplikat haben, also eine *Kopie in Originalgröße*, aber nicht als Positiv, sondern als *Negativ*, und nicht auf Papier, sondern *auf Film*.

Man kann dies auf zwei verschiedenen Wegen erreichen, mittels der Negativ-Positiv-Negativ-Methode oder mittels des Direkt-Duplikat-Verfahrens von Agfa.

Bei der *Negativ-Positiv-Negativ-Methode* wird der Originalröntgenfilm (Negativ) im Kopierrahmen zusammen mit einem unbelichteten Röntgenfilm eingespannt und durch Belichtung (in 80 cm Entfernung) mit einer 100 Watt-Lampe eine Direktkopie angefertigt. Die Entwicklung und die Fixierung erfolgen dann wie bei jedem Röntgenfilm. Dieses Filmpositiv muß dann zuerst getrocknet werden, bevor man mit der Rückkopierung (gleich wie eben geschildert) beginnen kann, um ein Negativ zu erhalten, das mit dem Original weitgehend übereinstimmt.

Ein solches Verfahren ist, da es etwas umständlich, zeitraubend und nicht zuletzt kostspielig ist, nur für Reproduktion besonders wichtiger Dokumente angebracht.

Durch eine besondere, zwar ebenfalls etwas zeitraubende Methode von Agfa kann man ein *Direktduplikat* (= DD), also ein Negativ direkt vom Negativfilm herstellen. Bei diesem sog. Umkehrverfahren wird das im Negativ vorhandene Restsilberhalogenid zur Bildschwärzung des Duplikates in Silber umgesetzt, unter Ausnützung des sog. Solarisationseffektes.

Ein solcher Duplikatfilm (Agfa-Repro-Film, Phototechn. B blank) wird mit dem Originalfilm in einen Kopierrahmen eingespannt und mehrere Meter entfernt von einem weißen Dunkelkammerschaukasten etwa 5 sec lang belichtet.

Die anschließende chemische Bearbeitung wird von der Agfa (Veröffentlichung Wiss. Zentrallab. Agfa 5/1935/201) folgendermaßen angegeben:

1. Entwicklung: 11 min bei 20° im (1.) Umkehrentwickler (in 750 cm³ Wasser werden nacheinander aufgelöst: 2 g Calgon, 2 g Metol, 30 g Natriumsulfit wasserfrei, 14 g Hydrochinon, 3 g Bromkali, 40 g Pottasche, 10 g Natriumsulfat wasserfrei, 3 g Kaliumrhodanid, 2 g Natriumhydroxyd).

2. Zwischenwässerung: 5 min.

3. Umkehrbad: 4 min (in 1000 cm³ Wasser werden aufgelöst: 5 g Kaliumbichromat, 5 cm³ konzentrierte Schwefelsäure). Beim Zugießen der Schwefelsäure in das Wasser (*nicht* umgekehrt!) setze man eine Schutzbrille auf.

4. Zwischenwässerung: 5 min.

5. Klärbad: 3 min (in 1000 cm³ Wasser werden 50 g Natriumsulfit, wasserfrei, aufgelöst).

6. Zwischenwässerung: 5 min.

7. Zweite Belichtung des gleichen Filmes: unweit des hellen (weißen) Lichtes des Schaukastens im Dunkelzimmer.

8. Entwicklung: 8 min bei 20⁰ im (2.) Umkehrentwickler bei hellem Licht (Agfa-Röntgen-Rapidentwickler MH mit 6 Lupexal-Tabletten pro Liter).

9. Zwischenwässerung: 3 min.

10. Fixierung: 5 min (Agfa-Röntgen-Fixierbad).

11. Schlußwässerung: 15 min.

Dieses Verfahren entbehrt nicht einer gewissen Umständlichkeit, ist aber für naturgetreue Wiedergabe besonders wichtiger Dokumente anzuwenden.

VIII. Der Patient und seine allgemein-medizinische Betreuung in einem Röntgeninstitut

Die wichtigste Person in jedem Röntgeninstitut ist der Patient, ihm und seinem Wohl ist alles unterstellt. Der geziemende Umgang mit Patienten gehört deshalb zum allerwichtigsten in der Tätigkeit einer Röntgenassistentin, was hervorzuheben in den Lehrbüchern bis jetzt offenbar meist vergessen worden ist. Gerade die angehende Röntgenassistentin wird auf diesem psychologisch so wichtigen Gebiet kaum richtig aufgeklärt, eine grobe Unterlassung. Durch konsequente Schulung kann auch eine Assistentin, die an sich kein großes psychologisches Talent hat, zu schönen Erfolgen im Umgang mit Patienten gebracht werden.

Von einer Röntgenschülerin, einer gesunden 20jährigen, kann man natürlich nicht verlangen, daß sie sich über die psychische Einstellung eines alternden oder kranken Menschen genügend Rechenschaft gibt. Gebieterisch verlangt es jedoch ihr Beruf. Mit Mitgefühl allein ist eben auch nicht alles getan.

1. Über das psychische Verhalten des Patienten und über den Umgang mit Kranken

Das *psychische Verhalten eines Patienten* läßt sich besonders drastisch am Beispiel eines Schwerverwundeten im Kriege schildern. Fragt man diesen bei Einlieferung in ein Frontlazarett, wie sich die Frontlage gestalte, so spricht der Verletzte von einer verlorenen Schlacht, auch wenn seine Armee noch so siegreich kämpft. Er sieht im Moment genau wie ein kranker Mensch, der zur Röntgenuntersuchung kommt, nur sich und seine eigene Situation. Er sieht aber auch in der Röntgenassistentin nur jemanden, der ihm behilflich sein muß, bald wieder gesund zu werden, und würde nie verstehen, wenn er nur ein Mittel wäre, daß sie eine schöne Aufnahme produzieren kann. Er sucht den Kontakt nur, um richtig umsorgt zu sein, und das Bild ist für ihn nur wichtig, wenn es dem Arzt erlaubt, die richtige Diagnose zu stellen. Das Knipsen des Bildes wird von ihm nicht als Kunst, sondern als Kleinigkeit betrachtet, ganz im Gegensatz zur Überwertung dieses Vorganges durch manche Röntgenassistentinnen, die den Sinn und Zweck ihres Berufes im Aufnahmenknipsen sehen und leider nicht erkennen, daß alles andere, Sorge und Pflege des Patienten, des Materials, nicht minder wichtig sind, sondern sogar den Eindruck über ihre Arbeit formen. Der Patient beurteilt das Institut nicht nach gut zentrierten Aufnahmen, sondern so, wie er als Kranker dort behandelt und betreut wurde.

In ein Röntgeninstitut kommen sehr verschiedene Arten von Menschen; man kann sie nach ihrem *charakterlichen Verhalten* vielleicht etwa folgendermaßen gruppieren:

Der *sympathisch-dankbare* Patient tritt freundlich und bescheiden auf, befolgt, was man von ihm wünscht, und ist dankbar um jede Mühe, die man sich seinetwegen macht. Er weiß seine Dankbarkeit auch in Worte zu kleiden. Darum nennen wir ihn sympathisch.

Der *wortkarg-dankbare* Patient ist nicht minder dankbar, findet die Worte aber nicht so leicht wie der Ebengenannte, er gehört aber dennoch zu den sympathischen Erscheinungen.

Der *wortkarge, mürrische* Patient hadert mit seinem Schicksal, ist unzufrieden wegen seiner Krankheit und den damit verbundenen Unannehmlichkeiten, z. B. der Anfertigung einer Röntgenaufnahme, und wirkt in seiner Art oft verletzend. Im tiefsten Herzen sind es aber oft recht gute und nur äußerlich polternde Menschen, die, wenn man sie richtig zu nehmen weiß, sie mit einem rechten Wort zur rechten Zeit anspricht und sie mit nicht erlahmender Freundlichkeit und dennoch dezidiert behandelt, beim Verlassen des Institutes eine ganz andere Miene machen. Einen mürrischen Menschen so zu wandeln, muß ein Anliegen jeder Röntgenassistentin sein.

Der *verängstigte* Mensch bedarf besonders liebevoller Betreuung. In dieser Kategorie figurieren meistens die *Kinder*, die man besser ohne Gegenwart der Mutter untersucht. Man trete bei Kindern sehr bestimmt auf, erkläre ihnen aber zuvor genau, was man machen will und wie dies vor sich geht. Ist eine Aufnahme mißlungen, z. B. „verwackelt", darf das Kind zuerst wieder zur Mutter, der erzählt wird, daß es sich gut benommen habe, daß man aber noch eine weitere Aufnahme machen müsse; das zweite Mal darf die Mutter eventuell sogar zusehen. Ein Einheitsrezept für den Umgang mit Kindern läßt sich natürlich nicht geben.

Der *nervöse verängstigte* Erwachsene beobachtet argwöhnisch genau jede Bewegung, jeden Blick, jedes Wort und bezieht alles irgendwie auf sich. Er versucht manchmal, durch geschickte überrumpelnde Fragestellung von der Röntgenassistentin etwas über sein Leiden zu erfahren. Meistens sind diese Leute von Krebsfurcht gepeinigt.

Wie schwierig der Umgang mit diesen Patienten für eine unerfahrene Röntgenassistentin sein kann, sei an Beispielen der Praxis geschildert. Meist sind sie schon daran zu erkennen, daß sie übereilig sofort fragen, wann ihr Arzt allerfrühestens Bericht haben kann, denn sie wollen sich von der quälenden Unsicherheit über ihre Krankheit bald befreit wissen. Diese Kranken sind oft auch äußerst mißtrauisch. Eine dienstliche Besprechung, die die Röntgenassistentin mit einer Kollegin in einem etwas leiseren Tone führt, erscheint ihnen sofort verdächtig. Geht die Assistentin ins Dunkelzimmer, um einen anderen Film zu holen, fragen sie sofort, was man auf dem ersten Bild entdeckt habe. Der Einwand, dieses sei überhaupt noch nicht entwickelt, löst sofort Mißtrauen aus; sie glauben, man wolle ihnen irgend etwas verheimlichen, und halten dies für eine Bestätigung ihrer selbstgestellten Krebsdiagnose.

Kommt die Assistentin mit ernster Miene zurück, so nur deshalb, weil bei ihnen ein Krebs entdeckt wurde; erscheint sie mit fröhlichem Gesicht, so heuchelt sie. Diese Patienten glauben auch nicht, daß die Gehilfin die Röntgenbilder im Dunkelzimmer nicht deuten kann, und verlangen oft, den Röntgenarzt zur Bilddeutung herbeizurufen. Man bringe den Chef in solchen Fällen nicht in Verlegenheit; denn nicht er, sondern stets der zuweisende Arzt teilt dem Patienten die Diagnose mit! Es kommt darum vor, daß Patienten in ihrer Krebsangst nach der Röntgenuntersuchung ihren Hausarzt von der nächsten Sprechzelle aus anrufen oder anrufen lassen; um dabei ihre Neugierde zu tarnen, formulieren sie etwa, die Röntgenassistentin habe nach der Aufnahme ein so ernstes Gesicht gemacht, daß sie wirklich vermuten müßten, daß etwas Schwerwiegendes gefunden worden sei, und sie erbäten eine sofortige Mitteilung der Diagnose.

Eine geschulte Röntgenassistentin ist gegen solche Vorkommnisse gewappnet. Sie weiß, was man nicht sagen soll, aber auch, was man sagen kann. Einem aus Neugierde oder aus Sorge Fragenden antwortet sie etwas ausweichend, unter Betonung, daß der Film, genau wie eine Photographie, im nassen Zustand nicht richtig beurteilt werden könne. Sobald er aber trocken wäre, würde der Röntgenarzt dem Hausarzt berichten.

Es muß prinzipiell festgehalten werden, daß allein der Hausarzt, der die klinischen Verhältnisse seines Patienten kennt, zuständig ist, ihm Auskunft zu erteilen. Nie teilt der Röntgenarzt einem Kranken die Diagnose mit, und erst recht nicht eine Röntgenassistentin. Dies gehört nicht in ihren Aufgabenbereich.

Der *liebebedürftige* Mann stellt eine besondere Patientenkategorie dar; schon im zweiten Satz frägt er Privates, im dritten verlangt er ein Rendezvous. Solche Rendezvous führen nie zur Heirat; man hüte sich vor solchen Schürzenjägern und denke daran, daß es immer von Vorteil ist, Privatleben und Institutleben streng voneinander zu trennen.

Zum Abschluß dieser Aufstellung, die naturgemäß nicht vollständig sein kann, sei noch an den *gesprächigen*, ja *geschwätzigen* Patienten erinnert. Ein solcher darf nicht durch barsche Antworten verletzt werden. Vielmehr versuche man, die Debatte stets zu beherrschen, damit man sachlich bleiben kann und vor allem in der Arbeit nicht zu sehr abgelenkt wird. Einem solchen Patienten darf man auch ruhig einmal sagen, daß er nun nicht reden dürfe, weil die technisch schwierige Röntgenaufnahme große Konzentration verlange.

Man vermeidet aber auch, vor Patienten Privatgespräche mit Kolleginnen zu führen; der Kranke könnte dies als Unhöflichkeit empfinden. Überhaupt benehme man sich immer diskret und bescheiden. Bei momentaner schlechter Laune oder Verärgerung wegen einer Auseinandersetzung im Institut muß man sich zu beherrschen wissen und darf seinem Ärger keinesfalls durch Bemerkungen über den Röntgenservice, über das Personal oder den Arzt Luft machen. Über den Chef zu schimpfen und dennoch im Institut zu bleiben, ist unverständlich und charakterlos.

2. Der Empfang des Patienten

im Institut am Eingang oder im Untersuchungszimmer geschieht freundlich, korrekt, aber nicht etwa überschwänglich, sondern einfach und zuvorkommend. Der Patient muß sich bereits beim ersten Kontakt geborgen fühlen, und es soll ein Gefühl des Vertrauens in ihm erweckt werden. Ein Patient, der schon einmal im Institut geröntgt wurde, freut sich, wenn er wieder von der gleichen Röntgenassistentin behandelt wird, die ihn mit seinem Namen begrüßt.

Mit einem netten freundlichen Wort lassen sich oft auch gewisse Hemmungen beim Kranken überwinden. Es ist deshalb grundsätzlich falsch, wenn beim Eintritt des Patienten in das Röntgeninstitut eine Assistentin träge daherkommt und ihn wortkarg empfängt. Kommt sie dagegen rasch und ist freundlich und zuvorkommend, so weiß der Patient, daß er willkommen ist.

Zu einem höflichen Empfang gehört auch, daß man dem Eintretenden beim Ausziehen des Mantels behilflich ist, man soll nie einen Patienten mit Mantel im Wartezimmer sitzen lassen. Im Institut ist der Kranke stets zu begleiten, eventuell sogar zu führen, wenn er Mühe hat, sich fortzubewegen. Nötigenfalls setzt man ihn in einen einfachen Rollstuhl.

Von jedem Patienten sind zuvor die *Personalien* aufzunehmen: Name, Vorname, Alter, Beruf, Wohnort (bei Kindern Vorname des Vaters), Straße, Telephonnummer (falls er nochmals kommen muß), Name des zuweisenden Arztes und genauer Zeitpunkt des Eintrittes ins Institut. Die Aufnahme der Personalien geschieht diskret und in besonders höflicher Form, kein Dienstton!

Bei *Schwerkranken* und *Verletzten* muß man sofort mit Rat und Tat helfen. Einen ankommenden Schwerkranken bejammert man nicht, sondern zeigt, daß man ihm helfen will und alles tut, um ihm unnötige Schmerzen zu ersparen. Man kann dabei auch bemerken, daß es am Anfang oft schlimmer aussieht, als es ist, und daß es vielleicht nicht so gefährlich sei, wie er meine. Wichtig ist jedoch nicht vieles Reden, sondern gezielte Arbeit, wobei der schmerzgeplagte oder schwache Patient angewiesen wird, mitzuhelfen, damit die Untersuchung in seinem eigenen Interesse rasch durchgeführt werden kann.

Verletzte werden sofort auf eine Bahre gelegt oder im Rollstuhl zum Untersuchungsraum gefahren. Einen Verunfallten läßt man tunlichst nicht warten; vermutet man, daß er gefährlich verletzt ist, so hole man sofort den Arzt herbei.

Nur der Schwerkranke oder Schwerverletzte kommt also direkt ins Untersuchungszimmer, alle anderen führt man zuerst ins

3. Wartezimmer

Wenn dieses auch noch so einfach ist, es muß dennoch regelmäßig gut gelüftet werden, aber auch gut gewärmt sein. Für kälteempfindliche Patienten hält man eine Wolldecke bereit. Man läßt sie nicht im Mantel warten, sondern mit einer Decke zugedeckt.

Das Wartezimmer darf nicht staubig sein; zerrissene Zeitschriften sind zu entfernen. Ein kleiner Blumenstrauß, seien es auch nur Wiesenblumen oder einige Zweige, erfreut jeden Menschen.

Das Wartezimmer ist zum Warten da, die *Kabine* nur zum Aus- oder Ankleiden des Patienten. Man läßt einen entblößten Patienten nie in der Kabine warten, sondern bittet ihn erst im letzten Moment, sich auszuziehen, wenn man sicher weiß, daß sofort anschließend die Untersuchung vorgenommen werden kann. Es wäre eine grobe Ungezogenheit, entkleidete Patienten lang in der Kabine sitzen zu lassen oder gar dort zu vergessen.

Die Auskleidekabinen eines Röntgeninstitutes sollen im übrigen nicht zu klein dimensioniert sein. Sie müssen gut heizbar und dennoch luftig sein, vor allem aber schalldicht gegen den Behandlungsraum hin, damit der Patient in der Kabine nicht alles hört, was ein anderer im Untersuchungsraum gefragt wird bzw. antwortet.

4. Patient und Untersuchungsraum

Mit Rücksicht auf den *Patienten* soll der *Untersuchungsraum* eines Röntgeninstitutes nach Möglichkeit groß und geräumig sein. Es darf keine qualvolle Enge inmitten von zahlreichen Apparaten herrschen. Die Zierde jedes Institutes ist Sauberkeit und Ordnung! Betritt ein Patient den Untersuchungsraum, so findet er diesen *sauber und aufgeräumt* vor; es liegen keine ungefalteten Wolldecken oder Abdecktücher, keine Bleibuchstaben und kein Bleigummi herum. Blutige Verbandreste auf dem Tisch, Blut- oder Bariumflecken auf dem Boden bedeuten eine Mißachtung des eintretenden Patienten, der sofort höchst unangenehm berührt sein würde. Während der Patient sich in der Kabine auszieht. räumt man daher den Untersuchungsraum auf und *lüftet kurz*. Der Patient tritt erst ein, wenn alles sauber und an seinem Platz ist; so hat er nicht den Eindruck, die nächste „Nummer" zu sein, sondern der Patient, den man jetzt erwartet,

Der Röntgenraum muß immer *warm* sein, und es darf darum nicht an Heizmöglichkeiten fehlen, auch für Frühjahr, Herbst und kühle Sommertage. Ein elektrischer Heizkörper hat den Vorteil, daß man über ihm die Decken anwärmen kann. Es ist Sparsamkeit an falschem Ort, wenn einerseits teure Apparate angeschafft werden, andererseits ein Heizofen sowie Wolldecken fehlen. Eine warme Bettflasche auf dem Untersuchungstisch erfreut jeden — nicht nur den fröstelnden — Patienten, und wird er dann mit einer warmen Decke zugedeckt, so behält er das Institut sicher in guter Erinnerung. Er bekommt auch eine warme Decke, wenn er in die Kabine zurückgeht (im Hochsommer eventuell nur ein Leintuch).

Überhaupt muß im Untersuchungsraum alles vorhanden sein, was man — immer oder auch nur in gewissen Fällen — braucht; denn all dies trägt zur Annehmlichkeit für den Patienten bei. Man darf also während der Aufnahmevorbereitung nie genötigt sein, aus einem anderen Raum Material holen zu müssen. Der Patient würde dies leicht als ungenügende Organisation oder Nachlässigkeit der Assistentin auslegen. Wir haben deshalb eine Aufstellung des für eine Röntgenuntersuchung benötigten Materials auf S. 159 gegeben.

Die *Türen* des Untersuchungsraumes bleiben *geschlossen*, solange ein Patient sich im Raum aufhält.

Die *Entlassung* eines Patienten soll den sympathischen Eindruck, den er vom Institut erhalten hat, noch verstärken. Er wird nicht nach „abgeknallter" Aufnahme einfach abgeschoben, sondern höflich verabschiedet und zur Türe begleitet.

Die Betreuung eines Patienten in einem Röntgeninstitut erfordert

5. Allgemein-medizinische Vorkenntnisse

a) Medizinische Disziplinen

Da auch dieses Kapitel in fast allen Büchern für Röntgenassistentinnen vernachlässigt wird, sei hier darauf eingegangen, wobei gewisse Detailfragen behandelt werden müssen. Es ist von Wichtigkeit, daß eine Röntgenschülerin die einzelnen *medizinischen Disziplinen* ihrem Namen und ihrer Bedeutung nach kennt:

Die „*Medizin*" oder „*innere Medizin*" (auch kurz, aber nicht präzis „Interne" genannt) betreut jene Kranken, deren interne, d. h. innere Organe (z. B. Lungen, Magen, Darm) wegen Störungen der Funktion oder Erkrankung behandelt werden. Dies geschieht entweder „stationär" (oder mit dem zu vermeidenden Ausdruck „intern") auf der Klinik, d. h. in der Krankenhausabteilung, oder „ambulant" (oder „extern") in der Poliklinik (Ambulatorium), in welche die Patienten, meist Minderbemittelte aus der Stadt oder deren Umgebung, zur Untersuchung kommen können. An großen Polikliniken können sie unter Umständen auch stationär behandelt werden.

Aus der großen Gruppe „innere Medizin" lösen sich gewisse Untergruppen heraus: ·

Die *Neurologie* befaßt sich mit den Nervenleiden,
die *Hämatologie* mit den Blutkrankheiten,
die *Endokrinologie* mit den Störungen im Hormonstoffwechsel,
die *Phthisiologie* mit den Lungenkrankheiten,
die *Kardiologie* mit den Erkrankungen des Herzens,
die *Gastro-Enterologie* mit jenen des Magen-Darmkanals.

Auf der Infektionsabteilung sind Leute mit ansteckenden Krankheiten untergebracht. In die Gruppe der *Infektionskrankheiten* gehören: Masern (Morbilli), Scharlach (Scarlatina), Keuchhusten (Pertussis), Typhus und Paratyphus, Tuberkulose, Grippe (Influenza), Q-Fieber, Röteln (Rubeolae), Windpocken (Varicellen), Ruhr, Cholera, Dysenterie, Viruspneumonien (Lungenentzündungen durch ein Virus), Mumps (Parotitis), Diphtherie, Kinderlähmung (Poliomyelitis), Starrkrampf (Tetanus), Tripper (Gonorrhoe), Syphilis (Lues), Brucellosen, Tularämie. Alle diese Krankheiten muß eine Röntgenassistentin dem Namen nach kennen und wissen, daß sie ansteckend sind, damit sie sich im Umgang mit solchen Patienten in acht nehmen und entsprechende Vorbeugungsmaßnahmen, speziell Desinfektion der Hände und der Kleidung, treffen kann.

Über die *Chirurgie* muß an dieser Stelle nichts Besonders gesagt werden. Auch sie zerfällt heutzutage in verschiedene Unterabteilungen, wie die *Anästhesiologie* = Narkosetechnik, *Thoraxchirurgie* = Lungenchirurgie, *Neurochirurgie* = Chirurgie von Gehirn und Nerven, *urologische Chirurgie* = Eingriffe am Harn- und Nierenapparat usw.

Weitere medizinische Disziplinen sind die *Frauenheilkunde*, die in zwei Hauptgruppen zerfällt: die *Geburtshilfe* und die *Gynäkologie*, die sich mit den Frauenkrankheiten befaßt.

Weitere Spezialfächer sind: Otologie oder *Otorhinolaryngologie* = Ohren- bzw. Ohren-Nasen-Halsheilkunde, *Ophthalmologie* = Augenheilkunde, *Pädiatrie* = Kinderheilkunde, *Radiologie* oder Röntgenologie, die in eine diagnostische Abteilung (Röntgenuntersuchung) und in eine therapeutische Abteilung (Röntgenbehandlung) unterteilt wird, *Psychiatrie*, die sich der Behandlung von Geisteskrankheiten widmet, *Hygiene und Bakteriologie*, ferner die *Physiologie*, die sich mit den normalen Funktionen des menschlichen Organismus auseinandersetzt.

Die *Anatomie* studiert den Bau des menschlichen Körpers und zerfällt in die *topographische Anatomie*, die die Lagebeziehung der einzelnen Körperorgane zueinander feststellt, in die *Embryologie*, die Lehre vom werdenden Menschen, und in die *Histologie*, die in mikroskopischen Schnitten die gesunden Organe kontrolliert.

Die *Pathologie* oder pathologische Anatomie befaßt sich mit der Untersuchung der Leiche (Autopsie im Seziersaal) und den makroskopischen und mikroskopischen (histologischen) Kontrollen krankhafter Prozesse.

Pharmakologie und *Toxikologie* heißen die Lehre von den Arzneimitteln und die von den Giftstoffen.

Die *physikalische Therapie* beschäftigt sich mit allen physikalischen Behandlungsweisen, wie Kurzwellenanwendung, Bädern.

b) Verhaltungsmaßnahmen

Während für *Leichtkranke* (Bagatellfälle) die üblichen Regeln für eine Röntgenuntersuchung gelten, erfordert der *Umgang mit Schwerkranken und Schwerverletzten* ein großes pflegerisches Können und ein rasches, zielbewußtes Handeln. Man muß z. B. danach trachten, die Wartezeit auf das Minimum zu begrenzen, und zwar die Wartezeit vor der Röntgenaufnahme wie auch anschließend daran. Zwischen den Aufnahmen ist dafür Sorge zu tragen, daß die Patienten so gelagert werden, daß ihnen wenig Schmerzen und wenig Anstrengung bereitet werden; man bringt sie in eine angenehme Lage, stützt sie mit Kissen usw. Solche Menschen sind begreiflicherweise meist sehr verängstigt, weshalb man ihnen vor jeder Untersuchung mitteilt, was geschieht und wie man es machen will, um ihre Mithilfe zu erreichen und sie überdies zu beruhigen.

Gerade bei dieser Gruppe ist es außerordentlich wichtig, sie möglichst warm zu halten und zuzudecken, da schwere Fälle auch im Hochsommer kälteempfindlich und gegen Erkältung weniger widerstandsfähig sind als ein gesunder Mensch.

Zu den Schwerkranken sind auch stark geschwächte *Chronischkranke* und *alte Menschen* zu zählen.

Kurzatmige, von *Erstickungsanfällen* bedrohte Kranke lagert man so, daß ihnen die Atmung erleichtert wird; oft muß man sie hoch betten oder sogar sitzen lassen, da sie die Flachlagerung nicht ertragen. Auch ist es zweckmäßig, etwas Sauerstoff zur Hand zu haben, um die Atmung zu unterstützen.

Bewußtlosen wird ein eventuelles künstliches Gebiß aus dem Mund entfernt. Im übrigen bringt man sie in eine möglichst angenehme Lage.

Hochfieberhafte Kranke sind äußerst kälteempfindlich. Sie müssen warm zugedeckt werden, und zwar nicht nur mit einer, sondern mit mehreren Decken. Nie läßt man sie an eine kalte Kassette (z. B. bei einer Lungenaufnahme) lehnen; diese wärmt man mit einer heißen Gummibettflasche oder sonstwie vor.

Bei *Kolikanfällen* oder *schweren Neuralgien* muß man die großen Schmerzen dieser Menschen unter Umständen mit einem Medikament mildern, jedoch, wenn immer möglich, nur im Einverständnis mit dem Arzt; in Frage kommen dabei Tabletten, manchmal besser Tropfen oder Suppositorien (Zäpfchen) oder die intramuskuläre Injektion, über deren Technik im „roten Merkblatt" das Wichtigste gesagt wird. Eine intravenöse Injektion (= Einspritzung in die Armvene) ist nicht Sache einer Röntgenassistentin.

Verletzte mit starkem *Erbrechen* oder *schweren Blutungen* aus Mund und Nase (vor allem bei Verkehrsunfällen) dürfen nicht in Rückenlage bleiben, sondern müssen *in Seiten- oder in Bauchlage* gebracht werden. Eine allfällige Prothese, also das künstliche Gebiß, muß sofort aus dem Munde entfernt werden.

In jedem Röntgenraum hat auch eine Speischale oder Eiterbecken *(Bohnenschale)* bereitzustehen, so daß man im Bedarfsfall nicht danach suchen muß. *Erbricht ein Patient*, so dreht man seinen Kopf auf die Seite und bringt das Speibecken möglichst nah an den Mund, um das Erbrochene aufzufangen. Unter dem Kopf des Patienten bzw. unter das Speibecken wird Zellstoff ausgebreitet, damit die Unterlage nicht beschmutzt wird. Sollte sie beschmutzt worden sein, so muß sie ausgewechselt bzw. sofort gereinigt werden, wie auch das Speibecken ständig durch ein frisches ersetzt werden muß. Nach jedem Schub des Erbrechens werden der Mund und die umgebende Gesichtspartie gereinigt.

Frischverletzte, die direkt ins Röntgen eingeliefert werden, und Patienten mit Arm- und Schulterverletzungen müssen vorsichtig *ausgekleidet* werden. Nach bewährter Regel geschieht dies immer so, daß man zuerst die *gesunde unverletzte Seite* von den Kleidern befreit, dann das Hemd hinaufrollt bis zum Hals und es über den gebeugten Kopf nach vorne abstreift. Man entfernt also stets den Ärmel der gesunden Seite zuerst, und am Schluß den der verletzten.

Beim *Ankleiden* beginnt man mit dem Arm der verletzten, dann folgt jener der gesunden Seite, und zum Schluß wird das Hemd über den Kopf gestülpt und nach unten gezogen.

Beim *Auskleiden* der Hose geht man entsprechend vor. Diese wird weit heruntergestülpt, dann zuerst am gesunden Bein weggezogen und erst zum Schluß und äußerst vorsichtig am kranken Bein.

Wenn es nicht anders geht, muß man auch einmal ein Kleidungsstück aufschneiden, natürlich möglichst der Naht entlang, da manchmal die Patienten nach ihrer Gesundung eine andere Anschauung über die Beschädigung ihrer Kleider haben als im Moment des Unfalls.

Schwerverletzte oder -kranke kollabieren mitunter bei Untersuchungen, hauptsächlich wenn diese anstrengend sind. Die *Ohnmacht* und der *Schock des Verletzten* müssen richtig bekämpft werden. Darüber wie auch über die Bekämpfung schwerer Blutungen lese man im *„roten Merkblatt für Zwischenfälle"* nach.

c) Verbände

Zur *Anlegung eines Wundverbandes* hat man vorrätig zu halten: sterile Kompressen oder sterile Läppchen, Watte, eventuell Zellstoff als Watteersatz, Verbandsbinden, Heftpflaster oder Schnellverbände.

Leichte Blutungen bringt man meist durch Tamponade zum Stehen oder durch einen *Druckverband* auf die blutende Stelle (Kompressionsverband). Der Druckverband wird im Prinzip gleich angelegt wie der übliche Wundverband, nämlich in drei Schichten:

> 1 steriles Läppchen (Kompresse) auf die Wunde,
> Polsterung mit Watte,
> darüber eine Gazebinde.

Die Binde muß bei einer starken Blutung anfänglich ziemlich eng geschnürt werden, während sie sonst zwar fest, aber nicht zu eng angezogen werden darf.

Nicht nur die Arztgehilfin, sondern auch die Röntgenassistentin muß die *Grundprinzipien* kennen, *wie ein Verband anzulegen ist* (Abb. 120).

Man beginnt beim Binden stets zuerst mit einem gewöhnlichen *Kreisgang*, d.h. der Anfangsteil der Binde wird noch mit 2 Bindentouren überdeckt (Abb. 120a). Dann geht man zum *Spiralgang* über, und zwar immer von der weniger umfangreichen nach der dickeren Stelle eines Körpergliedes, wobei jeder Bindengang

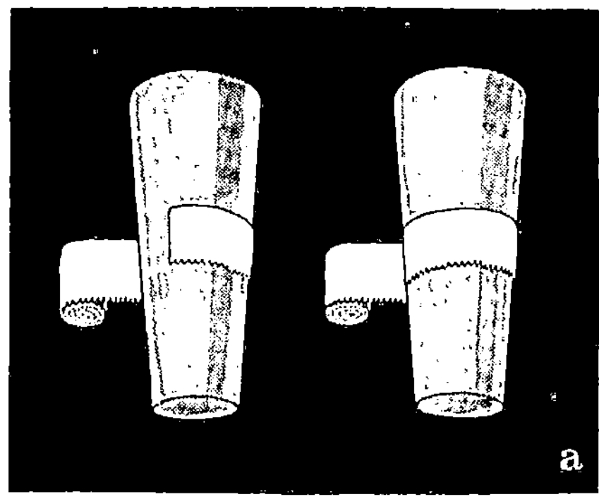

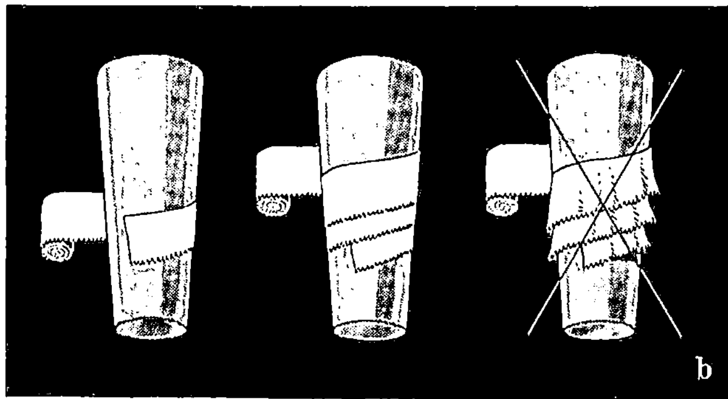

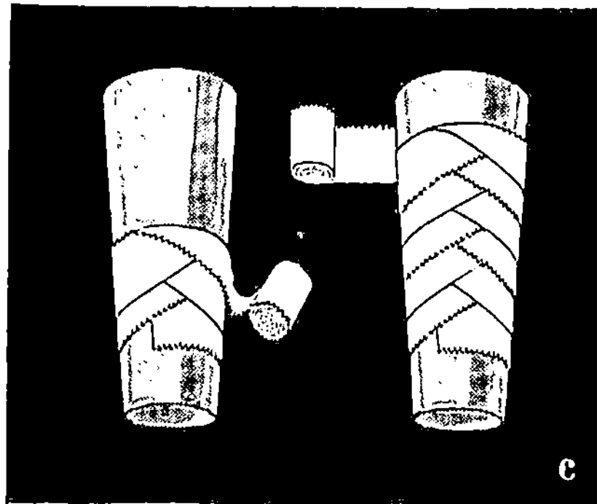

Abb. 120a—c. *Typische Bindentouren.* a Kreisgang; b Spiralgang; c Umkehrgang

die obere Hälfte des vorhergehenden bedeckt (Abb. 120b). Man beendet diese Spiraltour mit 2 Kreisgängen.

Verbände müssen oftmals über ein *Gelenk* angelegt werden. Bei einem z. B. rechtwinklig gebeugten Ellbogen würde die Spiraltour aber nicht glatt angelegt werden können und sich nicht gut decken. Durch Drehung des Bindenkopfes um

180°, an der Beugeseite erzielt man hier einen schmaleren Bindenstreifen, der in die Beuge paßt, wie dies aus unserem Bilde (Abb. 120c) hervorgeht.

Einige typische Verbände für verschiedene Körperregionen werden an Hand der Skizzen (Abb. 121—130) leicht verständlich.

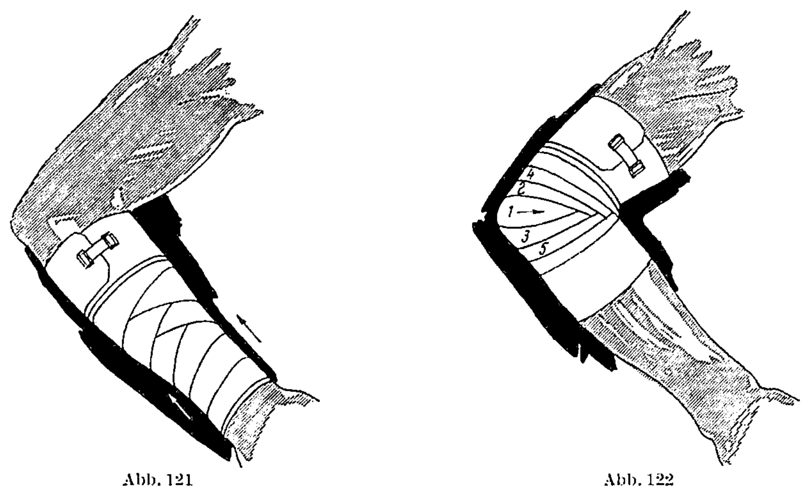

Abb. 121 und 122. *Typische Verbände.* Abb. 121 Vorderarm; Abb. 122 Ellenbogen (Beginn mit Kreisgängen am Ellenbogen 1 →, dann achterförmig am Ober-, Unter-, Ober-, Unterarm usw. weiterfahren)

Ein Verband muß stets straff angelegt werden, aber nicht zu eng, da sonst die Gefahr von schlechter Blutzirkulation, Schmerzen und Stauung besteht. Das Ende des Verbandes wird mit kleinen Gummiklammern fixiert.

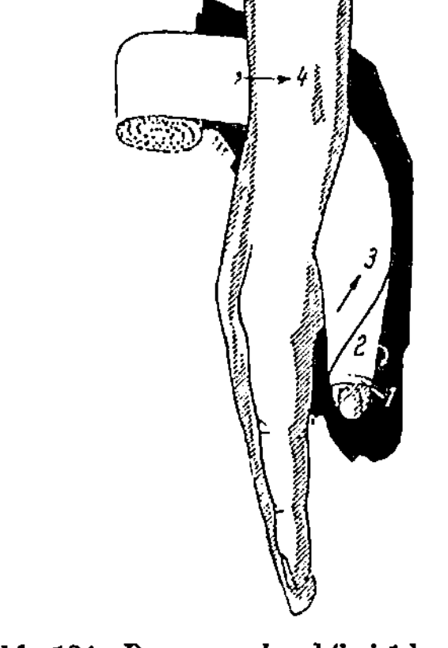

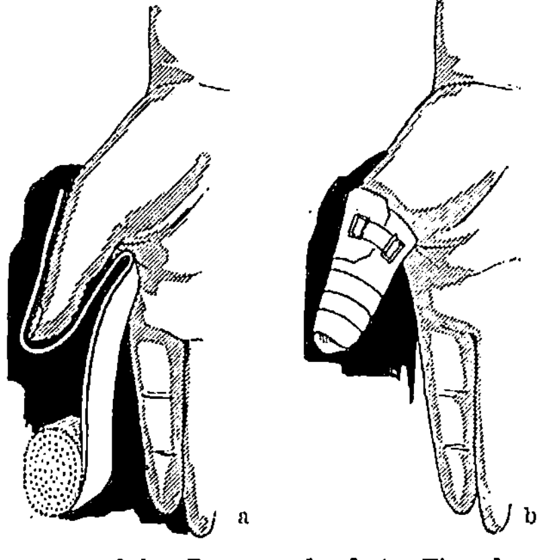

Abb. 123a und b. *Daumenverband* (a: Fingerkuppe mit Längsschlinge)

Abb. 124. *Daumenverband* (bei 1 beginnend)

Unter den verschiedenen *Bindensorten* gibt es die üblichen *Mullbinden*, an den Rändern gerafft oder lose, und in verschiedenen Breiten. Man wählt sich jeweils die passende heraus, beim Finger eine schmalere, beim Arm eine breitere, usw.

Außer diesen Mullbinden gibt es auch festere Deckbinden, vor allem *elastische Binden*. Bei letzteren ist die Gefahr besonders groß, daß sie entweder zu locker angelegt werden und rutschen, oder zu straff gespannt werden und dann das betreffende Glied abschnüren oder stauen.

Besonders einfach anzulegen ist das sog. Dreiecktuch (Abb. 130 c), das bei Schulter- und Armverletzungen Anwendung findet.

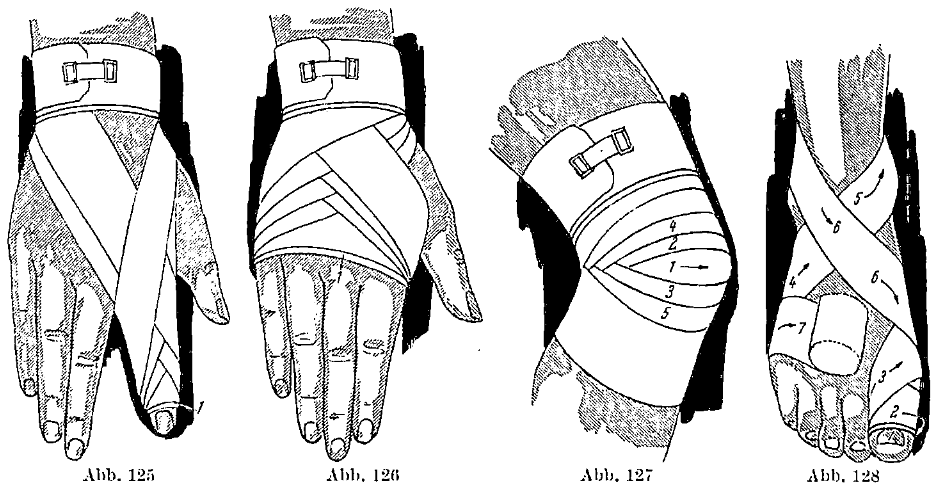

Abb. 125. *Fingerverband* (bei 1 beginnend)

Abb. 126. *Kornährenverband der Hand* (bei 1 beginnend)

Abb. 127. *Knieverband* (Beginn mit Kreisgängen am Knie 1 →, dann Achtertouren oberhalb, unterhalb, oberhalb, unterhalb usw. des Knies)

Abb. 128. *Fußverband*

Beliebt sind die *Schnellverbände*, die in der Mitte des Heftpflasterstreifens ein Mullband aufweisen, das im allgemeinen mit etwas Salbe bestrichen wird.

Eine besondere Stellung nimmt das *Heftpflaster* ein, das gerne zur raschen Fixierung einer Kompresse benützt wird. Heftpflaster bildet sich leider auf dem

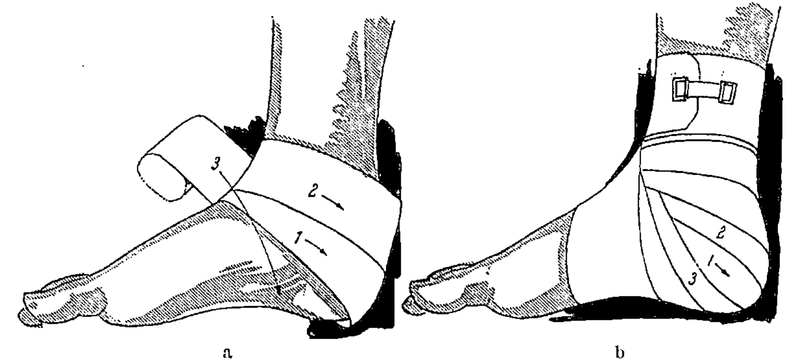

Abb. 129 a und b. *Verband für Sprunggelenk und Ferse* (zuerst Kreisgang, dann Achterverband)

Röntgenbild ab und ist deshalb vor den Aufnahmen im allgemeinen zu entfernen. Zieht man es langsam ab, so bereitet man dem Patienten Schmerzen; deshalb weicht man das Heftpflaster zuerst mit Benzin auf, d. h. mit einem Wattetupfer tränkt man es mit Benzin, wartet 1 oder 2 min, dann fällt es fast von selbst ab. Im übrigen zieht man ein Heftpflaster immer in Richtung zur Wunde hin ab, nie von der Wunde weg, da man diese sonst aufreißen könnte.

Klebt bei *Abnahme des Verbandes* dieser an der Wunde, so wird er nicht etwa abgerissen, sondern während einiger Minuten mit darübergeschüttetem Wasserstoffsuperoxyd (H_2O_2) aufgeweicht, oft löst er sich so ganz leicht. Für derartige Kleinigkeiten ist ein Patient stets sehr dankbar. Ist man sich nicht sicher, ob man einen Verband abnehmen darf, so fragt man den Arzt. Wunden sind oft mit Salbe beschmiert, man muß sie sauber reinigen, da verschiedene, z. B. Zinksalbe, Schatten auf dem Röntgenbild ergeben.

Auch bei vorsichtigem Abnehmen eines Verbandes fängt die Wunde manchmal zu bluten an. Man betupfe dann die Wunde nicht mit Watte, da immer Fasern zurückbleiben, die Anlaß zu Infektionen geben können, sondern mit sog. *Tupfern.* Das gleiche gilt für die Wundreinigung.

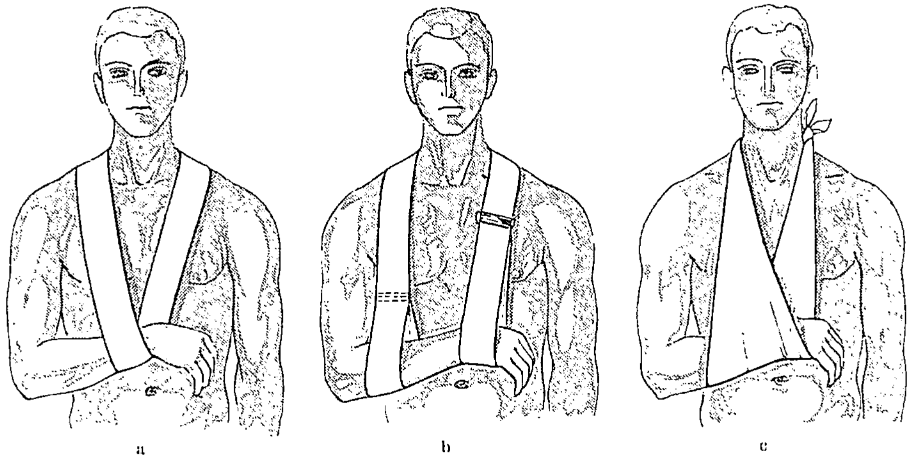

Abb. 130a—c. *Armschlinge* zur Ruhigstellung (Mitella)

Die Tupfer werden in vielen Röntgenabteilungen selbst hergestellt (in der Weise, wie es die Abb. 131 zeigt) und in Sterilisiertrommeln (Abb. 134) keimfrei gemacht.

Einen *eitrig beschmutzten Verband* berührt man nicht mit den Fingern, sondern nur mit Pinzetten, da man sich sonst der Gefahr aussetzt, selbst infiziert zu werden. Die Eitererreger sind übertragbar und können bei der Pflegeperson selbst eitrige Erkrankungen auslösen. Gefährlich sind Staphylokokken, Streptokokken, Tetanusbacillen, Pilzerkrankungen wie die Aktinomykose, die Syphiliserreger und viele andere.

Knochenverletzte kommen mit einer sog. *Schiene* ins Institut, sei es eine *Volkmannsche Schiene* (die aussieht wie eine Dachrinne, in welche man den Unterschenkel bettet, und am Ende eine Stütze für den Fuß aufweist), sei es die *Braunsche Schiene* (letztere ist ein starres Gestell zum Hochlagern des Beines bei gewinkeltem Knie), sei es eine *Kramer-Schiene,* die auch Drahtleiterschiene genannt wird. — Diese Schienen dürfen nur abgenommen werden, wenn es wirklich notwendig ist, denn durch eine Drahtleiterschiene läßt sich ohne weiteres eine Röntgenaufnahme machen, ebenso bei der Volkmannschen Schiene, sofern sie aus speziellem Material besteht.

Für einen *Gipsverband,* der immer durch den Arzt angelegt wird, hat die Röntgenassistentin Gipsbinden, Wassergefäß, Zellmull, eventuell Watte sowie

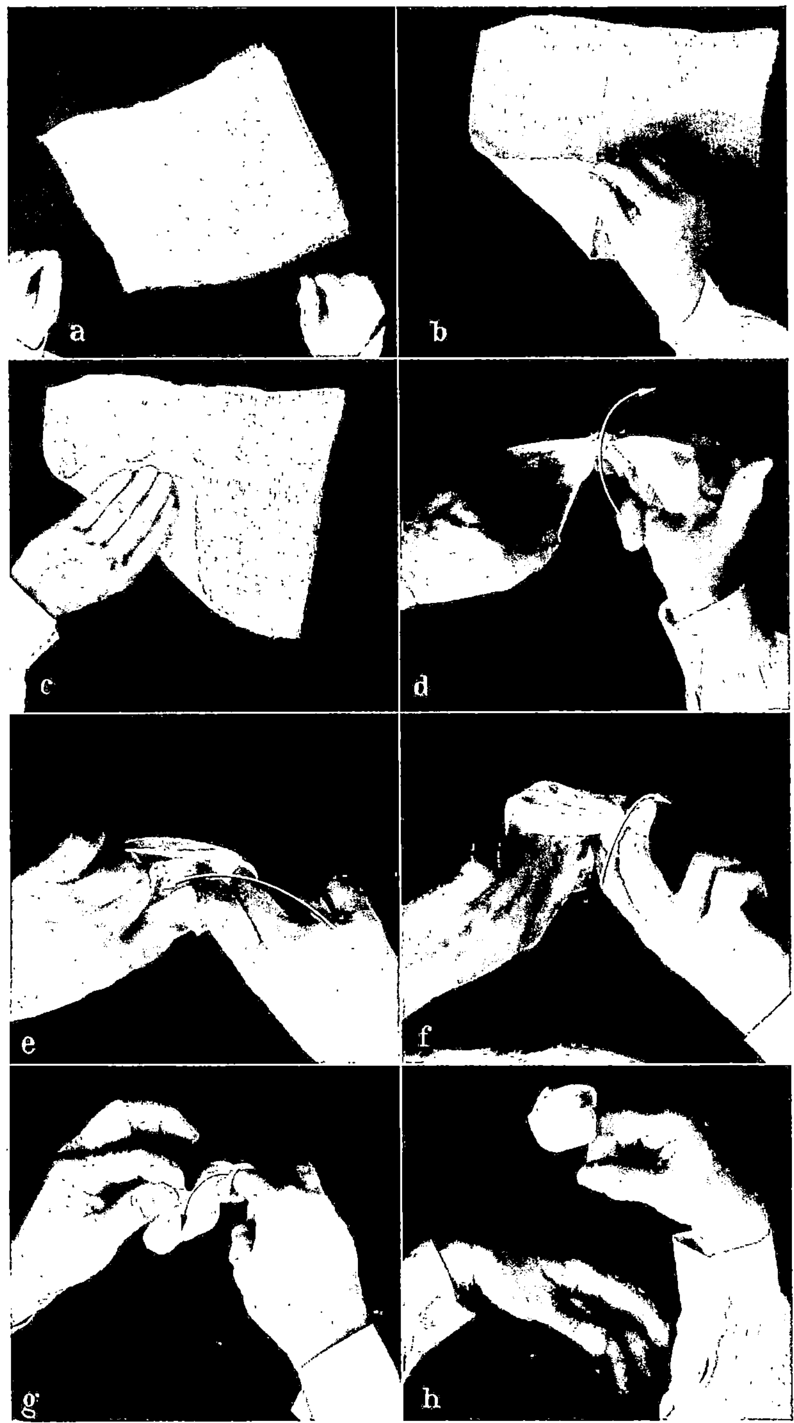

Abb. 131a—h. *Zubereitung eines Tupfers.* a 24×24 cm großer Gazestreifen; b eine Ecke wird umgeschlagen; c die linke Hand erfaßt die umgeschlagene Ecke; d die 3 anderen Ecken werden durch eine Handdrehung in Richtung des Pfeiles eingeschlungen; e die 3 auf diese Weise eingeschlagenen Ecken werden in den von 3 Fingern der linken Hand gehaltenen Tupferboden eingelegt; f der Tupferboden wird gespannt durch 3 Finger der linken Hand und 2 Finger der rechten Hand, wobei die rechte Hand eine Drehbewegung im Uhrzeigersinn (Pfeil) vornimmt, so daß die Tupfer biskuitförmig aussehen; g im Moment der Beendigung dieser Drehung wird der Mittelfinger der rechten Hand zurückgezogen und mit dem Zeigefinger der rechten Hand wird der Tupfer in die Tupfermulde, am linken Zeigefinger vorbei, eingeschoben; h der Tupfer umstülpt die Kuppe des rechten Zeigefingers

eine Gummischürze zur Verfügung zu stellen. Unter das verletzte Glied wird auf den Tisch Guttapercha oder ein anderer wasserabstoßender Stoff, z. B. Nylon gelegt, auch der Boden wird mit Papier und ähnlichem geschützt, damit die Gipsspritzer nicht den ganzen Raum beschmutzen.

Die *Abnahme eines Gipsverbandes* ist ebenfalls Sache des Arztes. Dazu wird ihm das entsprechende Material, vor allem Gipsscheren, bereitgehalten.

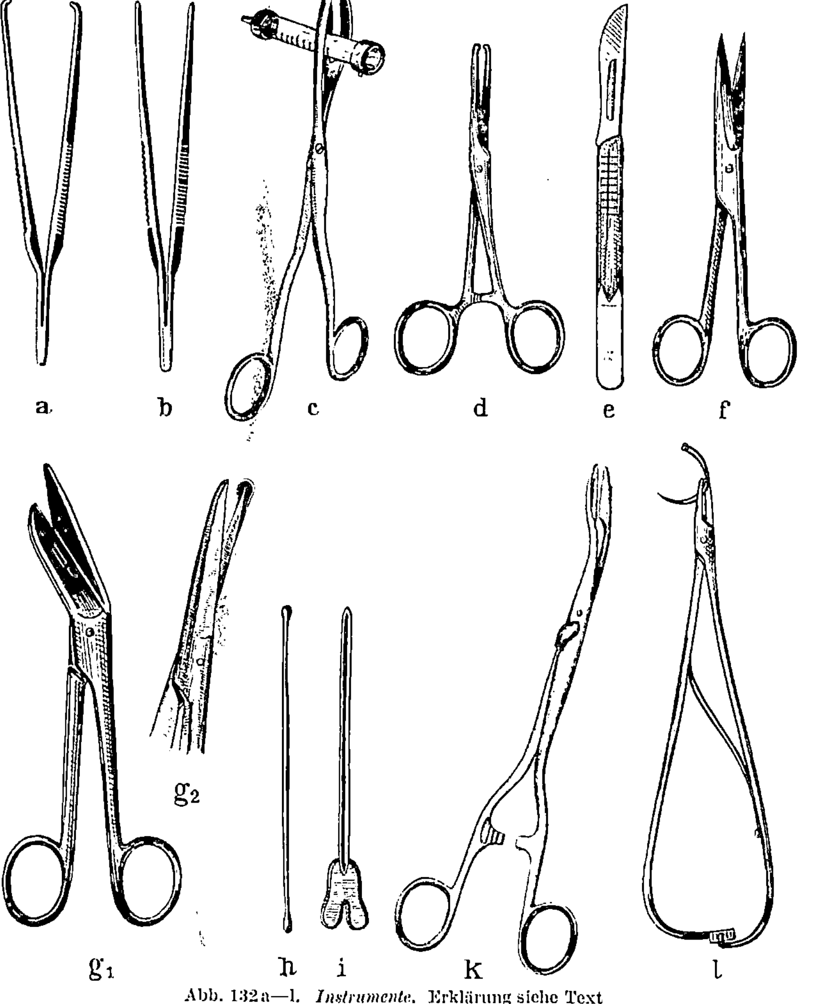

Abb. 132a—l. *Instrumente.* Erklärung siehe Text

d) Instrumentenkunde

Für eine Röntgenassistentin ist die Instrumentenkunde (Abb. 132) allerdings nicht so bedeutungsvoll wie für eine Praxisgehilfin; aber einige Grundbegriffe muß auch sie kennen.

Unter den *Pinzetten* gibt es 2 Arten: die chirurgische (a), die am Branchen- ende kleine Haken aufweist, und die anatomische Pinzette (b), die stumpf und ohne Haken ist.

Die sog. *Instrumentenfaßzangen* (c) dienen dazu, sterilisierte Instrumente aus dem Wasserbad herauszunehmen; die Zange ist durch entsprechende Biegung der Branchenenden speziell dafür geeignet. Eine andere in jedem Betrieb vorhandene Zange ist die sog. Kocher-Klemme (d), die gerade oder gebogene Branchen aufweist.

Messer oder Skalpelle (e) sind in ihrer Form recht unterschiedlich. Wichtig ist nur zu wissen, daß sie vor der Sterilisation mit Gaze oder Watte umwickelt werden müssen, um die Schneideschärfe zu erhalten.

Unter den verschiedenen *Scheren*sorten findet man solche mit gerader oder gebogener Schneidefläche (f). Sog. *Verbandscheren* (g) sind so konstruiert, daß

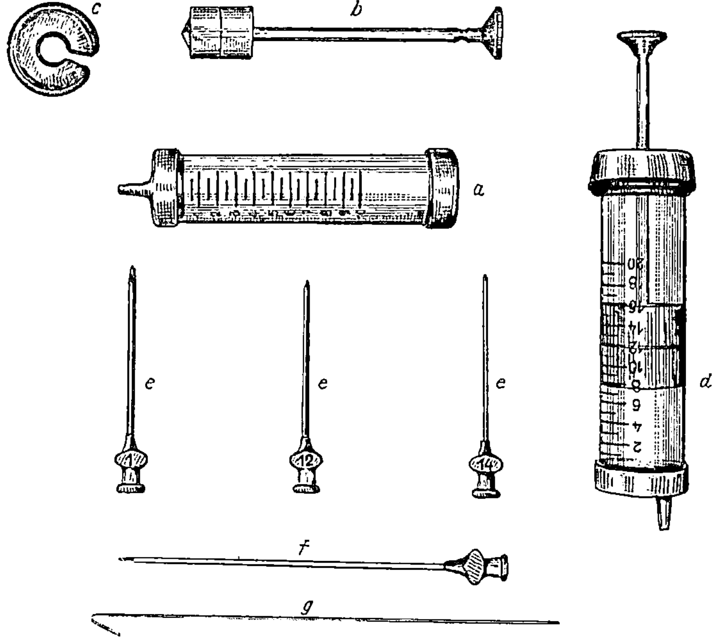

Abb. 133 a—g. *Injektionsspritzen.* a Spritze zerlegt, mit zentralem Ansatz; b Spritzenkolbenstange; c Verschluß-kappe; d Spritze mit exzentrischem Ansatz; e Nadeln verschiedener Größe und Numerierung; f Aufziehkanüle; g Mandrin zum Schutz vor Verstopfung einer Kanüle

man beim Aufschneiden von Verbänden den Patienten nicht verletzen kann. *Gipsscheren* sind sehr massiv gebaut und haben sehr lange Hebelarme, damit man auch dicke Gipsverbände aufschneiden kann.

Unter den *Sonden* unterscheidet man Knopf- (h) und Hohlsonden (i).

Eine gewöhnliche Greifzange ist die *Kornzange* (k).

Bei l ist eine *chirurgische Nadel* mit *Nadelhalter* dargestellt.

In jedem Röntgeninstitut ist ferner das *Stethoskop* vorhanden, das zum Abhören der Lungen am Patienten dient, sowie ein *Ohren-* oder *Kehlkopfspiegel*, dann *Spatel* zur Untersuchung der Mundhöhle und des Rachens, die meistens aus Holz, gelegentlich auch aus Glas oder Metall sind.

Unter den *Spritzen* sind für den Röntgenbetrieb am wichtigsten jene von 1, 2, 5, 10 und 20 cm³; speziell die letzteren werden bei den Untersuchungen sehr oft verwendet (Abb. 133). Eine Spritze besteht aus einem graduierten Glaszylinder,

der an einer Seite einen Metallabschluß hat mit dem kegelförmigen Endstück (Konus) zum Anschluß an die Kanüle, d. h. an die Spritzennadel; am anderen Ende kann man den Stempel einführen, der aus Kolben, Kolbenstange und einem tellerförmigen Griff besteht. Damit der Stempel nicht herausgleiten kann, wird eine Verschlußkappe auf die Spritze aufgesetzt und fixiert. Es gibt Spritzen, welche einen zentral angeordneten Konus haben, und solche, bei denen der Konus exzentrisch ist.

Die Spritzen*kanülen* werden in verschiedenen Größen geliefert, bestehen aus einem Ansatzteil, der auf den Spritzenkonus aufgesteckt wird, und aus einer Hohlnadel, die an ihrem Ende zugespitzt ist. Jede Kanüle ist mit einem Mandrin versehen, der dazu dient, daß die Spritze sicher durchgängig bleibt, d. h., daß sich das Innere der Hohlnadel nicht durch Verschmutzung verstopft.

Auf Seite 132 wird über den Zusammenbau einer Spritze das Wesentliche erörtert.

Viele der genannten Instrumente, wie Messer, Scheren, Pinzetten, Spritzen, müssen steril aufbewahrt und nach jedem Gebrauch wieder erneut sterilisiert werden. Was versteht man darunter ?

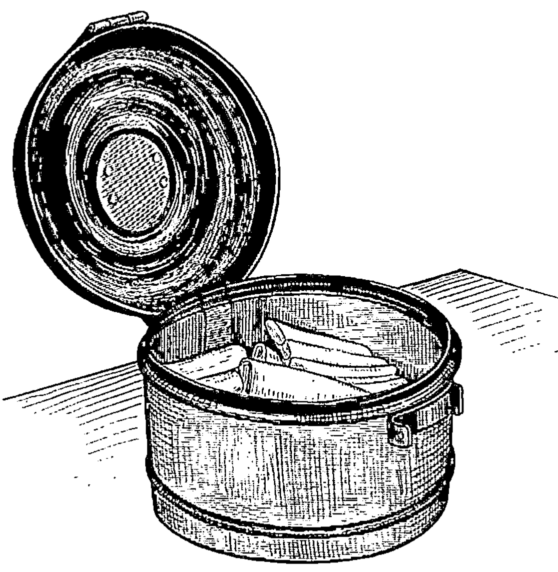

Abb. 134. *Verbandtrommel* für Kompressen und Tupfer

Unter *Sterilisation* wird die Unschädlichmachung von Krankheitskeimen durch Hitzeeinwirkung verstanden, unter *Desinfektion* deren Vernichtung durch chemische Gifte.

Das medizinische Gebrauchsmaterial sterilisiert man durch Hitze, und zwar, da dies natürlich vollständig einwandfrei geschehen muß, durch das Einbringen in strömenden Wasserdampf bzw. in Heißluft. Dazu sind besondere Einrichtungen erforderlich (Autoklav, Heißluftsterilisator).

Verbandstoffe, z.B. die Kompressen und die Tupfer, werden üblicherweise in einer sog. *Verbandtrommel* (Abb. 134) untergebracht und dort sterilisiert. Sterile Tupfer darf man nur mit einer sterilen Pinzette angreifen bzw. herausnehmen. Die Faßzange wird zu diesem Zweck in einer desinfizierenden Flüssigkeit (Desogen usw.) aufbewahrt und (womöglich ohne Berührung der Glaswand) herausgenommen. Der Deckel der Trommel ist jeweils unverzüglich zu schließen. Ebenfalls ist darauf zu achten, daß die Innenwände der Trommel nicht mit den Händen berührt werden.

Die Bedienung des *Heißluftsterilisators* ist außerordentlich einfach. Es handelt sich dabei um einen tadellos schließenden, gut wärmeisolierenden Behälter, in den die Instrumente und das sonstige Material zur Sterilisation eingebracht werden. Durch Regulierung mit einem Thermometer, also durch einen Thermostaten, wird die gewünschte Temperatur für längere Zeit beibehalten. Schaltet man also den Sterilisator ein, so wird in einiger Zeit die gewünschte Temperatur erreicht. Sobald aber diese Temperatur überschritten würde, schaltet der Thermostat den Strom aus; wird die Temperatur unterschritten, schaltet er den Strom wieder ein, was man am Aufleuchten einer roten Lampe gut kontrollieren kann.

Für die Zwecke eines Röntgeninstitutes genügt im allgemeinen das übliche *Auskochen* (Abb. 135a—c), wobei ein Sterilisator verwendet wird, der ungefähr 20 cm breit und 50 cm lang ist und mit einem Deckel verschlossen werden kann. Es handelt sich also um eine Art Wasserkochkessel, der rechteckig und natürlich nicht so tief ist. In diesen wird eine Siebschale eingebracht, auf welche man die zu sterilisierenden Instrumente legt. Diesen Sterilisator füllt man zu $^3/_4$ mit Aqua destillata, also destilliertem Wasser. Durch Einschaltung des elektrischen Stromes und Erhitzen der Heizplatte wird dann bei aufgesetztem Deckel das Wasser zum Kochen gebracht. Man muß die eingelegten Instrumente etwa 15, noch besser 20 min im kochenden Wasser belassen. Dann wird der Sterilisator durch Ausschaltung des Stromes langsam abgekühlt, wobei man immer noch die Instrumente darin liegen läßt. Benötigt man jedoch dieselben sofort, so nimmt man den Deckel ab, zieht die Siebschale mittels besonderer Klammern so heraus, daß die eigenen Finger nicht in das Wasser eintauchen (sterile Instrumente verwenden), und befestigt durch Kippen der Henkel der Siebschale diese am Sterilisatorrand. Das restliche Wasser tropft dann aus der Schale durch die Löcher in den Wasser-

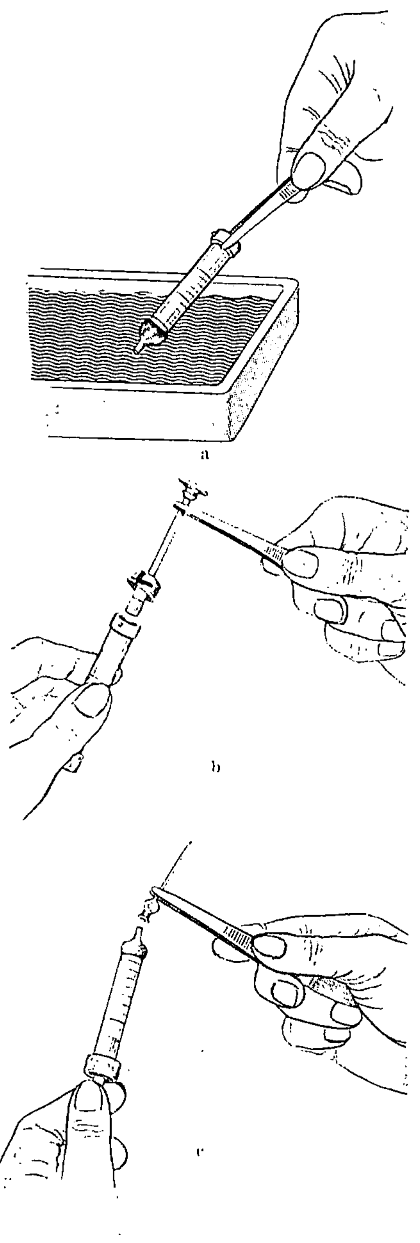

Abb. 135a—c. *Entnahme der ausgekochten Spritze und Zusammenbau*

behälter zurück. Obwohl für die praktischen Bedürfnisse eines Röntgeninstitutes diese Sterilisationsart genügen dürfte, entspricht sie dennoch nicht den Forderungen strengster Aseptik, d. h. absoluter Keimfreimachung.

Benützte *Injektionsspritzen reinigt man sofort*, zuerst unter fließendem Wasser durch mehrmaliges Aufziehen und Ausspritzen. Verspätete Reinigung hat zur Folge, daß der Kolben an der Spritzenwand antrocknet. Die Kanüle muß speziell gut durchgespült werden. Dann wird sie abgenommen und sofort der Mandrin eingeführt. Die Spritze selbst wird zerlegt in den Sterilisator eingebracht.

Nach Biligrafin-Untersuchung eines *Gelbsuchtkranken* genügt es nicht, diese Spritze nur auszukochen, sondern sie muß zuerst mehrere Minuten in 5%iger Carbolsäurelösung aufbewahrt werden und wird erst dann mit Wasser gereinigt und ausgekocht.

Sterile Instrumente müssen in einem *sterilen Gefäß aufbewahrt* werden, z. B. in einer sterilen Schale (die mit ausgekocht wurde). *Spritzen* hebt man bis zum Gebrauch in zerlegtem Zustand auf. Ihr Zusammenbau (Abb. 135a—c) geschieht in folgender Art: Mit einer sterilen Pinzette (es gibt dafür Spezialpinzetten, s. Abb. 132c) wird zuerst der Glaskörper aus dem Etui oder Kocher geholt (Abb. 135a). In diesen wird der Spritzenstempel eingeschoben (Abb. 135b) und zum Schluß der Deckelverschluß aufgeschraubt. All dies geschieht ausschließlich unter Zuhilfenahme steriler Instrumente. Mit einer Pinzette wird dann die Nadel auf die nunmehr in der linken Hand ruhende Spritze aufgeschoben (Abb. 135c). Die verwendete Pinzette kommt nachher wieder zurück in die Desinfektionslösung (s. oben). Zur wirklich guten Fixierung der Nadel wird diese anschließend daran noch mit dem Daumen und Zeigefinger an ihrem Ansatz gepackt und durch kräftige Drehung auf den Spritzenkonus geschoben. Die Hohlnadel selbst darf nie berührt werden, nur ihr Ansatzstück.

Ein besonderes Wort ist über die *Sterilisation von Gummiwaren* zu sagen, wie z. B. Schläuche für die Einlaufuntersuchungen oder Katheter (dünne Gummischläuche zur Untersuchung der Harnwege). Diese würden beim Kochen, auch wenn dies nur sehr kurz geschähe, stark beschädigt, vor allem brüchig werden. Daraus ergibt sich die Gefahr, daß einmal ein Gummischlauch, speziell ein Katheter, während der Untersuchung abbricht.

Darmschläuche werden nur mit Wasser und Seife sorgfältig gereinigt und durchgespült; eventuell werden sie zum Schluß mit einer Desogenlösung bespritzt.

Ureterkatheter (Harnleiterschläuche) werden folgendermaßen keimfrei gemacht: nach Reinigung mit Wasser Einlegen in ein Plexiglasrohr, an dessen Verschluß sich Formalintabletten befinden.

e) Desinfektion

Zum Schluß führt unsere Betrachtung zu den Methoden der *Desinfektion*, der Vernichtung von Krankheitskeimen durch chemische Gifte. Vielen noch bekannt sind die Phenol- bzw. Carbollösung, die Kresolseife und das Lysol. Für Wäsche nimmt man Baktol oder Sagrotan; letzteres eignet sich auch besonders gut für die Händedesinfektion (auf 1 Liter Wasser etwa 1—2 Teelöffel). Gerade nach der Abnahme eitriger Wundverbände ist eine Händedesinfektion notwendig. Ähnlich wirken auch Zephirol, Desogen, Merfenlösung usw. Im Zusammenhang mit der Desinfektion von Gummiwaren wurde schon das Formalin erwähnt, das als Lösung bzw. in Form von Tabletten in den Handel kommt. Daß vielenorts auch Alkohol verwendet wird, ist bekannt. Man muß aber darauf achten, daß er nicht stärker konzentriert ist als 60—70 %. Zu starke Konzentration ist ebenso ungeeignet wie zu geringe!

Die *chirurgische Händedesinfektion* besteht im Waschen mit Bürste und Seife unter fließendem Wasser während 5 min, Reinigung der Nägel einschließlich des Nagelfalzes und erneutes Waschen mit Bürste und Seife. Anschließend Waschen in Sublimat oder Zephirol, eventuell Abtrocknen mit sterilem Handtuch.

Das Operationsbesteck (z. B. nach einer Furunkelspaltung) wird in eine Desinfektionslösung, z. B. Zephirol, während einer Stunde eingelegt, dann abgebürstet und abgetrocknet.

Gummihandschuhe werden, wenn sie eitriges Material berührt haben, 1 Std. in Zephirollösung gelegt, mit fließendem Wasser abgespült und auf beiden Seiten abgetrocknet; dann wird die Innenseite mit Talk oder einem anderen Puder eingepudert.

f) Vorbereitung und Durchführung von Einspritzungen (Injektionen)

Es muß an dieser Stelle das *Vorgehen* bei einer *Einspritzung* und deren *Vorbereitung* geschildert werden.

In welcher Art wird das einzuspritzende Mittel in die Spritze aufgezogen? Man öffnet eine Ampulle (= Medikament im Glasbehälter), indem man mit

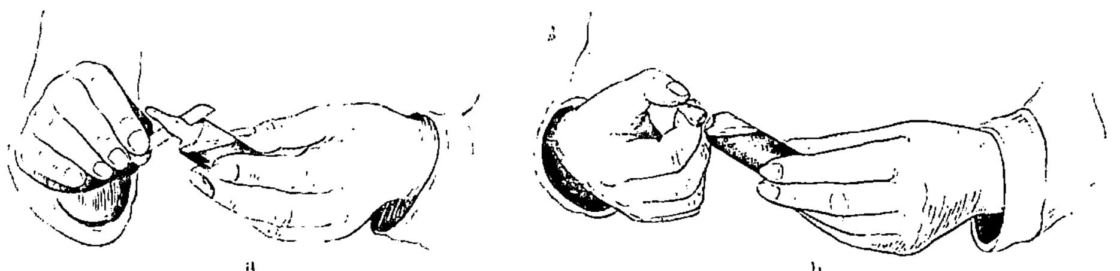

Abb. 136a und b. *Öffnen einer Ampulle.* Erklärung siehe Text

einer feinen Sägefeile den Ampullenhals anritzt (Abb. 136a), durch einen leichten Druck springt dann die Ampullenspitze ab (Abb. 136b). Mittels des Spritzenstempels entfernt man zuerst die Luft restlos aus der Spritze; durch vorsichtiges Eintauchen einer dicken Nadel (Aufziehnadel) in die Flüssigkeit der Ampulle (ohne deren Wände zu berühren) und Aufziehen des Stempels wird die Spritze gefüllt. Durch Kippen der Spritze, so daß die Nadel nach oben zeigt, kann man die eventuell mit eingesaugte Luft leicht entfernen. Dann nimmt man die „Aufziehnadel" von der Spritze weg und steckt unter Zuhilfenahme einer sterilen Pinzette die vom Arzt gewünschte Injektionsnadel, z. B. Nr. 12, auf. Manche Ärzte bevorzugen dünnere, andere dickere Kanülen. Die verschiedenen Nadeln haben entsprechend ihrem Kaliber eine Numerierung (vgl. Abb. 133e).

Bevor man dem Arzt die Spritze aushändigt, kontrolliere man, indem man die Nadel gegen das Licht (Fenster) betrachtet, ob diese im Schliff und in der Form noch tadellos ist. Man reicht dem Arzt nicht nur die Spritze, sondern zeigt ihm mit der anderen Hand die Ampulle und sagt darüber hinaus noch, um welchen Inhalt es sich dabei handelt, z. B. Biligrafin für die Gallenblase, usw. Nach schweren Versehen bei intravenöser Injektion, die Todesfälle zur Folge hatten, sind auch die Röntgenassistentinnen in das Strafverfahren einbezogen worden, da diese die Pflicht haben, die entleerte Ampulle dem Arzt zu zeigen.

Wird die Spritze nicht sofort benützt, so wird sie so hingelegt, daß ihre Nadel nichts berührt und steril bleibt.

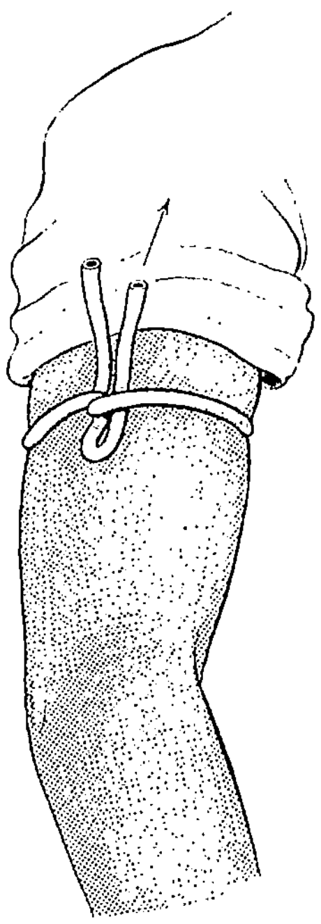

Abb. 137. *Anlegen eines Stauschlauches* am Oberarm (zum Öffnen zieht man in Richtung des Pfeiles)

Vor jeder Einspritzung wird die *Haut des Patienten* an der Einstichstelle mit einem Alkohol-Äther-Tupfer *gereinigt.*

Es gibt verschiedene *Arten von Einspritzungen:*

die *intramuskuläre* (i. m.) = in die Muskulatur (s. auch rotes Merkblatt für Notfälle,

die *intra-* bzw. *subcutane* = in bzw. unter die Haut, mit sehr dünner Nadel,

und die nur von einem Arzt vorzunehmende

intravenöse (i. v. = in die Vene) Einspritzung.

Für eine solche intravenöse Injektion in die Armvene legt man am liegenden Patienten den Stauschlauch in Oberarmmitte an (Abb. 137), wenn nicht eine spezielle Staubinde im Röntgeninstitut vorhanden ist. Man staue ordentlich, aber nicht zu kräftig, also nicht abschnürend.

Der Patient muß den Arm stark gestreckt halten, weshalb man unter den Ellbogen einen Sandsack legt, den man, um ihn vor Beschmutzung (durch Blut) zu schützen, mit einem kleinen Nylonlappen deckt.

Sobald der Arzt die Nadel in der Armvene hat, also Blut in der Spritze erscheint, wird der Stauschlauch mit mäßig starkem Zug (nicht etwa ruckartig!) gelöst.

IX. Die Röntgenuntersuchung, ihre Vorbereitung und Vorbedingungen

1. Röntgenoptische und aufnahmetechnische Grundregeln

Röntgen selbst hatte bereits klargestellt, daß die Schwächung von Röntgenstrahlen in der Materie einerseits auf Absorption, andererseits auf Streuung beruht. Eggerth hat das Verdienst, in seinem bekannten Buch über *Röntgenphotographie* die wichtigsten röntgenphotographischen Grundregeln zusammengestellt zu haben.

Röntgenstrahlen entsprechen einer Mischung von harten bis weichen Strahlen. Greifen wir aus dieser Mischung nur ein Bündel von Röntgenstrahlen einer genau festgesetzten Wellenlänge (monochromatische Strahlung) heraus und durchschlagen damit irgendwelches Objekt, so werden die Röntgenstrahlen geschwächt, und zwar bei einer dicken Schicht stark, bei einer dünnen wenig. Die *Schwächung von Röntgenstrahlen steht also in Abhängigkeit von der Dicke eines Objektes.*

Die Schwächung der Röntgenstrahlen steht jedoch nicht in einer einfachen Proportionalität zur Objektdicke, wie aus Abb. 138 hervorgeht. Während in dieser Abbildung die Stufen 1—4 des Objektes alle gleich hoch sind, sind die Stufen des resultierenden Reliefs (Strahlungsprofil) unterschiedlich in ihrer Höhe. Von 1 nach 2 ist die Stufe höher als von 3 nach 4. Die Höhe der Stufe nimmt zwar kontinuierlich ab, je dicker das Objekt wird, aber die *Schwächung beträgt* von Stufe zu Stufe stets *nur den gleichen für die Strahlung charakteristischen Bruchteil*[1].

Röntgenstrahlen werden also beim Durchgang durch Materie geschwächt. *Harte Röntgenstrahlen* (durch hohe kV-Zahl entstanden) werden aber weniger, *weiche* (resultierend aus niedriger kV-Zahl) ungleich stärker betroffen. Der *resultierende Strahlenkontrast* des sog. Strahlungsreliefs ist somit *verschieden* (Abb. 139).

Röntgenstrahlen werden beim Durchgang durch Materie um so mehr geschwächt, je höher das Atomgewicht des durchstrahlten Objektes ist. Besteht ein Objekt aus verschiedenen Substanzen, nebeneinandergereiht und alle gleich dick, so werden die *Röntgenstrahlen* im Gebiet von *Substanzen großer Dichte*, also mit sog. *hoher Ordnungszahl, stärker abgeschwächt* als bei Substanzen geringer Dichte (Abb. 140), z. B. von Blei stärker als von Silber, von Silber stärker als von Kupfer, von Kupfer stärker als von Eisen, von Eisen stärker als von Aluminium, von Aluminium stärker als von Sauerstoff. Röntgenstrahlen werden z.B. von Barium und von Jod relativ stark geschwächt. Knochen schwächen stärker als Weichteile.

Bei der Durchstrahlung solch verschieden dichter Materien entsteht auf dem Bild ein Strahlenkontrast, der sich — um dies nochmals hervorzuheben — bei

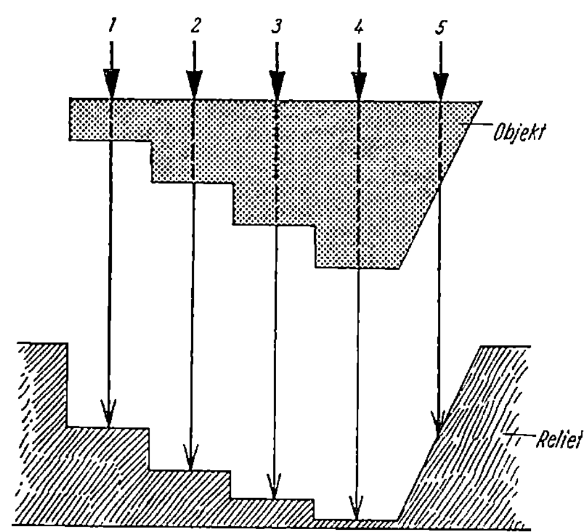

Abb. 138. *Das Strahlungsrelief* (= Relief) zeigt *unterschiedliche* „Stufenhöhe" gegenüber der gleichmäßigen Treppe des Objektes bei Durchtritt von Röntgenstrahlung 1—5, da die monochromatische Strahlung jeweils nur um den gleichen Bruchteil geschwächt wird

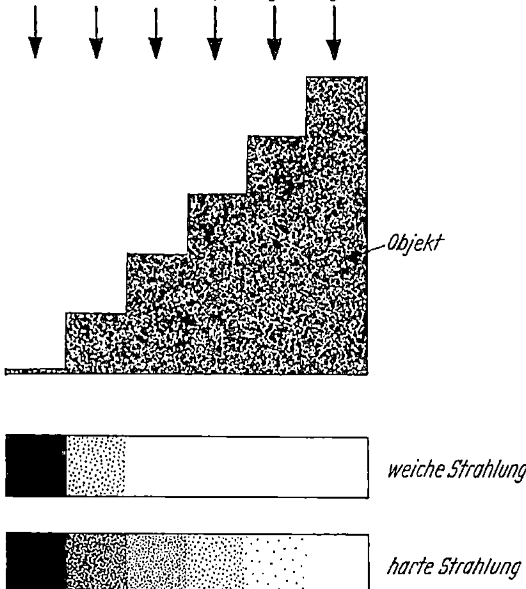

Abb. 139. Beschickt man ein Objekt mit (monochromatischer) Röntgenstrahlung (1—6), so wird ein *weiches Strahlenbündel* einen *starken Kontrast* geben, da es nur Strahl 1 + 2 gelingt, durchzuschießen. Ein *hartes Strahlenbündel* dringt bis 5 durch, ergibt feinere Nuancen, wirkt aber kontrastärmer

---

[1] Betrüge also z. B. die Höhe der ersten Stufe 16 Einheiten und der charakteristische Bruchteil $^1/_4$, so beträgt die Höhe der zweiten Stufe noch 4 Einheiten, die der dritten 1 Einheit, die der vierten $^1/_4$ Einheit.

Verwendung weicher Röntgenstrahlung ganz anders dokumentiert als beim Durchschlag mit harter Strahlung. Der Kontrastunterschied ist bei harter Strahlung stets sehr gering; entsprechend erscheint auf dem Röntgenbild alles mehr oder weniger grau in grau. Bei *weicher Strahlung ist der Kontrast viel ausgeprägter*, so daß man, um ein schönes kontrastreiches Röntgenbild zu haben, nicht „hart" arbeiten darf, sondern gerade nur so harte Strahlen verwenden soll, daß wirklich alle Körperteile von Röntgenstrahlen durchschlagen werden.

Weiche Strahlung wird vom Objekt stark absorbiert (vernichtet), *harte Strahlung* dagegen *stark gestreut*. Die *Streuung* ist im Verhältnis zur Absorption aber auch *um so höher, je geringer* die oben erwähnte *Dichte der schwächenden Substanz* ist. Aluminium oder Weichteilgewebe streuen stark. Wie sich die Streuung auswirkt, demonstriert Abb. 141.

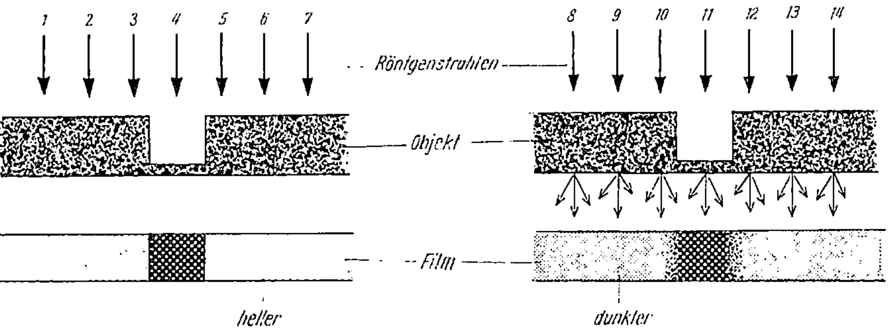

Abb. 140. Die Röntgenstrahlen 1—5 ergeben bei *gleich dicken*, aber *verschieden dichten Objekten* ein stark unterschiedliches Strahlungsrelief, z. B. Strahl 2 bei Aluminium, 3 bei Eisen, 4 bei Blei

Im Gegensatz zu dem ebenfalls sich geradlinig ausbreitenden Lichtstrahl durchschlagen die Röntgenstrahlen das Untersuchungsobjekt entsprechend den erwähnten Gesetzmäßigkeiten mehr oder weniger stark und ergeben mehr oder weniger starke Kontraste auf einem Röntgenfilm. Diesen Strahlungskontrast

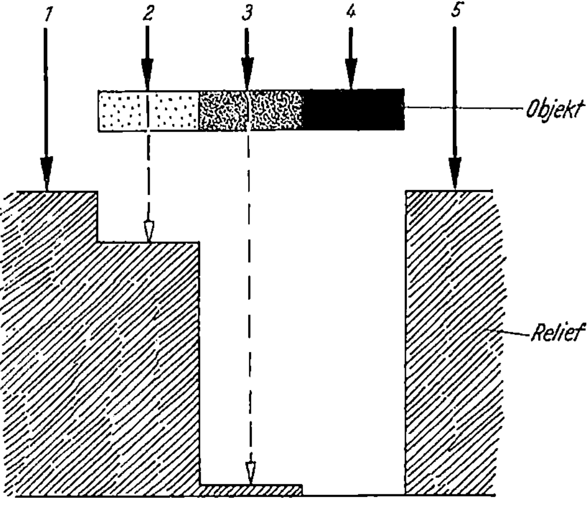

Abb. 141. *Weiche Röntgenstrahlen* 1—7 werden stark *absorbiert*, das Bild wird kontrastreich. *Harte Röntgenstrahlen* 8—14 werden stark *gestreut*. Der Kontrast auf dem Film zwischen hell und dunkel ist dementsprechend nicht so stark. Die Schattengrenze der stark geschwärzten Stelle in Filmmitte ist wegen der Streustrahlung nicht so scharf wie bei Verwendung weicher Strahlung

kann man bildmäßig als Strahlungsrelief festhalten (Abb. 142). Das *gleiche Objekt* kann sich, *abhängig von seiner Stellung im Raum durchaus verschieden im Relief und in* der Kontrasttiefe, also *der Schwärzung, abbilden*. Abb. 143a—c zeigt das Strahlungsrelief eines Metallstabs, das je nach dessen Stellung verschieden ausfällt.

Ein runder Körper bildet sich nur bei Zentralprojektion rund ab (Abb. 144a), bei schräg auffallendem Strahlenbündel dagegen verzeichnet, oval (Abb. 144b). Daraus ist abzuleiten, daß *zur richtigen Projektion der Zentralstrahl* (= der Mittelstrahl des Röntgenbündels) *durch die Objektmitte gehen und senkrecht auf den Film auffallen muß*. Er fällt damit auch, was praktisch ebenso wichtig ist, senkrecht auf die Buckyblende auf. Folglich sind *Patienten*, bei welchen *eine Untersuchung in Schrägprojektion* vorzunehmen ist, prinzipiell *schräg zu lagern*,

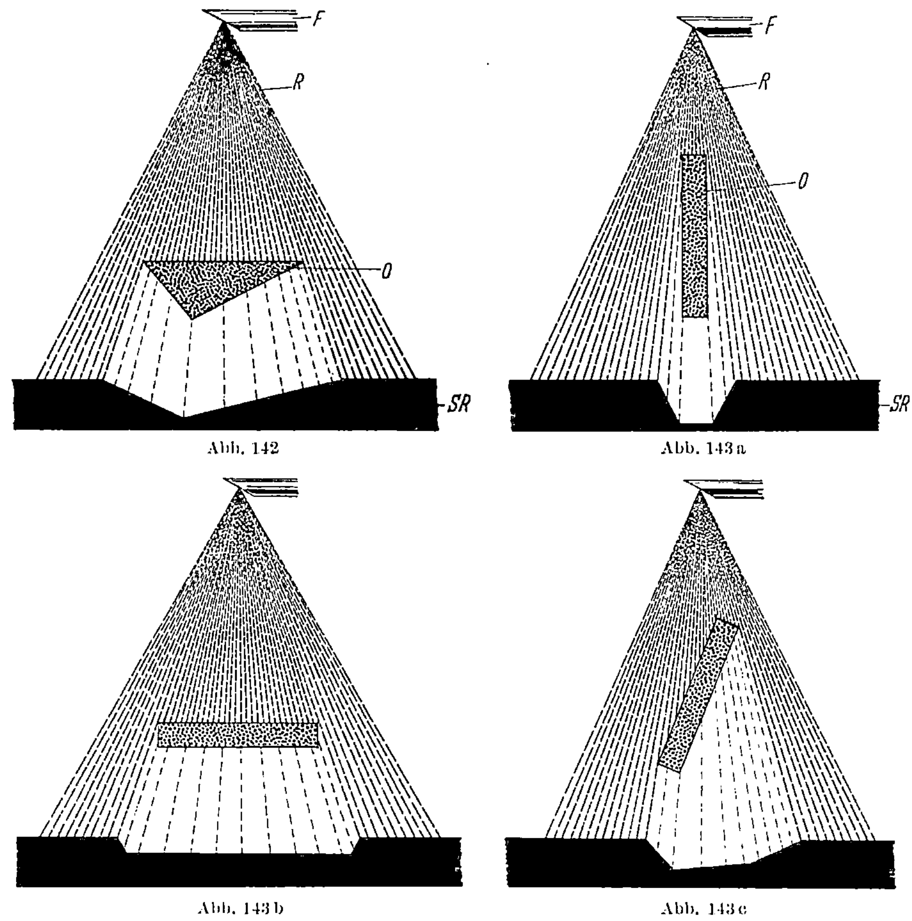

Abb. 142. Abbildung des vom Brennfleck (*F*) ausgehenden Röntgenstrahlenbündels (*R*) und des durch die Objektform (*O*) hervorgerufenen Strahlungsreliefes (*SR*)

Abb. 143 a—c. *Strahlungsrelief* (*SR*) eines *Metallstabes* (*O*) bei *verschiedenen Stellungen* in dem vom Brennfleck (*F*) ausgehenden Röntgenstrahlenbündel (*R*). Man beachte, wie die Tiefe und die Randzone der Reliefmulde der Stellung des Stabes entsprechen

und nur in Ausnahmefällen soll der Zentralstrahl durch Schwenkung der Röntgenröhre schräg einfallen. Der Zentralstrahl muß stets senkrecht auf den Film auftreffen, von vereinzelten Ausnahmen abgesehen.

Für die Röntgenphotographie ist das

Distanzgesetz

von ganz fundamentaler Bedeutung. Die *Intensität der Strahlung* und damit ihre bildgebende Wirkung *nimmt*, genau wie bei Lichtstrahlen, *mit dem Quadrat der Entfernung ab*, d. h., eine Aufnahme in 2 m Entfernung (Fokus-Film) benötigt nicht etwa nur die doppelte Belichtung gegenüber einer Aufnahme in

1 m Abstand, weil die Fokus-Film-Distanz (FFD) doppelt so groß ist, sondern eine 4fache Belichtungszeit, nämlich $2^2 = 2 \times 2 = 4$.

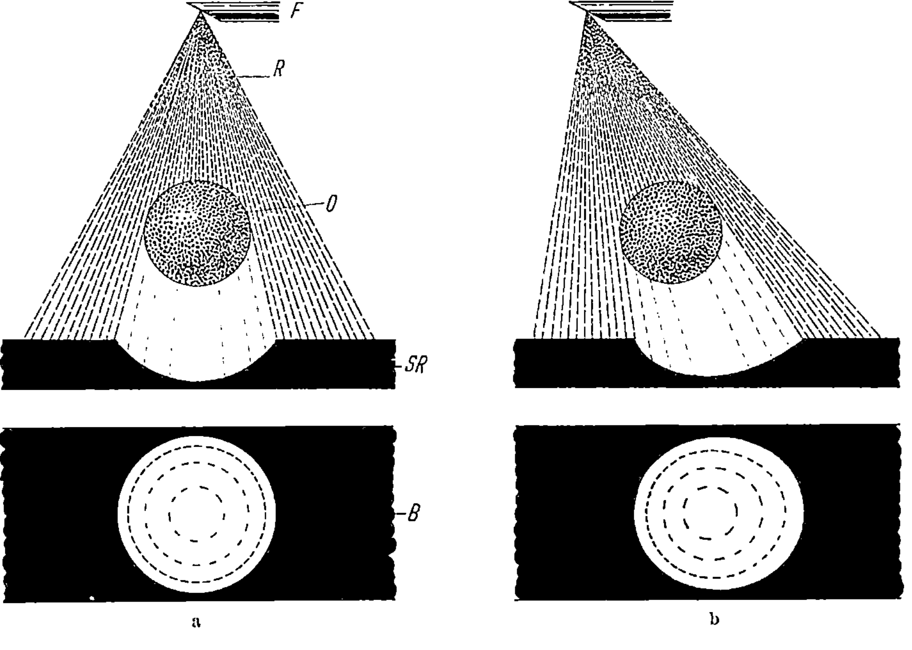

Abb. 144a und b. *Abbildung einer Kugel* (O) in dem von Brennfleck (*F*) ausgehenden Röntgenstrahlenbündel (*R*) als Strahlungsrelief (*SR*) bzw. auf einem Röntgenbild (*B*). Bei a fällt der *Zentralstrahl senkrecht* auf den Film und bildet die Kugel kreisrund ab, bei b in *Schrägprojektion* erscheint sie *oval*

Viele Fehlbelichtungen resultieren lediglich daraus, daß man, statt einer vorgeschriebenen Distanz, z. B. von 1 m, einen leicht veränderten Abstand von z. B. 140 cm nimmt; dies reicht aber bereits nicht mehr zur normalen Belichtung des Filmes aus. Eine graphische Darstellung der Ergebnisse des Distanzgesetzes (Abb. 145a—c) kann dies gut veranschaulichen.

Um saubere Arbeit in einem Röntgeninstitut zu leisten, muß die FFD (= Fokus-Film-Distanz) stets peinlichst genau beachtet werden. Bei den modernen Apparaten kann man sich durchwegs Aufnahmen in 100 cm Distanz Fokus-Film gestatten. Dieser Standardabstand von 1 m muß strikte eingehalten werden. Nur Lungenaufnahmen sollen in 150 cm und Herzfernaufnahmen in 2 m Distanz (= Teleaufnahme) durchgeführt werden.

Wir legen deshalb in unseren diagnostischen Arbeiten den *Fokus-Film-Abstand* (= FFA oder FFD) fest mit: *1 Meter!*

Müssen wir aus irgendwelchem Grund eine andere Distanz wählen, so multiplizieren wir ganz einfach das *bei 1 m FFD angewandte mAs-Produkt* mit der in der Tabelle angegebenen Zahl, um das neue mAs-Produkt zu erhalten:

Bei einer Fokus-Film-Distanz von:	60	70	80	90	120	150	200	400 cm
multiplizieren wir das mAs-Produkt mit	0,36	0,5	0,6	0,8	1,44	2,25	4,0	20,0

Beispiele: Ein mAs-Produkt von 70, bei einer FFD (Fokus-Film-Distanz) von 1 m ergibt
bei FFD von 60 cm (70 × 0,36): 25 mAs, oder
bei FFD von 150 cm (70 × 2,25): rund 175 mAs.

An manchen Instituten ist für Aufnahmen der Extremitäten (Arme und Beine) und für Aufnahmen des Magendarmkanales eine Distanz von 70 cm, manchmal von 80 cm üblich. Um die Belichtungstafeln auf *den 1 m-Wert zu korrigieren*, multiplizieren wir natürlich anders: die mAs-Werte bei 70 cm mit 2 (= 1:0,5) und bei 80 cm mit 1,6 (= 1:0,6) um den neuen mAs-Wert bei 1 m FFD zu erhalten.

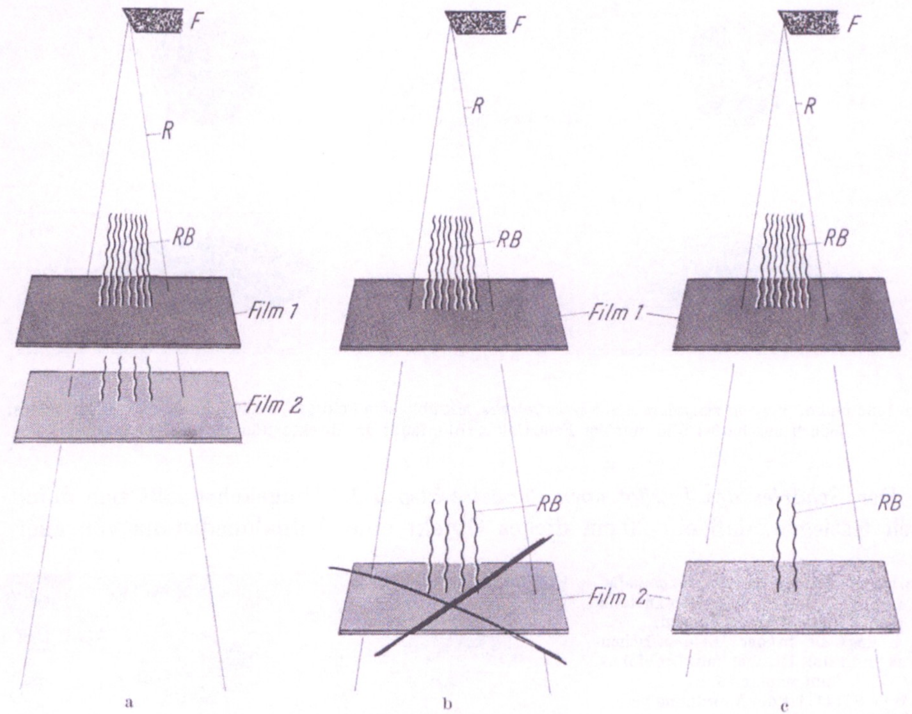

Abb. 145a. Nach dem *Distanzgesetz* läßt sich ausrechnen, daß die in unserem Beispiel eingezeichneten 8 Röntgenstrahlen (*RB*), die auf Film 1, also in 100 cm Distanz vom Fokus (*F*) auftreffen, schon bei einer *FFD* (Fokus-Film-Distanz) von 140 cm sich halbieren, so daß bei 40 cm mehr Distanz gegenüber Film 1 nur 4 Strahlen den Film 2 erreichen. Die Schwärzung dieses Filmes (Film 2) ist nur halb so stark wie bei Film 1, obwohl die Distanz nur wenig vergrößert wurde. *Ein Film wird halb so stark geschwärzt nicht etwa in 2 m FFD gegenüber einem Film in 1 m FFD, sondern schon bei 1,40 m.* R = gesamtes Röntgenstrahlenbündel

Abb. 145b und c. *Beispiel für das Distanzgesetz.* Greift man aus den vom Brennfleck (*F*) ausgehenden Röntgenstrahlen (*R*) ein Bündel (*RB*) von 8 Strahlen heraus, die auf einen Film in 1 m-Abstand *(Film 1)* auffallen, so werden auf einem Film in 2 m-Abstand *(Film 2)*, also in doppelter Distanz, nicht etwa die Hälfte, nämlich 4 Röntgenstrahlen (*RB*) eintreffen (Abb. b). Infolge des Distanzgesetzes schwächt sich das Röntgenbündel im Quadrat der Entfernung $\left(\frac{1}{2^2} = \frac{1}{4}\right)$, also von den ursprünglichen 8 Strahlen treffen nur noch 2 Strahlen (*RB*) auf (Abb. c). Im Verhältnis zum Film 1 wird Film 2 nicht halb so stark geschwärzt (Abb. b), sondern nur ein Viertel (Abb. c).

Schärfeindex

An dieses Distanzgesetz schließt sich fast zwanglos eine Betrachtung über den sog. Schärfeindex an. Was versteht man darunter? Der Schärfeindex gibt an, innerhalb welcher Zone irgendeines Fokus-Film-Abstandes (FFA) ein Objekt noch scharf zur Abbildung gelangt.

Bei einem FFA von 1 m wird alles, was bis zu 20 cm vom Film entfernt ist, scharf zur Abbildung kommen. Wird diese Grenze röhrenwärts überschritten, so wird das Objekt zunehmend unschärfer, je näher man dem Fokus kommt.

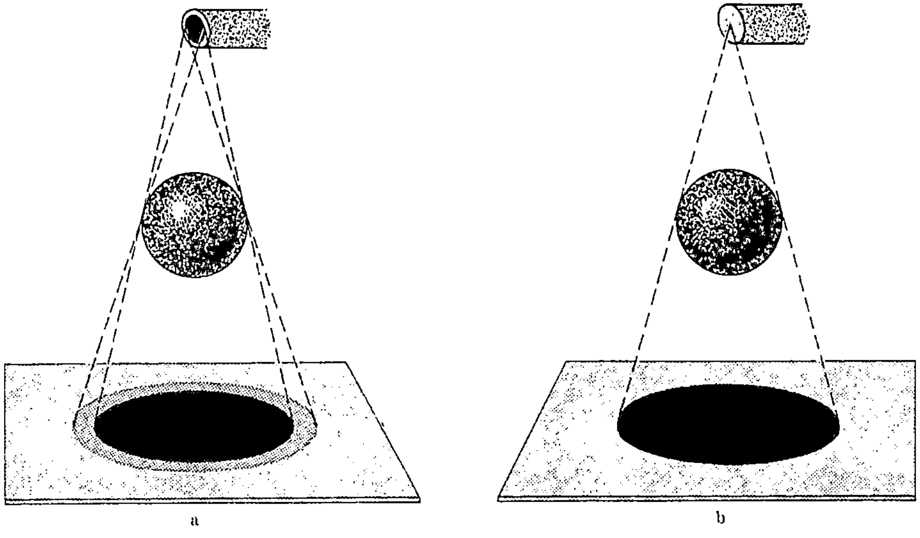

Abb. 146a und b. *Vergrößerungsdarstellung eines Objektes.* Mit üblichem Fokus (a) erhält man ein zwar vergrößertes, jedoch unscharfes Bild, nur der Feinstfokus (b) erlaubt die direkte Röntgenvergrößerung

Der *Schärfeindex beträgt normalerweise also 5:1.* Umgekehrt läßt sich damit auch festlegen, daß ein 20 cm dickes Objekt eine Aufnahmedistanz von aller-

Abb.147a—c. *Röntgenvergrößerungsstudie.*
Bei a ist die Stahlwolle bei großer Distanz und filmnah aufgenommen.
Bei b liegt sie in der Mitte zwischen Fokus und Film, ist aber mit Grobfokus aufgenommen.
Bei c (s. S. 141) ist die Anordnung beibehalten, es kam aber ein Feinstfokus zur Verwendung, wodurch eine Vergrößerung auf das Doppelte wie bei b, aber bei tadelloser Bildschärfe resultiert

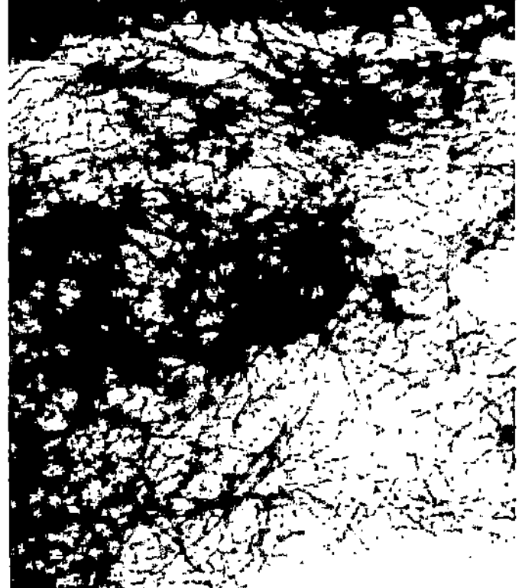

Abb. 147a

Abb. 147b

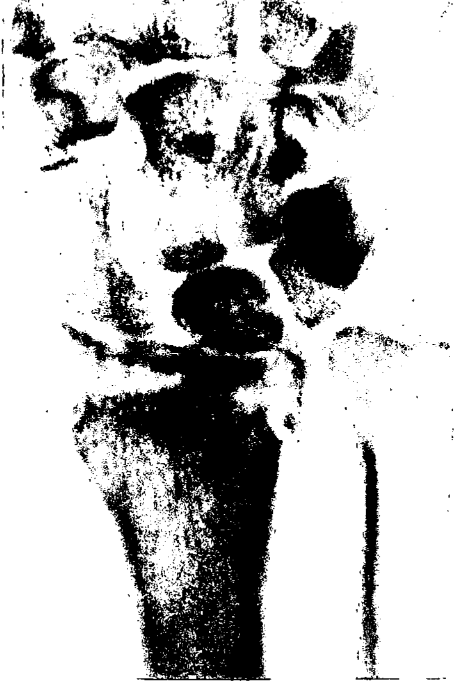

Abb. 148a und b. *Vergleichsbild* einer *üblichen*
Aufnahme mit einer *Vergrößerungsaufnahme*

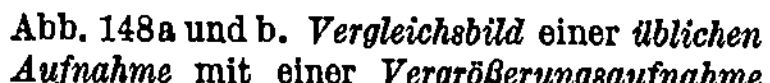

Abb. 148a

Abb. 148b

mindestens 1 m benötigt. Bei einer FFD von nur 60 cm wäre, bei einem
Schärfeindex von 5:1, nur eine Zone bis 12 cm vom Film entfernt bildscharf.

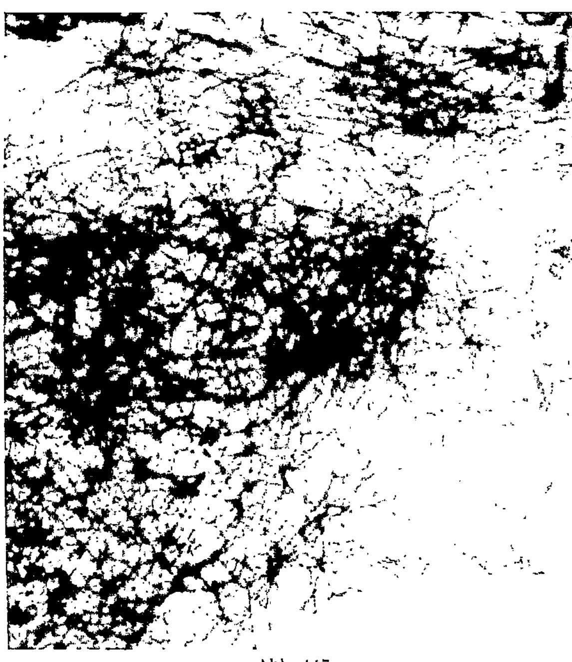

Abb. 147c

Auf jeden Fall muß jedes Objekt möglichst nahe an den Film herangebracht werden; außerdem ist eine große FFD besser als eine kleine. Praktisch genügt unsere 1 m-Distanz.

Direkte Röntgenvergrößerung

Je kleiner der Fokus der Röntgenröhre ist, um so günstiger wird die Verhältniszahl des Schärfeindex. Wir haben heutzutage Feinstfokusröhren mit einer fast punktförmigen Lichtquelle (s. S. 38) und einem Schärfeindex von rund 2:1.

Dieser 0,3 mm-Fokus gestattet, alles, was innerhalb der filmnahen Hälfte der FFD liegt, scharf abzubilden. Er erlaubt dementsprechend, ein *Objekt*, das üblicherweise immer dem Film angelagert aufgenommen werden muß, vom Film wegzurücken, bis zur *Mitte zwischen Fokus und Film*; dabei wird es nicht nur *scharf gezeichnet* dargestellt, sondern auch auf das *Doppelte vergrößert* (Abb. 146).

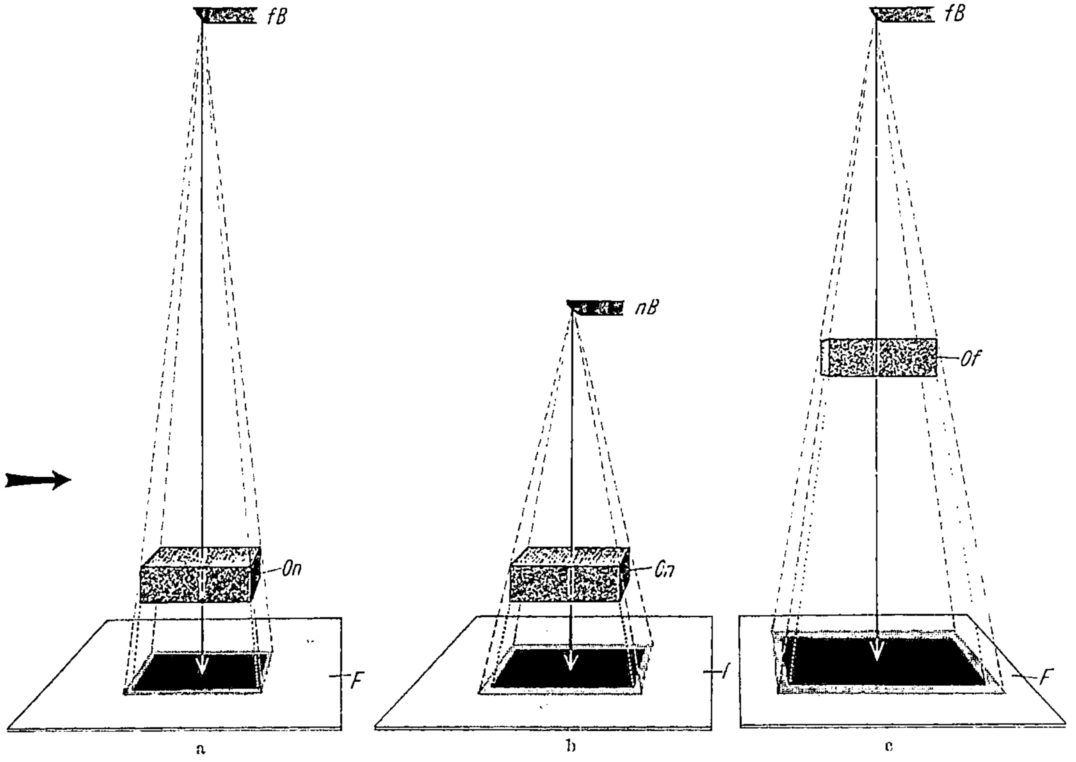

Abb. 149a—d. *Prinzip* einer *Kontaktaufnahme*

Abb. 149a und b. Ein *filmnahes Objekt* (*On*), das sich innerhalb der Schärfegrenze (mit Pfeil markiert) befindet, ergibt auf dem Röntgenfilm (*F*) ein kontrastreiches und relativ scharfes Bild sowohl bei filmfernem Brennfleck (*fB*) wie in a, als auch bei filmnahem Brennfleck (*nB*) wie in b.

c: ein *filmfernes Objekt* (*Of*) ergibt bei filmfernem Brennfleck (*fB*) ein vergrößertes und unscharfes Bild, und bei film- und damit objektnahem Brennfleck (*nB*) sogar ein überaus stark vergrößertes, sehr kontrastarmes, damit kaum sichtbares, verwaschen unscharfes Bild (Abb. 149d, S. 143), also keine reale Abbildung mehr.

Aus Abb. a—d geht also hervor, daß bei kleiner FFD, wenn also der Brennfleck ganz nahe an das Objekt herangebracht wird (Kontaktaufnahme), nur unmittelbar filmnahe Bezirke überhaupt bildlich dargestellt werden (Abb. 149b), im Gegensatz zu filmfernen (Abb. 149d)

Bei Verwendung des Feinstfokus sind lange Belichtungszeiten erforderlich, weshalb man die Patienten besonders gut fixieren muß (darum ist dabei die Hartstrahltechnik von Vorteil).

Der Wert der direkten Röntgenvergrößerung wird durch die Bildserie Abb. 147 und 148 illustriert.

Die Abhängigkeit des Schärfeindex von der Brennfleckgröße hat Anlaß zu einer weiteren, andersartigen Aufnahmetechnik gegeben, nämlich der

Nahdistanz- oder Kontaktaufnahmemethode

Beim üblichen 1 mm-Fokus (Fein-, also nicht etwa Feinstfokus) und dem Schärfeindex 5:1 wird, wie besprochen, nur eine relativ schmale filmnahe Zone scharf abgebildet. Wird die FFD sehr klein gehalten, z. B. nur 25 cm Distanz Fokus-Film, so ist — bei dem erwähnten Schärfeindex — nur das scharf dargestellt, was zwischen 0 und 5 cm vom Film entfernt liegt, also nur das filmnahe.

Das *Prinzip einer Kontaktaufnahme* ist aus Bild und Legende Abb. 149 zu entnehmen. Über die Anwendung der Methode bei Aufnahmen eines Kiefergelenkes s. Einstellung 68, des Brustbeines s. Einstellung 43 und seiner Gelenke s. Einstellung 42.

Diese röntgenoptischen und aufnahmetechnischen Grundregeln führen uns nun zum Kapitel: Grundregeln der Belichtung.

2. Grundlegende Bemerkungen zum Belichtungsproblem bei Röntgenaufnahmen

Das Gelingen einer Röntgenaufnahme hängt von vielen Faktoren ab; nur wenn alle aufeinander abgestimmt sind, wird ein gutes Bild entstehen.

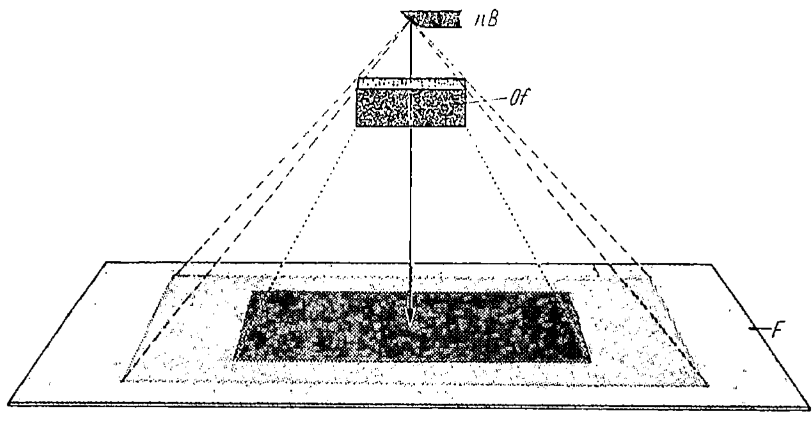

Abb. 149 d

Die wichtigsten Komponenten sind dabei folgende:

a) Die Spannung, in kV_s gemessen, verantwortlich für die Strahlenqualität.

b) Der Röhrenstrom: Die Belichtung, also das Milliampère × Sekunden-Produkt (mAs), verantwortlich für die Strahlenquantität.

c) Der Abstand des Films vom Fokus (Fokus-Film-Distanz = FFD oder Fokus-Film-Abstand = FFA).

Neben diesen drei Hauptkomponenten spielen aber auch andere Faktoren eine keineswegs unbedeutende Rolle, so:

Apparatarten (0, 4, 6 oder 12 Ventile) (s. S. 43),

Röhrengattung (Anodenart und Fokusgröße) (s. S. 36),

Netzspannungsabfall im Apparat (s. S. 50),

Blenden, Raster, Tubusse und Filter (s. S. 69),

Filmart (s. S. 60),

Folienart (s. S. 63),

Chemische Behandlung des Filmes (s. S. 87),

Dicke des Patienten (s. S. 147 und 155) (Art des Objekts, Bewegungszustand),

Aufnahme mit oder ohne Gipsverband (s. S. 155).

a) Spannung, also Strahlenqualität

Die Spannung, in kV_s gemessen, ist maßgebend für die Strahlenqualität. Sie ist auf dem Schalttisch an einer kV-Skala direkt einzustellen oder mittels sog. Spannungsstufen (z. B. von 1—8) zu regulieren.

Mit der Spannung regelt man die Härte der Röntgenstrahlen, d. h. ihre Fähigkeit, ein Objekt zu durchdringen (Abb. 150a und b).

Weiche Röntgenstrahlen erhält man mit *niederen kV-Zahlen, hohe kV-Werte* führen zu *harten Strahlen:*

weiche Strahlen: *wenig* kV = *wenig* durchdringend,

harte Strahlen: *hohe* kV = *hoch* durchdringend.

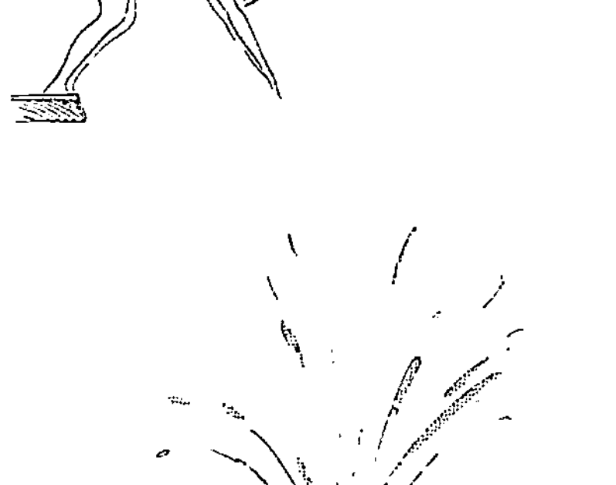

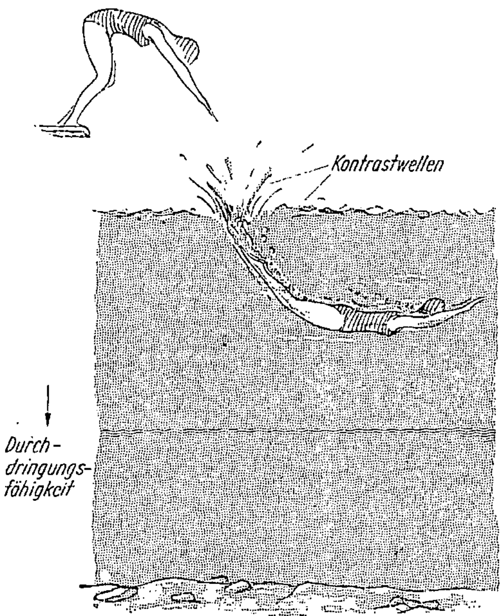

Abb. 150 a und b. *Beispiel für die Durchdringungsfähigkeit von Röntgenstrahlen bei niedriger und bei hoher Spannung.*
a: Ein Springer, der vom niederen Sprungbrett (= niedere Spannung = niedrige kV-Zahl) aus startet, vermag das Wasser nicht bis zum Grunde zu durchdringen, ähnlich wie weiche Röntgenstrahlen, die bei niedriger Spannung ein Objekt überhaupt nicht mehr zu durchschlagen vermögen, sondern restlos absorbiert werden. b: Der gleiche Springer vom hohen Sprungbett aus (= hohe Potentialdifferenz = hohe Spannung = hohe kV-Zahl) taucht tief ein, durchdringt das Wasser bis zum Grunde, also ähnlich wie harte Röntgenstrahlen bei hoher Spannung einen Körper zu durchdringen vermögen

Eine besonders bei Angestellten in Röntgen-Abteilungen vielfach verbreitete Unklarheit soll hier besprochen werden. Die Bezeichnung „weiche Strahlen" bedeutet lange Wellenlänge mit niedrigen kV-Werten, während „harte Strahlen" das Gegenteil darstellen. Die Ausdrücke „weich" und „hart" werden jedoch auch in bezug auf die Filmgradation angewendet, wobei Röntgenbilder mit einer flachen Gradation (geringer Kontrast) als „weich" und solche mit einer steilen Gradation (starker Kontrast) als „hart" bezeichnet werden. Demnach beziehen sich die Ausdrücke im ersten Fall auf eine radiographische Technik, während im zweiten Fall eine Filmeigenschaft bezeichnet wird.

Der übliche Strahlungsbereich liegt zwischen 40 und 90 kV. Mit 40 kV erhalten wir eine weiche Strahlung, mit 90 kV eine härtere. Moderne Apparate haben die Möglichkeit, eine besonders harte, ja sogar eine ultraharte Strahlung, jenseits von 100—150 kV, zu erzeugen. Bei deren Verwendung spricht man von Hartstrahltechnik.

Bleiben wir vorerst beim üblichen Spannungsbereich, also zwischen 40 und 90 kV, und beginnen mit der Charakterisierung **weicher Röntgenstrahlen.** Wir erinnern uns zuvor nochmals daran, daß weiche Röntgenstrahlen mehr zur Absorption neigen (und harte mehr zur Streuung). Weiche Röntgenstrahlen werden vom Gewebe stark absorbiert, d. h. geschwächt oder gänzlich „verschluckt". In einem mäßig dicken Körper verschwinden sie durch Absorption großteils, und nur wenigen härteren gelingt es, den ganzen Körper zu durchdringen. Resultat: 1. ein stark unterbelichtetes oder überhaupt kein Bild, 2. eine stark mit Röntgenstrahlen belastete Haut des Patienten.

Mit anderen Worten: *Bei einem dicken Objekt kommen wir bei Verwendung weicher Strahlen,* also bei Einstellung niedriger Spannungen (niedere kV) *„nicht richtig durch".* Man kann bei dicken Objekten nie unter eine gewisse (relativ hohe) kV-Zahl gehen.

Weiche Röntgenstrahlen können somit nur zur *Aufnahme dünner Körperteile* herangezogen werden (z. B. Gliedmaßenaufnahmen bei mageren Patienten).

Der menschliche Körper setzt sich bekanntlich aus verschieden dichter Materie zusammen, wovon wir nur die Weichteile und die Knochen in Betracht ziehen wollen. Die Weichteile, sei es Fett, sei es Muskulatur, haben eine relativ niedrige Atomnummer (s. S. 10), sind also gut strahlendurchgängig. Die Knochen dagegen, mit ihrer höheren Atomnummer, lassen Röntgenstrahlen bedeutend schlechter durch, sie absorbieren diese stärker.

Weiche Strahlen sind, wie erwähnt, leicht absorbierbar; sie kommen aber durch die Weichteile immerhin noch gut hindurch und schwärzen den Film, während sie im Knochen stark absorbiert, also abgefiltert werden, so daß ein beträchtlicher Teil der Gesamtstrahlung den Film überhaupt nicht mehr erreicht.

Eine Steigerung der kV-Zahl, d. h. die Beimischung härterer Röntgenstrahlen, führt dazu, daß dann beides, Weichteile und Knochen, durchdrungen werden, so daß an allen Stellen des Filmes Schwärzung hervorgerufen wird. Die weniger stark strahlenabsorbierenden Weichteile lassen dabei viele Strahlen durch, die den Film entsprechend tiefer zu schwärzen vermögen, weshalb die Weichteile dann relativ dunkel auf dem Film erscheinen, im Gegensatz zu den strahlenfilternden Knochen, die verhältnismäßig hell erscheinen.

Ein *Bild,* das *mit solchen relativ weichen Strahlen* aufgenommen wurde *erscheint deshalb reich an Kontrasten,* weist also alle Übergänge von tiefdunkel bis hell auf.

Harte Röntgenstrahlen, wie wir sie durch *Erhöhung der kV-Zahl,* also Spannungssteigerung, hervorrufen können, haben eine stärkere Durchdringungsfähigkeit, d. h. sie durchschlagen auch ein dickes Objekt (Abb. 150b).

Von einem harten Strahlenbündel werden daher Weichteile wie Knochen in fast gleicher Art durchdrungen, so daß der dahinter liegende Film in beiden Zonen stark geschwärzt erscheint. Weichteile wie Knochen kommen grau in grau zur Abbildung, die Weichteile natürlich eine Nuance dunkler, die Knochen etwas heller.

Harte Röntgenstrahlen ergeben also ein kontrastärmeres Bild gegenüber der kontrastreichen Aufnahme mit weichen Strahlen. (Zu Begriffsverwirrung führt es, daß ein Photograph eine solche Aufnahme als hartes Negativ bezeichnet!)

Harte Strahlung neigt dagegen, wie schon besprochen, mehr zur Streuung. Diese wirkt sich auf dem Film bildverschleiernd aus (s. S. 136). Damit wird aber die Hell-Dunkel-Differenz, die ohnedies bei unserem Beispiel schon relativ bescheiden war, noch geringer.

Harte Strahlen streuen stark und mindern den ohnehin geringeren Kontrast noch durch Bildverschleierung.

Die Streuung harter Strahlen ist bei einem dicken Objekt besonders intensiv, so daß die resultierende Filmverschleierung nicht nur unangenehm, sondern stark störend wirkt.

Wir sind also *bei dicken Objekten* einerseits gezwungen mit *harter Strahlung*, mit hoher kV-Zahl zu arbeiten, um überhaupt ein Bild zu erhalten, andererseits müssen wir dabei in Kauf nehmen, daß dieses nicht nur *kontrastarm*, sondern auch durch die *große Streustrahlung* verschleiert, gesamthaft gesehen ein Bild grau in grau wird.

Unser Wunsch ist aber, stets ein schönes kontrastreiches Bild zu erhalten, weshalb wir alle Mittel zur *Eliminierung* und *Verminderung* von Streustrahlen heranziehen: Kompression des Objektes, Raster, Blenden, vor allem Bucky-Blenden (s. S. 71) und Vorderblenden (s. S. 73), Tubusse, Doppelschlitzblenden (s. S. 69).

Wir müssen somit dahin tendieren, mit möglichst wenig kV zu arbeiten, also mit der Spannung an jene Grenze herunterzukommen, bei welcher die Strahlung genügend hart ist, um das Objekt gut zu durchschlagen, aber auch über weiche Strahlung verfügt, damit der Bildkontrast genügend stark wird. Durch die Herabsetzung der Spannung wird auch die Streustrahlung entsprechend geringer, was sich bildverbessernd auswirkt.

Man arbeite also mit der niedrigsten Spannung, die für die Durchdringung eines Objektes nötig ist, um ein möglichst kontrastreiches, streustrahlenarmes Bild zu erhalten.

Hartstrahltechnik

Nach diesen Ausführungen liegt die Frage nahe, warum man neuerdings gerade das Gegenteil ausübt, nämlich die Hartstrahltechnik, d. h. Anwendung harter und ultraharter Strahlen, da ja zwangsmäßig damit ein streustrahlenreiches, kontrastarmes Bild resultieren muß. Letzteres stimmt: alle Hartstrahlaufnahmen wirken grau in grau, kontrastarm.

Die Anhänger dieser Technik führen aber Argumente an, die diesen Nachteil mildern und die ebenfalls zu überlegen sind.

Auf Hartstrahlaufnahmen werden Weichteile wie Knochen glatt durchschlagen und durchstrahlt. Es treten damit versteckte Herde im Knochen, vor oder hinter dem Knochen besser hervor. Große Dicke- und Dichteunterschiede eines Objektes werden überbrückt, weshalb diese Technik bei seitlichen Aufnahmen der Lendenwirbelsäule, des Beckens, der Lungen sowie bei Schwangerschaftsaufnahmen im Profil gegeben ist.

Beim Hartstrahlbild versucht man durch spezielle Bucky-Blenden mit hohem Schachtverhältnis (s. S. 72) (Hartstrahlraster) die Bekämpfung der Streustrahlen. Aus den gleichen Gründen wird bei Hartstrahlaufnahmen die FFD auf 3 m gebracht und der Patient etwa 15 cm vom Film weggerückt (Groedel-Abstand), da so die Streustrahlen nicht auf den Film auftreffen können.

Ein Vorteil der Hartstrahltechnik ist die Schonung des *Fokus der Röntgenröhre.* Er wird wesentlich *weniger stark* als bei der üblichen Technik *belastet,* so daß man oft sogar den kleinen Fokus wählen kann, der dann wieder zu einem wesentlich strukturschärferen Röntgenbild führt. Die Bildschärfe ist schon allein deshalb bei Hartstrahlaufnahmen oft besonders gut.

Die Höhe der Spannung spielt für die Belastungsgrenze des Brennfleckes eine geringe Rolle gegenüber dem mAs-Produkt. Wir können uns deshalb erlauben, extrem kurze Belichtungszeiten zur Anwendung zu bringen, ohne daß dadurch die mA zu hoch würden; dieser Vorteil ist speziell für Serienaufnahmen (rasch hintereinander folgende Aufnahmen) von Bedeutung.

Von den Befürwortern wird als weiterer Vorzug der Hartstrahltechnik hervorgehoben, daß die *Strahlenbelastung* erheblich verringert würde. Was die Hautdosis betrifft, mag dies stimmen. Man vergißt aber offenbar dabei, daß die harten Strahlen so stark streuen können, daß die Belastung der Gonaden (Keimdrüsen) dadurch gleich groß wird wie bei üblicher Technik.

Hervorzuheben ist auch, daß bei der Hartstrahltechnik die Dunkelkammerarbeit ganz besondere Sorgfalt erfordert.

Bei Kontrolluntersuchungen wirkt außerdem nachteilig, wenn das eine Mal die übliche, das andere Mal die Hartstrahltechnik angewandt wird.

Was nun die *Spannungsregelung in der Praxis betrifft,* so haben wir uns noch der Errechnung, Umrechnung und Bezeichnung von kV-Werten zuzuwenden.

Die Spannung wird in kV angegeben, wobei es sich, wenn nicht anders vermerkt wird, um *Scheitelwerte* $= kV_s$ handelt (s. auch S. 34). Der *Effektivwert* $= kV_{eff}$ beträgt aber

bei Einphasenapparaturen mit 0—4 Ventilen etwa $0,7 kV_s$,

bei Dreiphasenapparaturen oder Drehstromapparaten mit 6 Ventilen etwa $0,9$—$0,95 kV_s$, mit 12 Ventilen etwa $0,95$—$1,0 kV_s$.

Der Unterschied zwischen den Maximal- oder Scheitelwerten und den Effektivwerten ist zum Teil also beträchtlich. Man kann daher nicht 80 kV am 6-Ventil-Apparat mit den 80 kV am 4-Ventil-Apparat leistungsmäßig vergleichen. Am 6-Ventil-Apparat sind es fast $80 kV_{eff}$, am 4-Ventil-Apparat nur $80 \times 0,7 = 56 kV_{eff}$. Ob man jedoch mit 80 oder $56 kV_{eff}$ arbeitet, ist schon rein für den resultierenden Bildkontrast so bedeutsam, daß man sich über diese Unterschiede eindeutig Rechenschaft geben muß.

Für die Praxis der Spannungsregelung ist wichtig, daß man die *Dicke* und die *Dichte* eines Objektes mit der *Spannung* „ausgleicht", aber dennoch immer darauf bedacht ist, mit der *niedrigsten möglichen Spannung* zu arbeiten, um *einen guten Bildkontrast* zu erhalten, der von der *Streustrahlung* nicht zu sehr getrübt wird.

Durch *Erhöhung* der kV-Zahl kompensiert man jede *Dicke-* und *Dichtezunahme* beim Objekt, ausgehend von folgenden *Normalwerten:*

Bauchdurchmesser etwa 20 cm,

Lungendurchmesser etwa 21 cm,

seitlicher Durchmesser des Schädels etwa 16 cm.

Jede Dickezunahme des Objektes
  um 1 cm benötigt eine Erhöhung um 2,0—2,5 kV,
  um 2 cm benötigt eine Erhöhung um 2—4 kV,
  um 4 cm benötigt eine Erhöhung um 6—9 kV,
  um 6 cm benötigt eine Erhöhung um 10—16 kV.

Bei muskulösen Menschen ist die obere Grenze dieser Werte maßgebend, bei fetten eher die untere (Fett ist durchgängiger als Muskulatur).

Und nochmals und gerade hier sei daran erinnert, daß durch Kompression des Bauches viel kV „gespart" werden können, z. B. bei Verringerung des Bauchdurchmessers um 6 cm etwa 15 kV!

Bei *mageren Individuen* muß die Spannung entsprechend erniedrigt werden, pro 1 cm ebenfalls um 2,0—2,5 kV.

Bei *Kindern* ist man jedoch leicht geneigt, die Spannung (und die Belichtungszeit) zu stark zu reduzieren! Bei Kindern ab 14 Jahren gelten die Dosen für Erwachsene.

Die *Spannung* muß *erhöht* werden z. B. bei *Gipsverbänden*, und zwar um 5—10 kV (noch mehr, wenn der Verband noch naß ist), bei einem Gehgips sogar um 15 kV.

Keine Änderungen der Spannung erfordern:
Aufnahmen mit Folienfilmen gegenüber solchen mit folienlosen Filmen und umgekehrt.

Aufnahmen unter Verwendung von Blenden und Rastern (nur bei Bucky-Aufnahmen gibt man etwas mehr kV).

Tomographien, meist auch die Simultantomographie (je nach Fabrikat müssen hierbei jedoch 5—10 kV mehr gegeben werden).

Über die *Unter- und Überexposition* mit zu wenig oder zu viel kV wird zusammenfassend im nächsten Abschnitt gesprochen.

b) Röhrenstrom, also Strahlenquantität

Die *Quantität der Röntgenstrahlen hängt von der Belichtung* ab. Die *Belichtung* wird errechnet aus dem Produkt: mA × Zeit in Sekunden (= Milliampère × Sekunden-Produkt). Maßgebend für die Belichtung sind also

a) die *Röntgenstrahlenmenge* (in mA, als Maß der Stromstärke), die zur Verfügung steht, und

b) die *Zeitdauer* (in Sekunden) ihrer Verwendung.

Das mAs-Produkt beeinflußt weitgehend die Bildgüte, d. h. den Bildkontrast.

Aus der früheren Besprechung wissen wir, daß auch viele andere Komponenten den Bildkontrast beeinflussen, so

die Ausschaltung der Streustrahlen durch Tubusse, Blenden und Raster — wenig Streuung: guter Kontrast,

die Verwendung von Verstärkerfolien usw.

Scharfe Aufnahmen wirken bei Betrachtung kontrastreicher als unscharfe.

Die eine wichtige Teilkomponente für die Belichtung und damit die Kontrastgebung ist die *Röntgenstrahlenmenge* in mA, wie sich dies durch folgenden amüsanten Vergleich zeigen läßt (Abb. 151a und b).

Ein mageres Individuum löst, vom Sprungbrett in das Wasser springend, nur flache Wogen aus. Der „Bonvivant" dagegen, von gleicher Sprungbretthöhe aus startend, löst mächtige Wellen aus. Die Masse des Springers entspricht dabei der größeren oder kleineren Strommenge (= mA-Zahl), die zu einem schlechteren oder besseren Bildkontrast (analog den kleineren oder größeren Wogen) führt.

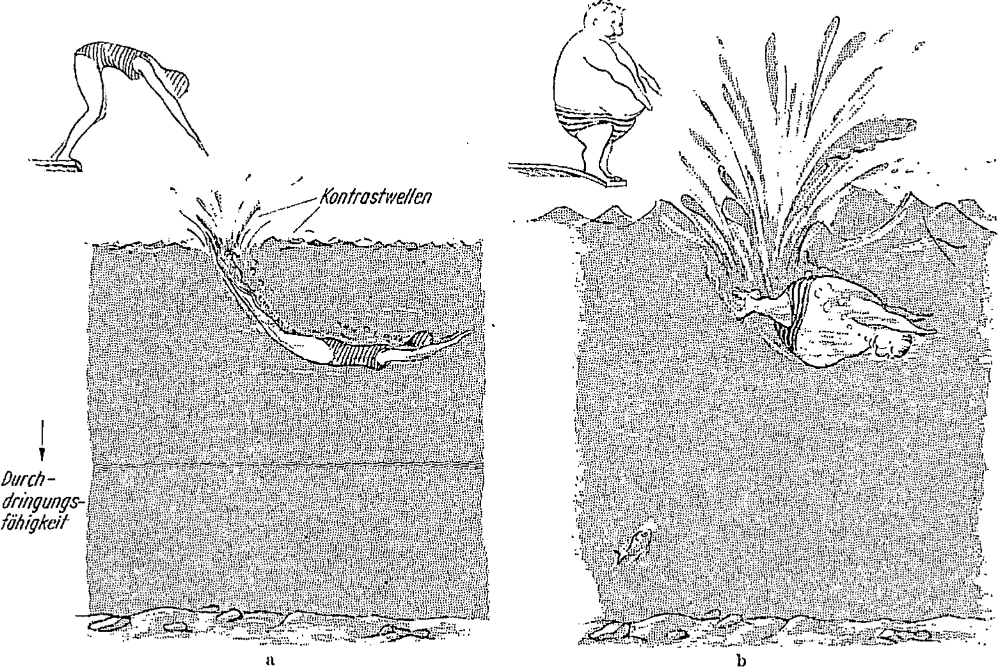

Abb. 151a und b. *Beispiel für den hervorgerufenen Bildkontrast bei geringem und bei großem mAs-Produkt*

Die andere wichtige Teilkomponente für die Belichtung ist die *Sekundenzahl.*

Über die *Wechselbeziehungen zwischen der mA- und der Sekundenzahl* orientiert schematisch Abb. 152.

Die resultierenden Sandhaufen sind dann gleich groß, wenn man den Trichter mit engem Hals lange offen läßt, jenen mit weitem Hals nur kurz. Für unseren Fall heißt das: Wenig mA × lange Zeit ist gleich wie: viel mA × kurze Zeit.

Im mAs-Produkt können wir also den einen Faktor (z. B. die mA) ändern und den anderen Faktor (die Sekunden) entsprechend gegensinnig und erhalten dann ein gleiches Bildergebnis. Mit anderen Worten: Eine hohe mA-Zahl, kurzzeitig angewandt, führt zum gleichen mAs-Produkt wie eine niedrige mA-Zahl, langzeitig angewandt.

An einem praktischen Zahlenbeispiel erläutert: 300 mA während 1 sec ergibt 300 mA × 1 sec = 300 mAs, das gleiche erhält man aber auch, wenn man 100 mA während 3 sec nimmt: 100 mA × 3 sec = 300 mAs. Es würden auch 50 mA in 6 sec wiederum zum gleichen Produkt führen.

Um die gleiche Belichtung zu erhalten, kann man also durchaus willkürlich 300 mA während 1 sec oder 50 mA während 6 sec geben.

Diesen Vorgang kann man auch am Beispiel einer Waagschale vereinfacht erklären (Abb. 153a und b): An einem Ende des großen Waagebalkens ist die Waagschale mit kV. Am anderen Ende befindet sich eine zweite Waage, wiederum mit zwei Waagschalen, wovon die eine mit „mA", die andere mit „Sekunden"

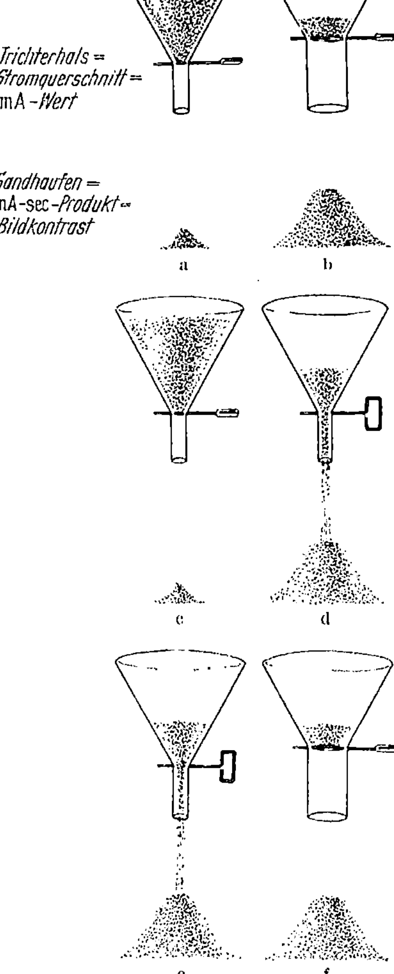

Abb. 152a—f. *Wechselbeziehungen beim mAs-Produkt*

Abb. 152a und b. *Beispiel für eine Belichtung bei gleicher Zeiteinheit.* In gleicher Zeiteinheit, z. B. in 1 sec, fließt durch den dünnen Trichterhals = Stromleiter = mA weniger durch (a) als bei großem Querschnitt des Trichterhalses = hohe mA-Zahl (b). Der resultierende Bildkontrast, als Sandhaufen dargestellt, ist im ersten Falle (a) klein, im letzteren groß (b), bei a ist das mAs-Produkt klein, bei b ist es groß. Die *gleiche Belichtungszeit* bei verschieden hoher mA-Zahl ergibt ein ungleiches mAs-Produkt, dementsprechend wenig oder viel Bildkontrast.

Bei gleichbleibender Sekundenzahl kann der Bildkontrast (mAs-Produkt) reguliert werden durch Erhöhung oder Erniedrigung der mA-Werte

Abb. 152c und d. *Beispiel für eine Belichtung mit gleichbleibender mA-Zahl.* Der Trichterhals in Abb. c und d ist gleich groß und läßt die gleich große Menge Sand pro Zeiteinheit durch. Öffnet man den Hahn am Trichter während einer Sekunde, so resultiert ein kleiner Sandhaufen (c), öffnet man ihn mehrere Sekunden, so entsteht ein großer Sandhaufen (d). Mit anderen Worten, bei *gleicher mA-Zahl* (Querschnitt des Trichterhalses) und kurzfristiger Belichtung entsteht weniger (c), bei langzeitiger Belichtung ein größerer (d) Bildkontrast, bei c ist das mAs-Produkt klein, bei d groß.

Bei gleicher mA-Zahl kann der Bildkontrast (mAs-Produkt) reguliert werden durch Änderung der Sekundenzahl

Abb. 152e und f. *Beispiel für die Wechselbeziehung: Sekunden und mA, bei gleichem mAs-Produkt.* Einen gleich großen Bildkontrast = ein gleiches mAs-Produkt = einen gleich hohen Sandhaufen erhält man bei einem Trichter mit engem Hals (wenig mA), wenn der Stromdurchfluß, in Sekunden gemessen, lang anhält (e), ebenso aber auch bei einem Trichter mit weitem Hals (viel mA), wenn der Stromdurchfluß in Sekunden entsprechend kurzzeitig (f) gehalten wird.

Hohe Sekundenzahl bei wenig mA ergeben das gleiche mAs-Produkt, also einen gleichen Bildkontrast, wie niedrige Sekundenzahlen bei viel mA

gefüllt ist. Es ist nun vollständig gleichgültig, ob die mA-Zahl groß und die Sekundenzahl klein ist, wie in Abb. 153a, oder ob die mA-Zahl klein und die Sekundenzahl entsprechend größer ist, wie in Abb. 153b: Der Hauptwaagebalken bleibt dennoch stets im Gleichgewicht.

Theoretisch könnte man also mit einer enorm hohen mA-Zahl arbeiten, um viel Kontrast zu erhalten, bei extrem niedriger Sekundenzahl, um ja kein unscharfes Bild hervorzurufen. Die Apparat- und Röhrenbelastbarkeit durch hohe mA-Werte setzt aber dieser Freiheit eine bestimmte Grenze.

Man muß darum mA und Sekunden in eine zweckmäßige Relation bringen, wobei man gesamthaft mehr auf die kV-Korrektur achten muß. Die kV „schleppen" die mAs mit, und zwar nicht in linearem Verhältnis, sondern in Potenz (s. S. 154).

Soll nun aber eher die mA- oder die Sekundenzahl verändert werden?

Für die Praxis wichtig ist der Zeitfaktor; denn manchmal müssen Aufnahmen mit möglichst kurzer Belichtungszeit gemacht werden, z. B. Lungen- und Magenaufnahmen bei unruhigen Kindern; manchmal müssen wir aber lange Expositionszeiten wählen, z. B. bei seitlichen Aufnahmen der Wirbelsäule. Es gibt deshalb Apparate, bei welchen man die Sekundenzahl frei wählen kann und die mA gehorchen entsprechend.

Im Gegensatz dazu gibt es aber auch moderne Röntgenapparate, bei welchen man vollständig freie Wahl hat für die mA, die Belichtungszeit und auch für die kV-Werte. Diese Freiwahlapparate sind für eine geübte Assistentin natürlich das Ideale, während der oben besprochene Apparattyp für die Anfängerin geeigneter ist.

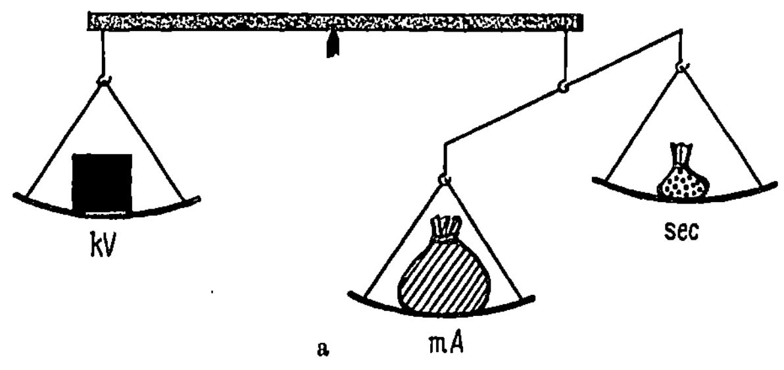

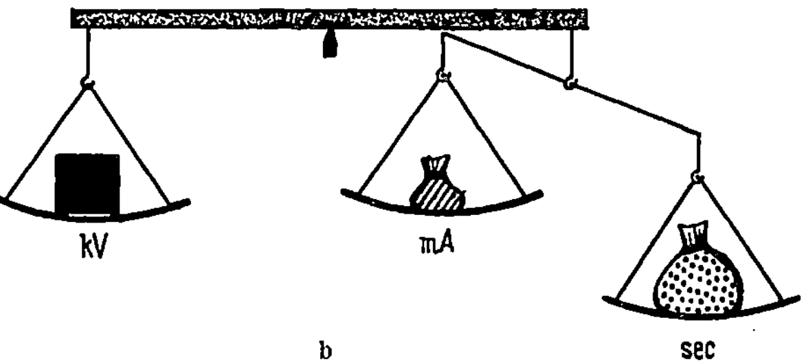

Abb. 153a und b. *Wechselspiel: kV/ mA/sec*
Ein doppelarmiger Hebelarm bleibt in der Horizontalen, gleichviel, ob an einem Hebelarm eine zweite Waage hängt, die einmal mit viel mA und wenig Sekunden (Abb. a) oder ein anderes Mal mit wenig mA und viel Sekunden „ausgestattet" wurde, dies natürlich nur unter der Voraussetzung, daß am anderen Hebelende das kV-„Gewicht" das gleiche bleibt

Die Freiwahlgeräte weisen zum *Schutz vor Überlastung* eine Blockierung auf, die oft mit einem akustischen oder optischen *Signal* verbunden ist.

Bei vielen Geräten kann man die mA-Zahl nur innerhalb bestimmter Grenzen in sog. mA-Gruppen regulieren, z. B. 100. 200, 400 mA, womit sich natürlich auch die praktische Arbeit vereinfacht.

Prinzipiell wichtig ist, die wenigen *Grundtypen der Röntgenapparate* zu kennen; diese lassen sich einteilen erstens in:

Halbwellenapparate, ohne und mit Ventilröhren,
Vier-Ventil-,
Sechs- und Zwölf-Ventil(oder Drehstrom)-Apparate,
zweitens in:
transportable,
fahrbare und
feststehende Apparate,
drittens (besonders wichtig) in:

a) Apparate mit Sekundenregulierung bei fester mA-Zahl und feststehender kV-Zahl (Kleinapparate).

b) Apparate mit Sekundenregulierung und damit automatischer Einstellung der mA-Zahl, aber mit wählbarer kV-Zahl.

c) Vollständige Freiwahlapparate, bei welchen man Sekunden/mA/kV frei regulieren kann.

Die Gruppen b) und c) unterscheiden sich ganz grundsätzlich voneinander, was speziell hervorzuheben ist.

d) Halbautomatische Apparate, bei welchen man nur noch gewisse Belichtungsgruppen wählen muß (Gruppenautomatik).

e) Vollautomatische Apparate, bei welchen ein Belichtungsautomat (z. B. der *Jontomat Siemens*, der *Amplimat Müller*) zwischen Patient und Film (Abb. 154) eingeschaltet wird, ein Gerät, das auf Röntgenstrahlen anspricht und bei Erreichung der notwendigen Schwärzung den Strom automatisch ausschaltet.

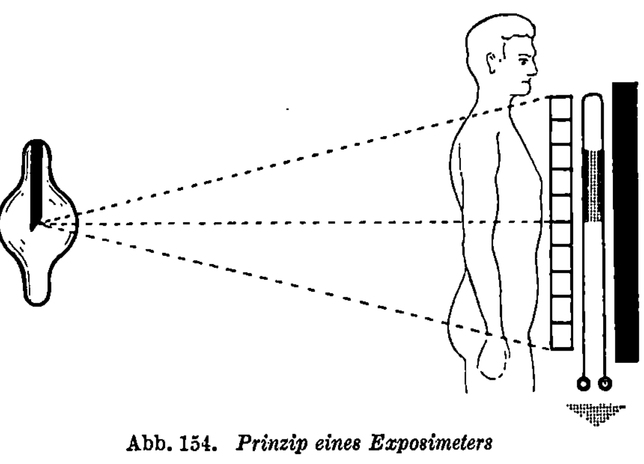

Abb. 154. *Prinzip eines Exposimeters*

Dieses Kapitel dürfen wir nicht beschließen, ohne zusammenfassend folgendes festzuhalten:

Das mAs-Produkt ist besonders wichtig für die Bildgüte und den Kontrast- und Schwärzungsumfang, es ist also verantwortlich für ein schönes Bild.

Was passiert, wenn dieses mAs-Produkt unter- oder überschritten wird?

Zu wenig mAs ergeben *Unterbelichtung* und, wie zu wenig kV, ein flaues, mageres Bild.

Zu viele mAs führen, ebenso wie zu viele kV, zur *Überbelichtung*, zu einem grauen und dunklen Bild.

Um die Ursache einer Überbelichtung festzustellen, betrachtet man die Stellen, an welchen die Strahlen durch Blei oder stark kontrastierende Stoffe abgehalten werden (z. B. hinter Buchstaben, Zahnplomben, an den Rändern hinter der Bleiabdeckung). Wenn diese Zonen nicht rein weiß sind, sondern einen grauen Unterton aufweisen, so ist dies das Zeichen, daß das Blei oder das Metall von Strahlen durchschlagen wurde, was nur bei erhöhter bzw. zu hoher kV-Zahl möglich ist, nicht wegen eines zu hohen mAs-Produktes.

c) Fokus-Film-Abstand

Diesem Faktor wird in einem Röntgeninstitut leider oft nur geringe Aufmerksamkeit gewidmet. Aus unseren früheren Ausführungen (s. S. 137) ist jedoch klar ersichtlich, wie wichtig die peinlich genaue, d. h. zentimetergenaue Einhaltung der vorgeschriebenen Distanz vom Fokus zum Film ist.

Bei den heutigen Hochleistungsapparaturen, sei es bei großen Apparaten, sei es bei kleineren Geräten, kann man zur Vereinfachung der Aufnahmetechnik dazu übergehen, den Großteil aller Röntgenaufnahmen standardmäßig vorzunehmen, wie wir dies in diesem Buche vertreten, und zwar in einer Distanz (FFD) von genau 100 cm, also 1 m.

Jede Distanzänderung muß im Quadrat der Entfernung kompensiert werden. Die Spannung bleibt dabei unverändert, man gleicht nur mit dem mAs-Produkt aus. Ein FFD von 140 cm braucht bereits die doppelte Belichtung! Die Distanzvergrößerung von 1 auf 2 m verlangt die 4fache Belichtung, eine Verringerung auf 70 cm FFD nur die Hälfte.

Wenn wir von 1 m Standarddistanz ausgehen, bedeutet also eine Verlängerung der Distanz um 40 cm eine doppelt so lange Belichtung, eine Verringerung um 30 cm eine Halbierung der Belichtungszeit! Bei 90 cm statt 100 cm FFD verringert sich die Belichtungszeit um $^1/_5$, also um 20%.

Man muß deshalb generell festhalten, daß eine Distanz von 1 m auch 1 m bedeutet und nicht 105 cm!

d) Wechselwirkung von Spannung, Stromquantität und Fokus-Film-Abstand

Es wäre ein großer Irrtum zu glauben, daß man einfach die mA und die Sekunden zu einer guten Mischung bringen muß, diesen noch eine gute kV-Zahl beigesellt, und das Röntgenbild wäre tadellos. Wäre dabei das Objekt z. B. nicht genügend durchschlagen, würde man ganz einfach die kV-Zahl erhöhen, die mAs gleich lassen und das resultierende Bild wäre besser. So einfach ist es jedoch nicht!

Jede Änderung der kV bedingt auch eine Änderung der mAs-Zahl (vgl. das Bild mit der Waage, S. 151, Abb. 153). Bei Erhöhung der kV muß der mAs-Wert verringert werden, bei niedriger kV-Zahl dagegen erhöht (Änderung also stets im umgekehrten Sinne!), um ein gleiches Bild zu erhalten. Es bestehen recht beträchtliche Abhängigkeiten, wenn man die kV-Zahl extrem variiert. An einem Beispiel soll dies gezeigt werden: Wenn wir von 60 kV_s und 100 mAs ausgehen, müssen wir bei einer Erhöhung auf 90 kV_s das mAs-Produkt auf etwa 15—20 mAs senken. Bei Hartstrahltechnik würden wir beim ebengenannten Beispiel bei 110 kV 5 mAs benötigen, also nur $^1/_{20}$ der Belichtung bei 60 kV.

Um eine Belichtung zu korrigieren, darf man also nicht nur eine Komponente einfach ändern, sondern muß in absolut korrespondierender Art den Ausgleich bei der anderen Komponente durchführen. Erst von dieser neuen Basis ausgehend, kann man sich überlegen, was noch verbessert werden sollte. Die JANKERsche Tabelle (s. S. 154) gibt über die Wechselbeziehungen zwischen kV und mAs besten Aufschluß.

Konstatiert man bei einer Aufnahme, daß das Bild zu hart ist, daß man somit zu viel kV gegeben hat, und will die Spannung um 12 kV herabsetzen, so muß an Hand der Tabelle das neue mAs-Produkt ausgerechnet werden, damit die Bilder vergleichbar werden und wir das Resultat der Spannungsänderung klar erfassen können.

Röntgenassistentinnen lieben keine Tabellen, sondern ziehen einige *Faustregeln* zur Errechnung der Abhängigkeit der kV vom mAs-Produkt heran:

Änderung der kV. Für die Praxis kann man sich merken, daß eine *Erhöhung* um 10 kV die mAs-Zahl beinahe halbiert!

Eine *Erniedrigung* um 10 kV bedingt knapp die Verdoppelung der mAs!

Änderung der mAs. *Erhöhung* der mAs auf das Doppelte kompensiert man durch Herabsetzung um 10 kV.

Erniedrigung der mAs auf die Hälfte gleicht man aus durch Zugabe von 10 kV.

Gegenseitige Abhängigkeit von kV und mAs. Man hat versucht, rechnerisch die Abhängigkeit der Filmschwärzung von den kV und den mAs auf einen Nenner zu bringen, und hat gefunden, daß sich eine Änderung der kV in der 5. Potenz, eine Änderung der mAs aber nur linear auswirkt, also in Formel ausgedrückt:

$$kV_s^5 \times mAs = K,$$

wobei K einen konstanten Wert darstellt.

Durch eine einfache Umrechnung mittels des Dreisatzes kann man an Hand dieser Gleichung dann jeweils die notwendigen Werte errechnen. Um die gleiche Belichtungsdosis zu haben, multipliziert man das Produkt der 5. (bzw. 4.) Potenz der Spannung mit der mAs-Zahl; dies sei nur ergänzungshalber gesagt, da wir annehmen, daß viele Röntgenassistentinnen auf die Errechnung einer 5. Potenz keinen Wert legen.

Korrekturzahlen der mAs nach JANKER

Neue kV-Zahl	Alte kV-Zahl					
	50	60	70	80	90	100
100	—	—	0,16	0,3	0,6	1
90	—	0,1	0,25	0,5	1	1,8
80	—	0,2	0,5	1	1,9	3,2
70	0,16	0,4	1	2	4	6,5
60	0,4	1	2,3	5	9	—
50	1	3	6,5	—	—	—

Bei jeder Änderung und Neueinstellung der kV muß man das mAs-Produkt ändern. Die Korrekturzahlen, mit denen man das alte mAs-Produkt zu multiplizieren hat, findet man in der Tabelle im Schnittpunkt der Kolonne für die alte mit jener für die neue kV-Zahl.

Beispiel: Will man die gleiche Aufnahme wie mit 90 kV mit 70 kV haben, so muß man das ursprüngliche mAs-Produkt mit 4 multiplizieren.

Eine jede Röntgenassistentin muß hingegen ein sog. *Röhrennomogramm* benützen können, auf dem man die sog. Grenzlast ablesen kann, d. h. die maximal mögliche Röhrenbelastung, wobei wir daran erinnern, daß eine Röhre ruhig voll ausgelastet werden darf.

Auf einem solchen Nomogramm (Abb. 155) sind kV_s-, mA- und Sekundenwerte auf drei parallel nebeneinanderlaufenden Linien aufgezeichnet. Verbindet man mittels eines Lineales oder eines Striches zwei dieser Werte, so liegt am Schnittpunkt dieses Striches mit der dritten Linie der gesuchte Wert.

Bei gegebenem kV- und mA-Wert läßt sich also der Sekundenwert errechnen; bei bekanntem mA- und Sekundenwert die höchstmögliche kV_s-Zahl; bei festgelegtem kV- und Sekundenwert findet man auf der dritten Linie den passenden mA-Wert.

Die Röntgenassistentin muß aber auch eine *Belastungstabelle* wie in Abb. 156 lesen können, bei welcher auf der Vertikalen der Röhrenstrom in mA eingezeichnet ist, auf der Horizontalen die Belichtungszeit in Sekunden. Wir können an Hand dieser Belastungstabelle für jeden eingestellten mA- und Sekundenwert sofort ablesen, welche kV-Zahl maximal zulässig ist, und auch umgekehrt. Eine solche Kurve ist wirklich einfach zu benützen; es ist ja schließlich keine Kunst, den Schnittpunkt der kV-Kurve mit der Sekundenkurve aufzusuchen und dann am linken Bildrand abzulesen, wieviel mA dazu passen.

Nehmen wir z. B. die 70 kV-Linie: Sie beginnt bei 800 und endet auf der 120 mA-Linie. Bei 0,03 sec haben wir 800 mA, bei 0,1 sec 760, bei 1 sec 480, bei 5 sec knapp 200 mA. Oder: Haben wir 800 mA und 0,5 sec, so sehen wir sogleich, daß wir die Röhre mit 50 kV belasten dürfen.

Änderung bei Verwendung eines andern Apparates. Beim Übergang von der Arbeit mit einem Halbwellen- zu einem 4-Ventil-Apparat bleiben die mAs-Werte gleich, die kV kann man ein wenig erniedrigen.

Bei Verwendung eines 6-Ventil-Apparates reduziert man die mAs-Zahl um 30 bis 50% und die kV um 10% und umgekehrt.

Änderung bei verschiedenen Dicken des Patienten. Die Dicke eines Patienten kann man durch Regulierung der Spannung kompensieren, pro cm Mehr- oder Minderumfang um ± 2 kV. Dies ist zweckmäßiger als die Erhöhung der mAs-Werte. Normalwerte s. S. 147.

Bei *seitlichen Aufnahmen* sind die kV-Zahlen um etwa 10 kV und die mAs-Zahlen um etwa 50% zu erhöhen.

Änderung bei Gipsverbänden. Bei Gipsverbänden erhöht man die kV-Zahl um 5—10 kV und die mAs um 50%. Bei nassen Gipsverbänden ist unter Umständen sogar noch die 3—5fache Belichtungszeit (mAs-Zahl) notwendig.

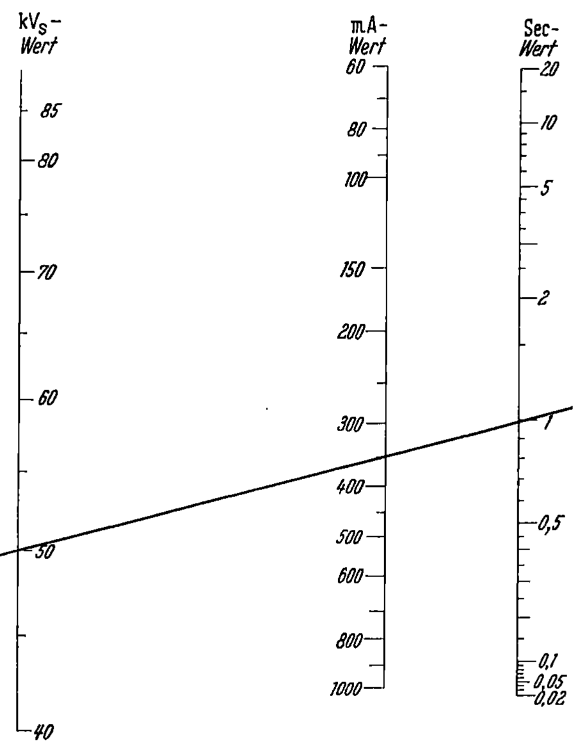

Abb. 155. *Nomogramm.* Beispiel (eingezeichnet): 50 kV$_8$ und 1 sec verlangen 350 mA; 50 kV$_8$ und 350 mA verlangen 1 sec Belichtung, 1 sec und 350 mA verlangen 50 kV$_8$.

Beispiel (nicht eingezeichnet): 70 kV$_8$ und 300 mA verlangen 0,7 sec oder 80 kV$_8$ und 2 sec verlangen etwas mehr als 150 mA oder 5 sec und 150 mA verlangen etwa 54 kV$_8$

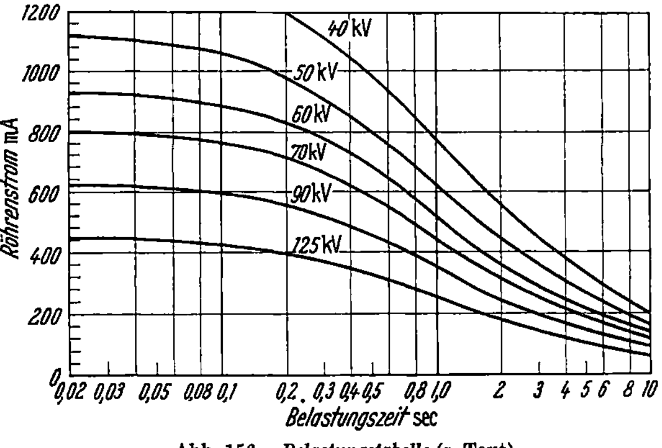

Abb. 156. *Belastungstabelle* (s. Text)

Änderung bei Verwendung von Blenden und Rastern. *Streustrahlenblenden* verlangen (bei gleicher kV-Zahl) ein bis zu 4faches mAs-Produkt, gute Blendenfabrikate jedoch nur das 2,5—3fache; oder das 1,5fache aber bei 10% mehr kV; oder gleiche mAs bei 20—30% mehr kV.

Bei *Feinrasterblenden*, z. B. der Lysholm-Blende, beträgt der Blendenfaktor rund 2, also doppelte Belichtung oder entsprechend 15% mehr kV.

Bei Anwendung einer *Bucky-Blende* verlängert sich natürlich die Belichtungszeit, da man ja nacheinander jene Zonen des Filmes, die durch Bleilamellen verdeckt waren, in den Aufnahmebereich bringt. Die Spannung braucht bei Bucky-Aufnahmen, wie bei sonstiger Blendenbenützung, nicht erhöht zu werden.

Änderung der Zeiteinstellung bei Kleinapparaten. Im Gegensatz zu den Groß- muß man bei *Kleinapparaten*, also hauptsächlich den Halbwellenapparaten, bei welchen die Spannung nicht regulierbar ist, ebensowenig wie die Stromstärke, durch *Änderung der Sekundenzahl* (Schaltuhr) versuchen, ein gutes Bild zu erhalten.

Diese fahrbaren oder transportablen Geräte kann man ziemlich einfach testen, indem man drei Handaufnahmen macht mit jeweils verschiedener Belichtungszeit. Entwickelt man dann alle drei Filme *miteinander und exakt gleich lang*, so liegen die Ergebnisse von drei Belichtungen vor.

Wird dabei eine gute Belichtungszeit auf einer Aufnahme gefunden, so geben wir dieser Expositionszeit den Wert 1. Dieser Wert ist dann Grund- und Ausgangswert für die Umrechnung für alle weiteren Aufnahmen, indem die bei dieser Handaufnahme festgestellte Zeit multipliziert wird:

mit 3 für Fuß- und Ellbogenaufnahmen,
mit 8 für Knieaufnahmen,
mit 10 für Schulter- und Lungenaufnahmen,
mit 20 für Abdomenaufnahmen,
mit 22 für Kopfaufnahmen,
mit 24 für Hüftaufnahmen.

e) Prinzip der Erstellung einer eigenen Belichtungstabelle

Man erhält zu jedem Röntgenapparat eine Belichtungstabelle, diese dient nur als Grundlage. Eine gute Röntgenassistentin legt sich eine eigene an, die folgende Angaben aufweist:

Belichtungstabelle bei 100 cm FFD
(und Filmentwicklung 6 min bei 18—20°)

Körperteil	Strahlengang-richtung	Bucky + = mit — = ohne	Folie o = ohne Str = Struktur H = Hoch-leistung	kV	mA	sec	Patient n = normal d = dick m = mager k = Kind
						mAs	

3. Praktische Vorsichtsmaßnahmen zum Strahlenschutz für Personal und Patienten

Wir hielten es für zweckmäßig am Anfang des Buches, im Hinblick auf die Berufswahl einen kurzen Hinweis auf die Gefahren und, Schutzmöglichkeiten in einem Röntgenbetrieb zu geben (s. S. 3). An dieser Stelle, vor Besprechung der Durchführung einer Röntgenuntersuchung, muß nun noch die *Praxis des Strahlenschutzes* geschildert werden.

Wie bereits erwähnt, wird in gut geführten Röntgeninstituten nicht nur das Blutbild regelmäßig kontrolliert, sondern auch die *Strahlengefährdung des Personals laufend überwacht.*

Einfach, aber im Ergebnis nicht genau, ist die Kontrolle mit *Zahnfilmen,* die man in der Brusttasche trägt, mit der Expositionsseite nach vorne und einer in der Mitte aufgeklebten Bleimarke. Entwickelt man den Film (6 min und Entwickler 18⁰) nach 8tägigem Tragen, so sollte die Bleimarke höchstens ganz schwach abgebildet sein. Der übrige Film darf nur so geschwärzt sein, daß man Druckschrift durch ihn hindurch eben noch lesen kann.

Viel genauer ist die Überwachung mit *Filmplaketten,* die man während 4 Wochen trägt. Nach dieser Frist wird der Film von der Lieferungszentrale photometrisch in seiner Schwärzung genau ausgewertet.

Durch das Tragen einer kleinen sog. *Ionisationskammer* mit Elektrometer *(Pencil-* oder *Füllhalterdosimeter)* kann sich ebenfalls jede im Röntgeninstitut tätige Assistentin einer Messung der auf sie einwirkenden Strahlendosis unterziehen. Sie trägt während einer Woche dieses bleistiftähnliche Instrument, an dem sich dann die eingestrahlte Röntgenmenge ablesen läßt.

Ein wöchentlicher Wert von 0,3 r (unter r versteht man die Einheit der Röntgenstrahlen: 1 r = 1 elektrostatische Einheit je cm³ Luft) ist die zulässige Höchstdosis und darf unter keinen Umständen überschritten werden.

Es gibt eine Reihe von *Verhaltungsmaßnahmen,* die im Hinblick auf die Strahlungsgefährdung von Patient und Personal in einem Röntgeninstitut streng *zu beachten* sind.

Die Kenntnis der Gefahr ist immer eine wichtige Voraussetzung, um sie zu bannen. Es ist Heroismus am falschen Platz, sich mutwillig oder in theatralischer Position prahlend oder aus Leichtsinn einer Röntgenstrahlung auszusetzen. Die Röntgenpioniere waren Opfer aus Unkenntnis der Gefahren. Heutige Opfer resultieren aus unverzeihlicher Nachlässigkeit!

Für Überängstliche sei aber auch erwähnt, daß bei *abgeschaltetem Röhrenstrom* weder *Röntgenstrahlen* noch *Sekundär- und Streustrahlen* „im Röntgenraum herumfliegen" können.

Folgende Punkte sind beachtenswert:

1. *Eine Röntgenröhre soll nie unter Strom* stehen, wenn Menschen sich in ihrer Umgebung aufhalten. Die Röntgendaten am Schalttisch werden eingestellt, bevor der Patient auf den Tisch kommt.

2. Es könnte passieren, daß durch irgendwelche Fehlmanipulation am Apparat z. B. *unbemerkt* statt Heizstrom *Durchleuchtungsstrom fließt.* Auf diese Art würde man sich oder den Patienten unbewußt den Strahlungen aussetzen.

Für Geräte ohne Leuchtschirm kann vom Röntgenmonteur der Durchleuchtungsstrom am Röntgenapparat stets ohne weiteres gesperrt werden.

3. Die Röntgenassistentin *hält sich niemals im direkten Strahlenkegel* einer Röntgenröhre auf. Sie selbst stützt niemals einen Patienten, sei er schwerverletzt, sei er schwerkrank, *während* der Aufnahme, benützt nie ihre Hände, um bei einem auch ungeschickten Patienten den Film (speziell auch den Zahnfilm) zu halten. Es ist — gelinde gesagt — erstaunlich, in modernen medizinischen Zeitschriften und in Propagandaschriften bedeutender Röntgenfirmen Abbildungen zu finden, auf welchen ein Kind von einer mit Bleischürze und Bleihandschuhen bewaffneten Röntgenassistentin gehalten wird. Eine Röntgenassistentin gehört prinzipiell nie in den direkten Röntgenstrahlenkegel!

4. Der *Aufenthaltsplatz* für die Röntgenassistentin *während der Exposition* ist *hinter einer Bleiwand*, auch bei Aufnahmen mit dem transportablen Apparat und bei Zahnaufnahmen. Der Handschalter solcher Geräte hängt eben deshalb an einem meterlangen Kabel.

Ein Apparat ist übrigens falsch installiert, wenn der Strahlenkegel in Richtung zum Aufenthaltsraum bzw. zum Schalttisch gerichtet ist.

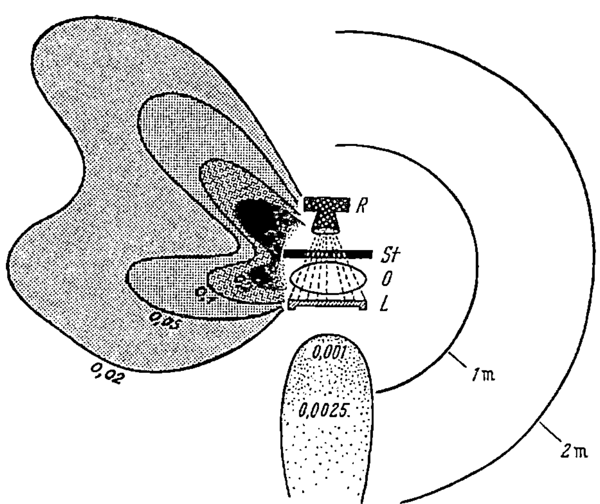

Abb. 157. *Streustrahlenverteilung im Durchleuchtungsraum* bei 80 kV, 3 mA, 1 mm Al-Gesamtfilterung, Feldgröße am Durchleuchtungsschirm 30 × 30 cm, um das Durchleuchtungsgerät (Ansicht von oben). Schmetterlingsflügelförmige Isodosen von 0,02/0,05/0,1/0,2 und 0,3 r/h. Entfernungsangabe durch Halbkreise in 1 und 2 m Abstand. *R* Röhre; *St* Stativwand; *O* Objekt; *L* Leuchtschirm

5. *Das Betreten von Röntgenräumen während* einer *Exposition* ist nicht statthaft. Sind Wand und Türe zwischen Röntgenraum und Gang nicht strahlensicher geschützt, so besteht auch dort Gefahr. Durch Holz, Gipswände, ja sogar durch dünne Mauern passieren die Röntgenstrahlen praktisch ungehindert wie durch gewöhnliches Fensterglas.

6. *Sicheren Schutz* bieten nur Bleiwände in entsprechender Dicke, starke Zementwände, Wände aus Kämpe-Lorey-Platten und Bleiglasfenster.

7. *Bleigummi schützt nur gegen Sekundärstrahlung*, ist aber vollständig *ungenügend gegen direkte Röntgenstrahlung.*

Die Bleischürze schützt also das Röntgenpersonal praktisch ausreichend, z. B. während der Durchleuchtung eines liegenden Patienten oder bei einer Kontrasteinlaufuntersuchung, aber auch die Krankenschwester beim Stützen eines Patienten im Durchleuchtungsgerät. Der Schutz erstreckt sich aber nur auf die Sekundärstrahlen und die vom Bleigummi bedeckten Körperpartien. Vor direkter Röntgenstrahlung schützt nur die dicke Bleiwand.

Die Bleigummischürze wird in zwei Arten geliefert: in dicker Anfertigung, strahlensicherer, aber ziemlich schwer, oder aus dünnerem Material, das auch den Zweck erfüllt, vor Streustrahlung zu schützen.

8. Man halte sich neben einem im Betrieb stehenden *Durchleuchtungsgerät* nie ohne Bleischürze auf, da sich um den Patienten herum Streustrahlen nach allen Richtungen ausbreiten. Ihre Verteilung zeigt Abb. 157. Die Röntgenassistentin plaziert sich während der Durchleuchtung am besten *hinter dem Durchleuchter*!

9. *Besonderen Gefahren* ist man bei Unachtsamkeit während der Arteriographie und der Encephalographie sowie bei der Kinematographie ausgesetzt, hier muß man rigoros auf den Strahlenschutz achten.

Der Strahlenschutz für den Patienten ist ebenfalls *streng zu beachten:* Alle Körperteile, die nicht der Untersuchung unterzogen werden, sollen prinzipiell mit Bleigummi abgedeckt werden, schon bei gewöhnlichen Aufnahmen, also auch von Extremitäten, vor allem aber bei Tomogrammen.

Speziell wichtig ist der Strahlenschutz bei *Kindern.* Ein Kind wird an allen nicht zur Untersuchung gehörenden Stellen bleigeschützt. Bei Aufnahmen des Bauches deckt man bei Mädchen die Schamgegend mit Blei ab, ebenso bei Knaben; für diese gibt es auch sog. Gonadenschutzkapseln, zum Schutze der Hoden.

Strengster Bleigummischutz des Unterleibes bzw. der Lende ist ferner bei *Schwangeren* notwendig, und zwar bei allen Aufnahmen mit Ausnahme der eigentlichen Graviditätsuntersuchung.

4. Notwendiges Material im Untersuchungsraum

Der *Untersuchungstisch* wird mit Schaumgummi belegt und darüber ein sauberes weißes Tuch oder ein weißes Papier ausgebreitet, ein sauberes Kopfkissen aufgelegt und eventuell dieses auch zusätzlich mit einer Papierserviette bedeckt. In der kalten Jahreszeit wärmt eine Gummibettflasche oder ein Heizkissen den Untersuchungstisch an, bei Lungenaufnahmen die Kassette oder bei stehender Untersuchung die Wand des Statives, bei Durchleuchtungen die Rückwand sowie jene des Leuchtschirmes.

Alles Material, das *für die Untersuchung* eventuell nötig sein könnte, muß bereitliegen, es darf nicht erst im Moment der Aufnahme gesucht werden. Man *kontrolliere* deshalb morgens, ob alles vorhanden ist, und ergänze nach folgender Liste:

Kompressorium, Schlitzbinde oder Pelotten zur Fixierung des Patienten,
Schwammgummikeile in verschiedenen Formen,
Reismehlsäcke (Reismehl gibt auf der Röntgenaufnahme keinen Schatten),
Holzbretter (etwa 25 × 30 cm groß, Dicke: 1, 2, 5 und 10 cm),
Pflasterstein, der in einem Holzverschlag enthalten ist und an einen Griff getragen werden kann (wird angewandt, z. B. um den Fuß des Patienten dagegen stützen zu können),
Holzbrücke für Knieaufnahmen,
Bleibuchstaben, Bleimarken,
Bleigummilappen,
Bleischürze,
Metermaß (zur Messung des Umfanges des Brustkorbes für Lungenaufnahmen),

Brechschalen,
Spatel,
Mundkork,
Scheren, Pinzetten, Heftpflaster, Verbandstoff, Tupfer,
Fettstift,
Bleistift,
Ersatzleintuch,
Ersatzkopfkissen,
weiße Papierservietten,
weiße Leintücher zum Bedecken von Patienten während der Untersuchung,
Molletons und Decken, die, über der Heizung angewärmt, zum Decken des Patienten dienen. Wolldecken braucht man teils zum Zudecken, teils zum Unterschieben unter das Knie des Patienten.

Material zur chirurgischen Betreuung Verletzter, das im Untersuchungsraum vorhanden sein muß:
Brechschale,
Sägemehl und Zellstoff für Patienten, die erbrechen (Erbrochenes wird mit Sägemehl überstreut, wenn man es nicht sofort wegwischen kann),
Watte, sterile Tupfer,
Kompressen, Verbandbinden, Heftpflaster, Schnellverband,
Verbandklammern,
Schere.
In desinfizierender Flüssigkeit aufbewahrt: Pinzetten und Scheren.
Für die Verbandabnahme: Benzin, Wasserstoffsuperoxyd (H_2O_2).
Desinfizierende Lösung (statt der früher angewandten Jodtinktur): z. B. Merfenlösung oder ähnliches.

In der *chirurgischen Röntgenabteilung* sind natürlich reichlich Verbandmaterial verschiedener Größe, eventuell auch Drahtschienen, Gipsbinden usw. vorrätig zu halten, außerdem Scheren, inklusive Gipsscheren, Messer, Skalpelle, scharfe Löffel, anatomische und chirurgische Pinzetten, Korn- und Hakenzangen, chirurgische Nadeln, Klammern, eventuell Gefäßklemmen, Nadelhalter und Wundhaken, sterile Gummihandschuhe.

Material für Untersuchungen und Eingriffe im Nasen-Rachen-Raum:
Stirnspiegel,
Stirnlampe,
Mund- bzw. Kehlkopfspiegel,
Spatel,
Watteträger,
Katheter,
Spiritusbrenner, Zündhölzchen,
Spritze mit gebogener Kanüle, die desinfiziert wurde (Kehlkopfspritze),
Spray mit anästhesierender Lösung,
Kornzangen, gerade und gebogen,
Zungenfaßzangen,
Sonden, auch gebogene,
Watte,

Tupfer,
Kompressen für den Patienten, der damit seine Zunge hält,
Brechschale.
Für die Bronchographie: ein Jodölpräparat, s. unter Bronchographie (S. 430).
Für *Untersuchungen gynäkologischer Art* wird für den Frauenarzt folgendes hergerichtet:
Beinstützen (Kniestützen), am Bucky-Tisch angeschraubt,
Gummihandschuhe,
Fingerlinge,
Specula zur Spreizung der Vagina,
Uteruskornzange,
Uterushakenzange, sog. Portiofaßzange,
Uterussonde,
sterile Tupfer,
sterile Kornzange,
Watteträger,
desinfizierende Lösung,
Stirnspiegel bzw. Stirnlampe,
Instrument für die Salpingographie (auch Hystero-Salpingographie genannt),
Jodölpräparat (s. unter Salpingographie S. 493),
Nylonschürze für den Arzt.

Für *Untersuchungen der Nieren und der Harnwege (retrograde Urographie,* auch transvesikale Pyelographie genannt) durch die Harnblase benötigt man folgendes Material:
Beinstützen, am Bucky-Tisch angeschraubt,
Gummihandschuhe,
sterile Tupfer,
Kornzangen,
Watteträger,
desinfizierende Lösung,
Instrumentarium für die retrograde Urographie (Cystoskop),
Ureterkatheter (dünne Harnleiterkatheter),
Blasenspritze (100 cm³), 3 Spritzen (10 cm³),
Kontrastmittel für die retrograde Pyelographie (s. S. 486),
Nylonschürze für den Arzt.

Bei den drei eben genannten größeren Untersuchungen erhält der Patient teils mittels Tabletten, teils durch intramuskuläre Einspritzungen, welche die Röntgenassistentin selbst vorzunehmen hat (Technik s. rotes Merkblatt für Notfälle), eine Betäubung, damit er eventuell auftretende Schmerzen weniger stark realisiert. Es muß aber dabei stets der Arzt, der für die Untersuchung verantwortlich ist, gefragt werden:
welches Mittel zu spritzen ist,
wieviel von diesem Mittel zu spritzen ist,
in welcher Zeit vor der Untersuchung.

Die Röntgenassistentin darf also dabei nie eigenmächtig handeln, sondern nur im Auftrag des untersuchenden Arztes die Einspritzung vornehmen!

5. Gang einer Röntgenuntersuchung

Bevor wir im speziellen Teil die Technik der einzelnen Röntgeneinstellungen detailliert und eingehend besprechen, wollen wir hier kurz und ganz allgemein den *Gang* einer *Röntgenuntersuchung* — sei es Durchleuchtung, sei es Röntgenaufnahme — vom Empfang des Patienten bis zu dessen Entlassung aus dem Röntgenbetrieb schildern.

Der *Patient*, vorgängig telephonisch angemeldet oder spontan erscheinend, bringt meistens einen sog. „Röntgenzettel" mit. Dieser Einweisungszettel, vom behandelnden Arzt (Hausarzt — Abteilungsarzt) ausgefüllt, orientiert die Empfangsdame darüber:

a) wer der Patient ist,

b) für welche Untersuchungsart er zugewiesen wird.

Der Patient soll freundlich empfangen und es soll ihm aus seinem Mantel geholfen werden. Man *führt ihn* in den

Warteraum

und teilt ihm mit, ob er zu warten hat oder sofort an die Reihe kommt. Patienten sind darüber gerne orientiert!

Der *Einweisungszettel* muß sofort zur Durchführung des Auftrages weitergegeben werden:

entweder der ersten Röntgenassistentin, die die Arbeit verteilt,

oder direkt der zuständigen ausführenden Röntgenassistentin.

Die *ausführende* Röntgenassistentin liest zuerst den Einweisungszettel peinlichst genau, um vollständig im Bilde zu sein, was sie durchzuführen hat. Dann holt sie den Patienten aus dem Warteraum, stellt fest, ob sein Name mit demjenigen, der auf dem Röntgenzettel angegeben ist, übereinstimmt und bringt ihn in die

Auskleidekabine.

Dort gibt sie ihm *präzise* Weisung, wie er sich auszuziehen hat: *Der zu untersuchende Körperteil (nur dieser) muß möglichst freigelegt werden.* Man achte besonders auf folgende Punkte:

Entfernung von Haarspangen, Ohrringen bei Schädelaufnahmen, von Zahnprothesen (sobald die Aufnahme beendet ist, bekommt der Patient sofort seine Zahnprothese zurück, daß er sich ungeniert unterhalten kann).

Entfernung von Halsketten, bei Aufnahmen der Speiseröhre, der Lungen, der Halswirbelsäule.

Entfernung von Ringen bei Aufnahmen der Hand.

Keine Kleiderknöpfe oder Hosenhaken auf Aufnahmen der Wirbelsäule und des Abdomens.

Zöpfe junger Mädchen über dem Kopf befestigen bei einer Lungenaufnahme.

Schattengebende Verbände entfernen, wenn keine ärztliche Gegenindikation vorliegt.

Behinderten wird beim Aus- und Anziehen geholfen.

Verletzte und *Schwerkranke* befreit man selbst von den Kleidern (s. S. 122).

Der *entblößte*, in der Auskleidekabine wartende Patient bekommt eine saubere, warme Decke, um sich zudecken zu können. Man vermeide auch, daß der Patient in seiner Kabine das Gefühl gewinne, er sei vergessen worden. *Eine Auskleidekabine ist kein Warteraum.* Im

Untersuchungsraum

ist inzwischen alles vorbereitet worden:

Saubere Wäsche, eventuell Papierservietten über der Tischunterlage, saubere Leintücher zum Abdecken, saubere Decken.

Das unnötige, von der früheren Untersuchung herrührende Material ist aufgeräumt.

Das nötige Hilfsmaterial ist vorhanden: Fixations-, Kompressions-, Injektionsmaterial (s. S. 159).

Für die Magendurchleuchtung: Bariumbrei, flüssig und lauwarm (s. S. 459).

Für die Speiseröhre: Bariumbrei flüssig und Bariumpaste (s. S. 457).

Für den Kontrasteinlauf (Holzknecht): Bariumbrei flüssig, lauwarm (s. S. 467).

Filme bzw. frisch geladene Kassetten im entsprechenden Format (man wählt immer das sparsamste Format aus!) werden geholt und müssen im Lokal vorhanden sein, strahlensicher aufbewahrt.

Wir erinnern daran: Prinzipiell verwendet man

Einzelpackungsfilm für Knochenaufnahmen ohne viel Weichteile: Hand, Vorderarm, Ellbogen, Fuß, Knie, Sprunggelenk.

Folien-Filme (= Kassettenfilme) bei allen übrigen Aufnahmen, und zwar:

Feinstruktur: für *Knochen*aufnahmen bei *dünnen* Körperschichten.

Hochleistung: für *innere Organe* und jedesmal, wenn *dicke* Körperschichten zu durchdringen sind.

Schalttisch und Röntgenröhre sind vorzubereiten, *bevor* der Patient plaziert wird.

Am Schalttisch:

Arbeitsplatz auswählen: Durchleuchtung,
                           Aufnahme ohne Bucky,
                           Aufnahme mit Bucky,
                           Aufnahme liegend,
                           Aufnahme stehend,
                           Grobfokus/Fein- oder Feinstfokus.

Ohne Bucky-Blende werden Aufnahmen von *dünnen* Körperschichten angefertigt (wenig Streustrahlen).

Mit Bucky-Blende werden Aufnahmen von *dicken* Körperschichten angefertigt (viel Streustrahlen).

Der *Grob-* oder *Normalfokus* wird zur Anfertigung der Aufnahmen bei inneren Organen und dicken Körperschichten verwendet.

Der *Feinfokus* kommt jeweils in Frage bei Anfertigung von Knochen- und Lungenaufnahmen, der *Feinstfokus* bei der direkten Röntgenvergrößerung.

An der Röhre:

Röhre „zentrieren", d. h. Zentralstrahl auf Tischmitte bzw. Bucky-Mitte bringen.

Fokus-Film-Abstand kontrollieren: Wir bleiben prinzipiell bei *1 m.*

Anamnese

Der Patient wird von der Auskleidekabine in den Untersuchungsraum geführt, nimmt Platz und nun erfolgt kurz und systematisch die Aufnahme der Anamnese (= Vorgeschichte der Krankheit oder Verletzung bzw. klinische Hauptmerkmale) durch die Röntgenassistentin. Gleichzeitig muß sie auch die genauen Personalien des Patienten notieren, falls dies nicht schon vorher durch die

Empfangsstelle geschehen ist. Die Erstellung der Anamnese soll nach einem bestimmten *Schema* erfolgen. Man achte besonders auf folgende Punkte:

Bei *Unfällen:*

Frisch — alt ?

Wann passiert ?

Wie passiert ? (Der mechanische Vorgang eines Unfalles ist für die Bildbeurteilung wichtig.)

Art der Schmerzen und genaue Lokalisation des Schmerzpunktes (die Stelle genau bezeichnen, z. B. nicht Kleinfinger, sondern Kleinfingergrundglied).

Bei den Erkrankungen der *Lungen:*

Fieber — Wann ? Wie hoch ? Über 38° ? Nur etwas über 37° (= subfebril) ?

Husten ?

Arbeit im Gesteinsstaub ?

Kranke in der Umgebung ?

Blutungen ?

Bei Erkrankungen von *Magen-Darmkanal, Gallenblase-Leber, Niere-Harnblase:*

Schmerzpunkt ?

Erbrechen ?

Gewichtsverlust ?

Operationen ? (vor allem Blinddarm! bei Darmuntersuchungen).

Bei Erkrankungen der *Wirbelsäule:*

Schmerzen seit wann ?

Schmerzpunkt, wo ? Ausstrahlend ?

Haltung des Patienten ?

Fieber ?

Abmagerung ?

Frühere Unfälle ?

Frühere Krankheiten ?

Die Anamnese muß auch weiterhin angeben, ob der Patient bereits röntgenuntersucht wurde und wenn ja:

Wo ?

Wann ?

Frühere Röntgenbilder vorhanden ?

Falls der Patient *frühere Röntgenbilder* mitbringt oder solche im Institut vorhanden sind, müssen sie dem Röntgenarzt *sofort* vorgelegt werden, nebst dem früheren Röntgenbefund.

Bei der Aufnahme der Anamnese erkundigt sich die Röntgenassistentin ferner, ob eine eventuell notwendige *Vorbereitung des Patienten* vorschriftsgemäß stattgefunden hat:

Reinigungseinlauf bei: *Dickdarm.*

Nieren,

Gallenblase,

Magen-Dünndarm, eventuell.

Nüchternbleiben bei: *Magen-Bulbus,*

Dünn-Dickdarm,

Speiseröhre,

Nieren,
Gallenblase.
Rechtzeitige Einnahme des Kontrastmittels bei: *Gallenblase oral.*

Aufnahme

*Die Röntgenassistentin führt diejenige Röntgenuntersuchung aus, die ihr auf
dem Einweisungszettel verordnet ist oder die ihr vom Röntgenarzt zusätzlich aufgetragen wird,* und nicht, was sie noch selbst meint!

Bevor sie aber den Patienten auf den Tisch lagert, trifft sie noch folgende
Vorbereitungen:

Belichtungsdaten am Schalttisch einstellen (*kurze Zeit* und *viel kV* bei Bewegungsorganen, Schwerkranken, *Kindern; längere Zeit* und *wenig kV* bei Knochenaufnahmen).

Filmkassette (oder *Sinofilm* auf die Bleiunterlage) auflegen oder in die Bucky-
Schublade einlegen.

Ferner *bezeichnet sie mittels Bleibuchstaben die Körperseite* auf dem Film bzw.
auf der Kassette. Die Bleibuchstaben sind an der *oberen äußeren* Ecke der
Kassette oder des Filmes zu plazieren, und es ist darauf zu achten, daß die Bleimarke beim Einblenden nicht wegprojiziert wird.

Dann — wenn nötig — *Bucky-Blende aufziehen* bzw. *Bucky-Zeit einstellen.*

Bei der anschließend erfolgenden *Lagerung* des Patienten auf dem angewärmten Tisch sind die *drei* folgenden Regeln zu beachten:

1. Den Patienten so bequem bzw. so schmerzlos wie möglich lagern, keine
Gymnastikübung. Rolle unter die Knie schieben, bei Bauchlage des Untersuchten unter die Sprunggelenke.

2. Den Patienten so warm wie möglich zudecken, speziell auch die Füße.
Genitale bedecken, eventuell mit Papierserviette bzw. mit Bleischutz.

3. Den Patienten so kurz wie möglich in der meist unbequemen Einstell-
Lagerung belassen.

Zur Lagerung benütze man womöglich Schaumgummikeilkissen: Sie rutschen
nicht, und doch gewähren sie Halt und sind nicht so hart wie Holz.

Und nun die *Zentrierung!* Die Hauptregel lautet:

1. *Zentralstrahl senkrecht zur Filmmitte / zur Bucky-Mitte.*

2. *Körperteilmitte* in *Filmmitte.*

Also: *Der Fußpunkt des Zentralstrahles auf der Haut des Patienten muß mit
der Mitte des aufzunehmenden Körperteiles zusammenfallen und auf Filmmitte zielen.*

Die Zentrierung auf dem Patienten erfolgt mittels des Lichtvisiers oder des
Tubus, eventuell auch durch den Zentrierstab. Außer bei gewissen Spezialaufnahmen (s. Stenvers, Schüller, Schädelbasis usw.) ist es prinzipiell vorzuziehen, *den Patienten schräg zu lagern,* statt den Zentralstrahl schräg auf den
Film einfallen zu lassen.

Einblendung: Mit der Tiefenblende, der Vorderblende.

Filter zum Dickenausgleich: Man schiebt vor das Austrittsfenster der Röntgenröhre den gewünschten Filter, die *dicke Schicht des Filters* über der *dünnen Körperteilpartie.*

Fixierung des Patienten: Sie soll mit folgenden Hilfsmitteln vorgenommen
werden:

Schwere Sandsäcke, feste Schlitzbinde über Extremitäten,
spezielle Kopfhalterung oder Pelotten für Schädel,
Keilkissen für Wirbelsäule liegend,
Pelotten für Wirbelsäule stehend.

Kleinkinder werden vom *Hilfspersonal* (nie vom Röntgenpersonal!) gehalten oder in einer Hemdhose am Stativ aufgehängt.

Kompression: Sie erfolgt durch ein Kompressorium oder ein Kompressionsband, unter Zuhilfenahme zusätzlicher Schaumgummikissen.

Komprimiert werden:
der Bauch: bei Wirbelsäule, Becken,
die Glutäalmuskulatur: bei Lendenwirbelsäule, seitlich.
Für die *Kompression bei Nierenuntersuchung*, s. Einstellung 181.

Atemübung: Dem Patienten wird genaue Weisung gegeben, wie er zu atmen hat: tiefe Einatmung, tiefe Ausatmung, 2—3mal nacheinander, dann Atem anhalten. Dies wird mit ihm geübt, bis er es richtig verstanden hat. Dem Patienten wird auch genau präzisiert, daß er den Atem anzuhalten hat bis zum Kommando: wieder atmen. Eine *veratmete* Röntgenaufnahme ist für die Röntgenassistentin eigentlich eine Beleidigung.

Der *Strahlenschutz* für den Patienten ist streng zu beachten. Man lese darüber auf S. 159.

Jetzt erfolgt die *Belichtung* der Aufnahme, und *erst zu diesem Zeitpunkt darf am Schalttisch eingeschaltet werden.*

Nach der Aufnahme

Der *erste Schritt* nach Ausschaltung des Apparates ist:
das *Freimachen* des Patienten von der Fixierung bzw. der Kompression (man läßt ihn während der Entwicklung nicht etwa eingespannt liegen!),
das *Zudecken* des Patienten mit warmen Decken.
(Und erst nachher wird die Kassette herausgenommen und der Film entwickelt!)

Der Patient wird anschließend darüber orientiert, daß die Aufnahmen entwickelt werden müssen, was etwa 10 min in Anspruch nehme und daß er so lange warten müsse. Man kann ihm auch Lektüre bringen, vor allem aber seine Zahnprothese.

Nach *beendeter* Untersuchung wird dem Patienten Weisung gegeben, sich wieder anzukleiden. Zum Heruntersteigen vom Untersuchungstisch (das gleiche gilt sinngemäß auch zum Hinaufsteigen) schiebt man die Röhre beiseite und bringt bei alten Leuten einen kleinen Schemel. Nach länger dauernden Untersuchungen läßt man den Patienten zuerst *langsam* aufsitzen, d. h. man hilft ihm dabei, bevor man ihn vom Tisch herunternimmt.

Er wird später von der Auskleidekabine bis zur Tür begleitet. *Wie ein Patient sich behandelt fühlt, wie er verabschiedet wird, so redet er später über das Institut!*

Bei Notfällen, Bewußtlosen, Schwerkranken rückt alles zurück zugunsten der einen und einzigen Regel:

sofort — schonend — rasch handeln!

Spezieller Teil

EINSTELLTECHNIK

Schema der Richtungs- und Lagebezeichnung am menschlichen Körper und, für die verschiedenen

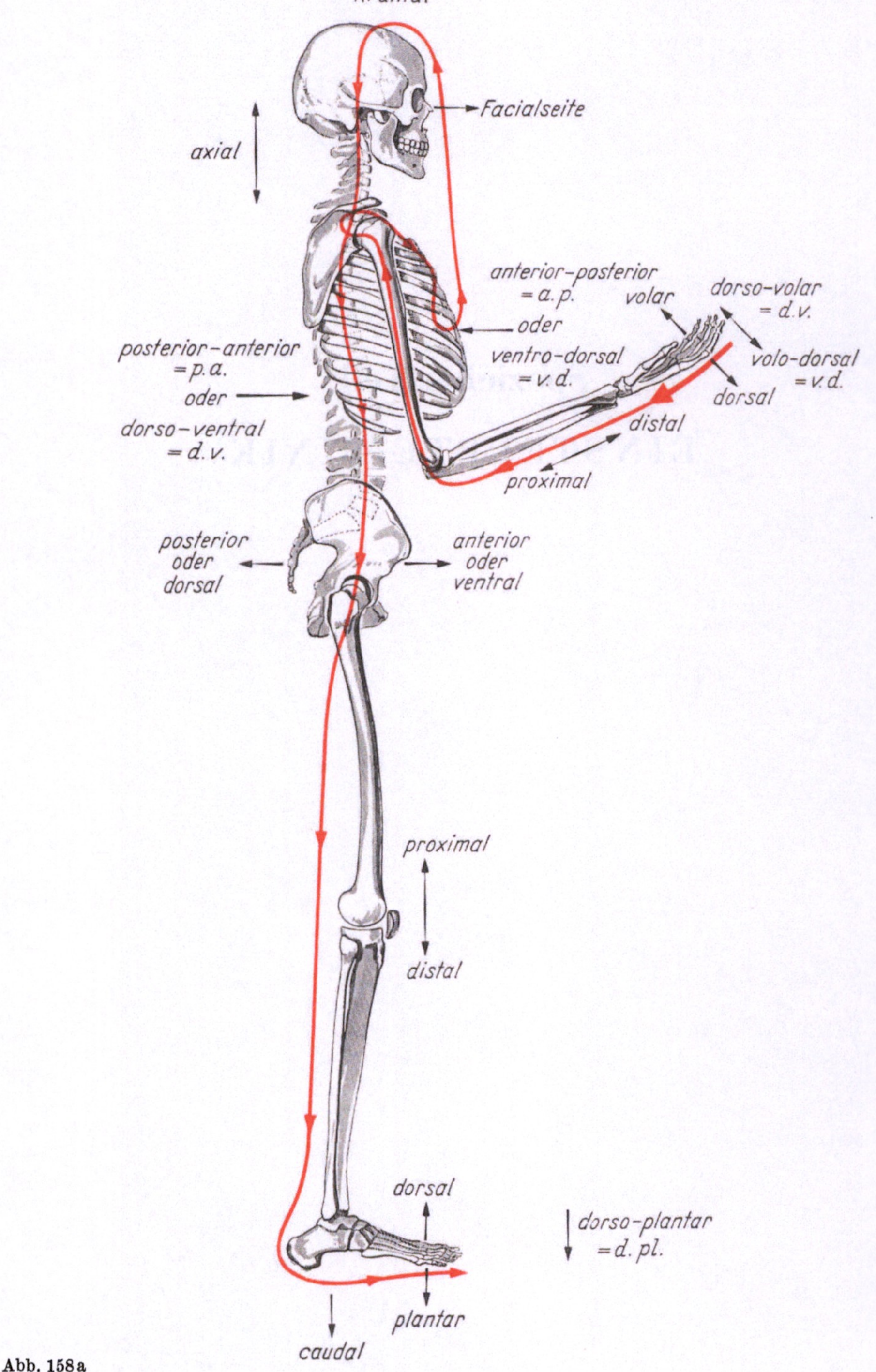

Abb. 158a

mit rot bezeichnet, Reihenfolge der Besprechung der einzelnen Aufnahmemethoden Körperabschnitte

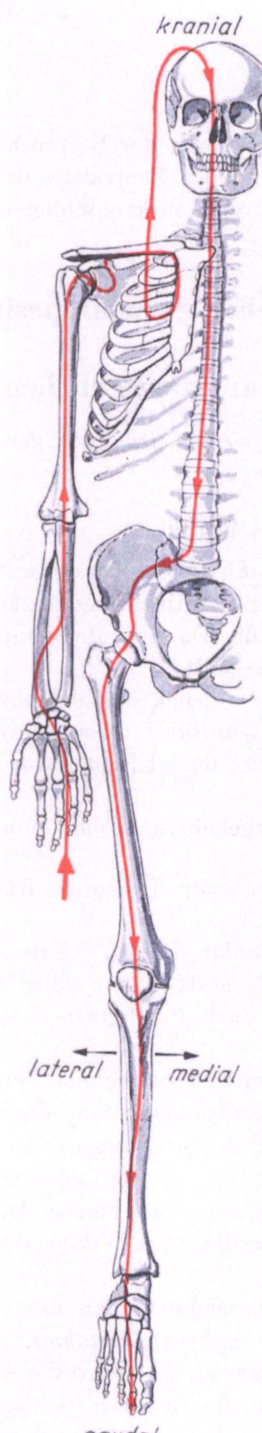

Skelet

Hand und Handwurzel, S. 176ff.
Arm mit Ellbogen, S. 198
Schultergürtel, S. 211
Brustkorb, S. 235
Schädel, S. 237
Zähne, S. 290
Wirbelsäule, S. 305
Becken und Hüfte, S. 347
Bein mit Kniegelenk, S. 367
Fuß mit Sprunggelenk, S. 383

Innere Organe

Atmungsorgane, S. 408
Herz und Kreislaufsystem, S. 432
Bauchraum, S. 442
Magen-Darmkanal und Gallenwege, S. 455
Nieren und Blase, S. 479
Geschlechtsorgane, S. 489
Gehirn und Rückenmark, S. 501
Sehorgane, Weichteile, Fisteln, S. 510
Gelenke, S. 512

Gebräuchliche Kontrastmittel, S. 517
Fremdkörperlokalisation, S. 524
Körperschichtdarstellung, S. 525

Verhaltungsmaßnahmen bei Zwischenfällen: *Rotes Merkblatt*, S. 529

Abb. 158b

Diesen speziellen Teil des Buches wollen wir mit der Besprechung von Ausdrücken einführen, mit welchen die Richtung des Zentralstrahls (Mittelstrahl des Röntgenbündels) bei seinem Verlauf durch den menschlichen Körper bezeichnet wird:

Bezeichnung der röntgenologischen Standardpositionen
und
Fachausdrücke zur Orientierung am menschlichen Körper

Die Nomenklatur für die Einstelltechnik richtet sich nach der Zentralstrahlrichtung und nach der Orientierung am Körper.

a) Zentralstrahlrichtung

Die *Doppelbezeichnung* für die *Zentralstrahlrichtung* besagt mit dem ersten Wortteil, auf welcher Körperseite das Röntgenstrahlenbündel zuerst auftrifft, und mit dem zweiten, wo es den Körper verläßt. Da diese Bezeichnungen täglich oft verwendet werden, kürzt man sie ab. So heißt:

a.-p. = anterior-posterior, präziser ist der Ausdruck *v.-d. = ventro-dorsal.*

Der Zentralstrahl fällt also von vorne (= anterior oder ventral [Venter = Bauch]) ein und tritt hinten (= posterior oder dorsal [Dorsum = Rücken]) aus und trifft dann auf den Film auf.

p.-a. bedeutet dementsprechend das Umgekehrte, wobei man auch besser von *d.-v. = dorso-ventral* spricht.

Bei *Hand*aufnahmen bedeutet *d.-v. = dorso-volar* (Dorsum = Rücken, Vola = die Innenfläche der Hand = Hohlhand).

Am *Fuß* spricht man von *d.-p. = dorso-plantar* (Planta = Fußsohle).

Der mißverständliche Ausdruck *sagittal*, statt a.-p., sollte fallengelassen werden, ebenso der Ausdruck *frontal* oder auch *transversal* für eine seitliche Aufnahme.

Gewisse Aufnahmen müssen aber noch genauer bezeichnet werden, wenn es *verschiedene Möglichkeiten bei der gleichen Durchgangsrichtung durch den Körper* gibt. Bei einer Aufnahme des Schädels im d.-v. Strahlengang kann man diese z. B. in *occipito-frontaler* (Occiput = Hinterhaupt; Os frontale = Stirnbein) oder *occipito-nasaler* (Os nasale = Nasenbein) Richtung vornehmen. Diese präzisere Bezeichnung für bestimmte Aufnahmearten verdrängt also dabei den allgemeiner gehaltenen Ausdruck d.-v.

Aufnahme im seitlichen Strahlengang bezeichnet man unmißverständlich als *Profil-* oder als *Queraufnahme* oder als *seitliche Aufnahme*, was alles das gleiche bedeutet. Aber auch hier kann man präzisieren: Wird die Aufnahme von links nach rechts gemacht, so handelt es sich um eine s.-d. (sinistro-dextrale = sin.-dext.) Aufnahme, wird sie von rechts nach links gemacht, um eine d.-s. (dextro-sinistrale) Aufnahme (dexter = rechts, sinister = links).

Von einem *axialen* Bild spricht man, wenn die Strahlengangrichtung mit der Längsachse des Körpers zusammenfällt. Eine axiale Schädelaufnahme z. B. zentrieren wir vom Mundboden zum Schädeldach bzw. umgekehrt.

Bei *Schräg*aufnahmen werden solche im ersten und im zweiten schrägen Durchmesser unterschieden, Ausdrücke, die oft verwechselt werden, je nachdem, ob der Patient mit der Brust oder mit dem Rücken am Film liegt. Aus diesem

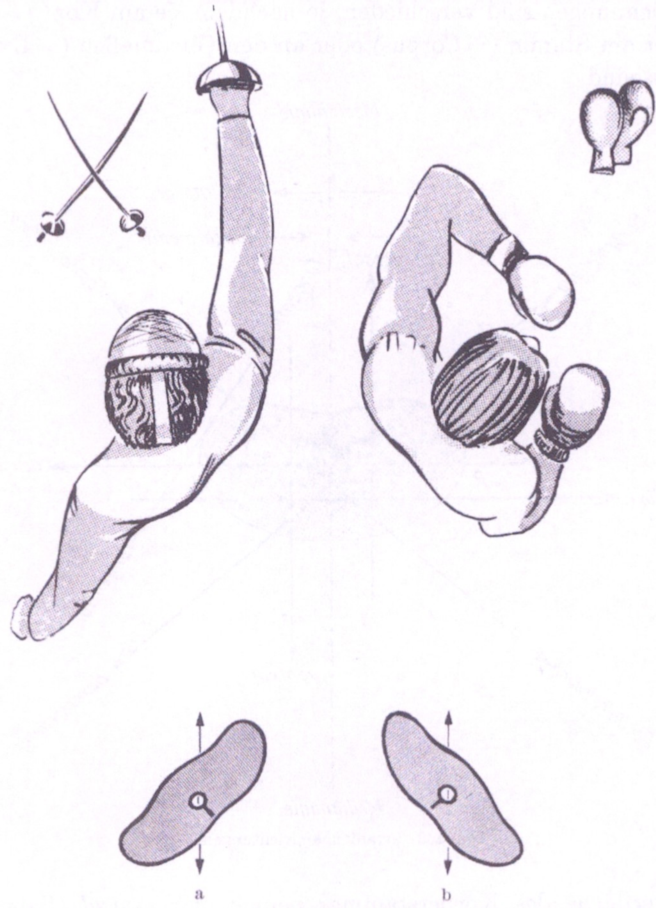

Abb. 159a und b. *Bezeichnung der schrägen Durchmesser.* a Fechterstellung, b Boxerstellung

Grunde ist es einfacher, statt vom *ersten schrägen Durchmesser*, von einer *Fechterstellung* zu sprechen, und statt vom *zweiten schrägen Durchmesser* von einer *Boxerstellung*.

Unser Schema soll dies veranschaulichen (Abb. 159) und auch zeigen, daß es bei *Fechter*stellung vollständig egal ist, ob der Film an die rechte Schulter vorne oder an die linke Schulter hinten angelehnt wird. Jedesmal wird der Strahlengang im ersten schrägen Durchmesser, d. h. von rechts vorne nach links hinten, bzw. von links hinten nach rechts vorne, den Körper traversieren.

Unter *tangentialer* Aufnahme versteht man eine Aufnahme, bei der der Zentralstrahl die Hautstelle des Körpers nur so streift, wie die Tangente an einem

Kreisbogen liegt. Dadurch daß die Körperoberfläche gerundet ist, kann jeder Punkt der Oberfläche randständig getroffen werden.

Diese und alle anderen eben besprochenen Strahlengangrichtungen sind in unserem nächsten Schema (Abb. 160) festgehalten.

b) Orientierung am Körper und typische Bezeichnungen

Die Bezeichnungen sind verschieden, je nachdem sie am Kopf (= Cranium = Schädel) oder am Stamm (= Corpus) oder an den Gliedmaßen (= Extremitäten) vorzunehmen sind.

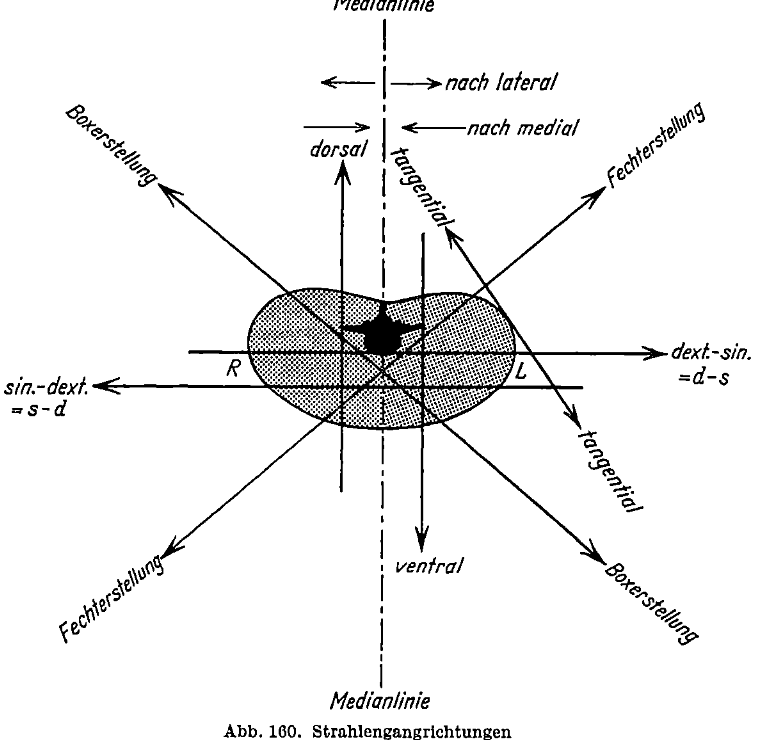

Abb. 160. Strahlengangrichtungen

Die Vorderfläche des Körperstammes nennen wir *ventral* (Bauchseite); sie entspricht auch der *Volarseite* (= Beugeseite) des Armes und der Hände und der Facialseite (= Gesichtsseite) des Kopfes.

Die Rückseite ist die *Dorsalseite* (Dorsum = Rücken), an Arm und Hand gleichbedeutend mit Streckseite, am Bein jedoch mit der Beugeseite; am Kopf mit dem Occiput (= Hinterhaupt).

Würde man den Körper in zwei gleiche Hälften (eine rechte und eine linke) zerlegen, so würde man einen Schnitt durch die *Medianebene* machen (vgl. Skeletschema S. 168). *Medial* ist alles, was nach der Mitte, der Medianebene zu gelegen ist; *lateral*, alles was nach der Seite zu liegt.

Am Bein wird statt medial *tibial* und statt lateral *fibular* gesagt,

am Arm statt medial *ulnar* und statt lateral *radial* (Handfläche schaut „anatomisch" nach vorne).

Statt kopfwärts wird auch *kranial* (Cranium = Kopf, Schädel), statt fuß-wärts *caudal* (Cauda = Schwanz) gesagt.

Herzwärts gelegene Teile werden als *proximal*, nach der Peripherie, also extre-mitätenwärts, gelegene als *distal* bezeichnet. Eine Stelle die oberhalb einer anderen liegt, trägt die Bezeichnung *supra*, die unterhalb *infra* bzw. *sub*.

Beugt man sich, so vollzieht man eine *Flexion*, streckt man sich nach hinten, eine *Extension*.

Bei der Wirbelsäule sprechen wir bei einer Buckelbildung von *Kyphose*, bei einem hohlen Kreuz von *Lordose*, bei einer seitlichen Krümmung von *Skoliose*.

Die Hand kann man in verschiedenen Richtungen bewegen und drehen. Legt man die Handfläche flach auf den Tisch und winkelt sie dann stark klein-fingerwärts ab, so ist dies eine *Abduktion*, daumenwärts dagegen eine *Adduktion*. Führt man mit der Hand eine Drehbewegung aus, so daß die Handfläche nach oben schaut (wie ein *Suppen*löffel), so spricht man von *Supination*. Dreht man sie in der Gegenrichtung, so daß der Handrücken nach oben schaut, also in der Art, wie man eine *Brot*schnitte hält, so spricht man von *Pronation*. Dreht man das Bein so, daß die Großzehe nach innen schaut, so handelt es sich um eine *Innenrotation*, dreht man den Fuß nach außen, so spricht man von *Außen-rotation*.

Unter *Varusstellung*, z. B. beim Knie, ist ein O-Bein zu verstehen, im Gegen-satz zur *Valgusstellung* (X-Bein).

Bei einem Röhrenknochen wird der Schaft als *Diaphyse*, das Ende als *Epi-physe* bezeichnet. Zwischen beiden wird die Übergangszone *Metaphyse* be-nannt. Die Epiphyse beim Kinde wird als Knochenkern angelegt, der später an der Knorpelfuge (Epiphysenlinie) mit dem Knochen verschmelzt. Die Knorpel-seite der Epiphyse sieht man im Röntgenbild nicht, da *Knorpel* (also auch Menisken im Knie) keinen Schatten geben. Ein Knochenkern, der wachsen kann, heißt *Epiphyse*, im Gegensatz zur *Apophyse*.

Ein Knochen gliedert sich in einen weitmaschigen Innenraum *(Spongiosa)* und in die harte Randzone *(Corticalis)*, die von der Knochenhaut *(Periost)* überdeckt wird.

Ein kleiner überzähliger Knochen ist ein *Accessorium*, das, in die Sehne ein-gelagert, als *Sesambein* bezeichnet wird.

Ein Knochenfortsatz ist ein *Processus*, ein Höcker ein *Tuberculum*.

Die lateinische Bezeichnung für eine Entzündung endet auf -itis.

Statt von Krebs spricht man von Carcinom (= Ca), von Malignom oder von Neoplasma (= Neo).

Allgemeine Bemerkungen zur Einstelltechnik bei Erwachsenen und Kindern

Es sind hier noch generell Bemerkungen zum Kapitel Einstelltechnik zu machen:

Die *Seitenmarkierung* darf *auf keinem Röntgenfilm fehlen*. Man bringt dafür mittels eines Heftpflasterstreifens die Bleibuchstaben R (= rechts) oder L (= links) an. Dieser Buchstabe markiert sich auf dem Röntgenfilm. Der Buch-stabe wird so gelegt, daß seine Basis fußwärts zeigt und überdies wird er an

Extremitäten immer an die Außenkante gelegt. *Schreibgerecht* wird der Buchstabe angebracht, wenn die *Dorsalseite* des Patienten am Film liegt, *spiegelbildlich* („Buchstabe auf dem Bauch"), wenn die *Vorderseite* des Patienten auf dem Film liegt. Bei seitlichen Aufnahmen legt man den Buchstaben auf, der die filmnahe Körperseite bezeichnet, also bei einem Profilbild des Schädels „R", wenn die rechte Kopfseite am Film liegt.

Bei *Kontrollaufnahmen* eines Patienten muß man stets die *gleichen technischen Bedingungen* anwenden, nämlich:

Kontrollaufnahme hart, wenn von früher ein hartes Bild vorliegt.

Kontrollaufnahme weich, wenn frühere Aufnahmen weich exponiert waren.

Aus diesem Grund muß jeweils das Untersuchungsprotokoll die genauen Datenangaben tragen, dies vor allem bei Lungenaufnahmen (kV und mAs).

Hartstrahltechnik wird angewandt, wenn schon Hartstrahltechnik vorliegt.

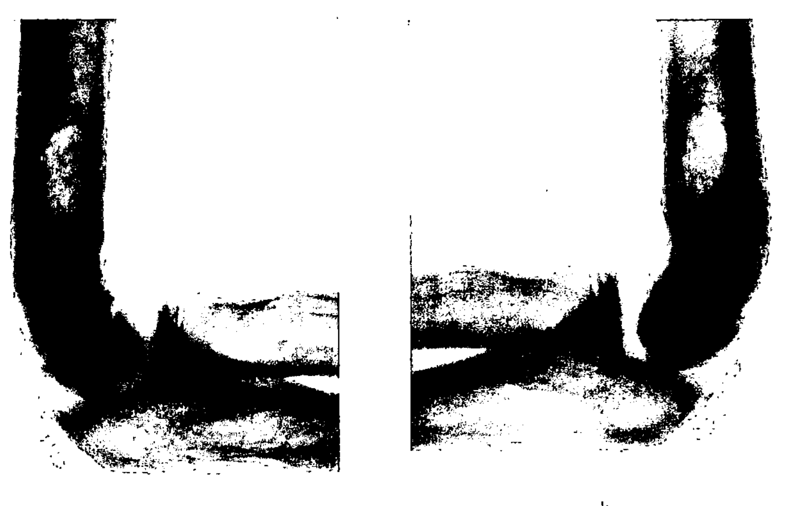

Abb. 161a und b. Eine *Vergleichsaufnahme* erlaubt die Beurteilung von Knorpelfugen und Verknöcherungskernen am Ellbogen *des Kindes*. a Rechter Arm. b Linker Arm

War der frühere Film im Querformat, so nimmt man jetzt nicht Hochformat, war es ein Blaufilm, so nimmt man wieder einen Blaufilm.

Bei *Kindern* bis zu 12 Jahren werden prinzipiell immer *Vergleichsaufnahmen* der anderen Körperseite angefertigt, vor allem bei:

Aufnahmen des Handgelenkes, des Ellbogens, des Hüftgelenkes, des Kniegelenkes und des Fersenbeines, da die Knochenkerne und Knorpelfugen auch normalerweise oft etwas „verschoben" erscheinen.

Kinder werden nie vom Röntgenpersonal gehalten, sondern von den Angehörigen oder von Hilfspersonal, das mit Bleischürze und Handschuhen versehen ist.

Sessel s. S. 419,

Hängevorrichtung s. S. 419,

Abdecken von Kindern mit Blei s. unter Strahlenschutz S. 157)

Schema der Reihenfolge zur Einstelltechnik

Bei Besprechung der einzelnen Röntgeneinstellungen folgen wir der angegebenen anatomisch-topographischen Reihenfolge (vgl. Skeletschema S. 168):

Von den oberen Extremitäten und dem Brustkorb zum Schädel,

von der Hals-, Brust-, Lendenwirbelsäule und dem Becken zu den unteren Extremitäten und den inneren Organen.

Neben den allgemein bekannten Standardaufnahmen führen wir jeweils auch die zu jedem Körperteil zugehörigen Spezialaufnahmen an.

Wir bilden die *rechte* Körperseite ab und besprechen systematisch jeweils in folgender Anordnung:

Anatomische Vorbesprechung:

Titel der Einstellung

Indikationen der Aufnahme:

Vorbereitungen am Aufnahmetisch:

Vorbereitungen am Röntgenapparat:

Vorbereitung des Patienten:

Lagerung des Patienten:

Fixierung des Patienten:

Zentrierung:

Fußpunkt des Zentralstrahls auf dem Patienten:
Strahlengangrichtung:
Zentralstrahl:

Kriterium der gut eingestellten Aufnahme:

Fehleinstellungen:

Bemerkungen:

Die Einstellungen werden durch Photographien in verschiedenen Richtungen demonstriert, ein kleinformatiges Bild zeigt häufige Fehler, die verhindert werden müssen, ein Röntgenbild das Bildergebnis.

Zeichenerklärung:

⊙ = Fußpunkt des Zentralstrahles auf der Haut des Patienten, und zwar bei senkrecht einfallendem Strahlenbündel.

⊙ = Fußpunkt des Zentralstrahles auf der Haut des Patienten bei schräg einfallendem Strahlenbündel.

↙ = Zentralstrahlrichtung.

Skelet

Hand und Handwurzel

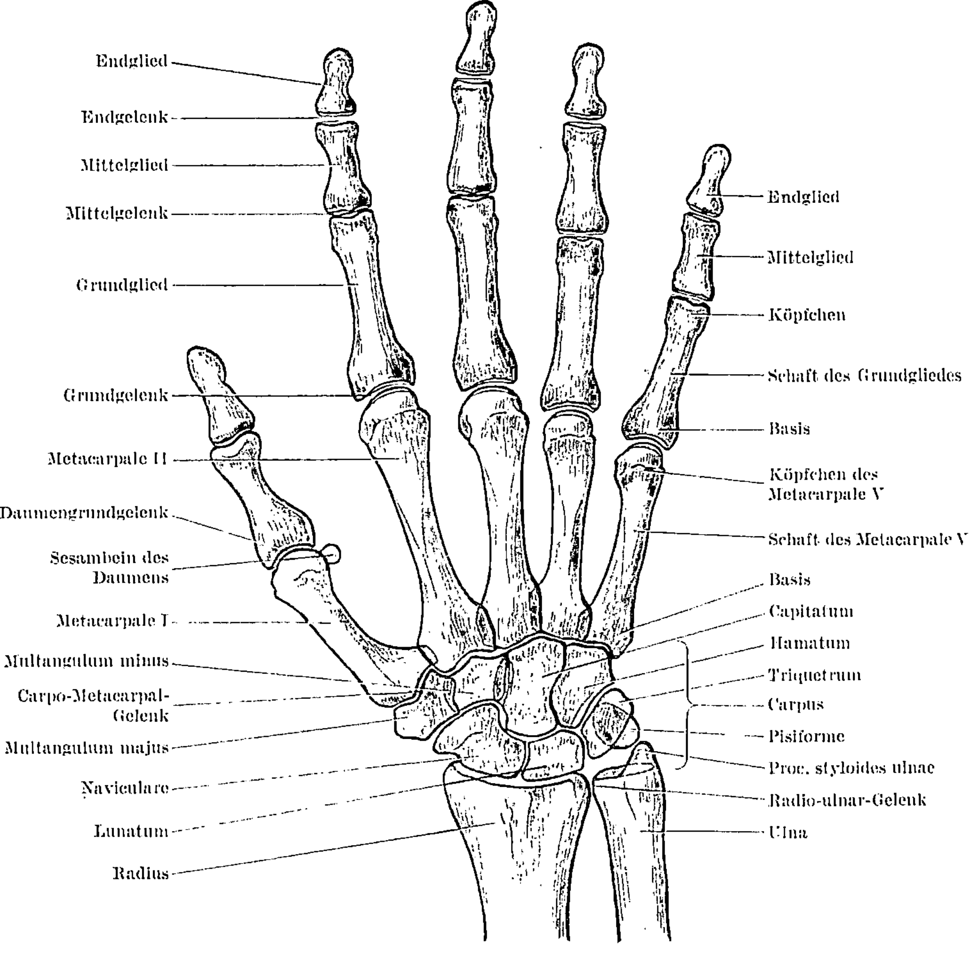

Abb. 162. Anatomie der Hand und des Handgelenkes

Anatomische Vorbesprechung (Abb. 162):

An der *Hand* unterscheidet man die Handwurzel (Carpus) mit den kleinen Handwurzelknochen (Carpalia), die Mittelhand mit den langen Handwurzelknochen (Metacarpalia) und die Finger.

Alle *Finger* haben 3 Glieder (Phalangen) und 3 Gelenke (Artikulationen), nämlich das Grund- (Metacarpo-Phalangeal-Gelenk), das Mittel- und das Endgelenk, mit Ausnahme des Daumens, der 2gliedrig ist.

Jedes Grund- und Mittelglied wird unterteilt in Basis, Schaft und Köpfchen (Capitulum), beim Endglied heißt das Köpfchen Tuberositas unguicularis.

Am Daumengrundgelenk findet man gewöhnlich zwei erbsgroße *Sesambeine* (Knocheneinlagerungen in Sehnen).

Die *langen Mittelhandknochen* (Metacarpalia) werden, ähnlich den Phalangen, unterteilt in die Basis, den Schaft und das Köpfchen (Capitulum).

Metacarpale I darf auf dem Röntgenbild nicht irrtümlich als Daumengrundglied angesehen werden.

Die *Gelenke* zwischen der Mittelhand (Metacarpus) und der Handwurzel (Carpus) werden als *Carpo-Metacarpal-Gelenke* bezeichnet.

Die *Handwurzel* (Carpus) setzt sich aus 8 Knochen zusammen, die in zwei Reihen, einer distalen (fingerwärts) und einer proximalen (armwärts), angeordnet sind. Metacarpale I grenzt an das *Multangulum majus* und das *Multangulum minus* (großes und kleines Vieleckbein), dann kommen Capitatum (Köpfchenbein) und Hamatum (Hakenbein).

In der proximalen Reihe liegen ebenfalls von medial nach lateral angeordnet (d. h. von der Daumenseite nach außen): *Naviculare* (Kahnbein), *Lunatum* (Mondbein), *Triquetrum* (Dreieckbein) und vor diesen (also volar = auf der Seite der Handfläche) das *Pisiforme* (Erbsenbein). Diese proximale Reihe von Handwurzelknochen (Carpalknochen) grenzt dann ihrerseits an den *Radius* (Speiche) auf der Seite des Daumens und an die *Ulna* (Elle) auf der Kleinfingerseite.

Einstellung 1
Hand, dorso-volar

Indikationen der Aufnahme:
Fraktur (Knochenbruch) oder Arthrosis (Deformierung der Gelenke).

Vorbereitungen am Aufnahmetisch:
Film: Einzelpackung mit Bleigummiunterlage, 18/24 cm im Hochformat.
Bleibuchstabe, Schlitzbinde.

Vorbereitungen am Röntgenapparat:
Feinfokus bzw. Vergrößerungsfokus, eventuell transportabler Apparat.
FFD: 100 cm bzw. 70 cm bei transportablem Apparat.

Vorbereitung des Patienten:
Entfernen von Ringen und Armbanduhr.

Lagerung des Patienten (Bild a):
Patient am Untersuchungstisch sitzend. Vorderarm stützt sich bequem auf Tischunterlage.
Handfläche liegt flach auf dem Film, Finger leicht gespreizt.
Grundgelenk des 3. Fingers in Filmmitte.
Fixierung des Patienten: Schlitzbinde über den Vorderarm.

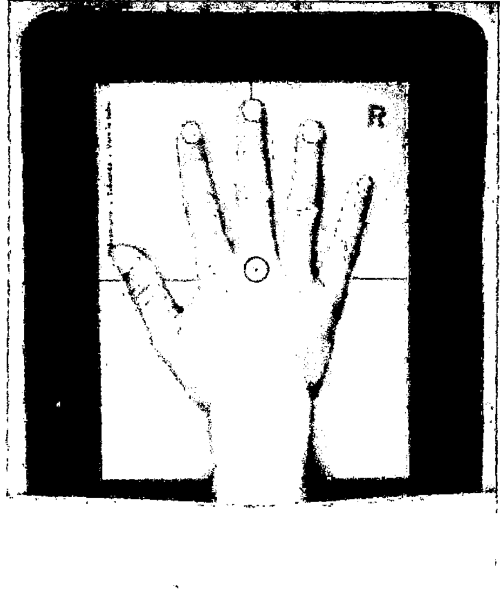
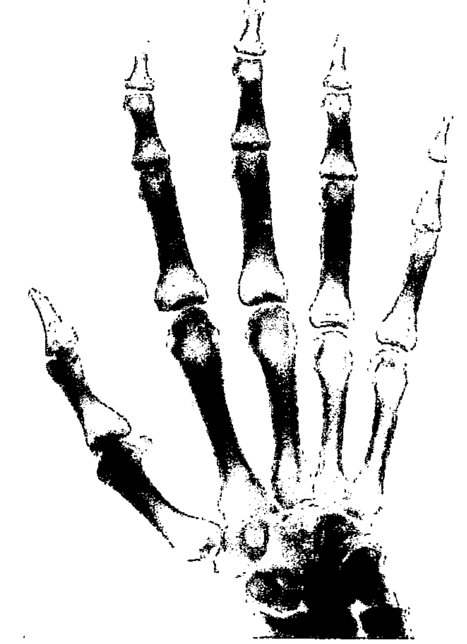

a

b

Zentrierung:
Fußpunkt des Zentralstrahls: auf Mittelfingergrundgelenk und Filmmitte.
Strahlengangrichtung: dorso-volar.
Zentralstrahl: senkrecht zum Film.

Kriterium der gut eingestellten Aufnahme (Bild b):
Ganze Hand, einschließlich Fingerkuppen, muß abgebildet sein.

Hand, schräg in „Zitherstellung", dorso-volar

Indikationen der Aufnahme: Seitliche Betrachtung aller Mittelhandknochen.

Vorbereitungen am Aufnahmetisch:
Film: Einzelpackung mit Bleigummiunterlage, 18/24 cm im Hochformat.
Bleibuchstabe, Schlitzbinde, Keilkissen.

Vorbereitungen am Röntgenapparat:
Feinfokus bzw. Vergrößerungsfokus, eventuell transportabler Apparat.
FFD: 100 cm bzw. 70 cm bei transportablem Apparat.

Vorbereitung des Patienten: Entfernen von Ringen und Armbanduhr.

Lagerung des Patienten (Bild a und b):

Patient sitzt am Untersuchungstisch. Vorderarm stützt sich auf Tischunterlage. Kleinfinger in seitlicher Lage, 4., 3. und 2. Finger reihen sich ähnlich einem Fächer auf dem Film (Zitherstellung), Daumen ruht auf Keilkissen.

Fingergelenke ungefähr auf Filmmitte.

Fixierung des Patienten: Schlitzbinde über das Handgelenk.

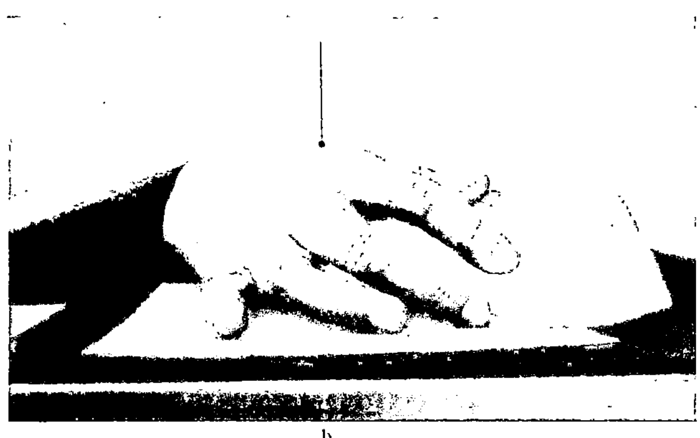

b

Zentrierung:

Fußpunkt des Zentralstrahls: auf Köpfchen von Metacarpale II—III und auf Filmmitte.
Strahlengangrichtung: dorso-volar.
Zentralstrahl: senkrecht zum Film.

Kriterium der gut eingestellten Aufnahme (Bild c):
Die Mittelhandknochen und die Fingergelenke müssen trotz der Schräghaltung weitgehend seitlich projiziert sein.

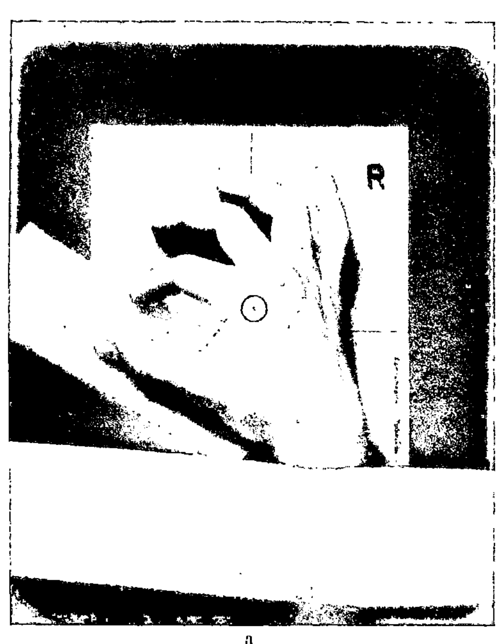

a

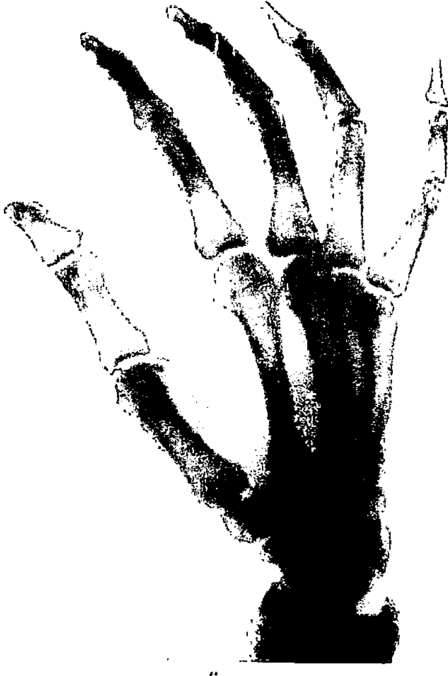

c

Einstellung 3
Hand, seitlich, radio-ulnar

Indikationen der Aufnahme:
Stellung der Fragmente bei Metacarpalfrakturen.

Vorbereitungen am Aufnahmetisch:
Film: Einzelpackung mit Bleigummiunterlage, 18/24 cm, Hochformat.
Bleibuchstabe, Schlitzbinde, Keilkissen.

Vorbereitungen am Röntgenapparat:
Feinfokus bzw. Vergrößerungsfokus, eventuell transportabler Apparat.
FFD: 100 cm bzw. 70 cm bei transportablem Apparat.

Vorbereitung des Patienten:
Entfernen von Ringen und Armbanduhr.

Lagerung des Patienten (Bild a):
Patient sitzt am Untersuchungstisch. Vorderarm liegt bequem auf der Tischunterlage.
Die Hand wird mit der Kleinfingerseite streng seitlich auf dem Film aufgelegt. 2.—5. Finger
überdecken sich. Daumen wird volarwärts abgespreizt und ruht auf Keilkissen.
Fingergrundgelenke in Filmmitte.
Fixierung des Patienten: Schlitzbinde über den Vorderarm.

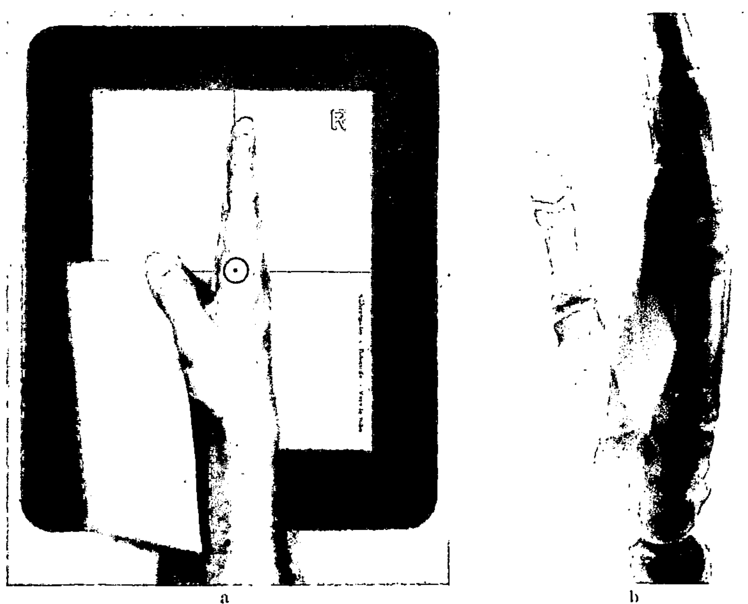

a   b

Zentrierung:
Fußpunkt des Zentralstrahls: auf Grundgelenk des 2. Fingers und auf Filmmitte.
Strahlengangrichtung: seitlich, radio-ulnar.
Zentralstrahl: senkrecht zum Film.

Kriterium der gut eingestellten Aufnahme (Bild b):
Alle Metacarpalien und Phalangen der 2.—5. Finger müssen sich decken.

Vorbereitungen am Aufnahmetisch:

Film: Einzelpackung mit Bleigummiunterlage, 9/12 cm im Hochformat, eventuell mit Bleiabdeckung der einen Filmhälfte.
Bleibuchstabe, Schlitzbinde.

Vorbereitungen am Röntgenapparat:

Feinfokus bzw. Vergrößerungsfokus, eventuell transportabler Apparat.
FFD: 100 cm bzw. 70 cm bei transportablem Apparat.

Vorbereitung des Patienten:

Entfernen von Ringen.

Lagerung des Patienten (Bild a):

Patient sitzt am Untersuchungstisch. Vorderarm ruht bequem auf Tischunterlage, Kleinfinger liegt mit Volarseite flach und gestreckt auf dem Film. Übrige Finger werden daumenwärts verschoben.
Fixierung des Patienten: Schlitzbinde über das Handgelenk.

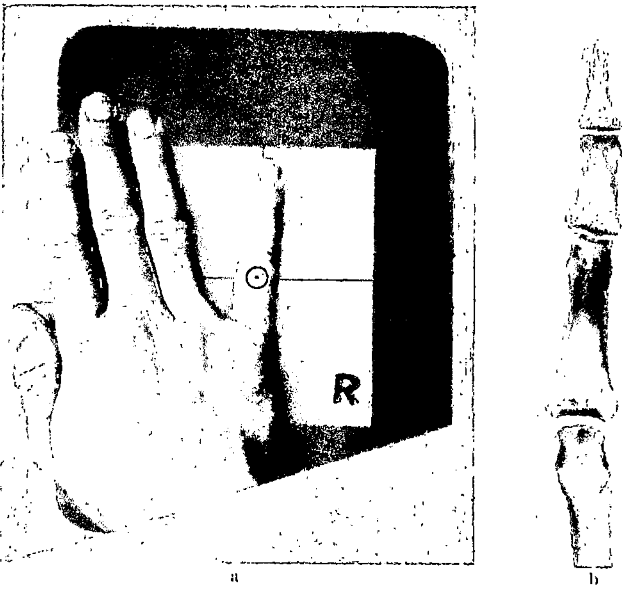

Zentrierung:

Fußpunkt des Zentralstrahls: auf Mittelgelenk des Kleinfingers und Filmmitte.
Strahlengangrichtung: dorso-volar.
Zentralstrahl: senkrecht zum Film.

Kriterium der gut eingestellten Aufnahme (Bild b):

Alle drei Fingergelenke sowie die Endgliedkuppe müssen sichtbar sein.

Einstellung 5
Kleinfinger, seitlich, radio-ulnar

Vorbereitungen am Aufnahmetisch:
Film:Einzelpackung mit Bleigummiunterlage, 9/12 cm im Hochformat, eventuell mit Bleiabdeckung einer Filmhälfte.
Bleibuchstabe, Schlitzbinde, Keilkissen.

Vorbereitungen am Röntgenapparat:
Feinfokus bzw. Vergrößerungsfokus, eventuell transportabler Apparat.
FFD: 100 cm bzw. 70 cm bei transportablem Apparat.

Vorbereitung des Patienten:
Entfernen von Ringen.

Lagerung des Patienten (Bild a und b):
Patient sitzt am Untersuchungstisch. Vorderarm ruht bequem auf Tischunterlage. Kleinfinger mit lateraler (äußerer) Seite auf Film. 4.—2. Finger zum Faustschluß gebogen, stützen sich zusammen mit dem Daumen auf ein Keilkissen. Der Kleinfinger muß streng seitlich liegen und darf nicht nach innen (gegen Hohlhand) „kippen".
Fixierung des Patienten:
Schlitzbinde über das Handgelenk.

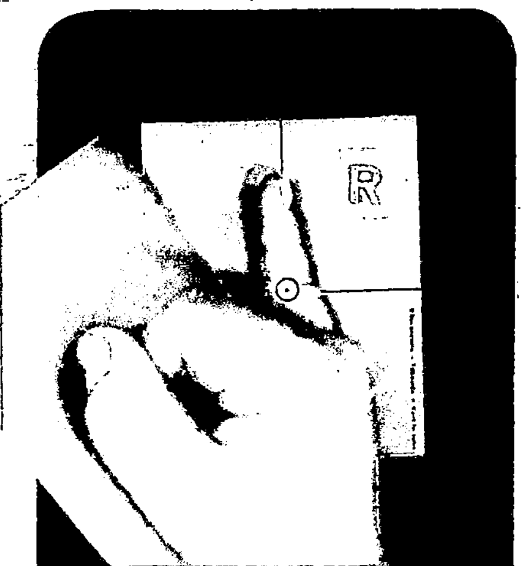

a

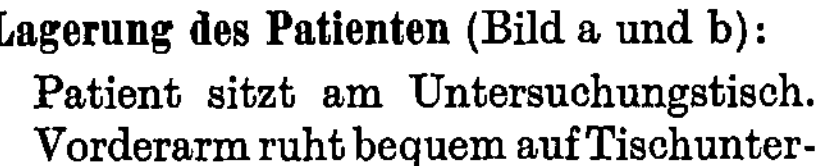

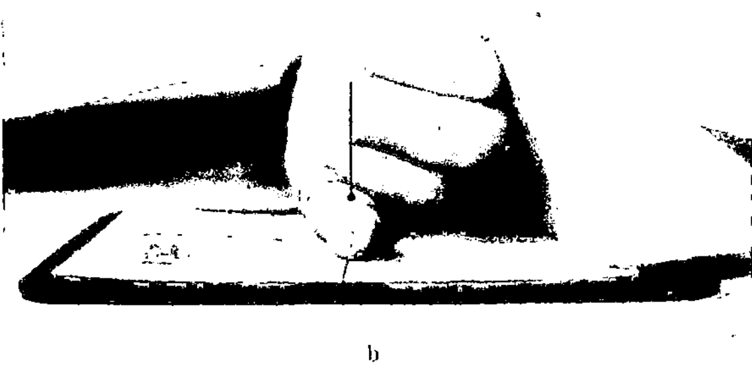

b

Zentrierung:
Fußpunkt des Zentralstrahls: auf Mittelgelenk des Kleinfingers und in Filmmitte.
Strahlengangrichtung: seitlich, radio-ulnar.
Zentralstrahl: senkrecht zum Film.

Kriterium der gut eingestellten Aufnahme (Bild c):
Alle drei Glieder und drei Gelenke müssen dargestellt und die Gelenkräume vollständig frei projiziert sein.

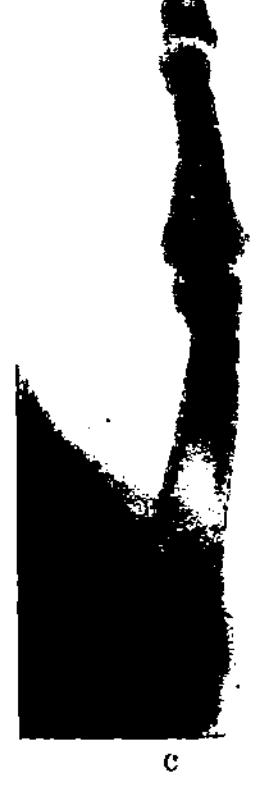

c

Ringfinger, dorso-volar

Vorbereitungen am Aufnahmetisch:
Film: Einzelpackung mit Bleigummiunterlage, 9/12 cm im Hochformat, eventuell mit Blei-
abdeckung der einen Filmhälfte.
Bleibuchstabe, Schlitzbinde.

Vorbereitungen am Röntgenapparat:
Feinfokus bzw. Vergrößerungsfokus, eventuell transportabler Apparat.

FFD: 100 cm bzw. 70 cm bei transportablem Apparat.

Vorbereitung des Patienten:
Entfernen von Ringen.

Lagerung des Patienten (Bild a):
Patient sitzt am Untersuchungstisch. Vorderarm ruht bequem auf Tischunterlage. Ring-
finger liegt mit Volarseite flach und gestreckt auf dem Film, Mittelgelenk in Filmmitte.
Andere Finger abgespreizt.

Fixierung des Patienten: Schlitzbinde über das Handgelenk, eventuell auch über die
Fingerspitzen.

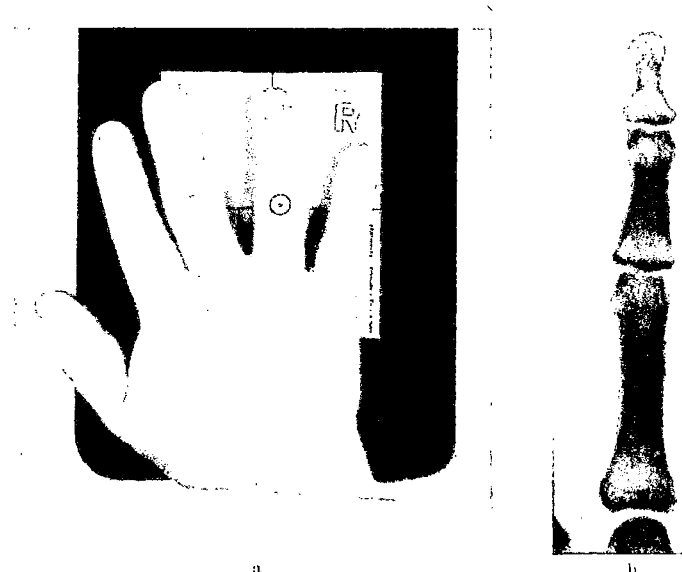

a   b

Zentrierung:
Fußpunkt des Zentralstrahls: auf Ringfingermittelgelenk und Filmmitte.
Strahlengangrichtung: dorso-volar.
Zentralstrahl: senkrecht zum Film.

Kriterium der gut eingestellten Aufnahme (Bild b):
Alle drei Gelenke und die Fingerkuppe müssen abgebildet sein. Scharfe Knochenstruktur.

Einstellung 7
Ringfinger, seitlich, radio-ulnar

Vorbereitungen am Aufnahmetisch:
Film: Einzelpackung mit Bleigummiunterlage, 9/12 cm im Hochformat, eventuell mit Bleiabdeckung der einen Filmhälfte.
Bleibuchstabe, Schlitzbinde, Sandsäcke.

Vorbereitungen am Röntgenapparat:
Feinfokus bzw. Vergrößerungsfokus, eventuell transportabler Apparat.
FFD: 100 cm bzw. 70 cm bei transportablem Apparat.

Vorbereitung des Patienten:
Entfernen der Ringe.

Lagerung des Patienten (Bild a):
Patient sitzt am Untersuchungstisch. Vorderarm ruht auf Tischunterlage. Ringfinger liegt mit der lateralen Seite (Kleinfingerseite) leicht gebogen (aber streng seitlich) fest auf dem Film, Mittelgelenk in Filmmitte. Kleinfinger weit abspreizen. Zeige- und Mittelfinger zum Daumen gebogen und durch Sandsack fixiert; eventuell kann auch der Ringfinger am Sandsack eine Stütze finden. Falls der Finger nicht streng seitlich liegt, kann er auch mit Schwammgummi an seiner Spitze unterlegt werden.
Fixierung des Patienten: Schlitzbinde über das Handgelenk, Sandsack über die drei ersten Finger.

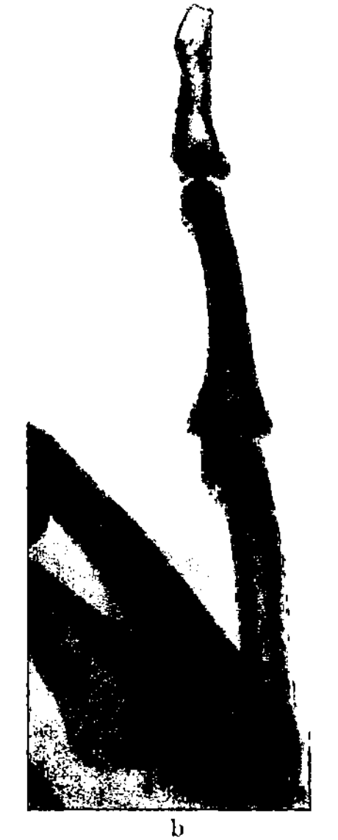
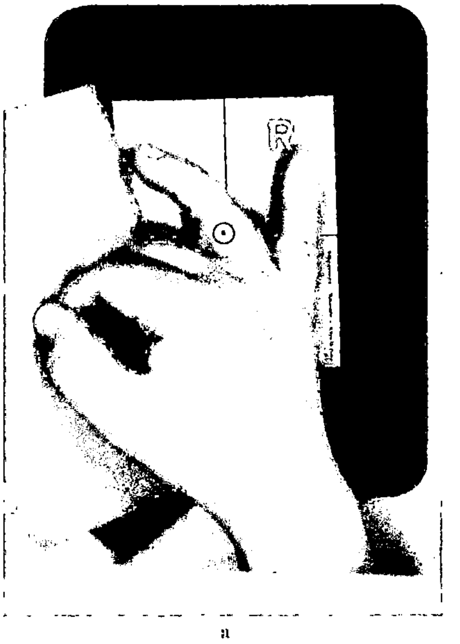

Zentrierung:
Fußpunkt des Zentralstrahls: auf Ringfingermittelgelenk und Filmmitte.
Strahlengangrichtung: seitlich, radio-ulnar.
Zentralstrahl: senkrecht zum Film.

Kriterium der gut eingestellten Aufnahme (Bild b):
Alle drei Gelenke, also auch das Grundgelenk, müssen frei projiziert sein. Fingerkuppe gehört mit auf den Film. Scharfe Knochenstruktur

Zeigefinger, dorso-volar

Vorbereitungen am Aufnahmetisch:
Film: Einzelpackung mit Bleigummiunterlage, 9/12 im Hochformat, eventuell Bleiabdeckung einer Filmhälfte.
Bleibuchstabe, Schlitzbinde.

Vorbereitungen am Röntgenapparat:
Feinfokus bzw. Vergrößerungsfokus, eventuell transportabler Apparat.
FFD: 100 cm bzw. 70 cm bei transportablem Apparat.

Vorbereitung des Patienten:
Keine.

Lagerung des Patienten (Bild a):
Patient sitzt am Untersuchungstisch. Vorderarm ruht bequem auf der Tischunterlage.
Zeigefinger mit der Volarseite liegt flach und gestreckt auf dem Film, Mittelgelenk in
Filmmitte. Die anderen Finger werden abgespreizt.
Fixierung des Patienten: Schlitzbinde über das Handgelenk.

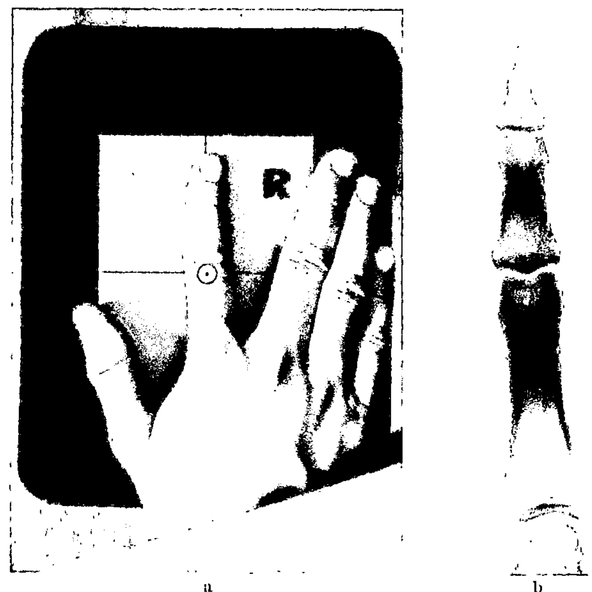

a   b

Zentrierung:
Fußpunkt des Zentralstrahls: auf Zeigefingermittelgelenk und Filmmitte.
Strahlengangrichtung: dorso-volar.
Zentralstrahl: senkrecht zum Film.

Kriterium der gut eingestellten Aufnahme (Bild b):
Alle drei Glieder und alle drei Gelenke müssen gut beurteilbar sein.

Einstellung 9
Zeigefinger, seitlich, ulno-radial

Vorbereitungen am Aufnahmetisch:
Film: Einzelpackung mit Bleigummiunterlage, 9/12 im Hochformat, eventuell mit Bleiabdeckung einer Filmhälfte.
Bleibuchstabe, Schlitzbinde, Keilkissen, Holzbrett.

Vorbereitungen am Röntgenapparat:
Feinfokus bzw. Vergrößerungsfokus, eventuell transportabler Apparat.
FFD: 100 cm bzw. 70 cm bei transportablem Apparat.

Vorbereitung des Patienten:
Keine.

Lagerung des Patienten (Bild a):
Patient sitzt am Untersuchungstisch. Vorderarm und Hand ruhen auf Holzbrettern, Zeigefinger liegt gestreckt mit seiner medialen Seite (daumenwärts gelegene Fläche) auf dem Film, Mittelgelenk in Filmmitte. Faustschluß der übrigen Finger, die sich mit dem Daumen zusammen auf einem Keilkissen stützen. Besonders starke Beugung des Mittelfingergrundgelenks, damit das Zeigefingergrundgelenk nicht überlagert wird.
Fixierung des Patienten: Schlitzbinde über das Handgelenk.

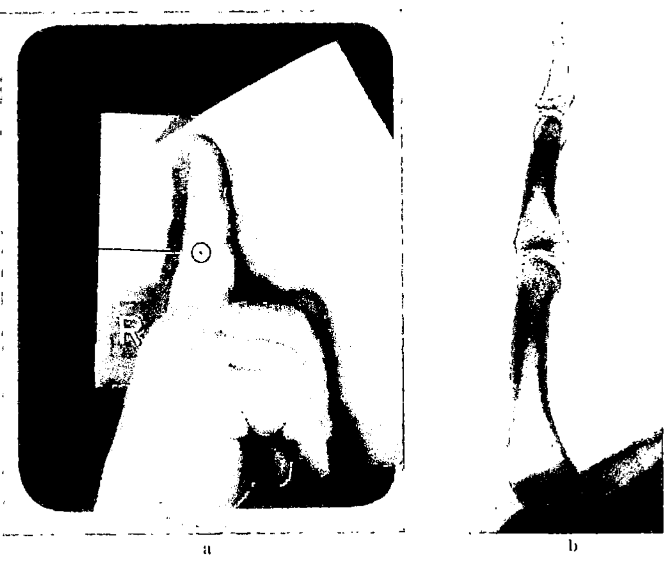

a   b

Zentrierung:
Fußpunkt des Zentralstrahls: auf Zeigefingermittelgelenk und in Filmmitte.
Strahlengangrichtung: seitlich, ulno-radial.
Zentralstrahl: senkrecht zum Film.

Kriterium der gut eingestellten Aufnahme (Bild b):
Alle drei Gelenke, also auch das Grundgelenk, müssen frei projiziert sein. Fingerkuppe gehört mit auf das Bild. Scharfe Knochenstruktur.

Daumen, volo-dorsal

Anatomie:
Siehe Einstellung 11, Bild a.

Indikationen der Aufnahme:
Frakturen (Knochenbrüche).

Vorbereitungen am Aufnahmetisch:
Film: Einzelpackung mit Bleigummiunterlage, 9/12 im Hochformat.
Bleibuchstabe, Schlitzbinde, Sandsäcke, Keilkissen.

Vorbereitungen am Röntgenapparat:
Feinfokus bzw. Vergrößerungsfokus, eventuell transportabler Apparat.
FFD: 100 cm bzw. 70 cm bei transportablem Apparat.

Vorbereitung des Patienten:
Keine.

Lagerung des Patienten (Bild a):
Patient sitzt am Untersuchungstisch. Die Hand wird so weit überdreht, daß die Rückhand nach medial schaut und schräg (45°) auf der Tischunterlage aufliegt. Mit Keilkissen unterstützt, lehnt sie sich an einen Sandsack. Daumen liegt mit seiner Rückfläche flach gestreckt auf dem Film. Grundgelenkbasis in Filmmitte.
Fixierung des Patienten: Schlitzbinde über das Handgelenk und Sandsäcke über die übrigen Finger.

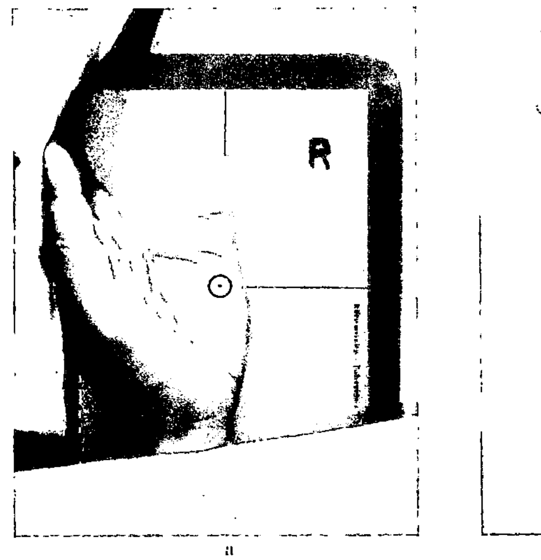

a   b

Zentrierung:
Fußpunkt des Zentralstrahls: auf Daumengrundgelenkbasis und Filmmitte.
Strahlengangrichtung: volo-dorsal.
Zentralstrahl: senkrecht zum Film.

Kriterium der gut eingestellten Aufnahme (Bild b):
Metacarpale I einschließlich des Carpo-Metacarpal-Gelenkes (s. Einstellung 13) bis zur Daumenkuppe müssen gut und scharf abgebildet sein.

Daumen, dorso-volar (Spezialeinstellung)

Anatomie:

Bild a: Mm = Multangulum majus, Mmin = Multangulum minus, N = Naviculare.

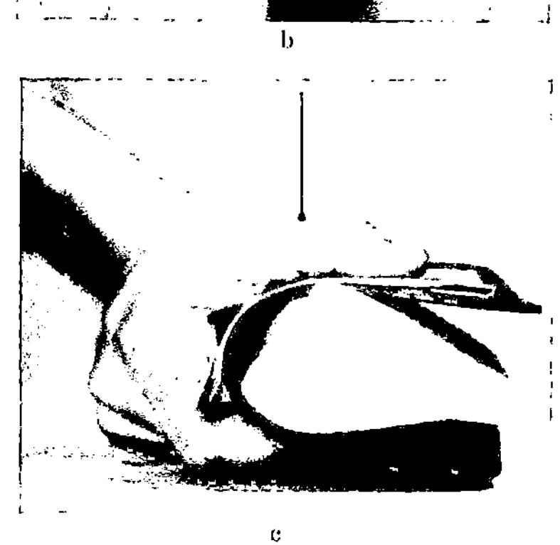

Vorbereitungen am Aufnahmetisch:

Film: Einzelpackung mit Bleigummiunterlage,
9/12 im Hochformat.
Bleibuchstabe, Schlitzbinde, Keilkissen.

Vorbereitungen am Röntgenapparat:

Feinfokus bzw. Vergrößerungsfokus, eventuell
transportabler Apparat.
FFD: 100 cm bzw. 70 cm bei transportablem
Apparat.

Vorbereitung des Patienten:

Keine.

Lagerung des Patienten (Bild b und c):

Patient sitzt am Untersuchungstisch. Er faßt
mit der Hand ein Schaumgummikissen, um welches ein Bleiteppich und der Sinofilm gelegt
sind. Die Hand stützt sich auf dem Tisch auf, der
Daumen ruht flach mit der volaren Seite auf
dem Film, Grundglied in Filmmitte. Die anderen
Finger klammern sich fest an der Unterlage.
Fixierung des Patienten: Schlitzbinde über das
Handgelenk.

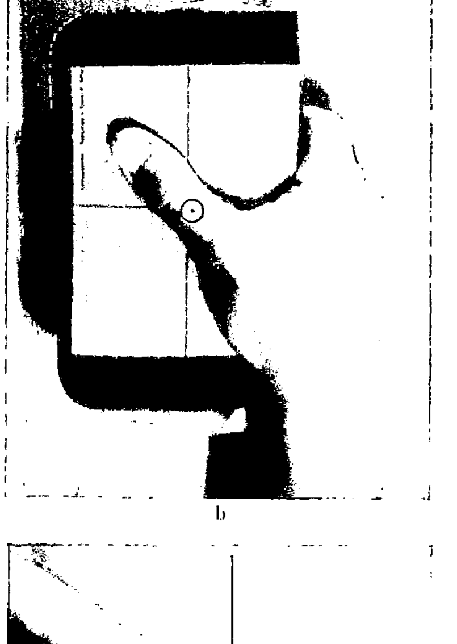

Zentrierung:

Fußpunkt des Zentralstrahls: auf Daumengrund-
glied und in Filmmitte.
Strahlengangrichtung: dorso-volar.
Zentralstrahl: senkrecht zum Film.

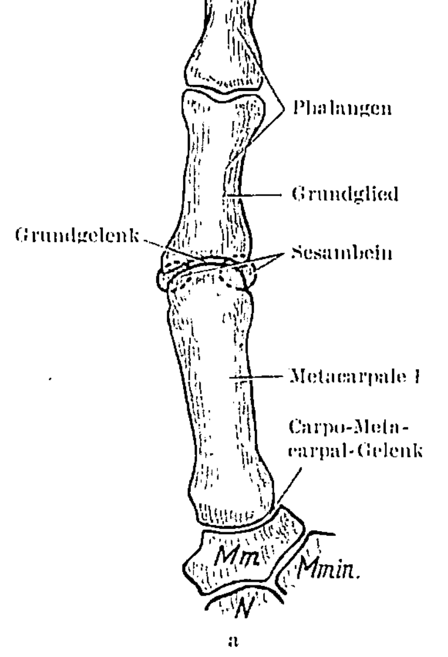

Kriterium der gut eingestellten Aufnahme:

Metacarpale I und Phalangen müssen vollständig
und scharf abgebildet sein.

Daumen, seitlich, ulno-radial

Vorbereitungen am Aufnahmetisch:
Film: Einzelpackung mit Bleigummiunterlage, 9/12 im Hochformat.
Bleibuchstabe, Schlitzbinde, Keilkissen.

Vorbereitungen am Röntgenapparat:
Feinfokus bzw. Vergrößerungsfokus,
eventuell transportabler Apparat.
FFD: 100 cm bzw. 70 cm bei transportablem Apparat.

Vorbereitung des Patienten:
Keine.

Lagerung des Patienten (Bild a und b):
Patient sitzt am Untersuchungstisch.
Vorderarm liegt auf der Tischunterlage. Daumen mit seiner freien Seitenkante, gestreckt, auf dem Film, Grundgelenk auf Filmmitte. Die übrige Hand
wird etwas angehoben, 2.—5. Finger
stützen sich auf ein Keilkissen.
Fixierung des Patienten: Schlitzbinde
über das Handgelenk.

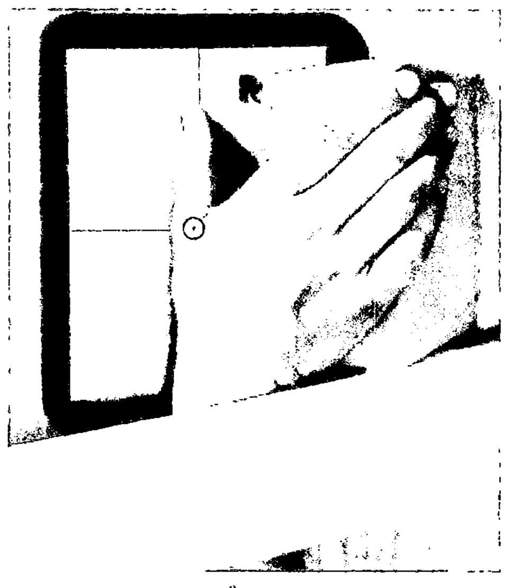

a

Zentrierung:
Fußpunkt des Zentralstrahls: auf Daumengrundgelenk und in Filmmitte.
Strahlengangrichtung: seitlich, ulno-radial.
Zentralstrahl: senkrecht zum Film.

Kriterium der gut eingestellten Aufnahme (Bild c):
Vom Carpo-Metacarpal-Gelenk bis zur Endgelenkkuppe muß alles
auf dem Film abgebildet sein.

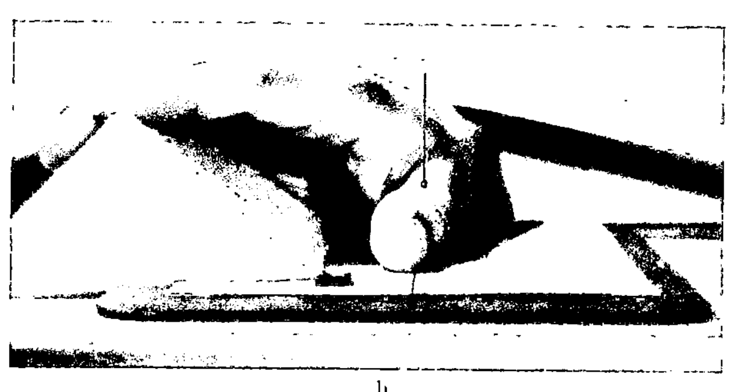

b

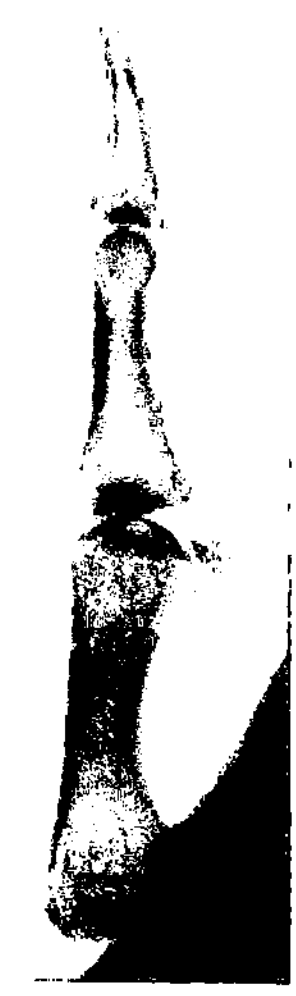

c

Einstellung 13

Carpo-Metacarpal-Gelenk des Metacarpale I, volo-dorsal

Indikationen der Aufnahme:
Bennetsche Fraktur = Fraktur der Basis von Metacarpale I, als typische Verletzung des
Skifahrers bekannt.
Siehe Beschreibung der Volo-Dorsal-Aufnahme des Daumens (Einstellung 10, Bild a und b).

13*

Handwurzel (mit Metacarpalia und Handgelenk), dorso-volar

Anatomie:

Bild a.

Indikationen der Aufnahme:

Lunatummalacie, Verletzung der Handwurzel (speziell des Naviculare) und der Vorderarmknochen. Bei Kindern: Epiphysenlösung, Grünholzfraktur.— Zur Beurteilung der Entwicklung der Knochenkerne bei Kindern sind immer auch Vergleichsaufnahmen der anderen Hand notwendig.

Vorbereitungen am Aufnahmetisch:

Film: Einzelpackung mit Bleigummiunterlage, 13/18, Hochformat.
Bleibuchstabe, Schlitzbinde.

Vorbereitungen am Röntgenapparat:

Feinfokus bzw. Vergrößerungsfokus, eventuell transportabler Apparat.

FFD: 100 cm bzw. 70 cm.

Vorbereitung des Patienten:

Entfernen von Armband und Uhr. Ärmel hinaufstülpen.

Lagerung des Patienten (Bild b und c):

Patient sitzt am Untersuchungstisch. Vorderarm liegt flach auf der Tischunterlage. Handgelenk liegt mit der volaren Seite (Hohlhand) auf dem Film. 2.—5. Finger sind in starker Beugung, aber nur im End- und Mittelgelenk, nicht im Grundgelenk. Hand kräftig nach lateral (kleinfingerwärts) abduziert. Der Daumen liegt seitlich auf dem Film auf und macht die Abduzierung *nicht* mit. Die Abspreizung der Finger nach lateral ist zur freien Projektion des Naviculare besonders wichtig. Handwurzel in Filmmitte.
Bei Frakturen des Radius kommt dessen distales Ende ins Filmzentrum.

Fixierung des Patienten: Schlitzbinde über der Mitte des Vorderarmes.

Zentrierung:

Fußpunkt des Zentralstrahls: auf Handwurzel und Filmmitte.

Strahlengangrichtung: dorso-volar.

Zentralstrahl: senkrecht zum Film.

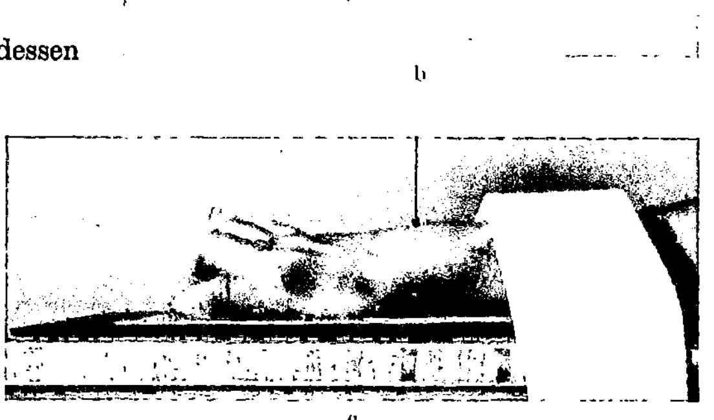

a

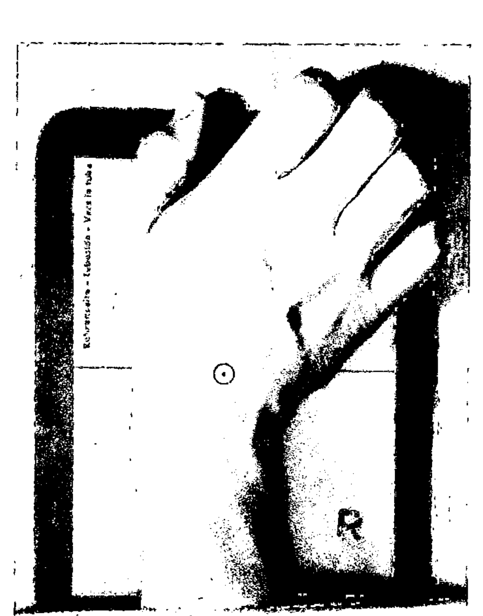

b

c

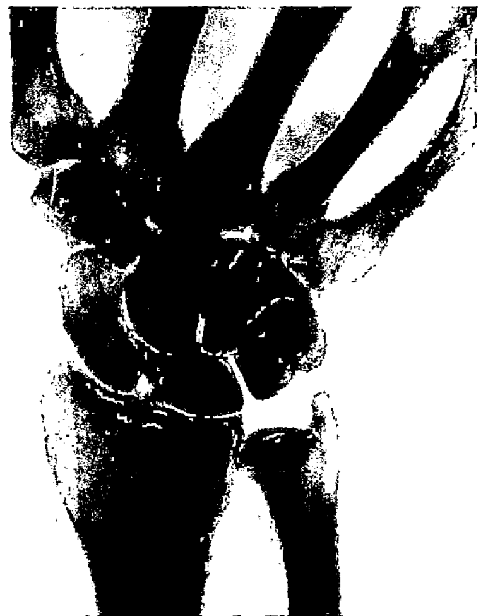

d Übliche Röntgenaufnahme

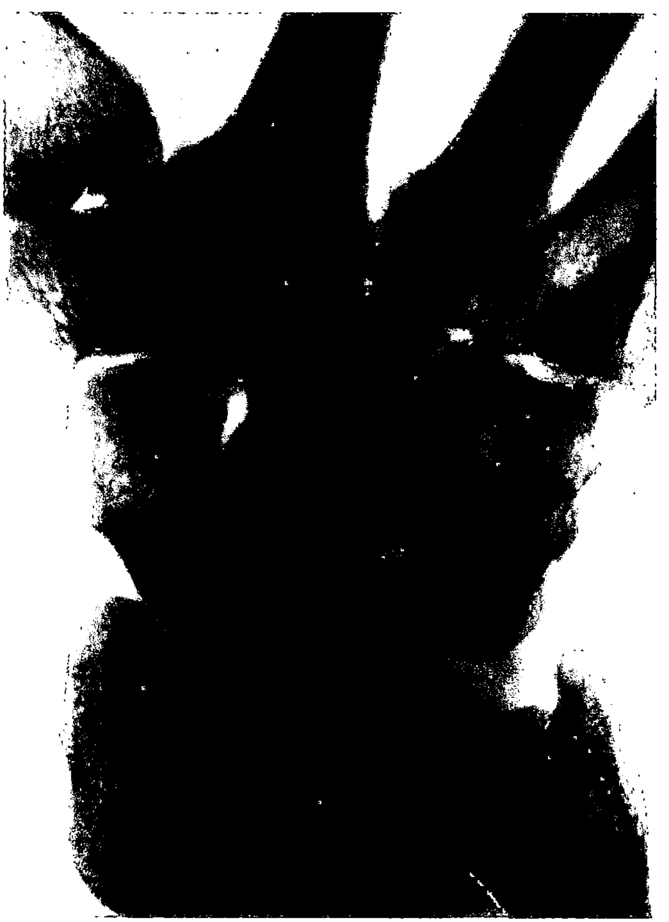

e Aufnahme mit direkter Röntgenvergrößerung

Kriterium der gut eingestellten Aufnahme (Bild d und e):
Das Naviculare darf nicht verkürzt, sondern muß langgestreckt erscheinen.

Fehleinstellungen:
1. Falsche Lage des Daumens (Bild f).
2. Falsche Stellung der Finger (Bild g), gestreckt, statt im Mittel- und Endgelenk (nicht aber im Grundgelenk) gebeugt zu sein.

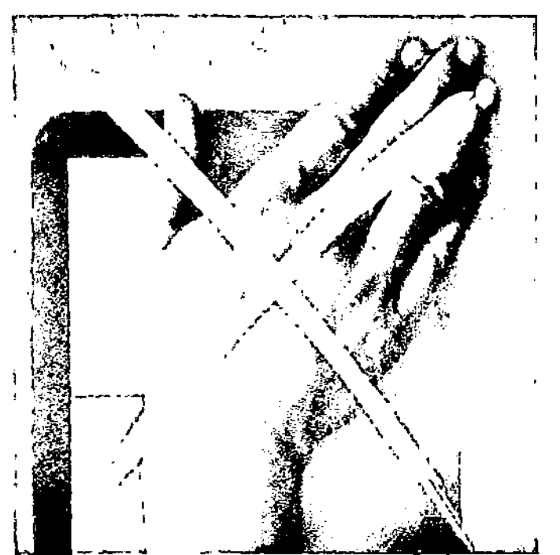

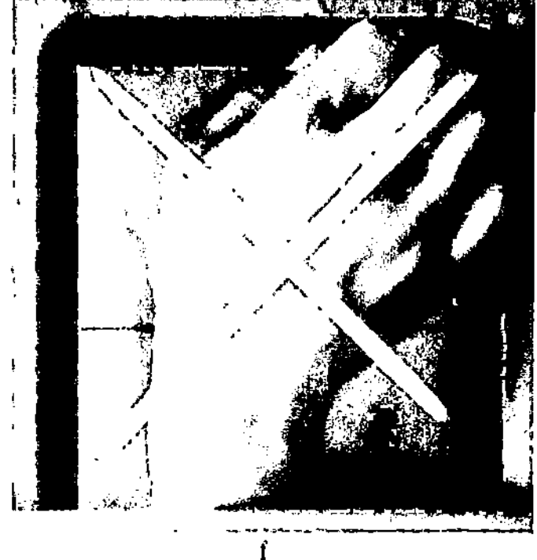

Handwurzel, seitlich, radio-ulnar

Vorbereitungen am Aufnahmetisch:
Film: Einzelpackung mit Bleigummiunterlage, 13/18 im Hochformat.
Bleibuchstabe, Schlitzbinde, Sandsäcke.

Vorbereitungen am Röntgenapparat:
Feinfokus bzw. Vergrößerungsfokus, eventuell transportabler Apparat.
FFD: 100 cm bzw. 70 cm bei transportablem Apparat.

Vorbereitung des Patienten:
Entfernen von Armband und Uhr. Ärmel umstülpen.

Lagerung des Patienten (Bild a):
Patient sitzt am Untersuchungstisch. Vorderarm ruht auf Tischunterlage. Handgelenk
liegt mit der lateralen Seite (Kleinfingerseite) auf dem Film, der Daumen über den übrigen
Fingern. Handgelenkspalt in Filmmitte. Das Handgelenk samt Vorderarm darf nicht
nach volar kippen, es ist gestreckt zu halten.
Bei *Radiusfrakturen* Radius ins Zentrum des Films.
Fixierung des Patienten: Schlitzbinde über der Mitte des Vorderarms, Sandsack über
Daumen und Finger.

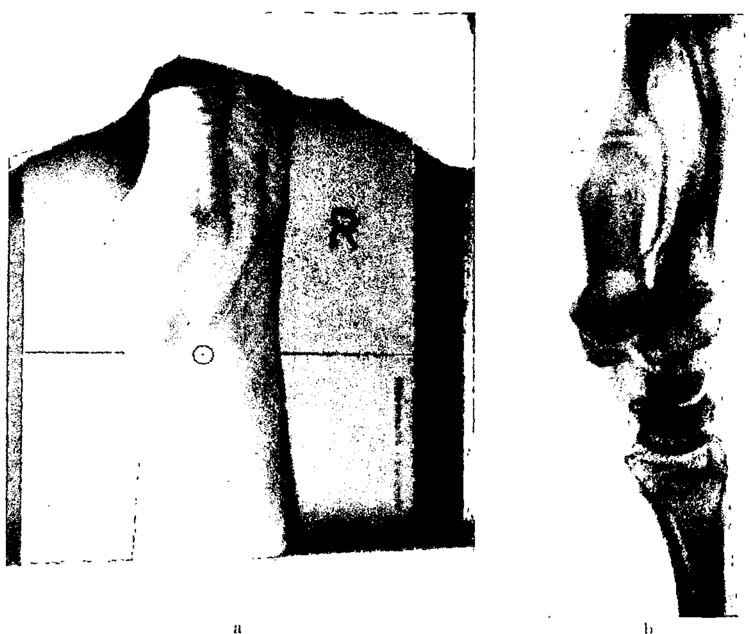

a   b

Zentrierung:
Fußpunkt des Zentralstrahls: auf Handgelenkspalt und in Filmmitte.
Strahlengangrichtung: seitlich, radio-ulnar.
Zentralstrahl: senkrecht zum Film.

Kriterium der gut eingestellten Aufnahme (Bild b):
Radius und Ulna müssen sich genau überdecken.

Einstellung 16
Handwurzel, schräg (Schreibstellung), dorso-volar

Indikationen der Aufnahme:
Spezialdarstellung des *Naviculare* (Kahnbein), kann als Einzel- oder als Vergleichsaufnahme vorgenommen werden (Bild).

Vorbereitungen am Aufnahmetisch:
Film: Einzelpackung mit Bleigummiunterlage, 13/18 im Hochformat (oder 18/24). Bleibuchstabe, Schlitzbinde, Sandsäcke, Keilkissen.

Vorbereitungen am Röntgenapparat:
Feinfokus bzw. Vergrößerungsfokus, eventuell transportabler Apparat.
FFD: 100 cm bzw. 70 cm bei transportablem Apparat.

Vorbereitung des Patienten:
Enfernen von Armband und Uhr. Ärmel umstülpen.

Lagerung des Patienten (Bild):
Patient sitzt am Untersuchungstisch. Hand in sog. „Schreibstellung" ruht auf einem Keilkissen, Volarhand in einem Winkel von 45⁰ zur Unterlage. Der Daumen stützt sich auf der oberen Kante des Keils. Naviculare in Filmmitte bei Einzelaufnahme. Bei Vergleichsaufnahme werden die Daumen aneinandergelehnt.
Fixierung des Patienten: Schlitzbinde über Vorderarm. Sandsäcke über Daumenkuppe und übrige Finger.

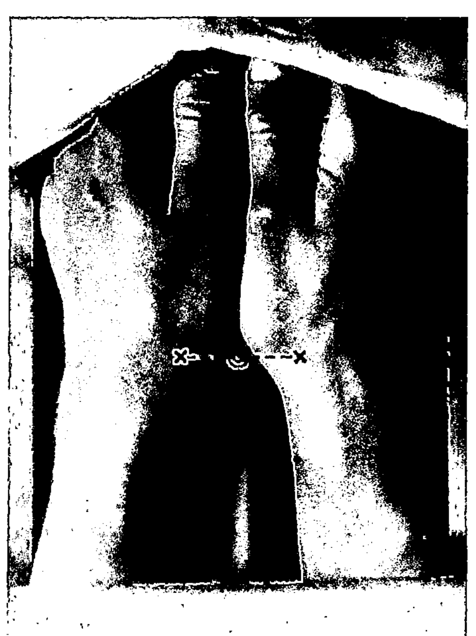

Zentrierung:
Fußpunkt des Zentralstrahls: auf Naviculare und in Filmmitte, bei Vergleichsaufnahme zwischen den beiden Kahnbeinen.
Strahlengangrichtung: dorso-volar.
Zentralstrahl: senkrecht zum Film.

Kriterium der gut eingestellten Aufnahme:
Das Naviculare muß sich „langgestreckt", vollständig frei und übersichtlich projizieren.

Handwurzel, schräg, dorso-volar

Indikationen der Aufnahme:

Spezialdarstellung des *Triquetrum* (Dreiecksbein) bei Ausrissen aus dessen Dorsalseite.

Vorbereitungen am Aufnahmetisch:

Film: Einzelpackung mit Bleigummiunterlage, 13/18 im Hochformat.
Bleibuchstabe, Schlitzbinde, Keilkissen.

Vorbereitungen am Röntgenapparat:

Feinfokus bzw. Vergrößerungsfokus, eventuell transportabler Apparat.
FFD: 100 cm bzw. 70 cm bei transportablem Apparat.

Vorbereitung des Patienten:

Entfernen von Armband und Uhr.
Ärmel umstülpen.

Lagerung des Patienten (Bild a und b):

Patient sitzt am Untersuchungstisch. Vorderarm liegt auf Tischunterlage. Handgelenk in 45°
Pronation, also Handrücken nach oben. Daumen und Finger stützen sich auf Keilkissen. Triquetrum in Filmmitte, so daß dessen Dorsalseite tangential getroffen wird.
Fixierung des Patienten: Schlitzbinde über den Vorderarm.

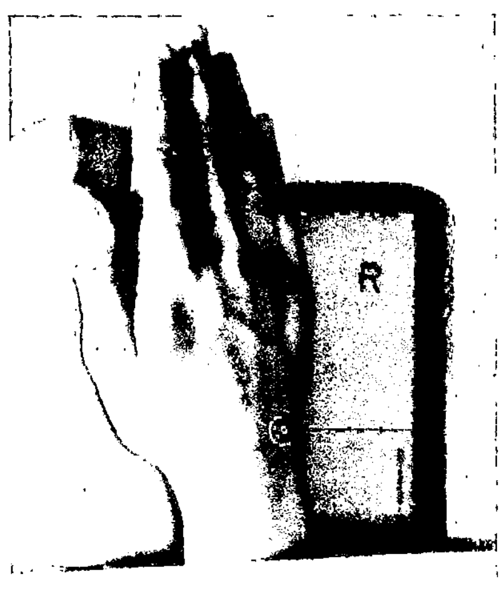

Zentrierung:

Fußpunkt des Zentralstrahls: auf Triquetrummitte und Filmmitte.
Strahlengangrichtung: dorso-volar, tangential, das Triquetrum streifend.
Zentralstrahl: senkrecht zum Film.

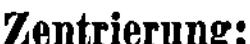

a

Kriterium der gut eingestellten Aufnahme
(Bild c):

Die Hinterfläche des Triquetrum muß tangential getroffen sein und wölbt sich, frei projiziert, vor.

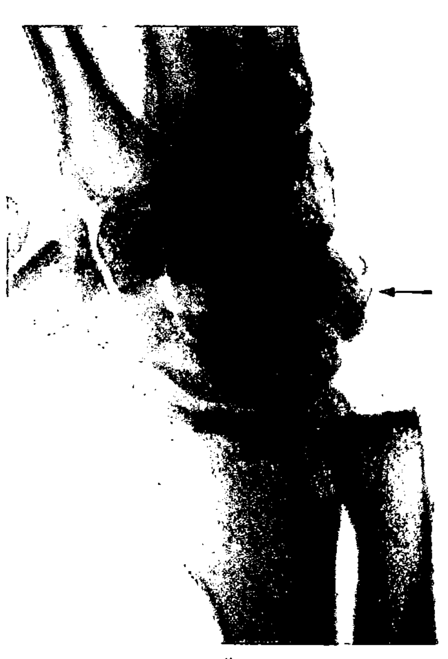

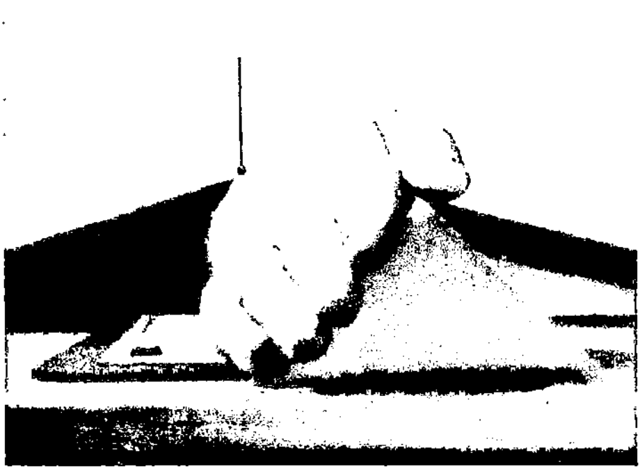

b   c

Einstellung 18
Handwurzel, schräg, volo-dorsal

Indikationen der Aufnahme:

Spezialdarstellung des *Pisiforme* (Erbsenbein) bei Verletzung.

Vorbereitungen am Aufnahmetisch:

Film: Einzelpackung mit Bleigummiunterlage, 13/18 im Hochformat.

Bleibuchstabe, Schlitzbinde, Sandsäcke, Keilkissen.

Vorbereitungen am Röntgenapparat:

Feinfokus bzw. Vergrößerungsfokus, eventuell transportabler Apparat.

FFD: 100 cm bzw. 70 cm bei transportablem Apparat.

Vorbereitung des Patienten:

Entfernen von Armband und Uhr.

Ärmel umstülpen.

Lagerung des Patienten (Bild a und b):

Patient sitzt am Untersuchungstisch. Vorderarm ruht auf Tischunterlage. Handgelenk zwischen streng seitlich und 60° Supination einstellen; Handfläche schaut also nach oben. Handrücken und Daumen stützen sich auf ein Keilkissen. Pisiforme in Filmmitte.

Fixierung des Patienten: Schlitzbinde über den unteren Teil des Vorderarms und Sandsäcke über Daumenkuppe und Finger.

Zentrierung:

Fußpunkt des Zentralstrahls: auf Pisiformemitte und Filmmitte.

Strahlengangrichtung: volo-dorsal.

Zentralstrahl: senkrecht zum Film.

Kriterium der gut eingestellten Aufnahme (Bild c):

Das Pisiforme muß sich vollständig frei ohne irgendwelche Überdeckung abbilden.

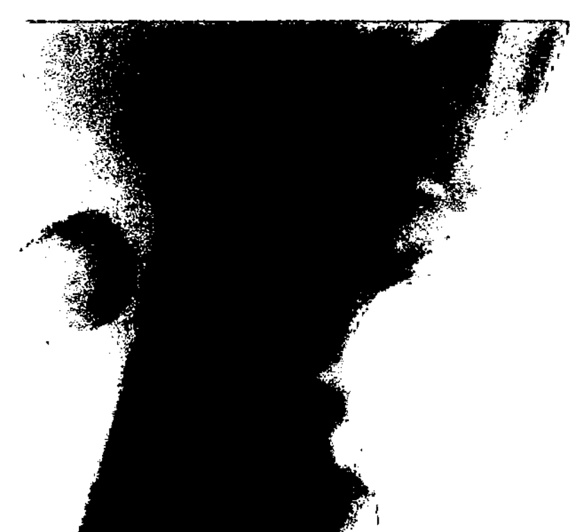

a

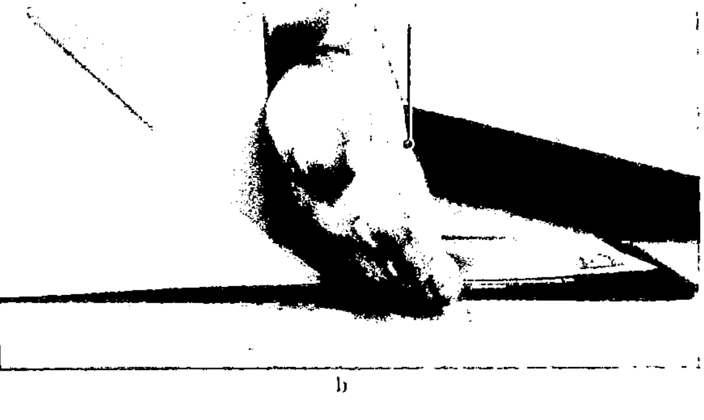

b

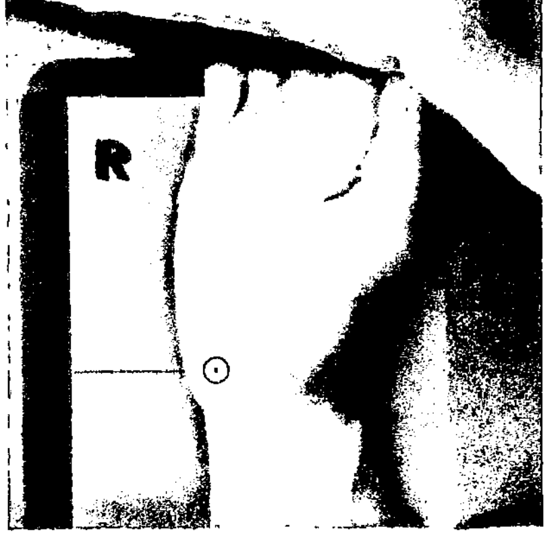

c

Handwurzelkanal, axial

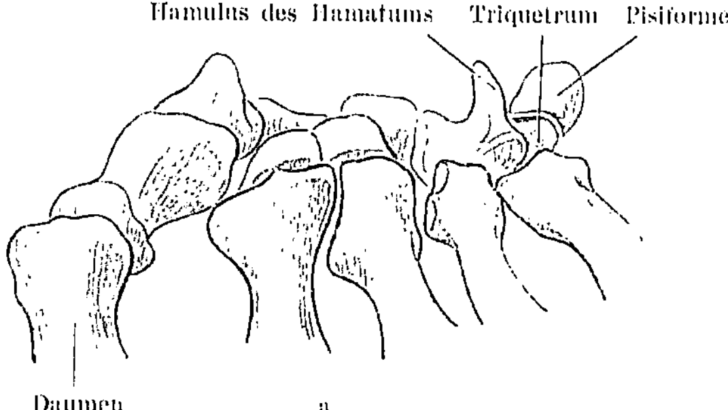

Anatomie:

Bild a.

Indikationen der Aufnahme:

Spezialdarstellung des Handwurzelkanals (Carpalkanal) im axialen Strahlengang bzw. des Pisiforme bei Verletzungen.

Vorbereitungen am Aufnahmetisch:

Film: Einzelpackung mit Bleigummiunterlage, 9/12 im Hochformat.
Bleibuchstabe, Schlitzbinde.

Vorbereitungen am Röntgenapparat:

Feinfokus bzw. Vergrößerungsfokus, eventuell transportabler Apparat.
FFD: 100 cm bzw. 70 cm bei transportablem Apparat.

Vorbereitung des Patienten:

Entfernen von Armband und Uhr.
Ärmel umstülpen.

Lagerung des Patienten (Bild b):

Patient sitzt am Untersuchungstisch. Vorderarm liegt flach mit der Volarseite auf Tischunterlage. Hand wird dann stark nach dorsal gewinkelt, wobei der Patient mit der gesunden Hand oder mittels der Schlitzbinde diese an den Fingern nach oben-hinten zieht. Vordere Handwurzelknochen in Filmmitte.

Fixierung des Patienten: Schlitzbinde.

Zentrierung:

Fußpunkt des Zentralstrahls: ist auf die randständigen Handwurzelknochen volar und auf die Filmmitte gerichtet.

Strahlengangrichtung: die Röhre wird vom Körper weg verschoben und gekippt, so daß der

Zentralstrahl die Vorhand streift.

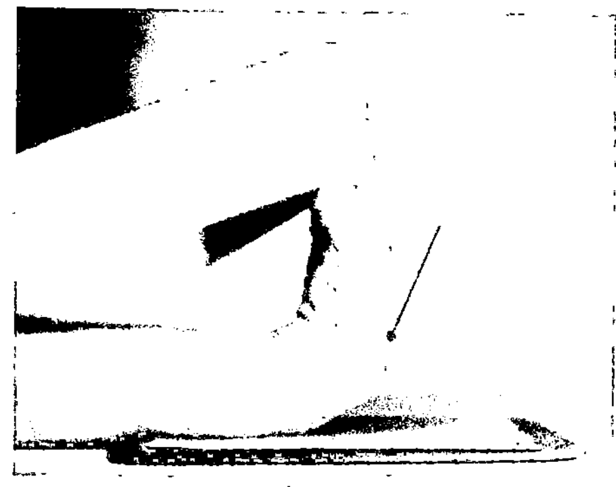

Arm mit Ellbogen

Anatomische Vorbesprechung (Abb. 163):

Die *obere Extremität, der Arm*, umfaßt Hand, Vorderarm, Ellbogen, Oberarm.

Der nunmehr zu besprechende *Vorderarm* setzt sich aus zwei Knochen zusammen:

der *Speiche* (Radius), die handwärts breit ist und ellbogenwärts ein Köpfchen (Capitulum radii) aufweist, und der *Elle* (Ulna), die umgekehrt distal schmal und proximal kräftig gebaut ist, und zwar so, daß sie in zwei Fortsätze mündet, die den Oberarmknochen sattelförmig umgreifen.

Der vordere Fortsatz wird *Processus coronoides* genannt, der nach hinten ziehende *Olecranon*.

Bei der in der Anatomie üblichen Betrachtung schaut die Volarhand (Handinnenfläche) eines Skelets nach vorne; dementsprechend liegt die Speiche (Radius) am Außenrand des Armes, also lateral, die Elle (Ulna) liegt am Körper an, also medial. Der Daumen schaut somit nach außen, nach lateral. Er liegt auf der Radialseite des Armes, der Kleinfinger auf der Ulnarseite.

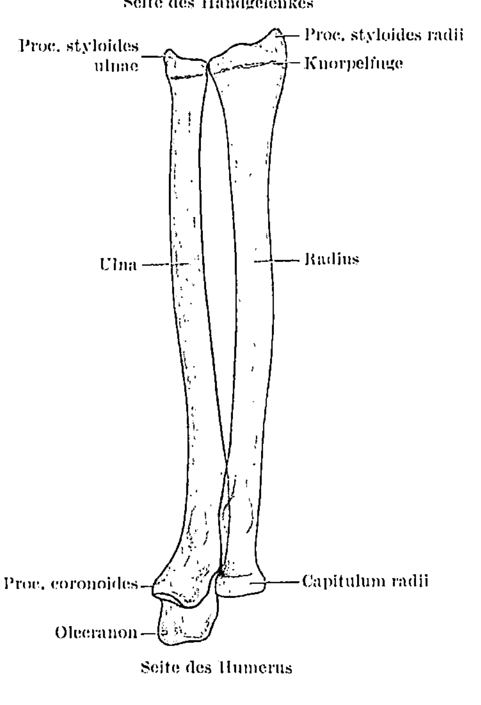

Abb. 163

Das *Ellbogengelenk* (Articulus cubiti) wird von drei Knochen gebildet, nämlich dem bereits erwähnten Radiusköpfchen und der sattelförmig ausgebildeten Ulna, sowie vom Oberarm, dem Humerus.

Die Gelenkfläche des *Capitulum radii* ist so gestaltet, daß sie Drehbewegungen erlaubt, einerseits gegenüber der Ulna, andererseits aber auch gegenüber dem Humerus. Mittels des Radio-Ulnar-Gelenks kann man deshalb die Hand in Supination (Innenfläche der Hand nach oben) und in Pronation (Rückhand nach oben) drehen.

Das halbmondförmige Ende der Ulna umgreift die rollenförmige Gelenkfläche des Humerus, dessen lateraler Teil als *Condylus radialis* und dessen medialer als *Condylus ulnaris* bezeichnet wird.

Oberhalb der Gelenkrolle des Humerus befinden sich zwei höckerartige Auswüchse, einer an der medialen und einer an der lateralen Kante; sie werden entsprechend *Epicondylus ulnaris* (oder medialis) und *Epicondylus radialis* (oder lateralis) genannt.

Bei starker Streckung des Armes findet das Olecranon in einer Mulde Platz, die zwischen den beiden Epikondylen liegt, in der *Fossa olecrani*. Diese distale Partie geht in den *Humerusschaft* über und dieser seinerseits in den *Oberarmkopf*, dessen Anatomie im nächsten Abschnitt (s. Abb. 165) besprochen wird.

Vorderarm, ventro-dorsal

Indikationen der Aufnahme:

Knochenverletzungen.

Vorbereitungen am Aufnahmetisch:

Film: Einzelpackung mit Bleigummiunterlage, 24/30 im Hochformat, mit Bleiabdeckung einer Filmhälfte (= schraffierte Zone in Bild a).

Bleibuchstabe, Schlitzbinde, Sandsäcke, Holzbretter.

Vorbereitungen am Röntgenapparat:

Feinfokus bzw. Vergrößerungsfokus, eventuell transportabler Apparat.

FFD: 100 cm bzw. 70 cm bei transportablem Apparat.

Vorbereitung des Patienten:

Entfernen von Armband und Uhr.

Ärmel hoch über den Ellbogen hinaufstülpen.

Lagerung des Patienten (Bild a):

Patient sitzt am Untersuchungstisch. Vorderarm wird bei gestrecktem, ziemlich hoch gehobenem Arm flach und mit seiner Rückseite auf den auf einem Holzbrett plazierten Film gelagert. Mitte des Vorderarmes auf Filmmitte.

Fixierung des Patienten: Schlitzbinde über den Ellbogen und Sandsäcke auf die Hand.

Zentrierung:

Fußpunkt des Zentralstrahls: auf Vorderarmmitte und Filmmitte.

Strahlengangrichtung: ventro-dorsal.

Zentralstrahl: senkrecht zum Film.

Kriterium der gut eingestellten Aufnahme (Bild b):

Handgelenk oder Ellbogengelenk müssen auf dem Film abgebildet sein.

Fehleinstellung:

Die beiden Vorderarmknochen dürfen sich nicht überschneiden (Bild c).

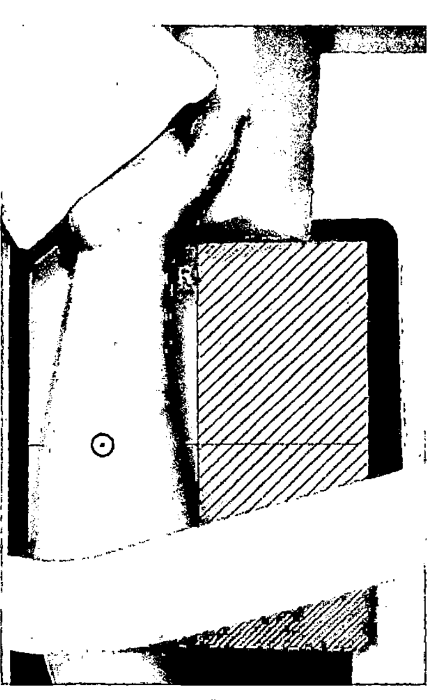

a

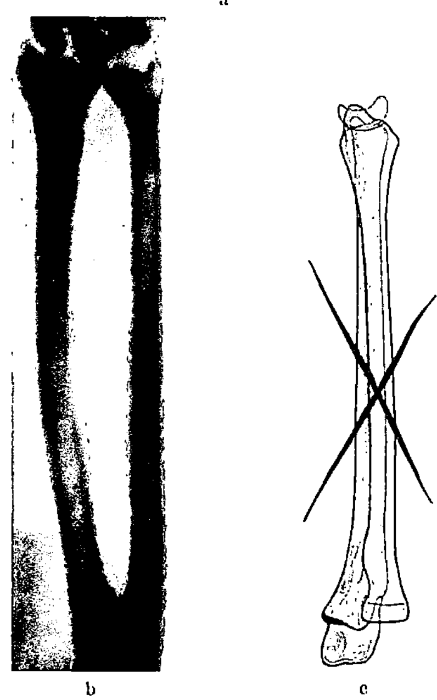

b　　　c

Vorderarm, seitlich, radio-ulnar

Vorbereitungen am Aufnahmetisch:
Film: Einzelpackung mit Bleigummiunterlage, 24/30 im Hochformat, Bleiabdeckung einer Filmhälfte (= schraffierte Zone in Bild a).
Bleibuchstabe, Schlitzbinde, Sandsäcke, Holzbrett.

Vorbereitungen am Röntgenapparat:
Feinfokus bzw. Vergrößerungsfokus, eventuell transportabler Apparat.
FFD: 100 cm bzw. 70 cm bei transportablem Apparat.

Vorbereitung des Patienten:
Entfernen von Armband und Uhr.
Ärmel bis über den Ellbogen hinaufstülpen.

Lagerung des Patienten (Bild a):
Patient sitzt am Untersuchungstisch. Vorderarm liegt mit der Ulnarseite (Kleinfingerseite) streng seitlich auf dem Film, Daumen über den Fingern. Vorderarmmitte ins Filmzentrum.
Fixierung des Patienten: Schlitzbinde über Ellbogen, Sandsäcke über die Hand.

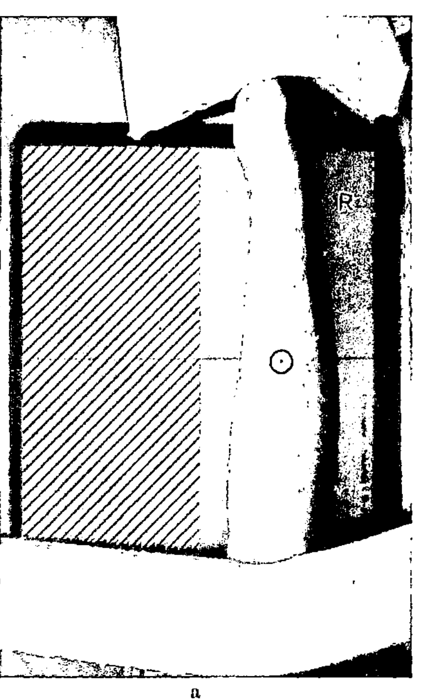

a   b

Zentrierung:
Fußpunkt des Zentralstrahls: auf Vorderarmmitte und Filmmitte.
Strahlengangrichtung: seitlich, radio-ulnar.
Zentralstrahl: senkrecht zum Film.

Kriterium der gut eingestellten Aufnahme (Bild b):
Radius und Ulna müssen sich großteils decken.

Anatomie:

Bild a.

Indikationen der Aufnahme:

Epicondylitis, Abrisse, Frakturen
(suprakondyläre, epikondyläre). — Bei
Kindern und Jugendlichen ist immer
eine Vergleichsaufnahme des anderen
Ellbogens zur Beurteilung der stark
unterteilten Kernanlagen anzufertigen.

Vorbereitungen am Aufnahmetisch:

Film: Einzelpackung mit Bleigummiunterlage, 13/18 Hochformat.

Bleibuchstabe, Schlitzbinde, Sandsäcke, Holzbretter.

Vorbereitungen am Röntgenapparat:

Feinfokus bzw. Vergrößerungsfokus,
eventuell transportabler Apparat.

FFD: 100 cm bzw. 70 cm bei transportablem Apparat.

Vorbereitung des Patienten:

Hemd ausziehen bzw. Ärmel hochstülpen.

Lagerung des Patienten (Bild b und c):

Patient sitzt am Untersuchungstisch.
Den ganzen Arm mittels Holzbrettern
so hoch lagern, daß er mit dem Ellbogen in der Horizontalebene liegt,
anders ausgedrückt: Oberarm, Ellbogen und Vorderarm liegen in Höhe
des Schultergelenks des sitzenden Patienten. Der Ellbogen wird mit der
Dorsalseite in Filmmitte placiert, die
Handfläche muß dabei nach oben
schauen (wichtig!).

Fixierung des Patienten: Schlitzbinde
über Oberarm und Sandsäcke über
Vorderarm.

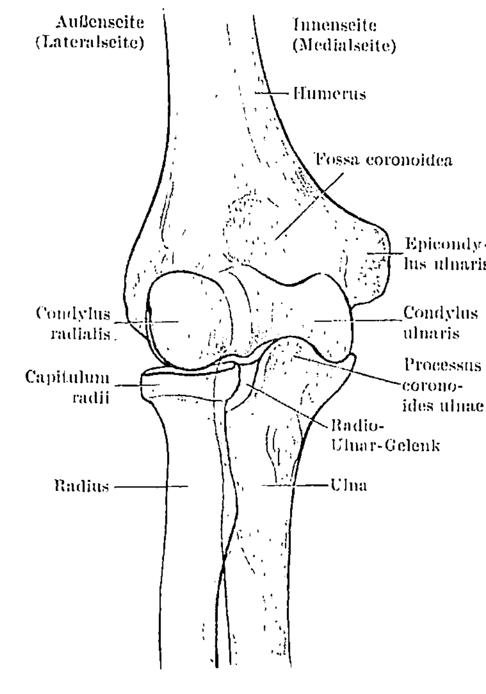

a

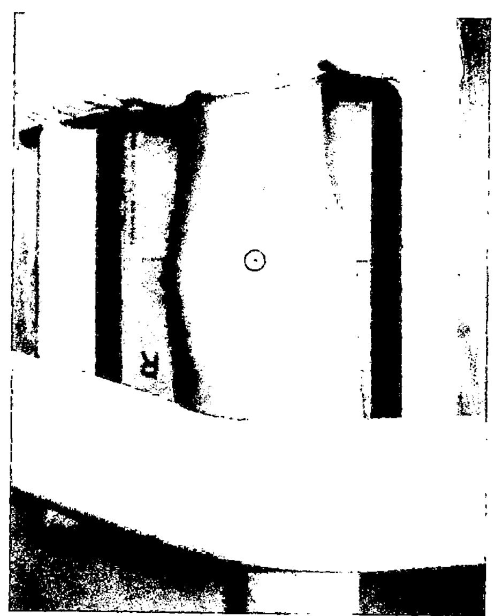

b

Handinnenfläche nach oben

Zentrierung:

Fußpunkt des Zentralstrahls: auf Ellbogengelenkmitte und Filmmitte.

Strahlengangrichtung: ventro-dorsal.

Zentralstrahl: senkrecht zum Film.

c

Kriterium der gut eingestellten Aufnahme (Bild d):

Freie Projektion des Gelenkspalts.

Fehleinstellungen:

Stellung des Oberarms falsch (Bild e).

Stellung des Vorderarms falsch (Bild f).

Bemerkungen:

Oberarm und Vorderarm müssen gerade gestreckt in einer Ebene liegen.

d

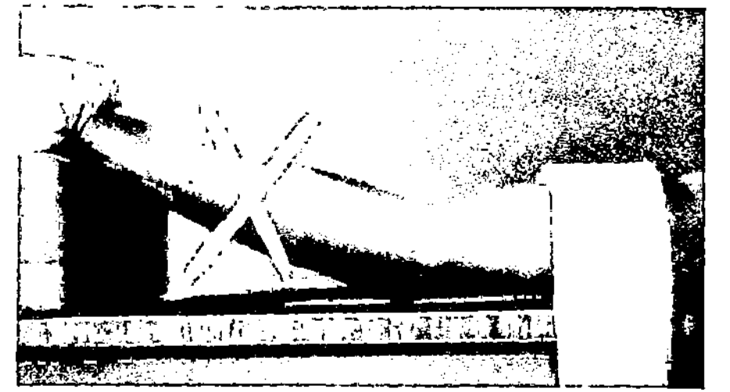

e

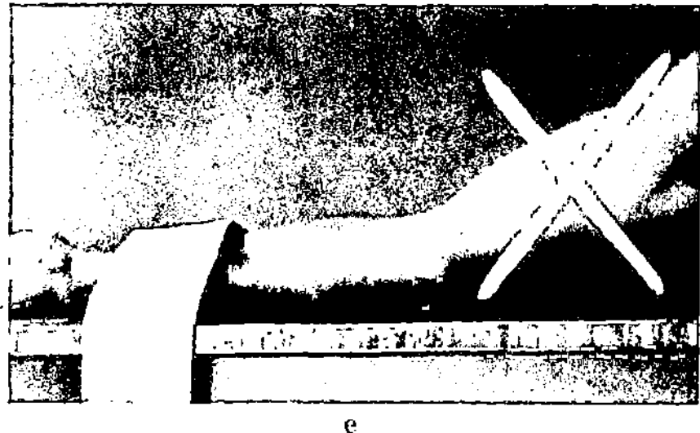

f

Ellbogen, seitlich, radio-ulnar

Anatomie:

Bild a.

Indikationen der Aufnahme:

Fraktur des Oberarmes, des Radiusköpfchens, des Olecranon, Luxationen. Bei Kindern und Jugendlichen immer Vergleichsaufnahme des anderen Ellbogens wegen der schwierigen Beurteilung der Kernanlagen anfertigen.

Vorbereitungen am Aufnahmetisch:

Film: Einzelpackung mit Bleigummiunterlage, 13/18 im Hochformat.

Bleibuchstabe, Schlitzbinde, Sandsäcke, Holzbretter.

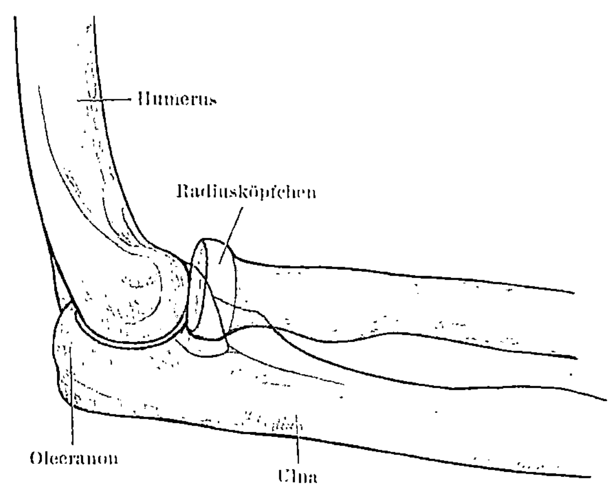

Vorbereitungen am Röntgenapparat:

Feinfokus bzw. Vergrößerungsfokus, eventuell transportabler Apparat.

FFD: 100 cm bzw. 70 cm bei transportablem Apparat.

Vorbereitung des Patienten:

Hemd ausziehen bzw. Ärmel hoch hinaufstülpen.

Lagerung des Patienten (Bild b und c):

Patient sitzt seitlich vom Untersuchungstisch. Oberarm und Vorderarm mittels Holzbretter auf Schultergelenkhöhe heben. Ellbogen rechtwinklig (also nicht zu stark!) gebeugt, bei *streng seitlicher* Handstellung. Vorderarm ellbogennahe in Filmmitte.

Fixierung des Patienten: Schlitzbinde über Vorderarm.

Zentrierung:

Fußpunkt des Zentralstrahls: auf Ellbogengelenk unweit Filmmitte.

Strahlengangrichtung: seitlich, radio-ulnar.

Zentralstrahl: senkrecht zum Film.

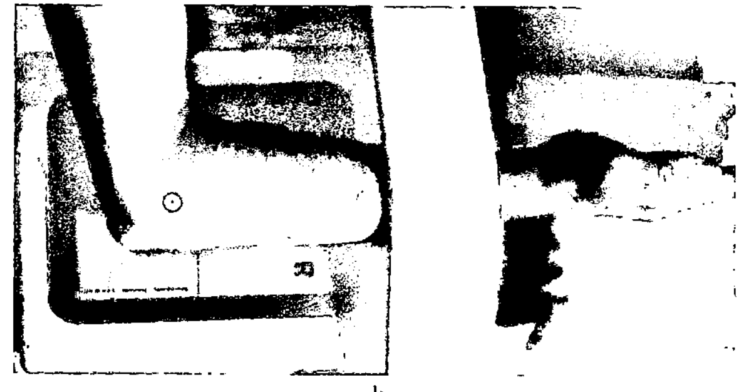

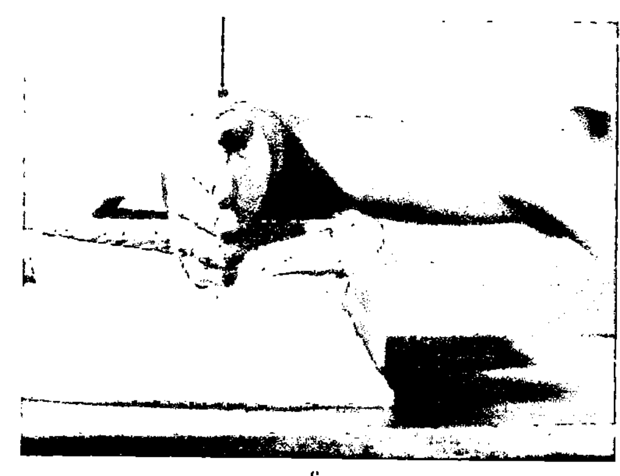

Kriterium der gut eingestellten Aufnahme (Bild d):

Radiusköpfchen muß gut beurteilbar sein.

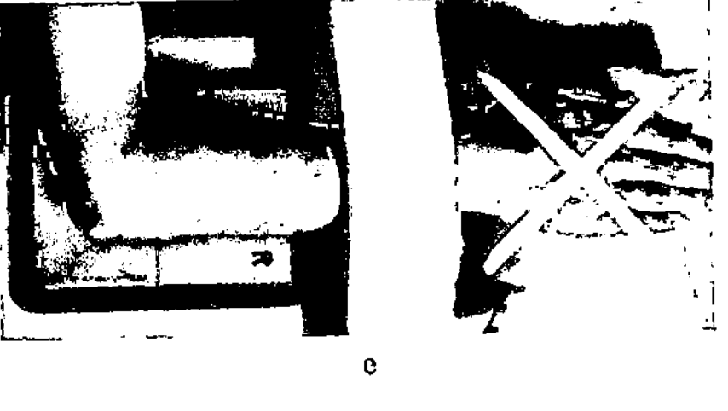

Fehleinstellungen:

Hand in Pronation, statt streng seitlich (Bild e).
Oberarm schräg herabhängend, statt horizontal liegend (Bild f).

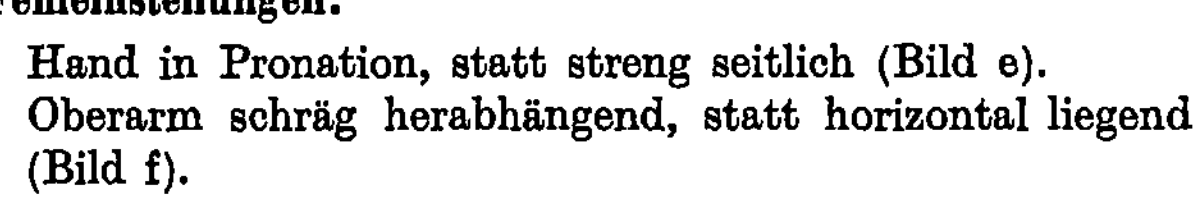

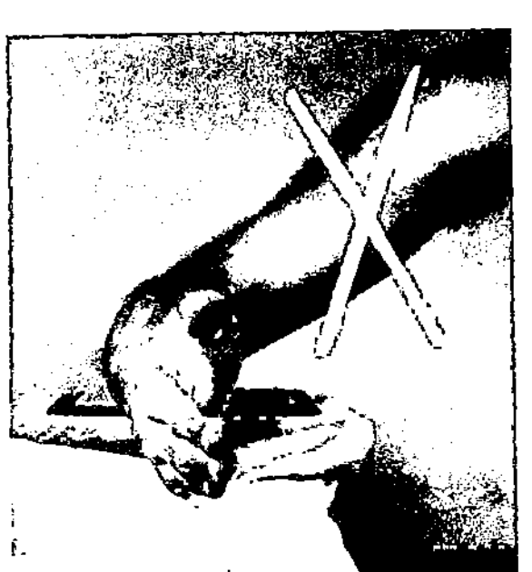

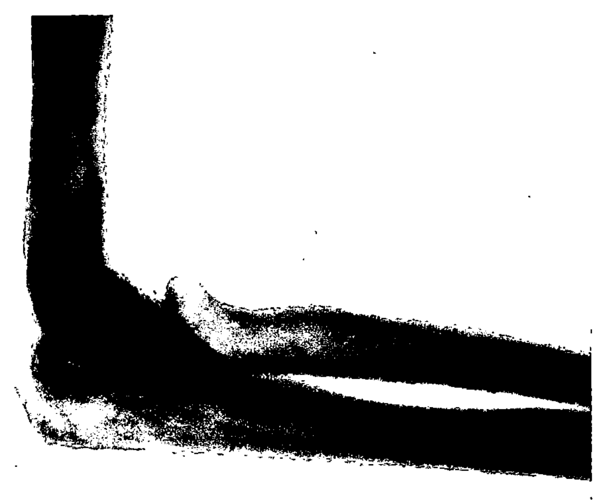

Bemerkungen:

Über die *Tomographie*, speziell bei Suche nach einem freien Gelenkkörper s. S. 526.

Olecranon, axial, bei aufliegendem Vorderarm

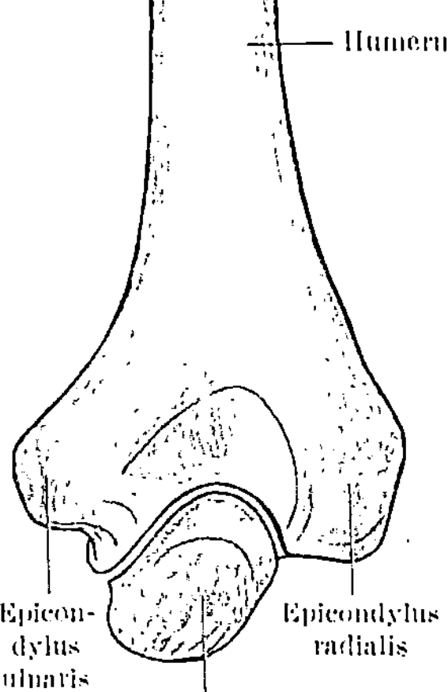

Anatomie: Bild a.

Indikationen der Aufnahme: Olecranonverletzung.

Vorbereitungen am Aufnahmetisch:
Film: Einzelpackung mit Bleigummiunterlage, 9/12 im Hochformat. Bleibuchstabe, Schlitzbinde.

Vorbereitungen am Röntgenapparat:
Feinfokus bzw. Vergrößerungsfokus, eventuell transportabler Apparat.
FFD: 100 cm bzw. 70 cm bei transportablem Apparat.

Vorbereitung des Patienten:
Hemd ausziehen bzw. Ärmel hoch hinaufstülpen.

Lagerung des Patienten (Bild b und c):
Patient sitzt seitlich vom Untersuchungstisch. Die Rückfläche des Vorderarms und der Hand liegen der Tischunterlage auf. Die Handinnenfläche schaut also nach oben. Ellbogengelenk stark gebeugt in Filmmitte.
Fixierung des Patienten: Schlitzbinde über Vorderarm.

Zentrierung:
Fußpunkt des Zentralstrahls: auf Olecranon und Filmmitte.
Strahlengangrichtung: axial auf den Ellbogen.
Zentralstrahl: senkrecht zum Film.

Kriterium der gut eingestellten Aufnahme:
Freie Projektion des Olecranon (Bild d).

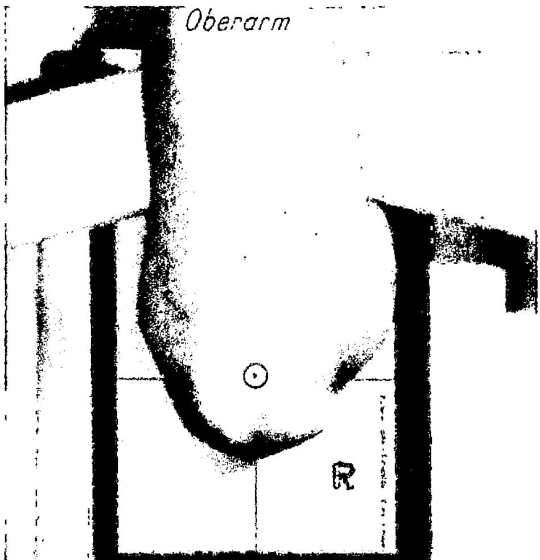

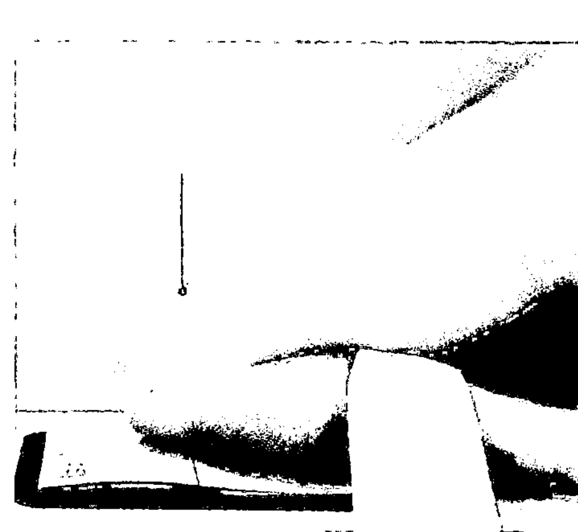

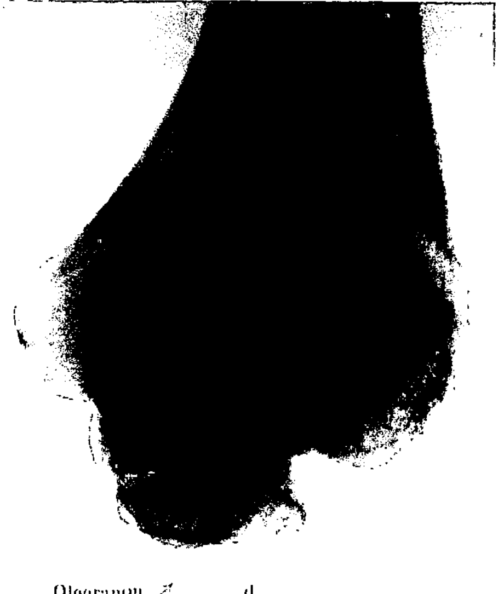

Einstellung 25
Olecranon, axial, bei aufliegendem Oberarm

Vorbereitungen am Aufnahmetisch:

Film: Einzelpackung mit Bleigummiunterlage, 9/12 im Hochformat.

Bleibuchstabe, Schlitzbinde, Holzbretter.

Vorbereitungen am Röntgenapparat:

Feinfokus bzw. Vergrößerungsfokus, eventuell transportabler Apparat.

FFD: 100 cm bzw. 70 cm bei transportablem Apparat.

Vorbereitung des Patienten:

Hemd ausziehen bzw. Ärmel hoch hinaufstülpen.

Lagerung des Patienten (Bild a und b):

Patient sitzt seitlich vom Untersuchungstisch. Rückseite des Oberarms mittels Holzbrettern in Schulterhöhe heben, bei stark gebeugtem Vorderarm (die Finger berühren die eigene Schulter). Ellbogengelenk in Filmmitte.

Fixierung des Patienten: Schlitzbinde über Oberarm.

Zentrierung:

Fußpunkt des Zentralstrahls: auf Ellbogengelenk und Filmmitte.

Strahlengangrichtung: axial.

Zentralstrahl: senkrecht zum Film.

Kriterium der gut eingestellten Aufnahme:

Freie Projektion des Olecranon.

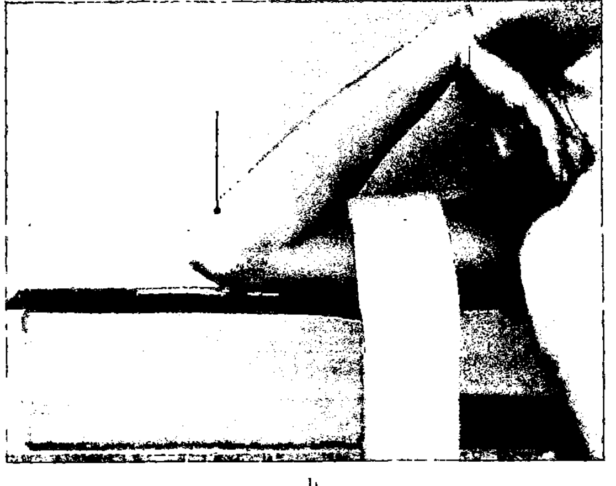

a

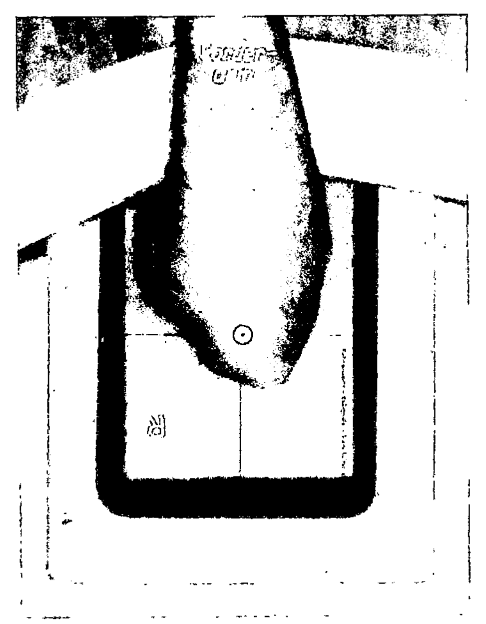

b

Radiusköpfchen, schräg, medio-lateral

Anatomie: Bild a.

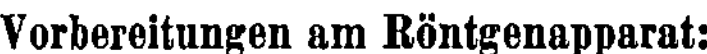

Indikationen der Aufnahme:

Fraktur des Radiusköpfchens, wodurch die Drehbewegung des Vorderarmes bzw. der Hand behindert ist.

Vorbereitungen am Aufnahmetisch:

Film: Einzelpackung mit Bleigummiunterlage, 13/18 cm im Hochformat.

Bleibuchstabe, Schlitzbinde, Sandsäcke, Keilkissen, Holzbretter.

Vorbereitungen am Röntgenapparat:

Feinfokus bzw. Vergrößerungsfokus, eventuell transportabler Apparat.

FFD: 100 cm bzw. 70 cm bei transportablem Apparat.

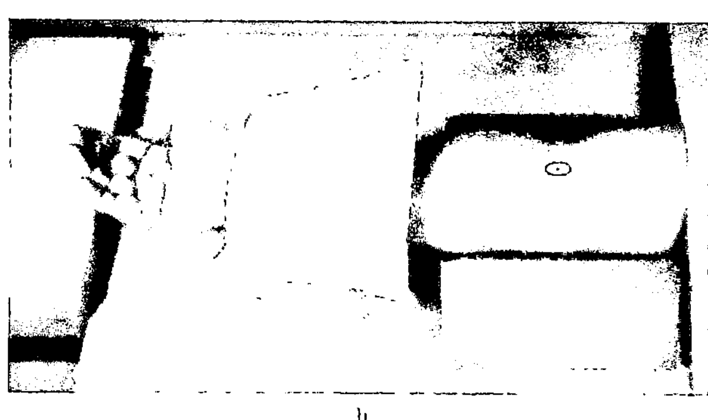

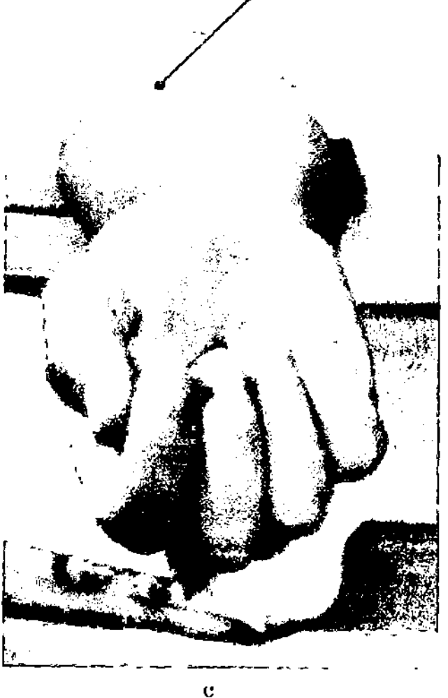

Schlitzbinde über der Handfläche ist
auf dem Bild absichtlich weggelassen

Vorbereitung des Patienten:

Hemdärmel hochstülpen.

Lagerung des Patienten (Bild b und c):

Patient sitzt am Untersuchungstisch, Ober- und Vorderarm auf Holzbrettern in Supination (Handfläche nach oben) gelagert, Ellbogen eventuell leicht gebeugt („en cuvette"). Der Vorderarm wird mit Sandsäcken gestützt.

Fixierung des Patienten: Schlitzbinde über die Hand.

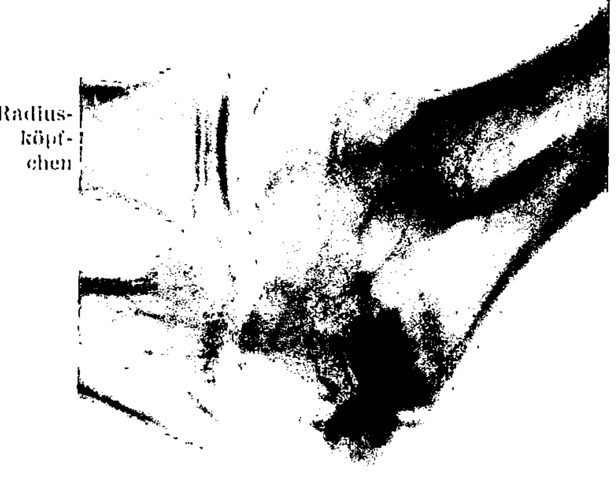

Zentrierung:

Fußpunkt des Zentralstrahls: auf Radiusköpfchen bzw. in Mitte der Ellbogenbeuge, und in Filmmitte.

Strahlengangrichtung: schräg, im Winkel von 45° zur Tischunterlage.

Zentralstrahl: medio-lateral einfallend.

Kriterium der gut eingestellten Aufnahme (Bild d):

Das Radiusköpfchen muß sich allseits frei von Überlagerungen darstellen.

Processus coronoides der Ulna, schräg, latero-medial

Anatomie: Bild a.

Indikationen der Aufnahme:
Verletzung.

Vorbereitungen am Aufnahmetisch:
Film: Einzelpackung mit Blei-gummiunterlage, 13/18 cm im Hochformat.
Bleibuchstabe, Schlitzbinde, Sandsäcke, Keilkissen, Holz-bretter.

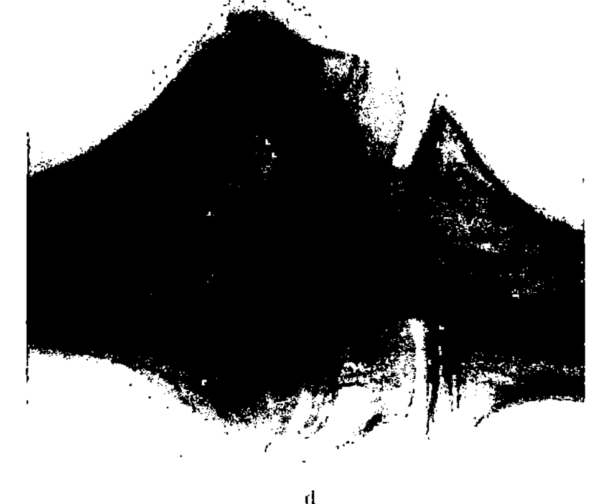

Vorbereitungen am Röntgenapparat:
Feinfokus bzw. Vergrößerungsfokus, eventuell transportabler Apparat.
FFD: 100 cm bzw. 70 cm bei transportablem Apparat.

Vorbereitung des Patienten: Ärmel hochstülpen.

Lagerung des Patienten (Bild b und c):
Patient sitzt am Untersuchungstisch, Oberarm und Vorderarm auf Holzbrettern gelagert, Arm gestreckt und Supination der Hand (Handfläche nach oben). Radiale Seite durch Keilkissen leicht gehoben. Hand stützt sich auf Sandsäcke.
Fixierung des Patienten: Schlitzbinde über die Hand und den Oberarm.

Zentrierung:
Fußpunkt des Zentralstrahls: auf Processus coronoides bzw. in Ell-bogenbeuge und in Filmmitte.
Strahlengangrichtung: schräg im Winkel von 45° zur Unterlage.
Zentralstrahl: schräg einfallend von lateral nach medial.

Kriterium der gut eingestellten Auf-nahme (Bild d):
Gute Darstellung des Processus coronoides.

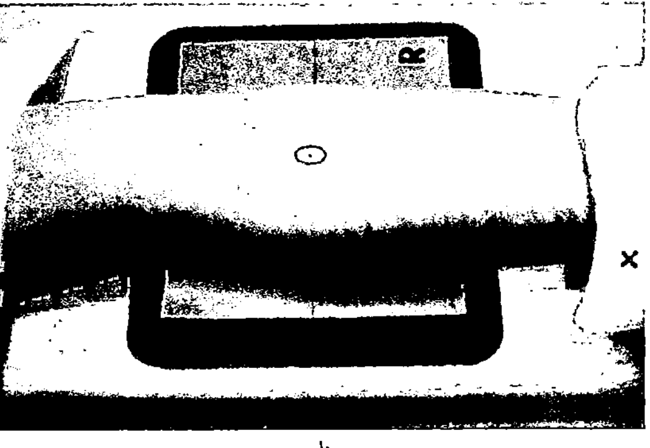

Ansicht in Richtung des Zentralstrahles. Daumenseite mit Kreuz bezeichnet

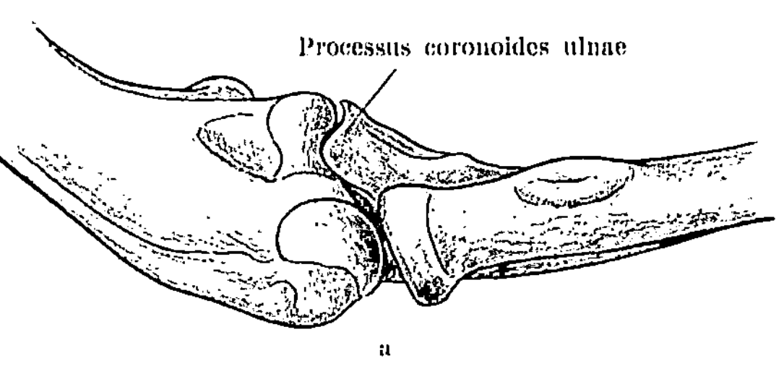

c

Schlitzbinde ist auf dem Bild absichtlich weggelassen

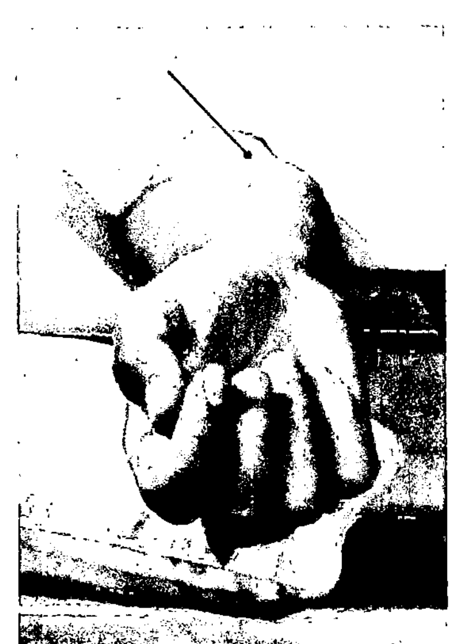

d

Oberarm, liegend, ventro-dorsal

Indikationen der Aufnahme:
Humerusfraktur, Knochen- und Weichteilprozesse.

Vorbereitungen am Aufnahmetisch:
Kassettenfilm mit Strukturfolie, 15/40 oder 24/30 (dann mit Bleiabdeckung einer Filmhälfte), Hochformat.
Bleibuchstabe, Sandsäcke.

Vorbereitungen am Röntgenapparat:
Feinfokus bzw. Vergrößerungsfokus, eventuell transportabler Apparat.
FFD: 100 cm bzw. 70 cm bei transportablem Apparat.

Vorbereitung des Patienten:
Oberkörper frei machen.

Lagerung des Patienten (Bild a):
Patient in Rückenlage auf Untersuchungstisch. Oberarm mit Hand in Supination (Handfläche nach oben) liegt gestreckt und leicht vom Körper abgewinkelt auf der Kassette.
Fixierung des Patienten: Sandsäcke über das Handgelenk.

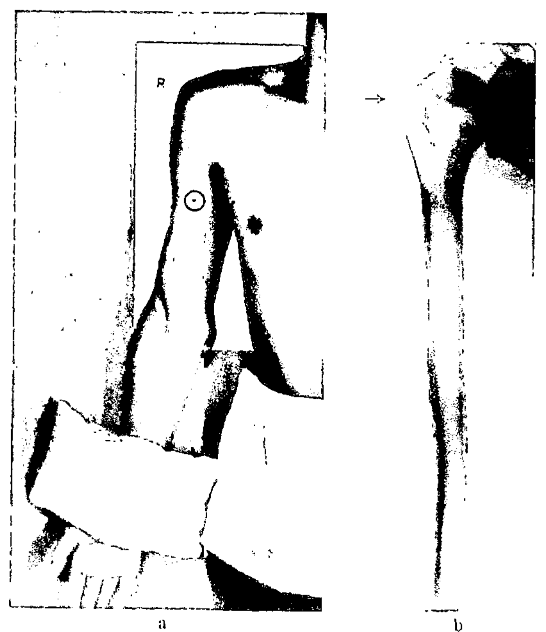

a   b

Zentrierung:
Fußpunkt des Zentralstrahls: in Mitte von Oberarm und in Filmmitte.
Strahlengangrichtung: ventro-dorsal.
Zentralstrahl: senkrecht zum Film.
Aufnahme in Atemstillstand.

Kriterium der gut eingestellten Aufnahme (Bild b):
Der Humerus muß möglichst mit beiden Gelenken, also sowohl mit dem Schulter- wie auch dem Ellbogengelenk, auf dem Film abgebildet sein, was nicht stets gelingt. Von besonderer Bedeutung ist auch, daß die Gelenkrolle des Humerus frei dargestellt wird, daß man den Oberarmhals erkennen kann und daß das Tuberculum majus als kleiner Höcker (↑) lateral und randständig vorragt (vgl. Abb. 165, S. 212).

Oberarm, seitlich, medio-lateral

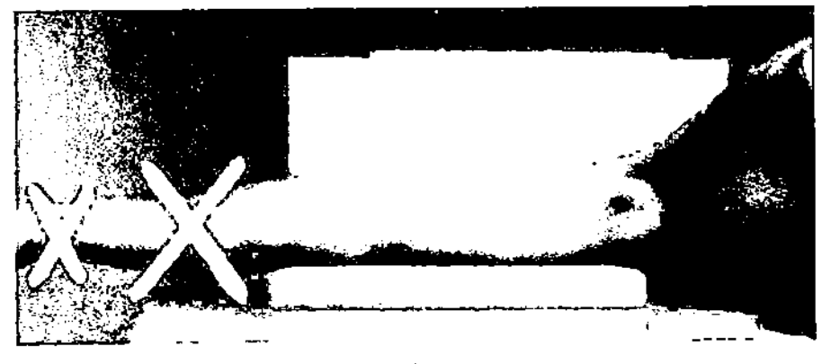

Anatomie: Bild a.

Vorbereitungen am Aufnahmetisch:
Kassettenfilm mit Strukturfolie, 15/40 cm, Querformat.
Bleibuchstabe, Sandsäcke, Keilkissen, Holzbrett.

Vorbereitungen am Röntgenapparat:
Transportabler Apparat zweckmäßig. FFD: 70 cm.

Vorbereitung des Patienten: Oberkörper frei machen.

Lagerung des Patienten (Bild b):
Patient in Rückenlage auf Untersuchungstisch. Oberarm senkrecht von der Körperlängs-
achse abgespreizt, mit der Streckseite auf Holzbrett gelagert. Vorderarm und Hand in
Supination (Handfläche nach oben). Ellbogengelenk wenig gebeugt, mit Kissen bis zum
Vorderarm unterstützt. Die Kassette wird auf einer Längskante an der radialen Seite des
Oberarms aufgestellt und mit Sandsäcken festgehalten. Durch die Lagerung des Ober-
arms auf dem Holzbrett kommt dieser nicht an den Filmrand zu liegen.
Fixierung des Patienten: Schlitzbinde über Vorderarm (auf dem Bilde absichtlich weg-
gelassen).

Zentrierung:
Fußpunkt des Zentralstrahls: auf Mitte des Oberarms und in Filmmitte.
Strahlengangrichtung: seitlich, medio-lateral.
Zentralstrahl: senkrecht zum Film.
Aufnahme in Atemstillstand.

Kriterium der gut eingestellten Aufnahme:
Schulter- und Ellbogengelenk sollten auf dem Film abgebildet sein. Die streng seitliche
Darstellung des Oberarmes zeigt sich dadurch, daß das Ellbogengelenk streng seitlich
getroffen ist.

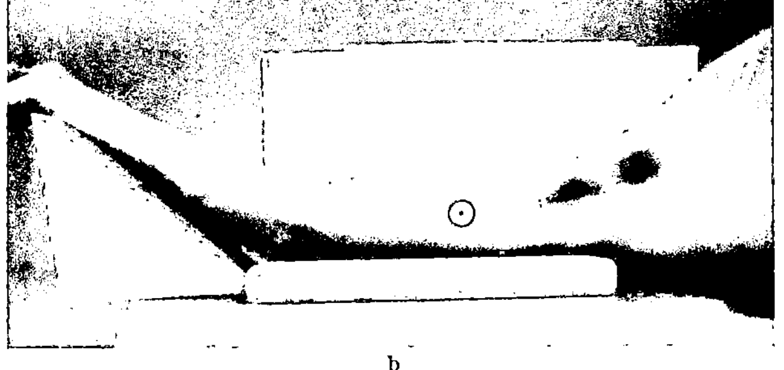

b

Fehleinstellung (Bild c):
Der Vorderarm muß auf einem Kissen bei
leicht gebeugtem Ellbogengelenk placiert
werden und darf nicht herabhängen bzw.
in einer Geraden mit dem Oberarm liegen, eventuell gar noch mit der Handfläche nach unten.

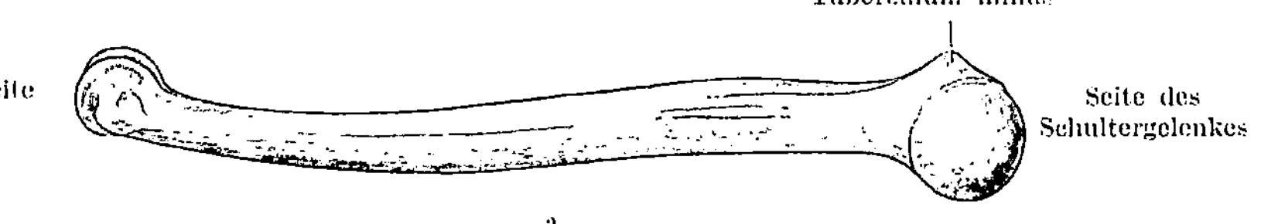

c

Schultergürtel

Schultergelenk, Schulterblatt, Schlüsselbein, Brustbein

Anatomische Vorbesprechung:

Unter Schultergürtel (Abb. 164) versteht man das ganze Bewegungssystem für den Arm, das erlaubt, daß sich dieser trotz Fixation am Brustkorb ausgiebig nach vielen Richtungen schwenken läßt. Dieses Gelenksystem verbindet den Arm mit dem Schulterblatt (Scapula) und dem Schlüsselbein (Clavicula) zum Schultergelenk einerseits und die Clavicula mit dem Brustbein (Sternum) zum Sterno-Clavicular-Gelenk andererseits.

Das Schultergelenk (Abb. 165) wird gebildet durch den proximalen Teil des Humerus, die Schulterblattpfanne und das Acromio-Clavicular-Gelenk. Das *proximale Ende des Humerus* weist lateral einen großen Höcker (*Tuberculum* majus) und vorne einen kleinen (Tuberculum minus) auf. Die dazwischenliegende Rinne (*Sulcus* intertubercularis) nimmt die Sehne des M. biceps auf.

Der Humeruskopf liegt anatomisch richtig, wenn die Handinnenfläche nach vorne schaut.

Der Übergang zur knorpelüberzogenen Halbkugel des Humeruskopfes (Caput humeri) wird durch einen zirkulären Einschnitt, den Hals (Collum) markiert.

Der Humeruskopf artikuliert mit der Schulterblattpfanne. Das Dach des Schultergelenks wird vom Acromion, einem Fortsatz des Schulterblattes, und dem Schlüsselbein (Clavicula) gebildet.

Das *Schulterblatt* (Scapula) (Abb. 165), ein großer dreieckiger platter Knochen liegt dem Rippengitter des Rückens frei beweglich auf. Die ebengenannte *Schulterblattpfanne*, oval geformt und flach, erlaubt dem Humeruskopf, darauf zu gleiten.

Ein kleiner Fortsatz des Schulterblattes, der Rabenschnabelfortsatz (Processus coracoideus), zieht nach vorne. Ein großer entspringt auf der Dorsalseite der Scapula kammförmig und biegt nach vorne um. Dieses *Acromion* weist eine kleine Gelenkfläche auf, die mit jener des Schlüsselbeins das Acromio-Clavicular-Gelenk bildet.

Das *Schlüsselbein* (Clavicula) (Abb. 165), leicht gebogen, überbrückt die obersten Rippen und artikuliert medial mit dem Brustbein im Sterno-Clavicular-Gelenk.

Das *Brustbein* (Sternum), das vordere Schlußstück der knorpeligen Rippen, zerfällt in drei Abschnitte, das Manubrium sterni, das Corpus sterni und den Processus ensiformis, auch kurz als Xiphoid bezeichnet. Das Brustbein ist ein außerordentlich dünner, platter Knochen, der von Röntgenstrahlen leicht durchschlagen werden kann.

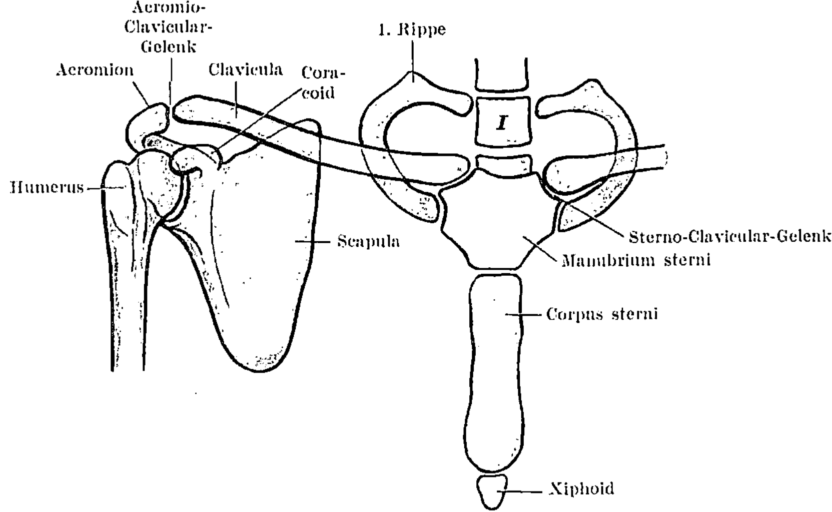

Abb. 164

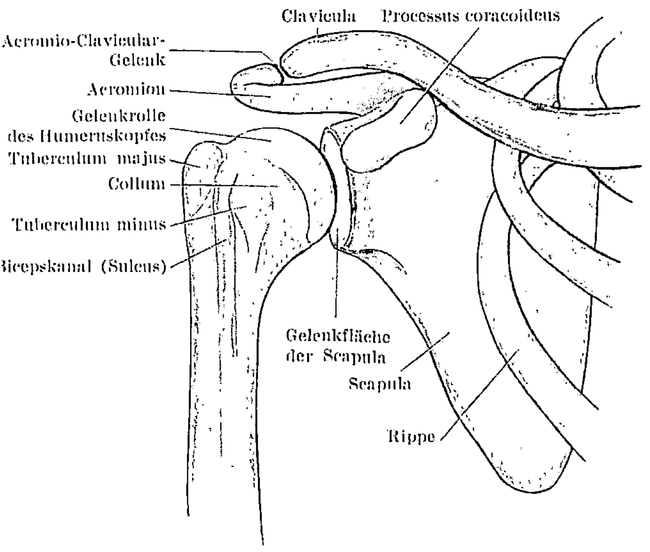

Abb. 165

Schulter, stehend, ventro-dorsal

Indikationen der Aufnahme:

Frakturen, Luxationen. Periarthritis humeroscapularis.

Vorbereitungen am Aufnahmetisch:

Kassettenfilm mit Strukturfolie, 18/24 oder 24/30, Hochformat. Aufnahme mit Bucky bei besonders dicken bzw. muskulären Patienten (dann Bucky aufziehen und Zeit einstellen), sonst Aufnahme ohne Bucky.
Bleibuchstabe, Keilkissen.

Vorbereitungen am Röntgenapparat:

Feinfokus.

FFD: 100 cm.

Röhrenblende eng.

Ausgleichfilter über Acromio-Clavicular-Gelenk (Halbmondfilter).

Vorbereitung des Patienten:

Oberkörper frei machen.

Lagerung des Patienten (Bild a):

Stehender Patient am Stativ bzw. Buckystativ. Drehung des Patienten um etwa 45°
zur Filmebene. Schulterblatt liegt flach der Kassette an. Die Handfläche (Hohlhand)
muß nach vorne schauen. Oberarm leicht vom Körper abspreizen. Kopf zur gesunden
Seite wegdrehen. Humeruskopf in Filmmitte.
Fixierung des Patienten: Rücken mit Keilkissen unterstützen.

Zentrierung:

Fußpunkt des Zentralstrahls: 3 Querfinger unterhalb des Schlüsselbeins und in Filmmitte.
Strahlengangrichtung: ventro-dorsal.
Zentralstrahl: senkrecht zum Film.
Aufnahme in Atemstillstand.

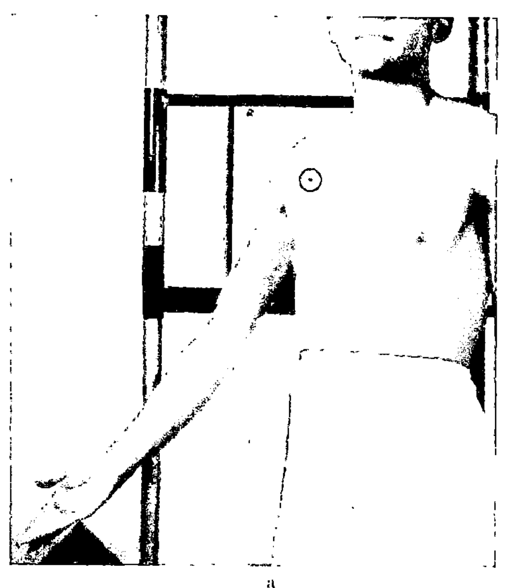

a

Kriterium der gut eingestellten Aufnahme (Bild b):

Schulterblattpfanne muß nicht oval, sondern strichförmig dargestellt sein, also Humeruskopf vollständig frei projiziert. Clavicula und Acromion können sich je nach Einstellung decken, wenn man sie nicht absichtlich frei projizieren will.

Fehleinstellung (Bild c):

Auf diesem Bilde ist die Stellung der Hand falsch, was bewirkt, daß der Humeruskopf unrichtig projiziert wird.

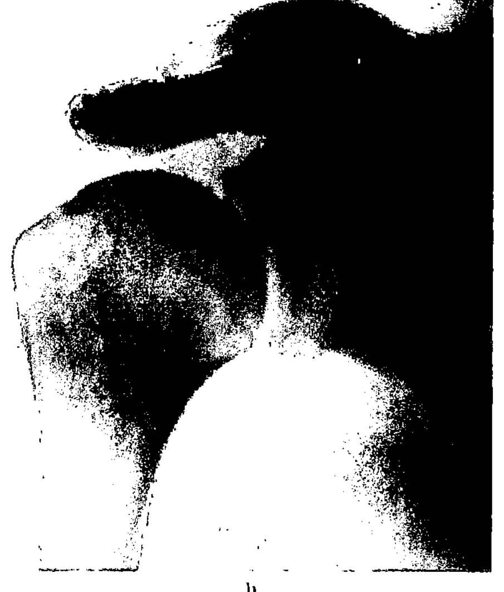
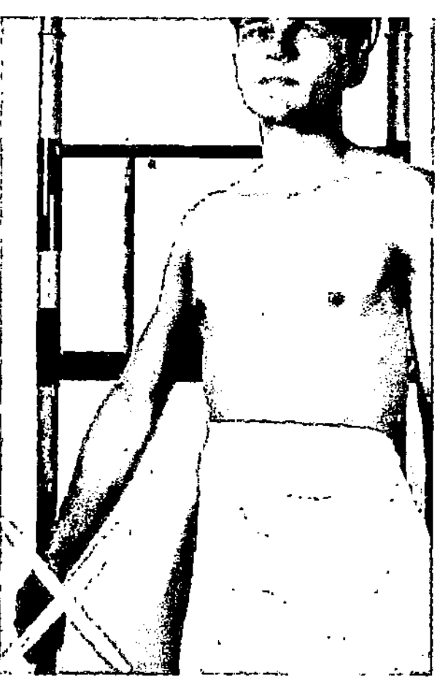

b　　　　　　　　c

Schulter, liegend, ventro-dorsal

Vorbereitungen am Aufnahmetisch:
Kassettenfilm mit Strukturfolie, 18/24 oder 24/30, Hochformat.
Bleibuchstabe, Sandsäcke, Keilkissen.

Vorbereitungen am Röntgenapparat:
Feinfokus.
FFD: 100 cm.
Röhrenblende eng.
Ausgleichfilter über Acromio-Clavicular-Gelenk (Halbmondfilter).

Vorbereitung des Patienten:
Oberkörper frei machen.

Lagerung des Patienten (Bild a—d):
Patient in Rücken- und Schräglage auf dem Untersuchungstisch, so daß die Drehung des Patienten 45° zur Tischebene beträgt. Gesunde Schulter, vom Tisch abgehoben, mit Keilkissen unterstützen. Schulterblatt der aufzunehmenden Seite liegt flach auf der Kassette. Arm leicht abgespreizt, mit der Hohlhand nach oben schauend. Kopf des Patienten zur gesunden Seite drehen. Oberer Schulterrand 2 Querfinger vom oberen Filmrand entfernt, der Humeruskopf liegt im oberen Drittel des Films und etwas medial der Filmmitte, d. h. die Kassette steht seitlich etwas vor.

Fixierung des Patienten: Sandsäcke über Vorderarm, Keilkissen unter gesunder Schulter.

Zentrierung:
Fußpunkt des Zentralstrahls: auf vordere Axillarlinie, d. h. 3—4 Querfinger unterhalb des Schlüsselbeins und in Filmmitte
(Bild a).

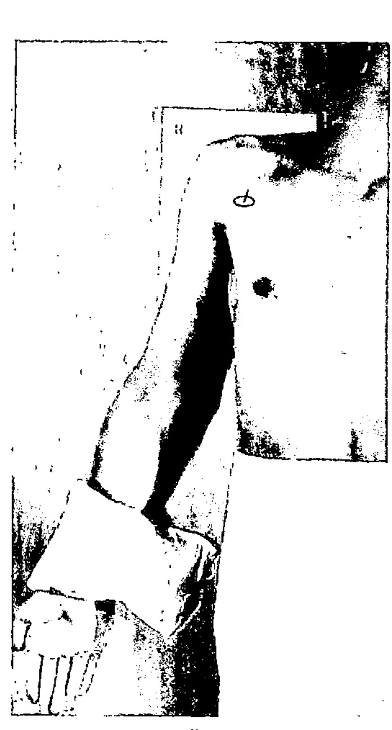

a

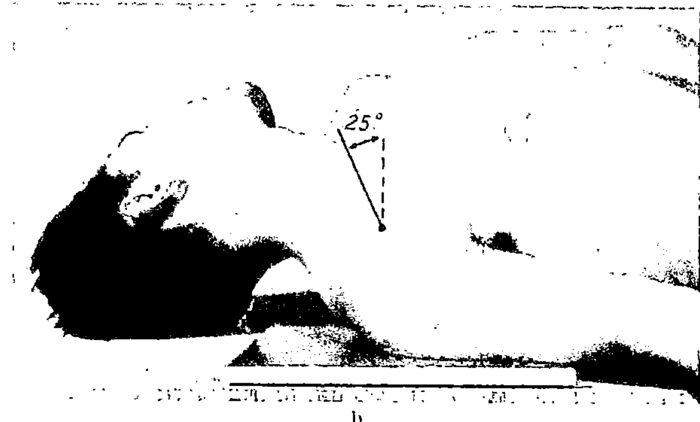

b

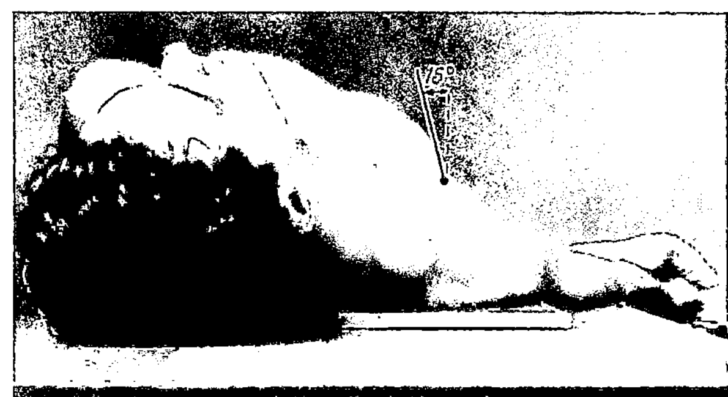

c

Strahlengangrichtung: schräg, dabei Röhre folgendermaßen verschieben:

1. *kopfwärts* und dann so kippen, daß der Winkel des *Zentralstrahles* mit der Senkrechten 25⁰ beträgt und daß der Zentralstrahl auf das Schultergelenk bzw. Filmmitte zielt (Bild b);
2. nach *Körpermitte* und dann nochmals kippen, so daß der Zentralstrahl (im Winkel von 15⁰ gegenüber der Senkrechten nach außen) *schulterwärts* zielt (Bild c).

   Nach Abschluß der Zentrierung erneut Fokus-Film-Distanz (= 100 cm) kontrollieren!

Aufnahme in Atemstillstand.

Kriterium der gut eingestellten Aufnahme (Bild e):

Die Gelenkpfanne des Schulterblattes muß strichförmig (nicht oval) dargestellt sein, also orthograd getroffen werden, dann projiziert sich der Humeruskopf vollständig frei. Clavicula und Acromion müssen sich überdecken.

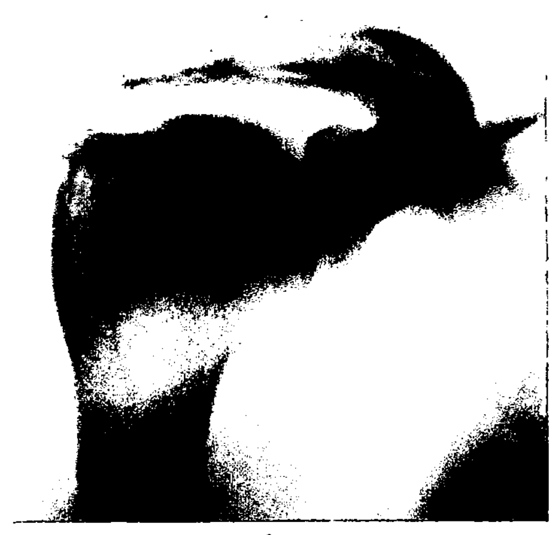

Ansicht der Einstellung in Richtung des Zentralstrahls

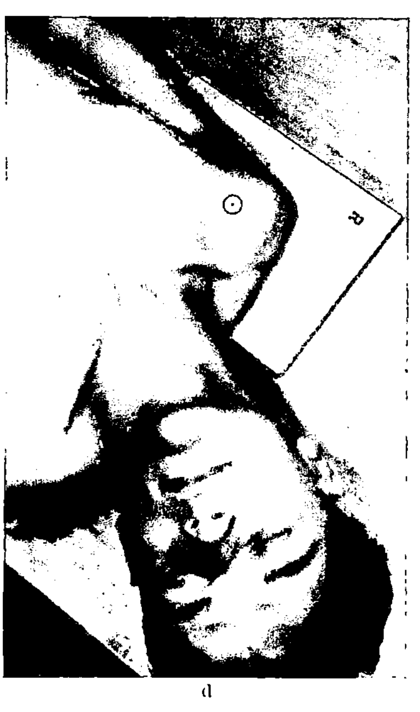

e

Schulter, liegend, axial, caudo-kranial

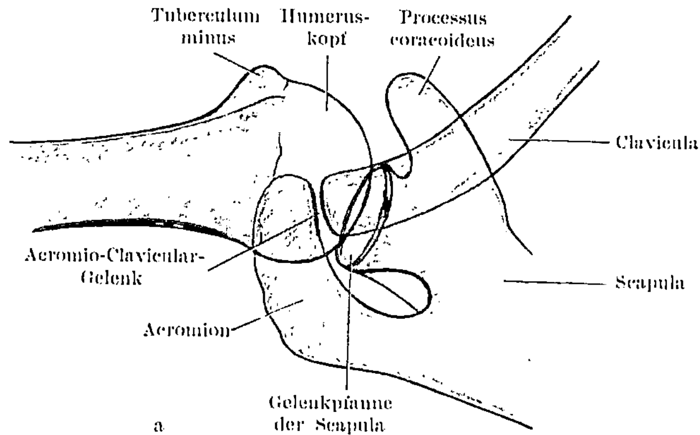

Anatomie:

Bild a.

Indikationen der Aufnahme:

Bei jedem Fraktur- und Luxationsverdacht.

Vorbereitungen am Aufnahmetisch:

Kassettenfilm mit Strukturfolie (eventuell bei dickem Patienten Hochleistungsfolie), 13/18, Querformat.

Bleibuchstabe, Keilkissen.

Vorbereitungen am Röntgenapparat:

Transportabler Apparat.

FFD: *60 cm.*

Vorbereitung des Patienten:

Oberkörper frei, Arm nur äußerst vorsichtig bewegen!

Lagerung des Patienten (Bild b und c):

Patient in Rückenlage auf dem Untersuchungs-tisch, wobei er so weit wie möglich am Tisch-rand liegt, die Längsachse des Körpers streng

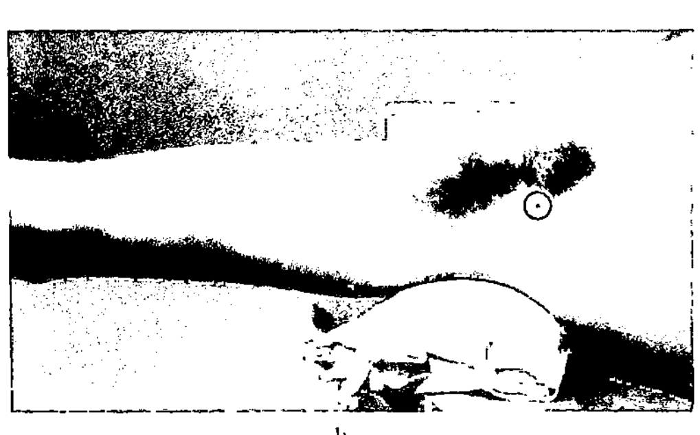

b

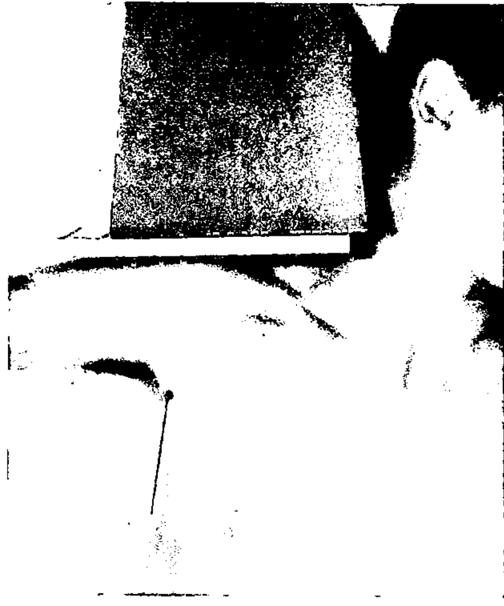

c

parallel zum Tisch. Der über dem Tischrand gelagerte Oberarm wird im Schultergelenk *vorsichtig* rechtwinklig abgespreizt, soweit es der Patient vermag. Die Hand stützt sich auf eine Stuhllehne und umgreift sie. Kopf zur gesunden Seite hin abdrehen. Kassette senkrecht auf dem Tisch, an die Schulteroberkante angelehnt, mit Keilkissen fixiert. Der Oberarm kann, wenn nötig, auf ein Schaumgummikissen gebettet werden, damit der Humeruskopf in die Mitte des Films kommt. Bei Frauen läßt man mit der anderen Hand die Brust (der aufzunehmenden Seite) gegen die Körpermitte hin verschieben.

Zentrierung:

Fußpunkt des Zentralstrahls: in Mitte der Achselhöhle und Filmmitte.

Strahlengangrichtung: axial und caudo-kranial.

Zentralstrahl: senkrecht zum Film und *streng parallel* zur lateralen Thoraxwand.

(Zur Darstellung des Acromio-Clavicular-Gelenks etwas mehr von vorne her zentrieren.) Aufnahme in Atemstillstand.

Kriterium der gut eingestellten Aufnahme (Bild d):

Auf der axialen Aufnahme sollen nicht nur der Humeruskopf, sondern möglichst übersichtlich auch die Schulterblattpfanne und das Acromio-Clavicular-Gelenk zur Darstellung kommen.

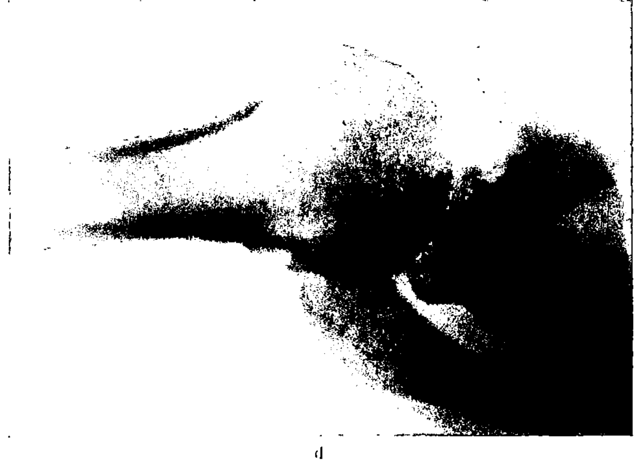

d

Schulter, sitzend, axial, caudo-kranial

Indikationen der Aufnahme:
Bei verbandsmäßig fixiertem Oberarm, speziell wenn der Patient nicht liegen kann.

Vorbereitungen am Aufnahmetisch:
Kassettenfilm mit Strukturfolie, 13/18, Querformat.
Bleibuchstabe, Bleischutz für Patienten (Bleihandschuh).

Vorbereitungen am Röntgenapparat:
Transportabler Apparat.
FFD: *60 cm.*

Vorbereitung des Patienten:
Oberkörper frei machen.

Lagerung des Patienten (Bild):
Patient sitzt auf Stuhl. Kassette wird flach auf die Schulter aufgelegt und vom Patienten gehalten (*nie* vom technischen Personal!). Röhrenhaube so weit wie möglich an den Körper heranschieben.

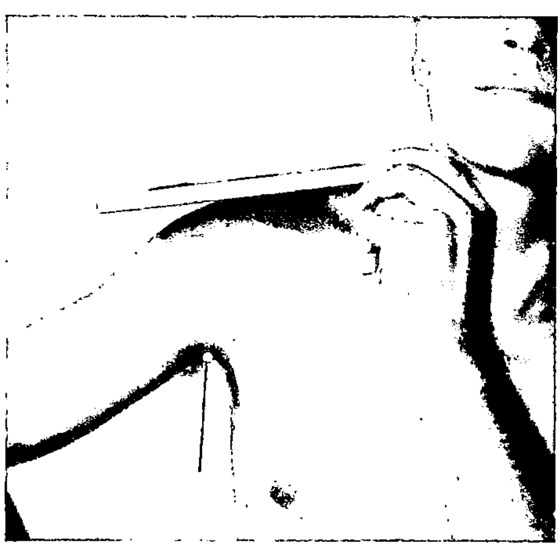

Zentrierung:
Fußpunkt des Zentralstrahls: auf Mitte der Achselhöhle und in Filmmitte.
Strahlengangrichtung: axial, senkrecht von unten nach oben (caudo-kranial).
Zentralstrahl: senkrecht zum Film.
Aufnahme in Atemstillstand.

Kriterium der gut eingestellten Aufnahme:
Scharf gezeichnete Aufnahme; das Bild wird leider oft verwackelt.

Einstellung 34
Schulter, sitzend, axial, kranio-caudal

Indikationen der Aufnahme:
Bei fixiertem Oberarm und wenn der Patient nicht liegen kann bzw. wenn kein Kleinapparat vorhanden ist.

Vorbereitungen am Aufnahmetisch:
Elastische Kassette mit Strukturfolie und Bleigummiunterlage (eventuell auch Filmeinzelpackung), 13/18, Querformat, auf Schaumgummi gebettet.
Bleibuchstabe, Keilkissen.

Vorbereitungen am Röntgenapparat:
Transportabler Apparat oder Großapparat mit Feinfokus.
FFD: *60 cm* bzw. 100 cm.

Vorbereitung des Patienten:
Oberkörper frei machen.

Lagerung des Patienten (Bild):
Sitzender Patient. Biegsame Kassette (oder Filmeinzelpackung) nebst Bleigummiunterlage auf ein Schaumgummikeilkissen auflegen, das ganze an die Achselhöhle eng anschmiegend einschieben und vom Patienten halten lassen. Kopf des Patienten zur gesunden Seite abdrehen.

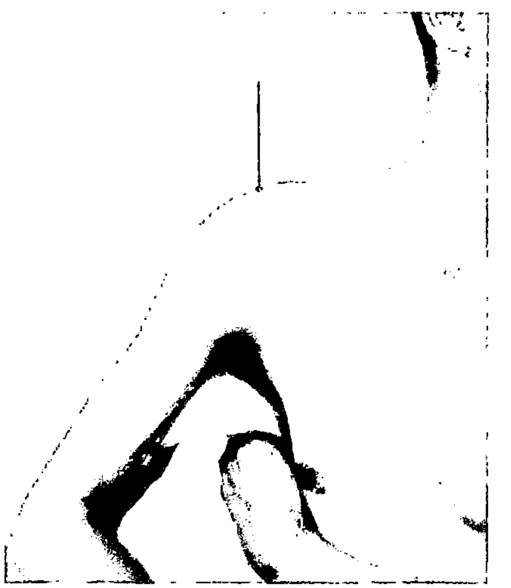

Zentrierung:
Fußpunkt des Zentralstrahls: auf Mitte des Schultergelenkspalts und Filmmitte.
Strahlengangrichtung: axial, von oben nach unten (kranio-caudal).
Zentralstrahl: senkrecht zum Film bzw. zur Körperachse.
Aufnahme in Atemstillstand.

Kriterium der gut eingestellten Aufnahme:
Humeruskopf und -pfanne müssen scharf abgebildet sein.

Oberarmkopf, transthorakal

Indikationen der Aufnahme:

Humerusfraktur, vor allem zur Kontrolle der Stellung der Fragmente.

Vorbereitungen am Aufnahmetisch:

Kassettenfilm mit Strukturfolie, eventuell auch Hochleistungsfolie, 18/24 im Hochformat.
Bleibuchstabe.

Vorbereitungen am Röntgenapparat:

Fein- bzw. Grobfokus.

FFD: 100 cm.

Blende an der Röhre seitlich eng einblenden.

Vorbereitung des Patienten:

Oberkörper frei machen.

Lagerung des Patienten
(Bild a und b):

Stehender Patient, seitlich am Stativ anlehnend.
Kranke Schulter (bei hängendem Arm) berührt die Kassette, Humeruskopf knapp oberhalb der Kassettenmitte. Der gesunde Arm wird über den Kopf gelegt. Der Thorax wird nicht rein im Profil eingestellt, sondern mit der gesunden Seite etwas schräg nach hinten abgedreht.

Zentrierung:

Fußpunkt des Zentralstrahls: zwischen Achselhöhle und Brustwarze (beim Mann) der gesunden Seite und auf Filmmitte.

Strahlengangrichtung: seitlich.

Zentralstrahl: leicht schräg bzw. transthorakal (d. h. durch den Thorax hindurch) und senkrecht zum Film.

Aufnahme in Atemstillstand, bei Exspiration.

Kriterium der gut eingestellten Aufnahme
(Bild c):

Humeruskopf projiziert sich in den Thoraxraum zwischen Wirbelsäule und Sternum.

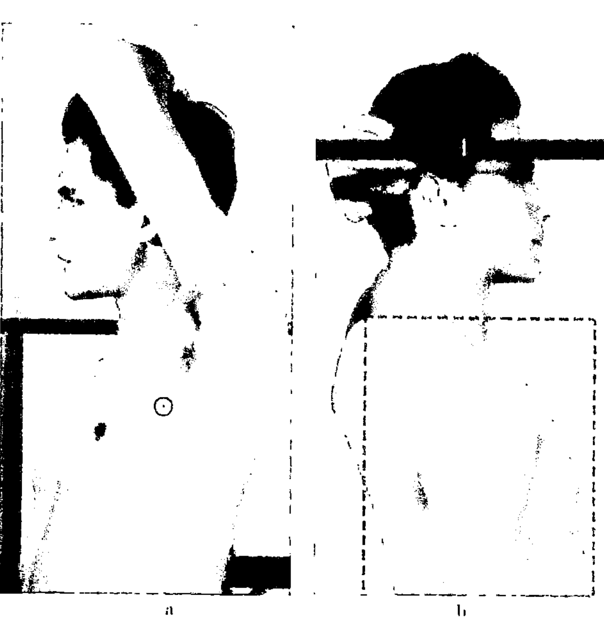

Ansicht von rechts. Kassette durch Glasplatte ersetzt

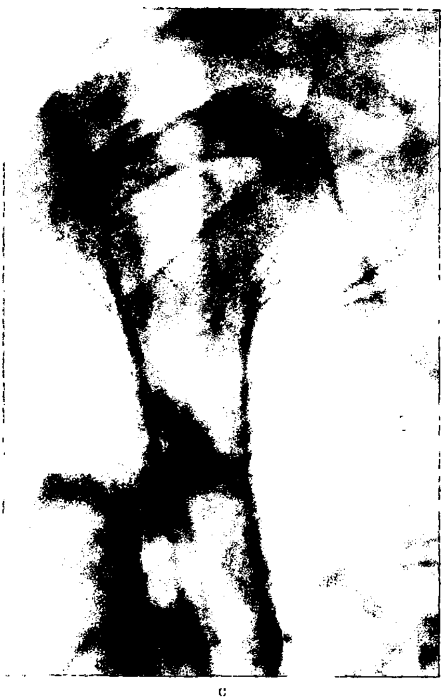

Sehnenkanal des Oberarms (Tangentialbild)

Anatomie:
Bild a.

Indikationen der Aufnahme:
Darstellung des Sulcus intertubercularis, also der Rinne zwischen Tuberculum majus und minus (Bild a).

Vorbereitungen am Aufnahmetisch:
Kassettenfilm mit Strukturfolie, 13/18 im Hochformat.
Bleibuchstabe, Keilkissen.

Vorbereitungen am Röntgenapparat:
Transportabler Apparat.
FFD: *60 cm.*

Vorbereitung des Patienten:
Oberkörper frei machen.

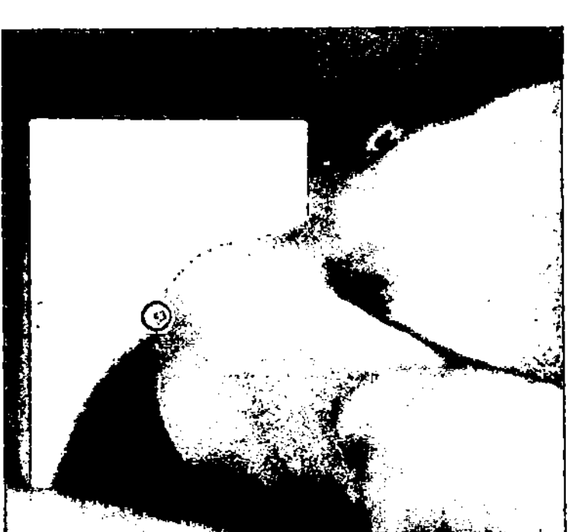

Lagerung des Patienten (Bild b):
Patient in Rückenlage auf Untersuchungstisch, Arm am Körper angelegt. Kassette wird senkrecht auf den Tisch an der Oberkante der Schulter aufgestellt und mit Keilkissen fixiert.

Zentrierung:
Fußpunkt des Zentralstrahls: auf Mitte des Tuberculum majus und auf Filmmitte.

Strahlengangrichtung: tangential auf die Außenkontur der Schulterrundung.

Zentralstrahl: senkrecht zum Film, zielt parallel und damit tangential dem Oberarm entlang, zwischen dessen Vorder- und Seitenfläche zur Tuberculummitte.

Aufnahme in Atemstillstand.

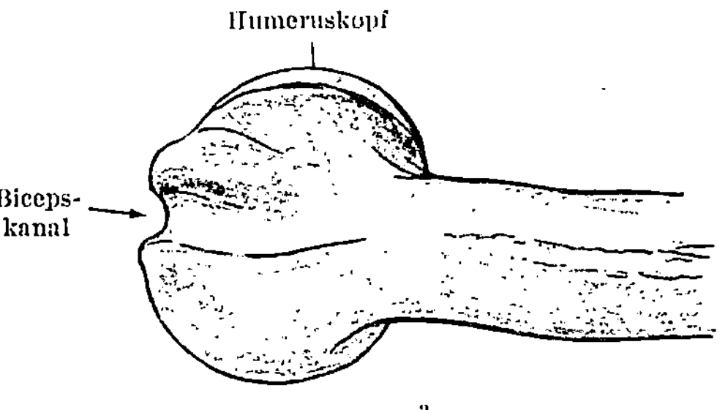

Kriterium der gut eingestellten Aufnahme (Bild c):
Die Kerbe am Humeruskopf muß deutlich abgebildet sein.

Schulterblatt, liegend oder stehend, ventro-dorsal

Anatomie: vgl. Abb. 165 (S. 212).

Indikationen der Aufnahme: Schulterblattverletzungen.

Vorbereitungen am Aufnahmetisch:
Kassettenfilm mit Strukturfolie, 18/24 oder 24/30 cm im Hochformat.
Aufnahme ohne oder mit Bucky.
Bleibuchstabe, Schlitzbinde, Keilkissen.

Vorbereitungen am Röntgenapparat: Feinfokus. — FFD: 100 cm.

Vorbereitung des Patienten: Oberkörper frei machen.

Lagerung des Patienten (Bild a):
Patient an der Stativwand stehend oder wenn möglich auf dem Untersuchungstisch liegend.
Arm der kranken Seite abduzieren und flach auf die Tischunterlage legen. Gesunde Schul-
ter mittels Keilkissen anheben, damit sich das kranke Schulterblatt möglichst flach der
Tischunterlage bzw. der Kassette anpreßt. Kopf nach der gesunden Seite abdrehen.
Fixierung des Patienten: Schlitzbinde über den Vorderarm.

Zentrierung:
Fußpunkt des Zentralstrahls: 4 Querfinger unterhalb des Schlüsselbeins und seitlich außer-
halb der Brustwarze und in Filmmitte.
Strahlengangrichtung: ventro-dorsal.
Zentralstrahl: senkrecht zum Film.
Aufnahme in Atemstillstand.

Kriterium der gut eingestellten Aufnahme (Bild b):
Darstellung des ganzen Schulterblatts ohne irgendwelche Verkürzung.

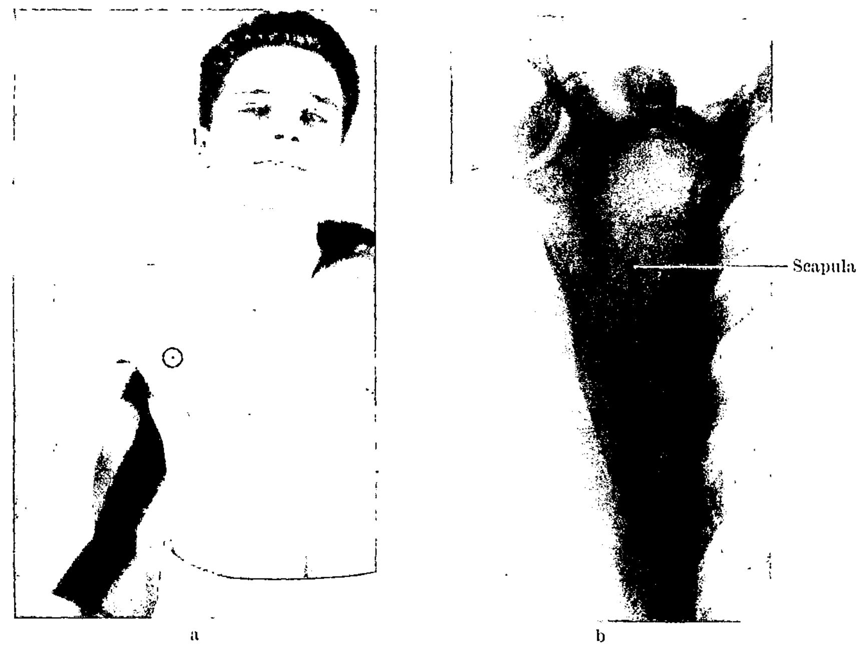

Einstellung 38
Schulterblatt, stehend, axial

Anatomie:
Bild a.

Vorbereitungen am Aufnahmetisch:
Kassettenfilm mit Strukturfolie, 18/24 oder 24/30 im Hochformat.

Bleibuchstabe.

Vorbereitungen am Röntgenapparat:
Feinfokus.

FFD: 100 cm.

Blende an der Röhre seitlich schmal.

Vorbereitung des Patienten:
Oberkörper frei machen.

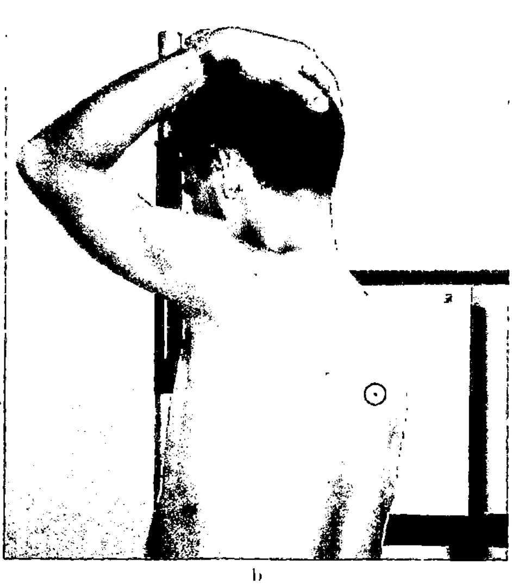

Lagerung des Patienten (Bild b und c):
Patient steht seitlich am Stativ, streckt zuerst seine beiden Arme nach vorne und legt die Handrücken aneinander. Er lehnt sich dann mit der Außenkante des Arms der betroffenen Seite an die Kassette an. — Zur Aufnahme des *rechten* Schulterblattes wird der Patient dann aus der Profilstellung in leichte *Fechter*stellung (Boxerstellung für Aufnahme des linken Schulterblattes) gebracht, d. h. die linke Brust nähert sich etwas dem Stativ. Durch diese leichte Drehung aus dem Profilstrahlengang stellt sich der platte Schulterblattknochen in die Strahlengangrichtung ein, senkrecht auf den Film. Schulterblattmitte in Filmmitte.

Erst am Schluß wird der gesunde Arm über den Kopf gelegt.

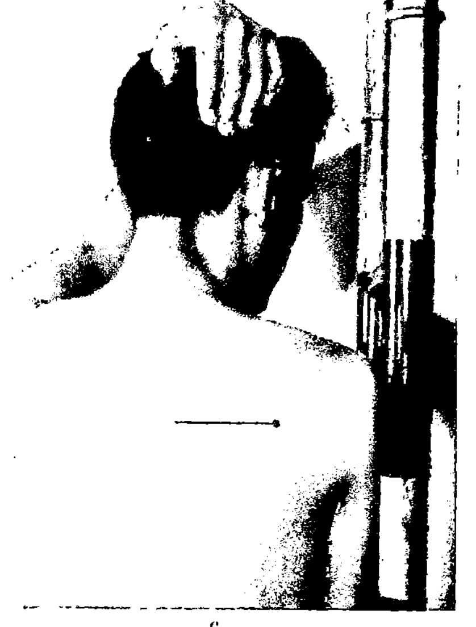

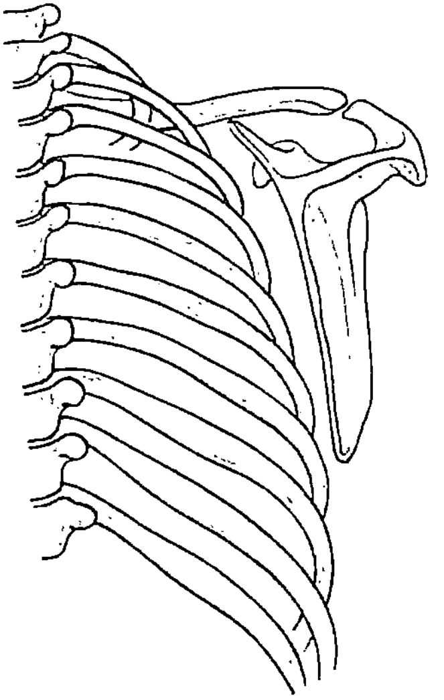

Acromio-Clavicular-Gelenk, ventro-dorsal

Indikationen der Aufnahme:
Verletzungen bzw. Verrenkungen dieses Gelenks.

Vorbereitungen am Aufnahmetisch:
Kassettenfilm mit Strukturfolie, 13/18 cm im Querformat (eventuell auch Hochformat).
Bleibuchstabe, Keilkissen.

Vorbereitungen am Röntgenapparat:
Feinfokus.
FFD: 100 cm.
Blende an der Röhre eng.

Vorbereitung des Patienten:
Patient in Rückenlage auf dem Untersuchungstisch. Gesunde Schulter mit Keilkissen
anheben. Die kranke Schulter liegt wie bei einer ventro-dorsalen Schulteraufnahme flach
auf der Kassette. Oberarm am Körper anschmiegen.

Zentrierung:
Fußpunkt des Zentralstrahls: auf Acromio-Clavicular-Gelenk und Filmmitte.
Strahlengangrichtung: ventro-dorsal, wie für die Schulteraufnahme, aber im Gegensatz
zu dieser ohne irgendwelche Kippung der Röntgenröhre.
Zentralstrahl: senkrecht zum Film.
Aufnahme in Atemstillstand.

Kriterium der gut eingestellten Aufnahme:
Freie Projektion von Acromion und Claviculaende.

Einstellung 38 (Fortsetzung)

Zentrierung:
Fußpunkt des Zentralstrahls: auf Schulterblattmitte und
Filmmitte.
Strahlengangrichtung: quer durch das Schulterblatt, also
tangential zur Thoraxwand.
Zentralstrahl: senkrecht zum Film.

Kriterium der gut eingestellten Aufnahme (Bild d):
Innerer und äußerer Scapularand müssen sich überdecken,
so daß der Knochen sich als schmales Band projiziert.

Einstellung 40
Schlüsselbein, dorso-ventral

Anatomie: vgl. Abb. 164 (S. 212).

Indikationen der Aufnahme:
Schlüsselbeinfraktur.

Vorbereitungen am Aufnahmetisch:
Kassettenfilm mit Strukturfolie, 18/24 im Querformat.
Bleibuchstabe.

Vorbereitungen am Röntgenapparat:
Feinfokus.
FFD: Kurzdistanzaufnahme, eventuell sogar Kontaktaufnahme, statt 100 cm.

Vorbereitung des Patienten:
Oberkörper frei machen.

Lagerung des Patienten (Bild):
Patient steht am Stativ und lehnt sich mit dem kranken Schlüsselbein eng an die Kassette an. Claviculamitte in Filmmitte. Kopf zur gesunden Seite hin abgewendet. Oberarm auf kranker Seite etwas nach innen rotiert (Rückhand ans Stativ).

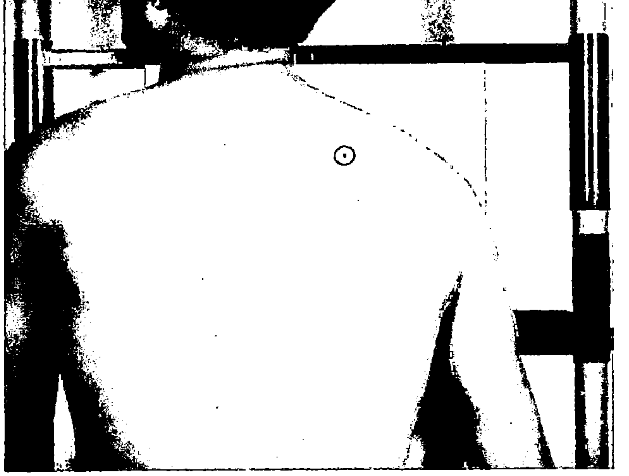

Zentrierung:
Fußpunkt des Zentralstrahls: auf Mitte der Clavicula und Filmmitte.
Strahlengangrichtung: dorso-ventral.
Zentralstrahl: senkrecht zum Film.
Aufnahme in Atemstillstand.

Kriterium der gut eingestellten Aufnahme:
Freie Darstellung des ganzen Schlüsselbeins.

Schlüsselbein, axial, caudo-kranial, sog. tangentiale Aufnahme

Anatomie: Bild a.

Indikationen der Aufnahme:
Beurteilung der Fragment-
stellung bei Frakturen.

**Vorbereitungen am Aufnahme-
tisch:**
Kassettenfilm mit Strukturfolie, 13/18 im Querformat.
Bleibuchstabe, Keilkissen.

**Vorbereitungen am Röntgen-
apparat:**
Transportabler Apparat.
FFD: *70 cm.*

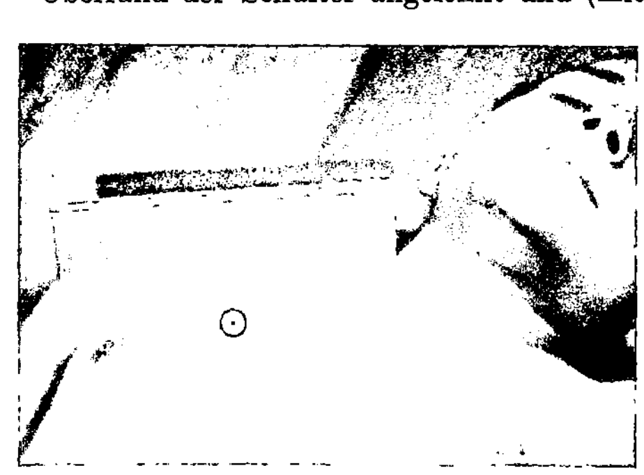

Vorbereitung des Patienten:
Oberkörper frei machen.

Lagerung des Patienten (Bild b und c):
Patient in Rückenlage auf Untersuchungstisch. Arm am Körper entlang, aber Keilkissen
unter kranker Schulter, um diese vom Tisch abzuheben. Kopf zur gesunden Seite abgedreht. Kassette, senkrecht auf dem Tisch, wird entlang dem Schlüsselbein bzw. dem
Oberrand der Schulter angelehnt und (mittels Keilkissen) fixiert.

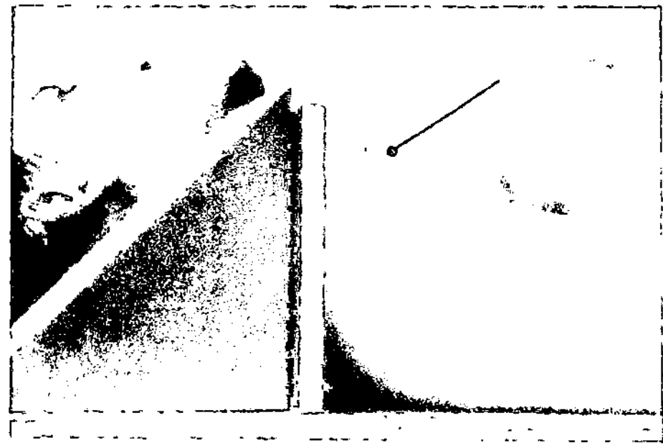

b

c Das Keilkissen unter der Schulter wurde absichtlich
nicht mit abgebildet

Zentrierung:
Fußpunkt des Zentralstrahls: auf Claviculamitte und auf Filmmitte.
Strahlengangrichtung: caudo-kranial und tangential.
Zentralstrahl: senkrecht zum Film und entlang der vorderen Brustkorbwand, zwischen
dem Rippengitter und dem darüberliegenden Schlüsselbein hindurch.
Aufnahme in Atemstillstand.

Kriterium der gut eingestellten Aufnahme (Bild d):
Die mittleren Partien des Schlüsselbeins müssen vollständig frei dargestellt sein, so daß
man zwischen diesem und den Rippen einen freien Zwischenraum hat.

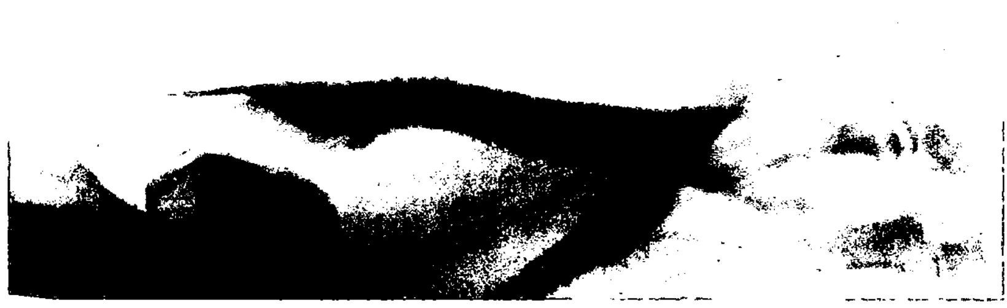

d

Einstellung 42
Sterno-Clavicular-Gelenk, mittels Doppelaufnahme nach ZIMMER

Diese Aufnahme der medialen Schlüsselbeingelenke ist, trotzdem sie wie die Sternumaufnahme „Doppelaufnahme nach ZIMMER" heißt und fast den gleichen Körperteil betrifft, eine gegenüber der anderen, grundverschiedene Aufnahme.

Anatomische Vorbesprechung (vgl. Abb. 164, S. 212):

Die Gelenke, die die beiden Schlüsselbeine (Claviculae) mit dem Brustbein (Sternum) verbinden, werden Sterno-Clavicular-Gelenke genannt. Die drei Knochen bilden die Umrandung der beim Lebenden (in Höhe des „Kragenknöpfchens") so gut sichtbaren Grube (Jugulum).

Indikationen der Aufnahme:

Frakturen, Luxationen, Arthrosis.

Vorbereitungen am Aufnahmetisch:

Kassettenfilm mit Strukturfolie, 13/18, im Querformat.
Bleibuchstabe, Keilkissen.

Vorbereitungen am Röntgenapparat:

Kontaktaufnahme meist mit transportablem Apparat.

Vorbereitung des Patienten:

Oberkörper frei machen.

Lagerung des Patienten (Bild a—c):

Patient in Bauchlage auf Untersuchungstisch. Arme am Körper entlang, Schulter weit nach vorne, fest auf den Tisch pressen bzw. auf die quergestellte Kassette, deren Kopfkante durch Keilkissen angehoben ist. Patient liegt mit Sternumoberteil prall auf der Kassette, so, daß die beiden Sterno-Clavicular-Gelenke in der Mitte des Filmes liegen. Kopf über Kassettenoberrand hinunterhängen lassen.

Zentrierung (Bild d):

Doppel-Kontaktaufnahme, d. h. zwei Kontaktaufnahmen (s. S. 142) auf ein und dem gleichen Film, in dorso-ventralem Strahlengang:

1. Aufnahme:

Röhrenfokus in Höhe des 2. bis 3. Brustwirbels wird so weit seitlich verschoben, daß der mediale Rand des Strahlenaustrittsfensters oder des *Tubusansatzes* bzw. des Halterungsringes an der Röntgenröhre 1 cm rechts von der Dornfortsatzlinie liegt (Bild a).

Zentralstrahl: senkrecht auf den schräggestellten Film, Röhre entsprechend kippen. Keine seitliche Schwenkung des Zentralstrahls, ja nicht nach der Filmmitte hin drehen! Der Strahl zielt somit direkt auf den Schlüsselbeinkopf rechts.

2. Aufnahme:

Sie wird auf dem gleichen Film vorgenommen, und zwar gleich wie die erste Aufnahme; nur wird die Röhre, in gleicher Stellung wie eben besprochen, nach links von der Dornfortsatzlinie gebracht. Die Röhre darf zwischen der ersten und zweiten Aufnahme *nicht* geschwenkt werden, sondern wird (mit ihrem Stativ) einfach nur nach der linken Körperseite verschoben, so daß sie nunmehr direkt auf den linken Schlüsselbeinkopf zentriert ist. Aus dieser Anordnung ergibt sich, daß die Halswirbelsäule als Scheidewand wirkt.

Aufnahme bei Atemstillstand.

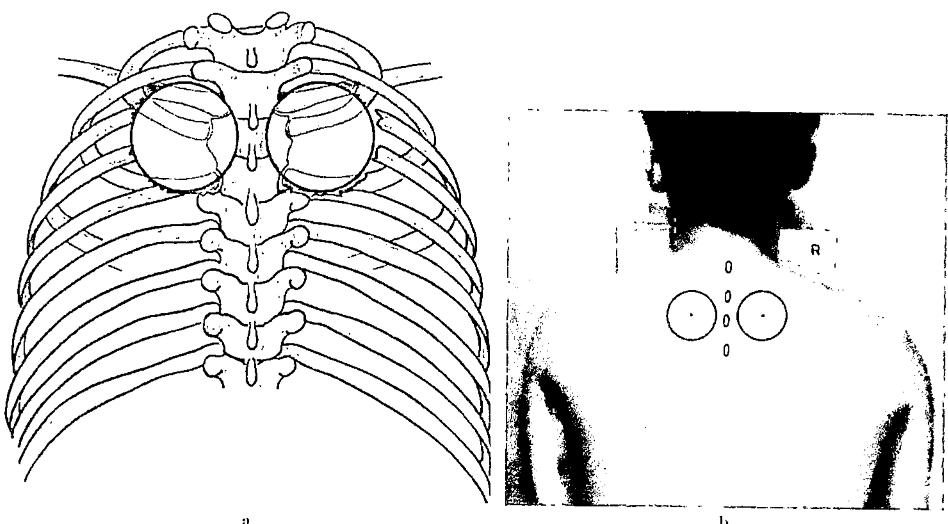

a   b

Die Kreise markieren die Placierung des Röhrenaustrittfensters. Durch Weglassen der Rippen auf der Zeichnung wird der Blick auf die Sterno-Clavicular-Gelenke freigegeben. Durch jedes dieser Eintrittsfelder oder Fußpunkte des (divergierenden) Strahlenbündels wird eine Aufnahme gemacht, einfachheitshalber beide Bilder nur auf einem Film, einem entsprechend breiten

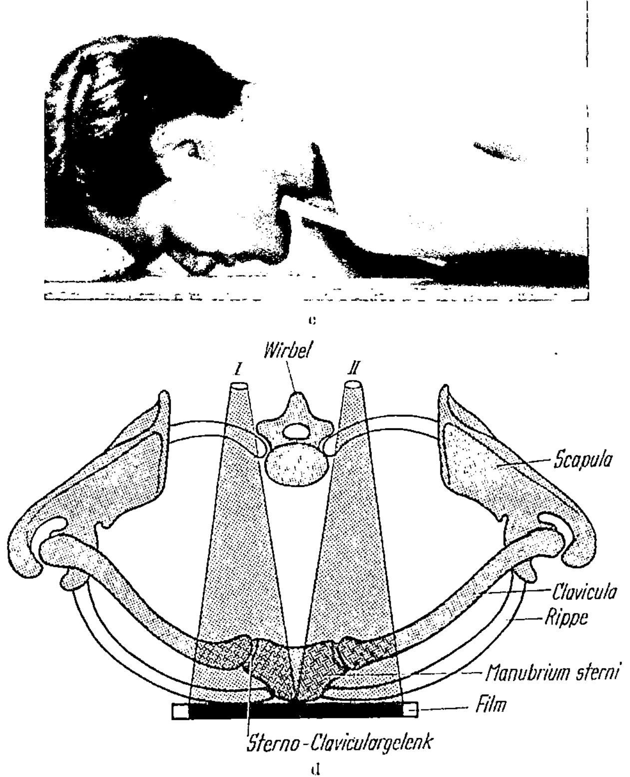

c
d

Prinzip der Doppelaufnahme der Sterno-Clavicular-Gelenke. Erste Aufnahme von I, zweite Aufnahme von II aus, beide senkrecht auf den Film zentriert und beide auf den gleichen Film

Kriterium der gut eingestellten Aufnahme (Bild e):

Beide Sterno-Clavicular-Gelenke müssen so dargestellt werden, wie man dies auf einem anatomischen Bilde vor sich hat. Verwendet man ein kleines rundes Strahlenaustritts-fenster, wie es die transportablen Apparate aufweisen, so überdecken sich diese beiden auf dem Film erhaltenen kreisförmigen Bilder ganz knapp, gerade so, daß ein fließender Übergang zwischen rechts und links vorhanden ist. Die beiden runden Bildausschnitte dürfen sich also nicht zu stark überdecken, sonst stehen die Sterno-Clavicular-Gelenke unnatürlich nahe beieinander.

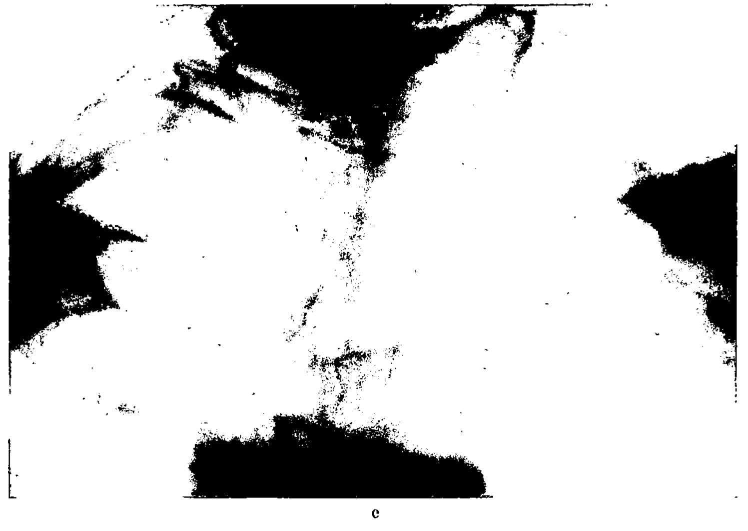

c

Bemerkungen:

Über die *Tomographie der Sterno-Clavicular-Gelenke* s. S. 526.

Sternum, mittels Doppelkontaktaufnahme nach ZIMMER

Die Aufnahme des Sternums, als Doppelkontaktaufnahme nach ZIMMER bezeichnet, ist grundverschieden von der eben besprochenen Doppelkontaktaufnahme der Sterno-Clavicular-Gelenke, obwohl sie den gleichen Körperteil betrifft. Einstellung, Zentrierung, Röhrenverschiebung — alles ist vollständig anders.

Indikationen der Aufnahme:

Frakturen, Tumoren.

Vorbereitungen am Aufnahmetisch:

Kassettenfilm, mit Strukturfolie, 13/18 im Hochformat.

Bleibuchstabe, Fettstift, Keilkissen.

Vorbereitungen am Röntgenapparat:

Kontaktaufnahme, meist mit transportablem Apparat.

Vorbereitung des Patienten:

Oberkörper frei machen.

Lagerung des Patienten (Bild a und b):

Patient in Bauchlage auf Untersuchungstisch. Arme entlang dem Körper oder über den seitlichen Tischrand hinunterhängen lassen. Brustbeinmitte in Filmmitte bringen, Kassettenoberrand leicht anheben, Schultern dann fest an die Kassette anpressen.

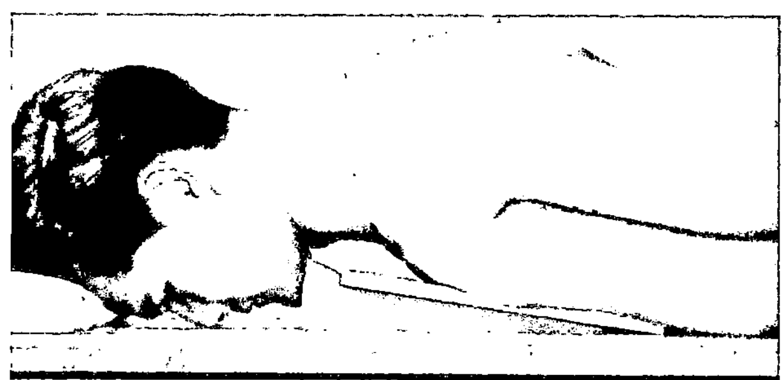

a Placierung des Filmes

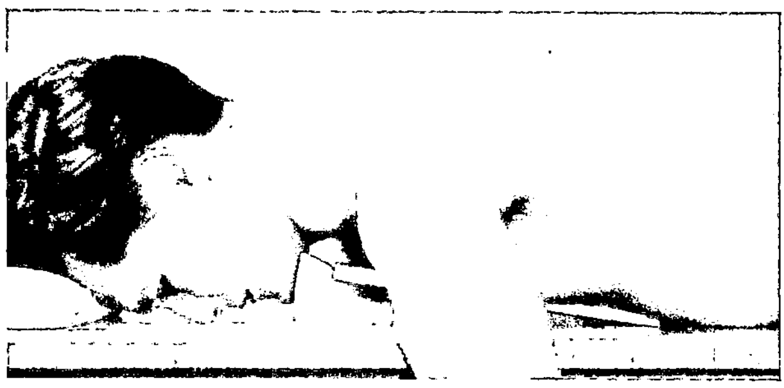

b Endgültige Einstellung (Arme herunterhängen lassen)

Zentrierung (Bild c—f):

Doppelkontaktaufnahme (s. auch S. 142).

1. Aufnahme:

Die Untersuchung wird meistens von der rechten Körperseite her vorgenommen (links wirkt der Herzschatten kontraststörend). Dornfortsatzlinie und medialen Rand des Schulterblattes am Patienten abtasten und beides mit Fettstift markieren. Das Röhrenaustrittsfenster wird dazwischen plaziert *(Kreis in Bild c)*, höher oder tiefer, je nachdem ob man den oberen, den mittleren oder den unteren Teil des Brustbeins aufnehmen will. Nun schwenkt man die Röhre ganz geringfügig, und zwar so, daß der Zentralstrahl auf Filmmitte fällt.

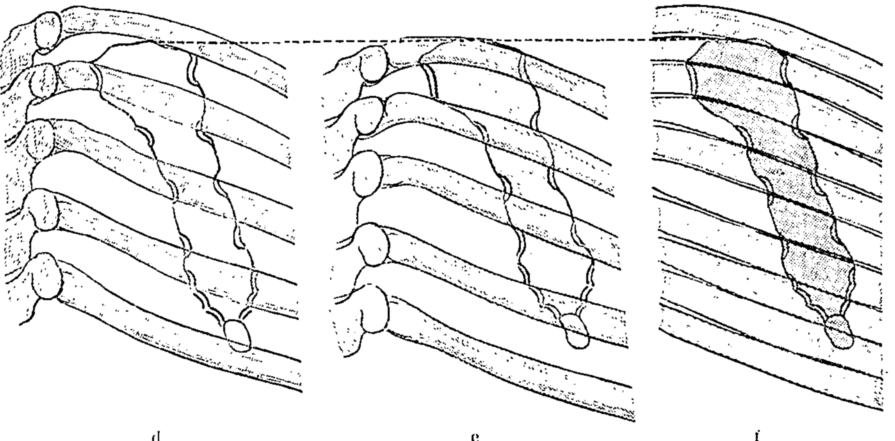

c

2. Aufnahme:

Sie wird auf dem gleichen Film vorgenommen. Der Röhrenfokus wird um eine Rippenbreite (etwa 1 cm) nach fußwärts verschoben, alles andere bleibt.

Während beider Expositionen atmet der Patient normal; damit bewegen sich die Rippen und zwar stärker in Höhe des Rückens als vorne, wo sie fest auf dem Film aufgepreßt sind. Man erhält also von den dorsalen Rippen ein verwaschenes Bild.

Bei der Kontaktaufnahme, die wir früher besprochen haben (s. S. 142), stellen sich die Rippen dorsal (also auf der Rückenseite) ohnedies stark vergrößert, verwaschen und entsprechend kontrastarm dar, im Gegensatz zu den filmnahen Partien, also vor allem zum Brustbein, das absolut scharf abgebildet wird.

Die hinteren Rippenabschnitte könnten bei einer solchen Aufnahme aber immer noch etwas störend wirken. Aus diesem Grund wird bei dieser Methode zwischen der ersten und der zweiten Exposition die Röhre um Rippenbreite verschoben: Wo also zuvor eine dorsale Rippe im Wege stand, ist jetzt der Zwischenrippenraum, d. h. eine „Leere". Schon damit gleicht sich das Bild der dorsalen Rippen (kontrastmäßig) wiederum aus (Bild d—f).

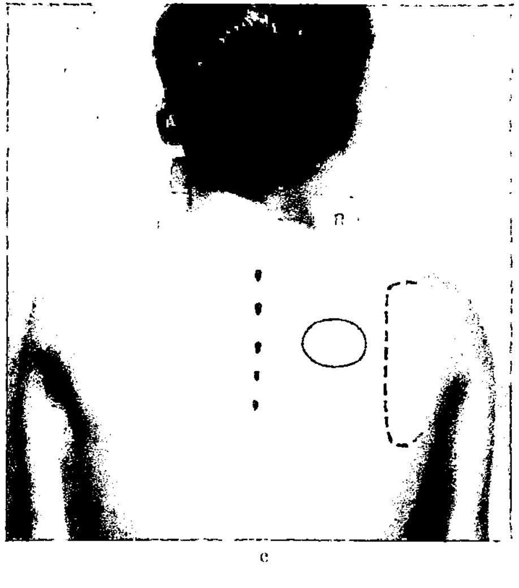

d   e   f

d—f. *Prinzip der Doppelkontaktaufnahme des Brustbeines* (die gestrichelte Linie markiert den Oberrand des Sternums).
d Auf der ersten Halbaufnahme überdecken die Schatten der hinteren Rippen stellenweise das Brustbein.
e Auf der zweiten Halbaufnahme, nach Verschieben der Röntgenröhre um Rippenbreite nach unten, fallen die Rippenschatten nunmehr auf die zuvor unbeschatteten Brustbeinpartien.
f Beide Halbaufnahmen, als Doppelbelichtung auf einem Film, führen damit zu einer weitgehend homogenen, aber keineswegs intensiven Verschattung des Brustbeines

Belichtung: Das Sternum ist so dünn wie ein Finger. Man belichtet deshalb so wie bei einer Fingeraufnahme und unter Berücksichtigung der geringen Distanz, also mit einem Minimum. Da zudem zwei Aufnahmen exponiert werden, dürfen wir jeweils nur die Hälfte dieser minimalen Belichtung einstellen.

Kriterium der gut eingestellten Aufnahme (Bild g):

Es ist schon wiederholt vorgekommen, daß Röntgenassistentinnen ein technisch gut geratenes Bild weggeworfen haben, weil sie den Eindruck hatten, daß man das Sternum darauf nicht sehe. Das Sternum kann sich aber nur ganz zart abbilden und wird nie kräftig hervortreten (der häufigste Fehler ist ja die Überbelichtung).

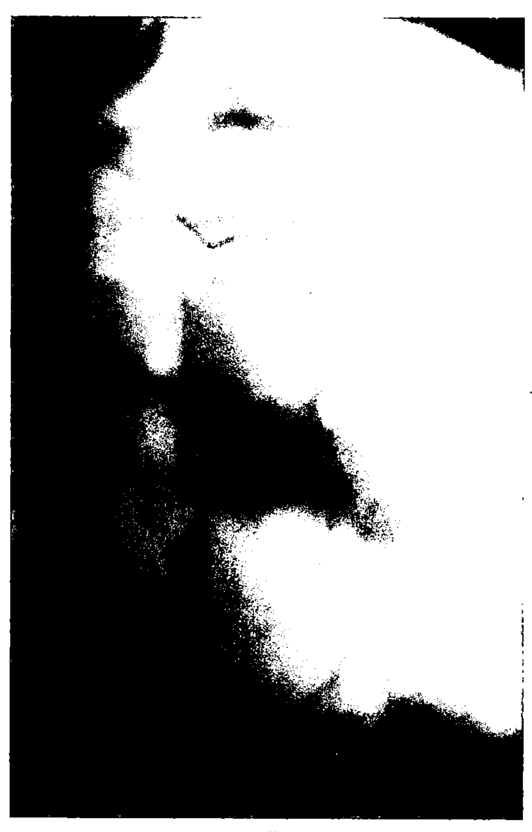

g

Bemerkung:

Über die *Tomographie des Sternum* s. S. 526.

Einstellung 44
Brustbein, seitlich

Indikationen der Aufnahme:
Verletzungen.

Vorbereitungen am Aufnahmetisch:
Kassettenfilm, 24/30 oder 30/40 cm im Hochformat.
Bucky (aufziehen und Zeit einstellen).
Bleibuchstabe, Schlitzbinde.

Vorbereitungen am Röntgenapparat:
Feinfokus.
FFD: 100 cm.

Vorbereitung des Patienten:
Oberkörper frei machen.

Lagerung des Patienten:
Patient an der Buckystativwand stehend, streng seitlich, Arme über den Kopf nehmen, Bauch einziehen.
Fixierung des Patienten: mittels Schlitzbinde.

Zentrierung:
Fußpunkt des Zentralstrahls: auf Brustbeinmitte und in Buckymitte.
Strahlengangrichtung: seitlich.
Zentralstrahl: senkrecht zum Film.
Aufnahme in Atemstillstand bei Inspiration.

Kriterium der gut eingestellten Aufnahme (Bild):
Darstellung des Brustbeins in seiner gesamten Länge.

Hemithorax, liegend, dorso-ventral, zur Darstellung der vorderen Rippenabschnitte

Anatomische Vorbesprechung:

Unter *Brustkorb* (Thorax) *(vgl. Skeletschema S. 168)* verstehen wir den Rippenkäfig mit Brustwirbelsäule und Brustbein. Die *12 Rippenpaare* (Rippe = Costa) gehen von der zugehörigen Brustwirbelsäule aus, biegen seitlich nach vorne aus und münden an der Knorpel-Knochen-Grenze in einen knorpeligen Anteil aus, der sie mit dem Brustbein verbindet. Diese Knorpelspangen sieht man röntgenologisch nicht, es sei denn, daß Kalksalze eingelagert sind, was nur am obersten Rippenpaar regelmäßig vorkommt.

Das Rippengitter einer Seite wird als *Hemithorax* bezeichnet.

Indikationen der Aufnahme:

Häufig wird nur der Hemithorax (bei Frakturen und Caries der Rippen) untersucht, während Übersichtsaufnahmen des ganzen Brustkorbes (Thoraxaufnahmen) seltener verlangt werden. Man belichtet wie bei einer „harten" Lungenaufnahme (s. Einstellung 147).

Vorbereitungen am Aufnahmetisch:

Kassettenfilm mit Strukturfolie, 30/40 im Hochformat.

Aufnahme mit oder ohne Bucky (aufziehen und Zeit einstellen).

Bleibuchstabe.

Vorbereitungen am Röntgenapparat:

Feinfokus.

FFD: 100 cm oder Kontaktaufnahme.

Blende an der Röhre nicht zu eng, eventuell Ausgleichfilter über die obersten Rippen.

Vorbereitung des Patienten:

Oberkörper frei machen.

Lagerung des Patienten (Bild):

Patient in Bauchlage auf dem Untersuchungstisch. Die zu untersuchende Seite liegt in Tischmitte. Arm dem Körper entlang. Kopf zur gesunden Seite hin abgewendet. Untere Begrenzung des Schulterblatts in Filmmitte bzw. Buckymitte.

(Dieses Bild kann man auch an einem Lungenstativ in der Art einer Lungenaufnahme, aber nur auf eine Thoraxhälfte zentriert, anfertigen.)

Zentrierung:

Fußpunkt des Zentralstrahls: auf untere Begrenzung des Schulterblatts, in der Mitte zwischen Wirbelsäule und äußerer Thoraxwand und in Bucky- oder Filmmitte.

Strahlengangrichtung: dorso-ventral.

Zentralstrahl: senkrecht zum Tisch oder zum Film.

Aufnahme in Atemstillstand bei tiefer Inspiration.

Kriterium der gut eingestellten Aufnahme:

Die Aufnahme darf nicht zu hart sein, damit die Rippen sich nicht zu kontrastarm darstellen und ihre Struktur noch erfaßt werden kann (s. auch nächste Einstellung).

Hemithorax, liegend, ventro-dorsal, zur Darstellung der hinteren Rippenabschnitte

Indikationen der Aufnahme:
Verletzungen der hinteren Rippen.

Vorbereitungen am Aufnahmetisch:
Kassettenfilm mit Strukturfolie, 30/40 im Hochformat.
Aufnahme mit oder ohne Bucky.
Bleibuchstabe.

Vorbereitungen am Röntgenapparat:
Feinfokus.
FFD: 100 cm.
Blende an der Röhre nicht zu eng, eventuell Ausgleichfilter über die obersten Rippen.

Vorbereitung des Patienten:
Oberkörper frei machen.

Lagerung des Patienten (Bild a):
Patient in Rückenlage auf dem Untersuchungstisch. Die zu untersuchende Thoraxhälfte liegt in Tischmitte. Arme dem Körper entlang. Untere Begrenzung des Schulterblattes in Film- bzw. Buckymitte.

Zentrierung:
Fußpunkt des Zentralstrahls: in Mitte zwischen Wirbelsäule und äußerer Thoraxwand, bei Männern etwas medial von der Brustwarze und in Bucky- bzw. Filmmitte.
Strahlengangrichtung: ventro-dorsal.
Zentralstrahl: senkrecht zum Tisch oder zum Film.
Aufnahme in Atemstillstand bei tiefer Inspiration.

Kriterium der gut eingestellten Aufnahme (Bild b):
Obere, mittlere und untere Rippen (durch Leberschatten verdeckt) müssen gut belichtet und gut beurteilbar dargestellt werden.

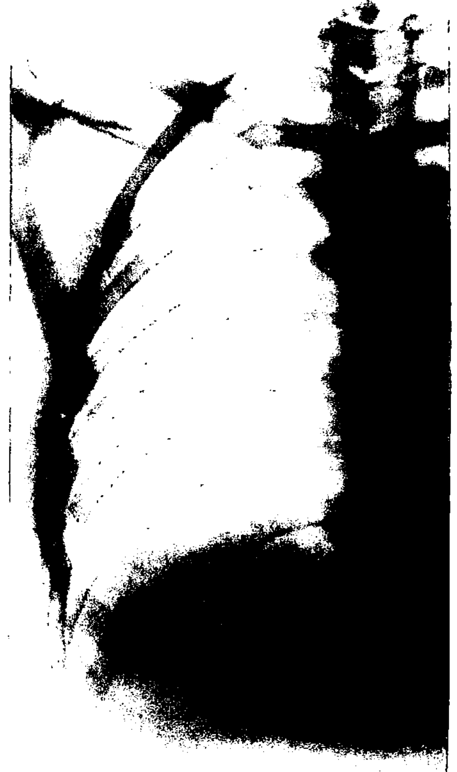

a

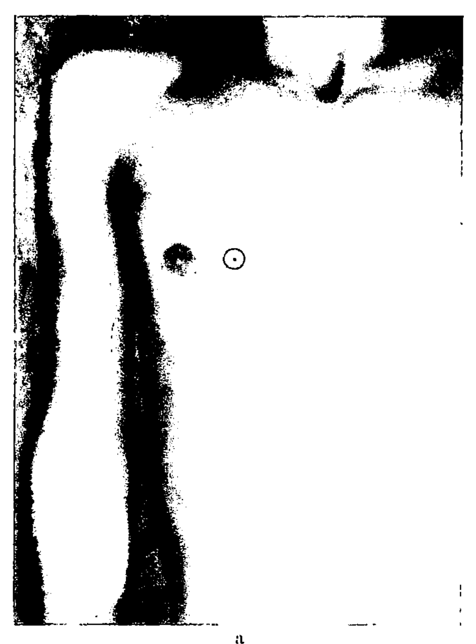

b

Schädel

Der menschliche Schädel (Cranium) (Abb. 166) zerfällt in zwei Hauptteile, den sog. Hirn-schädel und den Gesichtsschädel.

Der *Hirnschädel* besteht aus einigen großen platten Knochen: dem *Stirnbein* (Os frontale), das basal die Stirnhöhle (Sinus frontalis) umschließt, den beiden *Scheitelbeinen* (Scheitel-

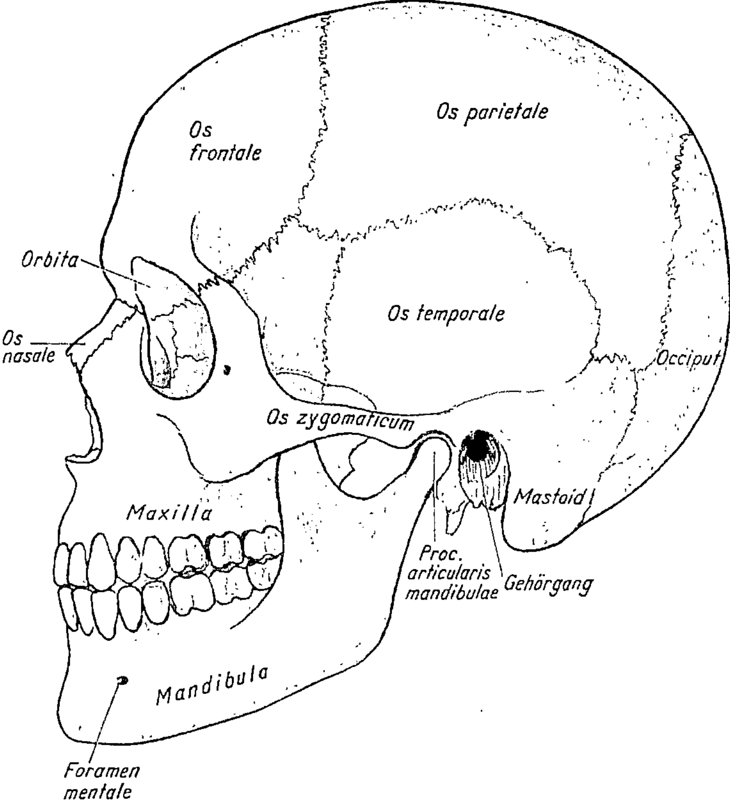

Abb. 166

bein = Os parietale), dem *Hinterhauptbein* (Os occipitale) und den beiden *Schläfenbeinen* (Schläfenbein = Os temporale). An diesem Knochen des Hirnschädels lassen sich innen verschiedene Vertiefungen sehen, die teils *Gefäßkanäle* der Arterien und der Venen, teils die fingerförmigen Eindrücke (Impressiones digitatae) der Hirnwindungen darstellen. Die gezähnelten Nahtstellen der verschiedenen aneinanderliegenden Knochen heißen *Suturen*.

Diese Schädelknochen (Ossa cranii) umschließen das Gehirn (Cerebrum), das seinerseits auf der Schädelbasis (Basis cranii) in drei muldenförmigen Vertiefungen, der vorderen, mittleren und hinteren *Schädelgrube*, ruht.

16*

In den zentralen Partien der vorderen Schädelgrube findet sich das *Siebbein* (Os ethmoidale oder Ethmoid), eine Nasennebenhöhle (Sinus ethmoidalis) mit vielen kleinen Hohlräumen, den Siebbeinzellen.

In den zentralen Partien der mittleren Schädelgrube befindet sich der *Türkensattel* (Sella turcica), über sie hinweg ragen von vorne her zwei Fortsätze, die Processus clinoides anteriores. Die hintere Begrenzung heißt Dorsum sellae. Die Sella turcica ist Sitz der Hypophyse, einer wichtigen Drüse für die innere Sekretion.

Unterhalb des Sellabodens liegt die *Keilbeinhöhle* (Sinus sphenoidalis). Links und rechts des Türkensattels sind verschiedene *Schädellöcher* (vgl. Einstellung 53, Bild a und b), von denen röntgenologisch das Foramen ovale und das Foramen spinosum besonders interessieren, letzteres bei Trigeminusneuralgien.

Am Übergang von dieser mittleren zur hinteren Schädelgrube bildet jeweils das *Felsenbein* (Pyramis, ein Teil des Schläfenbeins) (vgl. auch Einstellung 59, Bild a, Einstellung 60, Bild a und b, und Einstellung 61, Bild a) die Grenze. Die beiden Felsenbeinpyramiden liegen einander V-förmig gegenüber, im Winkel von 45⁰ zur Medianebene. Ihre Spitze zeigt gegen die Sella. Gehör- und Gleichgewichtsapparat sind in den Felsenbeinen untergebracht.

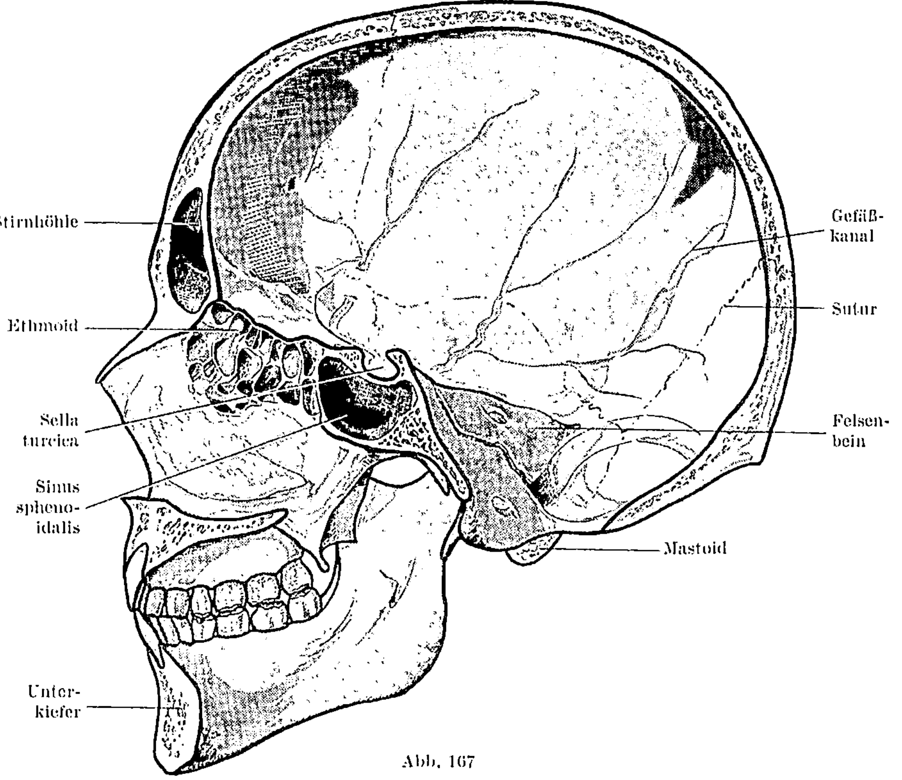

Die hintere Schädelgrube birgt das große *Hinterhauptloch* (Foramen occipitale magnum) (vgl. Einstellung 53, Bild a), durch welches das Rückenmark vom Gehirn aus nach der Wirbelsäule zieht.

Zur Anatomie des *Gesichtsschädels* (vgl. Einstellung 49, Bild a und Einstellung 51, Bild a) sind das *Nasengerüst* (Os nasale) (vgl. Einstellung 63, Bild a) und der *Jochbogen* (Os zygomaticum) zu erwähnen (vgl. Einstellung 67). Unterhalb der *Augenhöhle* (Orbita) (vgl. Einstellung 62, Bild a), in deren Tiefe der Sehnervenkanal (Canalis opticus) mündet, liegt die *Kieferhöhle* (Sinus maxillaris, Highmoresche Höhle).

Der *Oberkiefer* (Maxilla) (vgl. Einstellung 49, Bild a) birgt in seinen Alveolaren die Zähne, vorne die *Schneidezähne* (Incisiven), dann den *Eckzahn* (Caninus), die vorderen (Prämolaren) und die hinteren *Backenzähne* (Molaren).

Der *Unterkiefer* (Mandibula) ist durch das *Kiefergelenk* (Articulatio temporo-mandibularis) (vgl. Einstellung 61, Bild a, Einstellung 68, Bild a, und Einstellung 69, Bild a) gelenkig mit der Schädelbasis verbunden. In der Gelenkpfanne, der Fossa mandibularis, ruht das Kieferköpfchen (Capitulum mandibulae), das den einen Fortsatz des aufsteigenden Kieferteils (Ramus mandibulae) darstellt, während der Processus coronoides den anderen bildet. Der horizontale Teil des Unterkiefers ist das Corpus mandibulae. Das *Kinn* (vgl. Einstellung 71, Bild a) wird als Protuberantia mentalis bezeichnet. Die Benennung der Zähne ist die gleiche wie im Oberkiefer. Unterhalb des Eckzahns befindet sich im Unterkiefer ein kleines Loch (Foramen mentale), welches das Ende des Nervkanals des Unterkiefers darstellt.

Wir können nun den *Schädel* oder einzelne Schädelknochen *röntgenologisch in verschiedenen* standardisierten, d. h. allgemein anerkannten *Strahlengangrichtungen aufnehmen.* Jede dient zur Darstellung bestimmter Skeletabschnitte und hat dementsprechend ihre eigene Indikation.

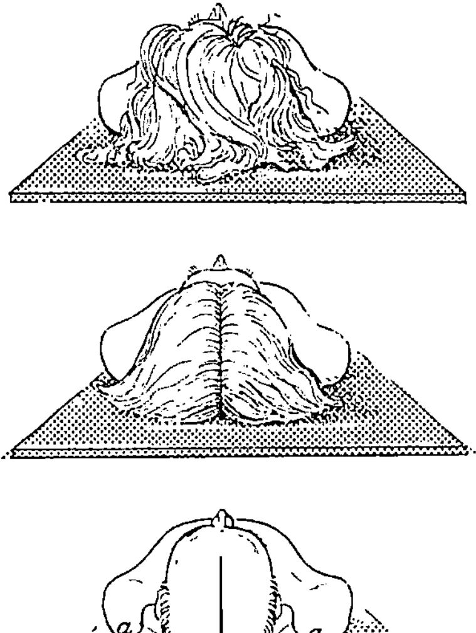

Abb. 168. Strecke a = Abstand des äußeren Gehörganges von der Tischunterlage soll rechts und links gleich sein

Wir besprechen zunächst Schädelübersichtsaufnahmen und müssen uns bei diesen vergegenwärtigen, daß das kalkreiche Schädeldach viel mehr Strahlen absorbiert als der Gesichtsschädel.

Zum Schluß ein kleiner Hinweis allgemeiner Art zur Röntgeneinstellung: Zur Erleichterung der Einstellung der Medianebene des Schädels ist es bei Frauen angezeigt, das Haar in der Mitte zu scheiteln. Bei Männern ohne Haare kann man die Medianebene mit Fettstift markieren (Abb. 168).

Schädel, Profilaufnahme bei liegendem Patienten, in sinistro-dextralem oder dextro-sinistralem Strahlengang

Indikationen der Aufnahme:

Frakturen der Schädelkalotte (Schädeldach), des Gesichtsschädels. Tumoren des Schädels und der Hypophyse. Hirndruckzeichen, Verkalkungen oder Entkalkungen, Hyperostosis frontalis. Über die Encephalographie, Ventrikulographie s. Einstellung 192.

Vorbereitungen am Aufnahmetisch:

Kassettenfilm mit Strukturfolie, 24/30 cm, Querformat.
Aufnahme mit Bucky (aufziehen und Zeit einstellen).
Bleibuchstabe, Schlitzbinde, Keilkissen.

Vorbereitungen am Röntgenapparat:

Feinfokus.
FFD: 100 cm.
Blende an der Röhre nicht zu eng.

Vorbereitung des Patienten:

Entfernen von Haarklammern und des künstlichen Gebisses. Kragen öffnen, Kragenknöpfchen entfernen.

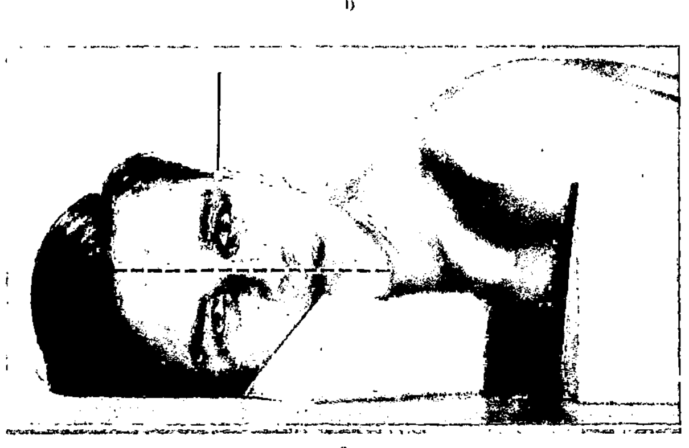

a

Lagerung des Patienten (Bild a—c):

Patient in Bauchlage auf dem Untersuchungstisch, mit der zu untersuchenden Schädelseite aufliegend. Die dem Hinterkopf zugewandte Schulter liegt prall auf dem Tisch, die andere wird mittels Keilkissen so gehoben, daß die Medianebene des Schädels (also die Ebene, die ihn in zwei gleiche Hälften teilt) ohne zu große Anstrengung für den Patienten parallel zur Tischunterlage gelegt werden kann. Da auch die Längsachse des Gesichtsschädels parallel zur Tischebene verlaufen muß, soll das Kinn ebenfalls mit Keilkissen etwas angehoben werden.

Die gestrichelte Linie in Bild b und c markiert die Medianebene.

Fixierung des Patienten:
Schlitzbinde über den Kopf.

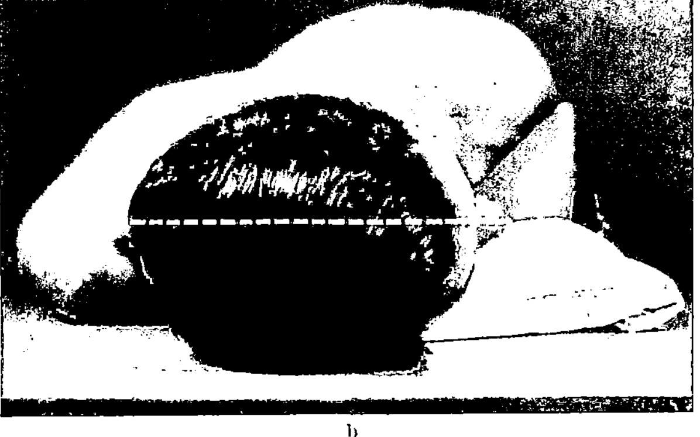

b

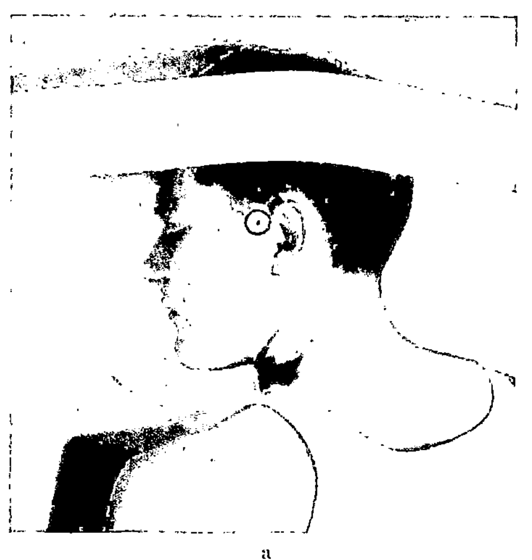

c

Zentrierung:

Fußpunkt des Zentralstrahls: 1 Querfinger breit oberhalb und 1 Querfinger breit vor dem äußeren Gehörgang und in Filmmitte.

Strahlengangrichtung: streng seitlich, dextro-sinistral (d.-s.) oder sinistro-dextral (s.-d.).

Zentralstrahl: senkrecht zum Film.

Aufnahme in Atemstillstand.

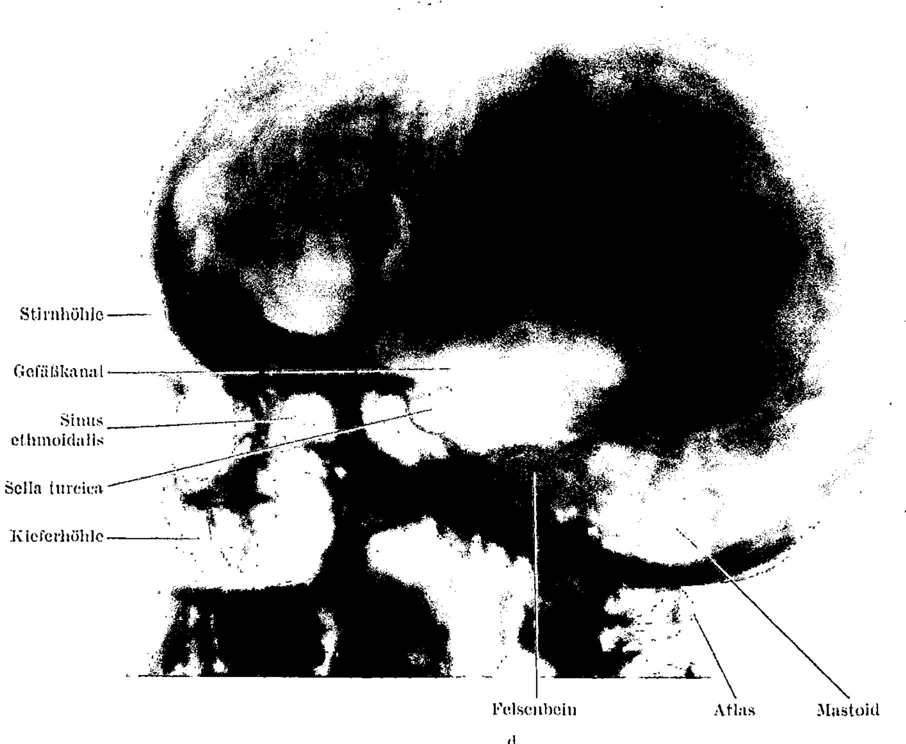

Kriterium der gut eingestellten Aufnahme (Bild d):

Die Sella turcica muß vollständig frei projiziert sein, der Sellaboden darf nicht als Doppellinie, sondern muß strichförmig erscheinen. Die beiden Clinoidfortsätze müssen sich überdecken, ebenfalls die Begrenzung der mittleren Schädelgrube und die beiden Kieferköpfchen.

Das Schädeldach darf am Filmrand nicht „abgeschnitten" sein!

Fehleinstellung:

Bild e und f.

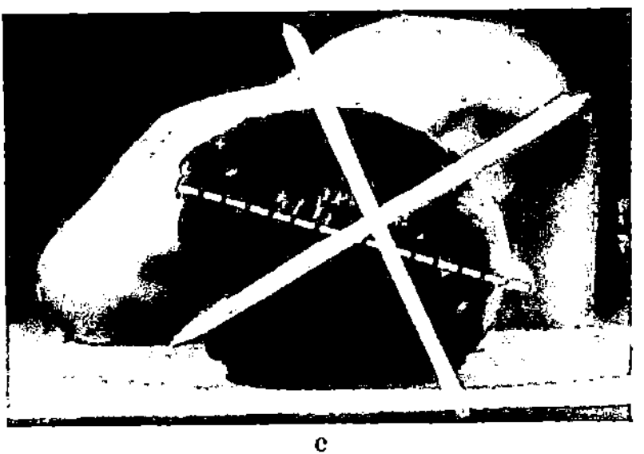

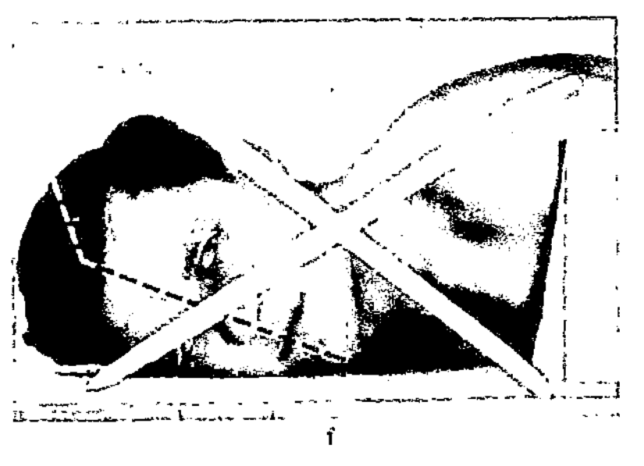

Die Medianebene des Kopfes liegt schräg und nicht parallel zur Tischkante

Bemerkung:

Nach beendeter Exposition künstliches Gebiß sofort wieder einsetzen!

Für die *Aufnahme der Sella turcica allein* blendet man möglichst eng ein (Filmformat dann nur 13/18), eventuell Vergrößerungsaufnahme.

Die Profilaufnahme des Schädels wird auch verwendet, um *beide Kieferköpfchen* gleichzeitig und auf einem Film darzustellen (Aufnahme nach PORDES). Der Schädel wird dabei nur eine Spur schräg gehalten.

Schädel, Profilaufnahme in Rückenlage des Patienten, mit seitlich aufgestellter Kassette, in sinistro-dextralem oder dextro-sinistralem Strahlengang

Indikationen der Aufnahme:

Bei Schwerverletzten (und bei Ventrikulographie und Encephalographie, s. Einstellung 192).

Vorbereitungen am Aufnahmetisch:

Kassettenfilm mit Strukturfolie, 24/30 cm im Querformat.

Feinrasterblende, Bleibuchstabe, Keilkissen und Holzbretter.

Vorbereitungen am Röntgenapparat:

Großapparat mit Feinfokus, eventuell auch transportabler Apparat.

FFD: 100 cm bzw. 70 cm beim transportablen Apparat.

Blende an der Röhre nicht zu eng.

Vorbereitung des Patienten:

Entfernen von Haarklammern und des künstlichen Gebisses. Kragen öffnen, Hemd- und Kragenknöpfchen entfernen.

Lagerung des Patienten (Bild):

Patient in Rückenlage auf dem Untersuchungstisch (oder im Krankenbett), Arme dem Körper entlang, Hochlagerung des Kopfes durch Unterlegen eines Holzbrettes. Medianebene des Schädels (gestrichelt gezeichnet) senkrecht zur Tischunterlage. Kassette an die kranke Seite anlehnen, senkrecht zur Unterlage und mit Keilkissen fixieren.

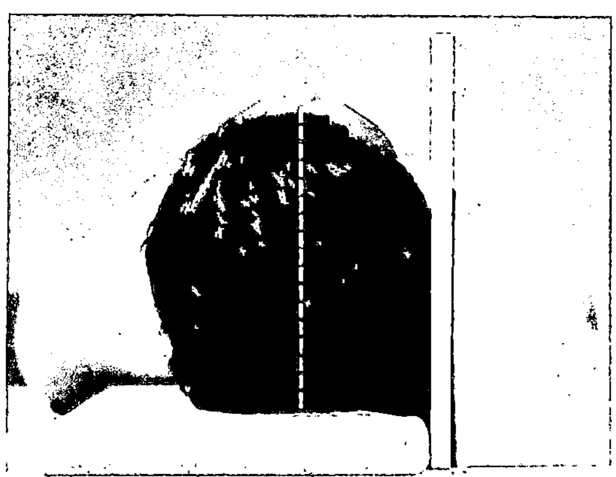

Zentrierung:

Fußpunkt des Zentralstrahls: 1 Querfinger oberhalb und 1 Querfinger vor dem äußeren Gehörgang und in Filmmitte.

Strahlengangrichtung: horizontal seitlich (sinistro-dextral oder dextro-sinistral).

Zentralstrahl: senkrecht zum Film.

Aufnahme in Atemstillstand.

Schädel, occipito-frontal, Patient in Bauchlage oder sitzend

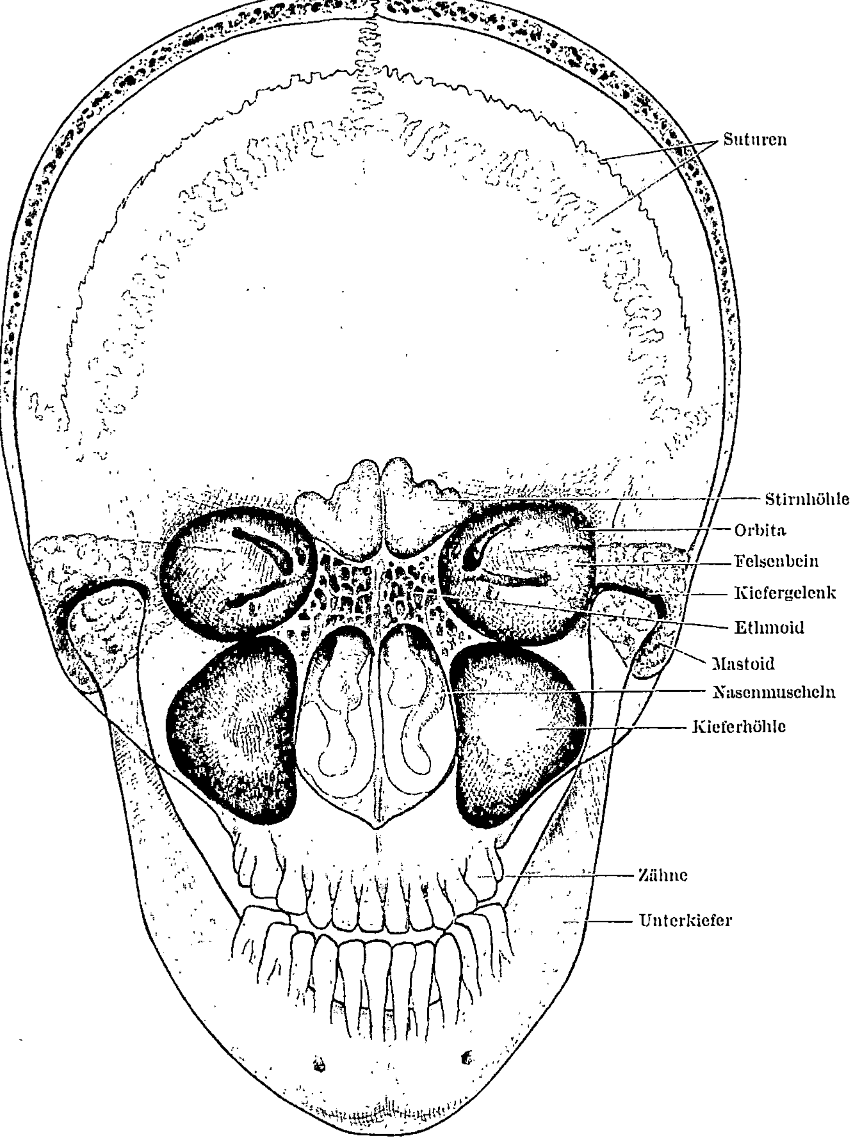

Anatomie: Bild a.

Indikationen der Aufnahme:
Frakturen der Schädelkalotte oder des Gesichtsschädels, Tumoren, Hyperostosis frontalis.
Übersichtsbild zur Beurteilung aller Nasennebenhöhlen.
(Encephalographie und Ventrikulographie s. Einstellung 192.)

Vorbereitungen am Aufnahmetisch:

Kassettenfilm mit Strukturfolie, 24/30 cm, Hochformat.
Aufnahme mit Bucky (aufziehen und Zeit einstellen), eventuell auch ohne Bucky.
Bleibuchstabe, Schlitzbinde.

Vorbereitungen am Röntgenapparat:

Großapparat mit Feinfokus.

FFD: 100 cm.

Blende an der Röhre nicht zu eng.

Vorbereitung des Patienten:

Entfernen von Haarklammern und Ohrringen, des künstlichen Gebisses. Kragen
öffnen, Knöpfchen entfernen.

Lagerung des Patienten (Bild b und c):

Patient in Bauchlage auf dem Untersuchungstisch (oder sitzend am Lungenstativ). Arme dem Körper entlang. Der
Kopf liegt mit der Stirne auf der Tischunterlage bzw. auf dem Film (bei Aufnahme ohne Bucky), wobei die Nasenspitze knapp den Tisch bzw. Film
berührt, Kinn also stark an den Hals
anziehen lassen. Medianebene des Schädels senkrecht zur Tischebene. Beide
Ohrlöcher müssen dabei gleich hoch von
der Tischunterlage entfernt sein. Abstand (A) von der Unterlage mit dem Lineal oder
Bleistift beidseits messen. Nasenwurzel in Tisch- bzw. Filmmitte.
Fixierung des Patienten: Schlitzbinde über die Schädelkalotte bzw. Pelotten beidseits
seitlich.

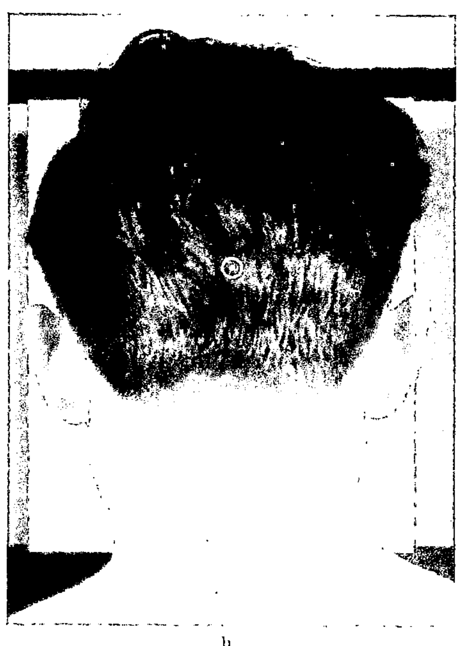

b

Zentrierung:

Fußpunkt des Zentralstrahls auf dem Patienten: Höhe des Hinterhaupthöckers senkrecht
über dem Sinus frontalis (was äußerlich ungefähr der Nasenwurzel entspricht) und in
Filmmitte.
Strahlengangrichtung: dorso-ventral = occipito-frontal.
Zentralstrahl: senkrecht zum Film.
Aufnahme in Atemstillstand.

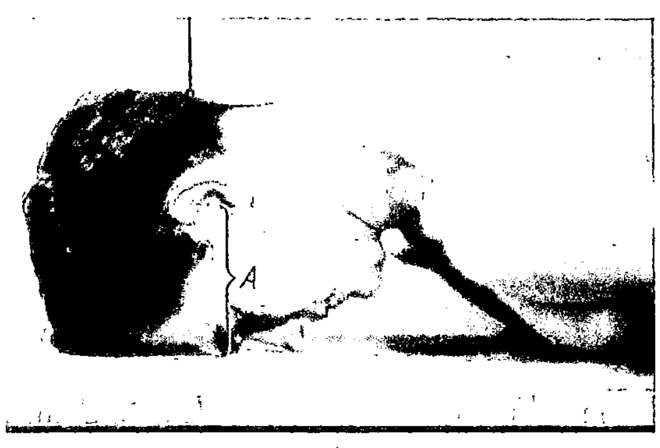

c

Kriterium der gut eingestellten Aufnahme (Bild d):
Symmetrische Darstellung des Schädeldaches, Nasenscheidewand streng in der Mitte. Die Felsenbeinspitzen projizieren sich dabei in die Augenhöhlen oder eher etwas oberhalb davon, ja nicht unterhalb.

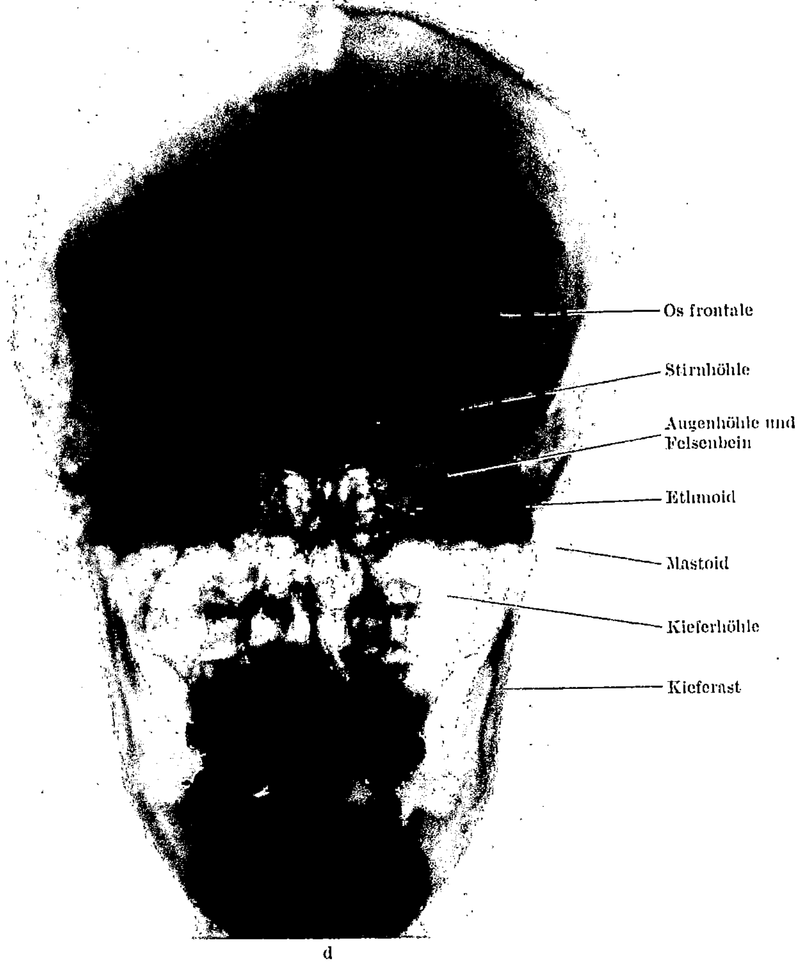

Bemerkungen:

Plaziert man einen Patienten so, daß seine Nasenspitze prall aufliegt, die Stirn dagegen etwas von der Tischunterlage absteht, so projizieren sich die Felsenbeine in den unteren Augenrand (Bild e). Es gibt Institute, in welchen diese Aufnahme als Übersichtsbild aller Nebenhöhlen gewünscht wird, da sich auf ihr die Stirnhöhle etwas größer als auf dem occipito-frontalen Bild darstellt und auch das Ethmoidzellsystem und die obere Kieferhöhle relativ frei abgebildet sind.

Die Stirn- und die Kieferhöhlen projizieren sich auf dieser Aufnahme jedoch nicht so gut wie auf der im übernächsten Kapitel zu besprechenden occipito-nasalen Aufnahme.

Für eine exakte Nebenhöhlendiagnostik macht man sowohl ein occipito-frontales als auch ein occipito-nasales Bild.

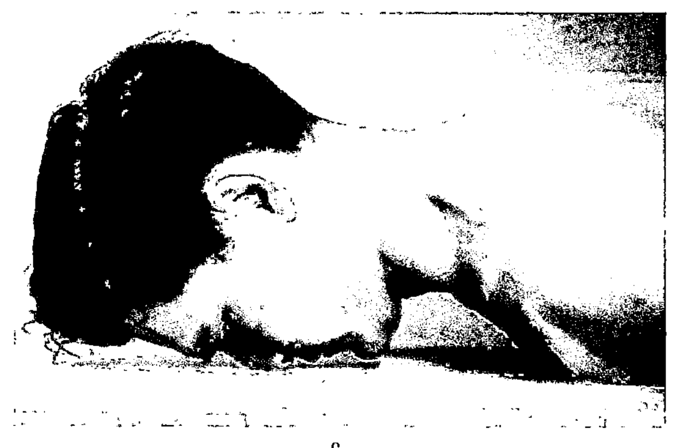

c

Die occipito-frontale Aufnahme ist besonders geeignet für *Vergleichsaufnahmen beider Felsenbeine,* wenn man diese gut in die Orbita projiziert (Bild f).
Nebenhöhlentomographie s. S. 526.

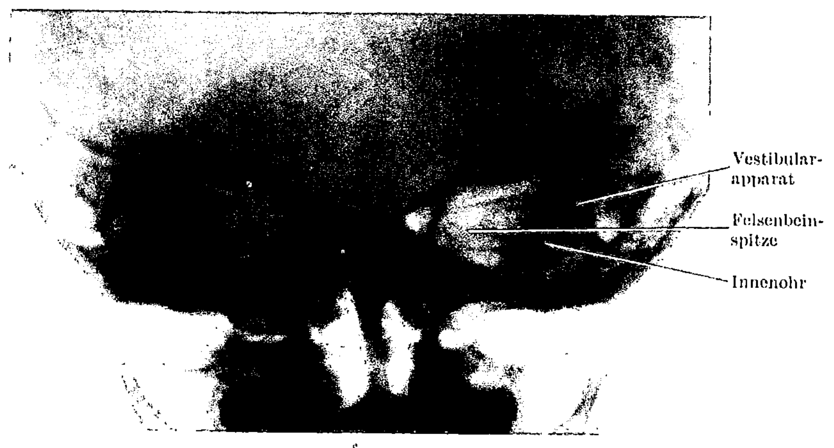

f

Einstellung 50
Schädel, fronto-occipital, in Rückenlage

Indikationen der Aufnahme:
Bei Verletzten, die nicht auf der Stirne bzw. in Bauchlage liegen können. (Encephalographie, Ventrikulographie s. Einstellung 192.)

Vorbereitungen am Aufnahmetisch:
Kassettenfilm mit Struktur- oder Hochleistungsfolie, 24/30 cm im Hochformat.
Aufnahme mit Bucky (aufziehen und Zeit einstellen), eventuell auch ohne Bucky.
Bleibuchstabe, Schlitzbinde.

Vorbereitungen am Röntgenapparat:
Großapparat mit Feinfokus.   FFD: 100 cm.   Blende an der Röhre nicht zu eng.

Vorbereitung des Patienten:
Entfernen von Haarklammern, des künstlichen Gebisses. Kragen öffnen, Knöpfe entfernen.

Lagerung des Patienten (Bild a und b):
Patient in Rückenlage auf dem Untersuchungstisch, Arme dem Körper entlang. Medianebene des Schädels senkrecht zum Tisch. Kinn *so stark wie möglich* anziehen und in dieser Stellung, bei geschlossenem Munde, mittels Schlitzbinde straff fixieren (vgl. die falsche Einstellung bei Bild c).

Zentrierung:
Fußpunkt des Zentralstrahls auf dem Patienten: obere Nasenwurzel, zum Occiput zielend.
Strahlengangrichtung: fronto-occipital.
Zentralstrahl: senkrecht zum Film.
Aufnahme bei Atemstillstand.

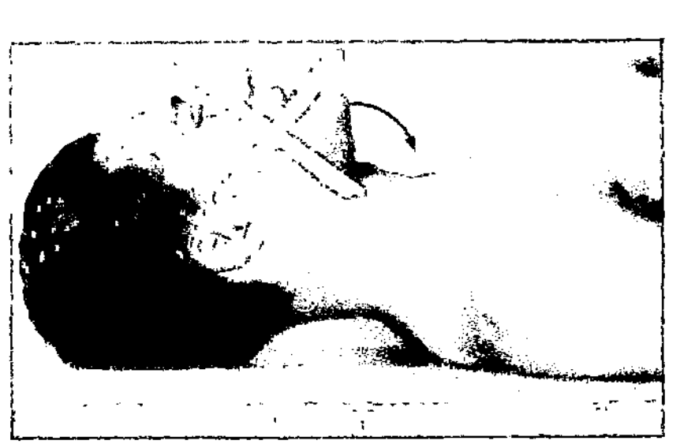

a

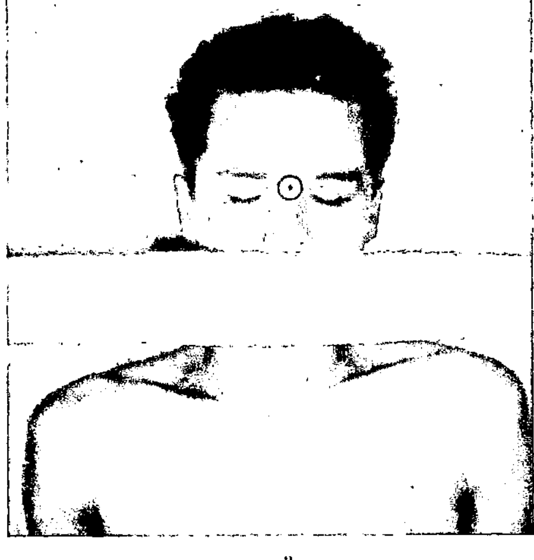

b

Beachte die richtige Stellung des Kinns

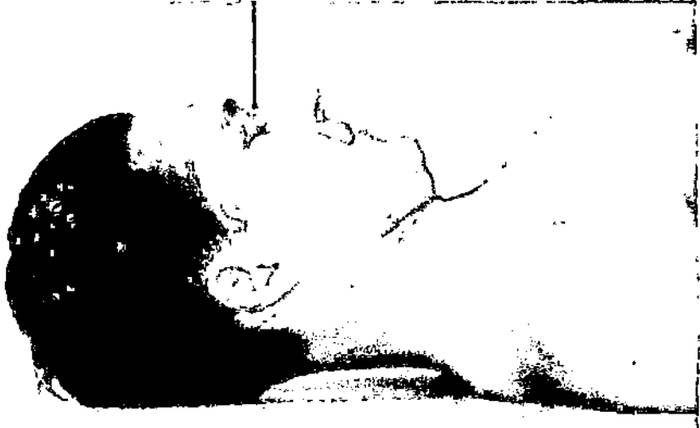

c

Fehleinstellung (Bild c):
Das Kinn bei geschlossenem Mund ist ungenügend angezogen.

Bemerkungen:
Nebenhöhlentomographie s. S. 526.

Schädel, occipito-nasale Aufnahme, Patient in Bauchlage oder sitzend

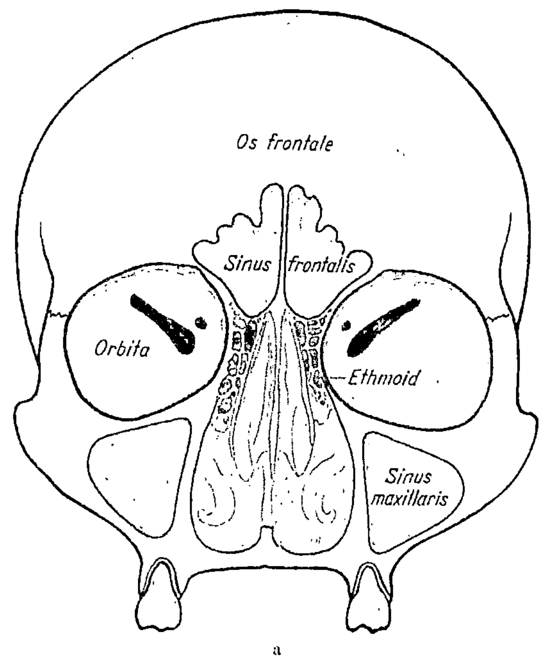

Anatomie: Bild a.

Indikationen der Aufnahme:

Affektionen in der Stirn- und den Kieferhöhlen (die Ethmoidzellen werden bei dieser Projektion nicht dargestellt), Frakturen des Gesichtsschädels.

Vorbereitungen am Aufnahmetisch:

Kassettenfilm mit Strukturfolie, 24/30 oder 18/24, Hochformat.
Aufnahme mit Bucky (aufziehen und Zeit einstellen) oder ohne Bucky.
Bleibuchstabe, Mundkorb, Schlitzbinde bzw. Kompressionsband.

Vorbereitungen am Röntgenapparat:

Großapparat mit Feinfokus.
FFD: 100 cm.
Blende an der Röhre nicht zu eng.

Vorbereitung des Patienten:

Entfernen von Haarklammern und Schmuck (Ohrringe), des künstlichen Gebisses. Kragen öffnen, Knöpfe entfernen.

Lagerung des Patienten (Bild b—d):

Patient in Bauchlage oder sitzend am Stativ. Kinn und Nasenspitze liegen auf dem Film bzw. der Tischunterlage oder der Stativwand. Der Kopf wird mehr auf das Kinn als auf die Nase gelegt. Der Mund wird mittels eines Korkzapfens zwischen den Zähnen offen gehalten, dies um Störschatten durch Wangenschwellung oder durch eine hochgezogene Unterlippe zu vermeiden. Durch das Öffnen des Mundes wird im Röntgenbild der Blick auf die Keilbeinhöhle (Sinus sphenoidalis) frei.

Man achte auf eine genaue symmetrische Einstellung (Messung des Abstandes [A] der Ohrlöcher vom Tisch). Obere Zahnreihe in Buckymitte bzw. Filmmitte.

Fixierung des Patienten: Schlitzbinde über den Kopf.

Zentrierung:

Fußpunkt des Zentralstrahls auf dem Patienten: 2 Querfinger oberhalb des Hinterhaupthöckers und in Bucky- bzw. Filmmitte.

Strahlengangrichtung: occipito-nasal.

Zentralstrahl: senkrecht zum Film.

Aufnahme in Atemstillstand.

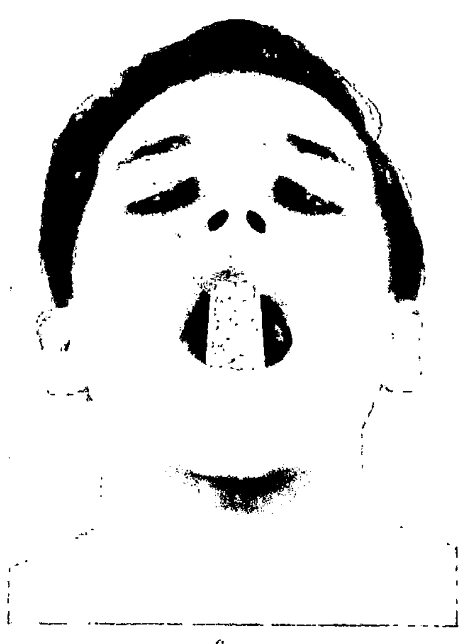

b

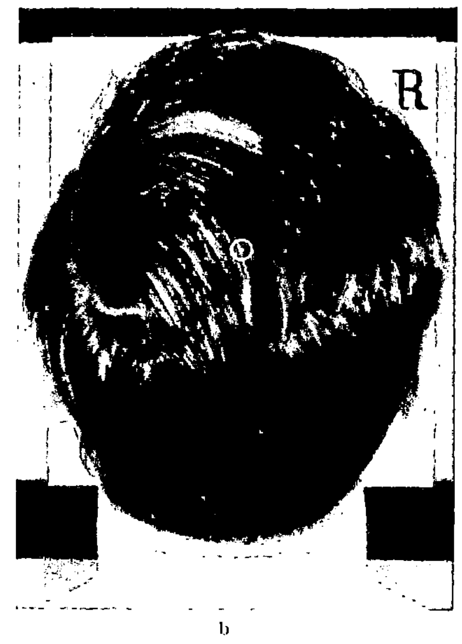

c

Bild von der Kassettenseite aus aufgenommen, Kassette durch Glas ersetzt. Das Bild zeigt, daß das Kinn fest angepreßt wird.

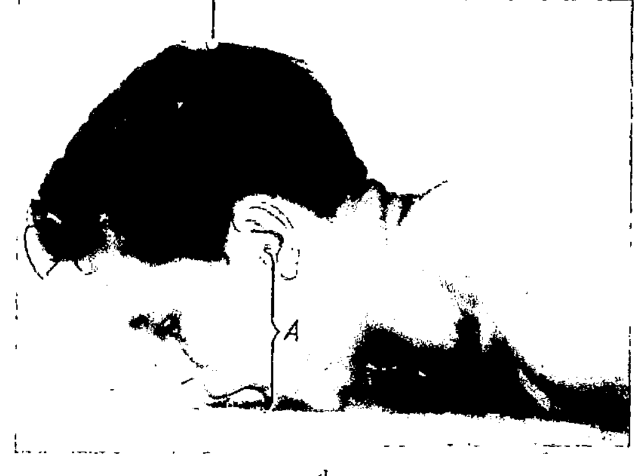

d

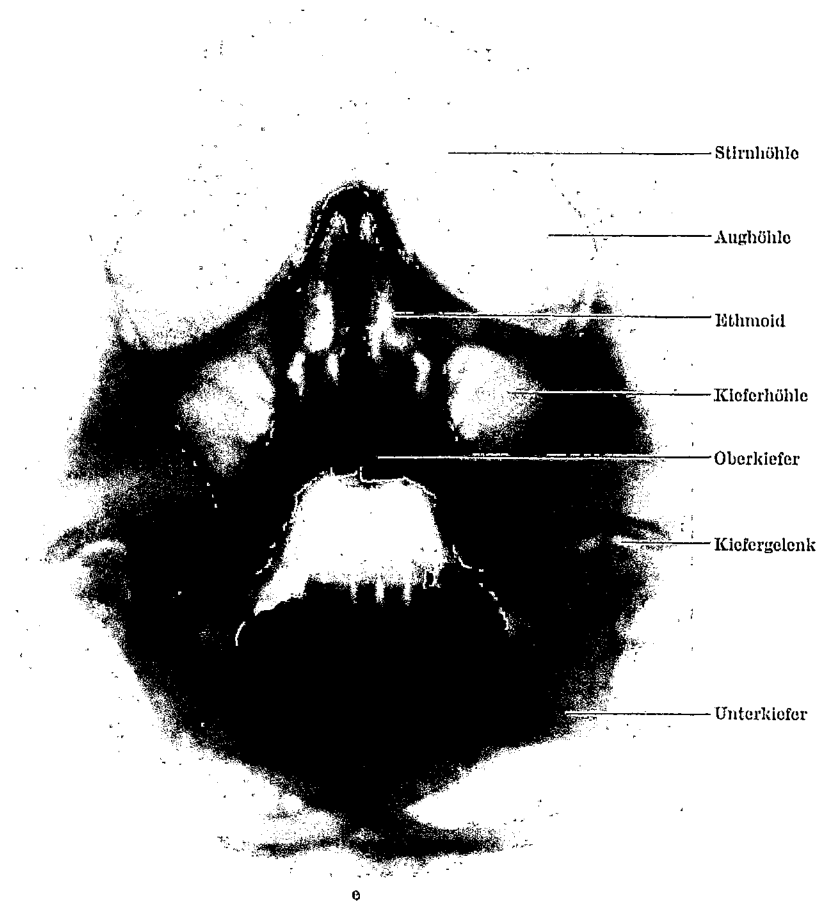

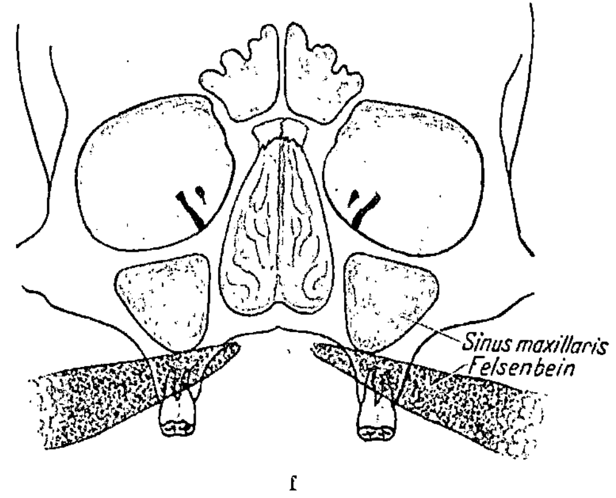

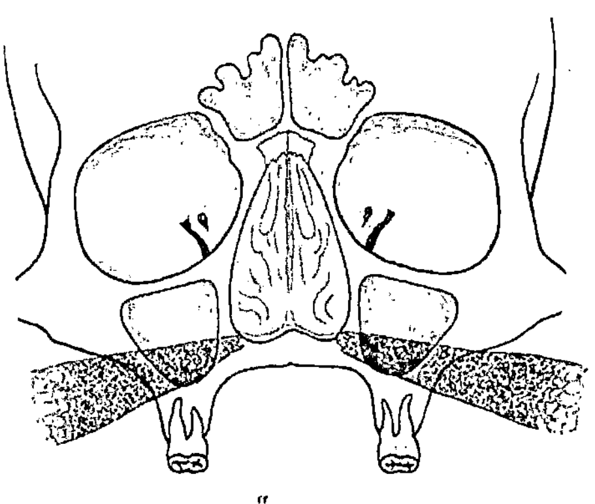

Richtig: ohne Überdeckung der Kieferhöhlen   Falsch: der Kieferhöhlenboden wird von den
                                                                 Felsenbeinen verschattet

Kriterium der gut eingestellten Aufnahme (Bild e—g):

Die Felsenbeinspitzen müssen sich einwandfrei unterhalb des Kieferhöhlenbodens (Bild f und g), also in die Oberkieferzähne projizieren, so daß die Kieferhöhlen absolut frei von irgendwelcher Überlagerung dargestellt sind.

Symmetrische Abbildung des Gesichtsschädels, erkennbar daran, daß der laterale Rand der Augenhöhlen beidseits gleich weit von der äußeren Schädelkontur entfernt ist.

Bemerkungen (Bild h und i):

Bei unterentwickeltem Kinn den Patienten weniger auf das Kinn legen als bei stark vorstehendem Kinn!

Für die Nasennebenhöhlendarstellung wird die Aufnahme oft statt am liegenden (Bild h) am sitzenden (Bild i) Patienten vorgenommen (mit oder ohne Bucky), da sich bei letzterer Kopfhaltung eine Flüssigkeitsansammlung durch ihre Spiegelbildung feststellen läßt (Luft nach oben, Sekret am Boden der Höhle). Bei der Aufnahme in Bauchlage sammelt sich (Bild h) das Sekret im vorderen Teil der Nebenhöhlenkammer an. Der Zentralstrahl streift damit nicht das Niveau der Flüssigkeit, sondern fällt senkrecht auf diesem ein, so daß auf dem Röntgenbild der gesamte Sinus verschattet erscheint. *Im Hinblick auf die Beurteilung* der Nebenhöhlen und allfälliger Nebenhöhlenprozesse ist es deshalb *wichtig,* daß bei jeder Schädelaufnahme vermerkt wird, ob diese liegend oder sitzend angefertigt wurde. Eine einheitliche Technik (z. B. alle Nebenhöhlenaufnahmen prinzipiell sitzend, alle sonstigen Schädelaufnahmen liegend) ist dabei von größtem Vorteil.

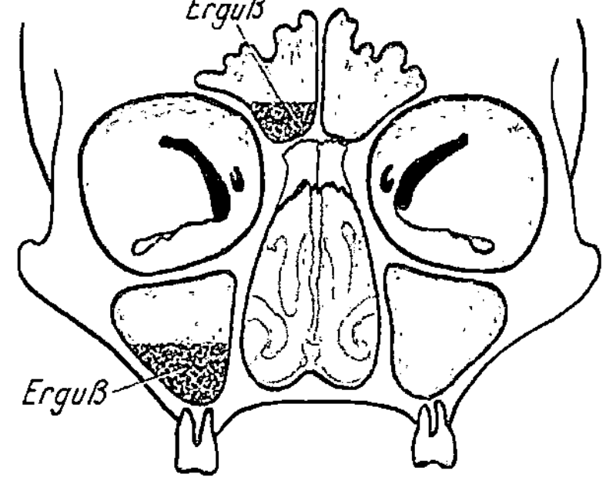

Aufnahme bei *liegendem* Patienten: homogene Verschattung der Nebenhöhlen durch den Erguß

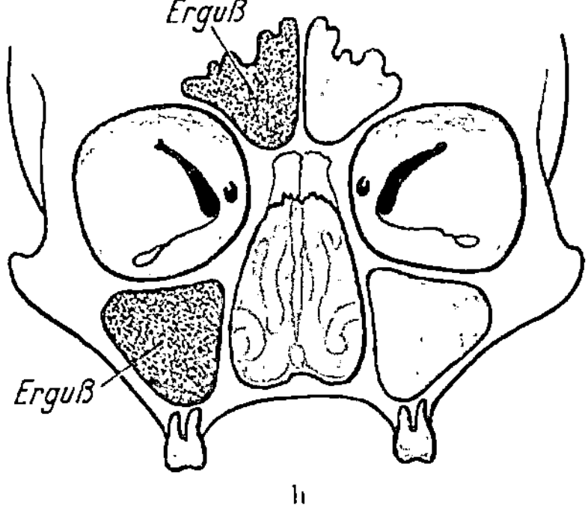

Aufnahme am *sitzenden* Patienten: Erguß zeigt Spiegelbildung

Hinterhauptaufnahme in bregmatico-occipitalem Strahlengang

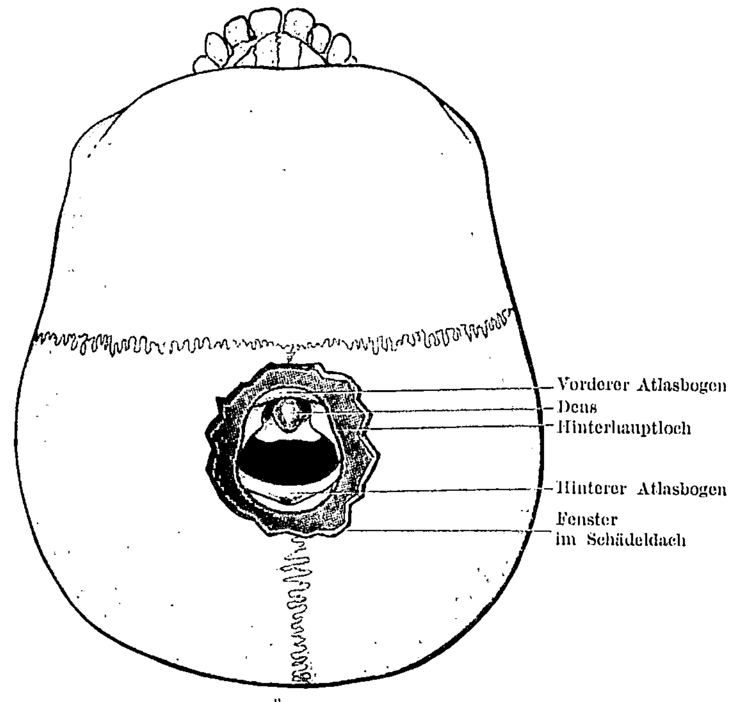

Blick auf das Hinterhauptloch durch ein Fenster im Schädeldach (Richtung des Zentralstrahls bei der Hinterhauptaufnahme)

Anatomie: Bild a, vgl. auch Einstellung 53, Bild a.

Indikationen der Aufnahme: Darstellung des Hinterhauptloches (Foramen magnum) und des hinteren Atlasbogens (vgl. Einstellung 82).

Vorbereitungen am Aufnahmetisch:

Kassettenfilm mit Hochleistungsfolie, 24/30 cm, im Hochformat, mit Bucky (aufziehen und Zeit einstellen), Bleibuchstabe, Schlitzbinde.

Vorbereitungen am Röntgenapparat:

Großapparat mit Feinfokus.
FFD: 100 cm.
Blende an der Röhre nicht zu eng.

Vorbereitung des Patienten:

Entfernen von Haarklammern, Halskette, Ohrringen, künstlichem Gebiß, Knöpfen, speziell auch des hinteren Kragenknopfes.

Lagerung des Patienten (Bild b und c):

Patient in Rückenlage auf dem Untersuchungstisch, wie für eine übliche fronto-occipitale Aufnahme (Einstellung 50), wobei aber das Kinn (bei geschlossenem Mund) *besonders stark* zum Kehlkopf hin

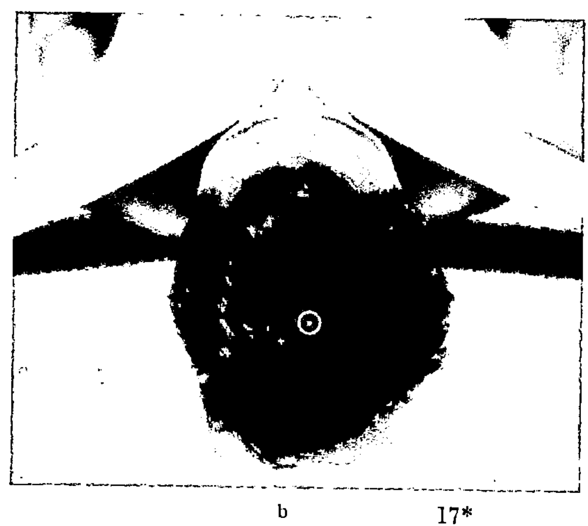

b

17*

angezogen wird. Unteren Kassettenrand möglichst weit caudal schieben in Höhe der beiden Schulterblätter (bei dieser Buckyaufnahme muß man die Kassette ausnahmsweise *exzentrisch*, d. h. fußwärts verschoben, in die Buckyschublade einlegen). *Fixierung des Patienten:* Schlitzbinde über das straff an den Hals angezogene Kinn.

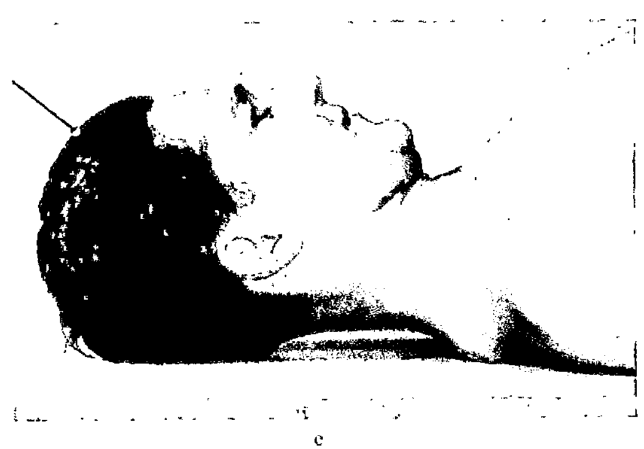

Zentrierung:

Fußpunkt des Zentralstrahls auf dem Patienten: am Übergang vom Stirn- zum Scheitelbein, exakt auf die Medianebene des Scheitels, zum Hinterhauptloch zielend und in Filmmitte (daran denken, daß der Film nicht in der Mitte der Buckyschublade liegt, sondern fußwärts verschoben ist!).

Strahlengangrichtung: bregmatico-occipital, d. h. vom Scheitel (Bregma) zum Hinterhaupt (Occiput) und schräg auf den Tisch einfallend im Winkel von 45°.

Röhre kopfwärts verschieben und so schwenken, daß der Winkel des *Zentralstrahls* zur Senkrechten bzw. zum Tisch 45° beträgt. Die FFD (von 100 cm) muß dann noch einmal kontrolliert werden.

Aufnahme in Atemstillstand.

Kriterium der gut eingestellten Aufnahme (Bild d):

Freie Darstellung des Hinterhauptes, wobei man im Hinterhauptloch den hinteren Atlasbogen sehen kann.

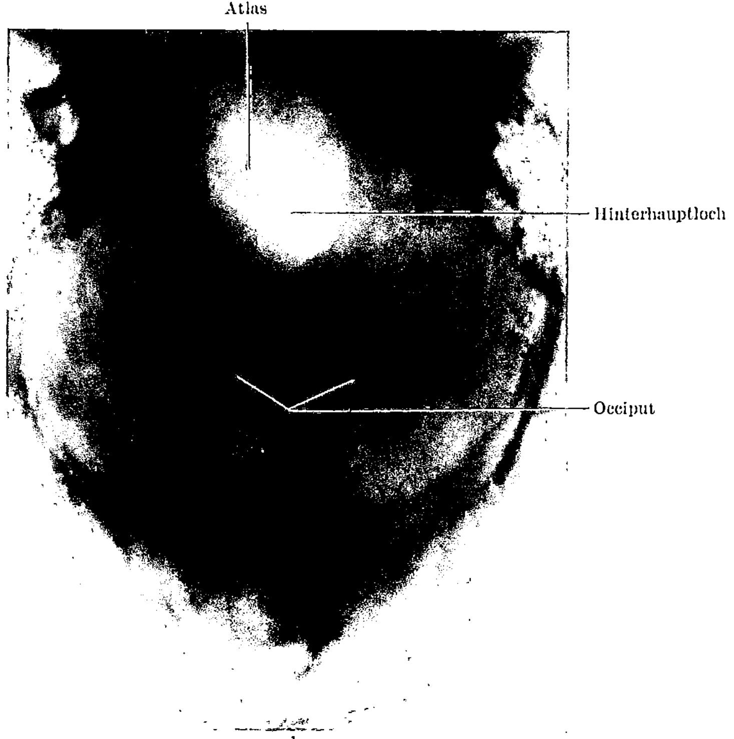

Schädel, axial, submento-bregmatical, sitzend

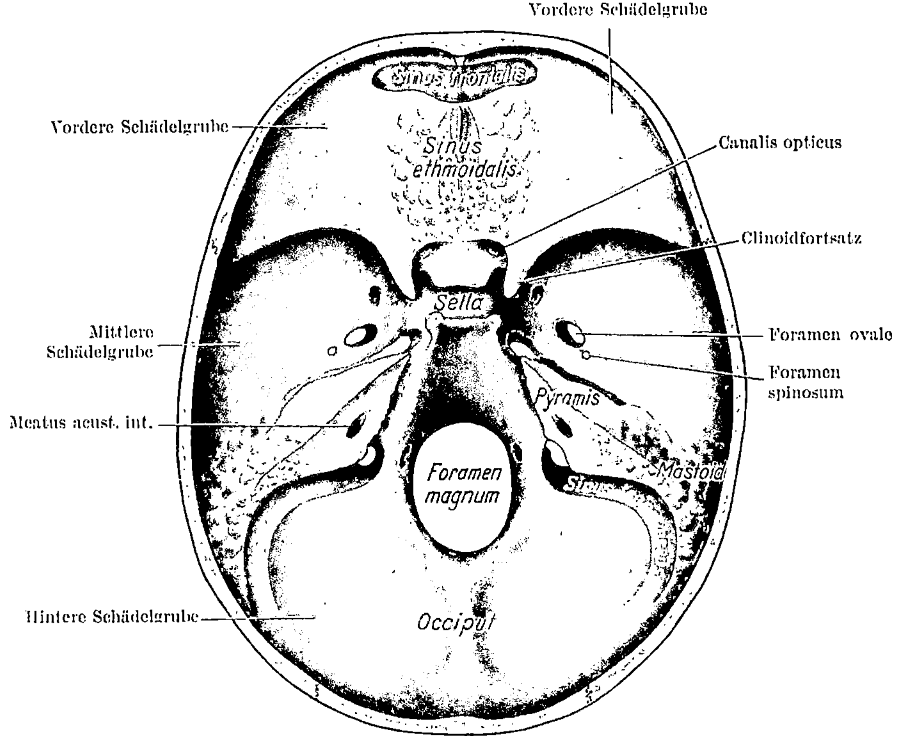

a *Schädelbasis*, Ansicht bei geöffnetem Schädel

Anatomische Vorbesprechung (Bild a und b):

Die *Schädelbasis* setzt sich aus drei Mulden zusammen: die *vordere Schädelgrube*, unter der die *Siebbeinzellen* (Sinus ethmoidalis) angeordnet sind; die *mittlere Schädelgrube*, die in ihren zentralen Abschnitten den *Türkensattel* (Sella turcica) enthält, darunter liegt die *Keilbeinhöhle* (Sinus sphenoidalis), lateral davon sind zwei Löcher, das *Foramen ovale* und das *Foramen spinosum*. Am Übergang zur *hinteren Schädelgrube* bildet das *Felsenbein* die Grenze. Die hintere Schädelgrube wird vom *Hinterhaupt* (Occiput) und dem großen Schädelloch, dem *Foramen magnum*, gebildet.

Indikationen der Aufnahme:

Frakturen und Tumoren der Schädelbasis, Brillenhämatom, Ethmoiditis. Trigeminus-neuralgien. (Encephalographie, Ventrikulographie s. Einstellung 192.)

Vorbereitungen am Aufnahmetisch:

Kassettenfilm mit Strukturfolie oder Hochleistungsfolie, 24/30 cm, Hochformat. Aufnahme mit Bucky (aufziehen und Zeit einstellen). Bleibuchstabe.

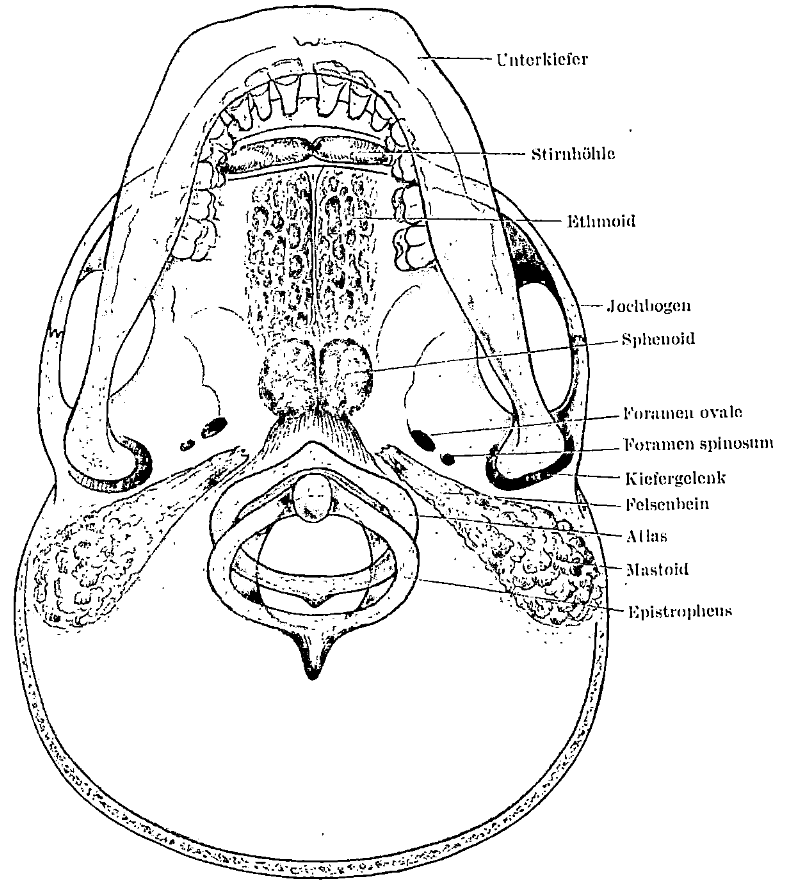

b *Schädel*, axial, röntgenanatomisches Bild

Vorbereitungen am Röntgenapparat:

Großapparat mit Feinfokus.

FFD: 100 cm.

Blende an der Röhre nicht zu eng.

Vorbereitung des Patienten:

Entfernen von Haarklammern, Halskette, Ohrringen, künstlichem Gebiß, Kragen öffnen (aufpassen, daß keine Kragen- oder Hemdenknöpfe sich mitprojizieren).

Lagerung des Patienten (Bild c und d):

Patient sitzend am Stativ. Kopf so weit nach hinten neigen, daß die Linie Nasenwurzel—äußerer Gehörgang (deutsche Horizontale) parallel zur Filmebene liegt. Patient lehnt sich mit dem Vertex (dem höchsten Punkt des Schädeldaches) auf den Film bzw. an die Stativwand. Die symmetrische Einstellung kann man dadurch prüfen, daß man mit dem Lineal oder mit einem Bleistift den Abstand der Ohrlöcher vom Film kontrolliert. Dieser Abstand muß beidseits gleich sein. Da der Zentralstrahl schräg von unten nach oben zielt, muß man die Kassette möglichst weit nach oben über die Stirne hinaus schieben (also trotz Buckyaufnahme *exzentrische* Lagerung der Kassette in der Schublade!). Wichtig ist bei dieser Einstellung, daß das Kinn möglichst weit vor die Stirne projiziert wird, also außerhalb des Schädels, damit der Unterkiefer die Ethmoidalzellen nicht überlagert.

Fixierung des Patienten: Mittels Pelotten auf beiden Seiten des Schädels.

Zentrierung:

Fußpunkt des Zentralstrahles auf den Patienten: im Zentrum des Mundbodens und in Buckymitte.

Strahlengangrichtung: axial, submentobregmatical, also vom Mundboden zum Scheitel.

Zentralstrahl: Er muß senkrecht auf die Schädelbasis einfallen, also senkrecht auf die Ohrloch-Nasenwurzel-Linie (oder anders ausgedrückt: parallel zu einer Linie, die das Kinn mit der Stirne verbindet).

Wenn der Patient den Kopf nicht so weit nach hinten fallen lassen kann, daß die Ohrloch-Nasenwurzel-Linie parallel zum Film liegt, muß man die Röntgenröhre fußwärts verschieben und entsprechend kippen.

Aufnahme in Atemstillstand.

Kriterium der gut eingestellten Aufnahme (Bild e):

Streng symmetrische Einstellung und Darstellung aller Schädelbasispartien. Freie Projektion der Ethmoidalzellen, ohne Überlagerung durch das Kinn. Foramen ovale und spinosum müssen sichtbar und die Felsenbeine gut beurteilbar sein.

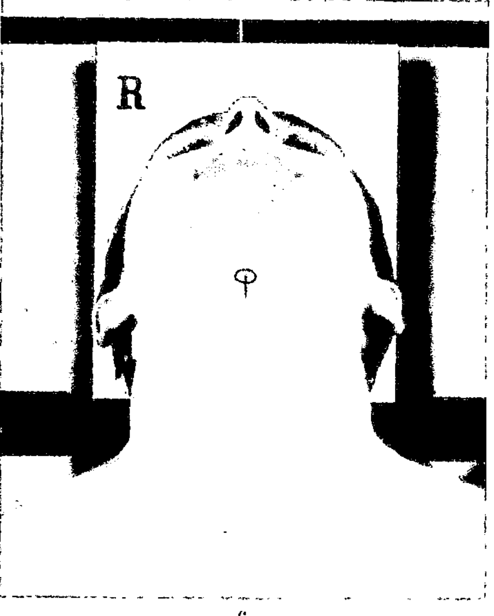

c

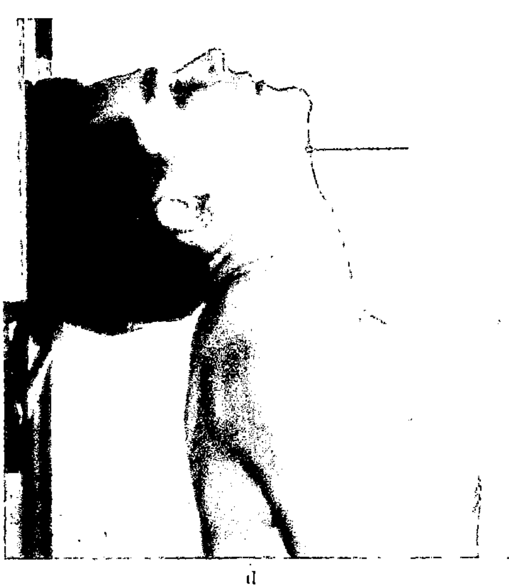

d

Fehleinstellung (Bild f und g):

Die Kopfhaltung ist auf Bild f falsch, da der Kopf nicht genügend nach hinten

Ansicht von der Seite her, der Patient sitzt aufrecht gerade und nur der Kopf hängt stark nach hinten über

hängt und da der Patient überdies nicht aufrecht sitzt, sondern schräg nach hinten geneigt ist und mit dem Gesäß zu weit nach vorne gleitet. Die gestrichelten Linien geben an, wie in einem solchen Fall zentriert werden kann.

Bei falscher Einstellung projiziert sich auf dem Röntgenbild (Bild g) der gestrichelt gezeichnete Unterkiefer in einen wichtigen Teil des Ethmoids.

Bemerkung:

Nach beendeter Exposition sofort künstliches Gebiß wieder einsetzen!

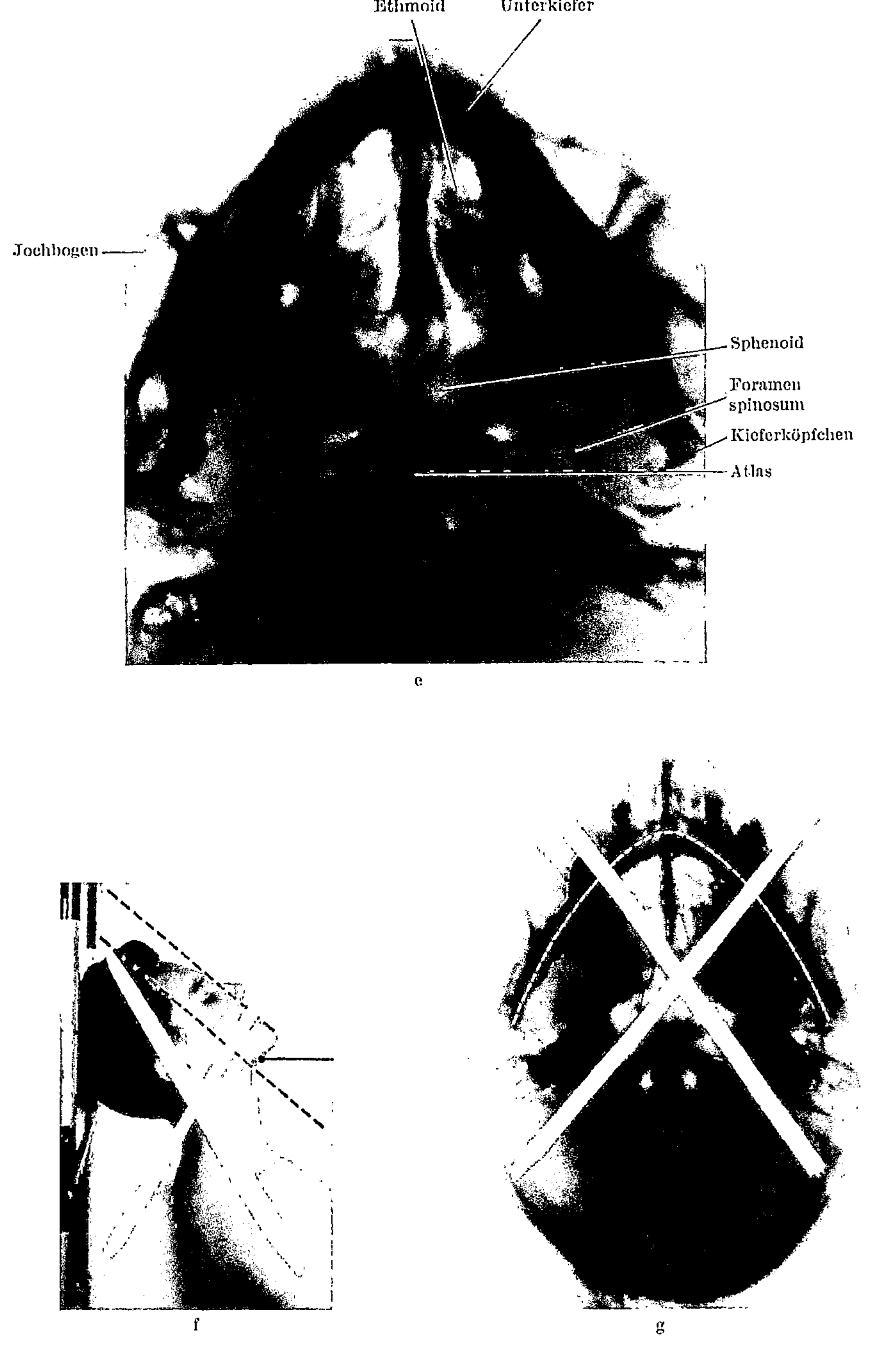

Ethmoid
Unterkiefer
Jochbogen
Sphenoid
Foramen spinosum
Kieferköpfchen
Atlas
e
f
g

Schädel, sitzend, überaxial, nach WELIN

Indikationen der Aufnahme:
Nebenhöhlenaffektionen, vor allem der Stirnhöhle und des Ethmoidzellensystems.

Vorbereitungen am Aufnahmetisch:
Kassettenfilm mit Strukturfolie, 24/30 cm im Hochformat.
Aufnahme mit Bucky (aufziehen und Zeit einstellen).
Bleibuchstabe.

Vorbereitungen am Röntgenapparat:
Großapparat mit Feinfokus.
FFD: 100 cm.
Blende an der Röhre nicht zu eng.

Vorbereitung des Patienten:
Entfernen von Haarklammern, Ohrringen, Halskette, künstlichem Gebiß. Kragen weit öffnen, Hemdenknöpfe dürfen nicht abgebildet werden.

Lagerung des Patienten (Bild a und b, vgl. auch Einstellung 53, Bild b):
Patient sitzend am Buckystativ. Kopf so stark wie möglich nach hinten bringen, so daß das Kinn maximal weit nach oben ragt. Streng symmetrische Einstellung. Das Kinn soll sich beim Blick von der Röhre her vor das Stirnbein projizieren.
Kassette in Buckyschublade hoch nach oben schieben.

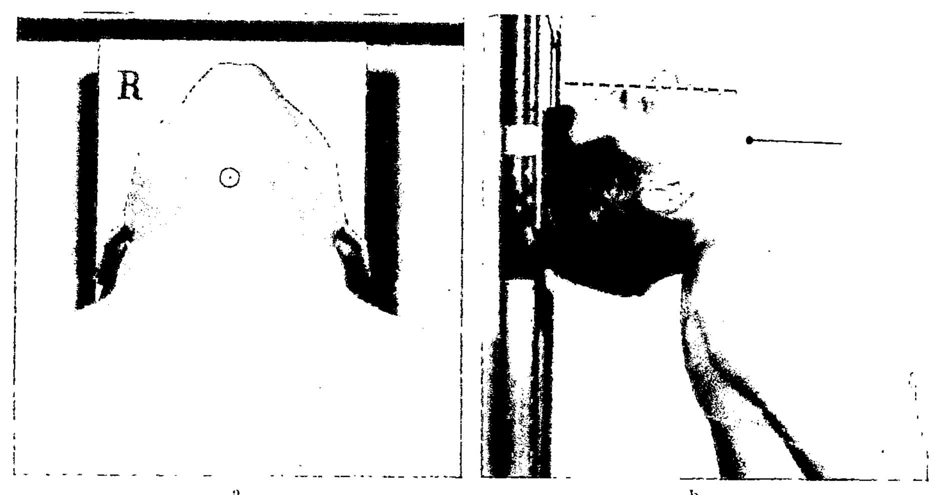

Zentrierung:
Fußpunkt des Zentralstrahls auf den Patienten: Mundbodenmitte und in Buckymitte.
Strahlengangrichtung: axial, submento-bregmatico-frontal.
Zentralstrahl: senkrecht auf Film.

Da die Patienten den Kopf meist nicht genügend nach hinten bringen können, muß man den Zentralstrahl stark schräg von unten her einfallen lassen, wobei das Kinn möglichst

weit vor die Stirne sich projizieren soll (s. Bild c). Dies gelingt durch Verschiebung der Röntgenröhre fußwärts und Kippung derselben, so daß der Zentralstrahl stark schräg von unten nach oben auf die Schädelbasismitte zielt.
Aufnahme in Atemstillstand.

Kriterium der gut eingestellten Aufnahme (Bild c):
Die Zahnreihen projizieren sich samt dem Unterkiefer weit vor das Stirnbein. Es werden damit die Stirnhöhle und die Ethmoidzellen deutlich dargestellt.

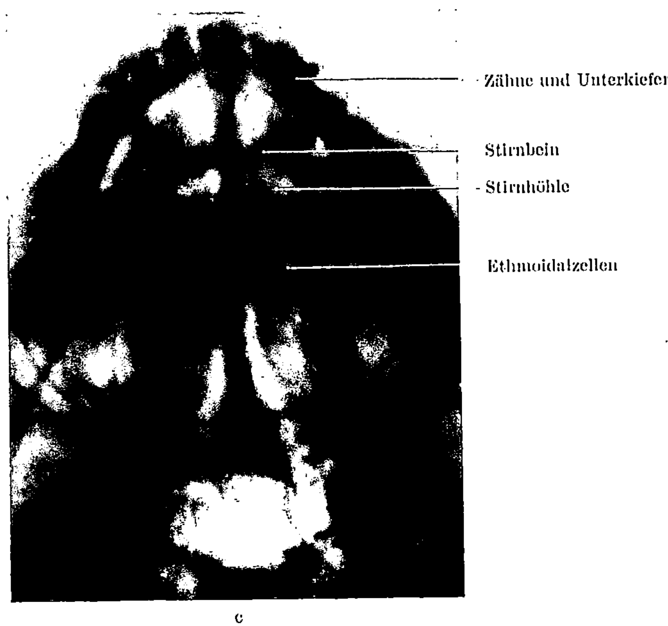

Bemerkung:
Nach beendeter Exposition künstliches Gebiß sofort wieder einsetzen.

Schädel, axial, mit hängendem Kopf bei liegendem Patienten

Indikationen der Aufnahme:
Patienten, die nicht sitzen können, z. B. Schwerverletzte mit Schädelbasisbrüchen, oder Patienten mit schmerzhaften Trigeminusneuralgien (bei Encephalographie, Ventrikulographie s. Einstellung 192).

Vorbereitungen am Aufnahmetisch:
Kassettenfilm mit Hochleistungsfolie, 24/30 cm im Hochformat.
Feinraster ohne Bucky, Bleibuchstabe, Holzbretter in verschiedener Dicke.

Vorbereitungen am Röntgenapparat:
Großapparat mit Feinfokus.
FFD: 70 cm, wenn 100 cm nicht möglich sind.
Blende an der Röhre nicht zu eng.

Vorbereitung des Patienten:
Entfernen von Haarklammern, künstlichem Gebiß, Knöpfen. Kleider weit öffnen.

Lagerung des Patienten (Bild a—g):
Patient in Rückenlage auf dem Untersuchungstisch. Der Kopf muß so weit nach hinten hinunterhängen, daß er mit dem Vertex auf der darunter liegenden Kassette aufliegt, wobei die Schädelbasis (Ohröffnung—Nasenwurzel) parallel zum Film zu liegen kommt. Die Kassette wird mittels der Holzbretter auf die entsprechende Höhe eingestellt (Bild a). Dieses Hintüberbringen und Hinabhängen des Kopfes ist schon dem Gesunden unangenehm. Schwerverletzte mit Schädelbasisbrüchen und Patienten mit Trigeminusneuralgien, die mit zu den schmerzhaftesten Affektionen gehören, halten vor Schmerzen diese Einstellung nicht aus. Für diese Fälle ist eine besondere vorsichtige Vorbereitung nötig, die sich so abspielt, wie dies unsere Bildserie b—g erkennen läßt.

Bild b zeigt den Untersuchungstisch und an dessen oberem Ende, eine Stufe tiefer, den Röntgenfilm auf Holzbrettern placiert.

Bild c: Der Patient wird über den oberen Tischrand gezogen, wobei sein Kopf aber in der Tischebene gehalten wird, um dann

Bild d ganz langsam nach hinten unten gesenkt zu werden, bis der Schädel vollständig hängt und sich die Schädelbasis (Ohröffnung—Nasenwurzel) ungefähr in die Horizontalebene einstellt.

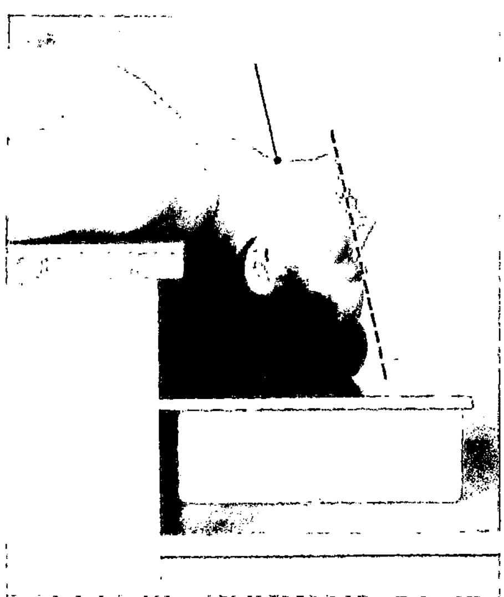

a

b

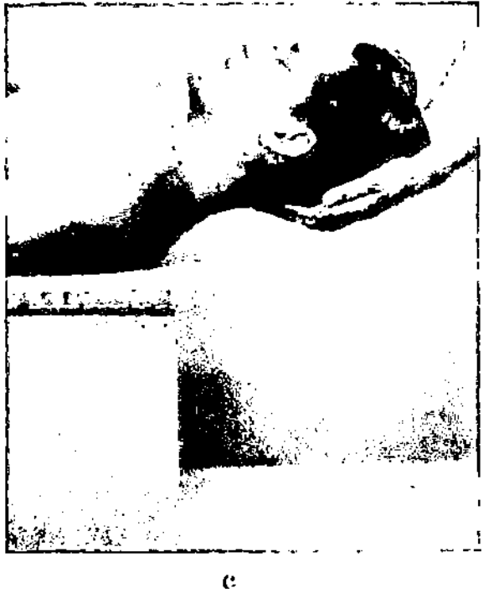
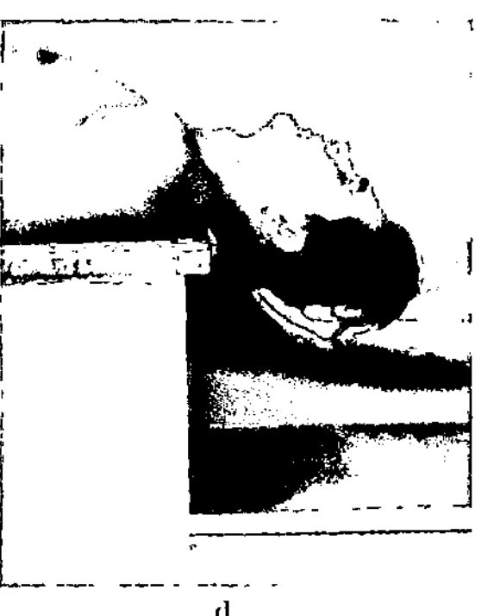
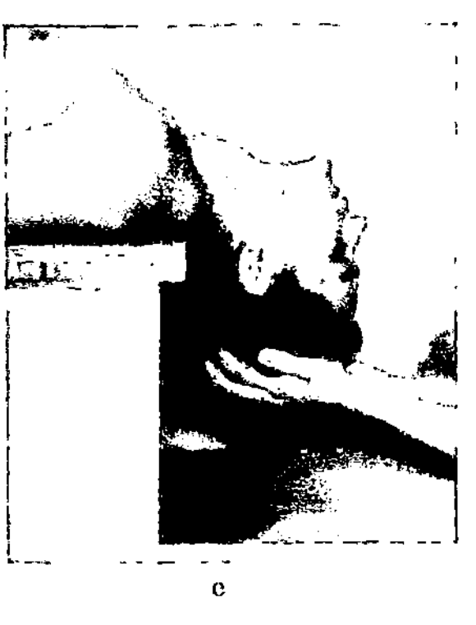

Bild e: In dieser Stellung erreicht der Scheitel also seinen tiefsten Punkt, der Film wird durch Aufschichten von Holzbrettern bis auf diese Höhe gehoben. Der Kopf des Patienten wird, in den Händen der Röntgenassistentin ruhend, sofort wieder nach oben bewegt, in eine Stellung, wie in Bild c. Nunmehr werden am Apparat alle Belichtungsdaten eingestellt, ebenso die Röhre in richtige Distanz und richtige Zentrierung. Erst kurz vor der Aufnahme wird der Kopf, wiederum ganz vorsichtig und wie eben gezeigt, nach hinten hängend mit dem Schädeldach auf den Film gelegt. Die Exposition geschieht unmittelbar danach und sofort kommt der Kopf des Patienten wieder in die Ausgangslage.

Manchmal gelingt es jedoch wegen unerträglicher Schmerzen des Patienten nicht, dessen Kopf so tief zu lagern. Man probiert deshalb zuerst mit ihm, wie tief er überhaupt den Kopf hängen lassen kann, placiert dann die Kassette auf Holzbrettern bzw. Kissen in der in *Bild f und g* gezeigten Art und in ihrer Neigung gerade so, daß sie zur Schädelbasis weitgehend parallel verläuft. Der Zentralstrahl wird entsprechend eingestellt.

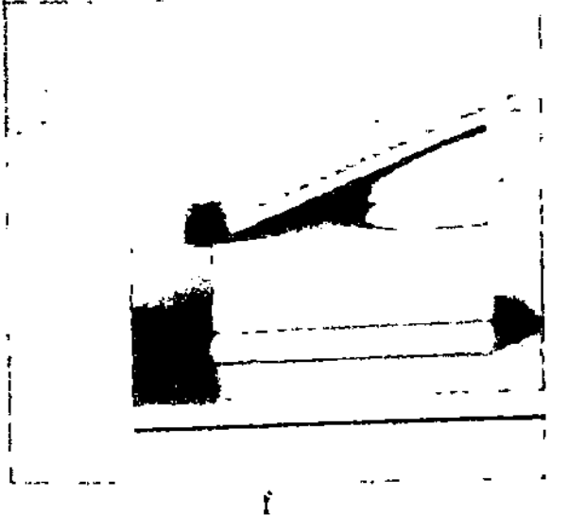

Zentrierung:

Fußpunkt des Zentralstrahls auf dem Patienten: Mundbodenmitte und Filmmitte.

Strahlengangrichtung: axial, submentobregmatical.

Zentralstrahl: Röhrenende des Zentralstrahls rumpfwärts verschieben. Zentralstrahl schräg einfallend, parallel zur Linie Kinn—Stirne, senkrecht auf die Schädelbasis und auf den Film.

Aufnahme in Atemstillstand.

Kriterium der gut eingestellten Aufnahme:

Wie unter Bild e der Einstellung 53.

Bemerkung:

Über die *Tomographie der Schädelbasis* lese man bei HERDNER nach (s. auch S. 526).

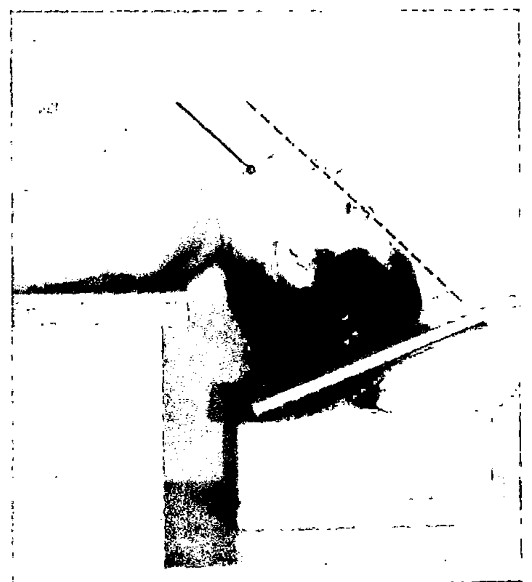

Schädel, axial, bei halb aufgerichtetem Patienten

Indikationen der Aufnahme:
Schwerverletzte und Schwerkranke, die wegen Schmerzen den Kopf nicht hängen lassen können.

Vorbereitungen am Aufnahmetisch:
Kassettenfilm mit Hochleistungsfolie, 24/30 cm, Hochformat.
Feinraster ohne Bucky.
Bleibuchstabe, Schlitzbinde, Holzbretter.

Vorbereitungen am Röntgenapparat:
Großapparat mit Feinfokus.
FFD: 100 cm, eventuell auch nur 70 cm.
Blende an der Röhre nicht zu eng.

Vorbereitung des Patienten:
Entfernen von Haarklammern, künstlichem Gebiß und Hemdknöpfen. Kragen weit öffnen.

Lagerung des Patienten (Bild):
Patient halbsitzend auf Stützbrett, über dessen Oberrand der Kopf hinausragt. Den Kopf läßt man dann auf Holzbrettern ruhen. Kassette wird am Scheitel vertikal angelehnt und mit Keilkissen fixiert. Kinn möglichst weit nach oben vorstrecken.
Fixierung des Patienten: Wenn möglich mittels Schlitzbinde über die Stirne.

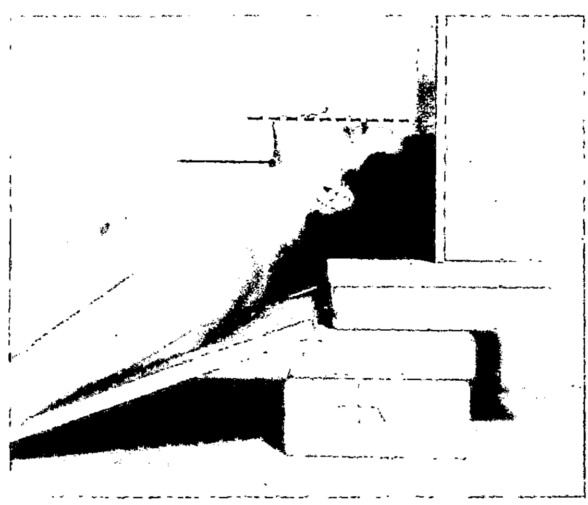

Zentrierung:
Fußpunkt des Zentralstrahls auf dem Patienten: Mundbodenmitte und Filmmitte.
Strahlengangrichtung: axial, submento-bregmatical.
Zentralstrahl: parallel zur Linie Kinn—Stirn verlaufend und senkrecht auf die Schädelbasis (Ohröffnung—Nasenwurzel) zielend.
Aufnahme in Atemstillstand.

Schädel, axial, im bregmatico-submentalen Strahlengang

Indikationen der Aufnahme:

Darstellung der vorderen Abschnitte der Schädelbasis bei Ethmoiditis und Schädelbasis-fraktur.

Vorbereitungen am Aufnahmetisch:

Kassettenfilm mit Strukturfolie, 18/24 cm, im Querformat, Feinraster ohne Bucky, Blei-buchstabe, Holzbretter.

Vorbereitungen am Röntgenapparat:

Großapparat mit Feinfokus.
FFD: 70 cm, wenn 100 cm nicht möglich sind.
Blende nicht zu eng.

Vorbereitung des Patienten:

Entfernen von Haarklammern, des künstlichen Gebisses, Knöpfen. Kragen öffnen.

Lagerung des Patienten (Bild a und b):

Patient sitzt am Ende des Untersuchungstisches. Kopf ruht mit weit (so weit wie möglich) vorgestrecktem Kinn auf der Kassette, welche durch unterlegte Holzbretter entsprechend hochgelagert ist. Schultern nach vorne.

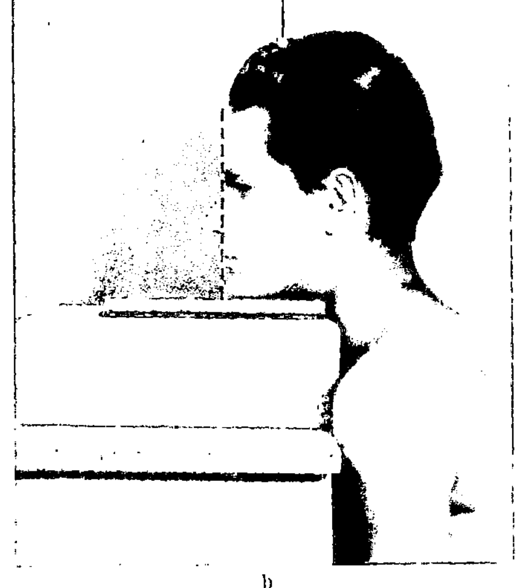

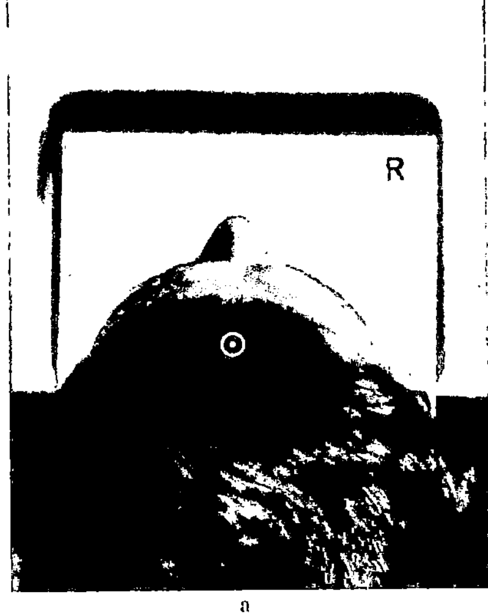

a   b

Zentrierung:

Fußpunkt des Zentralstrahls: in Höhe des Scheitels.
Strahlengangrichtung: senkrecht, bregmatico-submental, von oben nach unten (Mundboden).
Zentralstrahl: senkrecht zum Film auf Mundbodenmitte (Übergang von Stirn- zu Scheitel-bein).
Aufnahme in Atemstillstand.

Kriterium der gut eingestellten Aufnahme:

Es werden nur die vorderen Schädelbasisabschnitte dargestellt, auch hierbei muß auf der Abbildung der Unterkieferknochen (Kinn) vor dem Stirnbein erscheinen.

Schädel, axial, mit intrabuccalem Film

Indikationen der Aufnahme:
Ethmoidaffektion.

Vorbereitungen am Aufnahmetisch:
Intraoraler Film = Bißfilm.

Vorbereitungen am Röntgenapparat:
Transportabler Apparat.
FFD: 70 cm.
Blende eng.

Vorbereitung des Patienten:
Entfernen von Haarklammern, des künstlichen Gebisses.

Lagerung des Patienten (Bild):
Patient sitzt auf dem Untersuchungsstuhl und beißt auf den Bißfilm, der so weit wie möglich in den Mund eingeführt wurde. Die Bißebene der Zähne liegt genau horizontal. Markierte Filmecke im Munde rechts vorne.
Fixierung des Patienten: Mittels der Pelotten vom Untersuchungsstuhl.

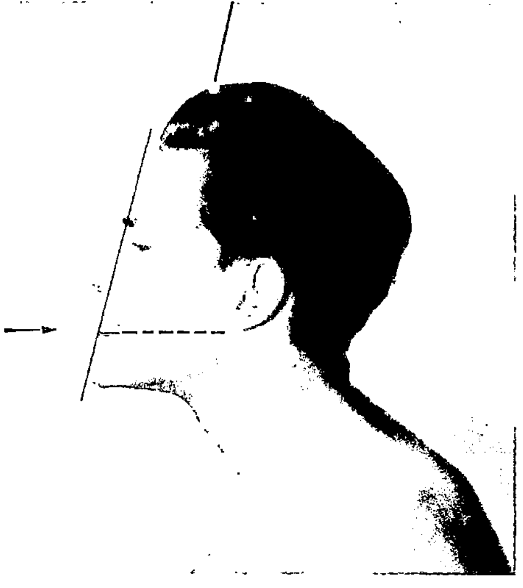

Die Bißebene (→) ist punktiert dargestellt; die Kopfstütze wurde auf der Abbildung absichtlich weggelassen

Zentrierung:
Fußpunkt des Zentralstrahls: in Höhe der Stirn-Scheitel-Grenze und in Filmmitte.
Strahlengangrichtung: axial, bregmatico-oral, also von oben nach unten.
Zentralstrahl: leicht schräg einfallend, parallel zur Linie Stirn—Kinn auf das Ethmoid zielend.
Aufnahme in Atemstillstand.

Kriterium der gut eingestellten Aufnahme:
Ethmoid muß gut dargestellt sein, genau wie bei der axialen Schädelaufnahme.

Felsenbein nach STENVERS

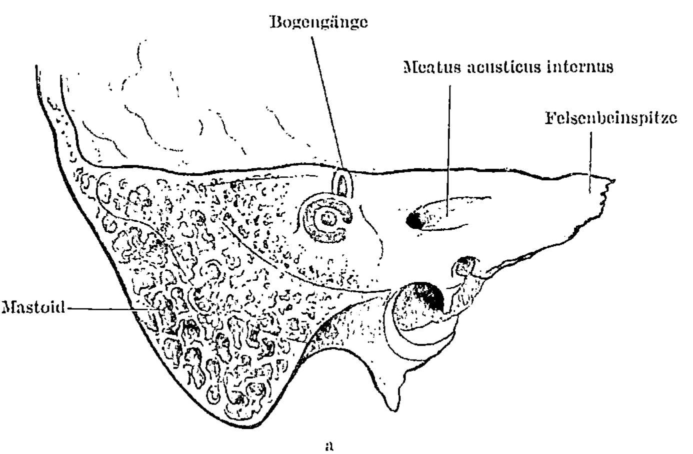

Anatomische Vorbesprechung (Bild a):

Das Felsenbein (Os petrosum, Pyramis), ein dem Schläfenbein (Os temporale) zugehörender Knochen, liegt, wie erwähnt (s. S. 238), am Übergang zwischen mittlerer und hinterer Schädelgrube, V-förmig an der Schädelbasis, im Winkel von 45⁰ zur Medianebene. Lateral geht es in eine poröse zellige Knochenpartie über, die hinter dem Ohr liegt, das sog. Mastoidzellsystem.

In dieser sog. Felsenbeinpyramide befinden sich der Gleichgewichtsapparat (Vestibularapparat) und die Gehörgänge, zu welchen der Gehörnerv (Nervus acusticus) durch den Kanal des inneren Gehörgangs (Meatus acusticus internus) einmündet. Die Felsenbeinpyramide kann man in drei *Projektionsrichtungen* röntgenologisch aufnehmen und erhält so eine Ansicht von hinten, eine Ansicht von oben und eine Ansicht von der Felsenbeinspitze zur Felsenbeinbasis, also in der Längsachse zum äußeren Gehörgang hin. Diese drei grundlegend verschiedenen Aufnahmen sind die Aufnahme nach STENVERS (von hinten), nach MAYER (von oben) und nach SCHÜLLER (in der Längsachse). Will man dagegen eine absolut symmetrische Darstellung *beider* Felsenbeine haben, so fertigt man ein occipitofrontales Bild an, gut zentriert, so daß sich die Pyramiden in die Augenhöhlen projizieren (vgl. Einstellung 49, Bild e).

Indikationen der Aufnahme:

Affektionen in den Mastoidzellen, also Folgeerscheinungen nach Mittelohreiterung, Störung im Hör- oder im Gleichgewichtsapparat, Frakturen, hauptsächlich der Schädelbasis und Tumoren im Gebiet der Hörnerven.

Vorbereitungen am Aufnahmetisch:

Kassettenfilm mit Strukturfolie, 13/18 cm im Hochformat.
Aufnahme mit Bucky (aufziehen und Zeit einstellen) oder ohne Bucky.
Bleibuchstabe, Schlitzbinde, Keilkissen.

Vorbereitungen am Röntgenapparat:

Großapparat mit Feinfokus.
FFD: 100 cm.
Blende an der Röhre möglichst eng.

Vorbereitung des Patienten:

Entfernen von Haarklammern, Knöpfen und künstlichem Gebiß. Kragen öffnen.

Lagerung des Patienten (Bild b und c):

Patient in Bauchlage auf dem Untersuchungstisch, wobei besonders darauf zu achten ist, daß die *Wirbelsäulenachse vollständig geradlinig* verläuft, Halswirbelsäule nicht beugen! Arme dem Körper entlang.

Da die Felsenbeine zur Medianebene des Schädels im Winkel von 45⁰ liegen, muß man für die Aufnahme die Medianebene des Kopfes ebenfalls in einen Winkel von 45⁰ bringen, um die Felsenbeinachse *parallel zur Filmebene* zu bekommen. Um die 45⁰-Stellung beizubehalten, placiert man ein 45⁰-Keilkissen aus Schaumgummi unter das aufzunehmende Ohr. Man läßt in dieser Stellung den Kopf bei steif gestrecktem Hals geringgradig beugen, Kinn ganz wenig anziehen.

Fixierung des Patienten: Mittels Schlitzbinde über den Kopf.

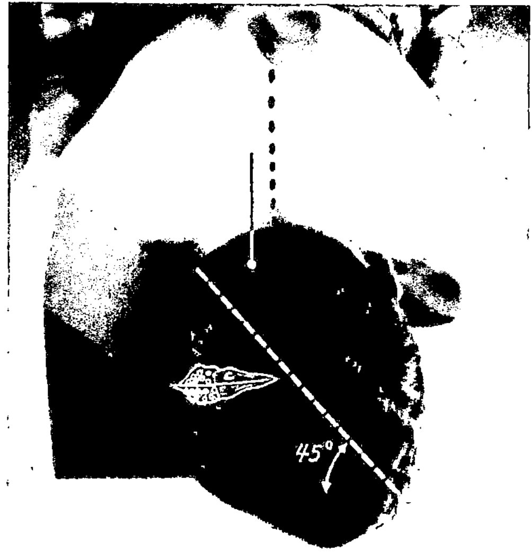

Zentrierung:

Fußpunkt des Zentralstrahls auf dem Patienten: auf den Hinterhauptknochen und zwar 2—3 Querfinger hinter dem filmfernen Ohr einfallend, auf die Mitte einer gedachten Verbindungslinie zwischen äußerem Augenrand und äußerem Gehörgang der aufzunehmenden Seite zielend und in Bucky- bzw. Filmmitte.

Strahlengangrichtung: schräg, *caudokranial*, im 10⁰-Winkel.

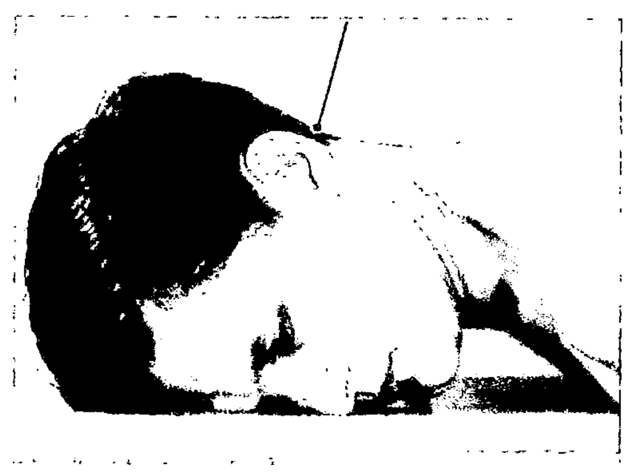

Zentralstrahl: schräg einfallend, unter Röhrenverschiebung nach caudal. Winkel des Zentralstrahls mit der Senkrechten: 10⁰.

Nach beendeter Einstellung, FFD (= 100 cm), nochmals kontrollieren!

Aufnahme in Atemstillstand.

Kriterium der gut eingestellten Aufnahme (Bild d):

Auf einer gut eingestellten Aufnahme nach STENVERS muß sich die Felsenbeinspitze vollständig frei projizieren.

Arbeitet man ohne Ausgleichsfilter, so muß man, je nach der Fragestellung, auf die Felsenbeinpyramide belichten, also viel exponieren, oder auf das Mastoidzellsystem, also mit weicher Aufnahmetechnik arbeiten.

Fehleinstellungen (Bild e und f):

Bei Bild e liegt die Medianebene des Kopfes nicht im 45⁰-Winkel zur Tischebene.

Fehlaufnahmen resultieren unweigerlich, sobald Brust- und Halswirbelsäule nicht in einer Achse liegen, d. h. sobald der Kopf etwas nach der Seite geschwenkt wird (Bild f).

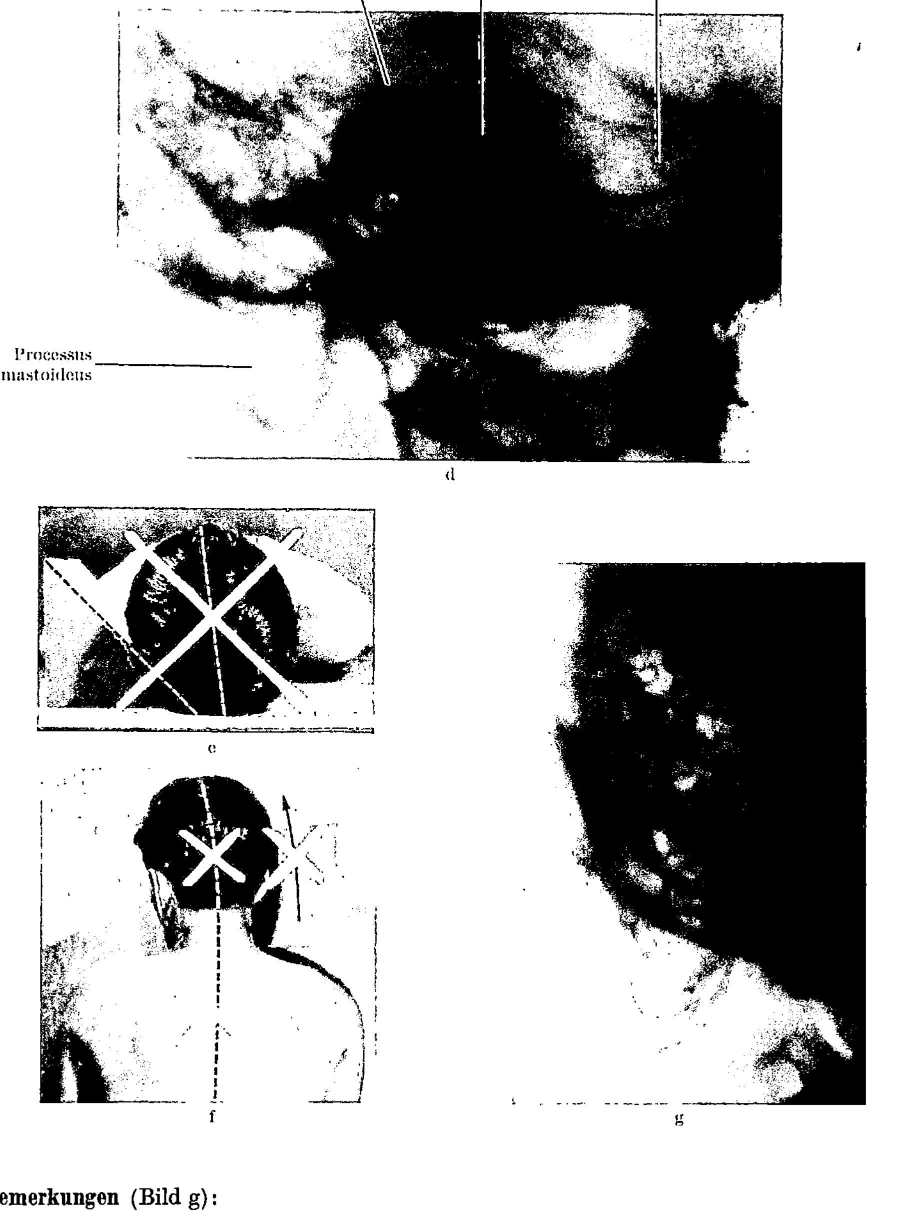

Bemerkungen (Bild g):

Diese Aufnahme zieht man auch zur *Darstellung des Warzenfortsatzes* (Processus mastoideus) heran. Man fertige eine weiche Aufnahme an (Bild g).

Über die *Tomographie des* Felsenbeins s. S. 526.

Anatomische Vorbesprechung (Bild a und b):

Die Längsachse der Felsenbeinpyramide liegt bei Drehung des Schädels um 45° in der Senkrechten. Bei dieser Schädellage stellt sich der Außenrand der Aughöhle auf der gegenüberliegenden Schädelseite an höchster Stelle ein. Die Felsenbeinpyramide zielt damit quasi zum lateralen Augrand der anderen Seite.

Indikationen der Aufnahme:

Affektionen in den Mastoidzellen, also Folgeerscheinungen nach Mittelohreiterung, Störung im Hör- oder im Gleichgewichtsapparat, Frakturen, hauptsächlich der Schädelbasis, und Tumoren im Gebiete der Hörnerven.

Vorbereitungen am Aufnahmetisch:

Kassettenfilm mit Strukturfolie, 13/18 oder 18/24, im Hochformat.

Aufnahme mit Bucky (aufziehen und Zeit einstellen) oder ohne Bucky. Die Filmkassette wird exzentrisch in die Buckyschublade eingelegt, weit fußwärts verschoben.

Bleibuchstabe, Schlitzbinde, Keilkissen.

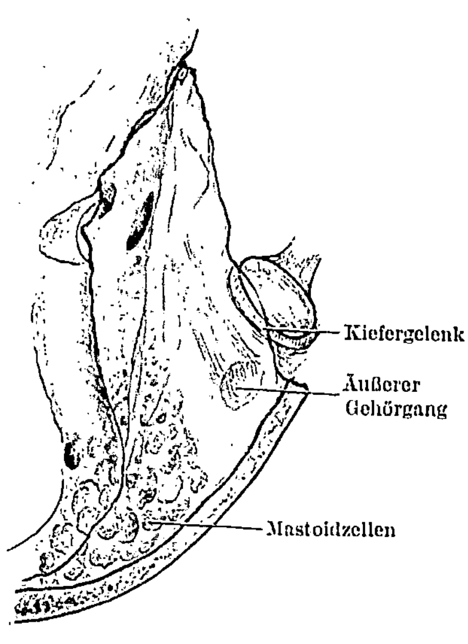

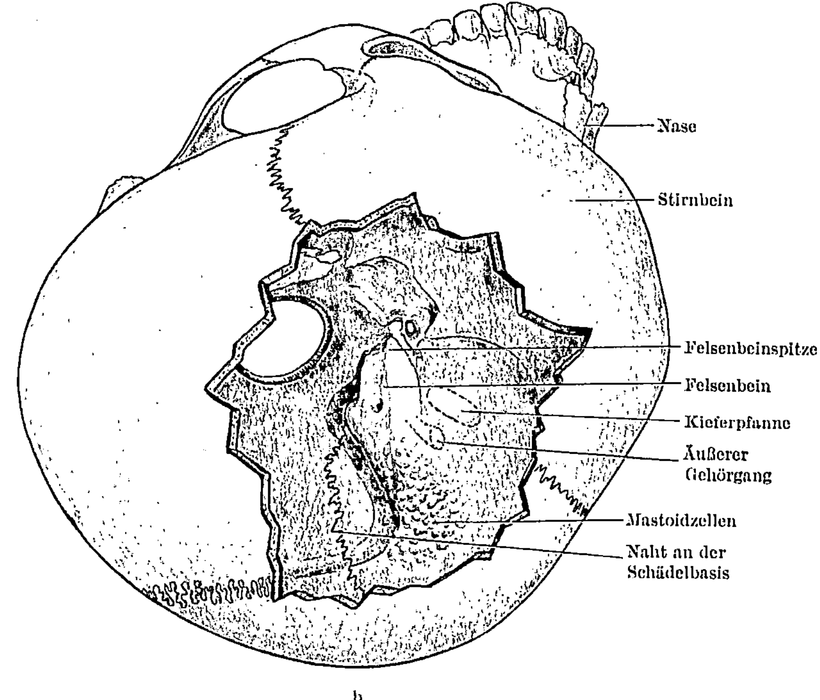

Vorbereitungen am Röntgenapparat:

Großapparat mit Feinfokus. FFD: 100 cm. Blende eng.

Vorbereitung des Patienten:

Entfernen von Haarklammern, des künstlichen Gebisses, Kragen öffnen.

Lagerung des Patienten (Bild c—e):

Patient in Rückenlage auf dem Untersuchungstisch. Arme am Körper entlang. Kopf um 45° nach der zu untersuchenden Seite drehen und mit einem 45°-Keilkissen unterstützen. Kinn kräftig an den Hals anziehen lassen.

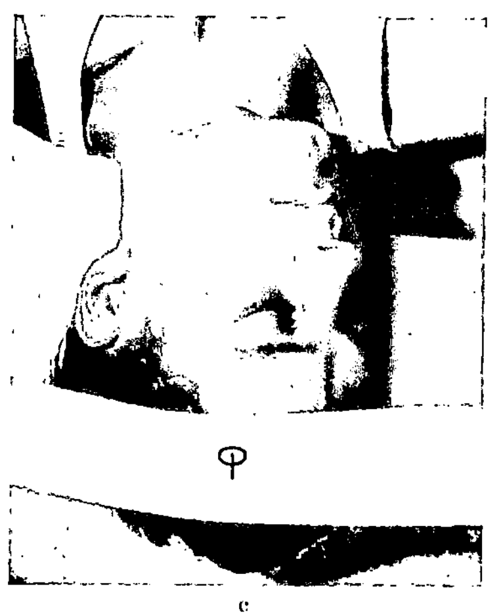

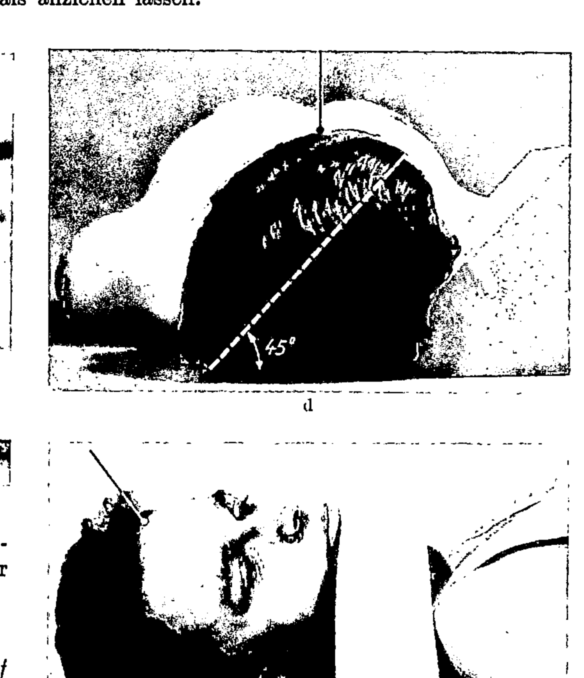

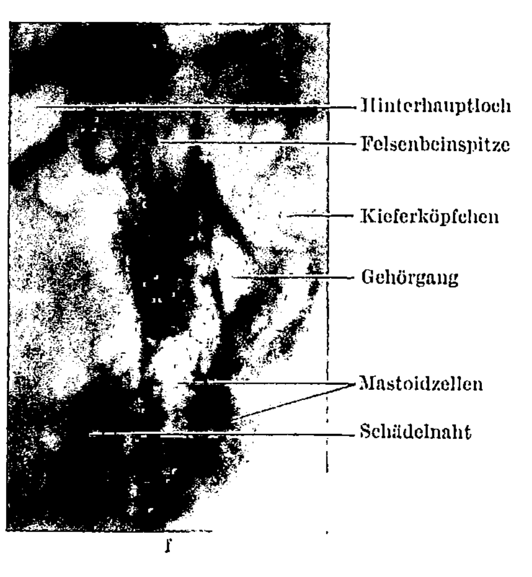

Fixierung des Patienten: Schlitzbinde über die Stirne und über das Kinn.

Zentrierung:

Fußpunkt des Zentralstrahls auf dem Patienten: Wird zuerst auf den äußeren Augrand, den höchsten, eingestellt, dann wird die Röhre scheitelwärts verschoben und gekippt, so, daß der Fußpunkt auf die Stirn-Scheitel-Grenze gleitet und nach dem Warzenfortsatz der zu untersuchenden Seite zielt.

Strahlengangrichtung: schräg von oben, kranio-caudal.

Zentralstrahl: schräg einfallend, in einem Winkel von 45° zur Tischebene.

Aufnahme in Atemstillstand.

Kriterium der gut eingestellten Aufnahme (Bild f):

Die Pyramide soll nicht verkürzt abgebildet werden: Kinn stärker an den Hals anziehen lassen.

Ist der Gehörgang nicht vollständig frei und ohne Überlagerungen, so muß die Nasenspitze etwas mehr gegen den Film hin abgedreht werden.

Felsenbein nach Schüller

Anatomie: Bild a.

Indikationen der Aufnahme:

Eiterung des Warzenfortsatzes (Mastoiditis), Affektionen des Kieferköpfchens.

Vorbereitungen am Aufnahmetisch:

Kassettenfilm mit Strukturfolie, 13/18, im Querformat.

Aufnahme mit Bucky (aufziehen und Zeit einstellen) oder ohne Bucky. Kassette in der Buckyschublade weit *fußwärts* verschieben (also auch bei Buckyaufnahme exzentrische Lage der Kassette!).

Bleibuchstabe, Mundkork, Schlitzbinde, Keilkissen.

Vorbereitungen am Röntgenapparat:

Großapparat mit Feinfokus.

FFD: 100 cm.

Blende an der Röhre eng.

Vorbereitung des Patienten:

Entfernen von Haarklammern, Ohrringen, künstlichem Gebiß, Knöpfen. Kragen öffnen.

Lagerung des Patienten (Bild b—d):

Patient in Bauchlage auf dem Untersuchungstisch, mit der zu untersuchenden Schädelseite aufliegend. Die dem Hinterkopf zugewandte Schulter liegt fest auf dem Tisch, die andere wird mittels Keilkissen so angehoben, daß die Medianebene des Schädels (also die Ebene, die ihn in zwei gleiche Hälften teilt) ohne zu große Anstrengung für den Patienten parallel zur Tischunterlage gelegt werden kann. Zur Erleichterung der Einstellung der Medianebene ist es bei Frauen angezeigt, das Haar zu scheiteln (vgl. Abb. 168). Es muß aber auch die Längsachse des Gesichtsschädels parallel zur Tischebene liegen, weshalb das Kinn mit Keilkissen etwas angehoben wird.

Das Ohrläppchen, auf dem der Patient liegt, wird nach vorne umgeklappt, da es sonst einen Störschatten im Mastoidzellsystem verursachen würde.

Zum Schlusse wird der Mund weit geöffnet (Kork zwischen die Zahnreihen).

Fixierung des Patienten: Schlitzbinde über den Kopf.

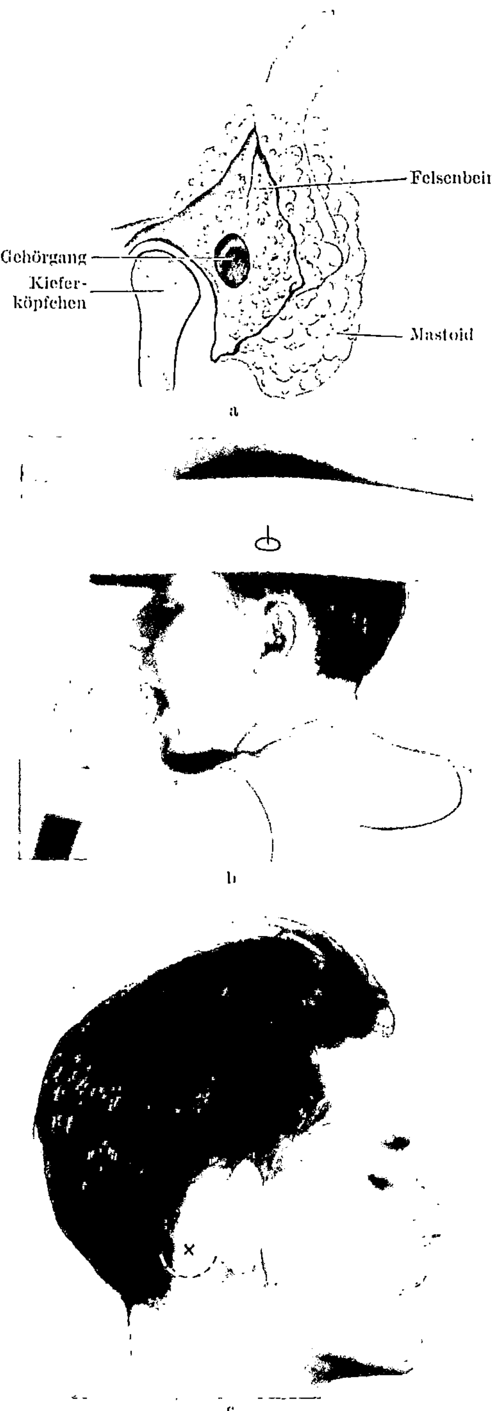

Ansicht der umgeklappten Ohrmuschel von der Kassettenseite her (statt Kassette: Glasscheibe). Mastoid ×. (Für die Aufnahme muß der Mund noch geöffnet werden.)

Zentrierung:

Fußpunkt des Zentralstrahls auf dem Patienten: 4 Querfinger breit oberhalb der Ohröffnung des gesunden Ohres, auf (den aufzunehmenden) filmnahen, äußeren Gehörgang zielend und in Mitte der Bucky bzw. des Films.

Strahlengangrichtung: schräg im Winkel von 25⁰ *kranio*-caudal.

Zentralstrahl: schräg einfallend, durch Verschiebung der Röhre scheitelwärts. Winkel des Zentralstrahls zur Senkrechten: 25⁰.

Nach beendeter Einstellung, FFD (= 100 cm), nochmals kontrollieren! Aufnahme in Atemstillstand.

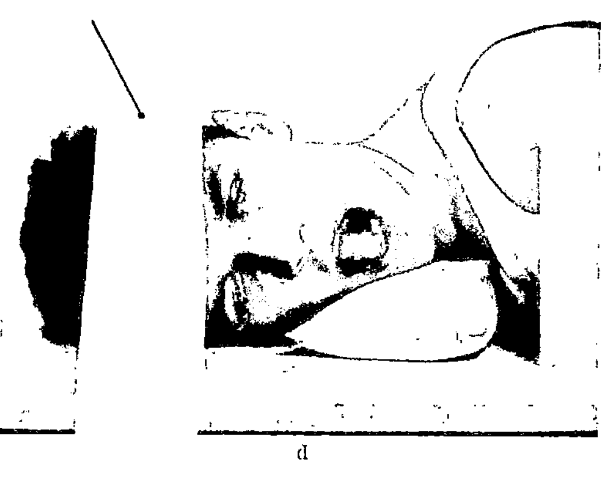

Kriterium der gut eingestellten Aufnahme (Bild e):

Übersichtliche Darstellung der ganzen Mastoidzellen.

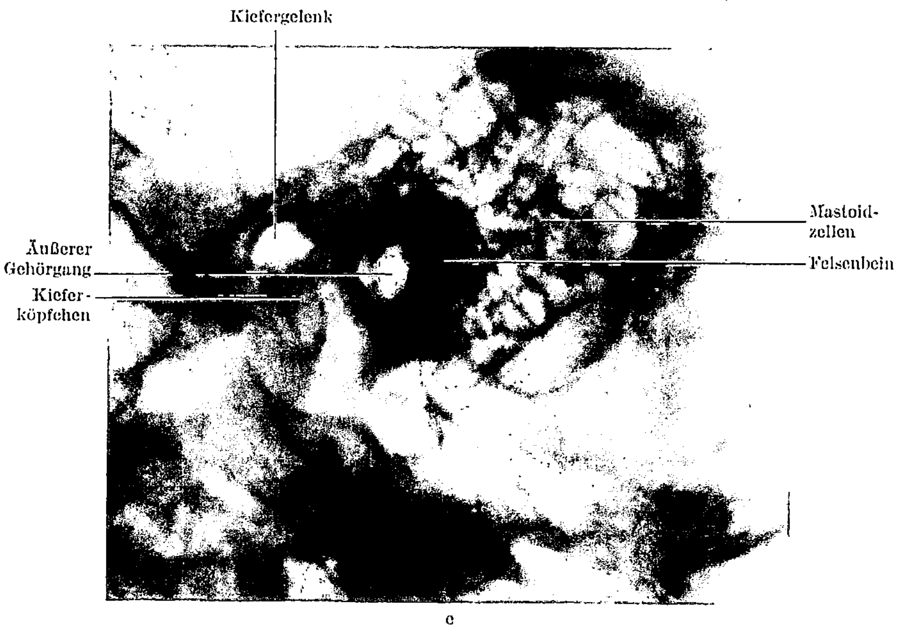

Bemerkungen:

Zur *Darstellung des Kieferköpfchens* ist die Einstellung genau gleich, nur muß das Ohrläppchen nicht umgekippt werden. Man macht eine Aufnahme bei geschlossenem Mund und eine zweite bei geöffnetem (Kork zwischen die Zahnreihen).

Sehnervenkanal, nach RHESE-GOALWIN

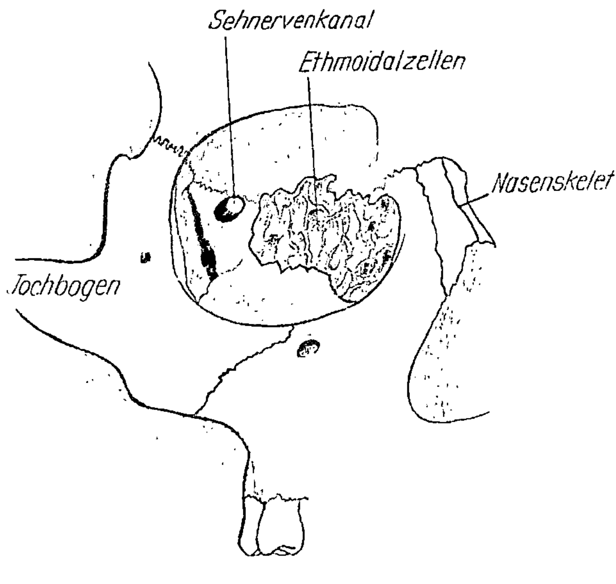

Anatomie des Opticuskanals, Projektionsrichtung nach RHESE-GOALWIN (aber bei Ansicht von vorne).
Fenster in der medialen Wand der Aughöhle zur Sichtbarmachung der Ethmoidzellen

Anatomische Vorbesprechung (Bild a):

Die Augenhöhle (Orbita) weist schädelwärts verschiedene Öffnungen auf, von denen uns lediglich das Sehnervenloch (Foramen opticum) interessiert. Der hier endigende Sehnervenkanal (Canalis opticus) wird bei Unfällen gelegentlich verletzt.

Indikationen der Aufnahme:

Darstellung des Sehnervenkanals bei Verletzung, bei Tumoren.

Vorbereitungen am Aufnahmetisch:

Kassettenfilm, 13/18 cm, im Hochformat, mit Strukturfolie.

Aufnahme mit Bucky (aufziehen und Zeit einstellen), Bleibuchstabe, Schlitzbinde.

Vorbereitungen am Röntgenapparat:

Großapparat mit Feinfokus.

FFD: 100 cm.

Blende eng.

Vorbereitung des Patienten:

Entfernen von Haarklammern.

Lagerung des Patienten (Bild b und c):

Patient in Bauchlage auf dem Untersuchungstisch, wobei er mit dem Auge der aufzunehmenden Seite fest aufliegen muß. Vor der Untersuchung werden ihm die drei Stellen gezeigt, auf welchen er zu liegen hat, mit denen er also die Tischunterlage berührt: Backenknochen, Augenwimpern außen und Nasenskelet. Die Aughöhle muß in der Mitte des Filmes liegen.

Fixierung des Patienten: Schlitzbinde über den Kopf.

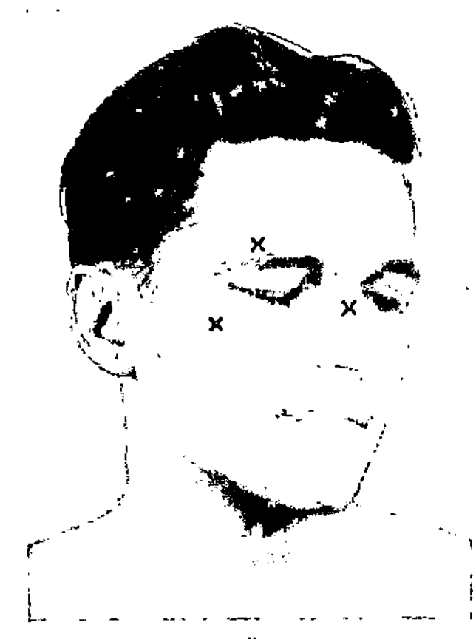

b

Fußpunkt des senkrecht auf den Film auftreffenden
Zentralstrahls auf dem Patienten

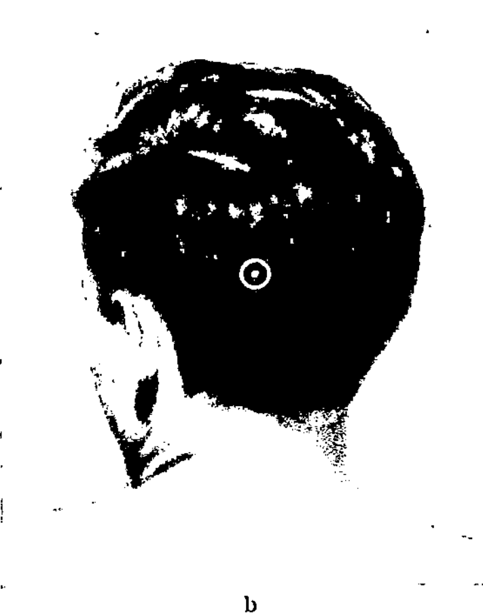

c

Ansicht von der Kassettenseite aus, Filmkassette
durch Glasplatte ersetzt. Der Patient muß auf den
angekreuzten Stellen aufliegen

Zentrierung:

Fußpunkt des Zentralstrahls: Einfall senkrecht von oben auf das aufliegende Auge (das sich in Bucky-mitte befindet).

Strahlengangrichtung: dorso-ventral.

Zentralstrahl: senkrecht zum Film.

Aufnahme in Atemstillstand.

Kriterium der gut eingestellten Aufnahme (Bild d):

Im lateralen und oberen Quadranten des Auges muß der dichte Ringschatten des Sehnervenkanals zu sehen sein.

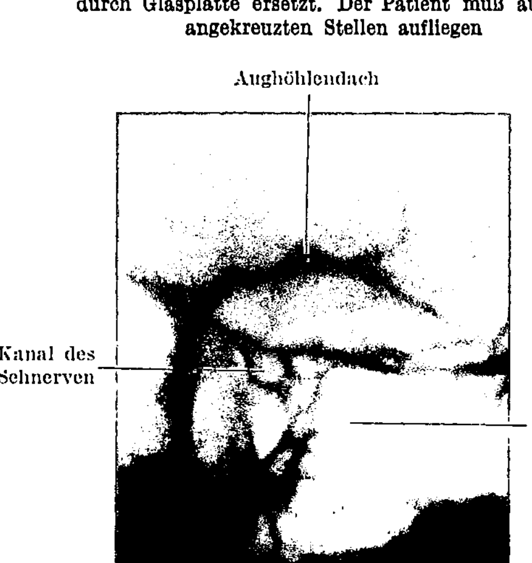

d

Anatomie: Bild a.

Indikationen der Aufnahme:
Frakturen.

Vorbereitungen am Aufnahmetisch:
Zahnfilm im Querformat.

Vorbereitungen am Röntgenapparat:
Transportabler Apparat mit Zahntubus.
FFD: Zahntubuslänge.

Vorbereitung des Patienten:
Keine.

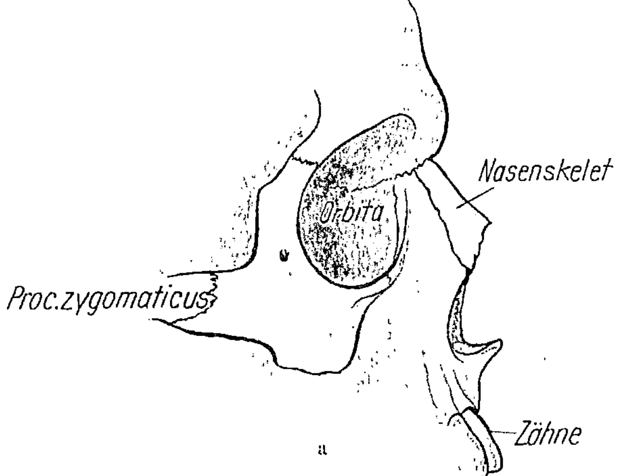

Lagerung des Patienten (Bild b und c):
Patient sitzt auf dem Untersuchungsstuhl und hält bei angelegtem, gestütztem Kopf selbst den Zahnfilm seitlich an die Nasenwurzel.
Fixierung des Patienten: Mit der Kopfstütze des Untersuchungsstuhls.

Zentrierung:
Fußpunkt des Zentralstrahls: Zahntubus an die obere Nasenbeinwurzel bringen und auf den Film zentrieren.
Strahlengangrichtung: seitlich.
Aufnahme in Atemstillstand.

Kriterium der gut eingestellten Aufnahme (Bild d):
Keine zu harte Aufnahme, das Nasenskelet darf nicht „durchschlagen" sein.

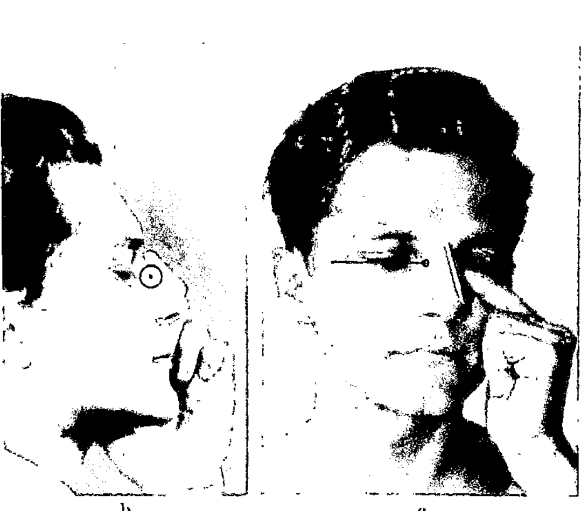

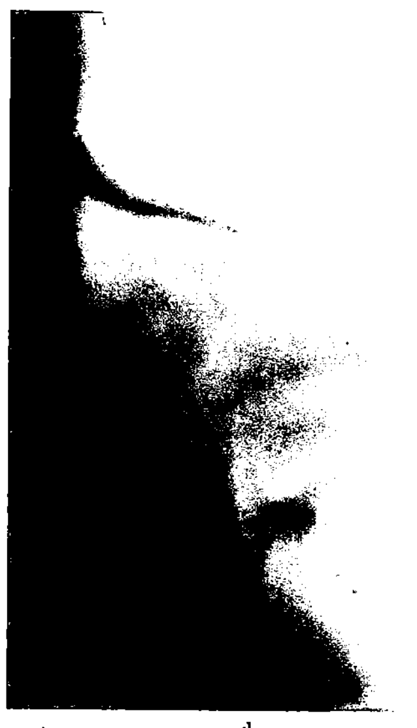

b   c   d

Einstellung 64
Nasenbein, axial

Indikationen der Aufnahme:
Frakturen.

Vorbereitungen am Aufnahmetisch:
Zahnfilm.

Vorbereitungen am Röntgenapparat:
Transportabler Apparat und Zahntubus.
FFD: Zahntubuslänge.

Vorbereitung des Patienten:
Entfernen des künstlichen Gebisses.

Lagerung des Patienten (Bild):
Patient sitzt auf Untersuchungsstuhl. Er beißt auf einen großen Zahnfilm, der in den Mund zur Fixierung bis zur Gaumenmitte eingeführt wird, aber weit nach vorne heraussteht. Kopf gerade halten, Bißebene in die Horizontale.
Fixierung des Patienten: Mittels Pelotten des Untersuchungsstuhls.

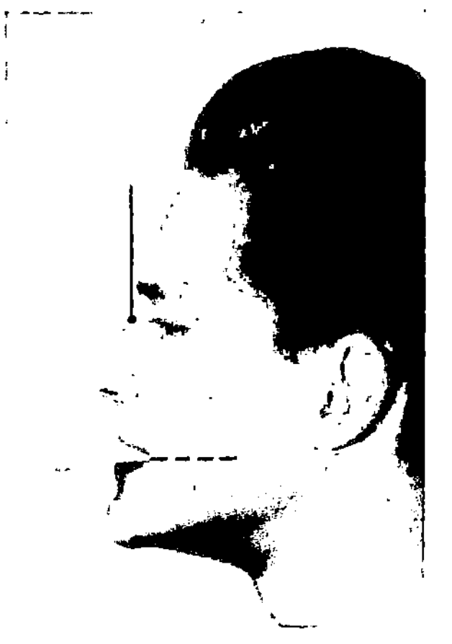

Zentrierung:
Fußpunkt des Zentralstrahls: Zahntubus auf obere Nasenwurzel.
Strahlengangrichtung: senkrecht von oben nach unten.
Aufnahme in Atemstillstand.

Kriterium der gut eingestellten Aufnahme:
Stirne und obere Zahnreihe müssen sich decken.

Skeletfreie Augaufnahme

Indikationen der Aufnahme:
Fremdkörper im Auge.

Vorbereitungen am Aufnahmetisch:
Zahnfilm.

Vorbereitungen am Röntgenapparat:
Transportabler Apparat und Zahntubus.

Vorbereitung des Patienten: Keine.

Lagerung des Patienten (Bild a):
Patient sitzt auf dem Untersuchungsstuhl. Ein Zahnfilm wird in den medialen Augwinkel
mit der Ecke fest eingedrückt (eventuell vorher das Auge anästhesieren).

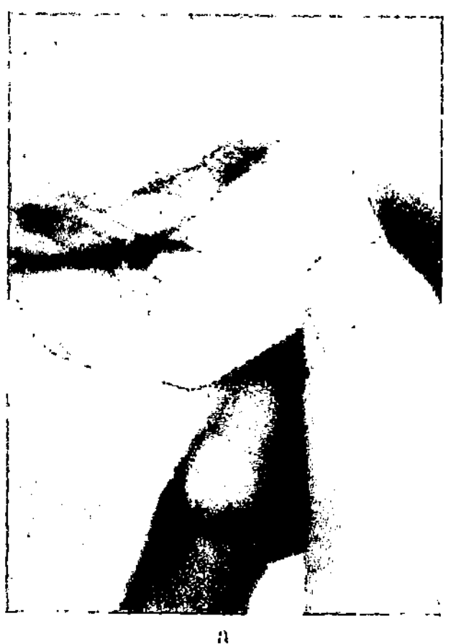

a

Zentrierung:
Strahlengangrichtung: streng seitlich vom lateralen Augenrand nach dem Augapfel bzw. Film.

Bemerkungen:
Ergänzend kann man auch ein axiales Bild anfertigen (Bild b). Film mit der Längskante am Unterlid fest eindrücken und vom oberen Augenrand auf den Film zielen.

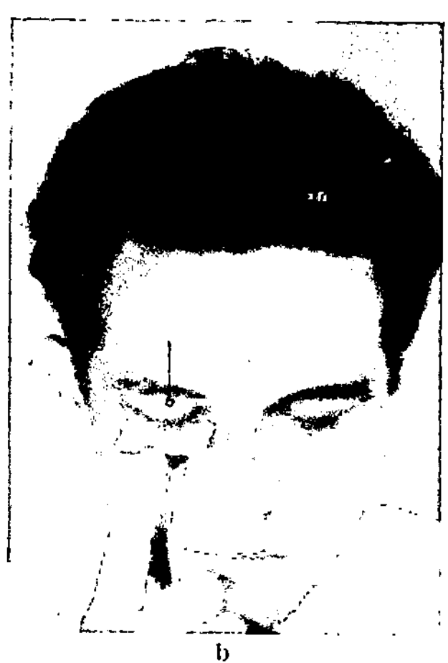

b

Gesichtsschädel, liegend, seitlich (in s.-d. oder d.-s. Strahlengang)

Indikationen der Aufnahme:
Frakturen, Nebenhöhlenaffektionen.

Vorbereitungen am Aufnahmetisch:
Kassettenfilm, 18/24 cm, im Hochformat, mit Strukturfolie.
Aufnahme mit Bucky (aufziehen und Zeit einstellen).
Bleibuchstabe, Schlitzbinde, Sandsäcke, Keilkissen.

Vorbereitungen am Röntgenapparat:
Großapparat mit Feinfokus. FFD: 100 cm.
Blende an der Röhre eng.

Vorbereitung des Patienten:
Entfernen von Haarklammern und des künstlichen Gebisses.

Lagerung des Patienten:
Patient auf dem Untersuchungstisch in Bauchlage, mit der zu untersuchenden Schädelseite aufliegend. Die dem Hinterkopf zugewandte Schulter liegt flach auf dem Tisch, die andere wird mittels Keilkissen so angehoben, daß die Medianebene des Schädels (also die Ebene, die ihn in zwei gleiche Hälften teilt) ohne zu große Anstrengung für den Patienten parallel zur Tischunterlage gelegt werden kann (zur Erleichterung der Einstellung der Medianebene ist es bei Frauen angezeigt, das Haar in der Medianebene zu scheiteln). Es muß aber auch die Längsachse des Gesichtsschädels parallel zur Tischebene liegen, weshalb das Kinn mit Keilkissen etwas angehoben wird. (Der Patient kann zur Anfertigung dieser Aufnahme auch seitlich an der Stativwand sitzen).
Fixierung des Patienten: Schlitzbinde über den Kopf.

Zentrierung:
Fußpunkt des Zentralstrahls: knapp unterhalb der Jochbogenmitte und in Buckymitte.
Strahlengangrichtung: seitlich s.-d. oder d.-s.
Zentralstrahl: senkrecht zum Tisch.
Belichtung: weiches Bild.

Kriterium der gut eingestellten Aufnahme (Bild):
Übersichtliche Darstellung der Gesichtsschädelknochen.

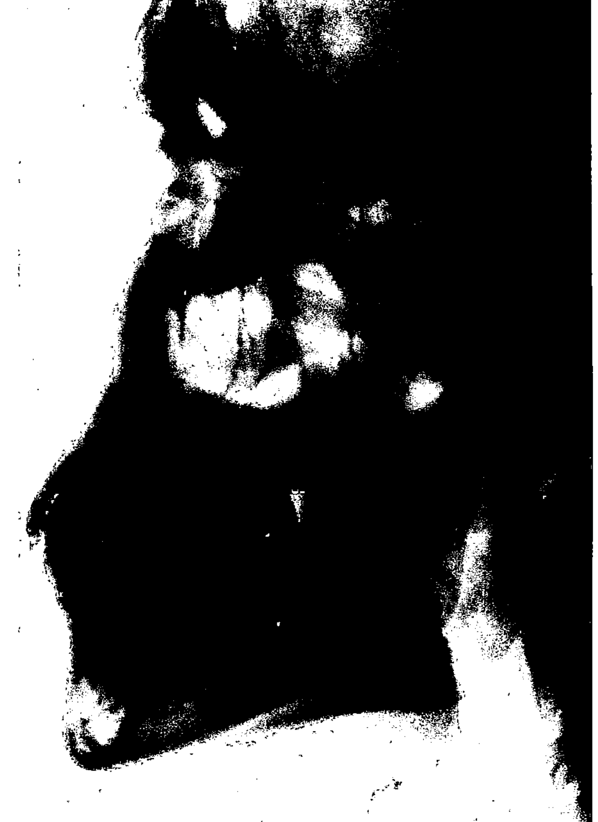

Jochbogen nach ZIMMER, durch den geöffneten Mund

Anatomische Vorbesprechung:
Der Jochbogen ist eine Brücke, die vom Backenknochen zum Kiefergelenk bzw. zum äußeren Gehörgang führt.

Indikationen der Aufnahme:
Frakturen.

Vorbereitungen am Aufnahmetisch:
Kassettenfilm, 13/18, im Hochformat, mit Strukturfolie.
Bleibuchstabe, Mundkork, Schlitzbinde, Sandsäcke, Keilkissen, Fettstift.

Vorbereitungen am Röntgenapparat:
Transportabler Apparat.
FFD: 60—70 cm.

Vorbereitung des Patienten:
Entfernen von Haarklammern und des künstlichen Gebisses.

Lagerung des Patienten (Bild a—h):
Patient auf dem Untersuchungstisch in Rückenlage. Arme dem Körper entlang. Kinn leicht nach vorne gestreckt. Medianebene des Kopfes senkrecht zur Tischebene. Mit dem Fettstift werden zwei Punkte markiert, erstens die Mitte zwischen dem äußeren Augwinkel und der Gehörgangöffnung (als Jochbogenmitte bezeichnet) und zweitens der Punkt

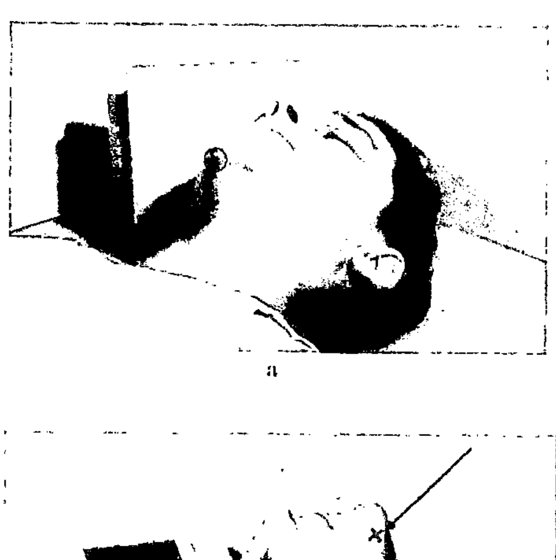

a

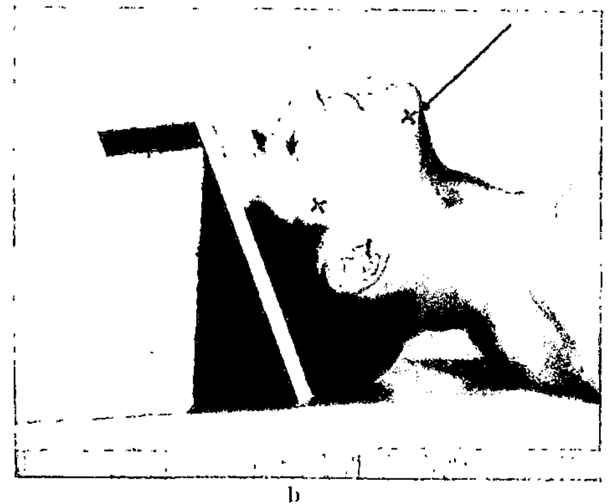

b

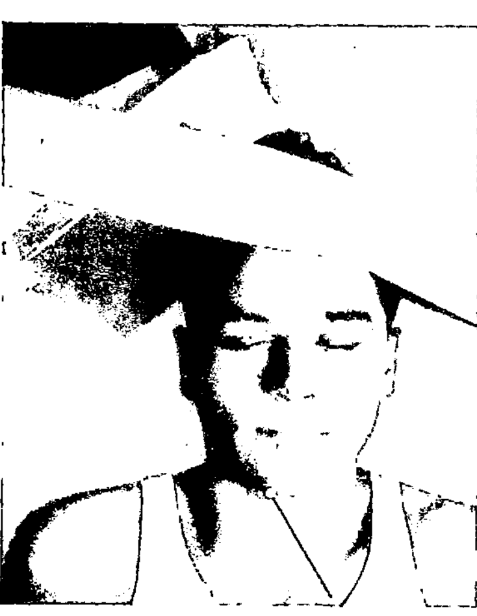

c

a—d. Grundeinstellung bei geschlossenem Mund

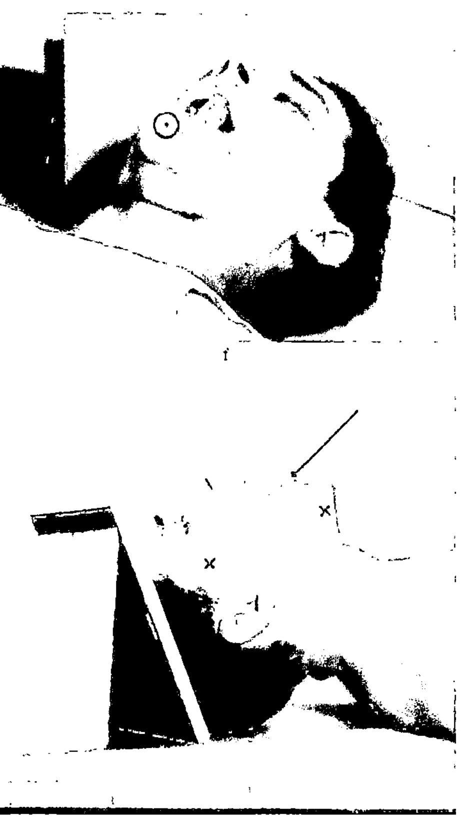

d

Bei geschlossenem Mund ist der Jochbogen großteils überdeckt. Fußpunkt des Zentralstrahles am Unterkiefer markiert = Grundeinstellung

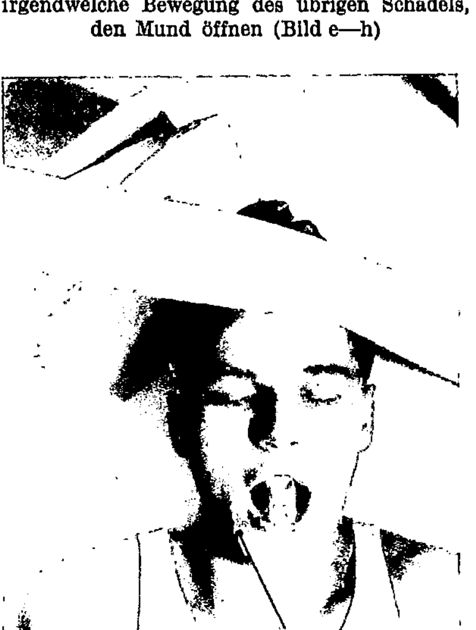

e

Bei Öffnung des Mundes, aber gleichbleibender Lagerung des übrigen Schädels wird der Jochbogen vollständig frei projiziert

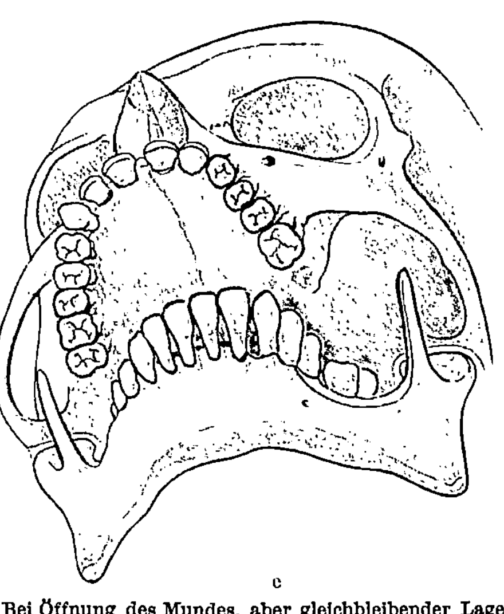

f

g

Nach der Grundeinstellung läßt man, ohne irgendwelche Bewegung des übrigen Schädels, den Mund öffnen (Bild e—h)

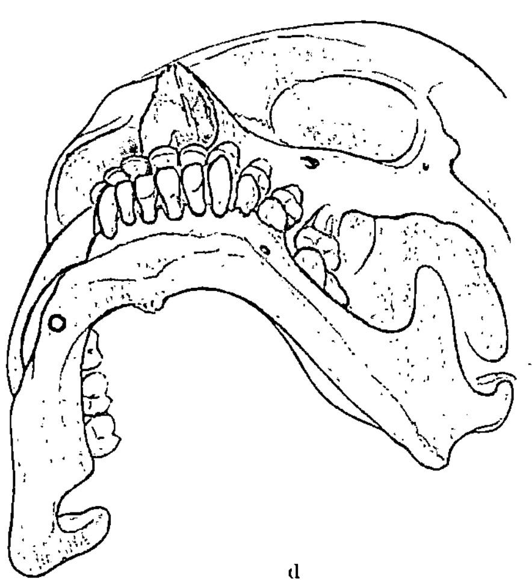

h

am Unterrand des Unterkiefers der gleichen Seite in Höhe des Eckzahnes. Unter Benützung des Zentrierstabes wird dann die Röntgenröhre so geschwenkt, daß dieser den beiden Punkten anliegt. Nun placiert man die Kassette so, daß sie senkrecht zum Zentrierstab steht. Fixierung derselben mit Keilkissen und Sandsäcken. Sieht man nun dem Zentrierstab entlang, ergibt sich ein Bild wie auf Bild d. Läßt man aber den Patienten den Mund öffnen, rückt der Unterkiefer weg und gibt die Sicht auf den Jochbogen frei.

Die Einstellung muß also so sein, daß der Unterkiefer anfänglich den Jochbogen quasi verdeckt und bei nachfolgender Öffnung des Mundes einfach wegrückt. Die Zentrierung ist bei geschlossenem Mund relativ einfach.

Bei der Öffnung des Mundes für die Aufnahme (ohne die geringste Bewegung des Gesichtsschädels) wird dem Patienten ein Kork zwischen die Zähne geschoben.

Fixierung des Patienten: Schlitzbinde über die Stirne.

Zentrierung:
Siehe oben.
Aufnahme in Atemstillstand.

Kriterium der gut eingestellten Aufnahme (Bild i):
Vollständig freie und übersichtliche Projektion des Jochbogens.

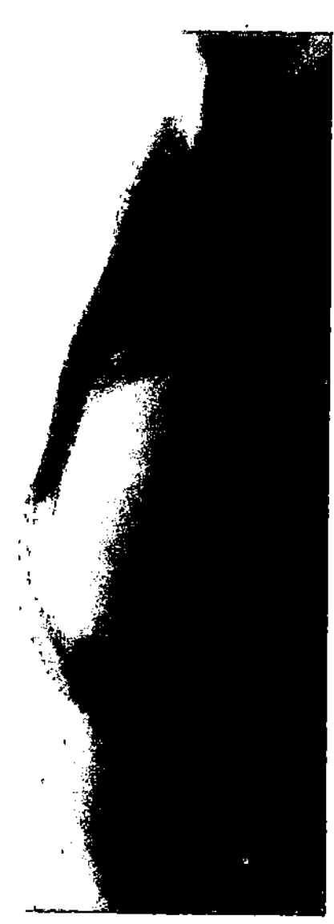

i

Einstellung 68
Kieferköpfchen (Kontaktaufnahme)

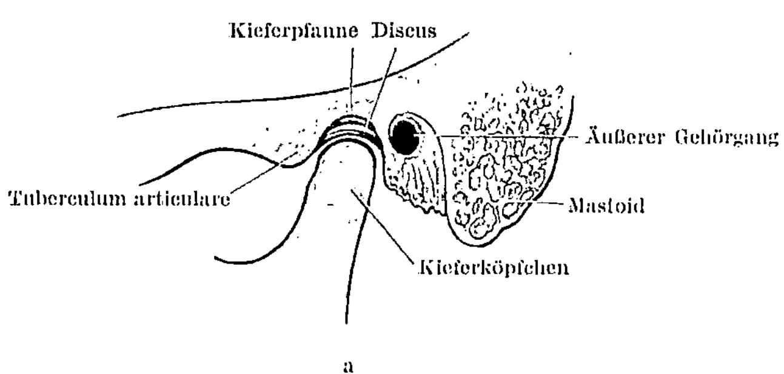

Anatomische Vorbesprechung (Bild a):

Das Kiefergelenk (Articulatio temporo-mandibularis) weist zwischen der an der Schädel-basis am hinteren Jochbogenende gelegenen Gelenkpfanne (Fossa) und dem Kieferköpfchen (Capitulum mandibulae) eine Knorpelscheibe (Discus) auf, die die beiden Gelenkhöhlen voneinander trennt.

Indikationen der Aufnahme:

Verletzungen, Arthritis, Arthrosis.

Vorbereitungen am Aufnahmetisch:

Kassettenfilm, 13/18 cm, im Hochformat, mit Strukturfolie.
Bleibuchstabe, Mundkork, Schlitzbinde, Keilkissen, Holzbrett.

Vorbereitungen am Röntgenapparat:

Transportabler Apparat.
FFD: Kontaktaufnahme (Distanz zwischen Wange und Strahlenaustrittsfenster an der Röhrenhaube soll höchstens 1 cm betragen.

Vorbereitung des Patienten:

Entfernen der Brille und des künstlichen Gebisses.

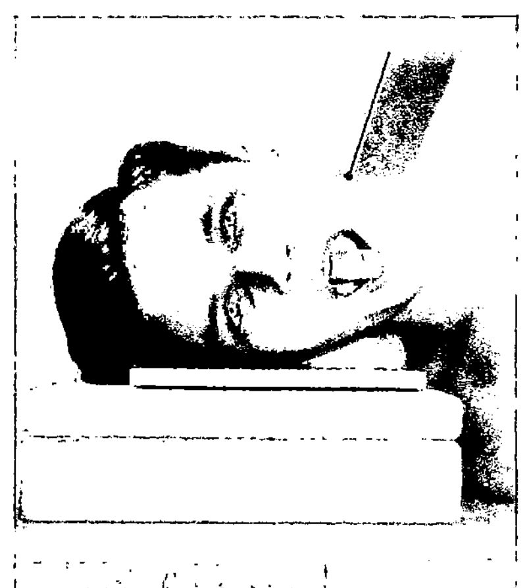

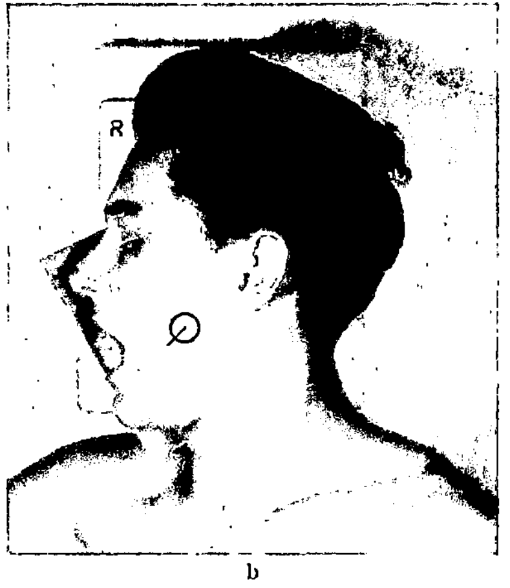

Das Keilkissen unter dem Mund ist absichtlich hier nicht abgebildet

Lagerung des Patienten (Bild b und c):
Patient in Seitenlage auf dem Untersuchungstisch, mit dem Kopf seitlich aufliegend.
Die Kassette wird auf Holzbrettern entsprechend hochgelagert. Das zu untersuchende
Kieferköpfchen liegt in Filmmitte. Kinn mit Keilkissen unterstützen. Mund öffnen lassen
(Kork zwischen die Zahnreihen).
Medianebene des Kopfes streng parallel zur Filmebene.
Fixierung des Patienten: Schlitzbinde über die Stirne.

Zentrierung:
Fußpunkt des Zentralstrahls: In der Mulde zwischen oberer und unterer Backenzahnreihe.
Strahlengangrichtung: leicht schräg in Richtung auf das zu untersuchende Kieferköpfchen.
Zentralstrahl: etwas schräg einfallend.
Kontaktaufnahme.
Aufnahme in Atemstillstand.

Kriterium der gut eingestellten Aufnahme (Bild d):
Kieferköpfchen ohne irgendwelche Störschatten frei projiziert.

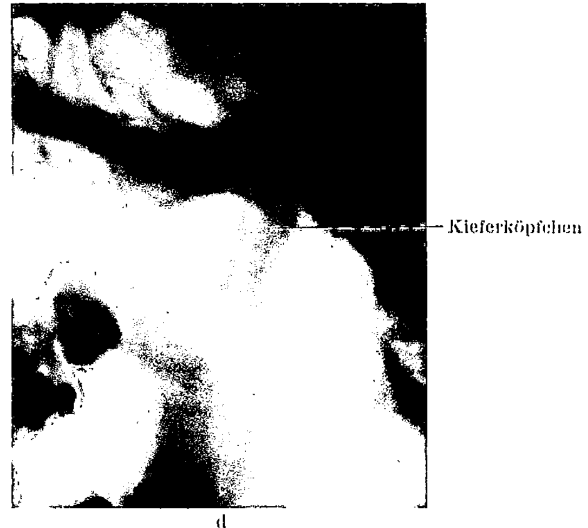

Bemerkungen:
Sofort nach beendeter Exposition wieder künstliches Gebiß einsetzen.
Die Aufnahme wird meistens beidseitig angefertigt, und zwar in der angegebenen Art,
zusätzlich oft auch *ohne* Mundöffnung.
Die Darstellung des *Kiefergelenkes* mittels der Aufnahme nach SCHÜLLER wurde unter
Einstellung 61 erwähnt.
Statt der Kontaktaufnahme ·kann man das Kiefergelenk auch *tomographieren*, s. S. 526.

Kiefergelenk, ventro-dorsal (perorbitale Kontaktaufnahme nach ZIMMER)

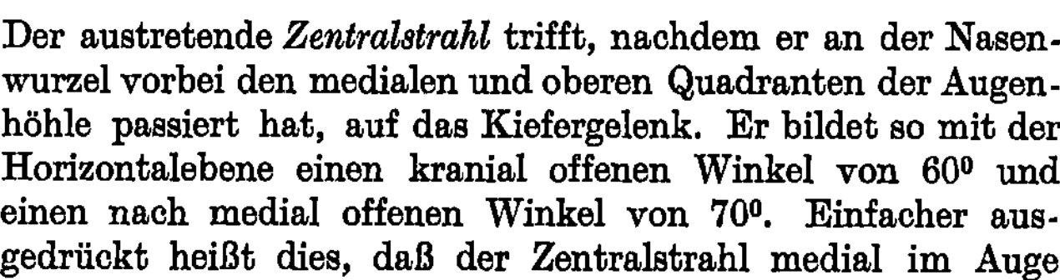

Anatomie: Bild a.

Indikationen der Aufnahme:
Einwandfreie Beurteilung der Stellung der Fragmente bei gelenknaher Unterkieferfraktur.

Vorbereitungen am Aufnahmetisch:
Kassettenfilm, mit Strukturfolie, 13/18 cm, im Hochformat. — Bleibuchstabe. Pelotten.

Vorbereitungen am Röntgenapparat:
Großapparat mit Feinfokus (Vergrößerungsfokus). — Kontaktaufnahme.

Vorbereitung des Patienten:
Entfernen von Haarklammern, künstlichem Gebiß.

Lagerung des Patienten:
Rückenlage des Patienten, Kinn dem Hals genähert bei weit geöffnetem Mund. Die Deutsche Horizontale (Linie Gehörgang—unterer Orbitarand) steht senkrecht auf der Tischebene. Die Aufnahme kann auch bei sitzendem Patienten vorgenommen werden.

Die *Kassette* wird bei liegendem Patienten so gelegt, daß der Zentralstrahl annähernd senkrecht auf die Filmebene fällt.

Fixierung des Patienten: Mittels Pelotten.

Zentrierung:
Die Röntgenröhre wird so verschoben, daß sie von der Orbita 5 cm entfernt ist.

Der austretende *Zentralstrahl* trifft, nachdem er an der Nasenwurzel vorbei den medialen und oberen Quadranten der Augenhöhle passiert hat, auf das Kiefergelenk. Er bildet so mit der Horizontalebene einen kranial offenen Winkel von 60⁰ und einen nach medial offenen Winkel von 70⁰. Einfacher ausgedrückt heißt dies, daß der Zentralstrahl medial im Auge einfällt und in Richtung äußerer Gehörgang zielt.

Kriterium der gut eingestellten Aufnahme (Bild b):
Die Form des Kieferköpfchens kommt unverzerrt zur Darstellung. Die Konturen und Strukturen lassen sich beurteilen, ebenso die Höhe des Gelenkspaltes.

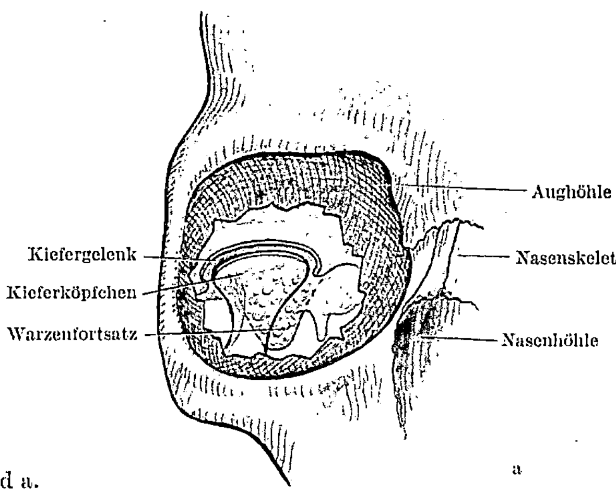

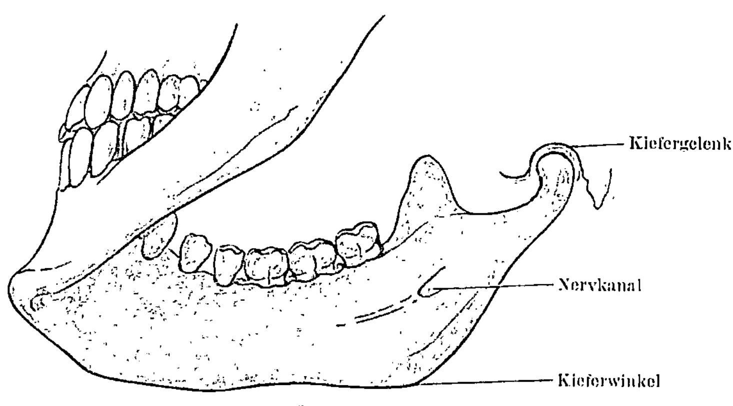

Anatomie: Bild a.

Indikationen der Aufnahme:

Frakturen. Prozesse im Kiefer und im Unterkieferkörper.

Vorbereitungen am Aufnahmetisch:

Kassettenfilm 18/24 cm oder 24/30, im Hochformat mit Strukturfolie.
Bleibuchstabe. Pelotten.

Vorbereitungen am Röntgenapparat:

Großapparat mit Feinfokus oder auch Vergrößerungsfokus.
FFD: 100 cm oder
80 cm bei Vergrößerungsaufnahme bei einer OFD (Objekt-Film-Distanz) von 40 cm.
Blende eng.

Vorbereitung des Patienten:

Entfernen von Schmuck und künstlichem Gebiß.

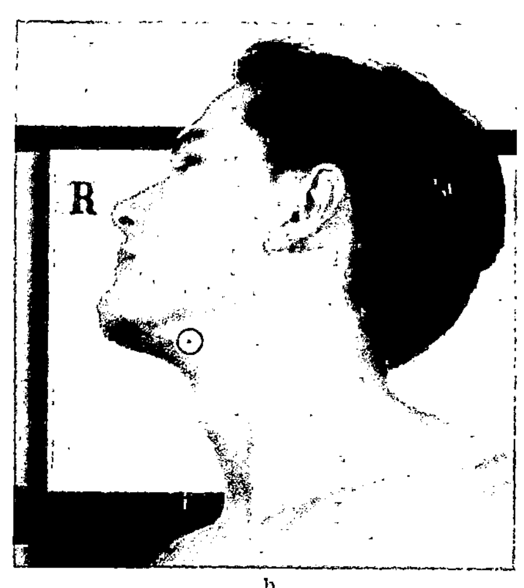

b

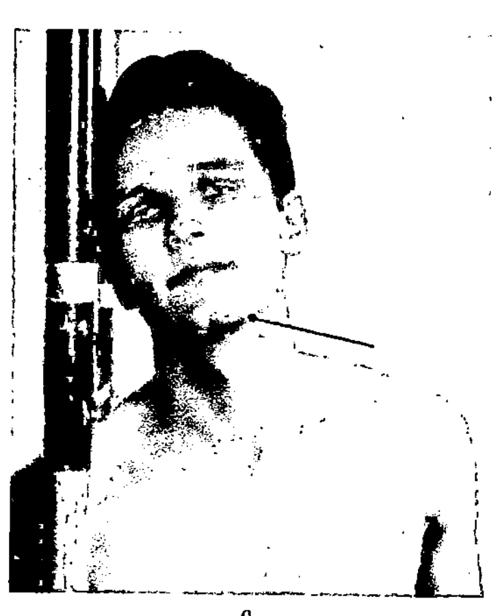

c

Lagerung des Patienten (Bild b und c):

Patient sitzt an der Stativwand, Körper halb seitlich zur Wand, wobei er mit dem Schulterblatt (der zu untersuchenden Seite) an das Stativ lehnt, um die Distanz zwischen Kopf und Film zu vermindern. Bei Vergrößerungsaufnahme wird der Patient mittels Pelotten in der Mitte zwischen Film und Röhre fixiert. Der Kopf wird seitlich und so stirnwärts gedreht, daß er mit der Schläfe am Stativ anliegt. Der Kieferwinkel der filmfernen Seite steht dadurch höher als jener der filmnahen. Kopf etwas nach vorne (gegen die Nase zu) schieben, um den aufzunehmenden Kieferast vor die Halswirbelsäule zu projizieren.

Zentrierung:

Fußpunkt des Zentralstrahls: Unterhalb des filmfernen Kieferwinkels hindurchzielend auf jenen der zu untersuchenden Seite und in Buckymitte.

Strahlengangrichtung: schräg caudo-kranial.

Zentralstrahl: Er zielt entweder auf den Kieferast oder auf den Kieferkörper, je nachdem, was dargestellt werden soll.

Aufnahme in Atemstillstand.

Kriterium der gut eingestellten Aufnahme (Bild d):

Der Unterkiefer samt dem Kieferast bis zum Kiefergelenk müssen frei projiziert sein.

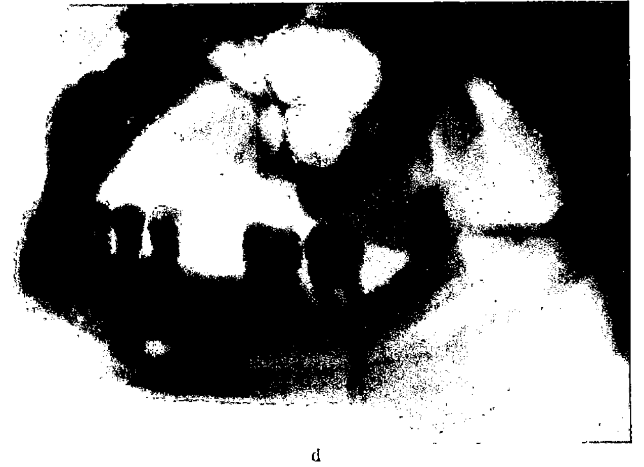

d

Anatomie: Bild a.

Indikationen der Aufnahme:

Frakturen, Paradentosen an den unteren Schneidezähnen.

Vorbereitungen am Aufnahmetisch:

Film: Einzelpackung (ohne Folie) mit Bleigummiunterlage, 9/12 cm im Querformat.
Bleibuchstabe, Holzbrett.

Vorbereitungen am Röntgenapparat:

Großapparat mit Feinfokus.
FFD: 100 cm bzw. 70 cm bei transportablem Apparat. — Blende eng.

Vorbereitung des Patienten:

Entfernen des künstlichen Gebisses.

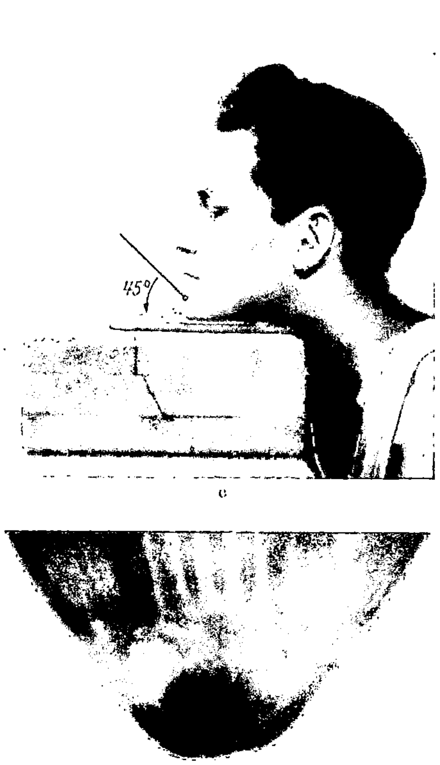

Lagerung des Patienten (Bild b und c):

Patient sitzt am Ende des Untersuchungstisches so, daß er sich nicht bücken muß, wenn
er sein weit vorgestrecktes Kinn auf dem folienlosen Film (mit Bleiteppich und auf
Holzbrettern) aufstützt. Der Filmrand liegt am Hals. Medianebene in Filmmitte.

Zentrierung:

Fußpunkt des Zentralstrahls: auf Kinnmitte und Filmmitte.
Strahlengangrichtung: schräg von vorn oben nach hinten unten im Winkel von 45°.
Aufnahme in Atemstillstand.

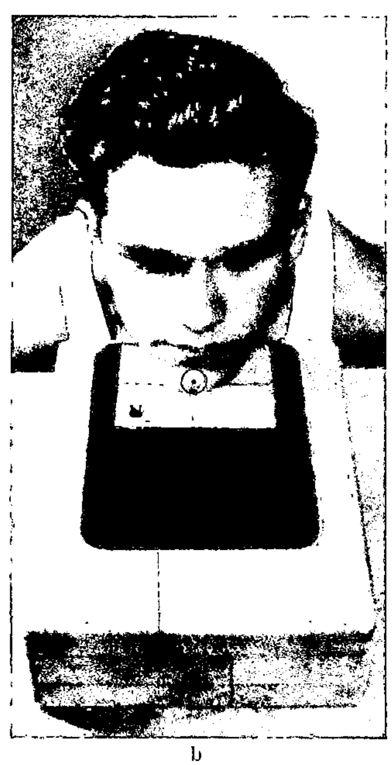

b

**Kriterium der gut eingestellten Auf-
nahme (Bild d):**

Gute Darstellung des Kinns und der
vorderen Schneidezähne (Incisivi).

Einstellung 72
Kinn, axial (mit Bißfilm)

Indikationen der Aufnahme:
Frakturen.

Vorbereitungen am Aufnahmetisch:
Bißfilm.

Vorbereitungen am Röntgenapparat:
Transportabler Apparat.
FFD: 70 cm.

Vorbereitung des Patienten:
Entfernen des künstlichen Gebisses.

Lagerung des Patienten (Bild a):
Patient sitzt auf dem Untersuchungsstuhl, der Kopf ist stark nach hinten gebeugt. Biß-
film in den Mund einführen, Schicht nach unten!
Fixierung des Patienten: mit Pelotten des Untersuchungsstuhls.

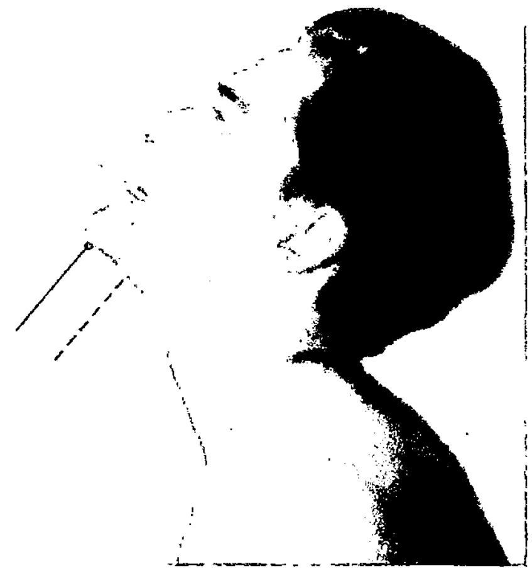

Gleiche Einstellung zur *Darstellung der Speicheldrüsen axial* (vgl. Einstellung 73).
Der Zentralstrahl entspricht dann der gestrichelten Linie

Zentrierung:
Fußpunkt des Zentralstrahls: auf Kinnmitte unten und
Filmmitte.
Strahlengangrichtung: axial, senkrecht von unten auf
den Film.
Aufnahme in Atemstillstand.

Kriterium der gut eingestellten Aufnahme (Bild b):
Kieferknochen und Zähne projizieren sich ineinander.

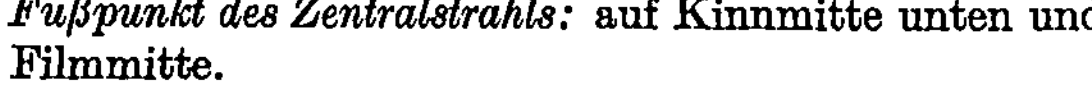

Speicheldrüsen, axial (mit Bißfilm), bzw. Unterkiefer, axial

Indikationen der Aufnahme:
Speicheldrüsen bzw. Speichelsteine.

Vorbereitungen am Aufnahmetisch:
Bißfilm.

Vorbereitungen am Röntgenapparat:
Transportabler Apparat.
FFD: 70 cm.

Vorbereitung des Patienten:
Entfernen des künstlichen Gebisses.

Lagerung des Patienten:
Der Patient sitzt auf dem Untersuchungsstuhl, Kopf stark nach hinten gebeugt. Bißfilm
so weit wie möglich gegen den Schlund hin in den Mund einführen, da die Speicheldrüsen
weit hinten liegen. Schichtseite des Films zungenwärts. Auf den Film beißen lassen.

Zentrierung:
Fußpunkt des Zentralstrahls: auf Mundboden- und Filmmitte.
Strahlengangrichtung: axial vom Mundboden her.
Aufnahme in Atemstillstand.

Kriterium der gut eingestellten Aufnahme:
Der Mundboden muß bis zu den hintersten Abschnitten dargestellt werden, also über den
Weisheitszahn hinaus.

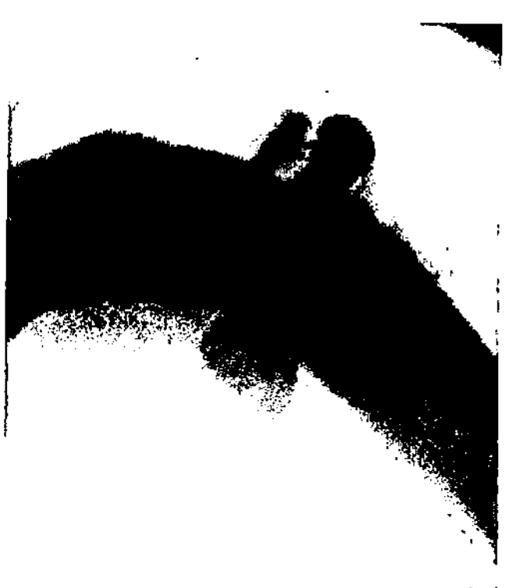

Bild eines Speichelsteines

Zähne

Anatomische Vorbesprechung:

Die Zähne (Dentes) stecken in den Zahnfächern (Alveolen) des Ober- und Unterkiefers. Auf jeder Seite sind je 8 Zähne vorhanden, die sich folgendermaßen aufteilen (Abb. 169):

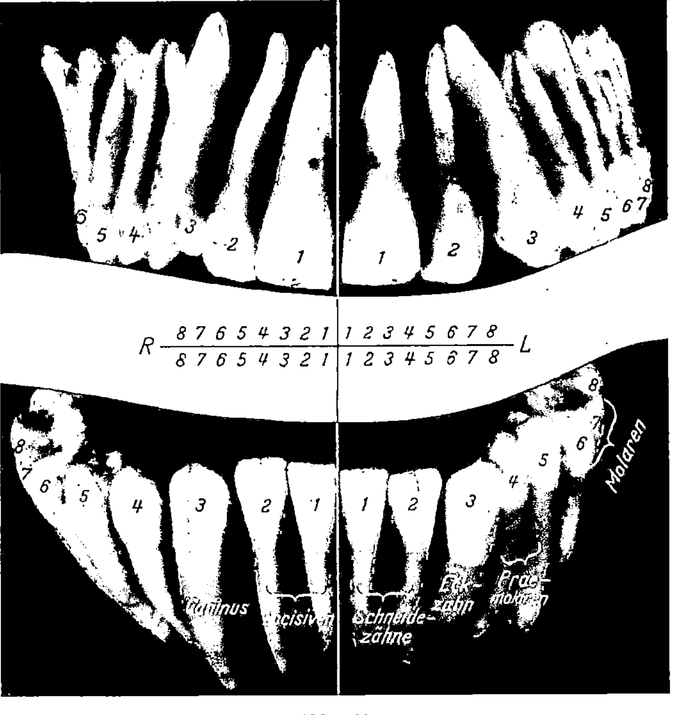

Abb. 169

Zwei Schneidezähne *(Incisiven)*, ein Eckzahn *(Caninus)*, zwei Backenzähne *(Prämolaren)*, drei Mahlzähne *(Molaren)*, von denen der hinterste als Weisheitszahn bekannt ist.

Im 1. Lebensjahr erscheint das Milchgebiß und erst ab dem 7. Lebensjahr das zweite, endgültige.

Jeder Zahn hat Krone, Zahnhals und eine oder mehrere Wurzeln. Die Schneidezähne und der Eckzahn besitzen nur eine Wurzel, die Prämolaren zwei, die Molaren drei (Abb. 170).

Röntgentechnische Vorbesprechung:

Bezeichnung der Zähne:

Beim Zahnstatus, d. h. der Röntgenuntersuchung des gesamten Gebisses darf auf der Röntgenbildserie kein Zahn fehlen. Man gewöhne sich deshalb an, *vor* Beginn der Röntgenuntersuchung auf einem Zettel alle vorhandenen Zähne aufzuzeichnen; außerdem ist zu notieren, wenn einer eine Plombe trägt oder eine Krone oder wenn er stark cariös ist.

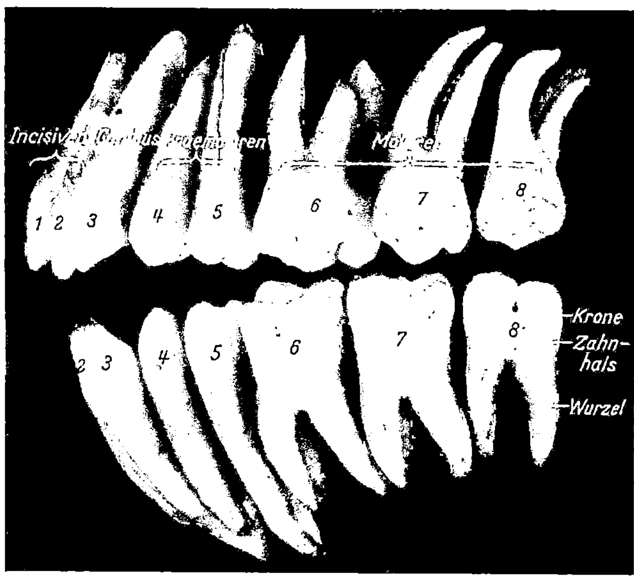

Abb. 170

Bei nachträglicher Kontrolle der Filmserie kann man sich an diesen charakteristischen Merkmalen zusätzlich orientieren.

Ein solches *Zahnschema* ist einfach zu erstellen:

$$\text{Bißebene} \rightarrow \text{R} \quad \frac{\text{Oberkiefer rechts} \mid \text{Oberkiefer links}}{\text{Unterkiefer rechts} \mid \text{Unterkiefer links}} \quad \text{L}$$

Mittellinie

Der horizontale Balken der Zeichnung markiert die Bißebene zwischen den Zahnreihen; der vertikale die Mittellinie des Körpers bzw. der Zahnreihen. An diesem Kreuzbalken wird rechts und links mit R und L markiert, und zwar so, wie es dem Mund eines Patienten entspricht, also R auf der Seite, auf der sich die linke Hand der Assistentin befindet, R entspricht der rechten Gebißhälfte des Patienten. Die Richtung zur Mittellinie wird hier nicht als medial, sondern als *mesial* bezeichnet, die Richtung gegen den Kieferwinkel hin als *distal*. Der vorderste Schneidezahn (vgl. Abb. 169) erhält die Zahl 1, jeder weitere die nächsthöhere Zahl, Zahl 8 gilt für den Weisheitszahn. Die Zahlen bezeichnen somit:

1—2: Schneidezähne
3: Eckzahn
4—5: Prämolaren
6—7—8: Molaren

Oberhalb des Querbalkens werden die Zähne des Ober-, unterhalb davon jene des Unterkiefers aufgeführt:

$$\text{R} \quad \frac{8\ \ 7\ \ 6\ \ 5\ \ 4\ \ 3\ \ 2\ \ 1 \mid 1\ \ 2\ \ 3\ \ 4\ \ 5\ \ 6\ \ 7\ \ 8}{8\ \ 7\ \ 6\ \ 5\ \ 4\ \ 3\ \ 2\ \ 1 \mid 1\ \ 2\ \ 3\ \ 4\ \ 5\ \ 6\ \ 7\ \ 8} \quad \text{L} \quad \begin{array}{l}\leftarrow \textit{Oberkiefer} \\ \leftarrow \textit{Unterkiefer}\end{array}$$

Beispiele: Der vordere Prämolar des Unterkiefers rechts wird in diesem Schema abgekürzt durch $\overline{|}$ angegeben oder noch stärker schematisiert durch $\overline{4|}$.
Den Eckzahn des Oberkiefers links bezeichnet $\lfloor 3$, die vier unteren Schneidezähne $\overline{2\,1|1\,2}$.

Bei der erwähnten, der Aufnahme vorangehenden *Inspektion der Zähne* durch die Röntgenassistentin wird das Schema etwas anders, nämlich folgendermaßen ausgeführt:

		fehlt		Brücke	cariös					Loch			fehlt		Plombe	Krone		
R	8	7	6	5	4	3	2	1	1	2	3	4	5	6	7	8	L
	8	7	6	5	4	3	2	1	1	2	3	4	5	6	7	8	
		fehlen			cariös							Krone					

Dieses Schema wird aufbewahrt bis zur späteren Beschriftung der Zahnaufnahmen. Überdies wird nach jeder Aufnahme noch auf einem Begleitzettel zum Film notiert, welche Zahngruppen auf dem Film aufgenommen worden sind.

Zahnfilmsorten:

Über den Zahnfilm selbst wurde das Wichtigste schon im „Allgemeinen Teil" (s. S. 62) gesagt. Hier sei noch folgendes erwähnt:
Es gibt hochempfindliche und weniger empfindliche Filme (s. S. 62), und je nachdem ist die Belichtung sehr kurz oder lang (und die Fehlbelichtung häufig, wenn man den falschen Film erwischt!). Die Knochenstruktur ist gut bei den empfindlichen und gestochen scharf bei den weniger empfindlichen Filmen.

Filmmarkierung:

Der Markierungspunkt, der auf jedem Zahnfilm eingestanzt ist, muß entweder immer an die Bißebene grenzen oder, nach Ansicht anderer Autoren und dies erscheint auch uns zweckmäßig, stets „rechts oben" markieren, also nach der oberen Ecke rechts der Mundhöhle gerichtet sein.
Manche Filme haben als Markierungspunkt eine Delle, die sich zahnwärts bzw. röhrenwärts vorwölbt. Bei Betrachtung des Films muß man also den Blick auf die Kuppe der Vorwölbung richten, die Delle muß sich auf der dem Filmbetrachter abgekehrten Seite befinden.

Darstellungsarten:

Unter den Aufnahmemethoden für die Zähne sind folgende wichtig: Mittels der *Schrägaufnahme des Unterkiefers* kann man die Zähne des Unterkiefers gut beurteilen. Man spricht dabei auch von einer *extraoralen Aufnahme* (Format 13/18, Kassettenfilm) (s. Einstellung 70).

Bei der Aufnahme auf *intraoralem* bzw. *intrabuccalem Bißfilm* oder *Aufbißfilm* schiebt man einen größeren Film (5×6 oder 5×7 cm) horizontal in den Mund (s. Einstellung 64) und läßt den Patienten zur Fixierung des Filmes darauf beißen. Je nach der Einstellung läßt sich so das Molar-, das Prämolar- oder das Eckzahngebiet des Oberkiefers darstellen, außerdem noch die Kieferhöhle (Abb. 171).

Bei der *üblichen Dentalaufnahme* (Zahnaufnahme, auf *zwei Arten* durchgeführt, entweder ohne oder mit Filmträger) wird der Film *ohne Verwendung eines Trägers* an die Innenwand der Zähne so placiert, daß er die Zahnkrone knapp überragt (Abb. 172a). Der Patient hält mit seinem eigenen Finger (nie darf dies die Röntgenassistentin tun) den Film im Mund fest, und zwar bei Oberkieferaufnahmen mit dem Daumen, bei Unterkieferaufnahmen mit dem Zeigefinger derjenigen Hand, mit der er ihn leicht halten kann: also auf der linken Kiefer-

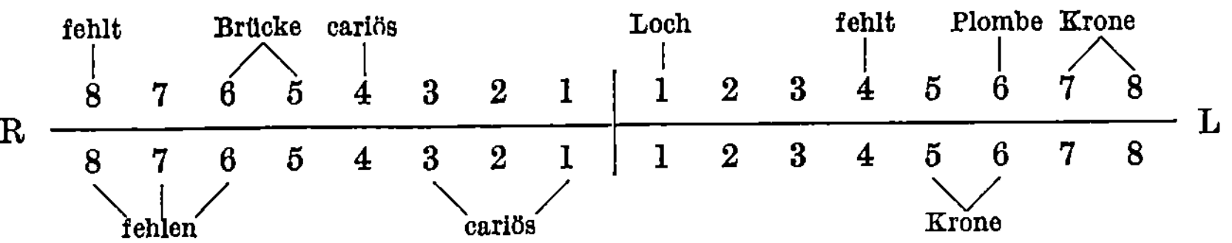

Abb. 171

seite mit der rechten Hand, und entsprechend auf der rechten Kieferhälfte mit der linken. Der Film darf dabei nicht durchgebogen werden, da dies Bildverzerrungen ergeben würde (Abb. 172b und c). Eventuell muß er mit etwas Watte gaumenwärts unterpolstert werden (Abb. 173b). Bei der Aufnahme der vorderen Molaren muß man sogar stets eine kleine Watterolle zwischen Zahnkrone und Film einschieben, damit letzterer möglichst senkrecht

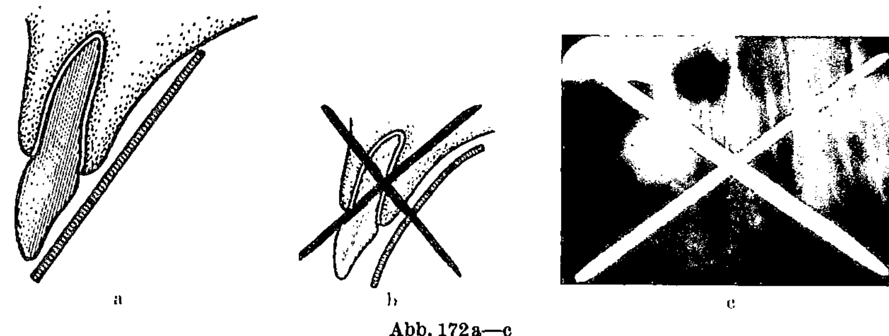

Abb. 172a—c

zu stehen kommt. Dadurch wird der Einfallswinkel des Röntgenstrahlenbündels weniger steil, so daß auch die störende Projektion des Backenknochens (Jochbogenansatz) in die Zahnwurzel vermieden wird (Abb. 173a und b).

Bei *Dentalaufnahmen mit Zahnfilmträger* beißt der Patient auf ein Plastikstück, das einen flügelförmigen Fortsatz aufweist (wie Abb. 174 zeigt), an dem ein Zahnfilm befestigt werden kann. Der Film wird durch die Zunge möglichst nahe an die Zähne gepreßt. Wir sprechen von einem *Bißflügelfilm* oder einer Flügelbißaufnahme (nicht zu verwechseln mit Aufbißaufnahme).

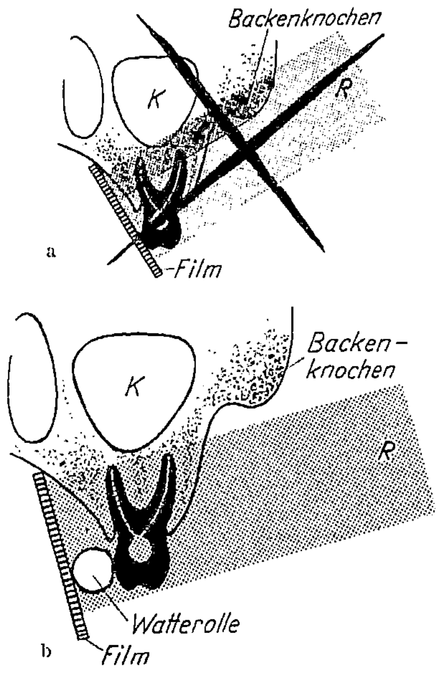

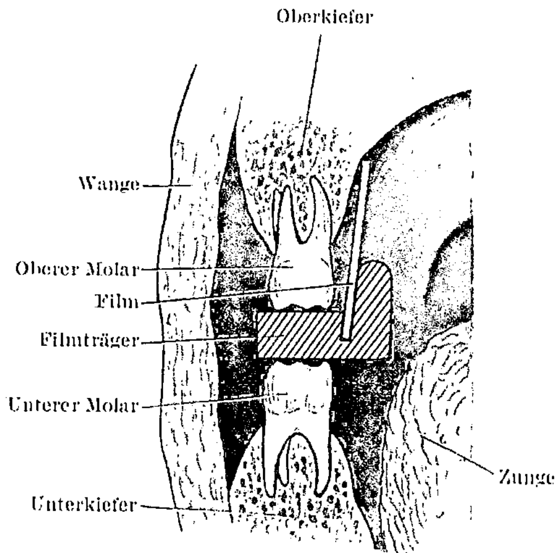

Abb. 173a und b: Das einfallende Röntgen-bündel (R) muß am Backenknochen vorbeiziehen. K = Kieferhöhle

Abb. 174

Wenn der Zahnfilm im Munde mit dem Finger oder mit dem Halter fixiert ist, wird die Bißebene der Zähne sofort in die Horizontalebene gebracht (Abb. 175a—d). Bei Oberkieferaufnahmen auf Zahnfilmen muß also die Bißfläche der Oberkieferzähne in die Horizontalebene gebracht werden, ebenso die Bißfläche der unteren Zähne bei Röntgenuntersuchung des Unterkiefers mittels Zahnfilm. *Die Ausrichtung der Bißebene auf die Horizontale* (Abb. 175a und b) *ist Vorbedingung jeder dentalen Einstellung*!

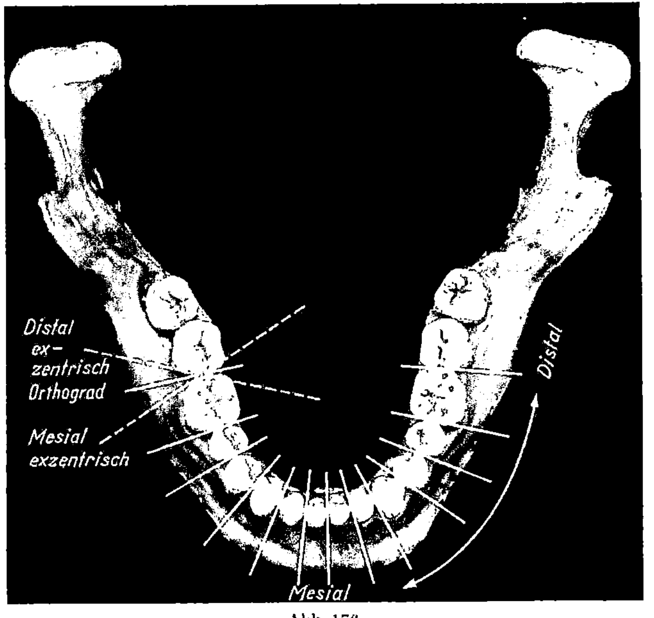

Abb. 175a—d. Richtige (a und b)
und falsche (c und d) Haltung des
Schädels

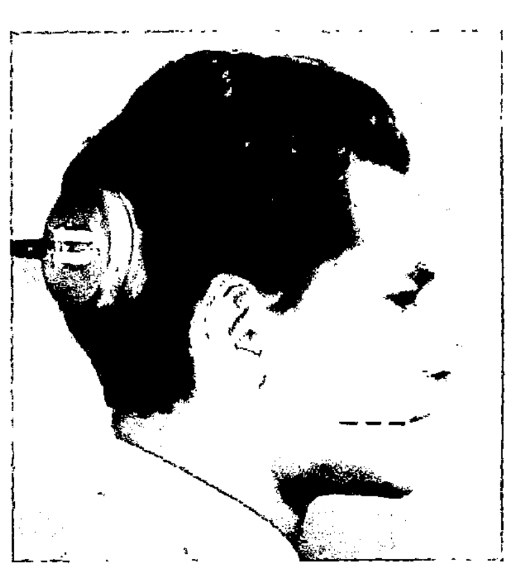
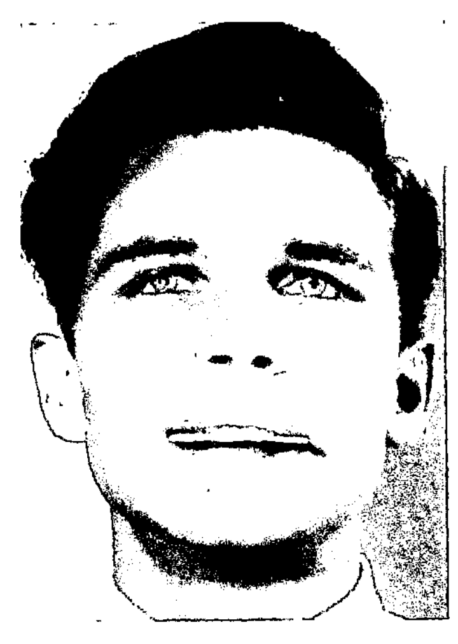
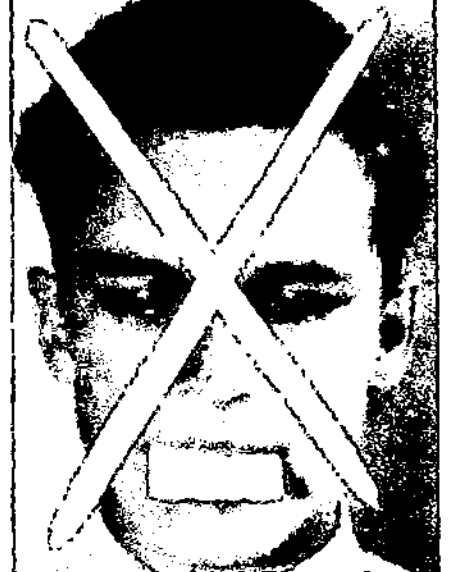
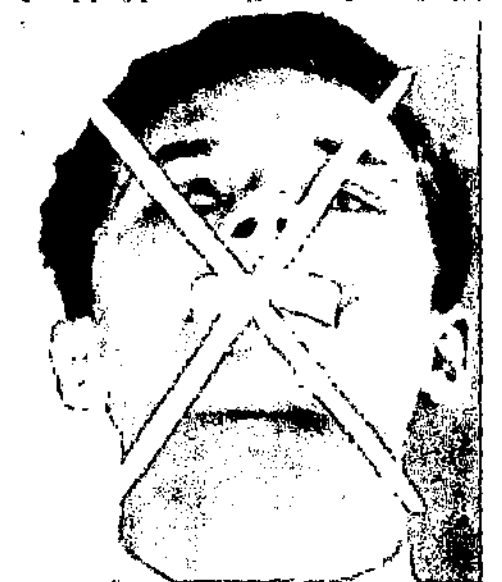

Abb. 176

Zentrierung in der Horizontalebene:

Aus welcher Richtung werden nun Zähne aufgenommen?

Sicherlich so, daß sich die nebeneinanderliegenden Zähne nicht ineinander projizieren, sondern so, daß jeder Zahn für sich abgebildet ist. Da die Kiefer annähernd halbkreisförmig sind (Abb. 176), wird man bei Aufnahmen von der Seite oder von vorne die Strahlengangrichtung auf die Mundmitte zentrieren (Abb. 178a und b), d. h. so einstellen, daß man zwischen den einzelnen Zähnen der aufzunehmenden Region quasi hindurchsehen kann, ohne daß sich dabei die Zähne auf dem Film überdecken (*orthograde oder orthoradiale Projektion der Zähne*) *.

Also Zentrierung so, daß das Zentralstrahlenbündel ungehindert die Zahnzwischenräume zu passieren vermag. Das ist die *erste Grundeinstellung für Zahnaufnahmen.*

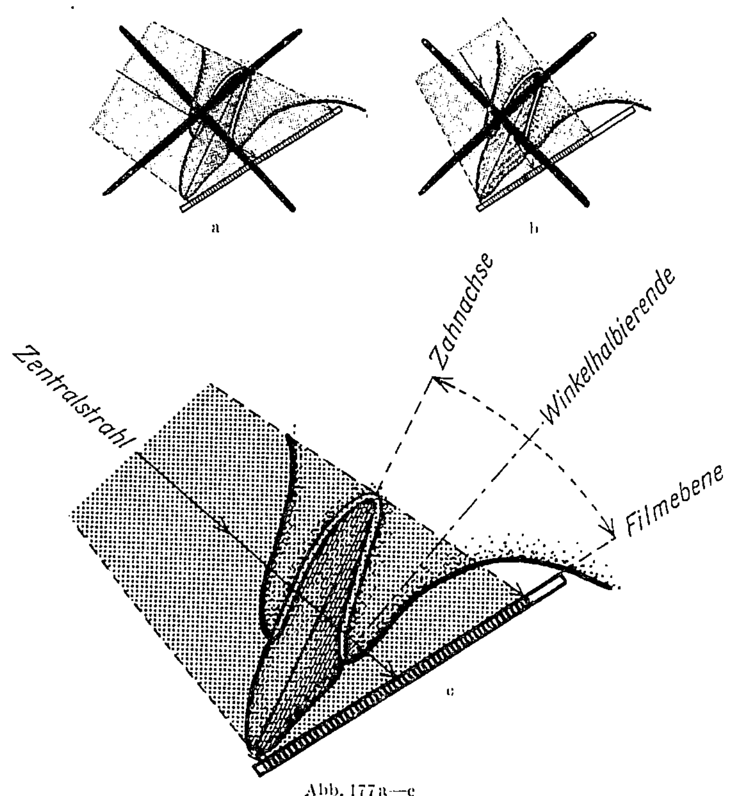

Abb. 177a—c

Zentrierung in der Vertikalebene:

Die Zähne im Oberkiefer werden von oben, im Unterkiefer von unten her aufgenommen. Hier mit Gradeinteilung zu arbeiten ist nur möglich bei speziellen Zahnaufnahmegeräten, die eine solche aufweisen. Gegenüber der Bißebene soll der Einfallstrahl einen Winkel bilden (im groben Durchschnitt) von

30° bei den oberen Molaren	5° also fast horizontal, bei den unteren Molaren
40° bei den oberen Prämolaren	10° bei den unteren Prämolaren
45° beim oberen Eckzahn	20° beim unteren Eckzahn
45° bei den oberen Schneidezähnen	15° bei den unteren Schneidezähnen.

---

* Diese Anweisung scheint uns zweckmäßiger als die Angabe eines bestimmten Winkels in Grad, der doch nie richtig eingehalten wird.

Kurz ausgedrückt:

Aufnahmen der Zähne des Oberkiefers verlangen steilgerichtete Zentrierung, die des Unterkiefers flache.

Fehleinstellungen vermeidet man, indem man prinzipiell die Bißebene der betreffenden Zahnreihe mit der Horizontalebene zusammenfallen läßt und den Kopf des Patienten durch Kopfstützen entsprechend fixiert (vgl. Abb. 175).

Hat man den Zahnfilm im Oberkiefer placiert, so wird die Bißebene des Oberkiefers in die Horizontale gebracht und dann erst der Einfallswinkel des Tubus eingestellt. Bei Aufnahmen im Unterkieferbereich wird der Kopf so fixiert, daß die Kauflächen der Zähne des Unterkiefers in der Horizontale liegen. Erst anschließend wird der Zahntubus in die angegebene Gradzahl geschwenkt.

In diesem Buch haben wir von Einstellungen in Winkelgraden stets abgeraten; wir vertreten die Meinung, daß der Zentralstrahl einfach immer senkrecht auf den Film einfallen sollte. Die Abbildung eines Zahnes würde jedoch, wie man dies aus dem Schema (Abb. 177a—c) erkennen kann, verzerrt sein, wenn man senkrecht auf die Zahnachse (Abb. 177a) oder senkrecht auf die Filmebene (Abb. 177b) zentrieren würde. Man muß, wie aus Bild 177c hervorgeht, auf eine Zwischenebene zwischen der Filmebene und der Zahnachse zentrieren, nämlich die Ebene der *Winkelhalbierenden.* Auf diese muß der Zentralstrahl senkrecht einfallen, dann ist der Zahn in richtiger Größe und Projektion dargestellt. Es ist kein Kunststück, sich beim Blick in den Mund sofort klar zu werden, wie die Winkelhalbierungsfläche steht (Achtung, Bißebene zuerst immer horizontal!), um dann auf diese senkrecht zu zentrieren.

Wichtig ist ferner, daß der so eingestellte Zahntubus bei allen Zahnaufnahmen mit seiner Spitze möglichst nahe an die Haut des Patienten herangebracht wird und daß schon während der ganzen Einstellung der Patient durch eine Kopfstütze am Untersuchungsstuhl ruhig fixiert bleibt.

Es ist wohl nicht besonders zu erwähnen, daß man bei Zahnaufnahmen zuerst den Patienten auffordert, das künstliche Gebiß zu entfernen.

Als ganz allgemeine Regel gilt auch, für einen Zahnstatus (also für die lückenlose Aufnahme des ganzen Gebisses) lieber einen Film zu viel als einen zu wenig zu benützen.

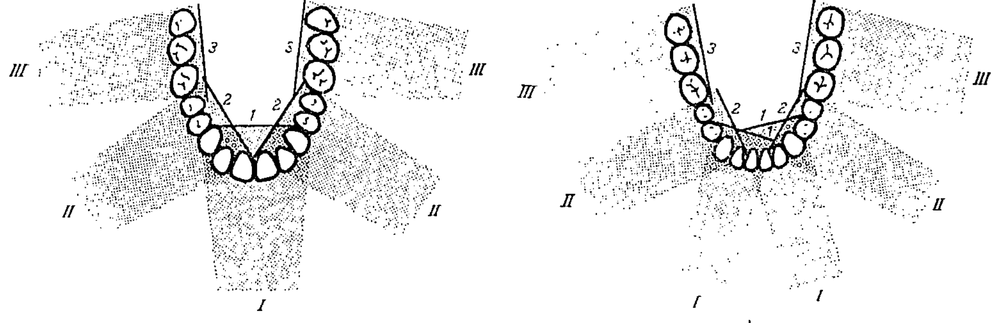

Abb. 178 a und b. *Anordnung des einfallenden Strahlenbündels* (getönt *I—III*) *und die entsprechende Placierung des Films* (*1—3*) bei einem vollständigen Zahnstatus mit 10 und mit 12 Aufnahmen: *I—1* für Schneidezähne, *II—2* für Eckzähne und Prämolaren, *III—3* für Molaren

Man kommt beim Unterkiefer im allgemeinen mit 5 Filmen aus, beim Oberkiefer mit 6, zusammen also mit 11, bei besonderen Verhältnissen mit 10, häufig sind aber auch 12 notwendig. Die Anordnung ist in Abb. 178 festgehalten.

Strahlenschutz bei Zahnaufnahmen:

Bei der Exposition von Zahnaufnahmen muß die Röntgenassistentin stets hinter einer Bleiwand geschützt stehen oder eine Bleischürze tragen und sich dann so weit wie möglich (so weit das Kabel reicht) vom Röntgenapparat entfernen.

Der Patient zieht eine Bleischürze an!

Mahlzähne des Oberkiefers (obere Molaren) <u>8 7 6</u>||<u>6 7 8</u>

Vorbereitungen am Aufnahmetisch:
Zahnfilm im Querformat.
Watterolle in Höhe der Zahnkronen.

Vorbereitungen am Röntgenapparat:
Transportabler Apparat mit Zahntubus.

Lagerung des Patienten (Bild a und b):
Der Film wird so weit wie möglich nach hinten
in die Mundhöhle geschoben und vom Patienten
mit dem Daumen der Gegenseite gehalten. Der
Filmunterrand überragt die Kronen. Bißebene
des Oberkiefers horizontal einstellen.
Fixierung des Patienten: Mit Kopfstütze.

Zentrierung:
Fußpunkt des Zentralstrahls: In Höhe der Wurzel-
spitze des hintersten Molars.
Strahlengangrichtung: schräg, 30^0 zur Bißebene,
von oben nach unten (kranio-caudal).
Zentralstrahl: senkrecht zur Winkelhalbierenden.
Aufnahme in Atemstillstand.

Kriterium der gut eingestellten Aufnahme (Bild c):
Zahnkrone und Wurzelspitzen müssen abgebildet sein.

Bemerkung:
Zur Darstellung des Weisheitszahnes muß oft eine
zusätzliche Einzelaufnahme angefertigt werden.

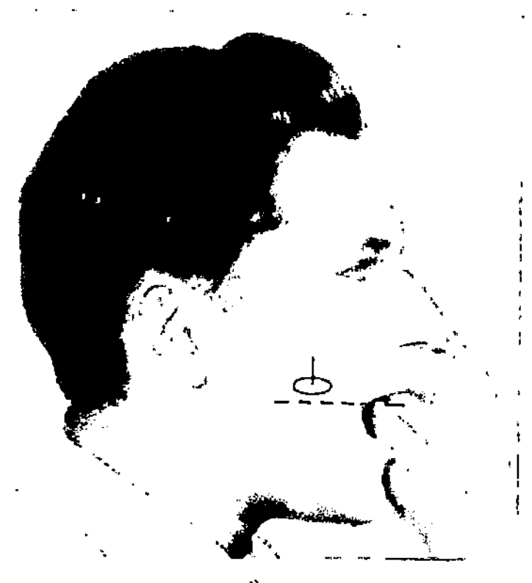

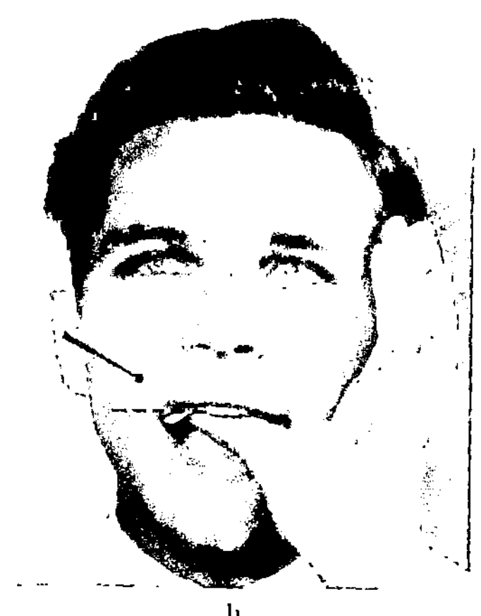

Zähne: <u>8 7 6</u>|
Der Film (der auf dem Bilde absichtlich
sichtbar gehalten ist) muß noch weiter nach
hinten zum Molarzahn bzw. Weisheitszahn
verschoben werden

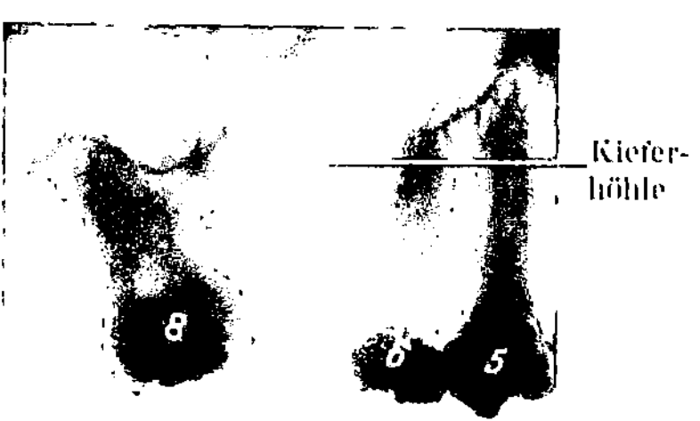

Backenzähne des Oberkiefers (Prämolaren) 5 4 |, | 4 5

Vorbereitungen am Aufnahmetisch:

Zahnfilm im Querformat.

Watterolle in Höhe der Zahnkronen.

Vorbereitungen am Röntgenapparat:

Transportabler Apparat mit Zahntubus.

Lagerung des Patienten (Bild a und b):

Film im Querformat in die Mundhöhle einführen und vom Patienten mit dem Daumen der gegenseitigen Hand halten lassen. Unterer Filmrand steht über die Zahnkrone etwas vor. Bißebene des Oberkiefers horizontal einstellen.

Fixierung des Patienten: Mit Kopfstütze.

Zentrierung:

Fußpunkt des Zentralstrahls: in Höhe von Zahn 5 und auf dessen Wurzelspitze.

Strahlengangrichtung: schräg, 40° zur Bißebene von oben nach unten (kranio-caudal).

Zentralstrahl: senkrecht zur Winkelhalbierenden.

Aufnahme in Atemstillstand.

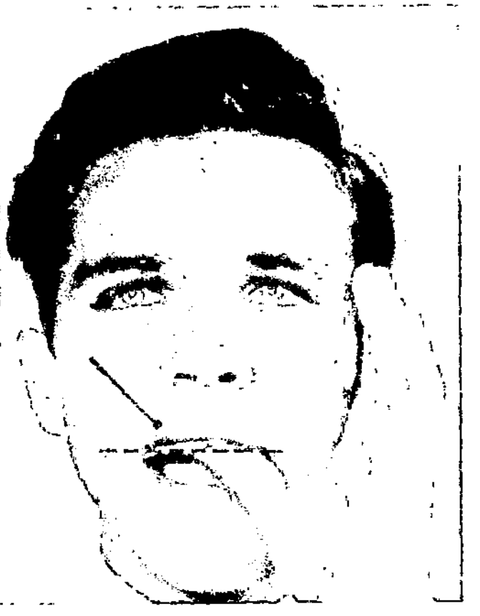

a

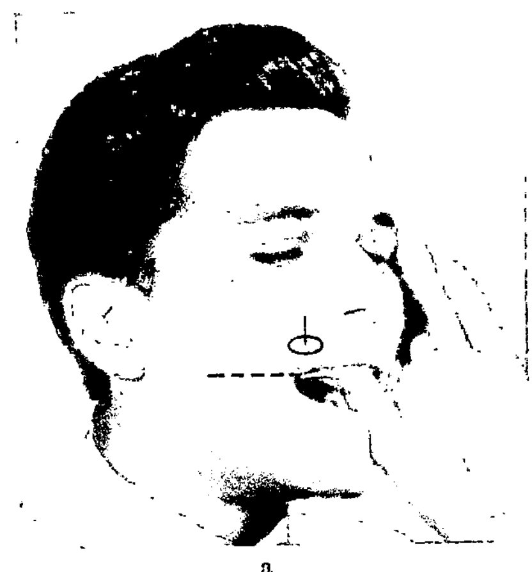

b

Kriterium der gut eingestellten Aufnahme (Bild c):

Zahnkronen und Wurzelspitzen müssen abge-bildet sein.

Bemerkung:

Der Eckzahn (3 | | 3) kann oft mit aufgenommen werden.

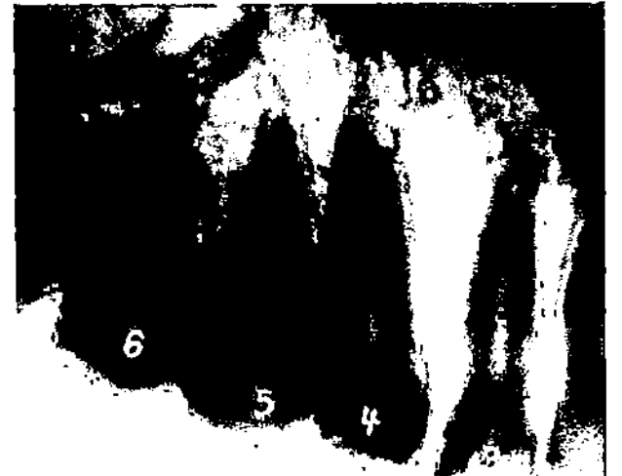

Eckzahn des Oberkiefers (Caninus) 3 |, | 3 (isolierte Darstellung)

Vorbereitungen am Aufnahmetisch:
Zahnfilm im Hochformat.
Watterolle in Höhe der Zahnkronen.

Vorbereitungen am Röntgenapparat:
Transportabler Apparat mit Zahntubus.

Lagerung des Patienten (Bild a):
Film im Hochformat so tief wie möglich zum Gaumen hin bringen und vom Patienten
mit dem Daumen der Gegenseite halten lassen. Der Filmunterrand steht aber noch vor.
Bißebene des Oberkiefers horizontal einstellen.
Fixierung des Patienten: Kopfstütze.

Zentrierung:
Fußpunkt des Zentralstrahls: In Höhe des Eckzahnes
auf dessen Wurzelspitze.
Strahlengangrichtung: schräg, 45° zur Bißebene von
oben nach unten (kranio-caudal).
Zentralstrahl: senkrecht zur Winkelhalbierenden.
Aufnahme in Atemstillstand.

Kriterium der gut eingestellten Aufnahme (Bild b):
Auch die Wurzelspitze muß frei dargestellt sein,
ohne Verzerrung des Zahns.

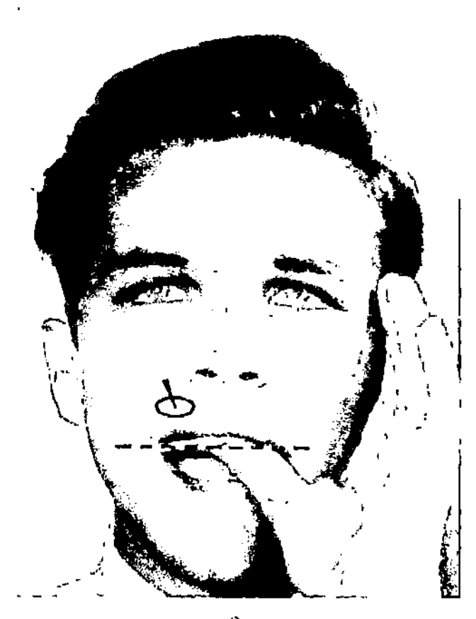

a

b

Einstellung 77
Schneidezähne des Oberkiefers (Incisivi) 2 1|, |1 2

Vorbereitungen am Aufnahmetisch:
Zahnfilm im Hoch- oder Querformat (je nach der Form des Kiefers).
Watterolle in Höhe der Zahnkronen.

Vorbereitungen am Röntgenapparat:
Transportabler Apparat mit Zahntubus.

Lagerung des Patienten (Bild a und b):
Film so hoch wie möglich zum Gaumen hin einführen und vom Patienten mit dem Daumen halten lassen. Der Filmunterrand schaut etwas hervor. Bißebene des Oberkiefers horizontal einstellen.
Fixierung des Patienten: Mit Kopfstütze.

Zentrierung:
Fußpunkt des Zentralstrahls: Auf Nasenmitte.
Strahlengangrichtung: schräg, 45° zur Bißebene von oben nach unten (kranio-caudal).
Zentralstrahl: Senkrecht zur Winkelhalbierenden.
Aufnahme in Atemstillstand.

Kriterium der gut eingestellten Aufnahme (Bild c):
Zahnkronen wie Wurzelspitzen müssen auf dem Film abgebildet sein, ohne irgendwelche Verzerrung.

Bemerkung:
Es werden meistens gleichzeitig die Schneidezähne links und rechts auf dem gleichen Film aufgenommen.

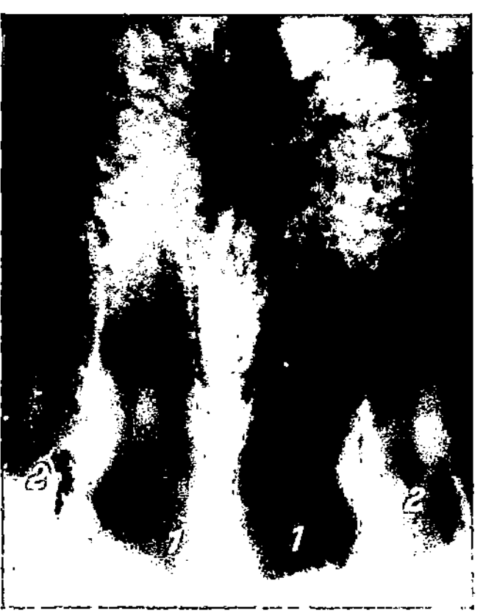

a

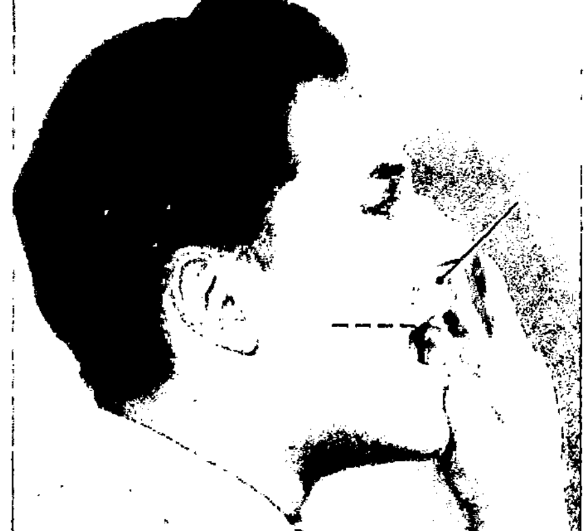

b

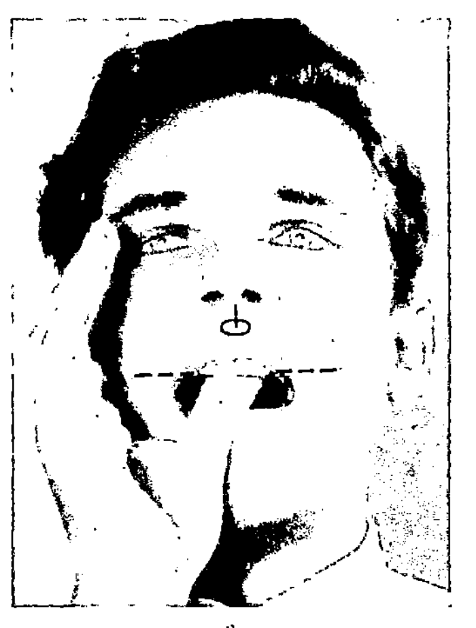

c

Mahlzähne des Unterkiefers (Molaren) $\overline{8\,7\,6|}$, $\overline{|6\,7\,8}$

Vorbereitungen am Aufnahmetisch:
Zahnfilm im Querformat.

Vorbereitungen am Röntgenapparat:
Transportabler Apparat und Zahntubus.

Lagerung des Patienten (Bild a und b):
Film so weit wie möglich nach hinten in die Mundhöhle schieben und so tief wie möglich
zum Mundboden hin drücken, auch wenn es etwas schmerzt. In dieser Stellung wird er
vom Patienten mit dem Zeigefinger der Gegenseite gehalten.
Bißebene der Unterkieferzähne horizontal einstellen.
Fixierung des Patienten: Mit Kopfstütze.

Zentrierung:
Fußpunkt des Zentralstrahls: In Höhe der mittleren Molaren (7) und auf dessen Wurzel-
spitze.
Strahlengangrichtung: leicht schräg in 5^0 zur Bißebene, von unten nach oben (caudo-
kranial).
Zentralstrahl: Senkrecht zur Winkelhalbierenden.
Aufnahme in Atemstillstand.

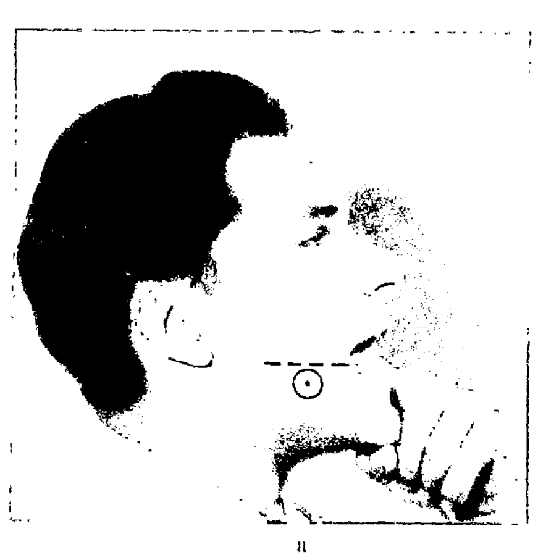

a

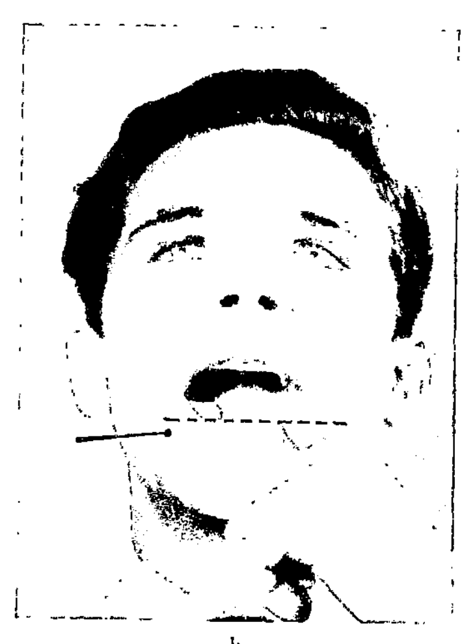

b

Kriterium der gut eingestellten Aufnahme
(Bild c):
Alle Wurzeln müssen frei projiziert sein.

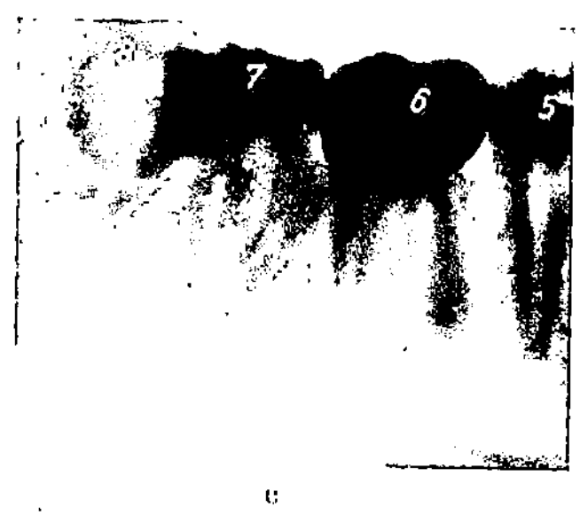

c

Bemerkung:
Zur Darstellung der hintersten Molaren muß
oft je eine zusätzliche Einzelaufnahme angefertigt werden.

Backenzähne des Unterkiefers (Prämolaren) $\overline{5\,4}|,|\overline{4\,5}$

Vorbereitungen am Aufnahmetisch:
Zahnfilm im Querformat.

Vorbereitungen am Röntgenapparat:
Transportabler Apparat und Zahntubus.

Lagerung des Patienten (Bild a und b):
Film im Querformat in die Mundhöhle einführen und so tief wie möglich gegen den Mundboden drücken. In dieser Stellung wird er vom Patienten mit dem Zeigefinger der Gegenseite festgehalten. Bißebene der Unterkieferzähne horizontal einstellen.
Fixierung des Patienten: Mit Kopfstütze.

Zentrierung:
Fußpunkt des Zentralstrahls: In Höhe des vorderen Prämolaren und auf dessen Wurzelspitze.
Strahlengangrichtung: Schräg, 10⁰ zur Bißebene von unten nach oben (caudo-kranial).
Zentralstrahl: Senkrecht zur Winkelhalbierenden.
Aufnahme in Atemstillstand.

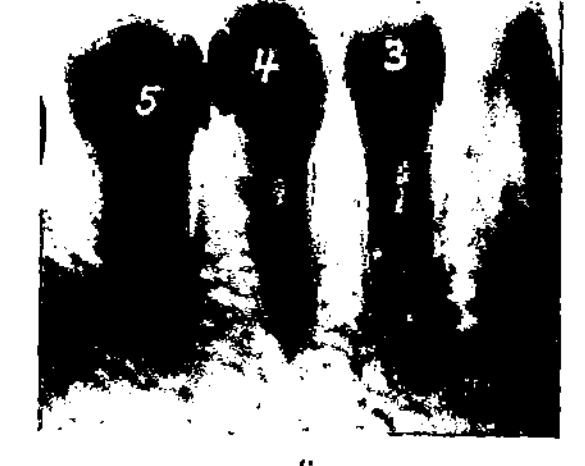

a　　　　　b

Kriterium der gut eingestellten Aufnahme
(Bild c):
Alle Wurzeln müssen frei projiziert sein.

Bemerkung: Der Eckzahn erscheint oft auf diesem Bilde.

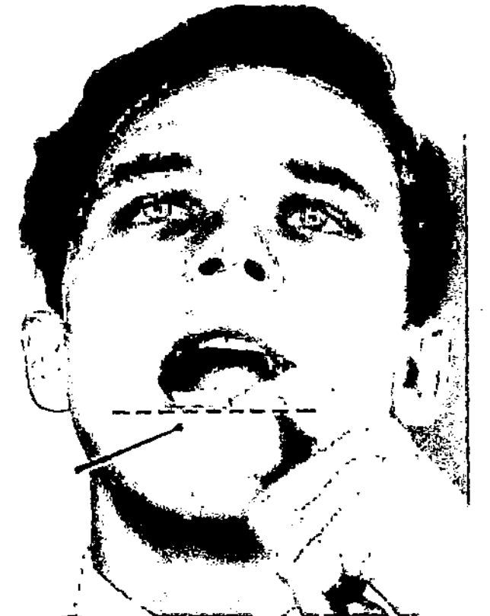

c

Eckzahn des Unterkiefers (Caninus) $\overline{3}\,|,\,|\,\overline{3}$ (isolierte Darstellung)

Vorbereitungen am Aufnahmetisch:
Zahnfilm im Hochformat.

Vorbereitungen am Röntgenapparat:
Transportabler Apparat und Zahntubus.

Lagerung des Patienten (Bild a und b):
Film im Hochformat sehr tief gegen den Mundboden drücken und vom Patienten mit dem Zeigefinger der Gegenseite halten lassen. Bißebene der Unterkieferzähne horizontal einstellen.
Fixierung des Patienten: Mit Kopfstütze.

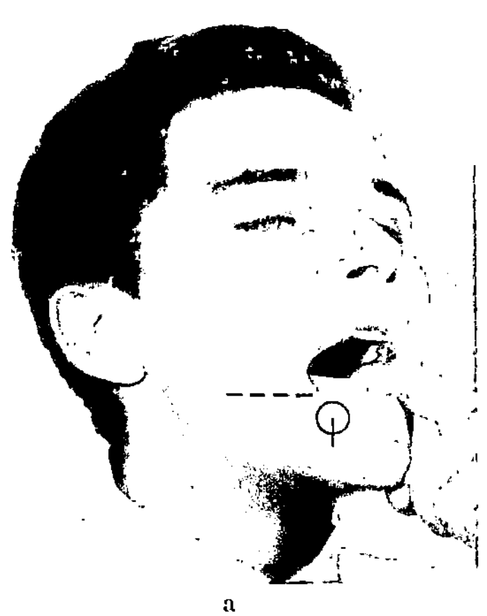 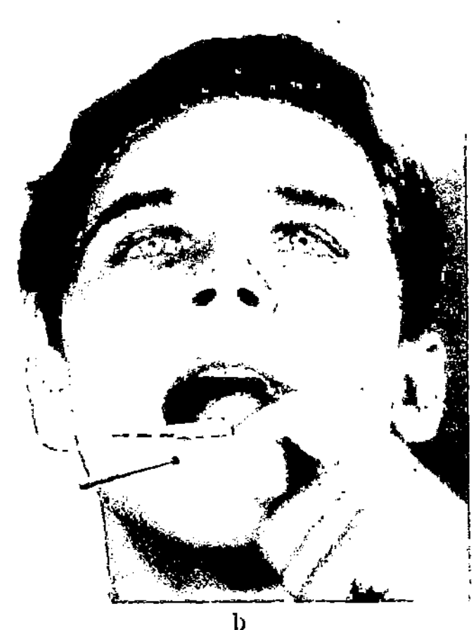

a   b

Zentrierung:
Fußpunkt des Zentralstrahls: Auf Eckzahn in Höhe von dessen Wurzelspitze.
Strahlengangrichtung: Schräg, 20° zur Bißebene, von unten nach oben (caudo-kranial).
Zentralstrahl: Senkrecht zur Winkelhalbierenden.
Aufnahme in Atemstillstand.

Kriterium der gut eingestellten Aufnahme:
Der Eckzahn muß mit der ganzen Wurzel und ohne irgendwelche Verzerrung abgebildet sein.

Schneidezähne des Unterkiefers (Incisivi) $\overline{2\,1}$, $\overline{1\,2}$

Vorbereitungen am Aufnahmetisch:
Zahnfilm im Hoch- oder Querformat (je nach der Form des Kiefers).
Watterolle.

Vorbereitungen am Röntgenapparat:
Transportabler Apparat mit Zahntubus.

Lagerung des Patienten (Bild a und b):
Film so tief wie möglich zum Mundboden drücken und in dieser Stellung vom Patienten mit dem Zeigefinger der Gegenseite halten lassen. Bißebene der Unterkieferzähne horizontal einstellen.
Fixierung des Patienten: Mit Kopfstütze.

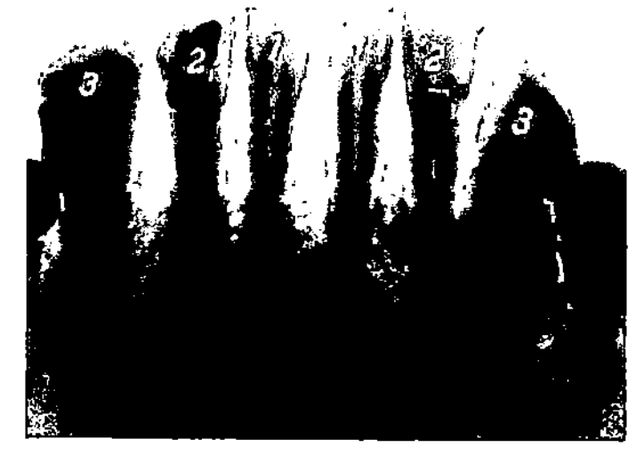

Zentrierung:
Fußpunkt des Zentralstrahls: Zwischen den Wurzelspitzen der vorderen Schneidezähne.
Strahlengangrichtung: Schräg, 15⁰ zur Bißebene, von unten nach oben (caudo-kranial).
Zentralstrahl: Senkrecht zur Winkelhalbierenden.
Aufnahme in Atemstillstand.

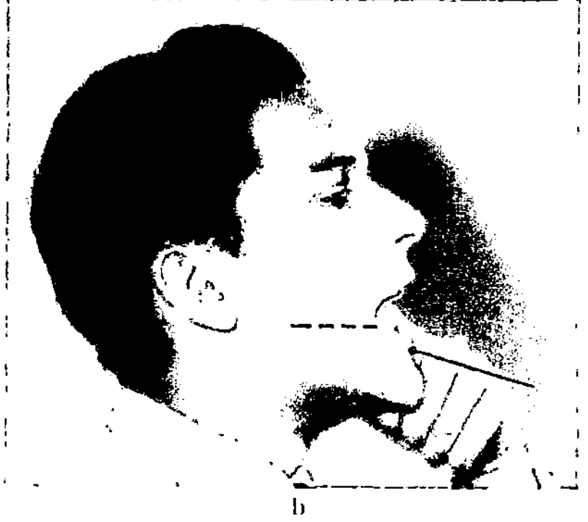

Kriterium der gut eingestellten Aufnahme (Bild c):
Alle Schneidezähne müssen bis zu ihren Wurzelspitzen dargestellt sein, ohne Verzerrung.

Bemerkung:
Es werden immer gleichzeitig auf dem gleichen Film die linken und die rechten Schneidezähne aufgenommen.

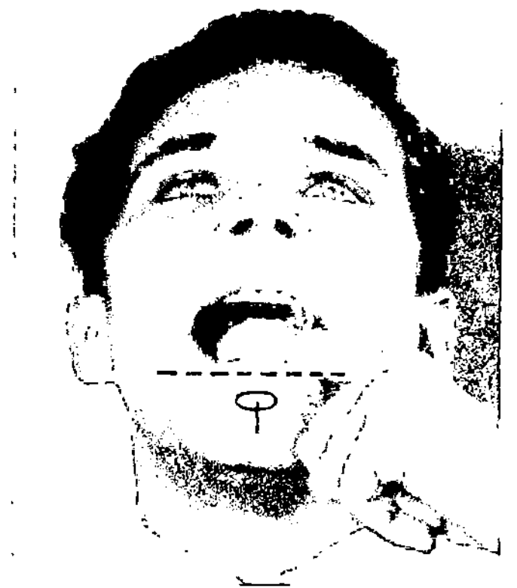
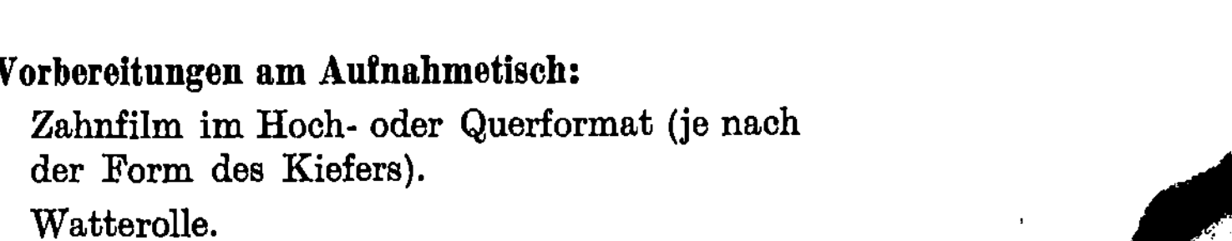

Wirbelsäule

Anatomische Vorbesprechung:

Die Wirbelsäule zeigt im Bau ihrer Einzelsegmente, der Wirbel (Vertebrae), recht große Unterschiede. Mit Ausnahme des obersten setzen sich die Wirbel zusammen aus dem Wirbelkörper und dem Wirbelbogen, der das Rückenmark wie eine Spange umschließt und damit den Rückenmarkkanal bilden hilft. Dorsal läuft der Bogen in den Dornfortsatz (Processus spinosus, besser: Processus spinalis) aus. Nach oben und nach unten gerichtete Gelenkfortsätze dienen der Artikulation mit dem benachbarten Wirbel. Links und rechts befinden sich die Querfortsätze (Processus transversi).

Zwischen alle Wirbel ist ein elastisches Polster eingebettet, die Zwischenwirbel- oder Bandscheibe (Discus intervertebralis).

Über Totalaufnahme der ganzen Wirbelsäule s. S. 85.

Halswirbelsäule

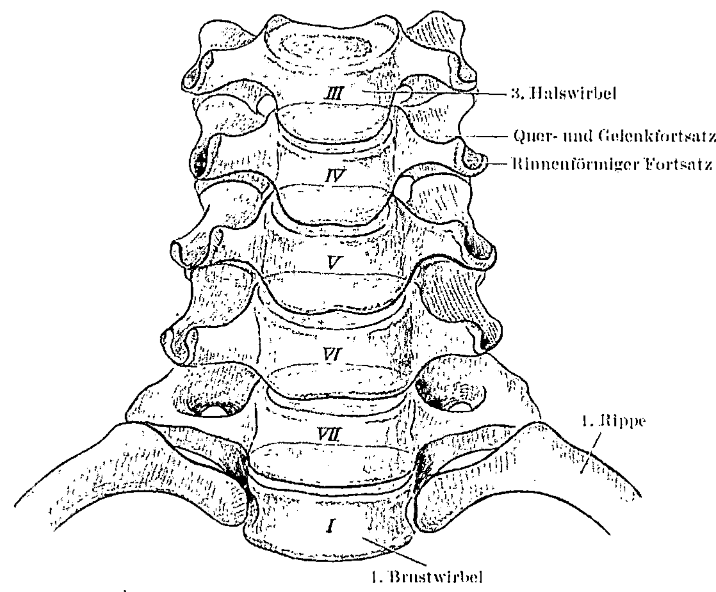

Abb. 179 a

Anatomie (Abb. 179a—c):

Die Hals- oder Cervicalwirbelsäule (abgekürzt: HWS oder CWS) umfaßt sieben Wirbel, deren zwei oberste vollständig atypisch gebaut sind.

Der oberste Wirbel, der Atlas, hat keinen Wirbelkörper, sondern besteht aus einem vorderen und einem hinteren Bogen, die seitlich durch einen kompakten Knochenteil zusammengehalten werden.

Der zweite Wirbel, der Epistropheus, zeichnet sich durch mächtige Entwicklung des Wirbelkörpers aus; er ist der kräftigste aller Halswirbel und hat auch einen besonders

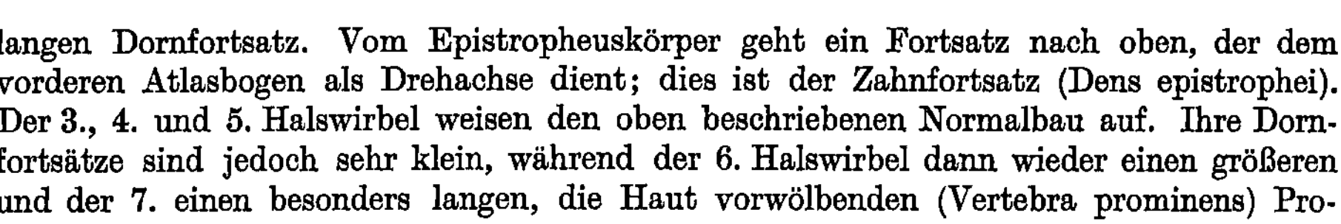

Abb. 179 b

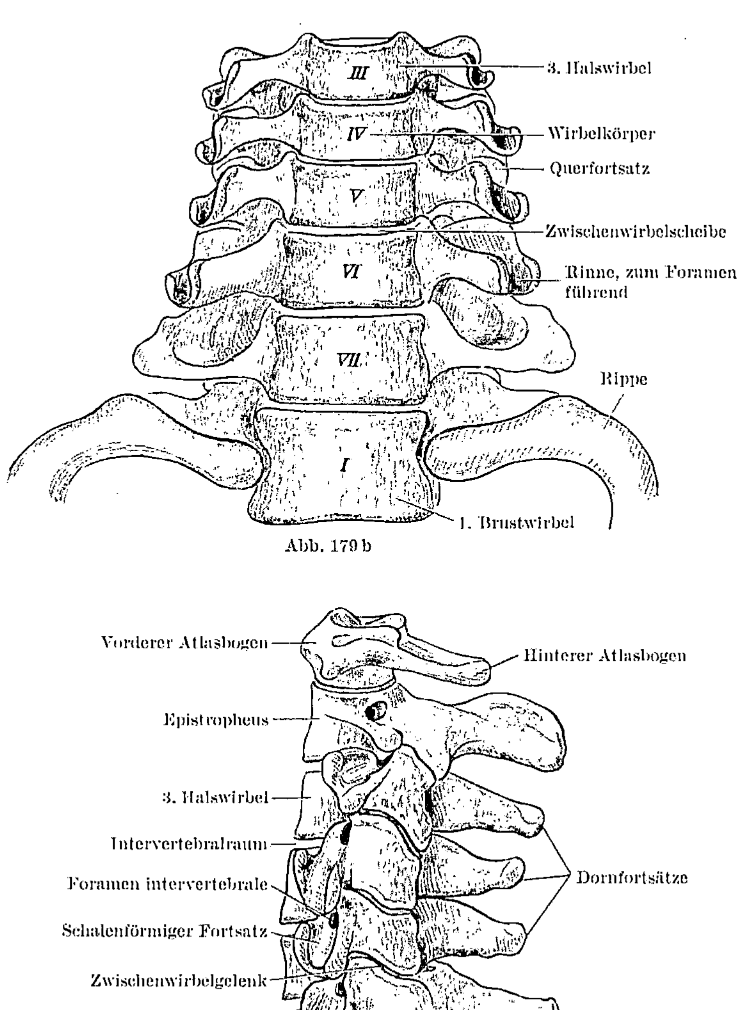

Abb. 179 c

langen Dornfortsatz. Vom Epistropheuskörper geht ein Fortsatz nach oben, der dem vorderen Atlasbogen als Drehachse dient; dies ist der Zahnfortsatz (Dens epistrophei). Der 3., 4. und 5. Halswirbel weisen den oben beschriebenen Normalbau auf. Ihre Dornfortsätze sind jedoch sehr klein, während der 6. Halswirbel dann wieder einen größeren und der 7. einen besonders langen, die Haut vorwölbenden (Vertebra prominens) Processus spinalis haben.

Die Nerven des Rückenmarks treten durch die beidseits von zwei Wirbeln gebildeten Wirbellöcher (Foramina intervertebralia) aus und liegen in schalenförmigen, schräg nach vorne unten ziehenden Fortsätzen.

Die Halswirbelsäule wird nicht etwa gestreckt gehalten, sondern zeigt dorsal die Mulde des Nackens. Eine solche Biegung der Wirbelsäule in ventraler Richtung nennen wir Lordose. Will man also durch die Zwischenwirbelräume der mittleren und unteren Halswirbelsäule hindurchsehen, so muß man sie von vorn und von unten her betrachten.

Atlas und Epistropheus durch den offenen Mund

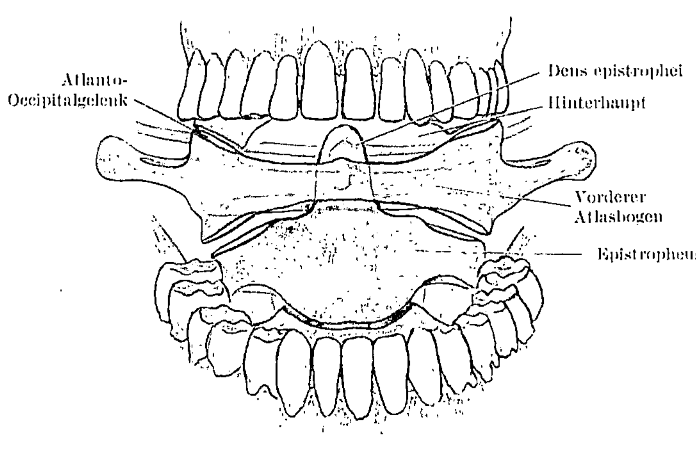

Anatomie: Bild a.

Indikationen der Aufnahme:

Verletzung der beiden obersten Halswirbel, Abriß des Dens epistrophei. Bei Verletzung des hinteren Atlasbogens ist eventuell auch eine Spezialaufnahme des Hinterhauptes (s. Einstellung 52) anzufertigen.

Vorbereitungen am Aufnahmetisch:

Kassettenfilm, 13/18 cm, im Querformat, mit Strukturfolie.

Aufnahme mit Bucky (aufziehen und Zeit einstellen).

Bleibuchstabe, Mundkorb, Schlitzbinde, Fettstift.

Vorbereitungen am Röntgenapparat:

Großapparat mit Feinfokus.

FFD: 100 cm.

Blende an der Röhre nicht zu eng.

Vorbereitung des Patienten:

Entfernen der Haarklammern und des künstlichen Gebisses.

Lagerung des Patienten (Bild b und c):

Patient in Rückenlage auf dem Untersuchungstisch. Kinn so weit anziehen lassen, daß der fühlbare untere Rand des Occiput genau in Höhe der Bißfläche der oberen Schneidezähne liegt.

Man markiert diese Ebene vom Bißrand der Zähne zum Hinterhaupt durch einen Strich mit dem Fettstift auf der Wange des Patienten.

Diese „Bißlinie" muß genau senkrecht zum Untersuchungstisch verlaufen. Wird der Kopf nämlich etwas zu stark nach hinten gebeugt, so projiziert sich die Hinterhauptschuppe in die beiden ersten Halswirbel. Wird er zu sehr kinnwärts gebeugt, so verdecken die Schneidezähne des Oberkiefers die Sicht.

Die Aufnahme muß bei offenem Mund gemacht werden, weshalb man den Patienten auf einen Kork beißen läßt, damit er den Mund müheloser offen halten kann.

Fixierung des Patienten: Mit Schlitzbinde über die Stirne, nach nochmaliger Kontrolle der Bißlinie.

Zentrierung:

Fußpunkt des Zentralstrahls: In die Mitte zwischen die beiden oberen Halswirbel, d. h 1 cm unterhalb der Bißlinie der *oberen* Schneidezähne bei geöffnetem Mund und in Buckymitte.

Strahlengangrichtung: ventro-dorsal.

Zentralstrahl: senkrecht zum Film.

Aufnahme in Atemstillstand.

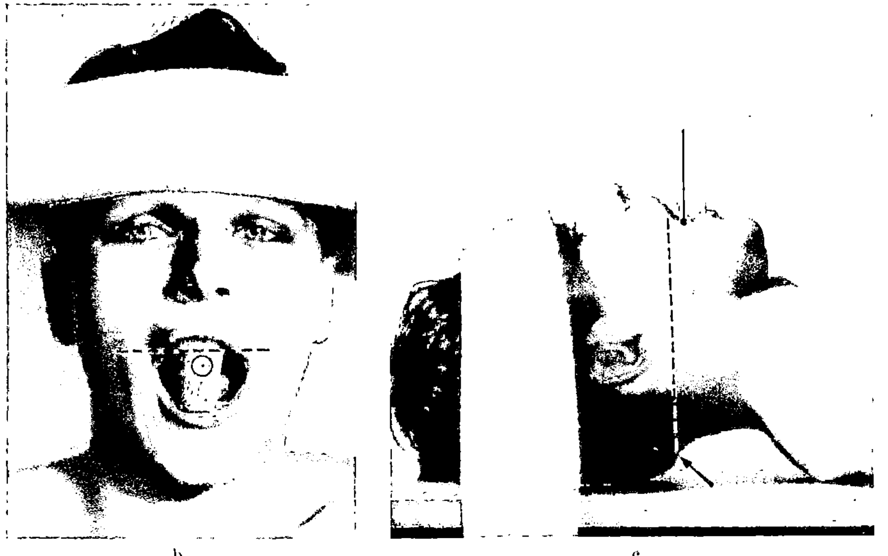

b   c

Kriterium der gut eingestellten Aufnahme (Bild d):

Der Atlas muß zum mindesten in seiner unteren Partie dargestellt sein, damit auch der Dens epistrophei beurteilt werden kann.

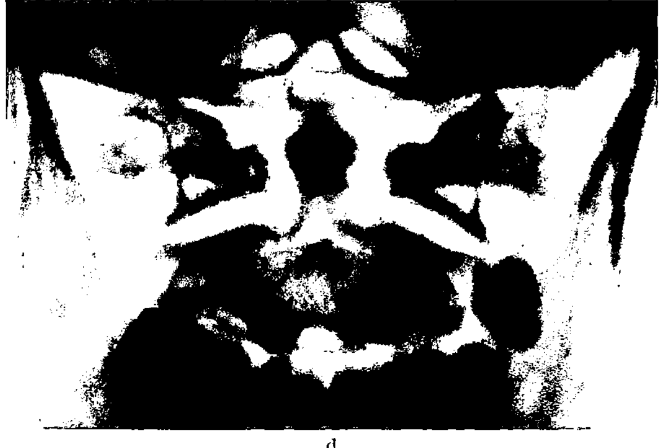

d

Fehleinstellung (Bild e):

Lagerung des Patienten falsch, weil Kopf zu sehr nach
hinten geneigt (Überlagerung der obersten Halswirbel durch
das Hinterhaupt).

Bemerkungen:

Der Patient setzt sofort nach der Aufnahme seine Zahnprothese wieder ein.

Prinzipiell soll bei jeder Halswirbelsäulenuntersuchung zusätzlich die Aufnahme der zwei *obersten Halswirbel* durch
den offenen Mund vorgenommen werden.

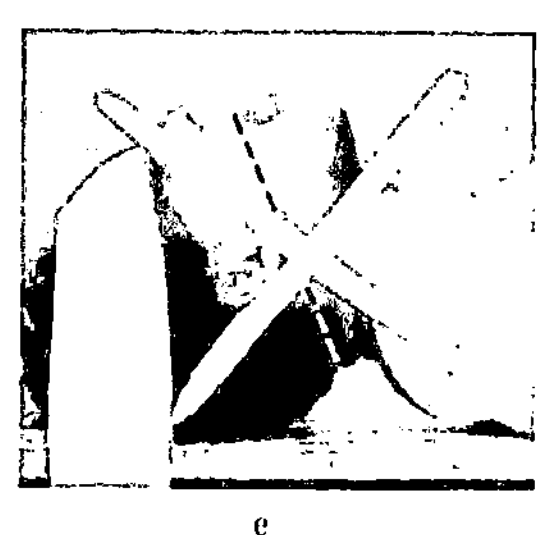

e

Bei schwierigen Projektionsverhältnissen (z. B. Zwangshaltung des Patienten) wird empfohlen, zwei Aufnahmen dieser Region nacheinander anzufertigen:

1. Kopf eine Spur nach hinten gebeugt,

2. Kopf etwas kinnwärts (aber nur minim) angezogen.

Lassen sich die beiden obersten Halswirbel durch den offenen Mund nicht darstellen, so muß auf die *Tomographie* zurückgegriffen werden (s. S. 526).

Es werden auch *Bewegungsstudien* der obersten Halswirbelsäule vorgenommen:

durch streng seitliche Neigung bzw. seitliche Beugung des Kopfes nach rechts und
nach links ohne irgendwelche Drehung

und durch Drehung des Kopfes nach rechts und nach links, ohne ihn gleichzeitig zu
beugen. Alle Einstellungen bei offenem Munde.

Chiropraktisch eingestellte Ärzte wünschen zur Beurteilung der Stellung von Atlas und
Epistropheus eine abgewandelte halbaxiale Schädelaufnahme. Diese entspricht der Einstellung 51, aber bei geschlossenem Munde (Patient stark auf das Kinn legen).

Zur Darstellung des *hinteren Atlasbogens* wird die Aufnahme nach LYSHOLM (Einstellung 52)
herangezogen, z. B. bei einer *Spina bifida* des Atlasbogens. Auf dieser Aufnahme muß
sich der hintere Wirbelbogen in das Hinterhauptloch projizieren, weshalb das Kinn
maximal dem Hals genähert werden muß.

Einstellung 83
Halswirbelsäule, liegend, ventro-dorsal

Indikationen der Aufnahme:
Verletzungen im Bereich der Halswirbelsäule, entzündliche oder degenerative Veränderungen. Scalenussyndrom (Halsrippen oder stark entwickelte Querfortsätze). Aufnahme der Trachea, ventro-dorsal.

Vorbereitungen am Aufnahmetisch:
Kassettenfilm mit Strukturfolie, 24/30 cm, im Hochformat.
Aufnahme mit Bucky (aufziehen und Zeit einstellen).
Bleibuchstabe, Schlitzbinde.

Vorbereitungen am Röntgenapparat:
Großapparat mit Feinfokus.
FFD: 100 cm.
Blende an der Röhre eng, bei Scalenussyndrom (wegen Halsrippen) und bei Tracheaaufnahmen dagegen weit.

Vorbereitung des Patienten:
Entfernen von Haarklammern, Schmuck und künstlichem Gebiß. Oberkörper frei machen.

Lagerung des Patienten (Bild a und b):
Patient in Rückenlage auf dem Untersuchungstisch. Kopf liegt normal, Kinn nicht anziehen lassen. Oberer Kassettenrand in Hinterhauptsmitte.
Fixierung des Patienten: Schlitzbinde über die Stirne.

Zentrierung:
Fußpunkt des Zentralstrahls: In Höhe des Jugulum (Grube zwischen den Schlüsselbeinen) für die Darstellung der *unteren* und mittleren Halswirbel. Für die ganze Halswirbelsäule, vor allem die mittleren Bereiche, liegt der Fußpunkt etwas oberhalb des Jugulum.
Strahlengangrichtung: Leicht schräg, ventro-dorsal und caudo-kranial.

Zentralstrahl: Ausnahmsweise wird hier nicht in Bucky- bzw. Filmmitte zentriert, sondern ekzentrisch, d. h. der Zentralstrahl fällt in das untere Drittel des Films.
Aufnahme in Atemstillstand.

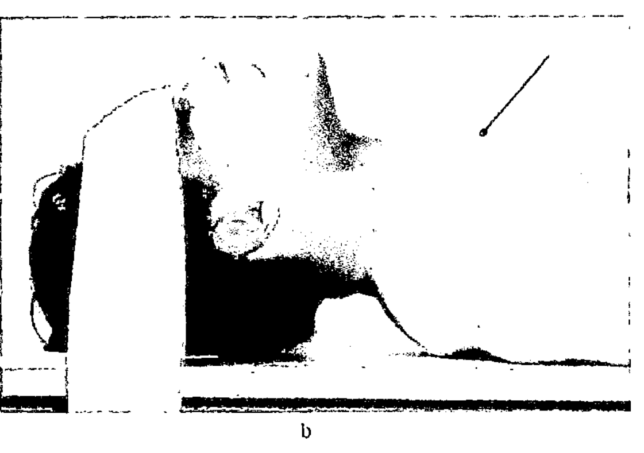

a

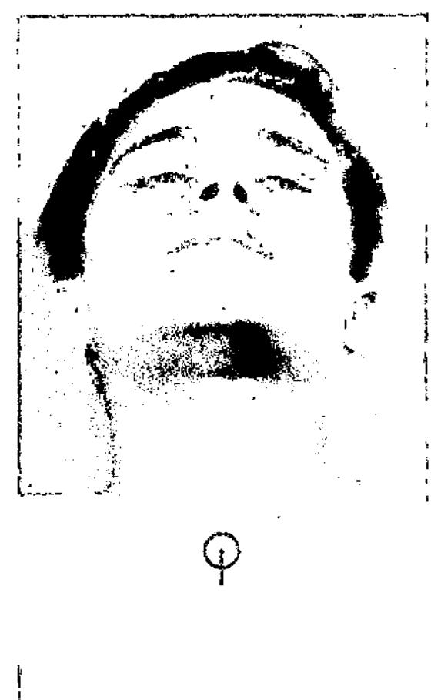

b

Kriterium der gut eingestellten Aufnahme (Bild c):
Möglichst freie Darstellung des 3.—7. Halswirbels.

Bemerkung:
Die Halswirbelsäule weist normalerweise eine Lordose auf. Träfe der Zentralstrahl senkrecht auf den Film auf, so würden sich die Wirbelkörper stark ineinanderprojizieren. Bei Einstellung von unten her sieht man quasi durch die Intervertebralräume der mittleren und unteren Halswirbel durch, da diese orthograd (in Richtung des Zentralstrahls) getroffen werden.

Die Aufnahme kann auch am Stativ, bei sitzendem Patienten, gemacht werden, bei guter Fixierung des Kopfs und des Brustkorbs (Bild d).

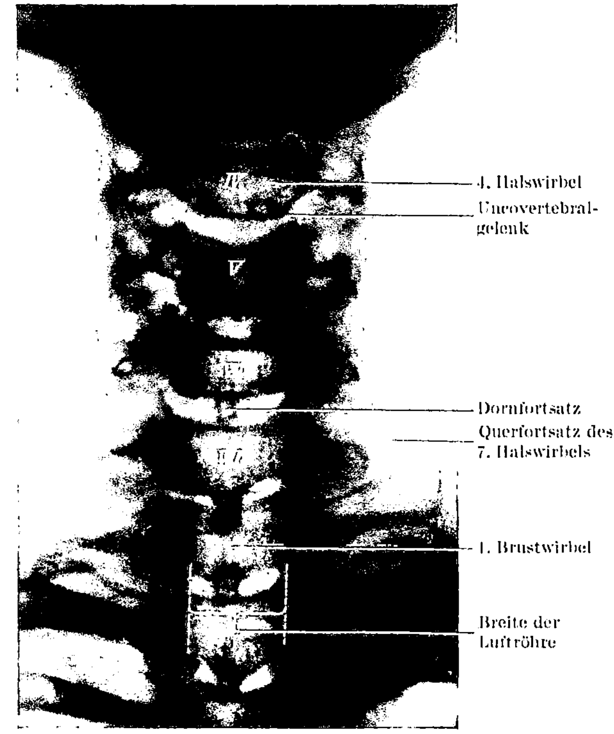

c

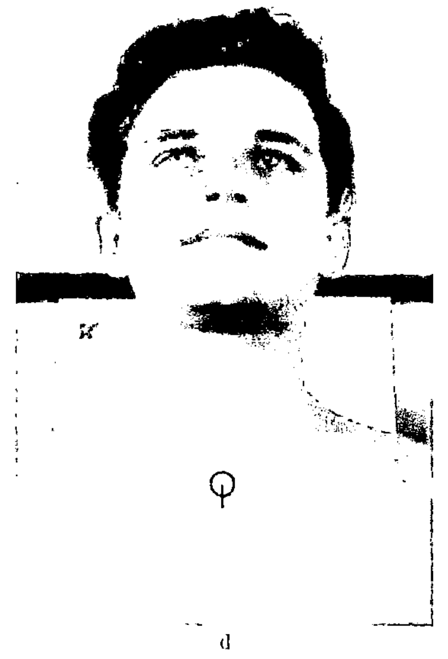

d

Halswirbelsäule, liegend, ventro-dorsal (mit bewegtem Unterkiefer)

Indikationen der Aufnahme:

Übersicht über die ganze Halswirbelsäule vom Atlas bis zum 7. Halswirbel bei Verletzungen, entzündlichen oder degenerativen Veränderungen.

Vorbereitungen am Aufnahmetisch:

Kassettenfilm mit Strukturfolie, 24/30 cm, im Hochformat.

Aufnahme mit Bucky (aufziehen und Zeit einstellen).

Bleibuchstabe, Schlitzbinde, Sandsäcke.

Vorbereitungen am Röntgenapparat:

Großapparat mit Feinfokus.

FFD: 100 cm.

Blende an der Röhre eng.

Ausgleichfilter zur Überdeckung der unteren Hälfte der Halswirbelsäule.

Vorbereitung des Patienten:

Entfernen von Haarklammern, Schmuck und künstlichem Gebiß. Oberkörper frei machen.

Lagerung des Patienten (Bild a):

Patient in Rückenlage auf dem Untersuchungstisch. Hinterhaupt etwas höher gebettet, Kopf gut fixiert. Der Patient wird angewiesen, auf Kommando der Röntgenassistentin („auf/zu, auf/zu") den Mund im entsprechenden Rhythmus zu öffnen und zu schließen (nicht zu rasch und auch nicht zu langsam, Worte gedehnt aussprechen). Strikte ist darauf zu achten, daß er nur den Unterkiefer isoliert bewegt, den Kopf jedoch sonst absolut ruhig hält. Beim Öffnen des Mundes muß der Unterkiefer übrigens nicht in maximale Öffnungsstellung gebracht werden.

Fixierung des Patienten: Schlitzbinde über die Stirne (nicht abgebildet) möglichst straff, Sandsäcke links und rechts vom Kopf als feste Stütze (nicht abgebildet).

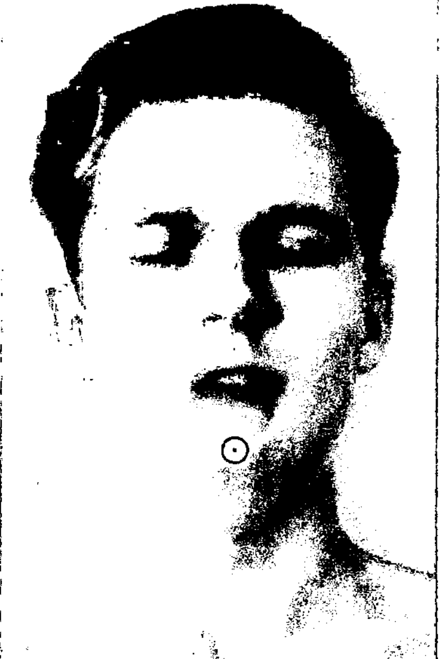

Zentrierung:

Fußpunkt des Zentralstrahls: In Höhe des Kinns (bei geschlossenem Mund) und in Buckymitte.

Strahlengangrichtung: ventro-dorsal.

Zentralstrahl: Senkrecht zum Film.

Aufnahme *ohne* Atemstillstand, mit *langer* Belichtungszeit.

Belichtungsbeginn im Moment der Öffnungsphase der Mundbewegung.

Kriterium der gut eingestellten Aufnahme (Bild b):

Durch die Bewegung wird der Unterkiefer mit den Zähnen verwischt projiziert und die Darstellung der ganzen Halswirbelsäule, einschließlich Atlas und Epistropheus, deutlicher erkennbar, kontrastreich, scharf gezeichnet.

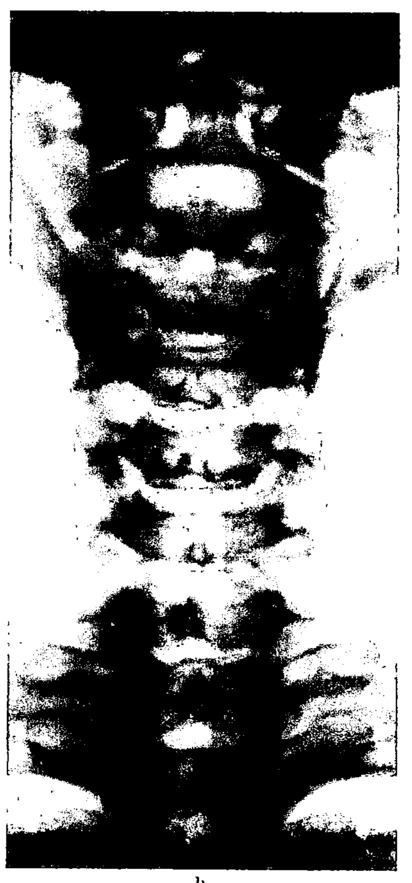

b

Bemerkungen:

Die Belichtungszeit darf bei dieser Aufnahme nie weniger als 2—3 Sekunden sein. Man belichtet am besten 2,5 Sekunden, damit der Unterkiefer genügend Zeit hat, sich einmal in beiden Richtungen zu bewegen. Der Mund darf weder zu lang noch zu kurz in der Schließungs- oder in der Öffnungsendphase verbleiben.

Die Aufnahme kann nur bei guter Mitarbeit des Patienten mit Erfolg durchgeführt werden.

Halswirbelsäule, sitzend, seitlich (Vergrößerungsaufnahme)

Indikationen der Aufnahme:
Traumatische Läsion, entzündliche, degenerative Veränderungen.

Vorbereitungen am Aufnahmetisch:
Kassettenfilm mit Strukturfolie, 24/30 cm, im Hochformat.
Bleibuchstabe.

Vorbereitungen am Röntgenapparat:
Großapparat mit Vergrößerungsfokus.
FFD: 80 cm.
OFD (Objekt-Film-Distanz): 40 cm.
Bei Apparaten ohne Vergrößerungsfokus mindestens 1 m FFD.
Blende an der Röhre nicht zu eng.

Vorbereitung des Patienten:
Entfernen von Haarklammern, Schmuck
(Ohrringe) und künstlichem Gebiß.
Oberkörper frei machen.

Lagerung des Patienten (Bild a und b):
Patient sitzt auf hohem Stuhl zwischen
Stativwand und Röhre. Die Medianebene
des Patienten muß bei Vergrößerungs-
aufnahmen genau in der Mitte zwischen
Fokus und Film liegen, also bei 80 cm
FFD 40 cm vom Film entfernt.

Der Patient muß ganz gerade sitzen: Kopf
und Körper in einer Achse. Die Medianebene liegt also genau parallel zum Film.

Die Halswirbelsäule wird leicht gestreckt
gehalten. Der Kopf darf nicht nach hinten
geneigt werden, sonst verdeckt das Hinterhaupt eventuell die beiden obersten Halswirbel; bei zu starker Vorwärtsbeugung
verdeckt sie der Unterkiefer.

Fixierung des Patienten: Mit Pelotten an
der Stirne und am Hinterhaupt.

Zentrierung:
Fußpunkt des Zentralstrahls: Auf Höhe
C 3—C 4, also auf die Mitte der Hals-
wirbelsäule und in Filmmitte.
Strahlengangrichtung: Seitlich, d.-s. oder
s.-d.
Zentralstrahl: Senkrecht zum Film.
Aufnahme in Atemstillstand.

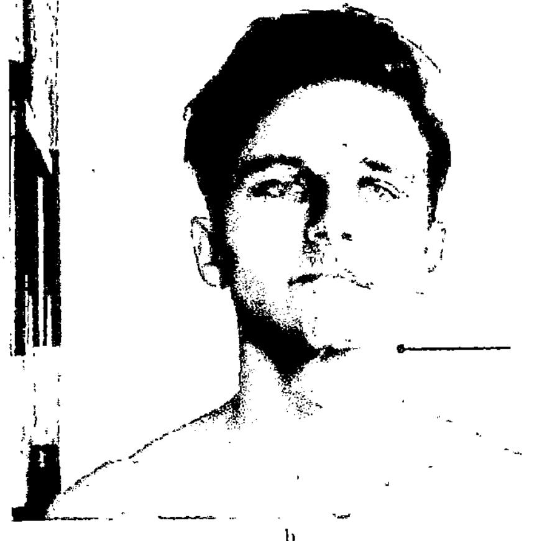

a

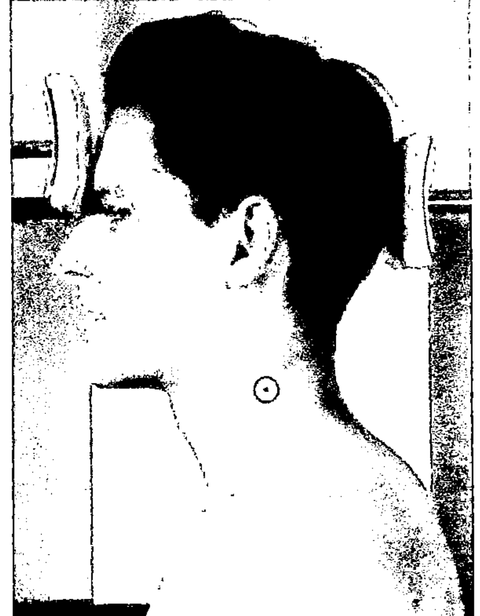

b

Kriterium der gut eingestellten Aufnahme (Bild c):

Alle 7 Halswirbel sind frei und einzeln klar erkennbar dargestellt; man muß durch die Intervertebralräume durchsehen können. Die Gelenkfortsätze projizieren sich in den Wirbelkörper; vor allem darf vor der Halswirbelsäule kein Knochenfortsatz, z. B. ein Querfortsatz, vorragen. Die beiden Kieferköpfchen überdecken sich.

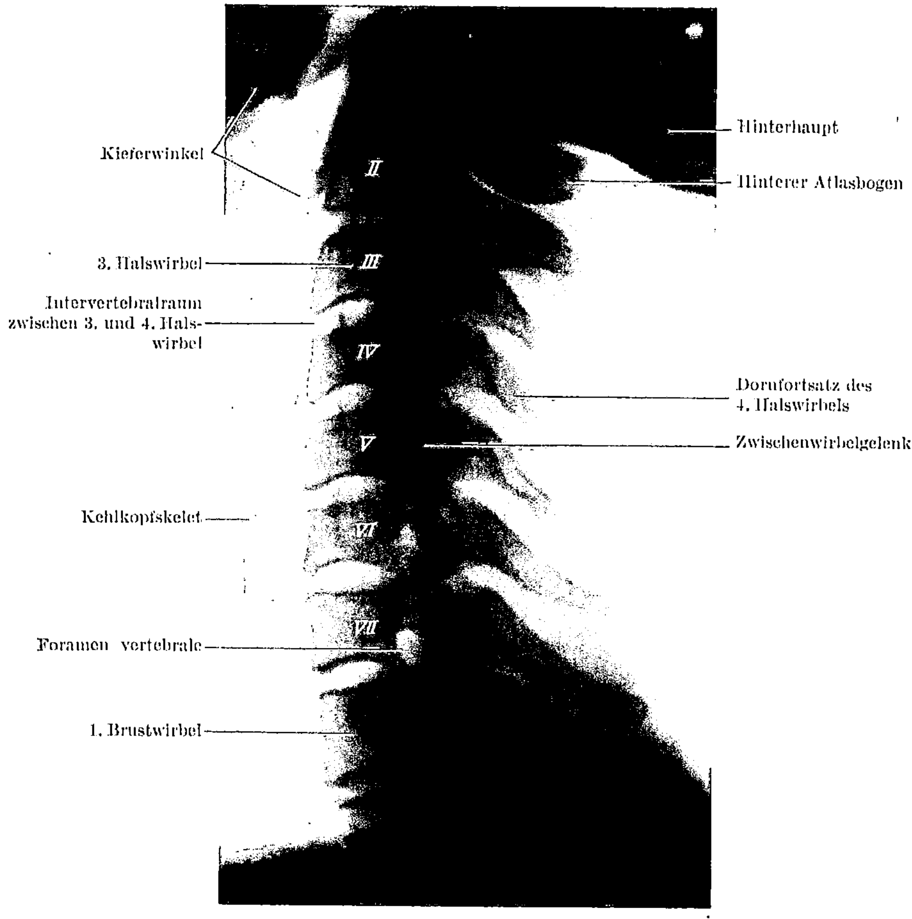

c

Bemerkungen:

Dem Patienten wird das künstliche Gebiß nach der Aufnahme sofort wieder eingesetzt.

Die *seitliche Aufnahme* der Halswirbelsäule soll prinzipiell immer als *Vergrößerungsbild* gemacht werden.

Bei der gewöhnlichen Ferndistanzaufnahme bleibt die Einstellung genau die gleiche. Wir empfehlen aber eine Buckyaufnahme bei stehendem Patienten anzufertigen. Dieser muß dabei möglichst nah an die Buckystativwand gebracht werden.

Die *Aufnahme bei liegendem Patienten* ist bedeutend schwieriger. Man legt diesen streng seitlich auf den Tisch. Die Schulter, auf welcher er aufliegt, darf nicht nach oben gezogen werden, sondern muß fußwärts verschoben sein. Der Kopf wird auf Kissen entsprechend hochgelagert.

Bewegungsstudien der Halswirbelsäule werden bei seitlicher Strahlengangrichtung vorgenommen und zwar bei maximaler Beugung des Kopfes nach vorne und nach hinten.

Halswirbelsäule, sitzend, Schrägaufnahme

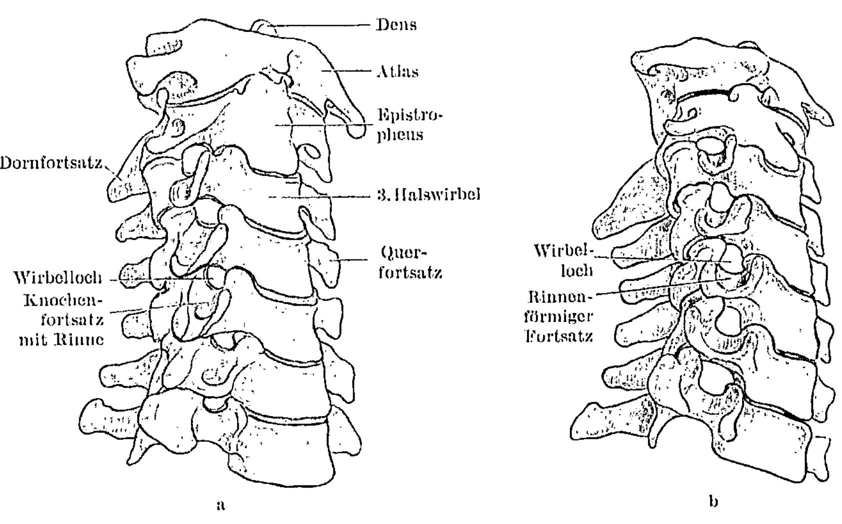

a und b. Anatomie bei Schrägansicht der Halswirbelsäule.

a *Ansicht* aus der *Horizontalebene:* Die Wirbellöcher (Foramina intervertebralia) erscheinen bei dieser Ansicht verkleinert

b *Ansicht schräg von unten:* Die Wirbellöcher sind normal groß dargestellt, da man schräg von unten her in Richtung der Rinnen schaut

Anatomie: Bild a und b.

Indikationen der Aufnahme:

Zur Darstellung der Foramina intervertebralia (Nervenaustrittskanäle) und der Zwischen-wirbelgelenke sowie der Halbgelenke, Uncovertebralgelenke genannt, die im hinteren Teil der Wirbelkörper links und rechts sitzen (und den vorderen Teil des Foramen bilden), bei jedem Verdacht auf Osteochondrose oder sonstige degenerative Prozesse, auch bei Frakturen und bei Tumoren.

Vorbereitungen am Aufnahmetisch:

Kassettenfilm mit Strukturfolie, 24/30 cm, im Hochformat.

Bleibuchstabe, Keilkissen 30° zur Abdrehung des Patienten.

Vorbereitungen am Röntgenapparat:

Großapparat mit Vergrößerungsfokus.

FFD: 80 cm.

OFD (Objekt-Film-Distanz): 40 cm.

Ohne Vergrößerungsfokus FFD mindestens 1 m.

Blende an der Röhre nicht zu eng.

Vorbereitung des Patienten:

Entfernen von Haarklammern, Schmuck und künstlichem Gebiß.

Oberkörper frei machen.

Lagerung des Patienten (Bild c):
Patient sitzt auf hohem Stuhl und zwar seitlich, so daß seine Medianebene genau in der
Mitte zwischen Röhre und Stativwand liegt. Er wird angewiesen, sich so starr wie ein
Stab zu halten, d. h. Kopf, Hals und Brustkorb nicht zu bewegen, auch wenn man ihn
an den Knien auf dem Stuhl schräg dreht. Er wird darauf aus der *Profil*stellung um
etwa 20—30⁰ gedreht, so daß die gesamte Medianebene des Körpers vom Gesäß bis zum
Kopf mit der Kassettenebene einen Winkel von etwa 20—30⁰ bildet (er sitzt also mehr

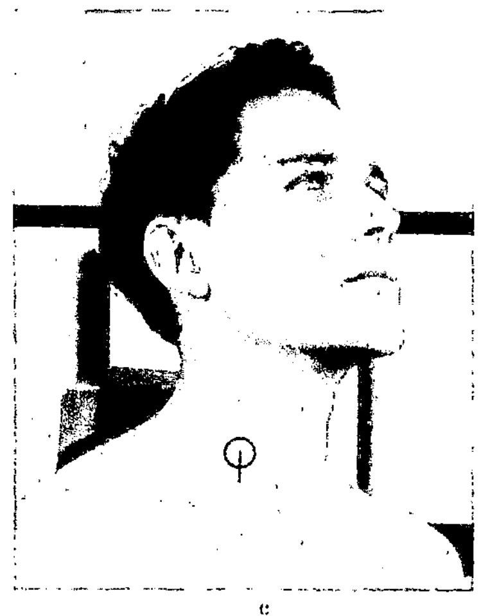

c

seitlich als schräg). Der Patient wird dann veranlaßt, an der Zimmerdecke einen bestimmten Merkpunkt mit den Augen zu fixieren, solange die Aufnahme vorgenommen wird.
Der Kopf wird dadurch leicht nach hinten gebeugt, so daß die Unterkiefer die Foramina
nicht überlagern.

Man unterscheidet die Schrägaufnahme im ersten schrägen Durchmesser (in *Fechter*stellung)
und die Schrägaufnahme im zweiten schrägen Durchmesser (in *Boxer*stellung). Zu beachten ist, daß bei diesen Aufnahmen immer die *filmfernen* Nervenaustrittskanäle zur
Darstellung gelangen.

Bei der Schrägaufnahme in *Fechter*stellung wird die *linke Schulter* zum Film gedreht,
die rechte schaut zur Röhre hin. Es werden die rechten Foramina intervertebralia abgebildet.

Bei der Schrägaufnahme in *Boxer*stellung wird die *rechte Schulter* zum Film hin gedreht,
die linke schaut zur Röhre hin. Es werden die linken Foramina intervertebralia dargestellt.

Fixierung des Patienten: Mit Pelotten an der Stirne und am Hinterhaupt.

Zentrierung:
Fußpunkt des Zentralstrahls: Auf Höhe von C 5 und im unteren Kassettenteil.

Strahlengangrichtung: Ventro-dorsal und schräg von unten.

Zentralstrahl: Schräg einfallend, von unten nach oben im Winkel von 10⁰ mit der Horizontalen.

Kriterium der gut eingestellten Aufnahme (Bild d):
Die Wirbellöcher müssen alle gleichmäßig groß und schön abgebildet sein.

21*

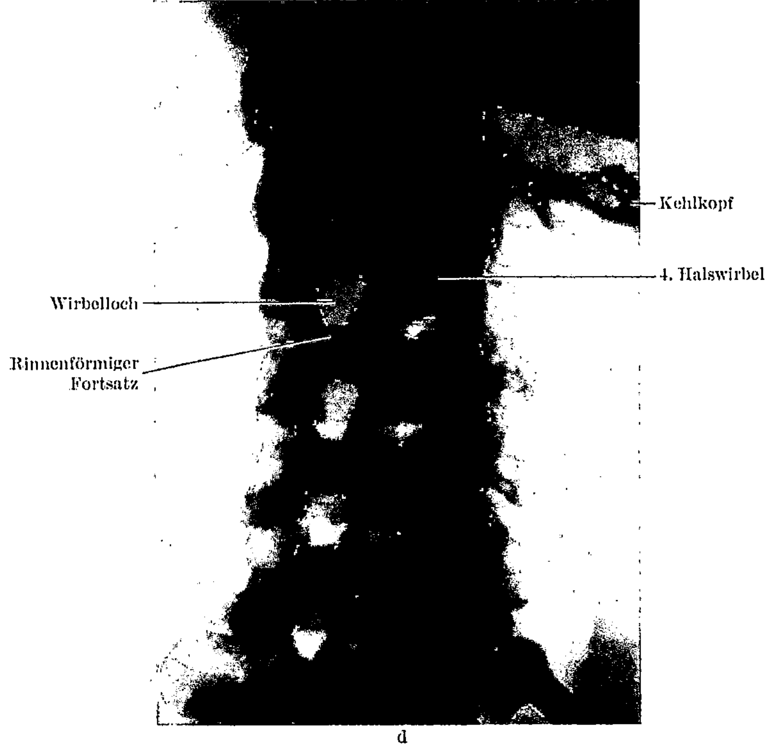
Kehlkopf
4. Halswirbel
Wirbelloch
Rinnenförmiger
Fortsatz
d

Brustwirbelsäule

Anatomische Vorbesprechung (Abb. 180a und b):

Die Brustwirbelsäule besteht aus 12 Wirbeln, die als Brust- oder Thorakalwirbel bezeichnet werden. Diese bestehen aus einem Wirbelkörper, Wirbelbogen, Gelenk-, Quer- und Dornfortsätzen.

Die Brustwirbelsäule ist normalerweise ein wenig nach dorsal gebogen; wir bezeichnen eine solche Biegung als *Kyphose*. Ist dieser Buckel nicht gleichmäßig rund, sondern scharfwinklig abgebogen, so spricht man von einem *Gibbus*. Eine seitliche Verbiegung der Wirbelsäule nach links oder nach rechts wird als *Skoliose* bezeichnet.

An den Brustwirbeln befinden sich beidseits Gelenkflächen für die Rippen, die von hier aus zuerst nach seitwärts hinten ziehen und deshalb auf einer seitlichen Röntgenaufnahme die Dornfortsätze weitgehend überdecken.

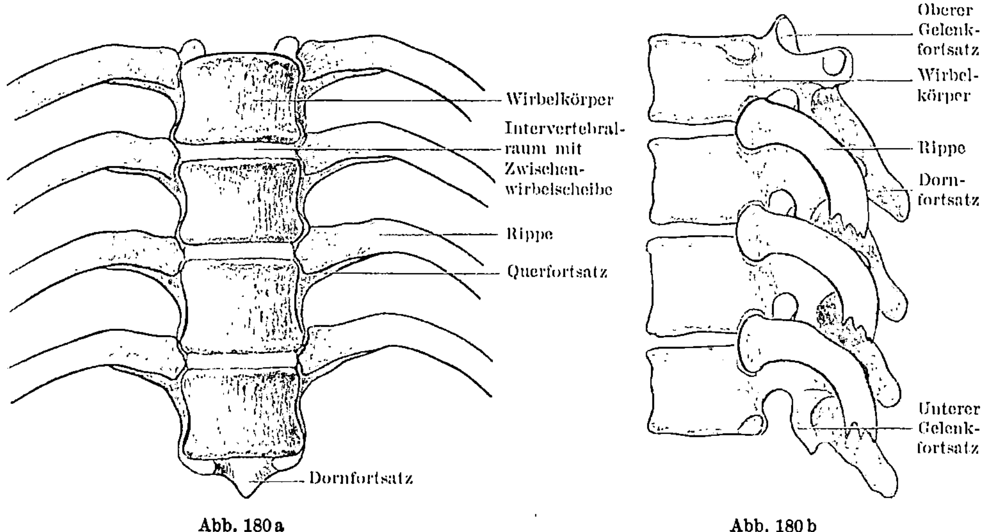

Abb. 180a

Abb. 180b

Einstellung 87
Cervicodorsalsegment (Schrägaufnahme)

Indikationen der Aufnahme:
Verletzung der obersten Brustwirbel.

Vorbereitungen am Aufnahmetisch:
Kassettenfilm mit Strukturfolie, 18/24 oder 24/30 cm, Hochformat.
Aufnahme mit Bucky (aufziehen und Zeit einstellen).
Bleibuchstabe.

Vorbereitungen am Röntgenapparat:
Großapparat mit Feinfokus.
FFD: 100 cm.

Vorbereitung des Patienten:
Oberkörper frei machen.

Lagerung des Patienten (Bild a):
Der stehende Patient lehnt sich mit der einen Schulter schräg an die Stativwand. Der Rücken bildet mit dieser einen Winkel von 45°. Dabei rückt die angelehnte Schulter eher etwas nach vorne. Den Arm der anderen Körperseite hält der Patient über den Kopf. Es wird auf die Achselhöhle durch den Thoraxraum hindurch zur Brustwirbelsäule zentriert.
Fixierung des Patienten: Eventuell Pelotten.

Zentrierung:
Fußpunkt des Zentralstrahls auf dem Patienten: Am vorderen Rand der Achselhöhle und in Buckymitte.
Strahlengangrichtung: im schrägen Durchmesser.
Zentralstrahl: Senkrecht zur Stativwand.
Aufnahme in Atemstillstand.

Kriterium der gut eingestellten Aufnahme (Bild b):
Freie Projektion von C 7 bis Th 3.

Bemerkung:
Begegnet die Aufnahme großen Schwierigkeiten, so versuche man Tomogramme in seitlichem Strahlengang.

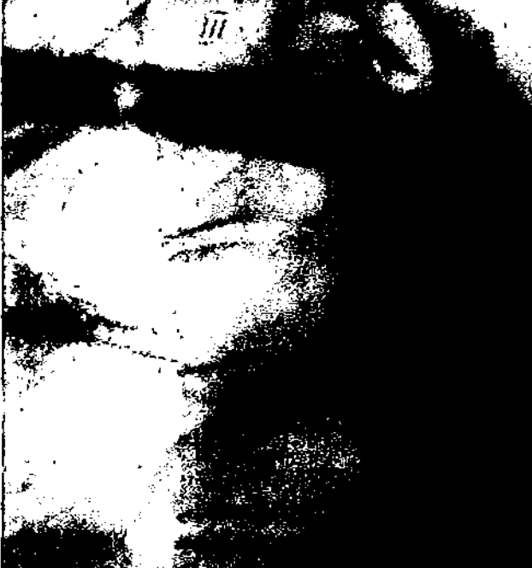

a

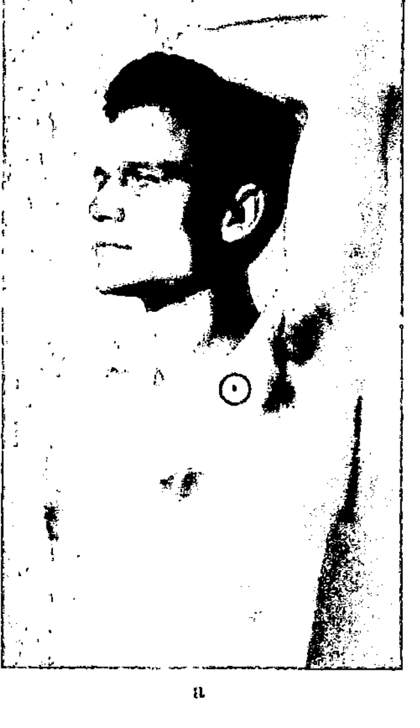

b

Oberste Brustwirbel, seitlich (in der Stellung des „Wasserskifahrers")

Indikationen der Aufnahme:
Verletzungen der obersten Brustwirbel.

Vorbereitungen am Aufnahmetisch:
Kassettenfilm mit Struktur-, eventuell Hochleistungsfolie, 24/30 cm, im Hochformat.
Aufnahme mit Bucky (aufziehen und Zeit einstellen).
Bleibuchstabe.
Fester Griff für die Hände erforderlich.

Vorbereitungen am Röntgenapparat:
Großapparat mit Feinfokus.
FFD: 100 cm.
Blende an der Röhre eng.

Vorbereitung des Patienten:
Oberkörper frei machen.

Lagerung des Patienten (Bild):
Der Patient steht streng seitlich vor der Buckystativwand, angelehnt an diese. Mit beiden
Händen faßt er einen Griff und läßt den Oberkörper zurückfallen (Stellung wie beim
Wasserskifahren). Dadurch werden die Schultern maximal weit nach vorne gebracht
und die Sicht auf die obere Brustwirbelsäule wird freigegeben.

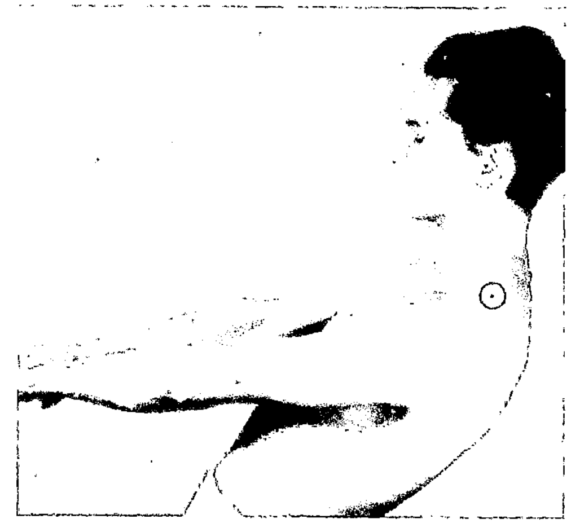

Zentrierung:
Fußpunkt des Zentralstrahls auf dem Patienten: In Höhe der oberen Brustwirbelkörper
und in Buckymitte.
Strahlengangrichtung: Seitlich.
Zentralstrahl: Senkrecht zum Film.
Aufnahme ohne Atemstillstand.
Belichtung: Kurz.

Kriterium der gut eingestellten Aufnahme:
Freie Projektion des 1.—3. Brustwirbelkörpers einschließlich der Dornfortsätze.
Einfacher ist die Tomographie der obersten Brustwirbel.

Einstellung 89
Oberste Brustwirbel, seitlich, bei hängenden Schultern

Indikationen der Aufnahme:
Verletzung der obersten Brustwirbel. Die Aufnahme ist bei nicht zu muskulösen und mageren Patienten leicht durchzuführen.

Vorbereitungen am Aufnahmetisch:
Kassettenfilm mit Struktur-, eventuell Hochleistungsfolie, 24/30 cm, im Hochformat. Aufnahme mit Bucky (aufziehen und Zeit einstellen). Bleibuchstabe.

Vorbereitungen am Röntgenapparat:
Großapparat mit Feinfokus. FFD: 100 cm. Blende an der Röhre eng.

Vorbereitung des Patienten: Oberkörper frei machen.

Lagerung des Patienten (Bild a und b):
Der Patient sitzt oder steht, an die Buckystativwand gelehnt, streng seitlich. Damit sich die zwei obersten Brustwirbel frei projizieren, muß er beide Schultern so weit wie möglich nach vorne unten „fallen" lassen und den Kopf nach vorne beugen (Stütze!). Er klemmt die beiden Hände (Rückhand an Rückhand) zwischen die Oberschenkel. Eventuell kann man dem Patienten auch ein schweres Gewicht zum Tragen geben, damit beide Schultern nach vorne und unten gezogen werden. Der Rücken muß steif gehalten werden.

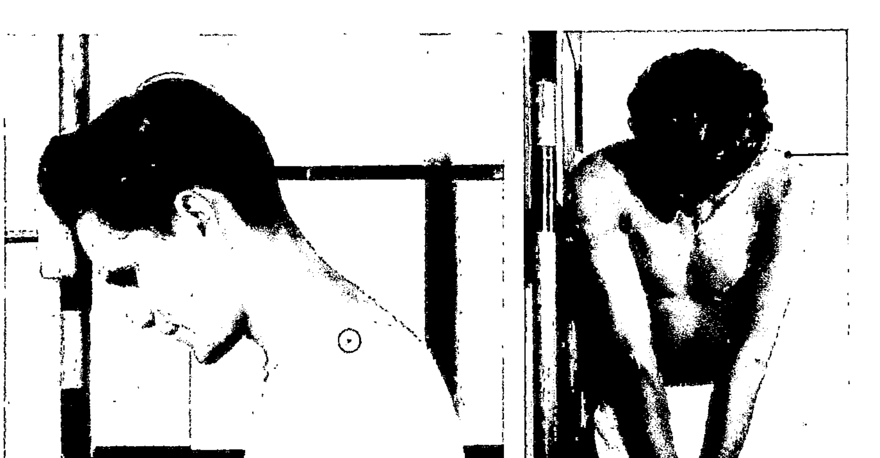

a b

Zentrierung:
Fußpunkt des Zentralstrahls: Vor den Dornfortsatz des 1. Brustwirbels und in Buckymitte.
Strahlengangrichtung: Seitlich.
Zentralstrahl: Senkrecht zum Film.
Aufnahme bei Exspiration in Atemstillstand.
Belichtung: Kurz.

Kriterium der gut eingestellten Aufnahme:
Freie Projektion der 2—3 obersten Brustwirbelkörper mit ihren Dornfortsätzen.

Bemerkungen:
Die Darstellung der beiden obersten Brustwirbel ist mittels Standardaufnahmen oft (z. B. bei korpulenten Leuten oder muskulösen Schwerarbeitern) kaum möglich. Wir empfehlen zur sicheren Deutung dieser Gegend *seitliche Schichtaufnahmen.*

Brustwirbelsäule, ventro-dorsal (liegend oder stehend)

Indikationen der Aufnahme:

Verletzungen, entzündliche oder degenerative Veränderungen, Wachstumsstörungen, sog. Apophysenstörungen oder Scheuermannsche Affektion, Schmorlsche Knorpelknötchen.

Vorbereitungen am Aufnahmetisch:

Kassettenfilm mit Strukturfolie, 20/40 oder auch 15/40 cm, Hochformat.
Aufnahme mit Bucky (aufziehen und Zeit einstellen).
Aufnahme mit Objektvorderblende.
Bleibuchstabe, Schlitzbinde, Rollkissen.
Bleischutz für Patienten (vor allem bei Kindern, über den Bauch).

Vorbereitungen am Röntgenapparat:

Großapparat mit Feinfokus. FFD: 100 cm.
Blende an der Röhre möglichst schmal.
Ausgleichfilter über die obere Hälfte der Brustwirbelsäule oder Verlaufsfolie benützen.

Vorbereitung des Patienten:

Oberkörper bis unterhalb Nabel frei machen.

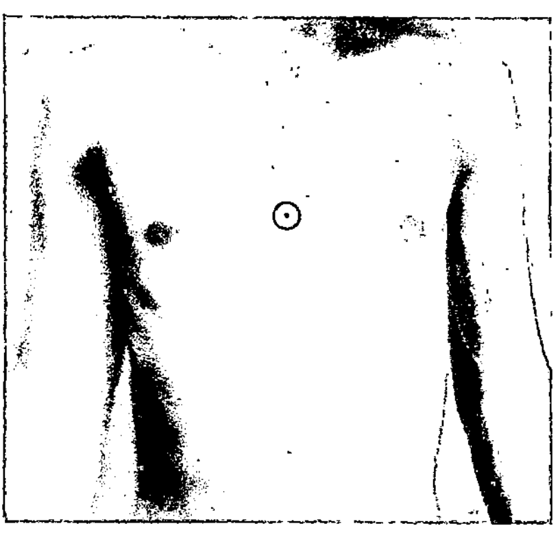

a

Lagerung des Patienten (Bild a):

Der Patient steht an der Buckystativwand, gestreckt, oder liegt auf dem Untersuchungstisch mit dem Rücken, Arme dem Körper entlang. Rollkissen unter die Knie bei der Aufnahme im Liegen.
Fixierung des Patienten: Kompression des Patienten mit Schlitzbinde. Vorderblende anbringen.

Zentrierung:

Fußpunkt des Zentralstrahls: In Höhe der Brustbeinmitte und in Buckymitte.
Strahlengangrichtung: Ventro-dorsal.
Zentralstrahl: Senkrecht zum Film.
Aufnahme in Atemstillstand.

Belichtung: Anstatt einen Ausgleichfilter oder eine Spezialfolie zu benützen, kann man auch die Methode von JAEGER anwenden: Überbelichtung der oberen Thorakalwirbelsäule, indem man die Belichtungszeit nach der dickeren Körperpartie, nämlich der unteren Brustwirbelsäule richtet und dann den zu stark durchschlagenen oberen Abschnitt abschwächt.

Kriterium der gut eingestellten Aufnahme (Bild b):

Die Brustwirbelsäule muß von oben bis unten gleichmäßig belichtet sein.

Bemerkungen:

Bei *orthopädischen* Untersuchungen ist die Aufnahme stets bei stehendem Patienten und ohne irgendwelche Korrektur seiner Haltung vorzunehmen. Bei starker Kyphose der Brustwirbelsäule, also bei starkem Rundrücken, empfiehlt es sich, die übliche FFD von 100 cm bedeutend zu verringern. Dadurch gelingt es eventuell, alle Intervertebralräume orthograd zur Darstellung zu bringen.

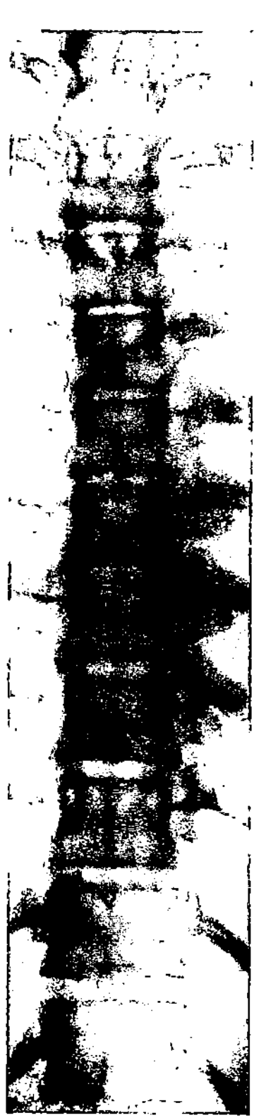

b

Brustwirbelsäule, seitlich, liegend

Indikationen der Aufnahme:

Verletzungen, entzündliche oder degenerative Veränderungen, Wachstumsstörungen, sog. Apophysenstörungen oder Scheuermannsche Affektion, Schmorlsche Knorpelknötchen.

Vorbereitungen am Aufnahmetisch:

Kassettenfilm mit Strukturfolie, 20/40, eventuell 15/40 cm, Hochformat.
Aufnahme mit Bucky (aufziehen und Zeit einstellen).
Aufnahme mit Objektvorderblende.
Bleibuchstabe, Schlitzbinde, Keilkissen.

Vorbereitungen am Röntgenapparat:

Großapparat mit Feinfokus.
FFD: 100 cm.
Blende an der Röhre eng.
Ausgleichfilter über die obere Brustwirbelsäule.

Vorbereitung des Patienten:

Oberkörper bis zur Lumbalregion frei machen.

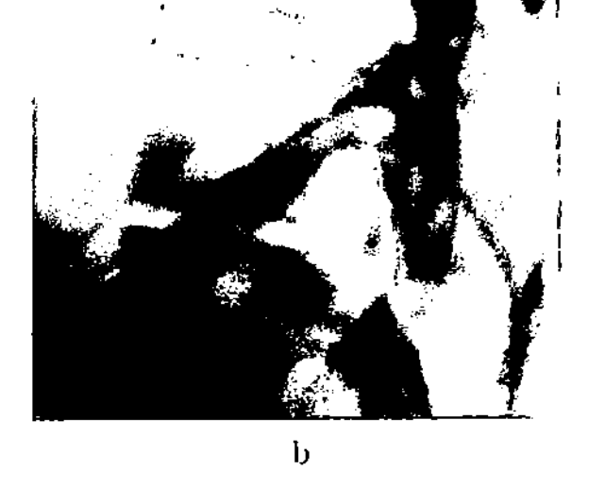

a

Lagerung des Patienten (Bild a):

Patient in Seitenlage auf dem Untersuchungstisch. Beide Knie beugen. Beide Arme nach oben strecken lassen, wobei der Patient den Kopf zwischen beide Arme legt. Darauf achten, daß die ganze Wirbelsäule gestreckt liegt und deren Längsachse streng parallel zur Tischebene verläuft. Der Körper darf nicht „kippen".
Fixierung des Patienten: Mit Keilkissen am Rücken. Schlitzbinde über den Brustkorboberteil.
Kompression: Bei festen Patienten mittels Schlitzbinde und Schaumgummi.
Vorderblende anbringen.

Zentrierung:

Fußpunkt des Zentralstrahls: In Höhe des unteren Schulterblattendes, auf die Wirbelsäule und in Buckymitte.
Strahlengangrichtung: Seitlich.
Zentralstrahl: Senkrecht zum Film.
Aufnahme in Atemstillstand, bei Exspiration.

Kriterium der gut eingestellten Aufnahme (Bild b):

Die Wirbelkörper dürfen sich nicht überschneiden.

Bemerkungen:

Die seitliche Aufnahme der Brustwirbelsäule ist im Liegen schwierig, sie wird deshalb nur dann bei liegendem Patienten angefertigt, wenn dieser nicht stehen kann.
Die Aufnahme im Stehen ist vorzuziehen (s. folgende Seite, Einstellung 92).

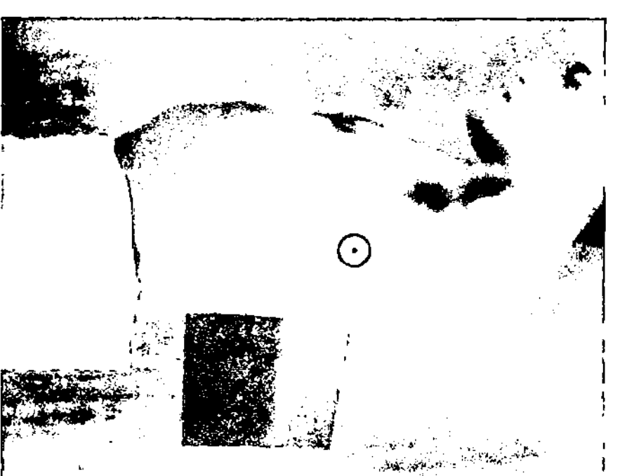

b

Brustwirbelsäule, seitlich, stehend

Indikationen der Aufnahme:
Wie bei Einstellung 91 und bei allen Patienten, die ohne weiteres vor der Stativwand stehen können.

Vorbereitungen am Aufnahmetisch:
Kassettenfilm mit Strukturfolie, 20/40 cm, Hochformat.
Aufnahme mit Bucky (aufziehen und Zeit einstellen).
Aufnahme mit Objektvorderblende.
Bleibuchstabe.

Vorbereitungen am Röntgenapparat:
Großapparat mit Feinfokus.
FFD: 100 cm.
Blende an der Röhre eng.

Vorbereitung des Patienten:
Oberkörper bis zur Lumbalgrenze frei machen.

Lagerung des Patienten (Bild a):
Patient steht an der Buckystativwand, streng seitlich. Er muß beide Arme nach oben nehmen und die Hände auf den Kopf legen. Die beiden Ellbogen müssen maximal nahe aneinander gebracht werden. Damit rücken nämlich die Schulterblätter weit nach vorne. Füße schließen. *Fixierung des Patienten:* Pelotten auf beiden Seiten anlegen, d. h. einerseits auf die Dornfortsätze, andererseits auf das Sternum. *Die Rippen dürfen auf keinen Fall seitlich komprimiert werden,* da sie sich sonst beim Atmen nicht frei bewegen könnten. Also keine Schlitzbinde um den Patienten herum. Vorderblende anbringen.

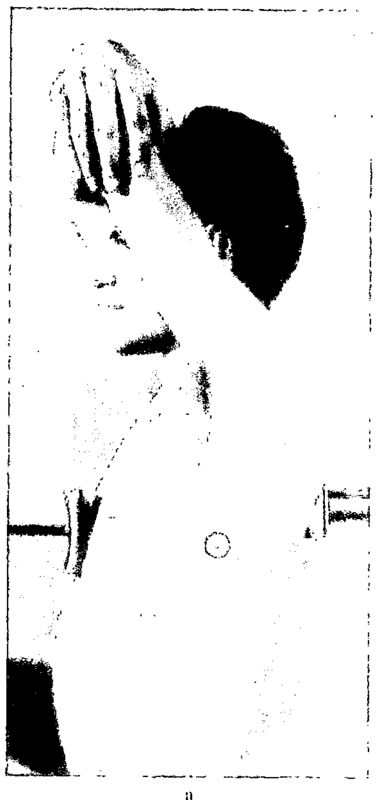

a

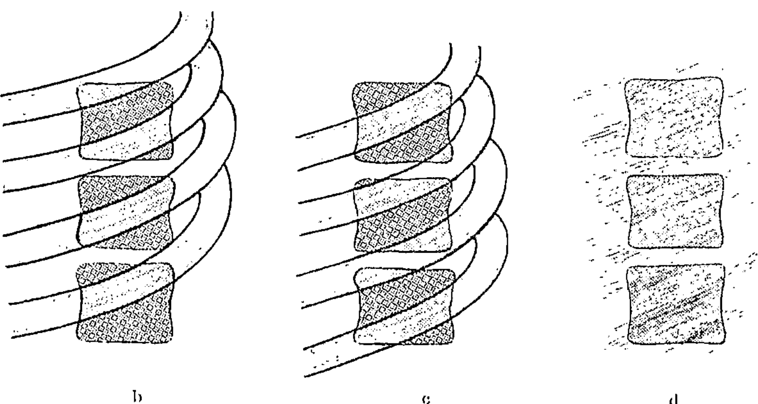

b c d

b—d. *Prinzip der Aufnahme der Brustwirbelsäule, seitlich, stehend.* Der Patient atmet während der Exposition (lange Expositionszeit), dabei bewegen sich die Rippen, so daß immer wieder ein anderer Teil der Wirbel verdeckt wird

b Inspirationsstellung der Rippen. c Exspirationsstellung.
d Das Bildergebnis zeigt die Brustwirbel scharf abgebildet, die Rippen „veratmet", ausgelöscht

Zentrierung:

Fußpunkt des Zentralstrahls: In Höhe des unteren Schulterblattendes, auf Wirbelsäule und in Buckymitte.

Strahlengangrichtung: Seitlich.

Zentralstrahl: Senkrecht zum Film.

Aufnahme *ohne Atemstillstand,* d. h. kein Kommando irgendwelcher Art an den Patienten (auch nicht zum Tiefatmen)! Letzterer muß unbewußt flach, also etwas oberflächlich weiteratmen.

Dieses Vorgehen führt dazu, daß sich die Rippen durch das Heben und Senken während der Atmung „verwaschen" darstellen, im Gegensatz zu den scharf abgebildeten Wirbelkörpern (Bild b—d).

Belichtung: lange.

Kriterium der gut eingestellten Aufnahme (Bild e):

Klare Darstellung der Brustwirbel bei starker Verwischung der Rippenschatten (vgl. dagegen Einstellung 91, Bild b).

Bemerkungen:

Bei liegendem Patienten ist diese Aufnahmetechnik nicht möglich, da durch das Liegen die Rippen der einen Seite blockiert und somit im Bild nicht „verwischt" dargestellt würden.

Zur *Darstellung der Dornfortsätze* der Brustwirbelsäule ist es angezeigt, die Tomographie heranzuziehen, wobei ein Schnitt in der Medianebene des Körpers, bei seitlichem Strahlengang, angefertigt wird. Auf der üblichen seitlichen Aufnahme sind sonst die Dornfortsätze überdeckt.

Den 12. Brustwirbel erkennt man daran, daß die unterste Rippe an ihm endet (Bild f).

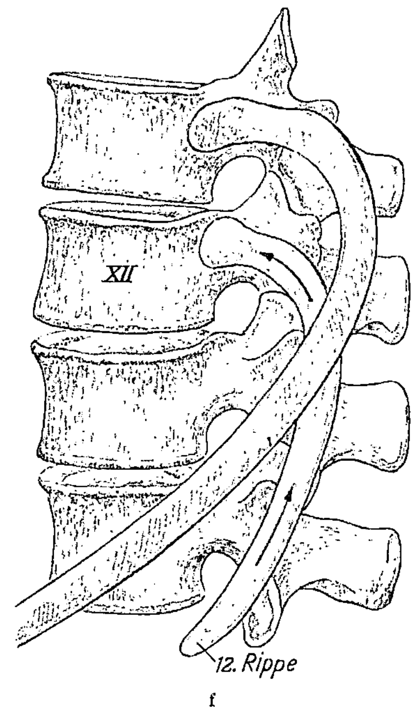

c

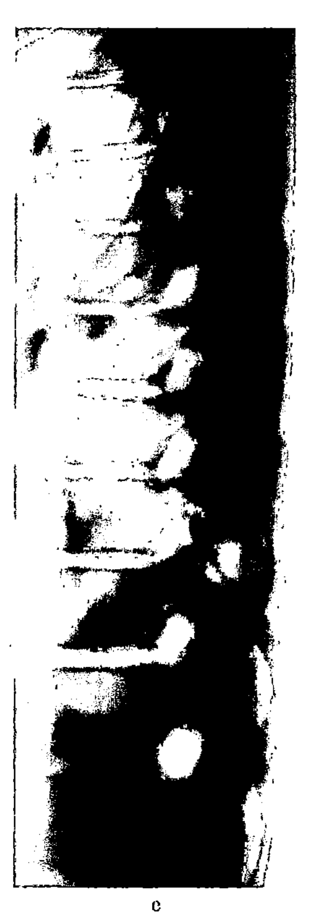

f

Brustwirbelsäule, Schrägaufnahme

Die Aufnahme bietet keine besondere technische Schwierigkeit. Statt Flachlagerung, wie
für die ventro-dorsale Aufnahme, Schräglage des Patienten auf dem Untersuchungstisch.
Zwei 45⁰-Keilkissen werden unter den Rücken geschoben, so daß die Querachse des Körpers
in einem Winkel von 45⁰ zur Tischebene liegt. Der Patient liegt also in Fechter- bzw.
in Boxerstellung auf dem Tisch.

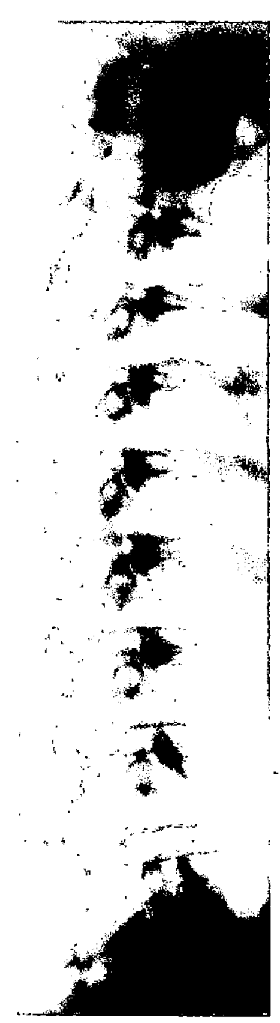

Lendenwirbelsäule

Anatomische Vorbesprechung:

Die Lendenwirbelsäule (Abb. 181 a—c) zerfällt in fünf Glieder. Jeder Lenden- oder Lumbal-wirbel besteht aus Wirbelkörper, Wirbelbogen, seitlich je einem Querfortsatz und einem Dornfortsatz. Ferner sind zwei Gelenkfortsätze vorhanden, einer nach oben (Processus articularis cranialis) und einer nach unten (Processus articularis caudalis).

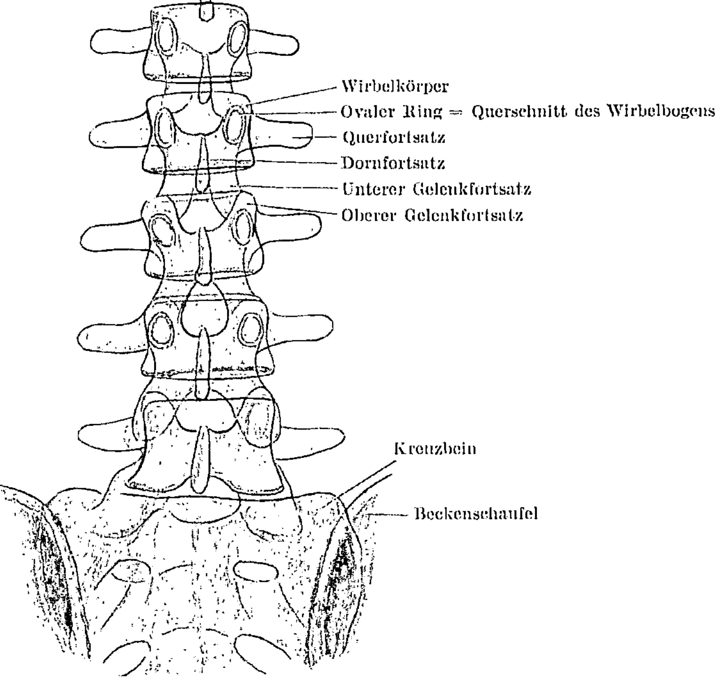

Abb. 181a. Ansicht der Lendenwirbelsäule von hinten

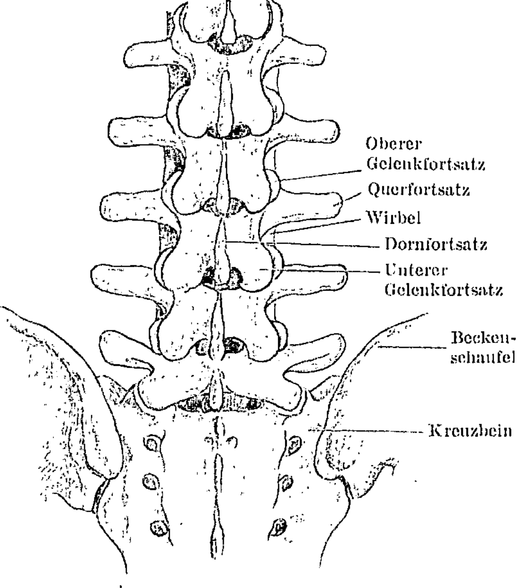

Abb. 181b. Röntgen-anatomisches Bild der Lendenwirbelsäule

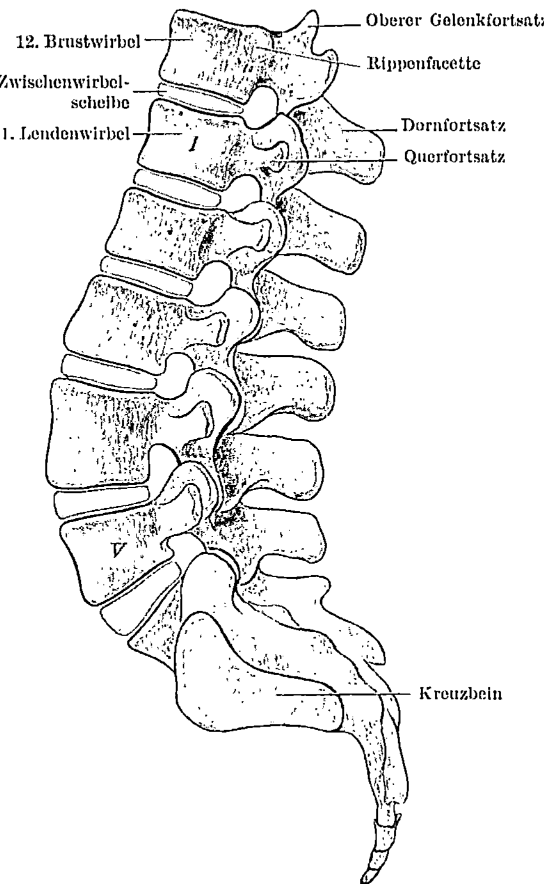

Abb. 181c. Ansicht der Lendenwirbelsäule von der Seite

Die von den Gelenkfortsätzen gebildeten Zwischenwirbelgelenke umgrenzen zum Teil das Foramen intervertebrale. Ihre Gelenkflächen liegen weder in der Median- noch in der Profilebene; um sie orthograd aufzunehmen, müssen wir vielmehr den Patienten in den 45°-Winkel drehen.

Die Lendenwirbelsäule setzt sich nach unten zum Kreuzbein (Os sacrum) fort, das scharfwinklig nach hinten abbiegt.

Diese Lumbosacralzone weist viele Besonderheiten auf und Anomalien sind häufig. Es kann vorkommen, daß die Querfortsätze des 5. Lumbalwirbels mit dem Sacrum gelenkartig verbunden oder gar fest verschmolzen sind (was als *Lumbalisation* des Sacrums oder *Sacralisation* des Lumbalwirbels bezeichnet wird). Gelegentlich ist der Wirbelbogen des 1. Sacralwirbels nicht geschlossen (Spina bifida). Ferner kann die sog. Isthmus- oder Interartikularportion des Wirbelbogens, also die Zone, die zwischen den Gelenkfortsätzen sitzt (vgl. Bild d, Einstellung 99), eine *Spaltung* aufweisen, was als *Spondylolyse* bezeichnet wird. Bei einem solchen Knochendefekt kann der Wirbel nach vorne abgleiten (*Wirbelgleiten* oder *Spondylolisthesis*).

Einstellung 94
Lendenwirbelsäule, ventro-dorsal, liegend, eventuell stehend

Indikationen der Aufnahme:

Verletzungen, entzündliche, statische, degenerative Veränderungen, vor allem bei Discuserkrankungen, Osteochondrose der Bandscheiben, Discusvorfall (Discusprolaps) und bei Ischias, Lumbago, Anomalien.

Vorbereitungen am Aufnahmetisch:

Kassettenfilm mit Struktur- oder Verlaufsfolie, 20/40 cm oder 15/40, Hochformat. Aufnahme mit Bucky (aufziehen und Zeit einstellen).

Bleibuchstabe, Schlitzbinde, Schaumgummikissen, Rollkissen, Vorderblende.

Vorbereitungen am Röntgenapparat:

Großapparat mit Feinfokus.

FFD: 100 cm.

Blende an der Röhre nicht zu eng, da beide Sacroiliacalfugen auf dem Film zur Darstellung kommen müssen.

Vorbereitung des Patienten:

Vorbereitung des Darms mittels Reinigungseinlauf am Vorabend oder Abführzäpfchen kurz vor der Untersuchung.

Körper bis zum Oberschenkel frei machen. Genitale mit Tuch bedecken.

Lagerung des Patienten (Bild a—c):

Patient *in Rückenlage* auf dem Untersuchungstisch, flach und gestreckt. Arme dem Körper entlang, Rollkissen unter den Kniegelenken zum Ausgleich der Lordose der Lendenwirbelsäule (Bild b und c). Oder *stehender Patient* mit Rücken an der Buckystativwand in normaler Haltung (also ohne irgendwelche Korrektur der Haltung, s. auch unter „Bemerkungen").

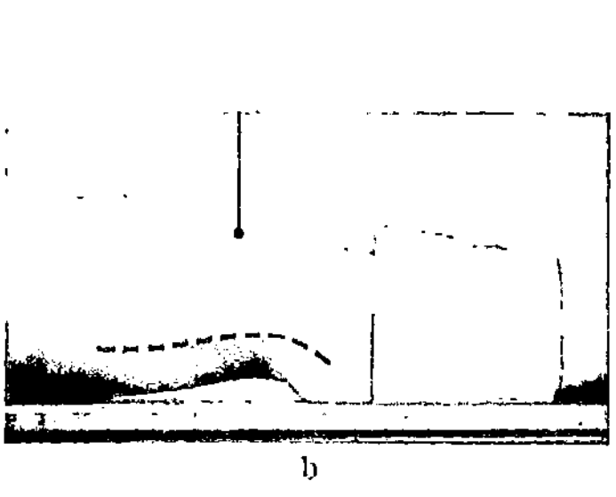

Fixierung des Patienten: Schlitzbinde über den Bauch, Kompressionsverbesserung durch rechteckiges Schaumgummikissen, das in der Längsachse des Körpers über den Nabel gelegt wird.

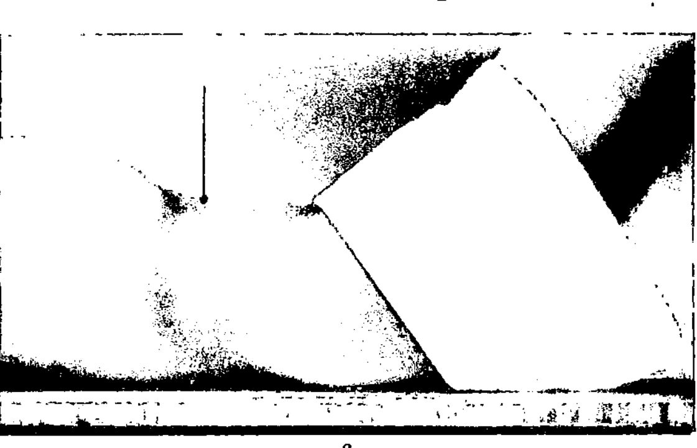

b *Lendenwirbelsäule*, liegend v.-d.: falsche Einstellung mit Lordose der Lendenwirbelsäule (punktiert), da die Beine gestreckt sind
c ohne Lordose bei Abwinklung der Hüfte

Zentrierung:

Fußpunkt des Zentralstrahls: In Höhe des 3. Lendenwirbels, also knapp oberhalb des Nabels und in Buckymitte.

Strahlengangrichtung: Ventro-dorsal.

Zentralstrahl: Senkrecht zum Film.

Aufnahme bei Exspiration in Atemstillstand.

Kriterium der gut eingestellten Aufnahme:

Alle Wirbel müssen deutlich abgebildet sein und mit guter Belichtung, so daß man auch die Querfortsätze beurteilen kann.

Bemerkungen:

Die beschriebene Einstellung wird in der Regel nur dann angewandt, wenn der Patient sehr unbeweglich ist. In allen anderen Fällen ziehen wir die *Liegendaufnahme nach* TESCHENDORF (s. Einstellung 95) vor.

Die Aufnahme im Stehen ist lediglich zum Studium der Statik erforderlich.

Bei *Bewegungsstudien* macht man bei stehendem Patienten je eine Aufnahme bei Rumpfbeugen streng nach rechts und streng nach links.

Lendenwirbelsäule, ventro-dorsal, liegend, nach Teschendorf

Indikationen der Aufnahme:

Wie bei vorangehender Einstellung. Voraussetzung ist, daß der Zustand des Patienten die erforderliche Stellung erlaubt.

Vorbereitungen am Aufnahmetisch:

Kassettenfilm mit Struktur-, eventuell auch Hochleistungsfolie, 20/40 cm, Hochformat.
Aufnahme mit Bucky (aufziehen und Zeit einstellen).
Bleibuchstabe, Schlitzbinde, Keilkissen, Schaumgummikissen.

Vorbereitungen am Röntgenapparat:

Großapparat mit Feinfokus.
FFD: 100 cm.
Blende an der Röhre nicht zu eng (Darstellung der Sacroiliacalfugen).

Vorbereitung des Patienten:

Vorbereitung des Darms durch Reinigungseinlauf am Vorabend oder Abführzäpfchen kurz vor der Untersuchung.
Unterkörper frei machen, das Hemd nicht ausziehen lassen, dagegen stets die Unterkleider. Genitale mit Tuch bedecken.

Lagerung des Patienten (Bild a—c):

Patient in Rückenlage flach auf dem Untersuchungstisch. Oberschenkel anheben und seitlich stark abspreizen, um eine Weichteilüberlagerung der Wirbelsäule durch die Oberschenkelmuskulatur zu vermeiden. Patient umfaßt mit der entsprechenden Hand die Beugeseite des Oberschenkels an der Kniekehle und zieht bei stark gebeugtem Kniegelenk die Oberschenkel zur seitlichen Bauchwand, ohne aber den Oberkörper zu heben. Damit wird das Becken etwas vom Tisch abgehoben und in dieser Lage mittels Keilkissen unterstützt.

Fixierung des Patienten: Schlitzbinde über den Bauch, der vor dem Anziehen der Oberschenkel und dem Spreizen der Beine fest mit Schaumgummi komprimiert wird.

Keilkissen unter das Becken.

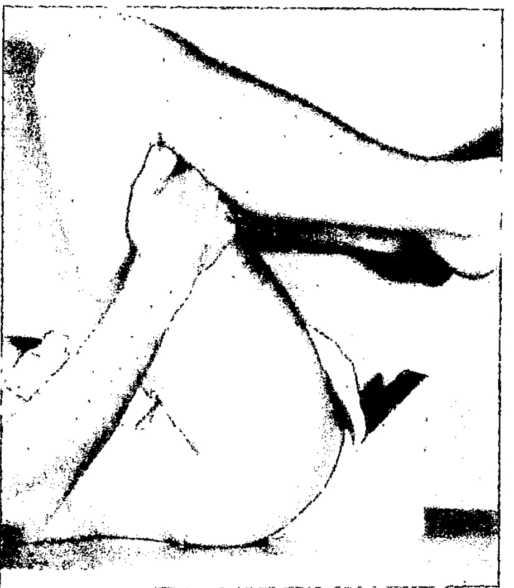

a

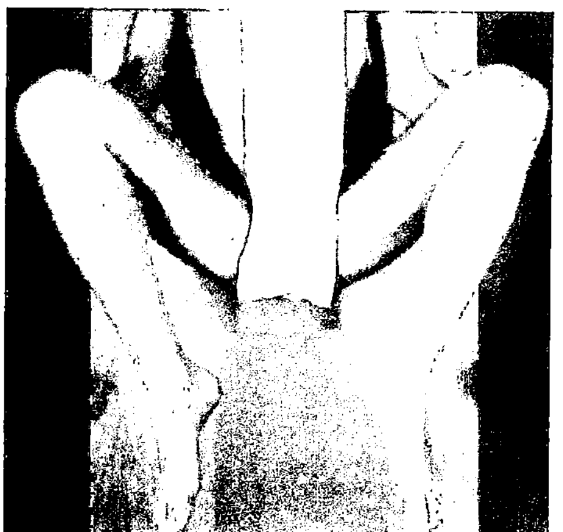

b

Zentrierung:

Fußpunkt des Zentralstrahls: In Höhe von L 3, also kurz oberhalb des Nabels und in Buckymitte.

Strahlengangrichtung: Ventro-dorsal.

Zentralstrahl: Senkrecht zum Film.

Aufnahme bei Exspiration in Atemstillstand.

Kriterium der gut eingestellten Aufnahme (Bild d):

Wirbelkörper und Intervertebralräume sind schön orthograd getroffen und erscheinen rechteckig.

Bemerkungen:

Darauf achten, daß der Patient beim Anziehen der Oberschenkel seine Körperachse nicht verschiebt.

Aufnahme des *Lumbosacralsegmentes ventro-dorsal* nach BARSONY s. Einstellung 98.

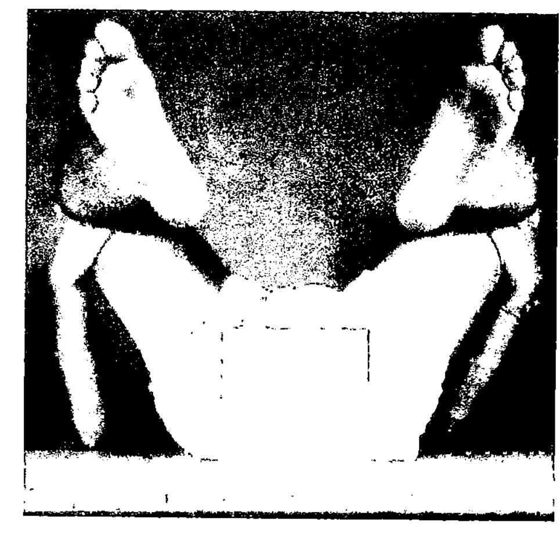

c

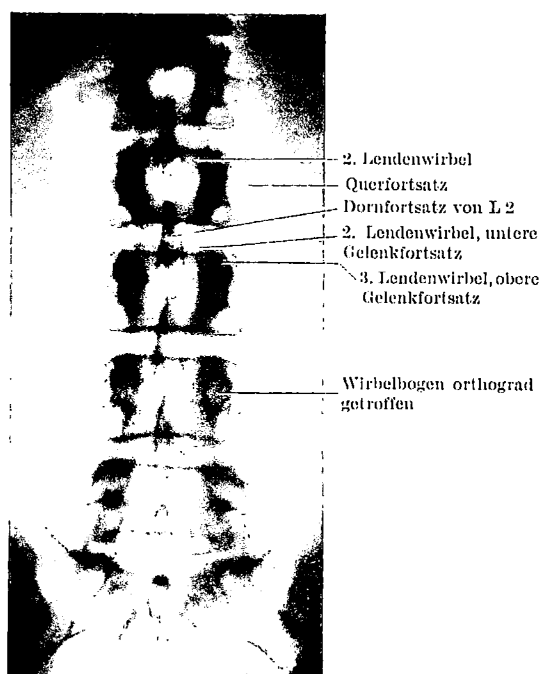

d

Lendenwirbelsäule, seitlich, liegend

Indikationen der Aufnahme:

Wie bei der Aufnahme ventro-dorsal, ferner zur Kontrolle der Lordose und des Lumbosacralwinkels.

Die seitliche Aufnahme der Lendenwirbelsäule wird nur bei Schwerverletzten und Schwerbehinderten im Liegen angefertigt; sonst ist sie immer *bei stehendem Patienten* (s. Einstellung 97) durchzuführen.

Vorbereitungen am Aufnahmetisch:

Kassettenfilm mit Hochleistungs- bzw. Verlaufsfolie, 20/40 cm, Hochformat.

Aufnahme mit Bucky (aufziehen und Zeit einstellen).

Aufnahme mit Objektvorderblende.

Bleibuchstabe, Schlitzbinde, Sandsäcke.

Vorbereitungen am Röntgenapparat:

Großapparat mit Feinfokus.

FFD: 100 cm, oft aber auch 120 cm (also mehr als normal).

Blende an der Röhre eng.

Ausgleichfilter: Abfiltern des oberen Teiles der Lendenwirbelsäule, falls man keine Verlaufsfolie zur Verfügung hat.

Vorbereitung des Patienten:

Vorbereitung des Darms durch Reinigungseinlauf am Vorabend oder Abführzäpfchen kurz vor der Untersuchung.

Hose ausziehen lassen, Genitale mit Tuch decken.

Lagerung des Patienten

(Bild a—c):

Patient in streng seitlicher Lage auf dem Untersuchungstisch. Arme gestreckt über den Kopf. Beine etwas anziehen (nicht übertreiben!), Sandsäcke unter das auf dem Tisch liegende Knie und zwischen beide Kniegelenke. Die Längsachse der Wirbelsäule muß parallel zur Tischebene verlaufen. Bei mageren Patienten, bei welchen die Lendenwirbelsäule zu stark durchhängt, muß man ein Keilgummikissen (Bild c) unterschieben.

Fixierung des Patienten: Schlitzbinde über den Beckenkamm, Keilkissen am Kreuzbein und am Schulterblatt als Stütze.

Kompression des Patienten mit Schlitzbinde und Schaumgummi.

Möglichst fest komprimieren (Schaumgummikissen über den Beckenkamm), da hier jeder Zentimeter Weichteil eine Rolle spielt!

Vorderblende anbringen.

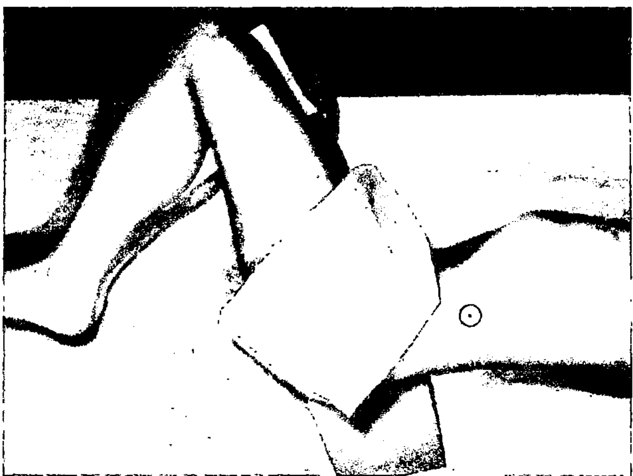
a Rechtsseitenlage des Patienten

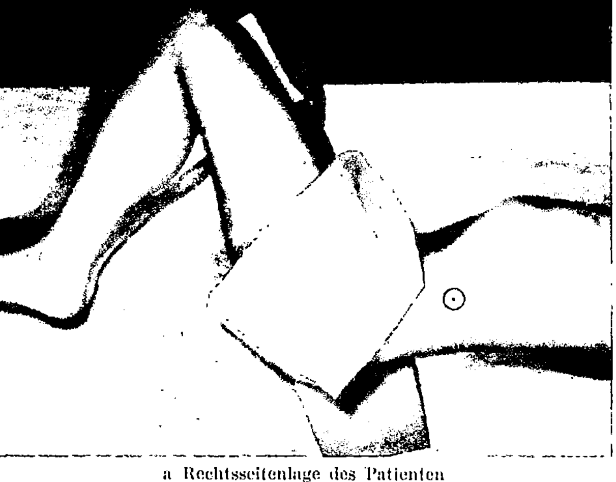
b

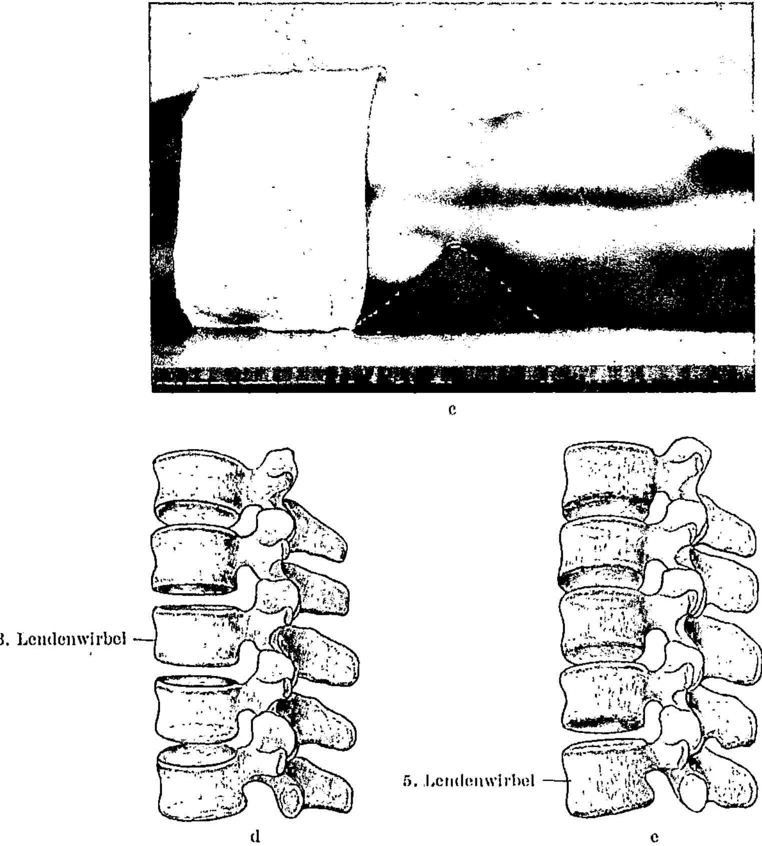

Zentrierung:

Fußpunkt des Zentralstrahls: In Höhe des Beckenkammes und in Buckymitte.
Strahlengangrichtung: Seitlich.
Zentralstrahl: Senkrecht zum Film.
Aufnahmen bei Exspiration in Atemstillstand.
Belichtung: lange.

Kriterium der gut eingestellten Aufnahme (Bild d und e):

Gute und relativ gleichmäßige Belichtung aller fünf Lendenwirbel, die rechteckig getroffen sein sollten (vgl. Einstellung 97, Bild b). Dies ist allerdings nicht stets möglich. Deshalb zentriert man bei einer Übersichtsaufnahme der Lendenwirbelsäule auf den 3. Lumbalwirbel, dessen Deck- und Basisflächen sich dann als Linien projizieren (Bild d).

Bei der Darstellung des Lumbosacralsegmentes muß man dagegen auf L 5 zentrieren (Bild e). Es sind beide Zentrierungen, also zwei Aufnahmen, notwendig. Bei dem Lumbosacralübergang muß sich der Intervertebralraum L 5/S 1 frei projizieren (s. Einstellung 97, Bild c und d).

Bemerkungen:

Bei einer Skoliose wird die *konvexe* Seite *filmnah* gelegt (also die Seite, nach welcher die Wirbelsäule ausbiegt). Es ist auch zu empfehlen, bei sehr starker Skoliose (ähnlich wie bei Aufnahmen der Brustwirbelsäule) die FFD herabzusetzen, um die Biegung durch das divergierende Strahlenbündel etwas „auszugleichen".

Lendenwirbelsäule und lumbo-sacraler Übergang, seitlich, stehend
(Lumbosacralsegment, ventro-dorsal, s. Einstellung 98)

Indikationen der Aufnahme:

Bei allen Patienten, die gut stehen können, vor allem bei Wirbelsäulenverschiebungen, Bandscheibenprozessen, beim Wirbelgleiten und bei allen für die ventro-dorsalen Aufnahmen angegebenen Indikationen.

Vorbereitungen am Aufnahmetisch:

Kassettenfilm mit Hochleistungs- oder Verlaufsfolie, 20/40 cm, Hochformat.

Aufnahme mit Bucky (aufziehen und Zeit einstellen).

Aufnahme mit Objektvorderblende.

Bleibuchstabe, Schlitzbinde, Schaumgummikissen.

Vorbereitungen am Röntgenapparat:

Großapparat mit Feinfokus.

FFD: 100 (ausnahmsweise bis 120 cm).

Blende an der Röhre möglichst eng.

Ausgleichfilter: Abfilterung der oberen Lendenwirbelsäule, falls man keine Verlaufsfolie zur Verfügung hat.

Vorbereitung des Patienten:

Vorbereitung des Darms durch Reinigungseinlauf am Vorabend oder Abführzäpfchen kurz vor der Untersuchung.

Hose ausziehen lassen, Leintuchschürze.

Lagerung des Patienten (Bild a):

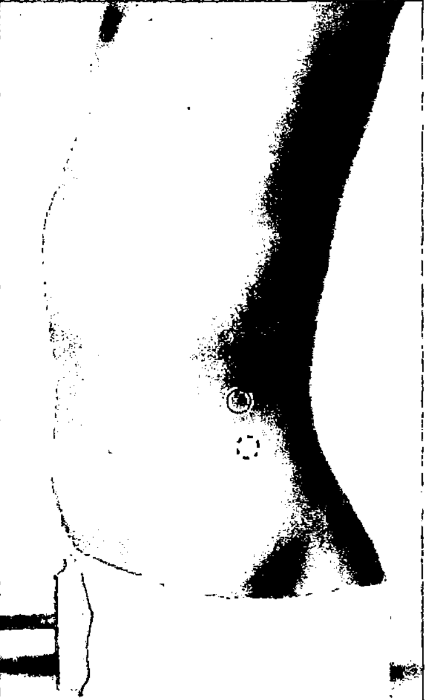

Patient steht streng seitlich an der Buckystativwand. Beine gestreckt und Füße etwas gespreizt (Ruhestellung der Soldaten). Die Arme werden nach vorne gestreckt und stützen sich auf einen Haltepunkt. Kopf hoch und gerade hinstehen.

Fixierung des Patienten: Vier Pelotten, d. h. vorne: die obere am Sternum, die untere an der Symphyse des Beckens, hinten: die obere an der mittleren Brustwirbelsäule, die untere am Kreuzbein. Man muß darauf achten, daß der Patient so fest wie möglich zwischen den vier Pelotten fixiert wird. Nach der Fixierung nochmals kontrollieren, ob er seine seitliche Stellung nicht verändert hat.

Dann Kompression des Patienten mit Schlitzbinde und Schaumgummi am Beckenkamm. Schlitzbinde so straff wie möglich anziehen, so daß die Hüft- bzw. Glutäalmuskulatur stark komprimiert wird. Nach der Kompression wiederum die Position des Patienten kontrollieren, da unter dem Zug der Schlitzbinde gerne eine Verschiebung der Lendenwirbelsäulenachse auftritt und der Patient nicht mehr ganz seitlich steht.

Vorderblende anbringen.

Zentrierung (Bild a):

Fußpunkt des Zentralstrahls

für die *Lendenwirbelsäule:* In Höhe des Beckenkammes und in Buckymitte (○).

Zur Darstellung des *Lumbosacralsegments:* Zwei Querfinger breit unter dem Beckenkamm (○) und in Buckymitte.

Strahlengangrichtung: Seitlich.

Zentralstrahl: Senkrecht zum Film.

Aufnahme bei Inspiration in Atemstillstand.

Belichtung: lange.

Kriterium der gut eingestellten Aufnahme (Bild b—d):

Gleichmäßige und gute Darstellung aller fünf Lendenwirbel und ihrer Bandscheibenräume (Bild b).

Der 5. Lumbal- und der 1. Sacralwirbel müssen auch in ihren hinteren Abschnitten gut zur Abbildung gelangen.

Bei der *Übersichts*aufnahme der *Lendenwirbelsäule* müssen sich die Deck- und Basisflächen des 3. Lumbalwirbels decken (vgl. Einstellung 96, Bild d).

Bei der Darstellung des *Lumbosacralsegmentes* müssen die Deck- und die Basisfläche des 5. Lumbalwirbels orthograd getroffen sein (vgl. Einstellung 96, Bild e). Darüber hinaus muß sich der Intervertebralraum L 5/S 1 frei projizieren (Bild c und d).

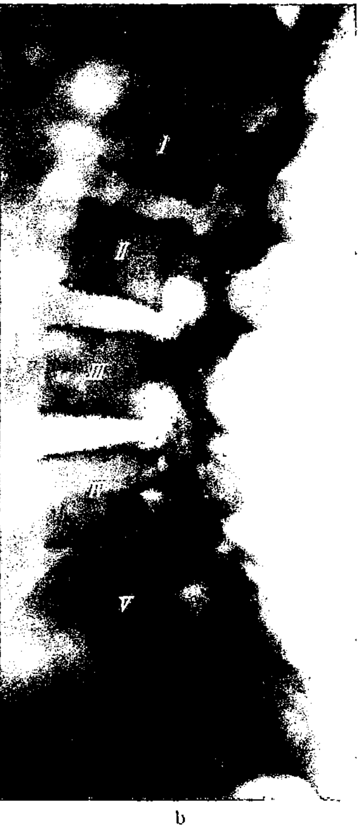

b

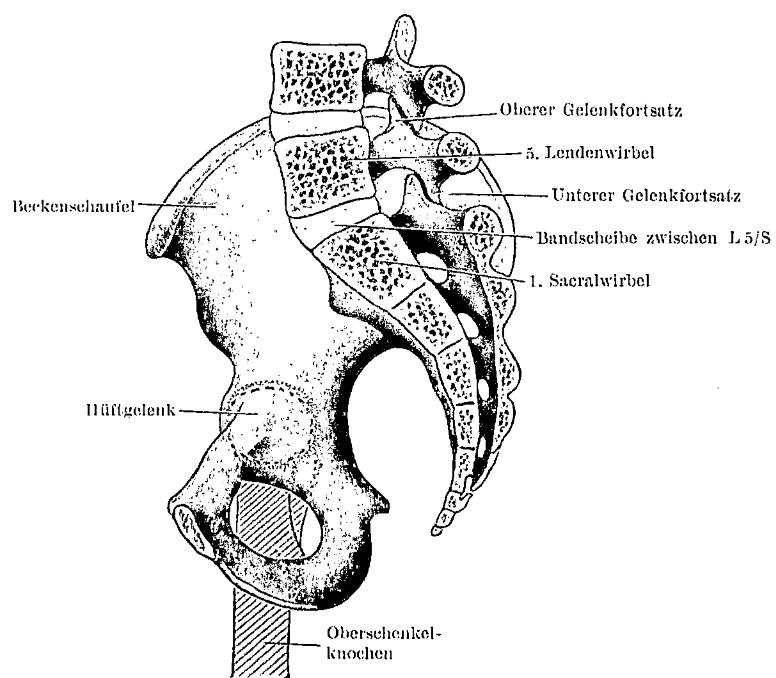

c Medianschnitt durch die Lendenwirbelsäule

Bemerkungen:

Bei Skoliose darauf achten, daß die konvexe Seite der Skoliose filmnahe gebracht wird, dann eventuell kleinere FFD wählen! Es ist oft angezeigt, bei einer Skoliose eine seitliche Aufnahme links und eine rechts anliegend anzufertigen.

Für *Bewegungsstudien* macht man zwei Aufnahmen im Stehen, die erste bei starker Beugung des Körpers nach vorne, die zweite bei Überstreckung nach hinten. Diese Aufnahmen empfehlen sich auch bei Spätkontrollen nach Spaneinpflanzungen in das Lumbosacralsegment.

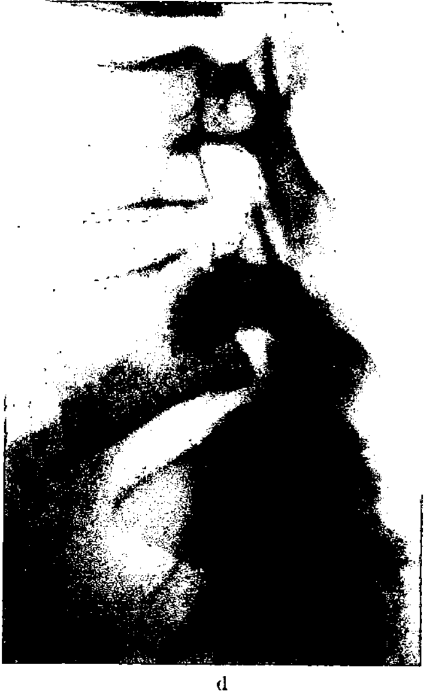

d

Lumbosacralsegment, ventro-dorsal, liegend, nach BARSONY

Indikationen der Aufnahme:

Gleich wie bei der Aufnahme der Lendenwirbelsäule nach TESCHENDORF (s. Einstellung 95); letztere ist in der Regel eher zu empfehlen.

Vorbereitungen am Aufnahmetisch:

Kassettenfilm mit Struktur-, eventuell auch mit Hochleistungsfolie, 24/30 cm, Hochformat.
Aufnahme mit Bucky (aufziehen und Zeit einstellen).
Bleibuchstabe, Schlitzbinde.

Vorbereitungen am Röntgenapparat:

Großapparat mit Feinfokus.
FFD: 100 cm.
Blende an der Röhre nicht zu eng.

Vorbereitung des Patienten:

Vorbereitung des Darms durch Reinigungseinlauf am Vorabend oder Abführzäpfchen kurz vor der Untersuchung.
Unterkörper frei machen, das Hemd nicht ausziehen lassen, dagegen stets die Unterkleider.
Genitale mit Tuch bedecken.

Lagerung des Patienten (Bild a):

Patient flach in Rückenlage auf dem Untersuchungstisch, Arme dem Körper entlang.
Beine anziehen und Knie stark beugen. Leichte Spreizung der Oberschenkel.

Zentrierung:

Fußpunkt des Zentralstrahls: Zwei Querfinger oberhalb der Symphyse, auf den Intervertebralraum L 5/S 1 zielend und in Buckymitte.
Strahlengangrichtung: Ventro-dorsal und caudo-kranial.
Zentralstrahl: Man verschiebt die Röhre fußwärts und kippt sie so, daß der Zentralstrahl schräg caudo-kranial in einem Winkel von 20—30° zur Senkrechten einfällt.
Aufnahme bei Exspiration in Atemstillstand.

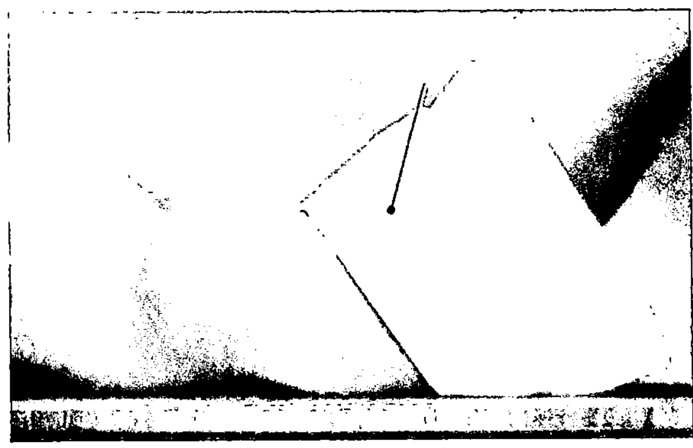

a

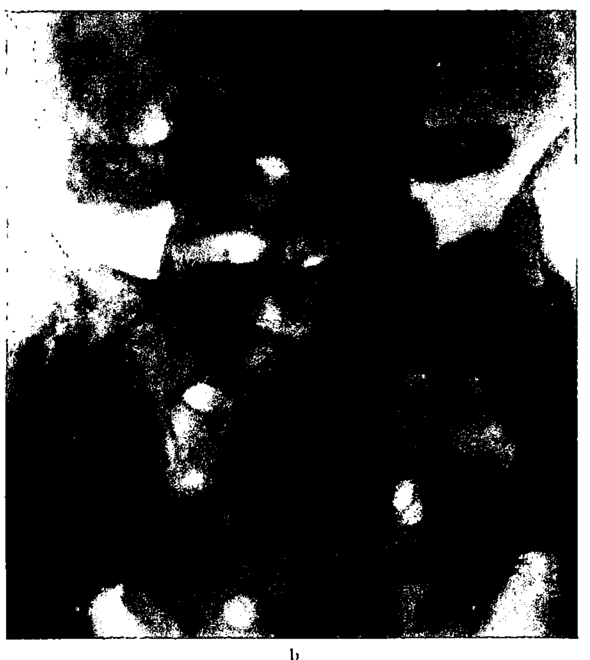

Kriterium der gut eingestellten Aufnahme (Bild b):
Freie Projektion des Intervertebralraumes L 5/S 1.

Lendenwirbelsäule, Schrägaufnahme

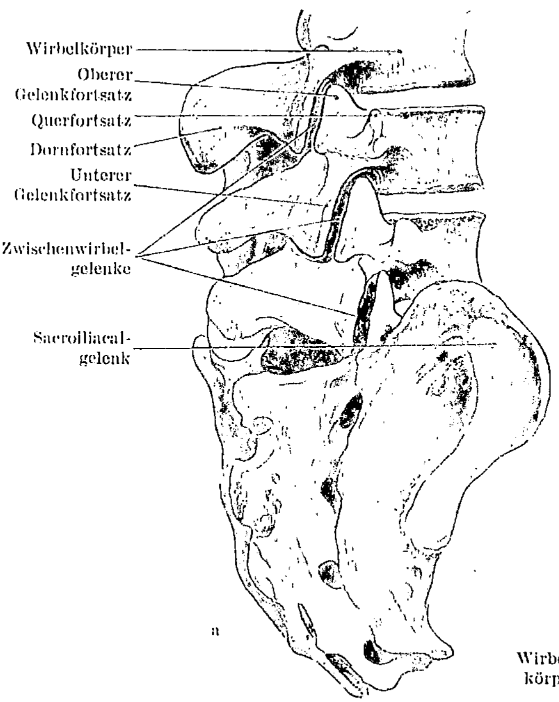

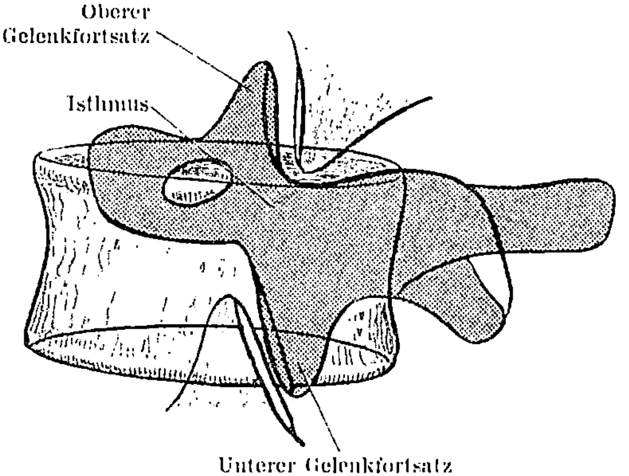

Schrägansicht der Lendenwirbelsäule von *rechts hinten*
(Bild a)

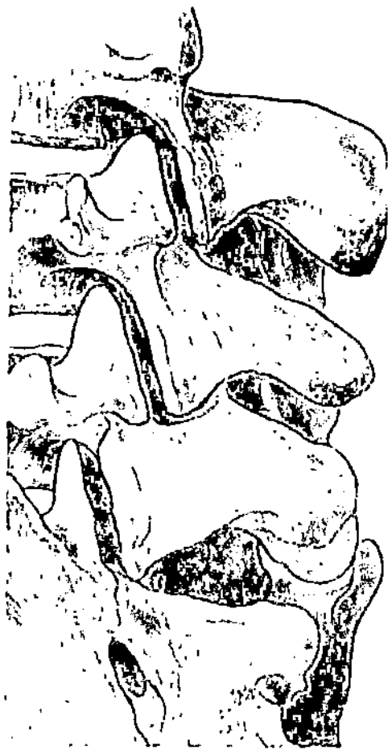

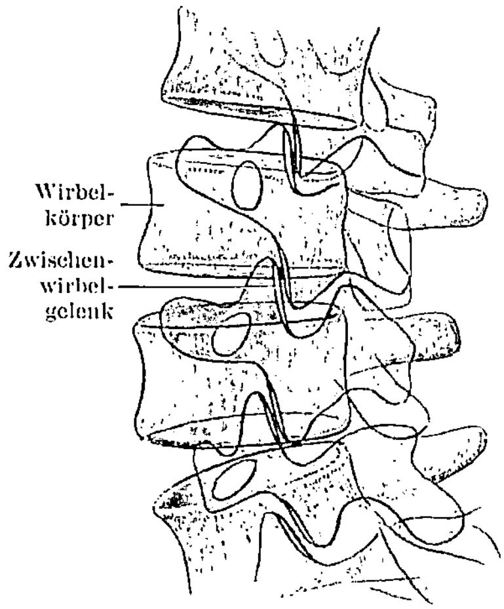

Man sieht nur dann durch die Gelenkspalten der
Zwischenwirbelgelenke der *rechten* Seite, wenn der
Zentralstrahl bei Boxerstellung des Patienten einfällt.

Es ist deshalb nötig, den zu Untersuchenden aus
der *Rückenlage in Boxerstellung* zu bringen, durch
Abheben der linken Körperhälfte vom Tisch. Der
eintreffende Zentralstrahl fällt dadurch (in entgegengesetzter Richtung wie bei Betrachtung von
Bild a) links vorn im Körper ein, passiert den Wirbel, dann das Zwischenwirbelgelenk rechts und tritt
rechts hinten aus dem Körper heraus.

Auf dem Röntgenbild entsteht dadurch eine spiegel-
bildliche Abbildung (zum Bild a), in der Art wie
dies Bild b und c zeigen.

Aus der röntgen-anatomischen Skizze c läßt sich
eine *Hundefigur* herauslesen (Bild d), die auf jeder
Schrägaufnahme der Lendenwirbelsäule aufgesucht
werden muß.

Anatomie: Bild a—d.

Indikationen der Aufnahme:

Darstellung der Intervertebralgelenke, bei Spondylolisthesis, Pseudospondylolisthesis, Spondylolyse und bei jedem Verdacht auf Wirbelgleiten. Schrägaufnahme der Iliosacralfugen bei Arthrosis, Lockerung der Wirbelgelenke.

Vorbereitungen am Aufnahmetisch:

Kassettenfilm mit Struktur-, eventuell auch Hochleistungsfolie, 18/24 oder 24/30 cm, Hochformat.

Aufnahme mit Bucky (aufziehen und Zeit einstellen).

Bleibuchstabe, Sandsäcke, Keilkissen.

Vorbereitungen am Röntgenapparat:

Großapparat mit Feinfokus.

FFD: 100 cm.

Blende an der Röhre nicht zu eng.

Vorbereitung des Patienten:

Vorbereitung des Darms durch Reinigungseinlauf am Vorabend oder Abführzäpfchen kurz vor der Untersuchung.

Hose ausziehen lassen und Genitale mit Tuch bedecken.

Lagerung des Patienten (Bild e):

Patient liegt so schräg auf dem Untersuchungstisch, daß die Längsachse des Oberkörpers mit der Tischebene einen Winkel von etwas mehr als 35⁰, also nicht ganz 45⁰ bildet. Für diese Schrägaufnahme liegt der Patient mehr in Rückenlage als in Profillage! Er ruht mit dem Rücken auf zwei Keilkissen (im entsprechenden Winkelgrad), das obere wird unter die Schulterblätter, das untere unter das Kreuzbein geschoben (man verwende *stets* die gleichen Keilkissen, um immer die gleiche Schrägstellung zu erhalten). Arme über den Kopf heben und Beine in Kniebeuge und ziemlich stark an den Körper anziehen lassen, wobei das untere Kniegelenk mittels Sandsack vom Tisch abgehoben wird. Auch zwischen beide Kniegelenke wird ein Kissen geschoben. Zum Schluß kontrolliert man, ob die Achse der Lendenwirbelsäule streng parallel zur Tischebene verläuft und ob die Lendenwirbelsäule nicht zu stark lordotisch gekrümmt ist, d. h. ein zu „hohles Kreuz" bildet. Kompression des Patienten mit Schlitzbinde und Schaumgummi über dem Beckenkamm.

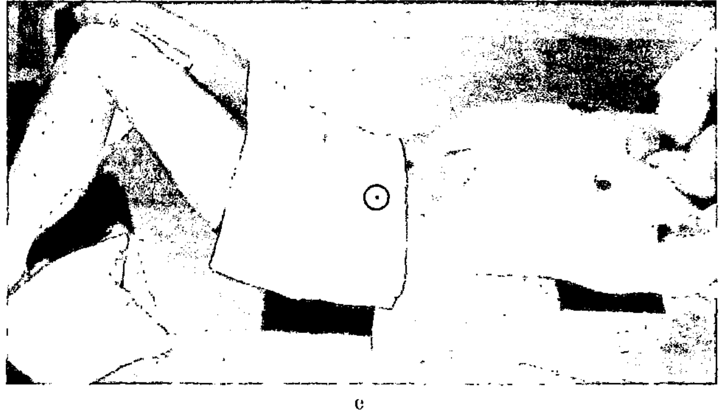

e

Zentrierung:

Fußpunkt des Zentralstrahls: Höhe des Beckenstachels, etwa zwei Querfinger nabelwärts und in Buckymitte.

Strahlengangrichtung: Ventro-dorsal, im schrägen Durchmesser.

Zentralstrahl: Senkrecht zum Film, eventuell geringfügig caudo-kranial.

Aufnahme in Atemstillstand.

Kriterium der gut eingestellten Aufnahme (Bild f):

Die Aufnahme muß die typische „Hundefigur" zeigen. Die anatomischen Substrate derselben sind auf Bild c und d eingezeichnet.

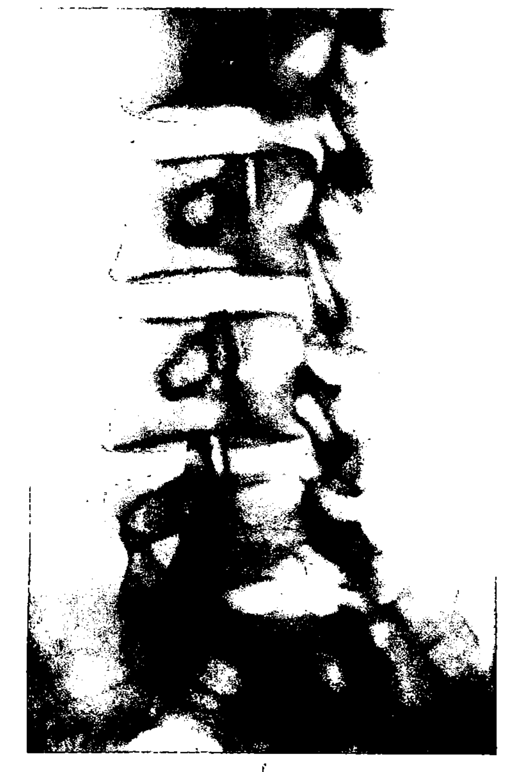

f

Bemerkung:

Die *Tomographie* wird bei der Suche nach Spaltbildungen sowohl in ventro-dorsalem Strahlengang wie in Schrägprojektion zu Hilfe genommen.

Einstellung 100
Kreuzbein, ventro-dorsal, liegend

Anatomie:

Vgl. Bild, Einstellung 101.

Bemerkungen:

Die Aufnahmeart entspricht Einstellung 98, aber mit dem Fußpunkt des Zentralstrahls knapp oberhalb der Symphyse (Rolle unter Kniegelenken).

Gute Darmentleerung, möglichst mit Einlauf, ist wichtige Voraussetzung.

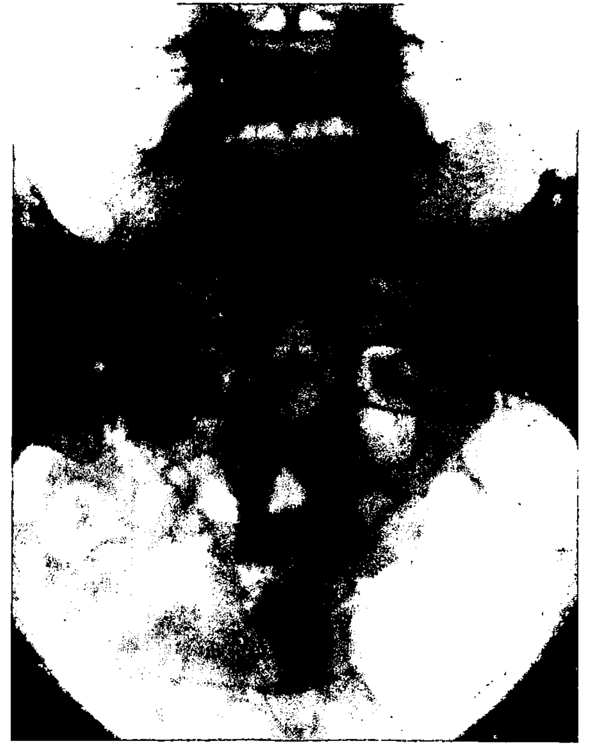

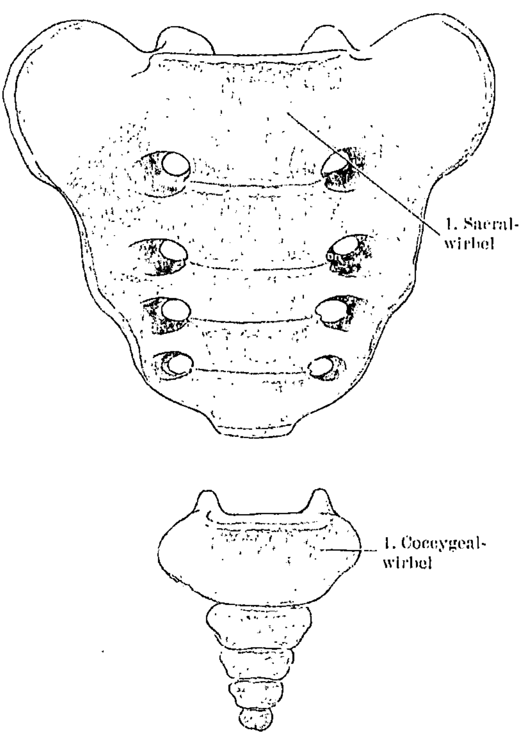

Anatomie:

Vgl. Bild.

Bemerkungen:

Zur ventro-dorsalen Darstellung des Steißbeins ist die axiale Beckenaufnahme (Einstellung 104) zu empfehlen, eventuell auch als Kontaktaufnahme, bei tadelloser Darmentleerung.

Es gibt noch eine weitere Möglichkeit der *Steißbeindarstellung*, eine *dorso-ventrale Aufnahme:* Der Patient befindet sich in Knie-Ellenbogen-Lage und der Film wird mit einem speziellen Darmrohr in den Mastdarm eingeführt. Das Darmrohr läßt sich wie ein Buch aufklappen und enthält einen Röntgenfilm, der auf diese Weise von innen her an das Steißbein gelegt werden kann. Dann wird das Steißbein vom Rücken her aufgenommen. Damit beim Zusammenklappen des Rohrs die Darmschleimhaut nicht eingeklemmt wird, ist das ganze Aggregat von einem Ballon umgeben, den man für die Aufnahme mit Luft aufblasen kann und den man nachher wieder entleert, um das Darmrohr gut herausziehen zu können. Es handelt sich um eine besonders gute Methode zur Steißbeinuntersuchung, die aber nur von einem Arzt ausgeführt werden darf.

Einstellung 102
Kreuz- und Steißbein, seitlich, stehend

Indikationen der Aufnahme:
Verletzungen.

Vorbereitungen am Aufnahmetisch:
Kassettenfilm mit Hochleistungs-, eventuell auch Strukturfolie bei mageren Patienten, 24/30 cm, Hochformat.
Aufnahme mit Bucky (aufziehen und Zeit einstellen).
Bleibuchstabe, Schlitzbinde, Schaumgummi.

Vorbereitungen am Röntgenapparat:
Großapparat mit Feinfokus.
FFD: 100 cm.
Blende an der Röhre eng.

Vorbereitung des Patienten:
Vorbereitung des Darms (sehr wichtig, vor allem beim Verdacht auf Frakturen): Reinigungseinlauf, Abführzäpfchen.
Hose ausziehen lassen, Genitale bedecken.

Lagerung des Patienten:
Wie bei der Lendenwirbelsäule, seitlich stehend (Einstellung 97).

Zentrierung:
Wie bei der seitlichen Aufnahme der Lumbosacralwirbelsäule (Einstellung 97), aber *Fußpunkt des Zentralstrahls* auf dem Patienten etwas tiefer, nämlich vier Querfinger unterhalb des Beckenkamms.

Kriterium der gut eingestellten Aufnahme (Bild):
Kreuz- *und* Steißbein müssen beide abgebildet sein, also eher weiche Belichtung.

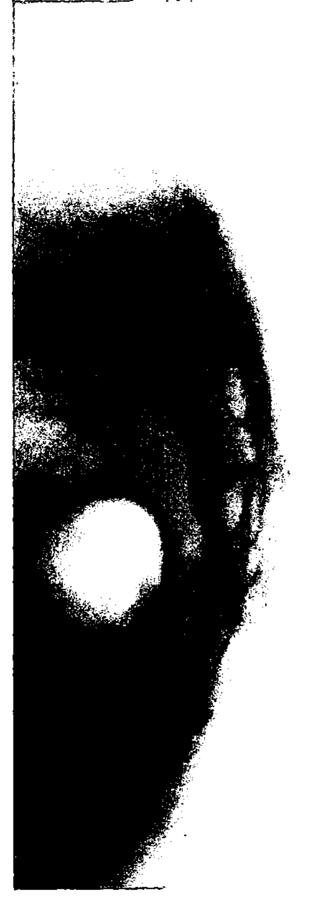

Becken

Hüftgelenk und Oberschenkel

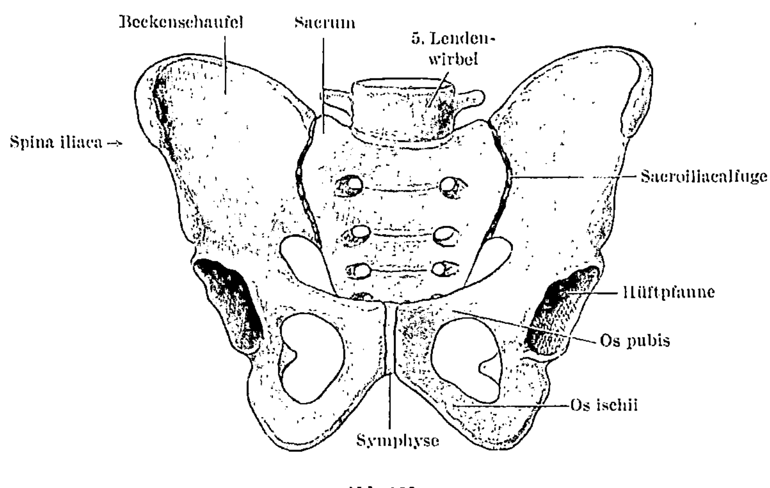

Abb. 182

Anatomische Vorbesprechung (Abb. 182):

Der Beckenring besteht aus dem *Kreuzbein* (Os sacrum), das mittels der schräggestellten *Sacroiliacalfugen* (Articulatio sacro-iliaca) mit der *Darmbeinschaufel* (Os ilium) verbunden ist. Diese bildet zusammen mit dem *Schambein* (Os pubis) und dem *Sitzbein* (Os ischii) das *Hüftgelenk* (Articulatio coxae).

Schambein und Sitzbein stoßen an der *Symphyse,* einer Knorpelfuge in Höhe der behaarten Genitalregion, zusammen.

Die Beckenknochen (Ossa pelvis) bilden den unteren Stützgürtel des menschlichen Körpers.

Einstellung 103
Becken, ventro-dorsal, liegend

Indikationen der Aufnahme:

Verletzungen des Beckens und der Hüfte, entzündliche, degenerative Prozesse im Hüftgelenk usw.

Vorbereitungen am Aufnahmetisch:

Kassettenfilm mit Struktur- oder Hochleistungsfolie, 35/43 oder 30/40 cm, Querformat. Aufnahme mit Bucky (aufziehen und Zeit einstellen). Bleibuchstabe, Schlitzbinde, Schaumgummi, Rollkissen.

Vorbereitungen am Röntgenapparat:

Großapparat mit Feinfokus.
FFD: 100 cm.
Blende an der Röhre nicht zu eng.
Ausgleichfilter: den oberen Teil beider Beckenschaufeln abfiltern.

Vorbereitung des Patienten:

Vorbereitung des Darms: guter Reinigungseinlauf am Vorabend oder Abführzäpfchen kurz vor der Untersuchung.
Kleider: Becken freimachen, Genitale bedecken.

Lagerung des Patienten (Bild a und b):

Patient in Rückenlage auf dem Untersuchungstisch. Rollkissen unter die leicht angezogenen Beine, um die Lendenlordose etwas auszugleichen.
Zur speziellen Beurteilung der Hüftgelenke wird die Aufnahme bei *gestreckten* und mit *nach innen* rotierten *Beinen* bzw. Füßen (Fersen 10 cm auseinander, Großzehen berühren sich) (Bild b) oder je nach Fragestellung mit geschlossenen Füßen oder Füßen in Mittelstellung (Fersen 3—4 cm auseinander, Großzehen berühren sich) angefertigt.
Immer darauf achten, daß die Beine streng parallel liegen und die Füße sich in symmetrischer Winkelstellung befinden.
Fixierung des Patienten: Sandsäcke über beide Füße.

Kompression des Patienten mit Schlitzbinde und Schaumgummi, wobei der Bauch so stark wie möglich komprimiert wird.

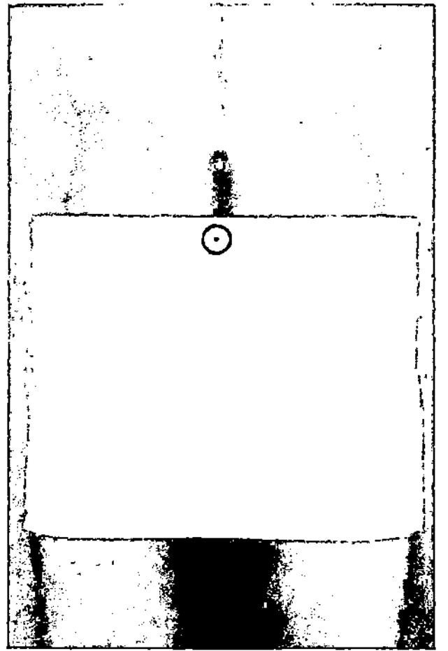
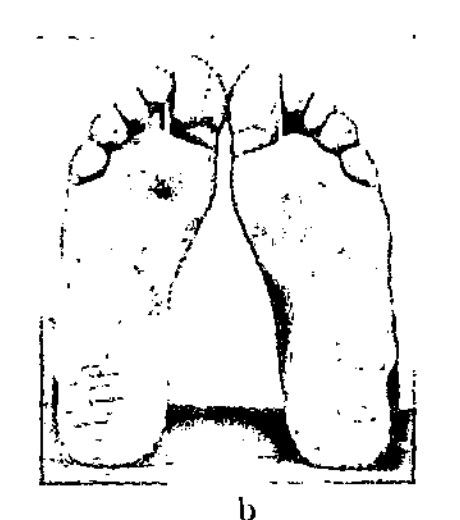

Zentrierung:

Fußpunkt des Zentralstrahls: Zwei Querfinger unterhalb des Beckenkamms in Bauchmitte und in Buckymitte.
Strahlengangrichtung: Ventro-dorsal.
Zentralstrahl: Senkrecht zum Film.
Aufnahme in Atemstillstand.
Belichtung: lang.

Kriterium der gut eingestellten Aufnahme (Bild c):

Beide Beckenschaufeln müssen vollständig (nicht vom Filmrand abgeschnitten!) und gleichmäßig gut belichtet dargestellt sein, ebenso beide Hüftgelenke, einschließlich der Trochanteren.

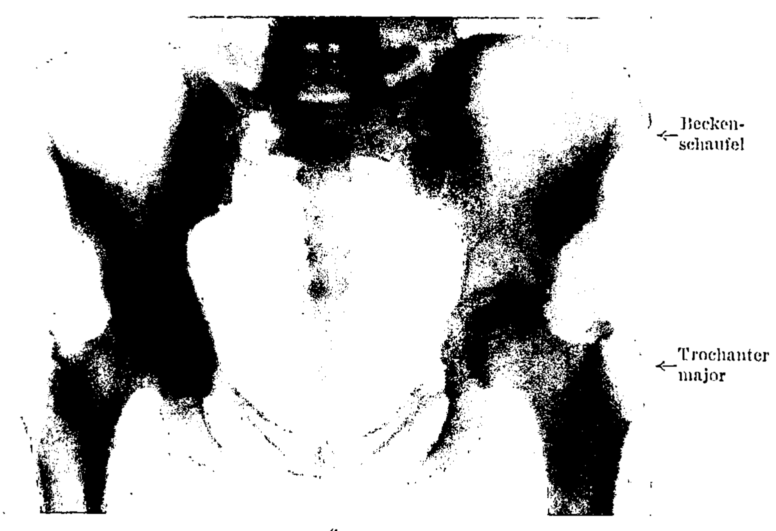

Bemerkungen:

Bei *orthopädischer* Fragestellung ist die Aufnahme am stehenden Patienten vorzunehmen. Dieser steht mit dem Rücken an der Buckywand. Fixierung des Patienten mit Pelotten auf beiden Seiten des Beckens, ohne irgendwelche Haltungskorrektur. Großzehen berühren sich, Fußachsen parallel zueinander.

Becken, axial (Aufnahme bei halbsitzendem Patienten)

Anatomie: Bild a.

Indikationen der Aufnahme:

Verletzungen am *Steißbein*, an der *Symphyse*, eventuell auch bei entzündlichen Prozessen. Kontrolle des Beckenringes bei Schwangeren.

Vorbereitungen am Aufnahmetisch:

Kassettenfilm mit Struktur- oder mit Hochleistungsfolie, 24/30 oder 30/40 cm, im Hoch- oder Querformat.
Aufnahme mit Bucky (aufziehen und Zeit einstellen).
Bleibuchstabe, Sandsäcke, Keilkissen, Holzbretter.

Vorbereitungen am Röntgenapparat:

Großapparat mit Feinfokus.
FFD: 100 cm.
Blende an der Röhre nicht zu eng.

Vorbereitung des Patienten:

Vorbereitung des Darms: Reinigungseinlauf am Vorabend oder Abführzäpfchen kurz vor der Untersuchung (jedoch nicht bei Schwangeren).
Kleider: Becken frei machen, Genitale bedecken.

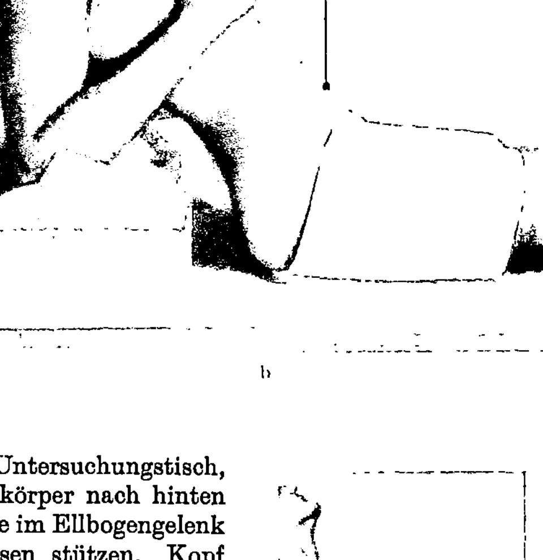

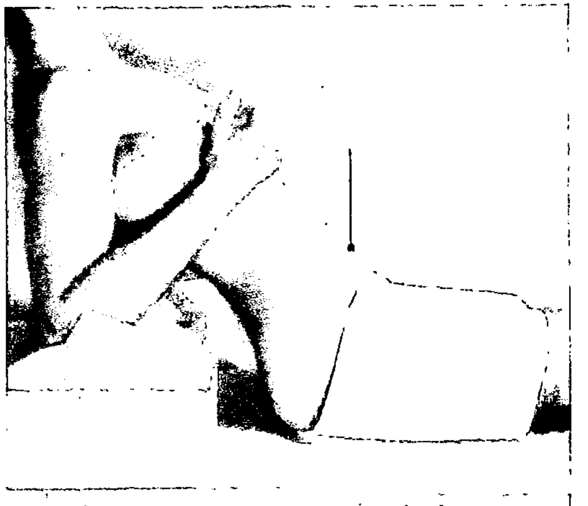

Lagerung des Patienten (Bild b und c):

Patient in halbsitzender Stellung auf dem Untersuchungstisch, d. h. Beine auf dem Tisch gestreckt, Oberkörper nach hinten leicht zurückgelehnt, wobei sich beide Arme im Ellbogengelenk gebeugt auf hohes (gut fixiertes) Keilkissen stützen. Kopf etwas nach hinten lehnen (Kinn hoch!), Bauch stark einziehen. Möglichst hohles Kreuz (vgl. Bild b gegenüber c).

Zentrierung:

Fußpunkt des Zentralstrahls: Etwas oberhalb der Symphyse, in der Mitte des Beckenringes und in Buckymitte.
Strahlengangrichtung: Axial durch das Becken, also kraniocaudal.
Zentralstrahl: Senkrecht zum Film.
Aufnahme in Atemstillstand, bei Exspiration.

Kriterium der gut eingestellten Aufnahme:

Man muß die Beckenlichtung als großes Oval sehen.

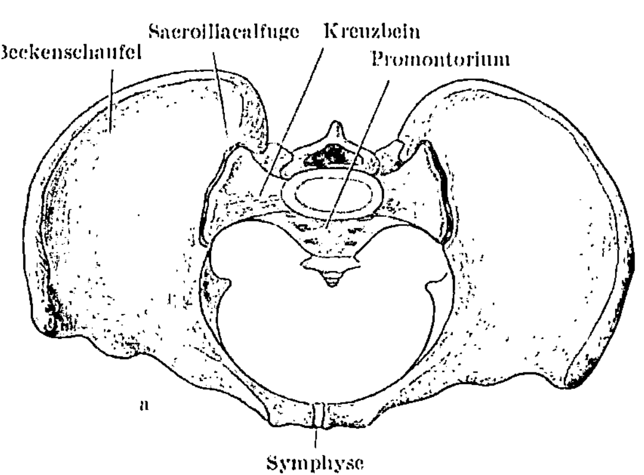

Falsche Lagerung des Patienten, der auf dem Becken liegt, statt zu sitzen (Kreuz nicht hohl gehalten)

Sacroiliacalfugen, ventro-dorsal

Anatomische Vorbesprechung:

Das Gelenk zwischen Os sacrum und Os ilium liegt schräg im Beckenring, auf der rechten Seite im ersten schrägen, links im zweiten schrägen Durchmesser, mit anderen Worten: Die Kreuzbeinflügel sind vorne breiter als hinten. Die Gelenkfläche liegt zudem nicht vollständig in einer Ebene (vgl. Abb. 182, S. 347 und Bild a, Einstellung 104 und 106).

Indikationen der Aufnahme: Arthrotische, tuberkulöse oder andere entzündliche Prozesse.

Vorbereitungen am Aufnahmetisch:

Kassettenfilm mit Struktur- oder Hochleistungsfolie, 24/30 cm, im Hochformat.
Aufnahme mit Bucky (aufziehen und Zeit einstellen). Bleibuchstabe, Schlitzbinde.

Vorbereitungen am Röntgenapparat:

Großapparat mit Feinfokus. FFD: 100 cm. Blende an der Röhre eng.

Vorbereitung des Patienten:

Vorbereitung des Darms: Reinigungseinlauf am Vorabend oder Abführzäpfchen kurz vor der Untersuchung.
Kleider: Becken frei machen, Hose ausziehen lassen, Genitale bedecken.

Lagerung des Patienten (Bild):

Patient in Rückenlage. Einstellung wie bei der ventro-dorsalen Aufnahme des Lumbosacralsegmentes nach BARSONY, d. h. mit stark gebeugten Knien (Einstellung 98). Durch Ausgleichen der Lendenlordose werden die Sacroiliacalgelenke dem Film genähert.
Kompression des Patienten mittels Schlitzbinde und Schaumgummi über den Bauch.

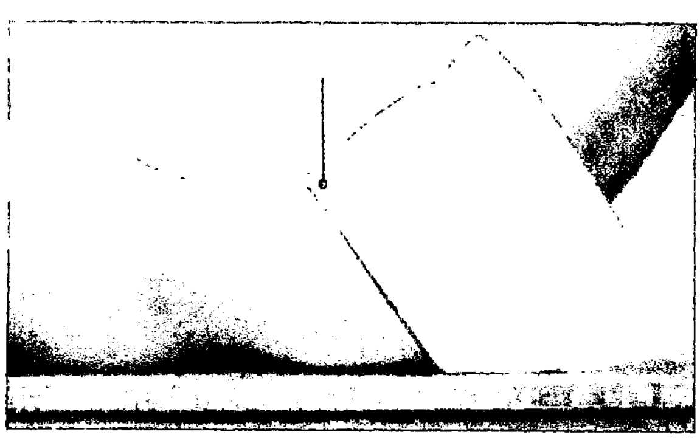

Zentrierung:

Fußpunkt des Zentralstrahls: In Höhe des Beckenkammes, also etwas unterhalb des Nabels, auf die Medianlinie und in Buckymitte.
Strahlengangrichtung: Ventro-dorsal.
Zentralstrahl: Senkrecht zum Film.
Aufnahme in Atemstillstand.

Kriterium der gut eingestellten Aufnahme:

Symmetrische Darstellung beider Sacroiliacalgelenke.

Bemerkungen:

Die Sacroiliacalgelenke — es sei daran nochmals erinnert — müssen prinzipiell auf jeder ventro-dorsalen Aufnahme der Lendenwirbelsäule mit dargestellt werden.

Sacroiliacalfuge, Schrägaufnahme, einseitig

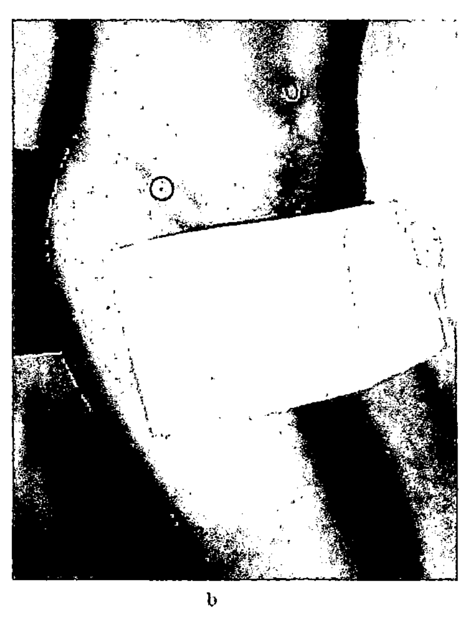

Anatomie: Bild a.

Indikationen der Aufnahme:
Arthrotische, tuberkulöse, sonstige entzündliche Veränderungen.

Vorbereitungen am Aufnahmetisch:
Kassettenfilm mit Strukturfolie, 24/30 oder 18/24 cm, im Hochformat.
Aufnahme mit Bucky (aufziehen und Zeit einstellen).
Bleibuchstabe, Keilkissen.

Vorbereitungen am Röntgenapparat:
Großapparat mit Feinfokus.
FFD: 100 cm.
Blende an der Röhre eng.

Vorbereitung des Patienten:
Vorbereitung des Darms: Reinigungseinlauf am Vorabend oder Abführzäpfchen
kurz vor der Untersuchung.
Kleider: Becken frei machen, Genitale bedecken.

Lagerung des Patienten (Bild b):
Patient in Schräglage auf dem Untersuchungstisch. Die zu untersuchende Seite
wird durch Keilkissen gehoben. Winkel
des Rückens zur Tischebene 25—30°. Das
zu untersuchende Sacroiliacalgelenk liegt
also *filmfern.*

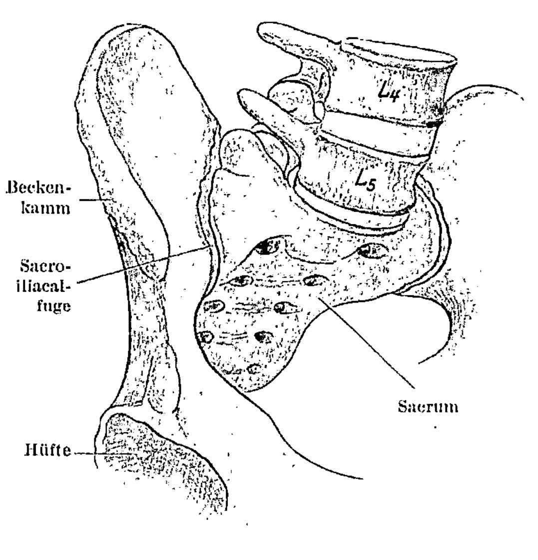

b

Zentrierung:

Fußpunkt des Zentralstrahls: In Höhe des Beckenkammes, zwischen Spina iliaca (Abb. 182, S. 347), Bauchmitte und Buckymitte.

Strahlengangrichtung: Ventro-dorsal.

Zentralstrahl: Senkrecht zum Film.

Aufnahme in Atemstillstand.

Kriterium der gut eingestellten Aufnahme (Bild c):

Die Gelenkfuge soll orthograd getroffen sein, so daß man durch sie hindurchsieht.

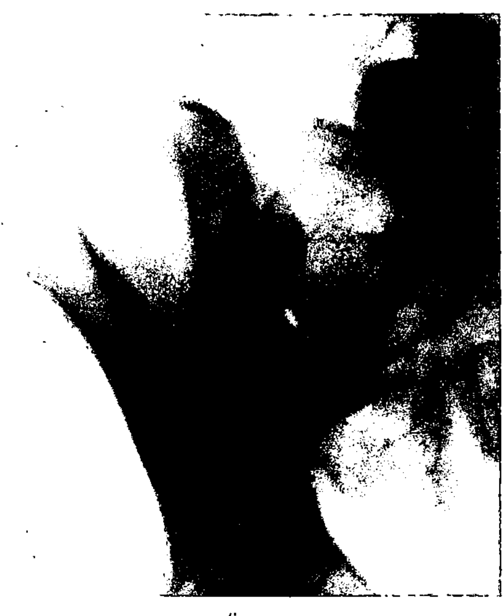

c

Bemerkungen:

Die Schrägaufnahme der Sacroiliacalgelenke ist technisch schwierig und diagnostisch wenig aufschlußreich. Wenn möglich soll sie durch *Schichtaufnahmen in ventro-dorsalem Strahlengang* ersetzt werden.

Sacroiliacalfugen, axial, kranio-caudal

Indikationen der Aufnahme:
Zur speziellen Beurteilung der Fuge bei Ansicht von oben her, wie dies im anatomischen Bild a, Einstellung 104, früher dargestellt wurde.

Vorbereitungen am Aufnahmetisch:
Kassettenfilm mit Hochleistungsfolie, 24/30 oder 30/40 cm, im Querformat.
Aufnahme mit Bucky (aufziehen und Zeit einstellen). Bleibuchstabe.

Vorbereitungen am Röntgenapparat:
Großapparat mit Feinfokus. FFD: 100 cm. Blende an der Röhre nicht zu eng.

Vorbereitung des Patienten:
Becken von Kleidern frei machen, Hemd hochziehen, Genitale bedecken.

Lagerung des Patienten (Bild a und b):
Patient sitzt auf der Längskante des Untersuchungstisches (Schemel unter den Füßen) und beugt sich so weit wie möglich nach vorne (Bauch auf den Oberschenkeln aufliegend). Der hintere Beckenrand liegt in der Mitte des Buckytisches.

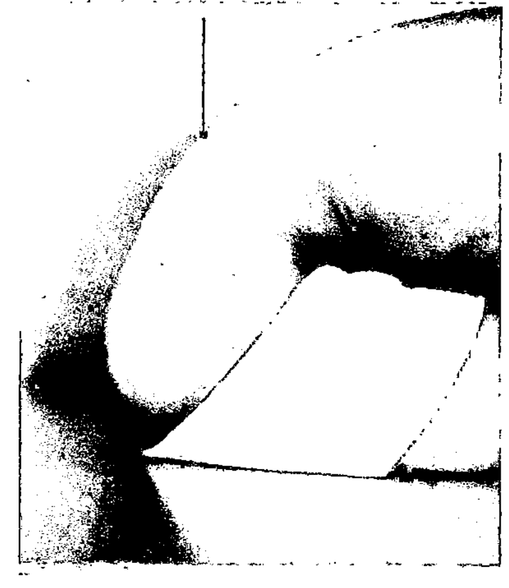

a

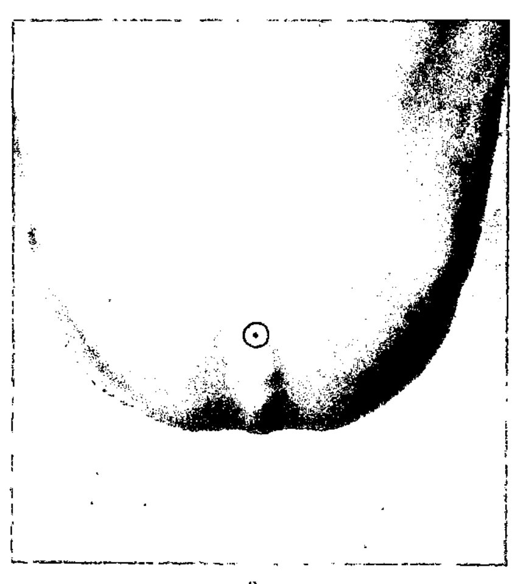

b

Zentrierung:
Fußpunkt des Zentralstrahls: Höhe der seitlich vorstehenden Oberschenkelknochen (vorstehende Hüftknochen), auf Dornfortsatzlinie der Lendenwirbelsäule und in Buckymitte.
Strahlengangrichtung: Axial, kranio-caudal.
Zentralstrahl: Senkrecht zum Film.
Aufnahme in Atemstillstand.
Belichtung: kurz.

Kriterium der gut eingestellten Aufnahme (Bild c):
Fuge (↓) muß sich frei darstellen.

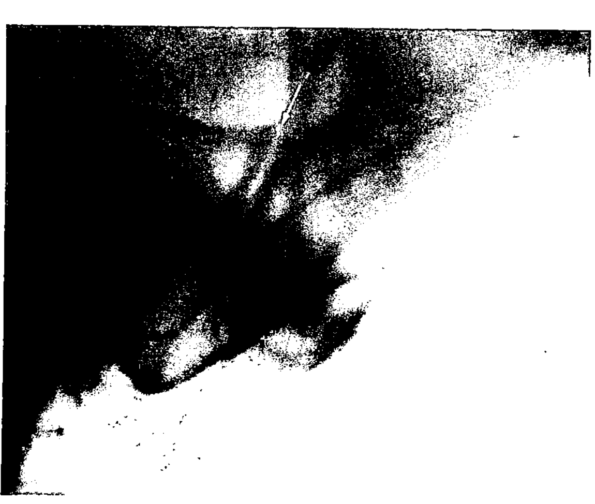

c

Beckenschaufel, Schrägaufnahme

Indikationen der Aufnahme:

Verletzungen der Beckenschaufel (Os ilium) oder entzündliche bzw. geschwulstartige Prozesse.

Vorbereitungen am Aufnahmetisch:

Kassettenfilm mit Strukturfolie, 24/30 cm, im Hochformat.

Aufnahme mit Bucky (aufziehen und Zeit einstellen).

Bleibuchstabe, Keilkissen.

Vorbereitungen am Röntgenapparat:

Großapparat mit Feinfokus.

FFD: 100 cm.

Blende an der Röhre nicht zu eng.

Vorbereitung des Patienten:

Vorbereitung des Darms durch Reinigungseinlauf am Vorabend oder Abführzäpfchen kurz vor der Untersuchung.

Kleider: Becken frei machen, Genitale bedecken.

Lagerung des Patienten (Bild a):

Patient in Schräglage auf dem Untersuchungstisch, wobei *die zu untersuchende Seite* filmnahe gebracht, die andere Seite mit Keilkissen unterstützt wird. Beine im Kniegelenk leicht gebeugt. Arme nach oben über den Kopf gestreckt. Die Querachse des Körpers bildet mit der Tischebene einen Winkel von etwa 45°.

Zentrierung:

· *Fußpunkt des Zentralstrahls:* Mitte der filmnahen Beckenschaufel und in Buckymitte.

Strahlengangrichtung: Ventro-dorsal.

Zentralstrahl: Senkrecht zum Film.

Aufnahme in Atemstillstand.

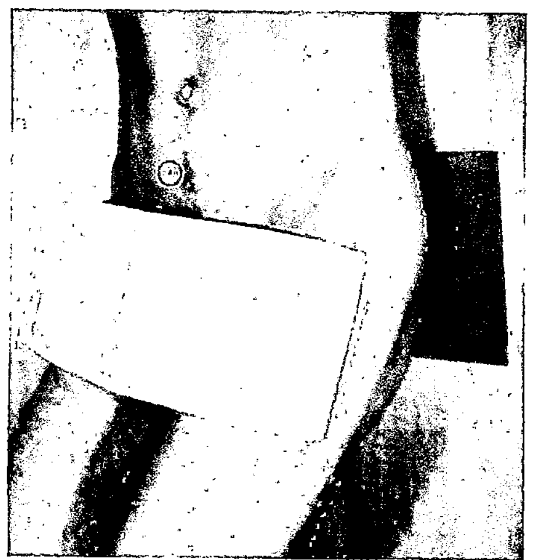

a

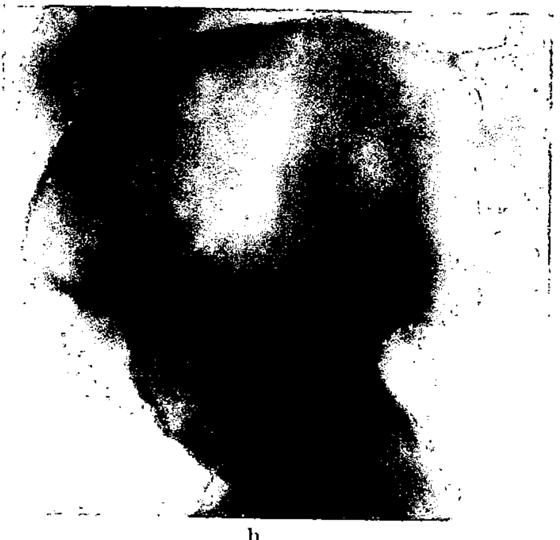

b

Kriterium der gut eingestellten Aufnahme (Bild b):

Vollständige, übersichtliche Darstellung der Beckenschaufel.

Bemerkungen:

Die Aufnahme wird nur bei speziellen Fragestellungen angefertigt, da sie sonst für eine Diagnose nicht viel mehr als eine Beckenaufnahme zeigt.

Einstellung 109
Symphyse, axial, kranio-caudal

Indikationen der Aufnahme:

Sprengung des Symphysenrings, Einschmelzungsprozesse, vor allem Tuberkulose, usw.

Durchführung der Aufnahme:

Die Einstellung ist genau die gleiche wie für die Axialaufnahme des Beckens (Einstellung 104). Der Patient muß jedoch fast vollständig aufrecht sitzen (nicht nur halbsitzend).

Kriterium der gut eingestellten Aufnahme (Bild):

Die Symphyse erscheint infolge der Überdeckung der Scham- und Sitzbeine orthograd und schmal.

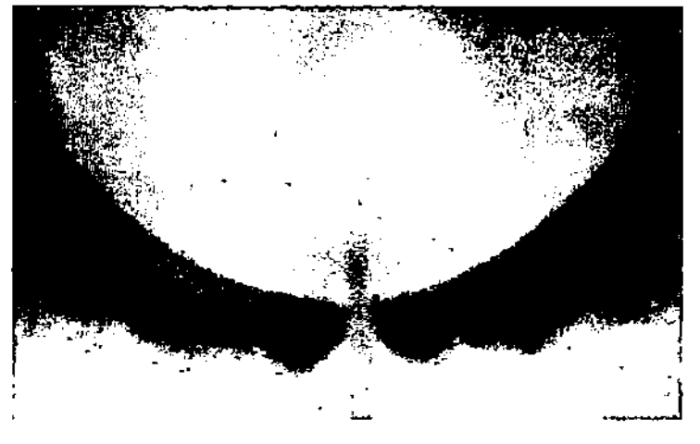

Hüftgelenk, ventro-dorsal

Anatomische Vorbesprechung (Bild a und b):

Das Hüftgelenk (Articulatio coxae) wird von der Hüftpfanne (Acetabulum) und dem Schenkelkopf (Caput femoris) gebildet. Dieser setzt sich in den Schenkelhals (Collum femoris) fort und geht, bevor er zum Oberschenkelschaft weiterführt, in zwei große Knochen-vorwölbungen über, nämlich den großen Rollhügel (Trochanter major) an der Außen- und den kleinen (Trochanter minor) an der Innenseite.

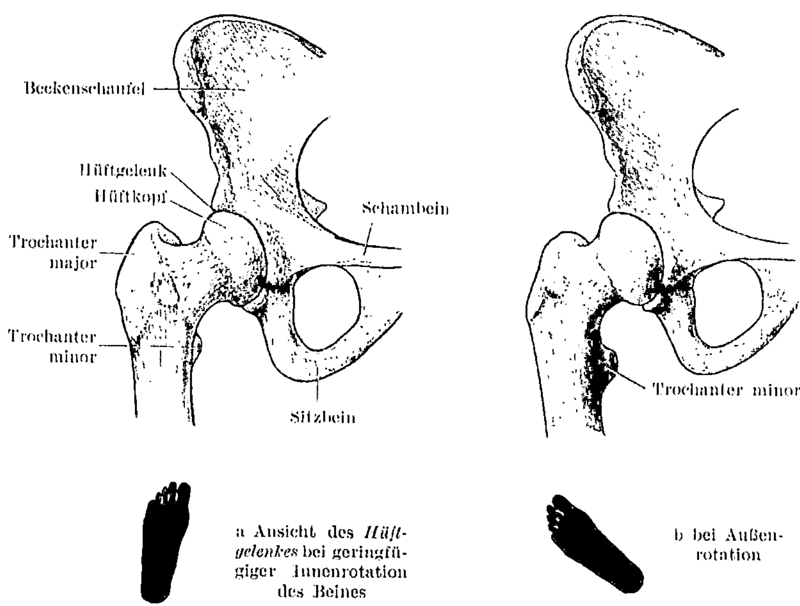

a Ansicht des *Hüft-gelenkes* bei geringfü-giger Innenrotation des Beines

b bei Außen-rotation

Indikationen der Aufnahme:

Verletzungen des Hüftbodens, des Hüftkopfes, des Schenkelhalses, der Trochantergegend (pertrochantere Frakturen).

Lösung des Schenkelhalses vom Hüftkopf *(Epiphyseolyse)* bei Jugendlichen.

Bei Kindern kommen Unter- oder Fehlentwicklungen *(Dysplasien)* vor, ferner *kongenitale Hüftluxationen* (der Hüftkopf gleitet über das Pfannendach hinaus).

Weiterhin werden beobachtet: Tuberkulosen und eine spezielle Erkrankung des Hüft-kopfes beim Kind: *die Perthessche Erkrankung;* bei alten Menschen: die Arthrosis, die an der Hüfte als *Coxarthrosis deformans* bezeichnet wird.

Vorbereitungen am Aufnahmetisch:

Kassettenfilm mit Strukturfolie, 24/30 oder auch 18/24 cm, im Hochformat.

Zu Vergleichszwecken ist es in der Regel empfehlenswert, *beide Hüftgelenke gleichzeitig* aufzunehmen, wobei dann das Filmformat 30/40 (im Querformat) angewandt wird.

Aufnahme mit Bucky (aufziehen und Zeit einstellen).

Bleibuchstabe, Sandsäcke.

Vorbereitungen am Röntgenapparat:

Großapparat mit Feinfokus.

FFD: 100 cm.

Blende an der Röhre nicht zu eng.

Vorbereitung des Patienten:

Kleider: Becken frei machen, Hose ausziehen, Genitale mit Blei und mit Tuch bedecken.

Lagerung des Patienten (Bild c):

Bei Einzelaufnahme: Das betreffende Hüftgelenk in Filmmitte. Fußstellung wie in Bild a.

Fixierung des Patienten: Sandsäcke über beide Füße.

Zentrierung:

Fußpunkt des Zentralstrahls: Auf den Mittelpunkt zwischen dem vorstehenden „Hüftknochen", dem Trochanter major (am Patienten abtasten), und der Medianlinie sowie in Buckymitte.

Strahlengangrichtung: Ventro-dorsal.

Zentralstrahl: Senkrecht zum Film.

Aufnahme in Atemstillstand.

Kriterium der gut eingestellten Aufnahme (Bild d):

Übersichtliche Darstellung des Hüftgelenks und der beiden Trochanteren.

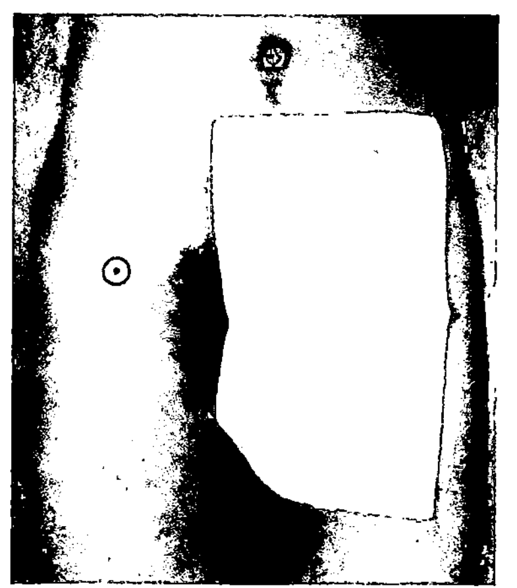

c

Bemerkungen:

Es wird, wie erwähnt, empfohlen, stets eine Vergleichsaufnahme beider Hüftgelenke anzufertigen = Beckenübersicht, da nur eine streng symmetrische Darstellung beider Hüftgelenke sichere diagnostische Hinweise bietet. Bei der *Vergleichsaufnahme beider Hüften* (Einstellung 103): Patient in Rückenlage auf dem Untersuchungstisch. Beckenmitte in Filmmitte. Beine strecken und beide Füße streng symmetrisch leicht nach innen drehen (Innenrotation der Beine). Die genaue Position der Füße veranschaulicht Bild a. Die Innenrotation der Beine ermöglicht die Darstellung des Schenkelhalses in möglichst großer Ausdehnung.

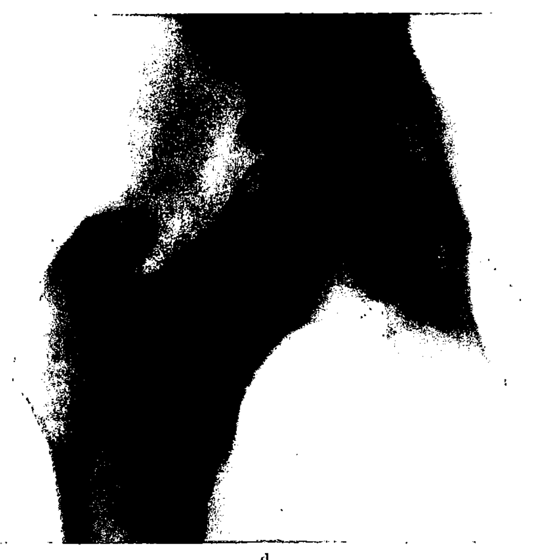

d

Zur *Spezialdarstellung des Trochanter minor* wird die übliche Außenrotation des Beines bzw. des Fußes (Bild b) beibehalten.

Zur *Bestimmung der Neigung des Schenkelhalses,* die für die orthopädische Beurteilung oft von Bedeutung ist, kann ein Winkelmesser aus Plexiglas mitaufgenommen werden.

Bemerkungen über *Tomographie* s. S. 527.

Anatomie: Bild a.

Indikationen der Aufnahme:

Wie beim Hüftgelenk ventro-dorsal beschrieben; besonders wertvoll ist die axiale
Aufnahme nach Lauenstein überdies für
die Diagnose kindlicher Hüftaffektionen,
wie der angeborenen Hüftluxation, der
Epiphyseolyse und der Perthesschen Erkrankung.

Gegenindikation: Bei *Frakturverdacht* darf
diese Aufnahme nicht vorgenommen
werden.

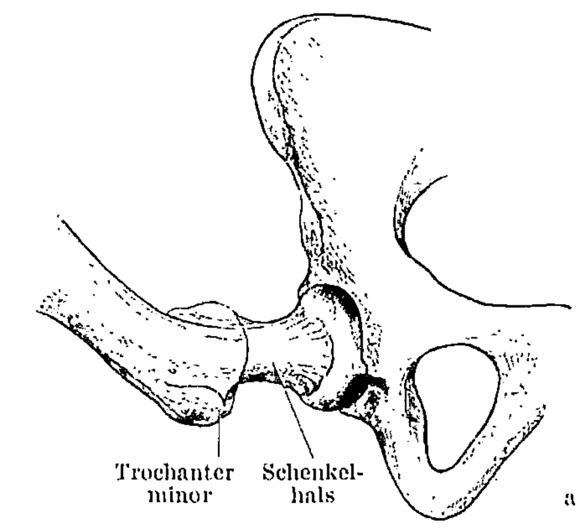

Vorbereitungen am Aufnahmetisch:

Kassettenfilm mit Struktur- oder Hochleistungsfolie, 24/30 oder 18/24 cm, im Hochformat, bei Vergleichsaufnahmen 30/40 cm, quer.

Aufnahme mit Bucky (aufziehen und Zeit einstellen).

Bleibuchstabe, Sandsäcke, Keilkissen.

Vorbereitungen am Röntgenapparat:

Großapparat mit Feinfokus.

FFD: 100 cm.

Blende an der Röhre eng.

Vorbereitung des Patienten:

Kleider: Becken frei machen, Hose ausziehen, Genitale mit Blei und mit Tuch bedecken.

Lagerung des Patienten (Bild b—d):

Patient in Rückenlage auf dem Untersuchungstisch. Körper flach und gestreckt,
Arme dem Körper entlang. Gesundes Bein
gestreckt. Das Bein der zu untersuchenden Seite wird im Kniegelenk stark gebeugt, wobei der Fuß mit der Sohle flach
auf dem Tisch liegt, die Ferse am Gesäß.
Der Oberschenkel steht damit fast rechtwinklig zum Tisch und wird anschließend
daran *geringfügig* abduziert, also nur eine
Spur nach außen abgespreizt.

Fixierung des Patienten: Sandsäcke an
der äußeren Seite des angezogenen Beines
zur Stütze desselben.

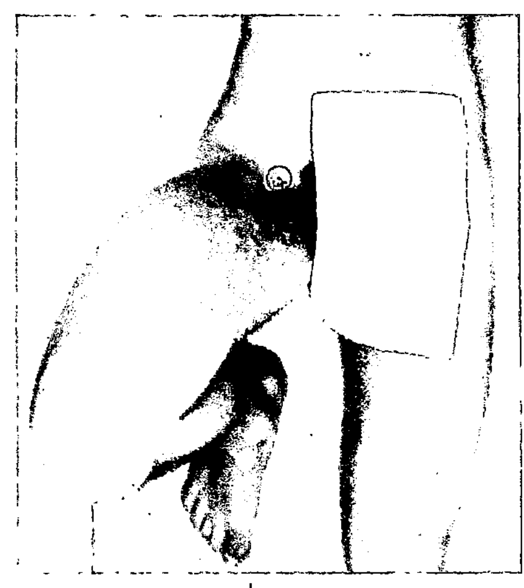

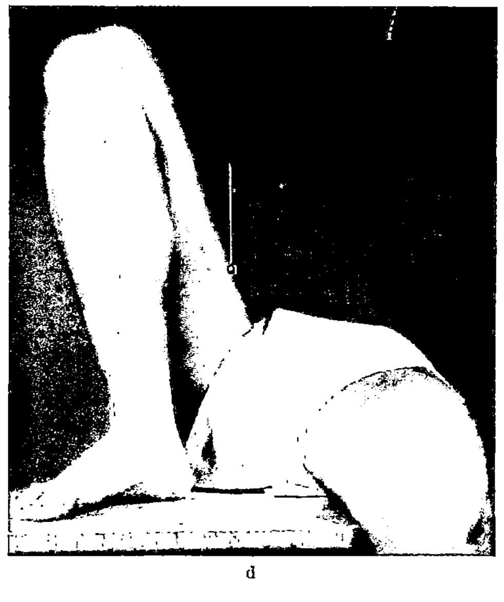

c

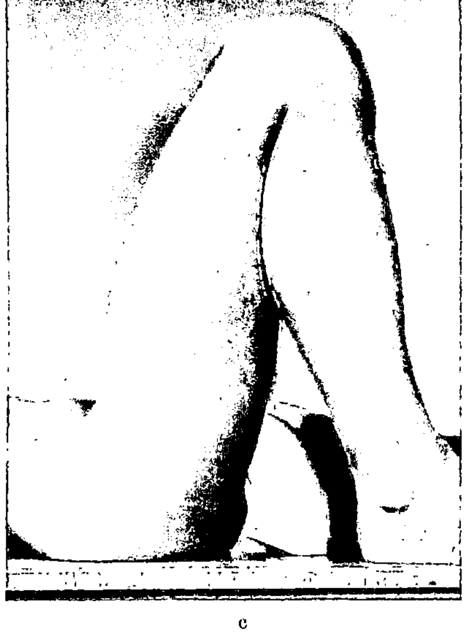

d

Zentrierung:

Fußpunkt des Zentralstrahls: In die Hüftbeuge und in Buckymitte.

Strahlengangrichtung: Axial, ventro-dorsal.

Zentralstrahl: Senkrecht zum Film.

Aufnahme in Atemstillstand.

Kriterium der gut eingestellten Aufnahme (Bild e):

Übersichtliche Darstellung des Schenkelhalses ohne Verkürzung und ohne irgendwelche Überlagerungen.

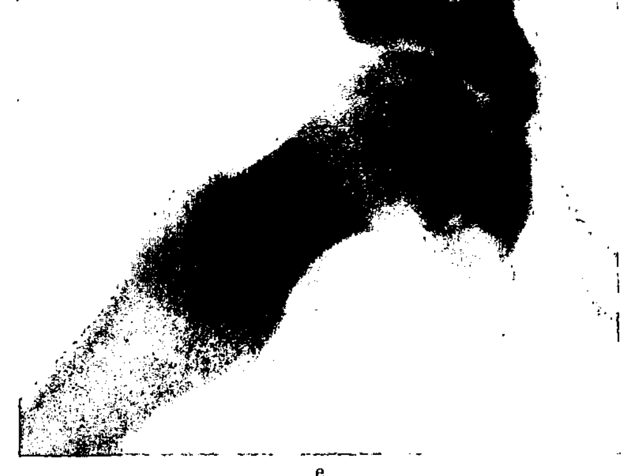

e

Fehleinstellung (Bild f—h):

Der Patient darf sich nicht auf die Seite
drehen, ebenso darf das Abspreizen unter
keinen Umständen übertrieben werden, da
sich sonst der Trochanter major in den
Schenkelhals projiziert (Bild f). Die Abspreizung dient *nur* dazu, die Weichteile der
Oberschenkelinnenseite etwas außerhalb des
Strahlenbündels zu halten, so daß sie den
Schenkelhals nicht überlagern, welcher sich
übrigens in dieser Stellung in seiner ganzen
Länge zeigt.

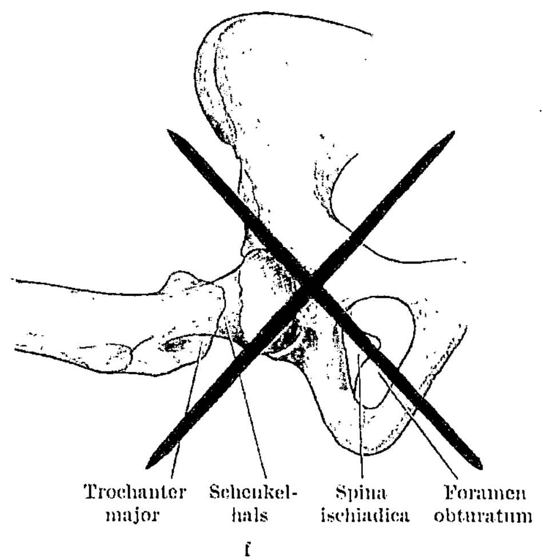

Anatomie der falschen Haltung des Oberschenkels.
Letzterer ist zu weit. abgespreizt, so daß der Tro-
chanter den Schenkelhals größtenteils verdeckt.
Überdies ist das Becken nach der rechten Seite
gekippt, so daß die Spina ischiadica mächtig ins
Foramen obturatum hineinragt

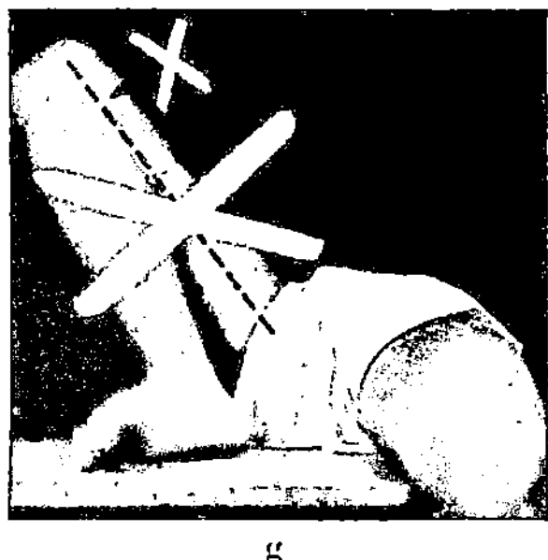

g

Falsche Lagerung des Patienten

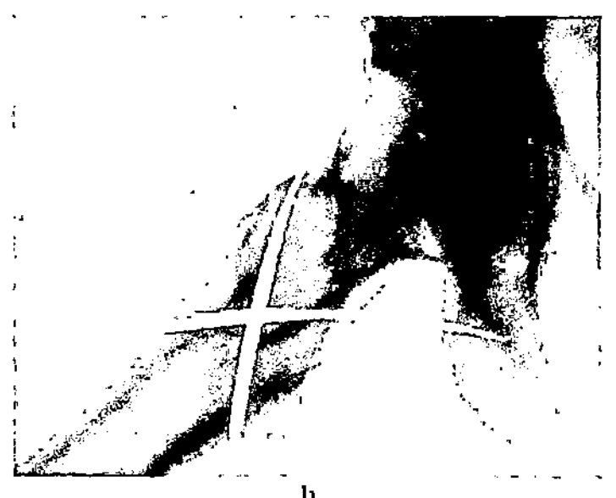

h

Röntgenbild nach LAUENSTEIN: falsch eingestelltes
Hüftgelenk

Bemerkung:

Bei Kindern kann man auf dem gleichen Film beide Hüften aufnehmen. Fußpunkt des
Zentralstrahls in der Mittellinie und in Höhe der Leistenbeugen.

Schenkelhals, axial, caudo-kranial

Indikationen der Aufnahme:

In Fällen, bei denen die Aufnahme nach LAUENSTEIN nicht möglich ist, also bei Fraktur-verdacht, bei traumatischer (= unfallbedingter) Epiphyseolyse (wegen Schmerzzustands unmöglich), während Schenkelhalsnagelung oder bei Versteifung des Hüftgelenks.

Vorbereitungen am Aufnahmetisch:

Kassettenfilm mit Hochleistungsfolie, 24/30 oder 18/24 cm, Querformat.
Bleibuchstabe, Sandsäcke, Keilkissen, Schemel.

Vorbereitungen am Röntgenapparat:

Transportabler Apparat.
FFD: 50—40 cm.

Vorbereitung des Patienten:

Kleider: Becken frei machen, Hose ausziehen, Genitale mit Tuch bedecken.

Lagerung des Patienten (Bild a und b):

Patient flach auf dem Rücken auf dem Unter-suchungstisch liegend. Das Bein der *kranken Seite* liegt gestreckt auf dem Tisch. Fuß ein-wärtsrotiert (großzehenwärts abgewinkelt).

Die Wade des *gesunden* Beines wird auf einen hohen Schemel (oder über Holzbretter) gelegt, so daß der Oberschenkel der gesunden Seite senkrecht zum Tisch steht.

Die Kassette wird auf der Seite des kranken Hüftgelenks schräg an den Beckenkamm ge-legt (mit Keilkissen gestützt).

Die Röhre wird unter das hochgehobene ge-sunde Bein zwischen beide Oberschenkel an den Damm geschoben.

Zentrierung:

Fußpunkt des Zentralstrahls: Mitte des Schen-kelhalses bzw. der Innenseite des Oberschenkels und in Filmmitte.

Strahlengangrichtung: Von caudo-medial nach kranio-lateral.

Zentralstrahl: Senkrecht zum Film. Er zielt von unten nach oben durch den Schenkelhals. Man muß darauf achten, daß bei der Schräg-lage der Kassette der Zentralstrahl dennoch senkrecht zum Film verläuft.

Aufnahme in Atemstillstand.

Kriterium der gut eingestellten Aufnahme:

Der Schenkelhals muß gut beurteilbar sein.

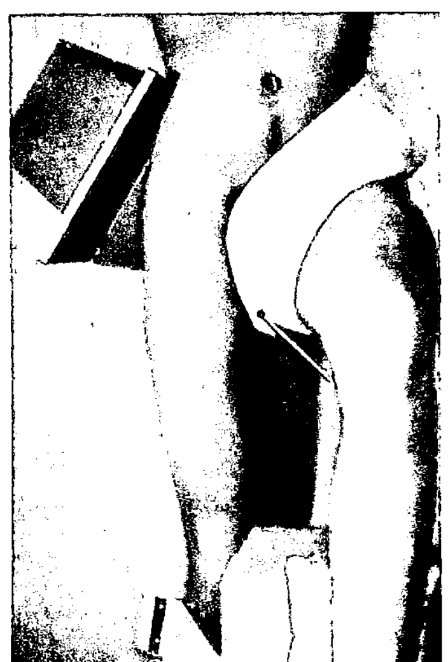

Schenkelhals, axial, kranio-caudal, mit Sattelkassette

Indikationen der Aufnahme:
Bei Operationen, vor allem bei Schenkelhalsnagelungen.

Vorbereitungen am Aufnahmetisch:
Elastische Folien- bzw. Sattelkassette mit Hochleistungsfolie, 13/18 oder 18/24 cm, Querformat.
Bleibuchstabe, Sandsäcke, Keilkissen.

Vorbereitungen am Röntgenapparat:
Transportabler Apparat.
FFD: 40—50 cm.

Vorbereitung des Patienten:
Kleider: Oberschenkel frei machen, Genitale mit Tuch bedecken.

Lagerung des Patienten (Bild):
Patient in Rückenlage auf dem Untersuchungstisch (bzw. Operationstisch). Beine auseinanderspreizen. Der gebogene Film oder die Sattelkassette wird zwischen die Beine geschoben resp. an die Innenseite des betroffenen Oberschenkels in Höhe des Schenkelhalses angelegt und mit Keilkissen oder Sandsäcken fixiert. Die Röhre wird an die Außenseite des aufzunehmenden Hüftgelenks gebracht, so daß der Zentralstrahl dem Beckenkamm entlang nach unten und nach medial zum Schenkelhals bzw. zum Film zielt.

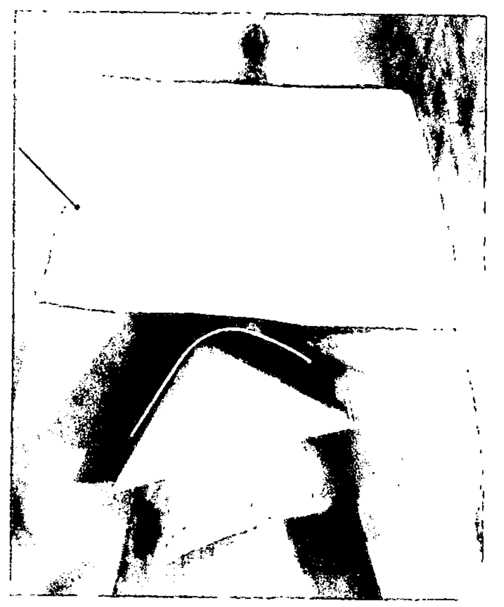

Zentrierung:
Fußpunkt des Zentralstrahls: In Höhe des Schenkelhalses, zwischen Darmbeinkamm und dem vorstehenden Hüftknochen und in Filmmitte.

Strahlengangrichtung: Von kranio-lateral nach caudo-medial.
Zentralstrahl: Senkrecht zum Film.
Aufnahme in Atemstillstand.

Kriterium der gut eingestellten Aufnahme:
Freie Projektion des Schenkelhalses.

Einstellung 114
Oberschenkel, ventro-dorsal, liegend

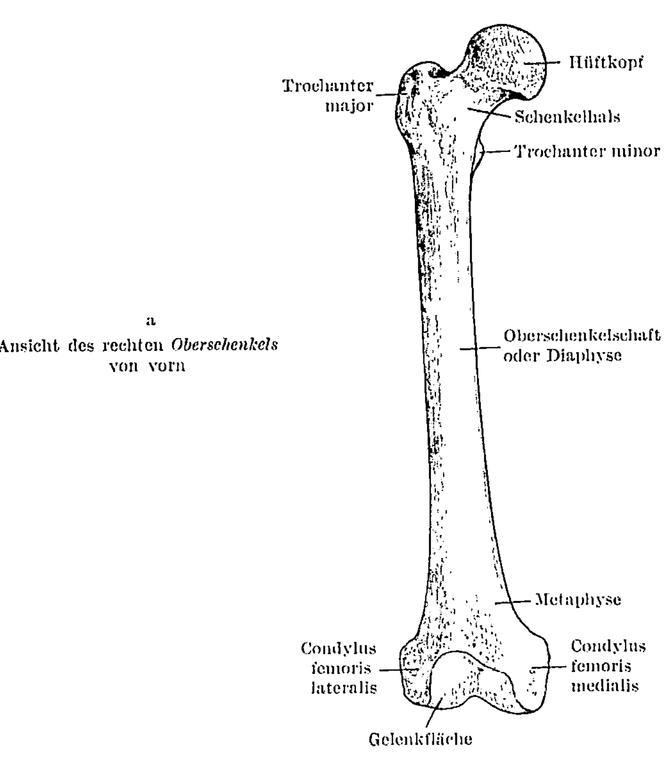

Anatomische Vorbesprechung (Bild a):

Vom Oberschenkel (Femur) haben wir Hüftkopf (Caput), Schenkelhals (Collum) und Rollhügel (Trochanter) bereits besprochen (Einstellung 110). Über den Schaft ist nichts zu erwähnen. Die Beschreibung der distalen Partien folgt im Kapitel Knie (S. 367).

Indikationen der Aufnahme:

Frakturen, Tumor, Entzündungen, Osteomyelitis, Weichteilveränderungen, z. B. Verkalkungen (Myositis ossificans), Fremdkörper.

Vorbereitungen am Aufnahmetisch:

Kassettenfilm mit Strukturfolie, 20/40, eventuell auch 30/40 cm, im Hochformat.
Aufnahme mit Bucky (aufziehen und Zeit einstellen).
Bleibuchstabe.

Vorbereitungen am Röntgenapparat:

Großapparat mit Feinfokus.
FFD: 100 cm.
Blende an der Röhre schmal.

Vorbereitung des Patienten:

Kleider: Oberschenkel frei machen.

Lagerung des Patienten (Bild b):

Patient in Rückenlage auf dem Untersuchungstisch. Der zu untersuchende Oberschenkel wird in Tischmitte bzw. Buckymitte gebracht. Beide Beine gestreckt und leicht nach innen rotiert (wie Bild a in Einstellung 110).

Fixierung des Patienten: Sandsäcke über die Füße.

Genitale mit Blei und mit Tuch bedecken.

Zentrierung:

Fußpunkt des Zentralstrahls: In Femurmitte und in Buckymitte.

Strahlengangrichtung: Ventro-dorsal.

Zentralstrahl: Senkrecht zum Film.

Aufnahme in Atemstillstand.

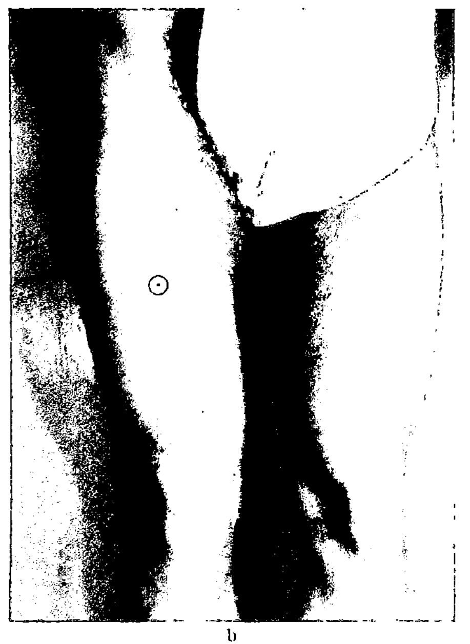
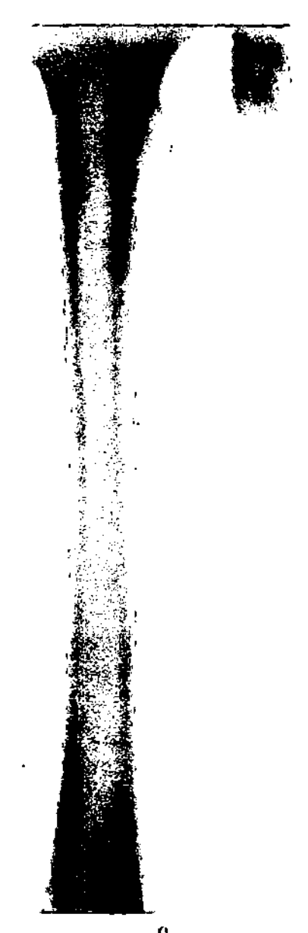

b   c

Kriterium der gut eingestellten Aufnahme (Bild c):

Je nach Fragestellung ein Bild wie c bei einem Erwachsenen.

Bei Kindern sollten möglichst oberes und unteres Gelenk abgebildet sein, also Hüftgelenk einschließlich Trochanter und Kniegelenk.

Bemerkung:

Leider gelingt es nicht immer, beide Gelenke gleichzeitig abzubilden, auf jeden Fall muß eines dargestellt werden.

Einstellung 115
Oberschenkel, seitlich, medio-lateral

Indikationen der Aufnahme:
Wie unter Einstellung 114.

Vorbereitungen am Aufnahmetisch:
Kassettenfilm mit Strukturfolie, 30/40 cm, Hochformat.
Aufnahme mit Bucky (aufziehen und Zeit einstellen).
Bleibuchstabe, Sandsäcke.

Vorbereitungen am Röntgenapparat:
Großapparat mit Feinfokus.
FFD: 100 cm.
Blende an der Röhre eng.

Vorbereitung des Patienten:
Kleider: Oberschenkel frei machen, Genitale mit Blei und mit Tuch bedecken.

Lagerung des Patienten (Bild):
Patient in seitlicher Lage auf dem Untersuchungstisch. Die Außenseite des zu untersuchenden Oberschenkels liegt dem Tisch auf, das Bein ist dabei im Kniegelenk leicht
gebeugt. Das gesunde Bein wird möglichst weit nach dorsal und möglichst gestreckt
hinter das andere auf den Tisch gelegt. Es darf *auf keinen Fall* über den kranken Oberschenkel hinweg auf die vordere Seite gebracht werden, da sonst der obere Teil des aufzunehmenden Femur noch stärker überdeckt würde.
Fixierung des Patienten: Sandsäcke über das Bein.

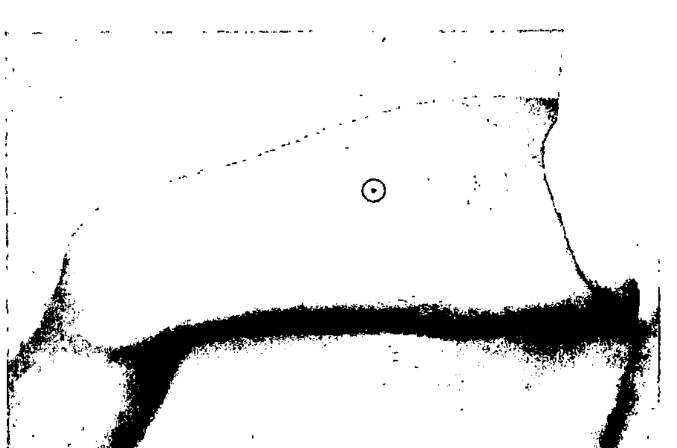

Zentrierung:
Fußpunkt des Zentralstrahls: In Mitte des Oberschenkels und in Buckymitte.
Strahlengangrichtung: Seitlich, medio-lateral.
Zentralstrahl: Senkrecht zum Film.
Aufnahme in Atemstillstand.

Kriterium der gut eingestellten Aufnahme:
Der Schaft des Oberschenkels muß klar und übersichtlich dargestellt sein; es ist aber nicht
möglich, auch noch den Schenkelhals abzubilden.

Knie und Unterschenkel

Anatomische Vorbesprechung (Abb. 183a und b):

Der distale Teil des Femur mündet in zwei Gelenkrollen aus, den Condylus femoris medialis, besser tibialis, und den Condylus femoris lateralis oder fibularis. Zwischen den beiden Gelenkrollen liegt eine tiefe Rinne, die Fossa intercondylica. Oberhalb der Gelenkrollen sind randbildend der Epicondylus medialis und der Epicondylus lateralis.

Die beiden Kondylen artikulieren mit Knorpelzwischenscheiben, den sog. Menisken, die als Knorpelsubstanz röntgenologisch nicht darstellbar sind. Diese ihrerseits stehen in Artikulation mit den Gelenkflächen des medialen und des lateralen Teiles des Tibiakopfes. Letztere liegen nicht ganz in einer Ebene. Zwischen den Gelenkflächen des Tibiakopfs findet man eine Erhebung, die sog. Eminentia intercondylica. Sie läuft in zwei Höcker aus, das Tuberculum intercondylicum mediale und laterale, die bei Kreuzbandverletzungen dargestellt werden müssen.

Das *Fibulaköpfchen* (Capitulum fibulae) liegt etwas unterhalb des *Schienbeinkopfes* (Caput tibiae) und außen.

Vor dem Kniegelenk liegt die *Kniescheibe* (Patella), die mit ihrer Gelenkfläche auf den Femurcondyli gleitet. Manchmal sieht man hinter dem Kniegelenk einen kleinen, bohnengroßen Knochen, ein Sesambein, die sog. *Fabella*.

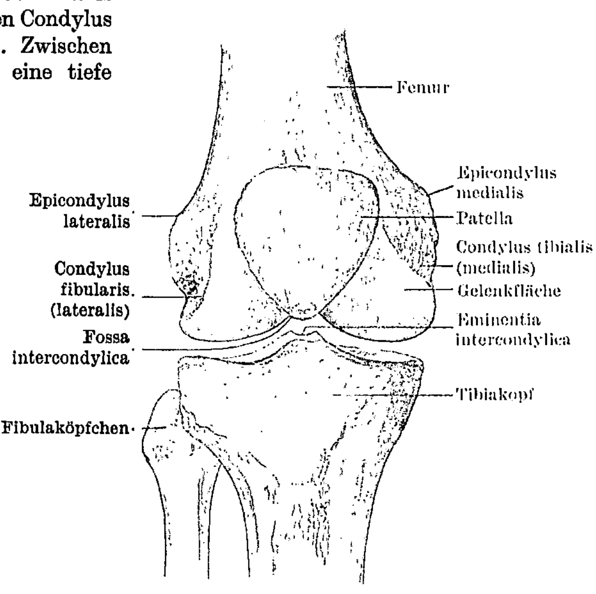

Abb. 183a

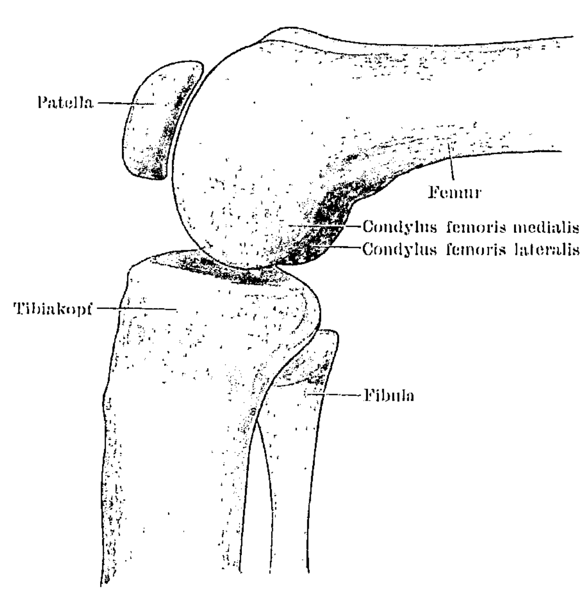

Abb. 183b

Kniegelenk, ventro-dorsal, bei gebeugtem Knie (Vergleichsaufnahme)

Indikationen der Aufnahme:

Verletzungen, Entzündungen und degenerative Prozesse (Arthrosis deformans), Einklemmungserscheinungen durch Gelenkmäuse, z. B. bei der Osteochondritis dissecans, Abgrenzung dieser Erkrankungen gegenüber der röntgenologisch schwer erfaßbaren Meniscusaffektion, Wachstumsstörungen (Osgood-Schlattersche Erkrankung) des Jugendlichen, Stieda-Pellegrinischer Schatten nach Verletzungen der Gelenkkapsel.

Vorbereitungen am Aufnahmetisch:

Film: Einzelpackung mit Bleigummiunterlage, 24/30 cm, Querformat. Bei dicken Kniegelenken keine Einzelpackung verwenden, sondern Einzelaufnahme des Kniegelenks mit Kassettenfilm, mit oder ohne Bucky (s. folgende Einstellung).

Bleibuchstabe, Schlitzbinde, Sandsäcke, Keilkissen oder Spezialbrücke nach SCHOEN.

Vorbereitungen am Röntgenapparat:

Großapparat mit Feinfokus.

FFD: 100 cm.

Blende an der Röhre eng.

Vorbereitung des Patienten:

Kleider: Kniegelenke frei machen (bei Männern die Hose ausziehen lassen).

Genitale mit Blei (!) und mit Tuch bedecken.

Lagerung des Patienten (Bild a und b):

Patient in Rückenlage auf dem Untersuchungstisch. Einzelpackungsfilm mit seiner Bleiunterlage auf ein hohes Keilkissen legen oder auf Schoensche Brücke. Beide Kniegelenke werden darüber gelegt, somit mäßig gebeugt, wobei der Kniegelenkspalt nicht höher als 15 cm von der Tischunterlage entfernt sein darf. (Die Holzbrücke muß also dieser Bedingung angepaßt sein.) Beide Füße leicht nach innen rotieren (Großzehen aneinander.) Sprunggelenke mit Sandsack beschweren. Beide Kniegelenkspalte liegen streng symmetrisch in Filmmitte. Knie nicht zusammenpressen, um Weichteilüberdekkungen zu vermeiden. Bei dicken Patienten kann man zwischen den Knien (an deren Innenflächen) eine Bleifolie anbringen, die als „Vorhang" zwischen beiden Oberschenkeln dient und die Streustrahlung durch die Weichteile abfängt.

Fixierung des Patienten:
Schlitzbinde über beide Unterschenkel und Sandsäcke über beide Sprunggelenke.

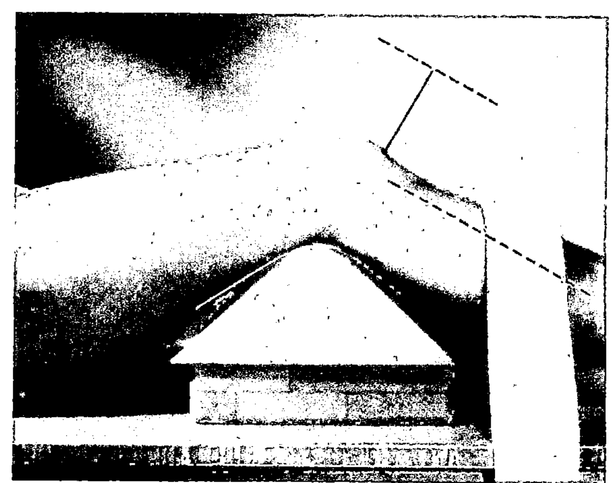

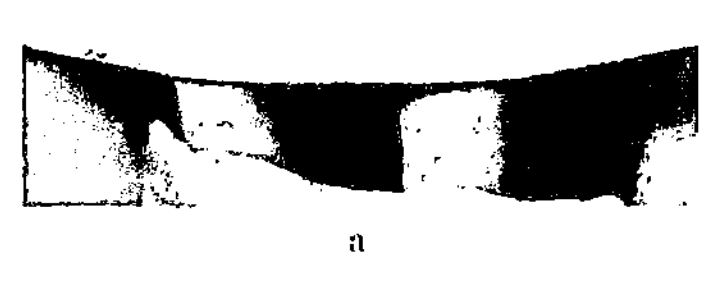

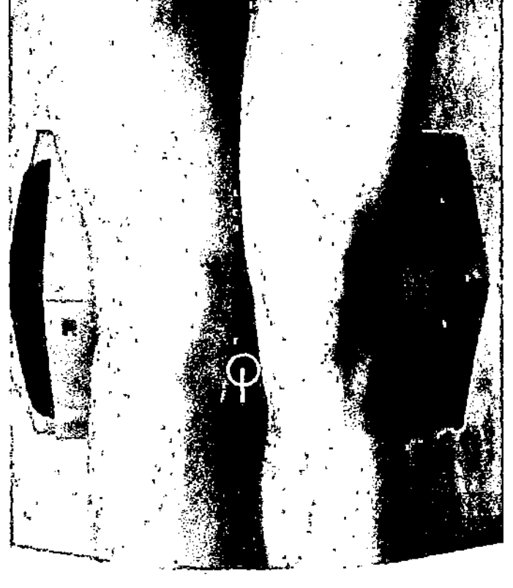

Zentrierung:

Fußpunkt des Zentralstrahls: Zwischen beide Kniegelenke in Höhe des unteren Pols der Patella und in Filmmitte.

Strahlengangrichtung: Ventro-dorsal bzw. leicht caudo-kranial.

Zentralstrahl: Schräg einfallen lassen durch Verschieben der Röhre fußwärts. Der Winkel des Zentralstrahls kann nicht genau angegeben werden. Der Zentralstrahl muß so schräg einfallen, daß er senkrecht auf die Längsachse der Tibia, also senkrecht zur Schienbeinkante einfällt (b). Oder mit anderen Worten: Die Längsachse der Tibia ist streng parallel zur Längsachse der Röhrenhaube.

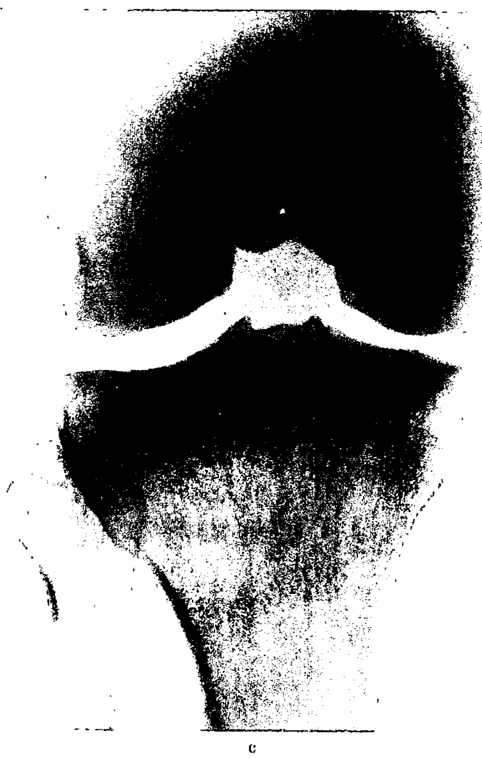

Kriterium der gut eingestellten Aufnahme (Bild c):

Vollständig freie Darstellung beider Kniegelenkspalten, also keine Überdeckung von Ober- und Unterschenkel.

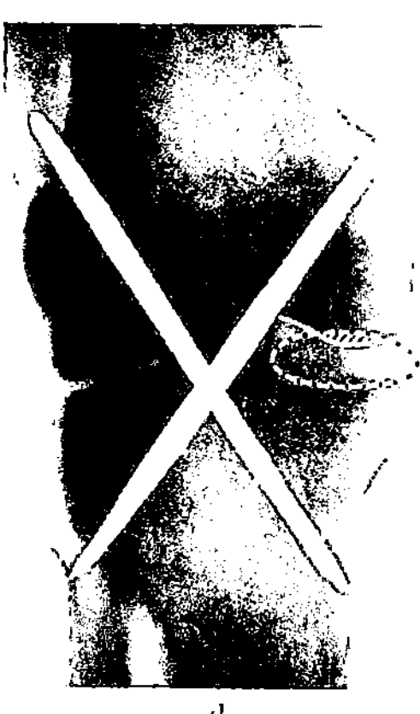

Fehleinstellung (Bild d):

Die Gelenkflächen von Femur und Tibiakopf (eingezeichnet) überdecken sich.

Bemerkungen:

Durch die Beugung des Kniegelenks wird erreicht, daß das Tibiakopfplateau orthograd getroffen wird und daß die Eminentia intercondylica sich in die tiefe Rinne zwischen den beiden Femurkondylen, in die Fossa intercondylica, projiziert.

Einstellung 117
Kniegelenk, ventro-dorsal, gestreckt (Einzelaufnahme)

Indikationen der Aufnahme:
Verletzungen, Entzündungen, Gelenkmaus, versteiftes Gelenk.

Vorbereitungen am Aufnahmetisch:
Film: Einzelpackung mit Bleigummiunterlage, 18/24 oder 24/30 cm, im Hochformat. Bei sehr dicken Kniegelenken Buckyaufnahme! (Bucky aufziehen und Zeit einstellen).
Schlitzbinde, Bleibuchstabe, Sandsäcke.

Vorbereitungen am Röntgenapparat:
Großapparat mit Feinfokus.
FFD: 100 cm.
Blende an der Röhre eng.

Vorbereitung des Patienten:
Unter- und Oberschenkel frei machen.
Genitale mit Blei und mit Tuch bedecken.

Lagerung des Patienten (Bild a):
Patient in Rückenlage auf dem Untersuchungstisch. Das Bein der kranken Seite gestreckt, das andere leicht abgespreizt. Kniegelenk liegt flach auf Filmmitte, Fuß leicht nach innen rotiert.
Fixierung des Patienten: Schlitzbinde (nicht abgebildet) oberhalb des Kniegelenks und über Unterschenkel. Sandsäcke auf den Fuß.

Zentrierung:
Fußpunkt des Zentralstrahls: Auf Patellahöhe, in Kniegelenkmitte und in Filmmitte.
Strahlengangrichtung: Ventro-dorsal.
Zentralstrahl: Senkrecht zum Film.

Kriterium der gut eingestellten Aufnahme (Bild b):
Ober- und Unterschenkel sollen sich möglichst wenig überdecken.

a

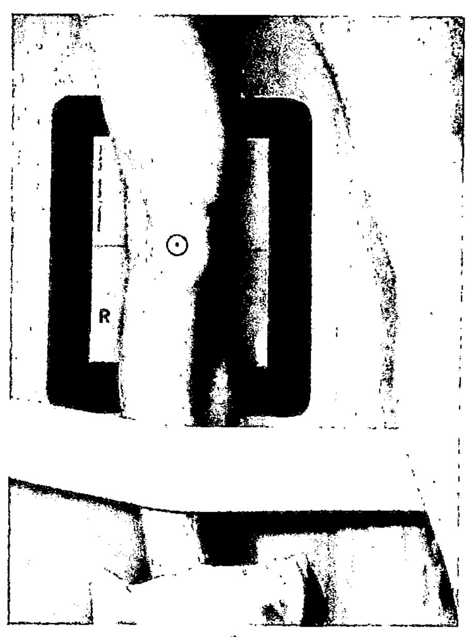

b

Kniegelenk, ventro-dorsal, gestreckt, mit forcierter Abduktion

Indikationen der Aufnahme:
Spezialaufnahme zur Erfassung von Meniscusschäden und Längsbandverletzungen.

Vorbereitungen am Aufnahmetisch:
Film: Einzelpackung, mit Bleigummiunterlage, 18/24 oder 24/30 cm, im Hochformat, bei dicken Knien eventuell Buckyaufnahme (aufziehen und Zeit einstellen).
Bleibuchstabe, Schlitzbinde, Holzbrett, Bleischürze und Bleihandschuhe für den Arzt.

Vorbereitungen am Röntgenapparat:
Großapparat mit Feinfokus.
FFD: 100 cm.
Blende an der Röhre eng.

Vorbereitung des Patienten:
Kniegelenk frei machen.
Genitale mit Blei und mit Tuch bedecken.

Lagerung des Patienten (Bild):

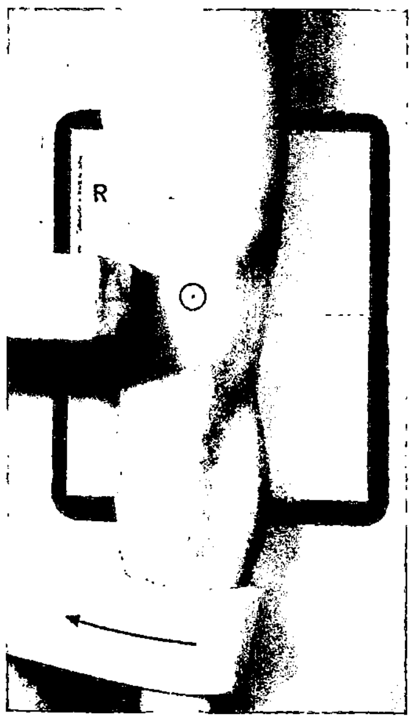

Patient in Rückenlage auf dem Untersuchungstisch. Bein gestreckt. Kniegelenkspalt in Filmmitte. An die Außenseite des Kniegelenks wird zwischen Knie und einem *festen* Haltepunkt am Tisch ein dickes Holzbrett so quer gestellt, daß ein Hypomochlium (= Widerlager) entsteht. Kurz vor der Exposition zieht der Arzt so fest wie möglich an einer Schlitzbinde, die um den distalen Teil des Unterschenkels geschlungen wurde, diesen nach außen. Das Kniegelenk, das gegen das Widerlager drückt, wird auf der medialen Seite dadurch gespreizt, der Gelenkspalt klafft (unter Lufteinströmung ins Gelenk), so daß sich der Meniscus abbildet.

Zentrierung:
Fußpunkt des Zentralstrahls: In Mitte des Kniegelenks, der Patella und in Filmmitte.
Strahlengangrichtung: Ventro-dorsal.
Zentralstrahl: Senkrecht zum Film.

Kriterium der gut eingestellten Aufnahme:
Im Kniegelenkspalt medial zeigt sich eine feine Luftsichel.

Einstellung 119
Kniegelenk, dorso-ventral, nach LAQUERRIÈRE (Vergleichsaufnahme)

Indikationen der Aufnahme:
Gelenkdarstellung.

Vorbereitungen am Aufnahmetisch:
Film: Einzelpackung mit Bleigummiunterlage, 24/30, im Querformat.
Bleibuchstabe.

Vorbereitungen am Röntgenapparat:
Großapparat mit Feinfokus.
FFD: 100 cm.
Blende an der Röhre eng.

Vorbereitung des Patienten:
Kniegelenke (am einfachsten ganzes Bein) frei machen.
Genitale mit Blei und mit Tuch bedecken.

Lagerung des Patienten (Bild):
Der Patient „kniet" mit beiden *halb*gebeugten Kniegelenken auf dem Film und stützt sich vornüber auf die Ellbogen.

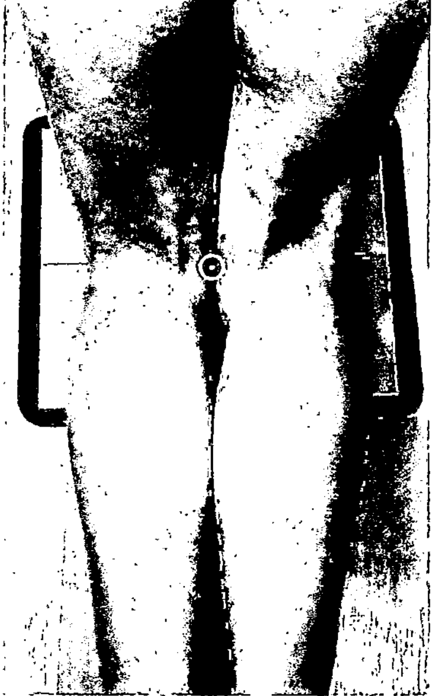

Zentrierung:
Fußpunkt des Zentralstrahls: In die Kniekehle in Höhe des Gelenkspaltes und in Filmmitte.
Strahlengangrichtung: Dorso-ventral.
Zentralstrahl: Senkrecht zum Film.

Kriterium der gut eingestellten Aufnahme:
Gute Darstellung des Gelenkspaltes.

Bemerkung:
Das Bild entspricht der ventro-dorsalen Aufnahme bei gebeugtem Knie (s. Bild a, Einstellung 116).

Kniegelenk, seitlich (medio-lateral)

Indikationen der Aufnahme:
Wie ventro-dorsal, speziell aber auch für Patellafrakturen.

Vorbereitungen am Aufnahmetisch:
Film: Einzelpackung mit Bleigummiunterlage, 18/24 bzw. 24/30 cm, Hochformat.
Bleibuchstabe, Schlitzbinde, Keilkissen.

Vorbereitungen am Röntgenapparat:
Großapparat mit Feinfokus.
FFD: 100 cm.
Blende an der Röhre eng.

Vorbereitung des Patienten:
Kniegelenk frei machen (Hose ausziehen lassen).
Genitale mit Blei und mit Tuch bedecken.

Lagerung des Patienten (Bild a und b):
Patient in Seitenlage. Das zu untersuchende Kniegelenk
liegt mit der Außenseite auf dem Film auf. Geringe, auf
keinen Fall zu starke (keine rechtwinklige) Beugung des
Kniegelenks. Ferse mit Keilkissen unterlegen, damit die
Femurkondylen sich auf dem Röntgenbild gut überdecken.
Das gesunde Bein wird über den Oberschenkel der kranken
Seite hinweg nach vorne gebracht, was zur streng seit-
lichen Lage des Kniegelenks beiträgt. Kniegelenkspalt in
Filmmitte.

Fixierung des Patienten: Schlitzbinde über den Unterschenkel (nicht abgebildet).

Zentrierung:

Fußpunkt des Zentralstrahls: In Höhe des Kniegelenk-
spaltes auf den Mittelpunkt zwischen unterem Patellapol
und Kniebeugefalte und in Filmmitte.

Strahlengangrichtung: Medio-lateral.

Zentralstrahl: Senkrecht zum Film.

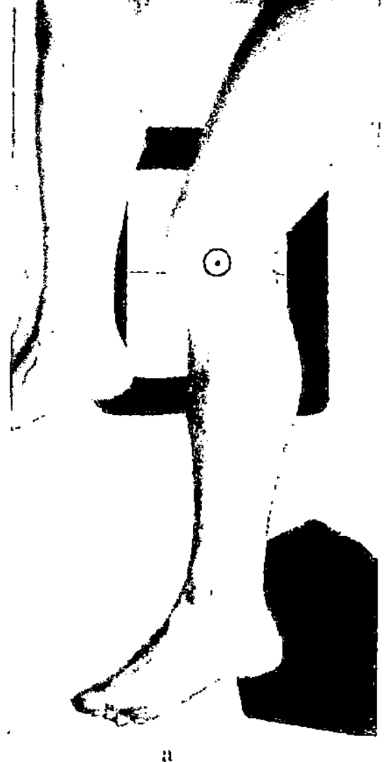

a

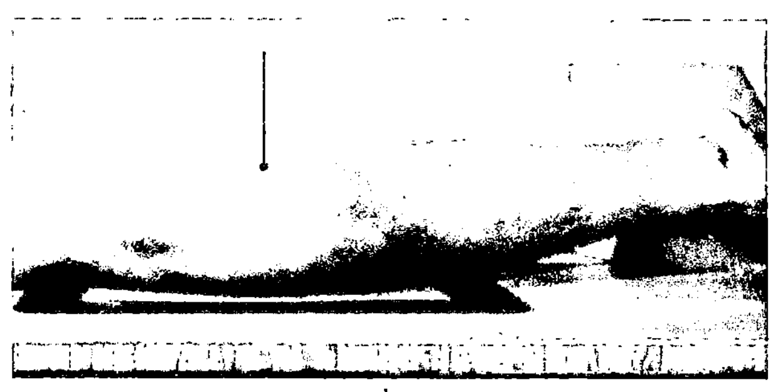

b

Kriterium der gut eingestellten Aufnahme (Bild c):
Überdeckung beider Femurkondylen.

Fehleinstellung (Bild d):
Die Gelenkflächen (gestrichelt) decken sich nicht.

Bemerkung:
Bei der Suche nach einer Gelenkmaus wird oft die *Tomographie* mit Erfolg herangezogen.

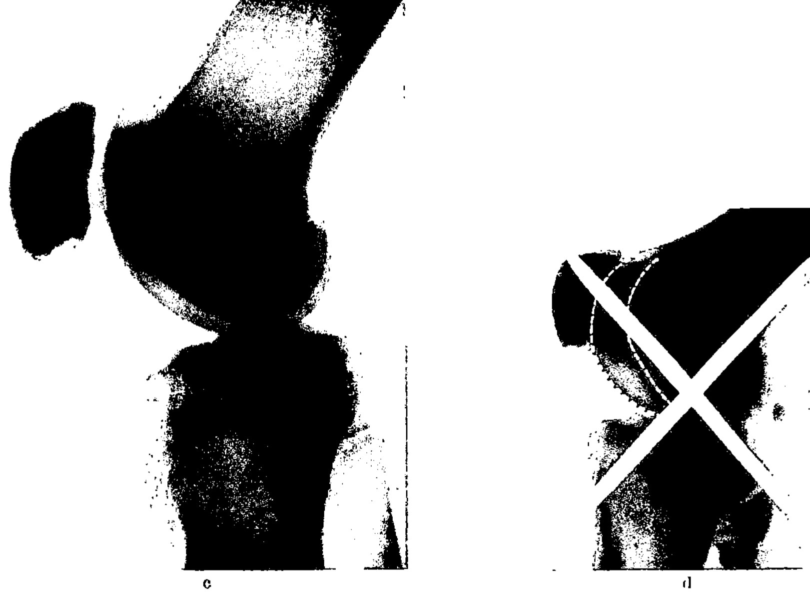

Einstellung 121
Kniescheibe, dorso-ventral, nach Kuchendorf

Anatomie:
Bild a.

Indikationen der Aufnahme:
Patellaverletzung, Störungen der Verknöcherung
der Kniescheibe (Patella partita oder bipartita).

Vorbereitungen am Aufnahmetisch:
Film: Einzelpackung mit Bleigummiunterlage,
13/18 oder auch 9/12 cm, im Hochformat.
Bleibuchstabe, Schlitzbinde, Sandsäcke.

Vorbereitungen am Röntgenapparat:
Großapparat mit Feinfokus oder auch transpor-
tabler Apparat.
FFD: 100 cm bzw. 70 cm bei transportablem
Apparat.
Blende an der Röhre eng.

Vorbereitung des Patienten:
Ganzes Bein einschließlich Oberschenkel frei machen
(Hose ausziehen lassen).
Genitale mit Blei und mit Tuch bedecken.

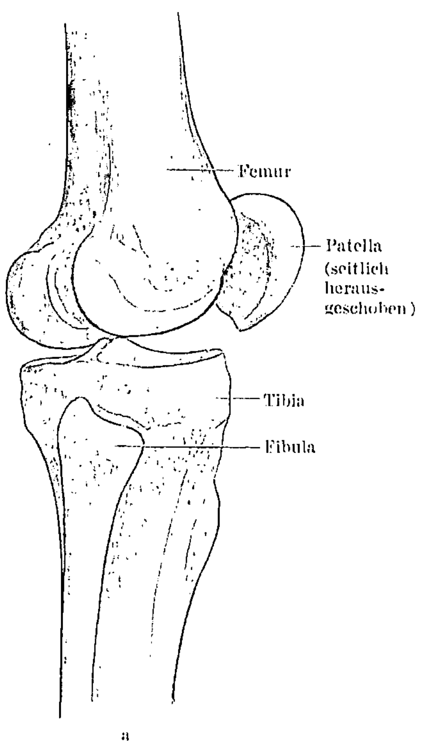

a

b

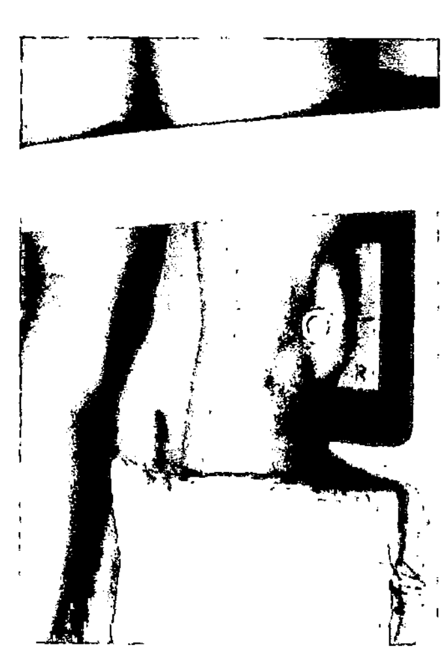

c

Lagerung des Patienten (Bild b und c):

Patient in Bauchlage auf dem Untersuchungstisch, so daß die Füße über den Tischrand hängen. Gesundes Bein gestreckt und etwas abgespreizt.

Mit der Hand die Patella der erkrankten Seite, bei gestrecktem Bein, nach lateral „herausluxieren", d. h. von innen nach außen schieben und sofort das Knie auf den Film pressen. Bevor man mit dem Handdruck losläßt, Schienbeinkopf stark mit Sandsäcken belasten, also die Patella in dieser Lage fixieren. Dabei bleibt das ganze Bein leicht nach außen rotiert.

Fixierung des Patienten: Schlitzbinde über Oberschenkel. Schwere Sandsäcke über den Unterschenkel.

Zentrirung:

Fußpunkt des Zentralstrahls: In die Mitte der „luxierten" Patella und in Filmmitte.

Strahlengangrichtung: Dorso-ventral.

Zentralstrahl: Senkrecht zum Film.

Kriterium der gut eingestellten Aufnahme (Bild d):

Weitgehend freie Projektion der Patella.

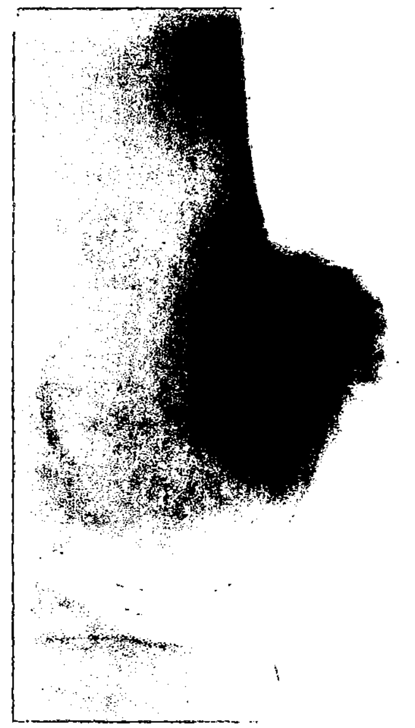

d

Einstellung 122
Kniescheibe, seitlich (medio-lateral)

Wie bei Einstellung 120 (Bild a und b), Kniegelenk medio-lateral.

Filmformat 13/18 cm.

Kniescheibe, axial, caudo-kranial

Indikationen der Aufnahme:

Längsrisse der Patella (die Aufnahme ist aber nur möglich, wenn der Schmerz nicht zu heftig ist).

Gegenindikation: Kniescheibenbruch und Status nach Operation (z. B. bei Drahtschlinge).

Vorbereitungen am Aufnahmetisch:

Film: Einzelpackung mit Bleigummiunterlage, 13/18 oder 18/24 cm, Hoch- oder Querformat. Bleibuchstabe, Schlitzbinde.

Vorbereitungen am Röntgenapparat:

Großapparat mit Feinfokus.

FFD: 100 cm.

Blende an der Röhre eng.

Vorbereitung des Patienten:

Kniegelenke frei machen, am einfachsten Hose ausziehen lassen und ganzes Bein (einschließlich Oberschenkel) frei machen.

Genitale mit Blei und mit Tuch bedecken.

Lagerung des Patienten (Bild a und b):

Patient in Bauchlage auf dem Untersuchungstisch. Knie der zu untersuchenden Seite in maximaler Beugung, so daß der Unterschenkel auf dem Oberschenkel liegt. Der Patient zieht selbst mit einer Schlitzbinde an seinem Unterschenkel. Man muß darauf achten, daß der Oberschenkel flach auf der Tischunterlage liegt und daß der Unterschenkel nicht seitlich nach innen oder nach außen kippt. Patella in Filmmitte.

Fixierung des Patienten: Mit Schlitzbinde um das Sprunggelenk.

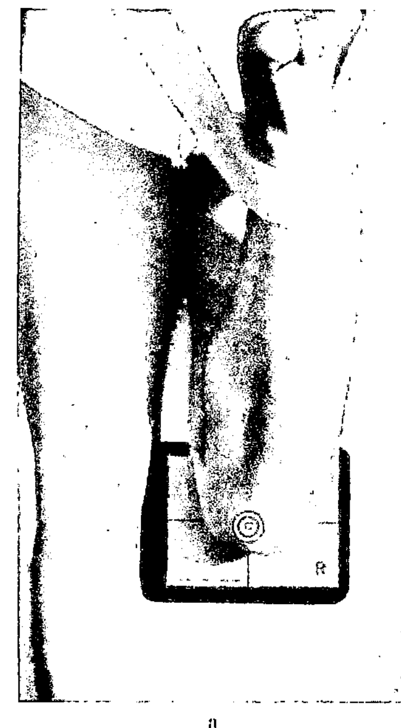

a

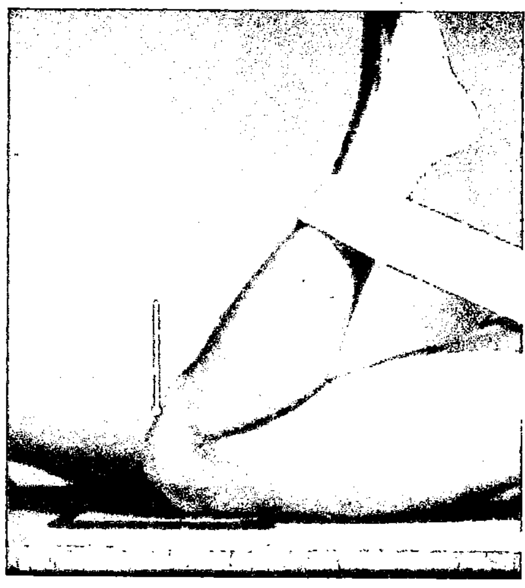

b

Zentrierung:

Fußpunkt des Zentralstrahls: Auf den Mittelpunkt zwischen Kniegelenkspalt und Patella und in Filmmitte.

Strahlengangrichtung: Axial, caudo-kranial. ·

Zentralstrahl: Senkrecht zum Film.

Kriterium der gut eingestellten Aufnahme (Bild c):

Freie Projektion der Kniescheibe.

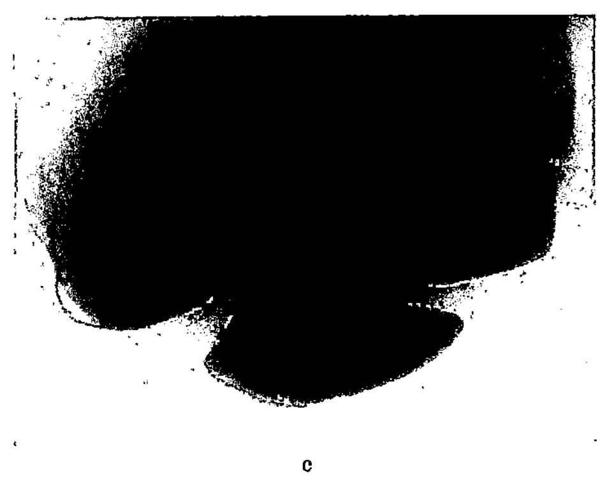

c

Einstellung 124
Kniescheibe, axial, caudo-kranial, nach LAQUERRIÈRE

Indikationen der Aufnahme:

Fälle, bei welchen die übliche axiale Aufnahme (Einstellung 123) wegen Schmerzen nicht möglich ist.

Vorbereitungen am Aufnahmetisch:

Kassettenfilm mit Strukturfolie, 13/18 cm im Querformat.
Bleibuchstabe, Keilkissen, Bleischürze und Handschuhe.

Vorbereitungen am Röntgenapparat:

Transportabler Apparat.
FFD: 70 cm.

Vorbereitung des Patienten:

Kniegelenk frei machen.

Lagerung des Patienten (Bild):

Halbsitzender Patient auf dem Untersuchungstisch. Das nur *leicht* gebeugte Knie wird auf Keilkissen gelegt. Der mit Bleischürze und Bleihandschuhen bekleidete Patient hält selbst die hochgestellte Kassette oberhalb des Kniegelenkes an den Oberschenkel gepreßt.

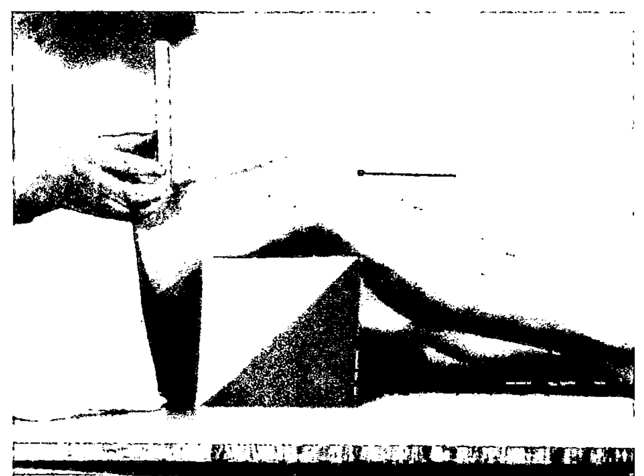

Zentrierung:

Fußpunkt des Zentralstrahls: Auf Mitte der Patella (die Röhre steht am Fuß des Patienten) und in Filmmitte.
Strahlengangrichtung: Axial, caudo-kranial.
Zentralstrahl: Senkrecht zum Film.

Kriterium der gut eingestellten Aufnahme:

Freie Projektion der Kniescheibe.

Unterschenkel, ventro-dorsal

Anatomische Vorbesprechung (Bild a):
Der Unterschenkel besteht aus zwei Knochen, dem Schienbein (Tibia) und dem Wadenbein (Fibula).

Indikationen der Aufnahme:
Frakturen, Weichteilveränderungen.

Vorbereitungen am Aufnahmetisch:
Kassettenfilm, 15/40 cm, im Hochformat, mit Strukturfolie.
Bleibuchstabe, Schlitzbinde, Sandsäcke und Holzbrett.

Vorbereitungen am Röntgenapparat:
Großapparat mit Feinfokus oder transportabler Apparat.
FFD: 100 cm bzw. 70 cm.
Blende an der Röhre eng.

Vorbereitung des Patienten:
Bein frei machen.

Lagerung des Patienten (Bild b):
Patient in Rückenlage auf dem Untersuchungstisch. Bein liegt gestreckt auf der Kassette auf. Es ist darauf zu achten, daß das Knie- oder das Sprunggelenk mit abgebildet werden. Fuß stützt sich gegen ein hochgestelltes, gut fixiertes Holzbrett bzw. einen schweren Stein.
Fixierung des Patienten: Schlitzbinde über den Oberschenkel.

Zentrierung:
Fußpunkt des Zentralstrahls: In Mitte des Unterschenkels und in Filmmitte.
Strahlengangrichtung: Ventro-dorsal.
Zentralstrahl: Senkrecht zum Film.

Kriterium der gut eingestellten Aufnahme (Bild c):
Freie Projektion beider Unterschenkelknochen.

Bemerkungen:
Bei den Untersuchungen des Unterschenkels weiß man im allgemeinen, ob es mehr auf den oberen Teil mit dem Kniegelenk oder auf den unteren Teil mit dem Sprunggelenk ankommt, und trachtet deshalb die beiden Unterschenkelknochen entweder mit dem einen oder mit dem anderen Gelenk zur Abbildung zu bringen.
Beide Gelenke auf einen Film zu bekommen, ist schwierig; wenn nötig, kann man es auf einer 35/43-Kassette diagonal versuchen.

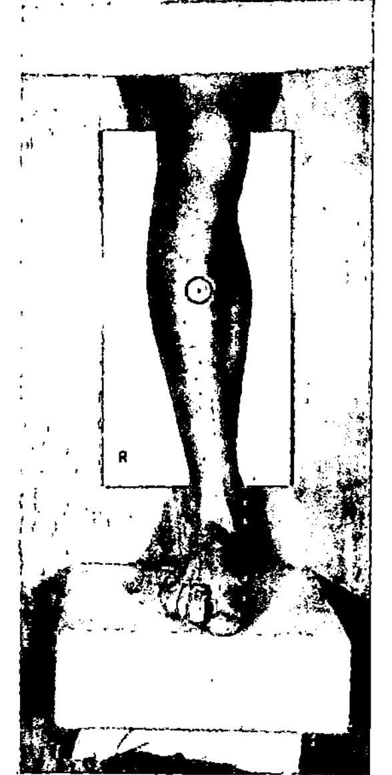

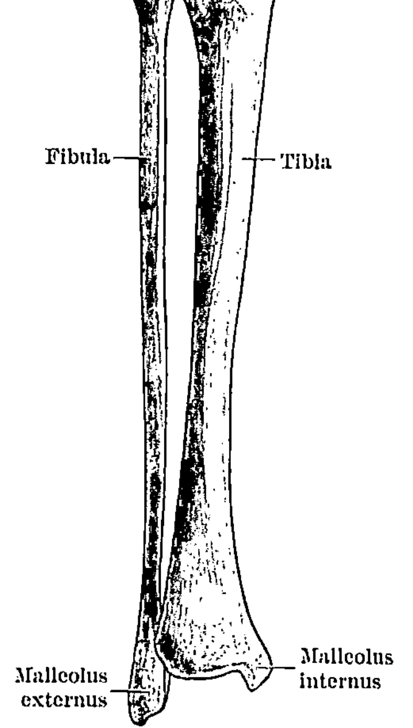

Indikationen der Aufnahme: Frakturen, Weichteilprozesse.

Vorbereitungen am Aufnahmetisch:
Kassettenfilm mit Strukturfolie, 15/40 cm, im Hochformat.
Bleibuchstabe, Schlitzbinde, Sandsäcke, Holzbrett.

Vorbereitungen am Röntgenapparat:
Großapparat mit Feinfokus oder transportabler Apparat.
FFD: 100 cm bzw. 70 cm bei transportablem Apparat. Blende an der Röhre eng.

Vorbereitung des Patienten: Bein frei machen.

Lagerung des Patienten (Bild a und b):
Patient in Seitenlage. Das zu untersuchende Bein liegt mit der Außenfläche auf der Kassette auf. Kniegelenk leicht gebeugt. Knie- oder Sprunggelenk muß mit abgebildet werden. Die Fußsohle stützt sich gegen ein gut fixiertes Holzbrett. Das andere Bein wird über den Oberschenkel der kranken Seite nach vorne gelegt. Man soll darauf achten, daß die Längsachse der Tibia parallel zur Filmebene verläuft.
Fixierung des Patienten: Schlitzbinde über den Oberschenkel, knapp oberhalb des Kniegelenks, Sandsäcke über die Fußspitze.

Zentrierung:
Fußpunkt des Zentralstrahls: In Mitte des Unterschenkels und in Filmmitte.
Strahlengangrichtung: Seitlich, medio-lateral.
Zentralstrahl: Senkrecht zum Film.

Kriterium der gut eingestellten Aufnahme (Bild c):
Ganzer Unterschenkel und ein Gelenk müssen abgebildet werden.

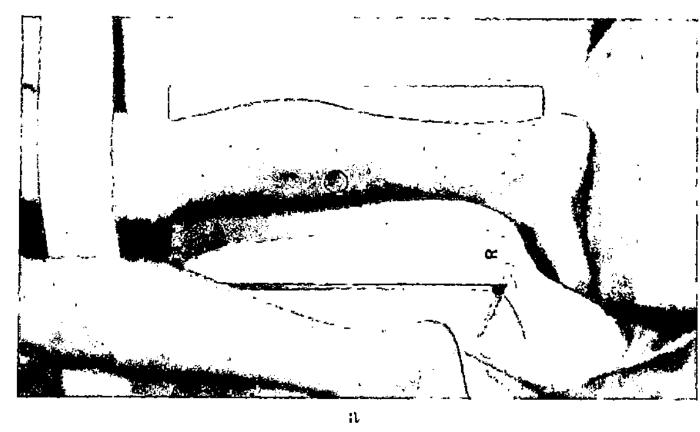
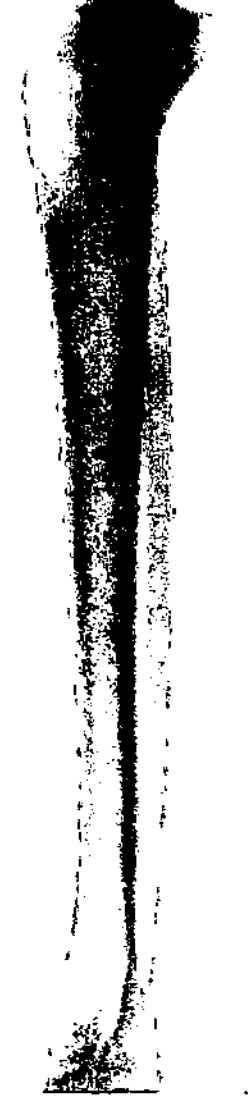

a

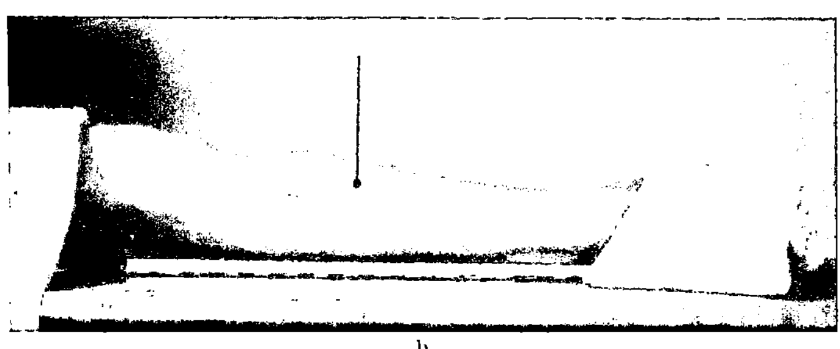

b

c

25*

Indikationen der Aufnahme:

Verletzung des Fibulaköpfchens, z. B. bei Skiunfällen.

Vorbereitungen am Aufnahmetisch:

Film: Einzelpackung mit Bleigummiunterlage, 13/18 cm, im Hochformat.
Bleibuchstabe, Schlitzbinde, Sandsäcke.

Vorbereitungen am Röntgenapparat:

Großapparat mit Feinfokus.
FFD: 100 cm.
Blende an der Röhre eng.

Vorbereitung des Patienten:

Unterschenkel frei machen.

Lagerung des Patienten (Bild a):

Patient in Rückenlage auf dem Untersuchungstisch. Das zu untersuchende Bein wird etwa um 30° nach innen rotiert (Großzehe nach medial). Diese Schräglage des Beins ermöglicht die freie Projektion des Fibulaköpfchens, das sonst auf einem üblichen ventro-dorsalen Röntgenbild vom Tibiakopf überdeckt wird. Fibulaköpfchen in Filmmitte.

Fixierung des Patienten: Schlitzbinde über den Oberschenkel, Sandsäcke über den Unterschenkel.

Zentrierung:

Fußpunkt des Zentralstrahls: In Mitte des Fibulaköpfchens (am Patienten palpieren) und in Filmmitte.

Strahlengangrichtung: Ventro-dorsal und latero-medial.

Zentralstrahl: Senkrecht zum Film.

Kriterium der gut eingestellten Aufnahme (Bild b):

Freie Projektion des Fibulaköpfchens.

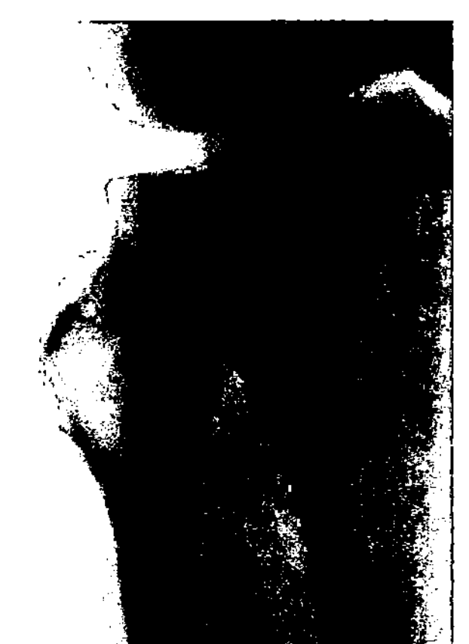

a

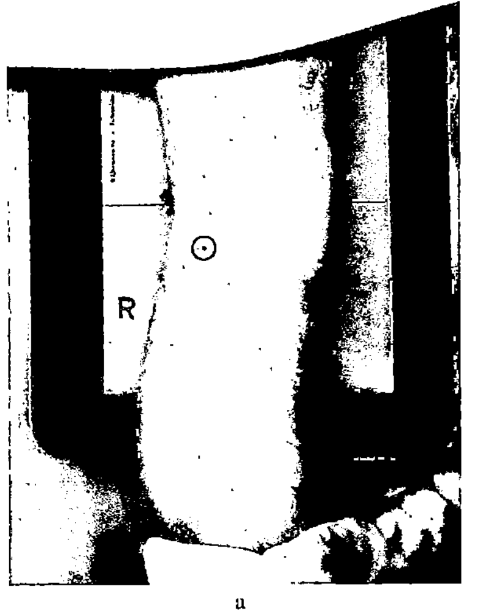

b

Oberes Sprunggelenk, ventro-dorsal

Anatomische Vorbesprechung (Bild a):

Das obere Sprunggelenk wird von Tibia und Fibula gebildet, deren Fortsätze, als *Malleolen* (Knöchel) bezeichnet (Malleolus externus = äußerer Knöchel; Malleolus internus = innerer Knöchel), das *Sprungbein* (Talus) gabelförmig umschließen.

Indikationen der Aufnahme:

Frakturen, Entzündungen, Arthrosen, Gelenkmaus.

Vorbereitungen am Aufnahmetisch:

Film: Einzelpackung mit Bleigummiunterlage, 18/24 oder 13/18 cm, im Hochformat.

Bleibuchstabe, Schlitzbinde, Holzbrett.

Vorbereitungen am Röntgenapparat:

Großapparat mit Feinfokus oder transportabler Apparat.

FFD: 100 cm bzw. 70 cm bei transportablem Apparat.

Blende eng.

Vorbereitung des Patienten:

Fuß und oberes Sprunggelenk frei machen.

Lagerung des Patienten (Bild b und c):

Patient auf Untersuchungstisch sitzend oder in Rückenlage. Das untere Drittel des Unterschenkels und die Ferse liegen flach auf. Zur freien Projektion des talo-fibularen Gelenkspalts wird der Fuß nach innen rotiert (Großzehe nach medial). In dieser Lage stützt sich der Fuß an einem mit Sandsäcken beschwerten Holzbrett, so daß der äußere Fußrand senkrecht auf dem Film steht.

Fixierung des Patienten: Schlitzbinde über das untere Drittel des Unterschenkels.

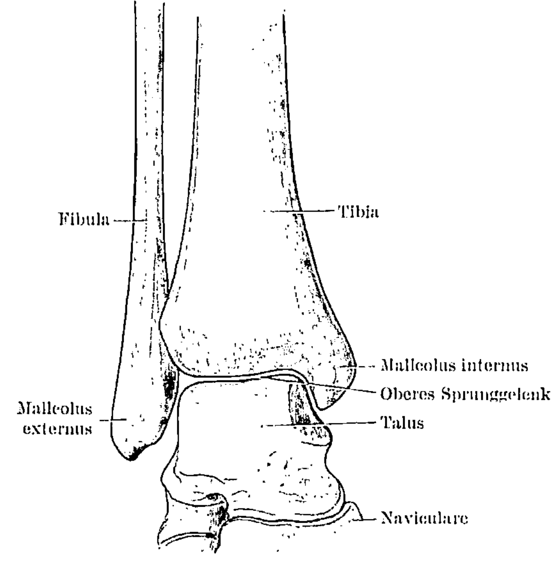

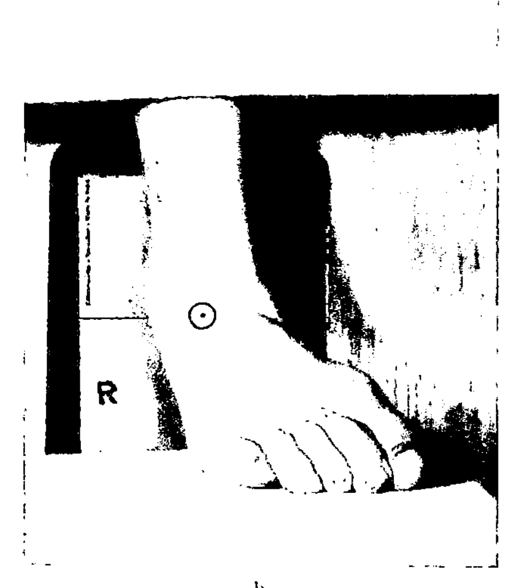

Zentrierung:

Fußpunkt des Zentralstrahls: Auf den Mittelpunkt und in Höhe beider Malleolen und in Filmmitte.

Strahlengangrichtung: Ventro-dorsal.

Zentralstrahl: Senkrecht zum Film.

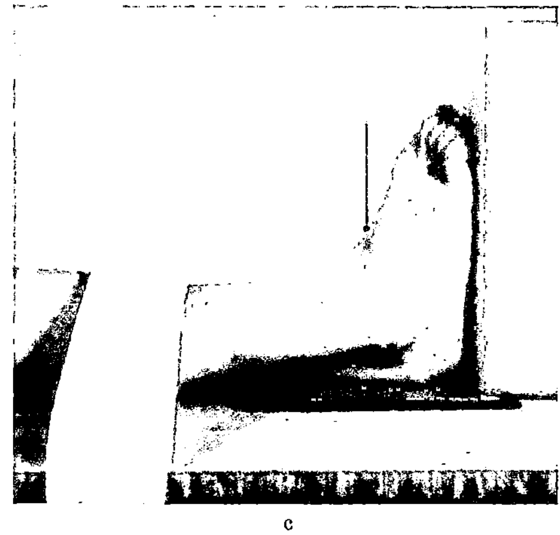

c

Kriterium der gut eingestellten Aufnahme (Bild d):
Der Talus darf die anderen Knochen, vor allem die Malleolengabel, nicht überdecken.

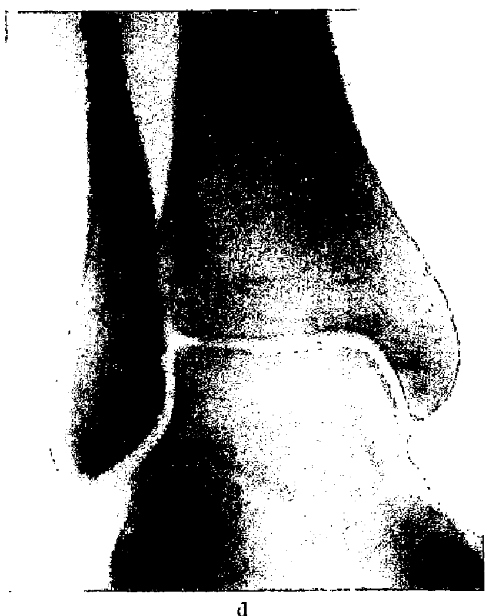

d

Bemerkung:
Zur *Darstellung der Sprengung der Malleolengabel* umgreift man, mit Bleihandschuh (und Bleischürze) angetan, die Fußsohle (= den Hohlfuß) und versucht den Fuß kräftig nach innen abzuwinkeln. Mit der anderen bleigeschützten Hand hält man den Unterschenkel fest.

Indikationen der Aufnahme:

Wie bei Einstellung 128.

Vorbereitungen am Aufnahmetisch:

Film: Einzelpackung mit Bleigummiunterlage, 18/24 oder 13/18 cm, im Hochformat.

Bleibuchstabe, Schlitzbinde, Sandsäcke, Keilkissen.

Vorbereitungen am Röntgenapparat:

Großapparat mit Feinfokus oder transportabler Apparat.

FFD: 100 cm bzw. 70 cm bei transportablem Apparat.

Blende eng.

Vorbereitung des Patienten:

Fuß und oberes Sprunggelenk frei machen.

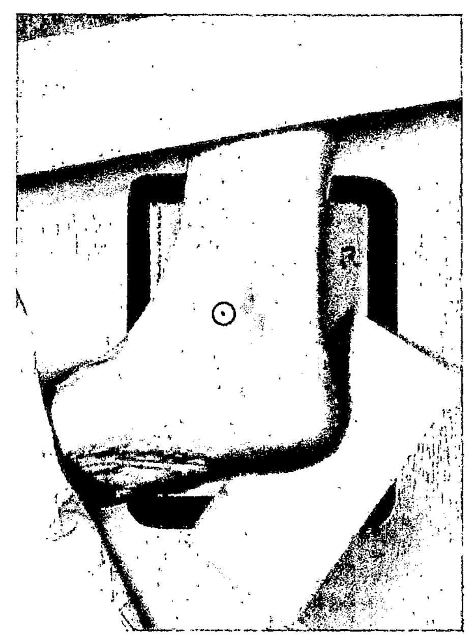

a

Lagerung des Patienten (Bild a):

Patient liegt seitlich auf dem Untersuchungstisch. Das Bein der kranken Seite ist im Kniegelenk gebeugt. Das untere Drittel des Unterschenkels liegt mit der Außenseite auf dem Film auf, Malleolus externus in Filmmitte. Das Fersenbein wird mit Keilkissen leicht angehoben. Die Achse des Unterschenkels und die des Fußes müssen im rechten Winkel zueinander stehen. Das gesunde Bein wird über das kranke hinweg nach vorne gebracht (vgl. Bild a, Einstellung 126).

Fixierung des Patienten: Schlitzbinde über das untere Drittel des Unterschenkels. Sandsäcke über die Fußspitze.

Zentrierung:

Fußpunkt des Zentralstrahls: Auf Mitte des Malleolus internus und in Filmmitte.

Strahlengangrichtung: Seitlich, mediolateral.

Zentralstrahl: Senkrecht zum Film.

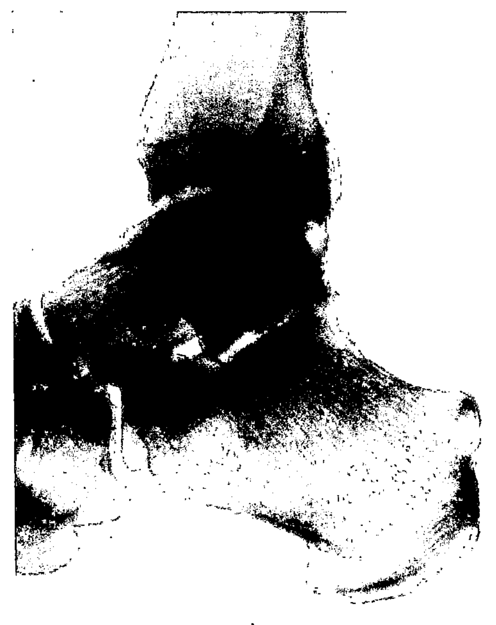

b

Kriterium der gut eingestellten Aufnahme (Bild b):

Die beiden Malleolen müssen sich überdecken.

Sprunggelenk, schräg, zur Darstellung des äußeren Knöchels

Anatomie:

Bild a.

Indikationen der Aufnahme:

Verletzung des äußeren Knöchels.

Vorbereitungen am Aufnahmetisch:

Film: Einzelpackung mit Bleigummiunterlage, 13/18 cm im Querformat.

Bleibuchstabe, Schlitzbinde, Keilkissen.

Vorbereitungen am Röntgenapparat:

Großapparat mit Feinfokus oder transportabler Apparat.

FFD: 100 cm bzw. 70 cm bei transportablem Apparat.

Blende eng.

Vorbereitung des Patienten:

Fuß und oberes Sprunggelenk frei machen.

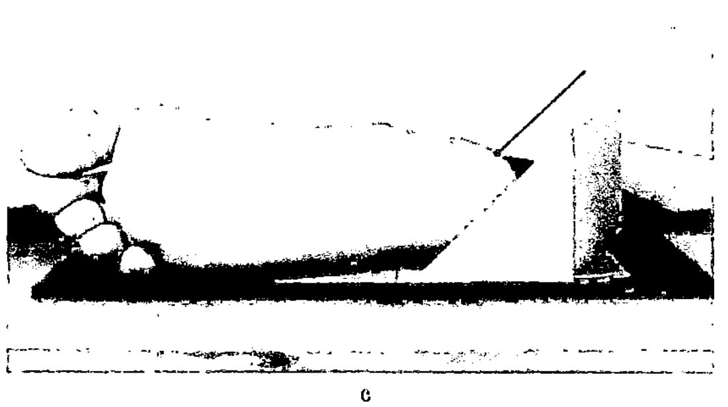

Lagerung des Patienten (Bild b und c):

Patient liegt seitlich auf dem Untersuchungstisch. Das Bein der kranken Seite ist im Kniegelenk gebeugt. Das untere Drittel des Unterschenkels liegt mit der Außenseite auf dem Film auf. Der Film ist quer anzuordnen und weit nach vorne zu schieben. Der äußere Knöchel liegt also etwas dorsal von Filmmitte. Die Achse des Unterschenkels und die des Fußes müssen senkrecht aufeinander stehen.

Fixierung des Patienten: Schlitzbinde über den unteren Unterschenkel. Keilkissen unter das Fersenbein.

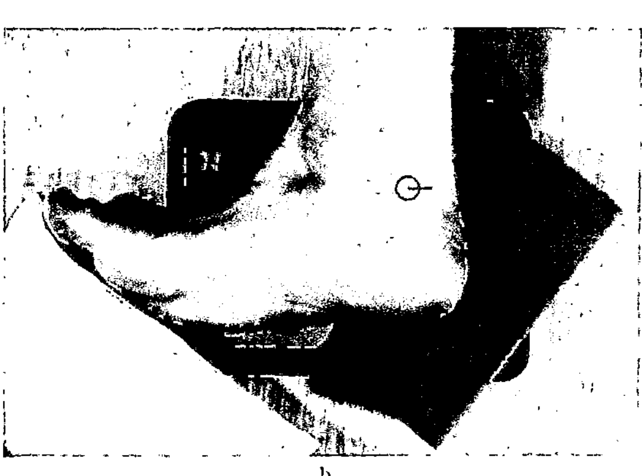

Zentrierung:

Fußpunkt des Zentralstrahls: Zwischen Achillessehne und äußerem Knöchel und in Filmmitte.

Strahlengangrichtung: Schräg medio-lateral bzw. dorso-ventral, zum Malleolus externus zielend.

Zentralstrahl: schräg, im Winkel von 45° zur Tischebene einfallend.

Kriterium der gut eingestellten Aufnahme (Bild d):

Der Malleolus externus muß vollständig frei projiziert und bis zu seiner Spitze beurteilbar
sein, da man auf dieser Aufnahme gerade eventuelle kleine Absprengungen an der Knöchel-
spitze erkennen will.

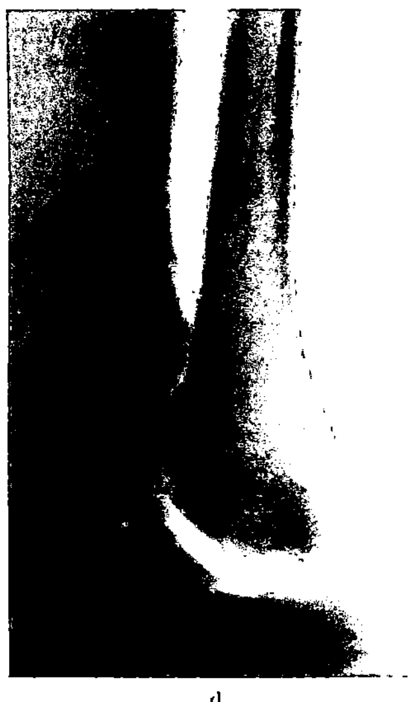

d

Fehleinstellung (Bild e):

Bei hängendem Fuß, also Fußspitze nach unten wie auf Bild e, wird das Fersenbein
(Calcaneus) so nach oben verschoben, daß es den Malleolus externus verdeckt.

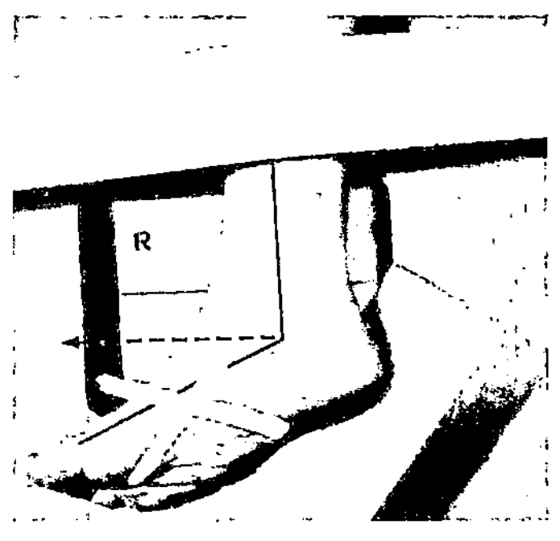

e

Fuß

Anatomische Vorbesprechung (Abb. 184a—c):

Das Fußskelet (Ossa pedis) setzt sich aus zahlreichen Knochen zusammen. Das *Sprung-bein* (Talus) bildet die gelenkige Verbindung mit den Unterschenkelknochen. Hinten unter dem Talus liegt das *Fersenbein* (Calcaneus). Beide Knochen, Talus und Calcaneus,

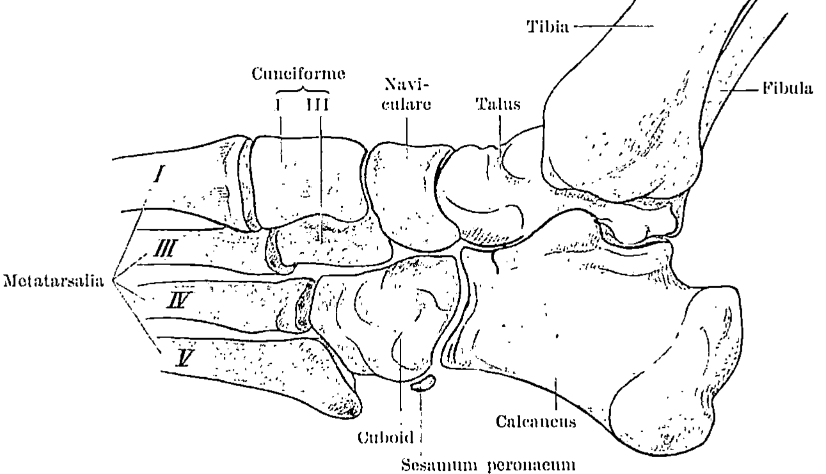

Abb. 184a. *Mittelfuß*, Ansicht von oben

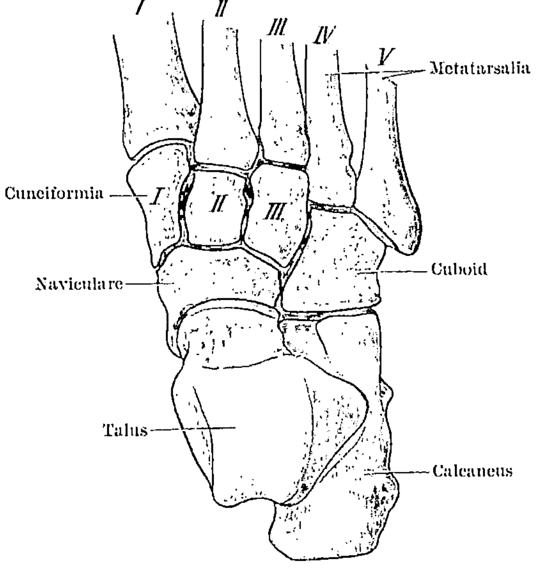

Abb. 184b. Schrägansicht von innen (Metatarsale II ist von I verdeckt)

stehen durch das vordere Sprunggelenk in Verbindung mit dem Mittelfuß (der Fußwurzel), der aus *Kahnbein* (Os naviculare) und *Würfelbein* (Os cuboides) gebildet wird. Letzteres artikuliert auch noch direkt mit dem Calcaneus. An das auf der medialen Seite des Fußgewölbes gelegene Naviculare schließen sich die drei Keilbeine an (Ossa cuneiformia I, II und III), deren drittes lateral an das Cuboid angrenzt. Die letztgenannten Knochen

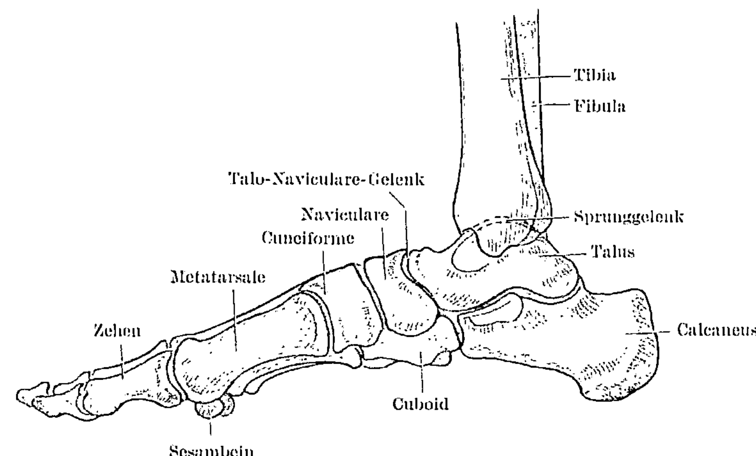

Abb. 184 c. *Fuß*, Ansicht von medial

nennt man auch kleine Mittelfußknochen, da sie sich nach vorne in die *langen Mittelfußknochen* (Metatarsalia) fortsetzen, die ihrerseits mit den *Zehen* artikulieren. Diese sind dreigliedrig, mit Ausnahme der zweigliedrigen Großzehe.

Am Großzehengrundgelenk findet man zwei Sesambeine, das tibiale und das fibulare (s. Bild a, Einstellung 143).

Zwei weitere akzessorische, d. h. überzählige und nicht bei allen Menschen vorkommende Skeletelemente, welche die Röntgenassistentin kennen muß, seien hier erwähnt. An der Tuberositas des Naviculare, also medial am Fußrand zeigt sich oft ein großes dreieckiges Knochenelement, das *Os tibiale externum*, und lateral bzw. unterhalb des Cuboids ist gelegentlich ein Sesambein, das *Sesamum peronaeum*, zu finden.

Einstellung 131
Ganzaufnahme des Fußes (Doppelaufnahme)

Indikationen der Aufnahme:
Darstellung des ganzen Fußes.

Vorbereitungen am Aufnahmetisch:
Film: Einzelpackung, mit Bleigummiunterlage, 24/30 cm, im Hochformat.
Bleibuchstabe.

Vorbereitungen am Röntgenapparat:
Transportabler Apparat. — FFD: 70 cm.

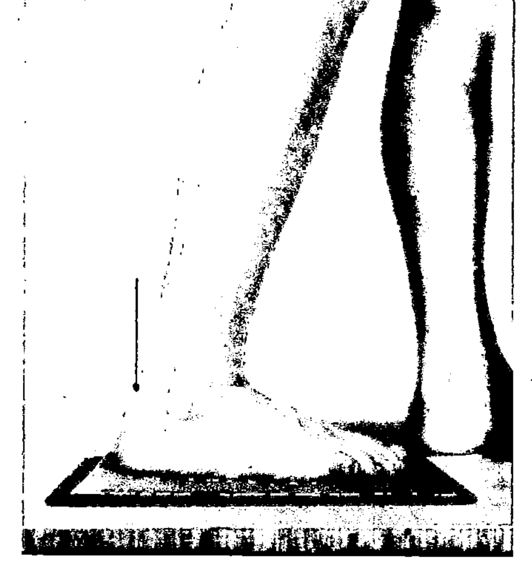

a

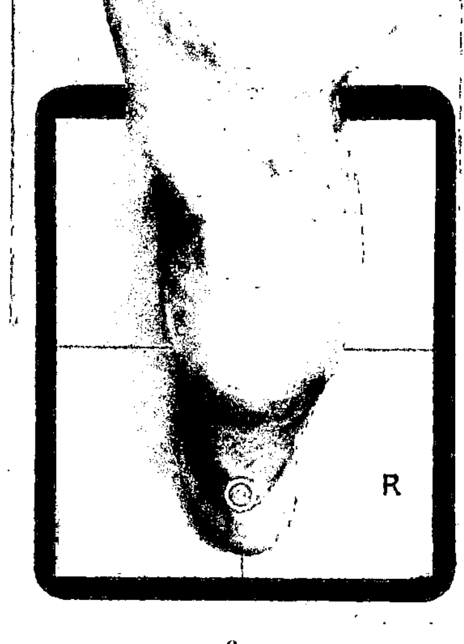

b

a und b. Erste Einstellungsphase für die Doppelaufnahme

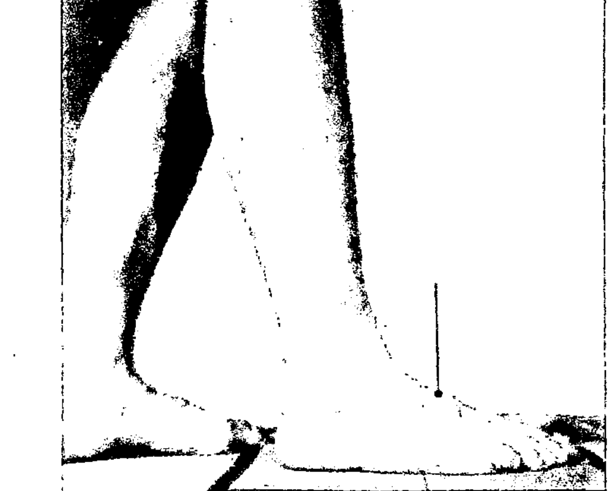

c

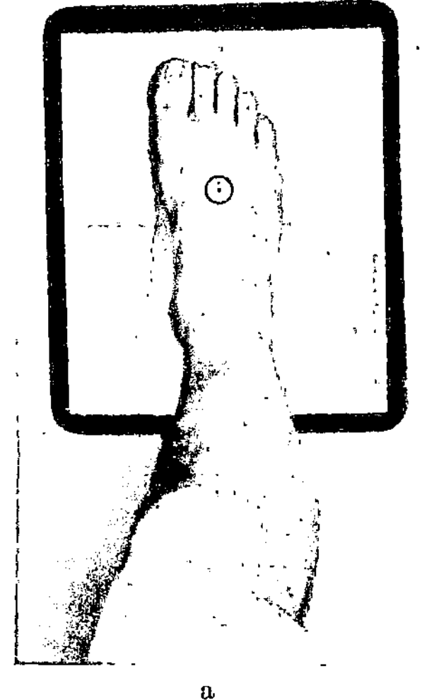

d

c und d. Zweite Einstellungsphase für die Doppelaufnahme *auf dem gleichen Film*

Vorbereitung des Patienten:

Fuß bis zum Knie frei machen.

Lagerung des Patienten (Bild a—d):

Der Patient steht mit der Fußsohle flach und fest auf dem am Boden liegenden Film.
Fußmitte in Filmmitte.

1. Aufnahme (vordere Hälfte des Films, Bild a und b):

Bein und Knie gestreckt halten. Den anderen Fuß einen Schritt zurückstellen. Die Aufnahme erfolgt dorso-plantar, wobei der Zentralstrahl senkrecht auf die Vorderfußmitte
einfällt.

2. Aufnahme (hintere Hälfte des Films, Bild c und d):

Röhre wegrücken. Der Patient wird angewiesen, mit seiner Fußsohle fest am Boden
bzw. am Film „kleben" zu bleiben, aber nunmehr mit dem anderen Fuß (der vorher hinten
stand) einen Schritt nach vorne zu machen, also über den vorderen Filmrand hinaus.
Knie der zu untersuchenden Seite leicht beugen, so daß der Unterschenkel schräg nach
vorne steht und mit der Fußsohle vorne einen Winkel bildet. Die Röntgenröhre wird
nun hinter das gebeugte Bein gebracht und senkrecht auf das Fersenbein gerichtet.

**Kriterium der gut eingestellten Aufnahme
(Bild e):**

Vorder- und Hinterfuß müssen wie bei einem
anatomischen Präparat dargestellt sein.

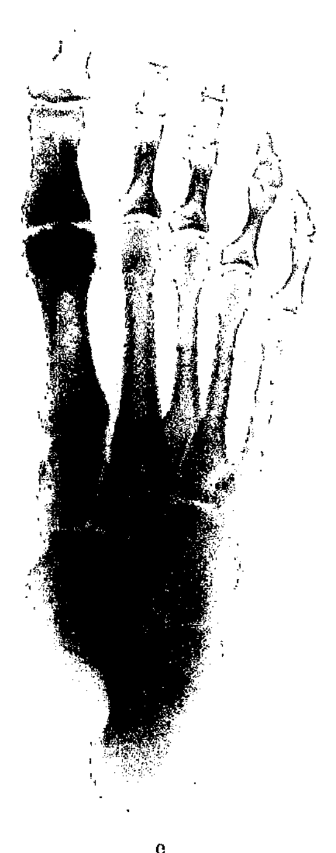

c

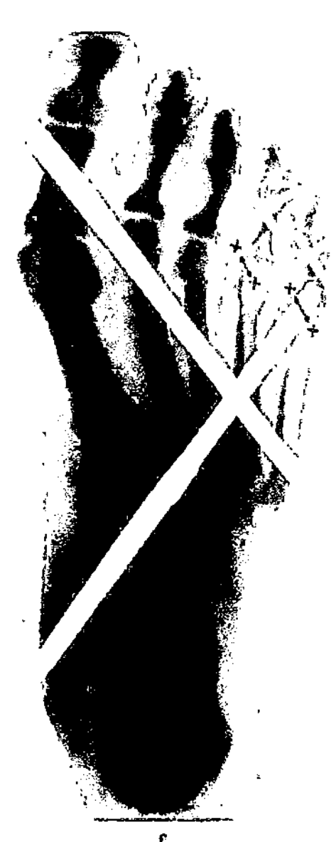

f

Fehleinstellung (Bild f):

Die Aufnahme erfordert eine streng ruhige Haltung des Fußes und jeweils genaue Zentrierung auf die Mittellinie des Fußes, da sonst Doppelkonturierungen entstehen!

Bemerkungen:

Bei dieser Doppelaufnahme dient der Unterschenkel als „Scheidewand". Die Längsachse
des Unterschenkels muß deshalb stets mit der Mittellinie des Filmes in gleicher Richtung
sein, damit den Röntgenstrahlen der Zutritt zu der anderen nicht zu exponierenden
Hälfte des Filmes verdeckt wird.

Der Zentralstrahl fällt beide Male absolut senkrecht auf den Film.

Einstellung 132
Fuß, seitlich, medio-lateral, liegend

Indikationen der Aufnahme:
Frakturen und Knochenprozesse.

Vorbereitungen am Aufnahmetisch:
Film: Einzelpackung mit Bleigummiunterlage, 24/30 cm im Querformat.
Bleibuchstabe, Schlitzbinde, Sandsäcke.

Vorbereitungen am Röntgenapparat:
Großapparat mit Feinfokus oder transportabler Apparat.
FFD: 100 bzw. 70 cm bei transportablem Apparat.
Blende eng.

Vorbereitung des Patienten: Fuß frei machen.

Lagerung des Patienten (Bild a):
Patient liegt seitlich auf dem Untersuchungstisch, Kleinzehenseite auf dem Film. Mittelfuß in Filmmitte. Knie und Bein mit Sandsäcken heben. Gesundes Bein wird über das kranke hinweg nach vorne zum anderen Tischrand gebracht, ähnlich wie bei der seitlichen Unterschenkelaufnahme (Einstellung 126).
Fixierung des Patienten: Schlitzbinde über die Mitte des Unterschenkels.

Zentrierung:
Fußpunkt des Zentralstrahls: In Mittelfuß- und Filmmitte.
Strahlengangrichtung: Seitlich, medio-lateral.
Zentralstrahl: Senkrecht zum Film.

Kriterium der gut eingestellten Aufnahme (Bild b):
Die Metatarsalien überdecken sich an ihrer Basis.

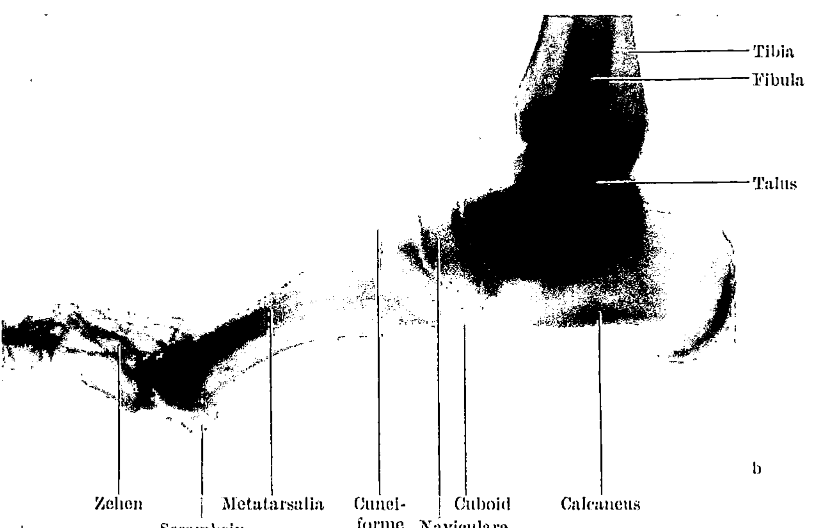

a

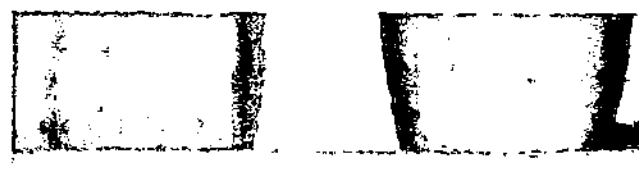

Fuß, seitlich, latero-medial, stehend

Indikationen der Aufnahme:
Senk- und Plattfuß (Pes planus), statische Veränderungen.

Vorbereitungen am Aufnahmetisch:
Film: Einzelpackung, mit Bleigummiunterlage, 24/30 im Querformat.
Bleibuchstabe, Holzbretter.

Vorbereitungen am Röntgenapparat:
Transportabler Apparat.
FFD: 70 cm.

Vorbereitung des Patienten:
Fuß frei machen.

Lagerung des Patienten (Bild):
Der Patient steht mit flach aufliegenden Fußsohlen auf zwei dicken Holzbrettern. Der Film samt Bleigummiunterlage wird zwischen den Holzbrettern und medial vom aufzunehmenden Fuß senkrecht aufgestellt und fixiert. Die Fußsohle liegt also höher als der Unterrand des Filmes. Fußwurzelmitte in Filmmitte.

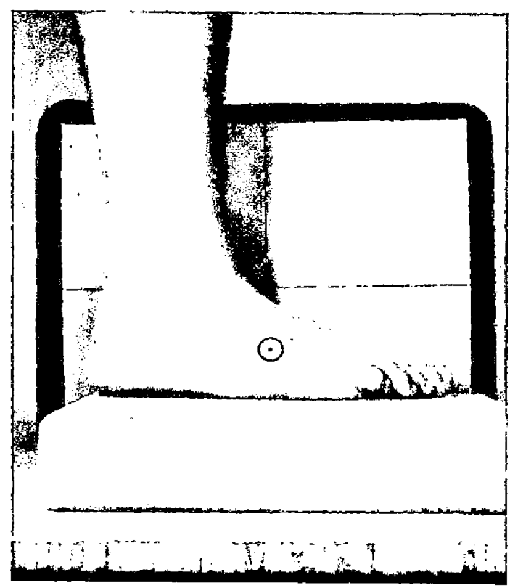

Zentrierung:
Fußpunkt des Zentralstrahls: Auf Mitte der Fußwurzelknochen und Filmmittellinie.
Strahlengangrichtung: Seitlich, latero-medial.
Zentralstrahl: Senkrecht zum Film.

Kriterium der gut eingestellten Aufnahme:
Die Zehen liegen alle in der gleichen Ebene.

Einstellung 134
Fersenbein, seitlich, medio-lateral

Indikationen der Aufnahme:
Frakturen, Schmerzen in der Ferse. Entwicklungsstörungen (bei Kindern).

Vorbereitungen am Aufnahmetisch:
Film: Einzelpackung mit Bleigummiunterlage, 13/18 cm im Querformat.
Bleibuchstabe, Schlitzbinde, Sandsäcke, Keilkissen.

Vorbereitungen am Röntgenapparat:
Großapparat mit Feinfokus oder transportabler Apparat.
FFD: 100 bzw. 70 cm bei transportablem Apparat. Blende eng.

Vorbereitung des Patienten: Fuß frei machen.

Lagerung des Patienten (Bild a):
Patient liegt seitlich auf dem Untersuchungstisch, Kleinzehenseite auf dem Film. Das Bein der kranken Seite wird im Kniegelenk gebeugt. Das untere Drittel des Unterschenkels liegt mit der Außenseite auf dem Film auf, das Fersenbein muß aber in der Mitte des Films liegen. Die Ferse wird mittels eines Keilkissens vom Film leicht abgehoben. Das gesunde Bein wird über das kranke hinweg nach vorne zum anderen Tischrand gebracht (vgl. Einstellung 126).
Fixierung des Patienten: Sandsack über die Fußspitze, Schlitzbinde über den Hinterschenkel.

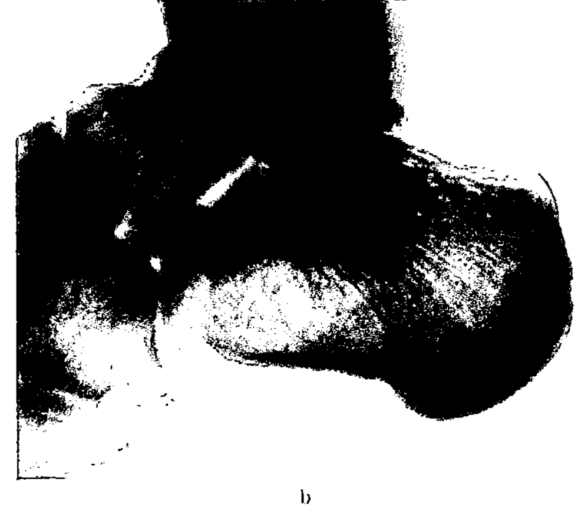
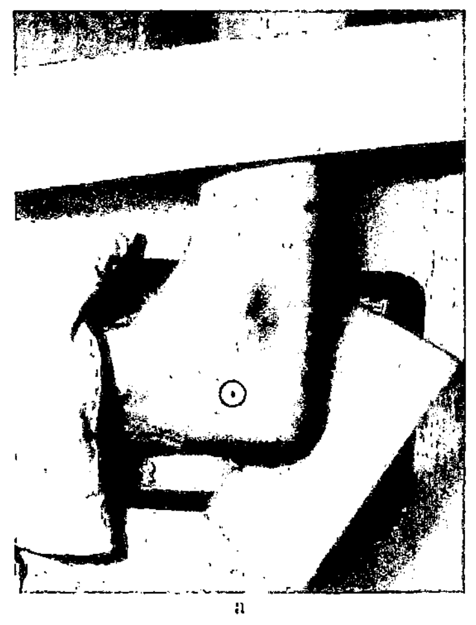

a b

Zentrierung:
Fußpunkt des Zentralstrahls: Auf Fersenbeinmitte und in Filmmitte.
Strahlengangrichtung: Seitlich, medio-lateral.
Zentralstrahl: Senkrecht zum Film.

Kriterium der gut eingestellten Aufnahme (Bild b):
Der Calcaneus ist in ganzer Länge dargestellt, nicht etwa verkürzt.

Bemerkungen:
Während das Fersenbein des Erwachsenen ein einheitliches Gebilde darstellt, ist beim Kind die Ferse von einem schalenförmigen Knochen, der ganz dicht erscheint und gezähnelt mit dem Hauptkörper artikuliert, umrandet. Zu beachten ist, daß diese Apophyse sich vielkernig anlegt und sehr bald mit dem Hauptkörper, dem eigentlichen Calcaneus, verschmilzt. Da die Beurteilung des Calcaneus bei Kindern schwierig ist, fertigt man bei ihnen stets eine Vergleichsaufnahme des Fersenbeins der anderen Seite an.

Fersenbein, axial, stehend

Anatomie: Bild a.

Indikationen der Aufnahme:
Frakturen, entzündliche Veränderungen. Aufnahme nur bei Patienten, die gut stehen können.

Vorbereitungen am Aufnahmetisch:
Film: Einzelpackung mit Bleigummiunterlage, 13/18 cm im Hochformat. Bleibuchstabe.

Vorbereitungen am Röntgenapparat:
Transportabler Apparat.
FFD: 70 cm.

Vorbereitung des Patienten:
Fuß frei machen.

Lagerung des Patienten (Bild b und c):
Der stehende Patient setzt den Fuß mit der Sohle flach auf den Film auf und beugt das Knie möglichst weit nach vorne, so daß der Unterschenkel schräg steht und mit der Fußachse einen stumpfen Winkel bildet (Stellung des Skifahrers). Die Ferse darf dabei vom Film nicht abgehoben werden. Der Patient hält sich vorne mit beiden Händen an einer Stuhllehne. Da der Zentralstrahl schräg von hinten einfällt, muß die Fersenbeinmitte exzentrisch zur Filmmitte liegen, d. h. der Fersenrücken muß mit dem hinteren Filmrand zusammenfallen.

Zentrierung:

Fußpunkt des Zentralstrahls: Auf Mitte des Fersenbeins und in Filmmitte.

Strahlengangrichtung: Schräg, dorsoplantar.

Zentralstrahl: Schräg einfallend (Röhre vom Patienten weg nach hinten verschieben), bei einem Winkel des Zentralstrahls zur Senkrechten von 45°.

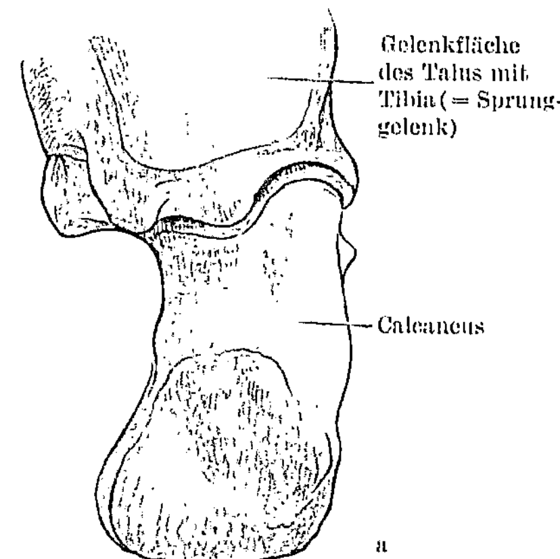

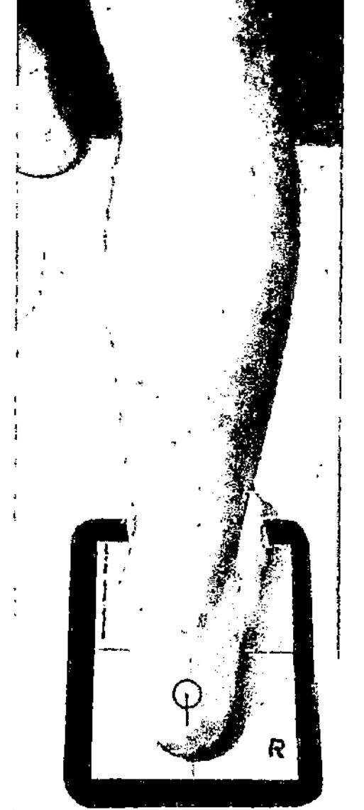

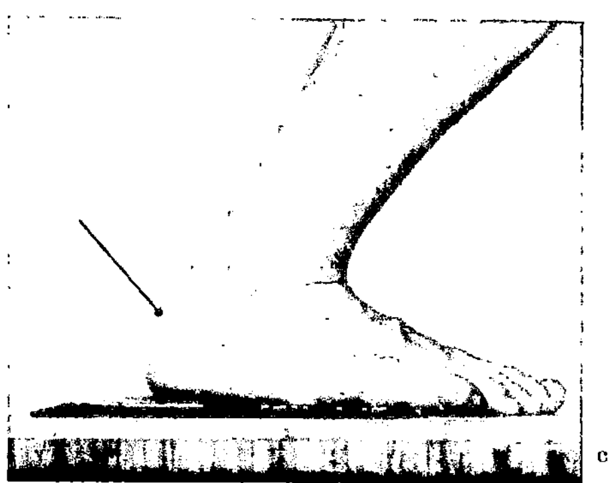

Kriterium der gut eingestellten Aufnahme (Bild d):
Der Calcaneus darf nicht verkürzt erscheinen.

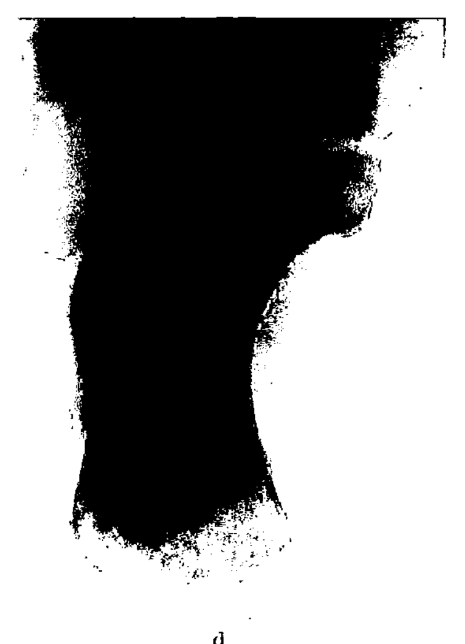

d

Fersenbein, axial, liegend

Indikationen der Aufnahme:
Bei Frakturen, wenn der Patient nicht auf dem Fuß stehen kann.

Vorbereitungen am Aufnahmetisch:
Film: Einzelpackung mit Bleigummiunterlage, 13/18 cm, im Hochformat.
Bleibuchstabe, Schlitzbinde.

Vorbereitungen am Röntgenapparat:
Großapparat mit Feinfokus oder transportabler Apparat.
FFD: 100 bzw. 70 cm bei transportablem Apparat.
Blende eng.

Vorbereitung des Patienten:
Fuß frei machen.

Lagerung des Patienten (Bild a und b):
Patient in Rückenlage auf dem Untersuchungstisch. Bein gestreckt. Die Achillessehne
liegt auf dem Film auf. Filmrand schließt möglichst mit Fußsohle ab.
Der Patient zieht mittels einer Schlitzbinde seine Fußspitze möglichst weit kopfwärts.
Die Mittellinie des Fußes muß dabei senkrecht zur Unterschenkellängsachse stehen.

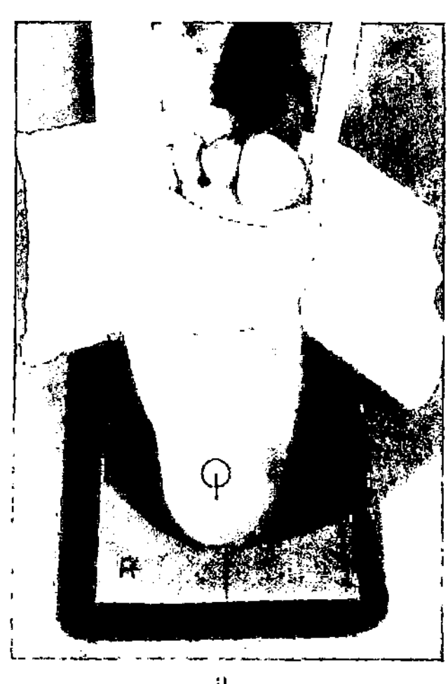

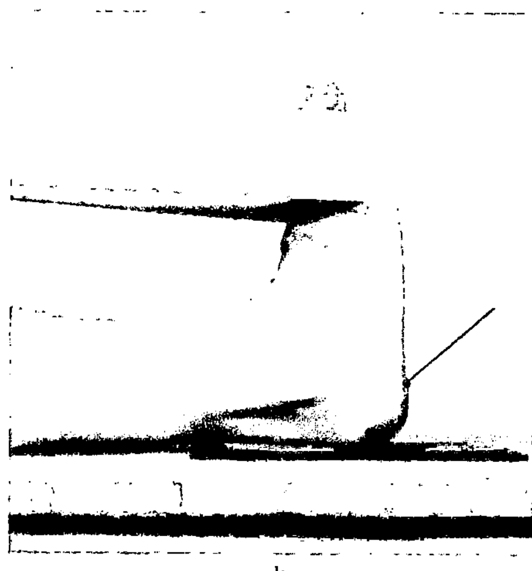

Zentrierung:
Fußpunkt des Zentralstrahls: In Mitte des Fersenbeins (Fußsohle) und Filmmitte.
Strahlengangrichtung: Schräg, planto-dorsal.
Zentralstrahl: Schräg einfallend im Winkel von 45°, Röhre caudal verschieben und ent-
sprechend kippen.

Kriterium der gut eingestellten Aufnahme:
Der Calcaneus darf nicht verkürzt erscheinen.

Einstellung 137
Mittelfuß, dorso-plantar

Indikationen der Aufnahme:
Frakturen, sog. „Marschfrakturen", Wachstumsstörungen, *Köhler*sche Erkrankungen.

Vorbereitungen am Aufnahmetisch:
Film: Einzelpackung mit Bleigummiunterlage, 18/24 cm, im Hochformat.
Bleibuchstabe, Schlitzbinde.

Vorbereitungen am Röntgenapparat:
Großapparat mit Feinfokus. — FFD: 100 cm. — Blende eng.
Ausgleichfilter eventuell über die Zehen.

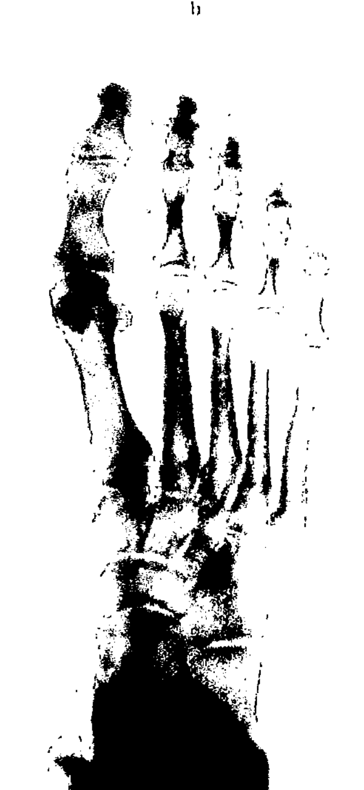

a

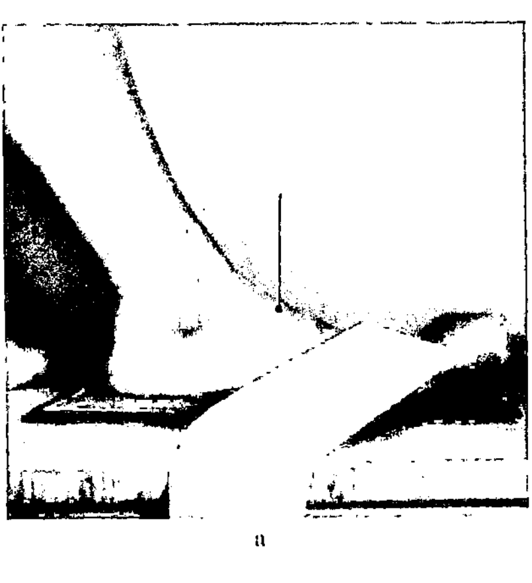
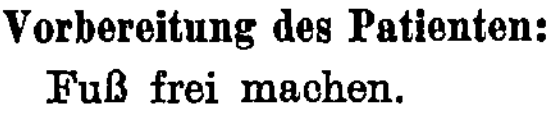

b

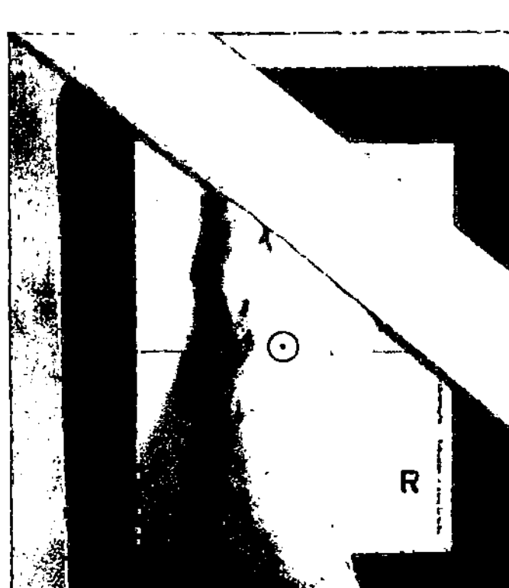

c

Vorbereitung des Patienten:
Fuß frei machen.

Lagerung des Patienten (Bild a und b):
Patient sitzend auf dem Untersuchungstisch oder in Rückenlage. Der Fuß liegt
flach mit der Sohle auf dem Film auf
(bei liegendem Patienten durch Beugung
des Knies). Mittelfußmitte in Filmmitte.
Unterschenkel und Knie rücken nach hinten.
Fixierung des Patienten: Schlitzbinde über
die Zehen.

Zentrierung:
Fußpunkt des Zentralstrahls: In Mitte des
Mittelfußes und in Filmmitte.
Strahlengangrichtung: Dorso-plantar.
Zentralstrahl: Senkrecht zum Film.

**Kriterium der gut eingestellten Aufnahme
(Bild c):**
Den anatomischen Verhältnissen entspre-
chende Abbildung.

Mittelfuß, planto-dorsal

Indikationen der Aufnahme:
Frakturen der kleinen Mittelfußknochen.

Vorbereitungen am Aufnahmetisch:
Film: Einzelpackung mit Bleigummiunterlage, 18/24 cm, Hochformat.
Bleibuchstabe, Sandsäcke, Keilkissen, Schlitzbinde.

Vorbereitungen am Röntgenapparat:
Am besten mit transportablem Apparat.
FFD: 50 cm (möglichst kurze Distanz).

Vorbereitung des Patienten:
Fuß frei machen.

Lagerung des Patienten (Bild a und b):
Patient in Bauchlage. Der Fußrücken muß sich dem
Film anschmiegen, weshalb der Film samt Gummiunterlage auf Keilkissen schräg von der Tischunterlage abgehoben wird.
Fixierung des Patienten: Schlitzbinde über den Unterschenkel.

Zentrierung:
Fußpunkt des Zentralstrahls: In Mitte des Mittel-
fußes und in Filmmitte.
Strahlengangrichtung: Planto-dorsal.
Zentralstrahl: Senkrecht auf den Film.

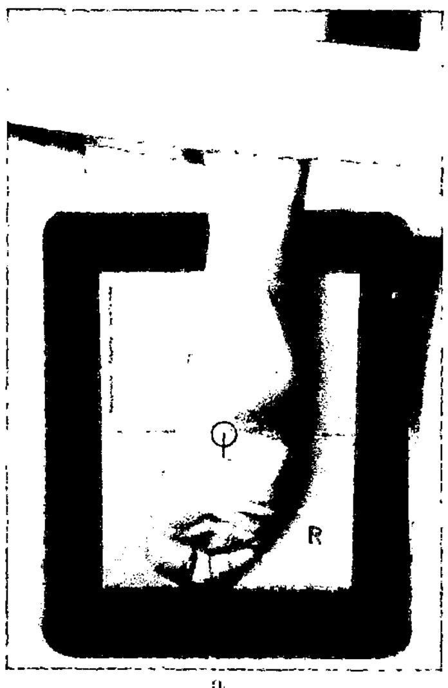

a

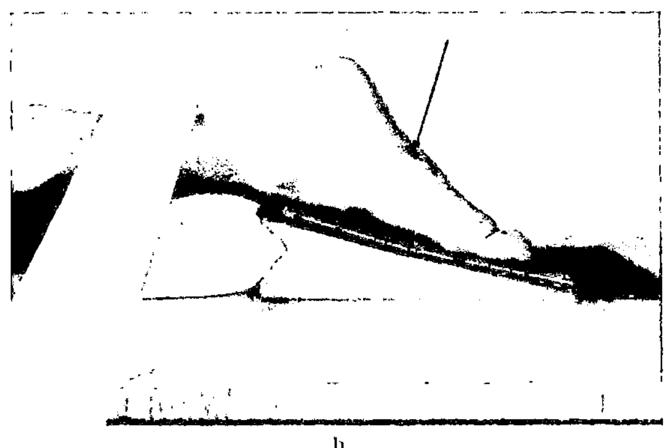

b

Kriterium der gut eingestellten Aufnahme (Bild c):

Die Mittelfußknochen sollen sich nicht so stark überdecken wie bei der üblichen dorso-plantaren Aufnahme, man soll also die Gelenkspalten frei sehen.

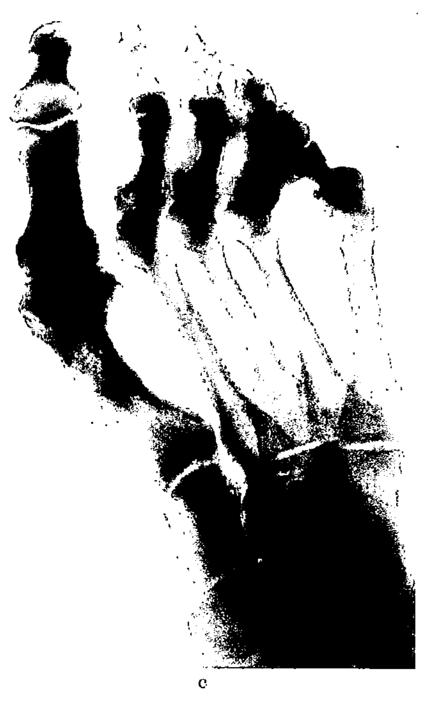

c

Bemerkungen:

Man kann die Aufnahme auch etwas schräg von medial oder schräg von lateral her auf-nehmen, je nachdem man entweder den lateralen oder den medialen (Bild c) Mittel-fußbereich besonders gut darstellen will.

Fuß, schräg, latero-medial

Indikationen der Aufnahme:
Metatarsalfrakturen, zur *seitlichen*(!) Darstellung der langen Mittelfußknochen, Marschfrakturen, sonstige entzündliche Veränderungen.

Vorbereitungen am Aufnahmetisch:
Film: Einzelpackung, mit Bleigummiunterlage, 18/24 cm, im Querformat.
Bleibuchstabe, Schlitzbinde, Sandsäcke, Keilkissen.

Vorbereitungen am Röntgenapparat:
Großapparat mit Feinfokus oder transportabler Apparat.
FFD: 100 bzw. 70 cm.
Blende eng.
Mit Ausgleichfilter die Zehen „abdecken".

Vorbereitung des Patienten:
Fuß frei machen.

Lagerung des Patienten (Bild a und b):
Patient liegt seitlich auf dem Untersuchungstisch, so daß sein Fuß mit der Innenseite auf dem Film ruht. Keilkissen an der abgehobenen Fußsohle, die mit der Tischebene einen Winkel von 45⁰ bilden soll. Es werden einige Kissen auf das Knie der gesunden Seite gebettet, so daß das Knie der kranken Seite in einem Abstand von 20 cm darauf liegen kann. Dies bewirkt, daß die Fußsohle mit dem Film den gewünschten Winkel von 45⁰ bilden kann, ohne daß der Patient eine Zwangshaltung einnehmen muß.

Eventuell Sandsack unter die Wade.
Fixierung des Patienten: Schlitzbinde über das obere Sprunggelenk.

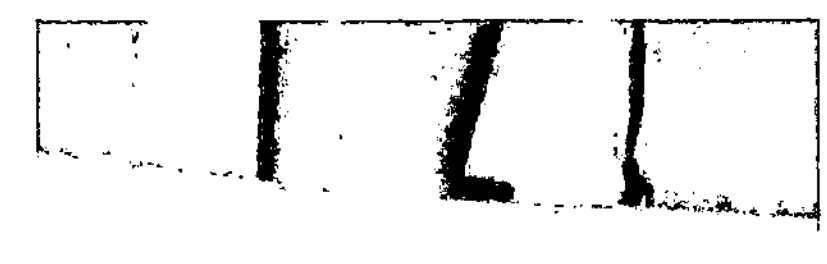

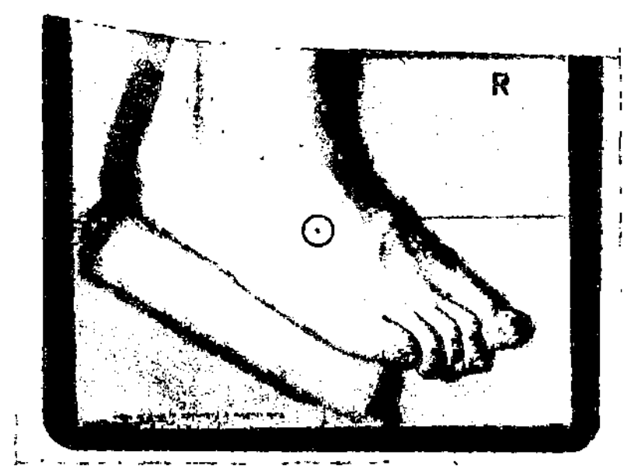

a

Zentrierung:
Fußpunkt des Zentralstrahls: In Mitte des Mittelfußes und in Filmmitte.
Strahlengangrichtung: Latero-medial.
Zentralstrahl: Senkrecht zum Film.

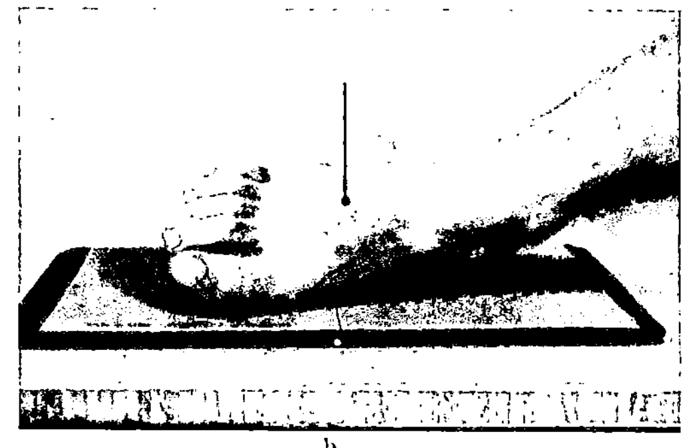

b

Kriterium der gut eingestellten Aufnahme (Bild c):

Die Metatarsalknochen müssen bei dieser Aufnahme *streng seitlich* getroffen sein, dürfen sich aber nicht, wie bei der seitlichen Fußaufnahme, ineinander projizieren.

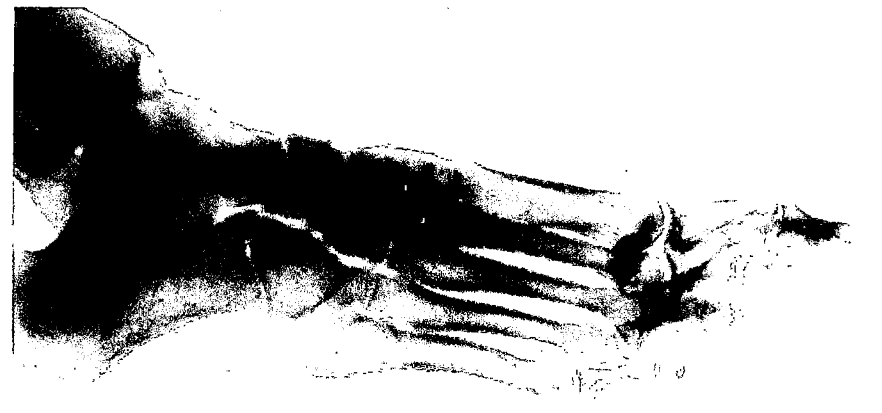

Einstellung 140
Zehenübersicht, dorso-plantar

Anatomie:
Bild a und b.

Indikationen der Aufnahme:
Frakturen, entzündliche Veränderungen.

Vorbereitungen am Aufnahmetisch:
Film: Einzelpackung, mit Bleigummiunterlage, 13/18 cm, im Querformat.
Bleibuchstabe, Keilkissen, Watte.

Vorbereitungen am Röntgenapparat:
Großapparat mit Feinfokus.
FFD: 100 cm.

Vorbereitung des Patienten:
Fuß frei machen.

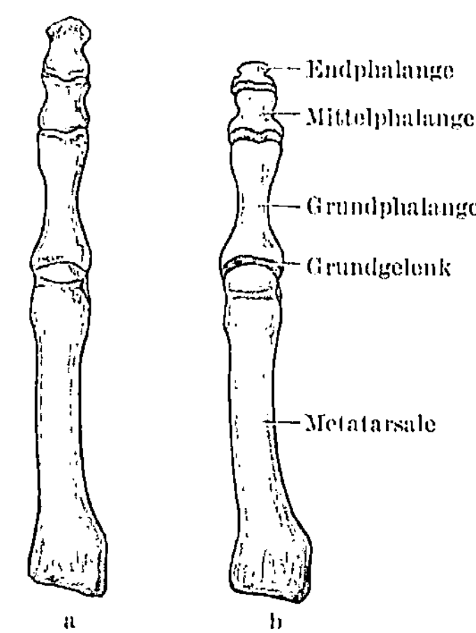

a und b. *Anatomische Projektion der Zehen:*
a bei Streckung der Zehen,
b übliche Beugehaltung einer Zehe

Lagerung des Patienten (Bild c und d):
Der Patient sitzt auf dem Untersuchungstisch. Der Vorderfuß liegt mit der Sohle auf dem Film auf. Zehen mit Watte spreizen und mit Keilkissen die Zehenspitzen vom Film abheben.

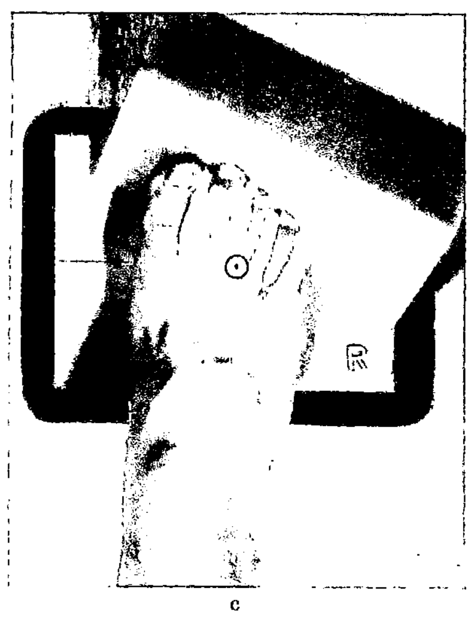

c

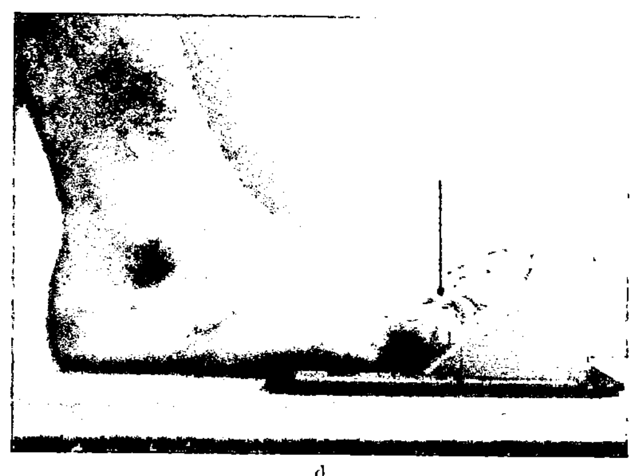

d

Zentrierung:
Fußpunkt des Zentralstrahls: In Höhe des Grundgliedes der Mittelzehe und in Filmmitte.
Strahlengangrichtung: Dorso-plantar.
Zentralstrahl: Senkrecht zum Film.

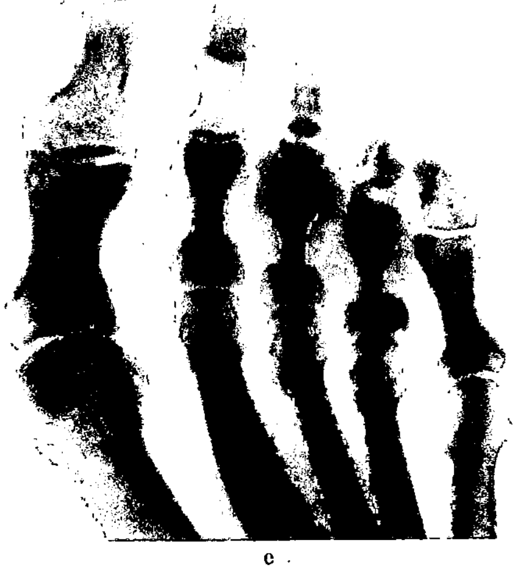

c.

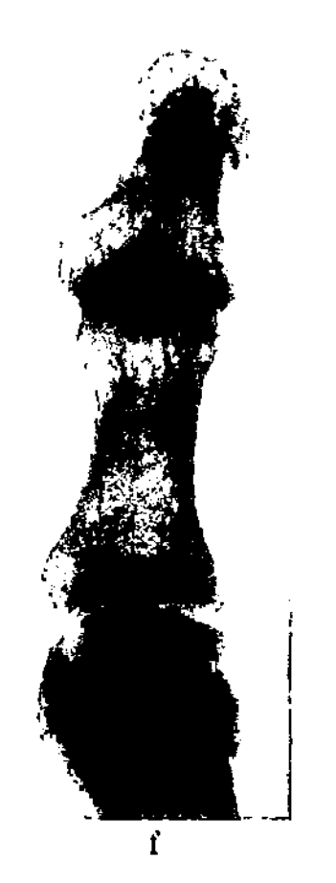

f

Kriterium der gut eingestellten Aufnahme (Bild e):

Alle Phalangen müssen gut voneinander getrennt und nicht verkürzt dargestellt sein.

Bemerkungen (Bild f):

Die gleiche Einstellung gilt auch für die Großzehe, einzeln; diese wird aber flach auf den Film hingesetzt.

Zehen, seitlich, medio-lateral (bei Schräghaltung des Fußes)

Indikationen der Aufnahme:
Frakturen, Nekrosen, Arthrosis.

Vorbereitungen am Aufnahmetisch:
Film: Einzelpackung, mit Bleigummiunterlage, 13/18 cm, im Querformat.
Bleibuchstabe, Keilkissen, Watte.

Vorbereitungen am Röntgenapparat:
Großapparat mit Feinfokus.
FFD: 100 cm.
Blende an der Röhre eng.

Vorbereitung des Patienten:
Fuß frei machen.

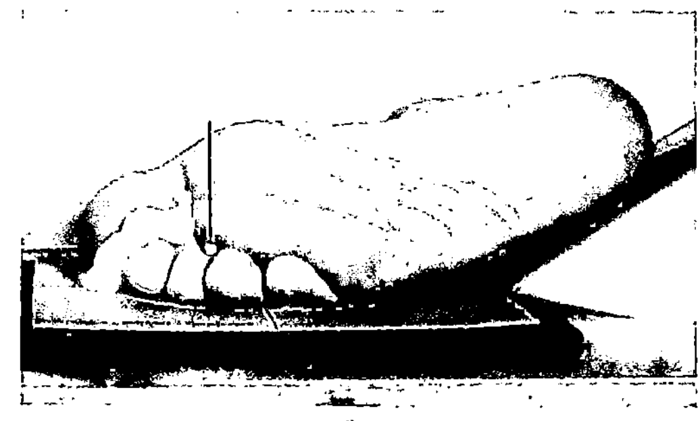

a

Lagerung des Patienten (Bild a):
Patient in Seitenlage auf dem Untersuchungstisch. Der Fuß liegt mit der Außen- und Oberseite auf dem Film auf, so daß die Zehen mit ihrer Seitenkante dem Film anliegen. Die Ferse mit Keilkissen anheben. Die Zehen zur besseren Einzeldarstellung mit Watte spreizen.

Zentrierung:
Fußpunkt des Zentralstrahls: Auf Mitte der 3. Zehe.
Strahlengangrichtung: Seitlich, medio-lateral.
Zentralstrahl: Senkrecht zum Film.

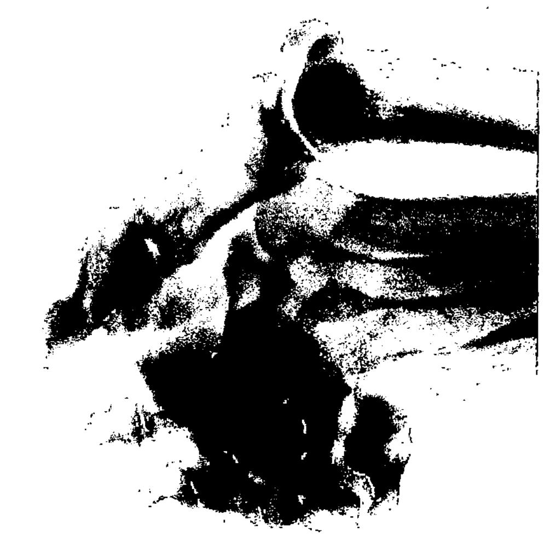

b

Kriterium der gut eingestellten Aufnahme (Bild b):
Schön seitliche Darstellung aller Zehen. Keine Überlagerung.

Einstellung 142
Großzehe, seitlich, latero-medial

Indikationen der Aufnahme:
Frakturen, Arthrosis, sonstige entzündliche Veränderungen, Sesambeinaffektion, Nekrosen.

Vorbereitungen am Aufnahmetisch:
Film: Einzelpackung, mit Bleigummiunterlage, 9/12 cm, im Querformat, eventuell Zahn-film.
Bleibuchstabe, Schlitzbinde, Watte.

Vorbereitungen am Röntgenapparat:
Großapparat mit Feinfokus.
FFD: 100 cm.
Blende an der Röhre eng.

Vorbereitung des Patienten:
Fuß frei machen.

Lagerung des Patienten (Bild a):
Patient in Seitenlage. Der Fuß liegt mit der Innenseite auf dem Film auf. Großzehe streng seitlich auf die Mitte des Films legen. Übrige Zehen mit Binde stark beugen. Die Längsachse der Großzehe liegt parallel zum Film.
Fixierung des Patienten: Schlitzbinde über den Mittelfuß.

Zentrierung:
Fußpunkt des Zentralstrahls: In Mitte des Großzehengrundgliedes und in Filmmitte.
Strahlengangrichtung: Seitlich, latero-medial.
Zentralstrahl: Senkrecht zum Film.

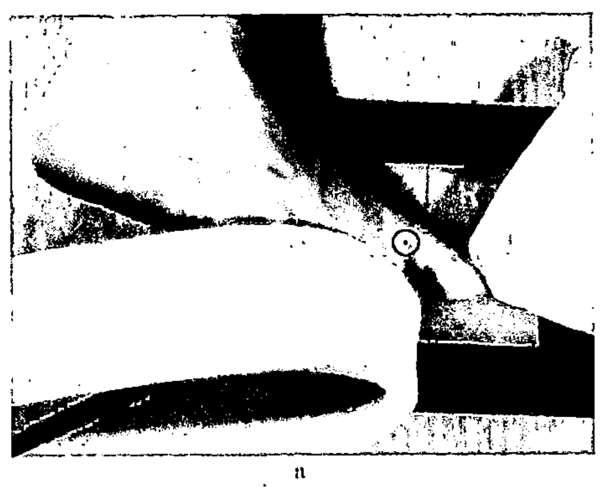

Kriterium der gut eingestellten Aufnahme (Bild b):
Schön seitliche Abbildung der beiden Phalangen.

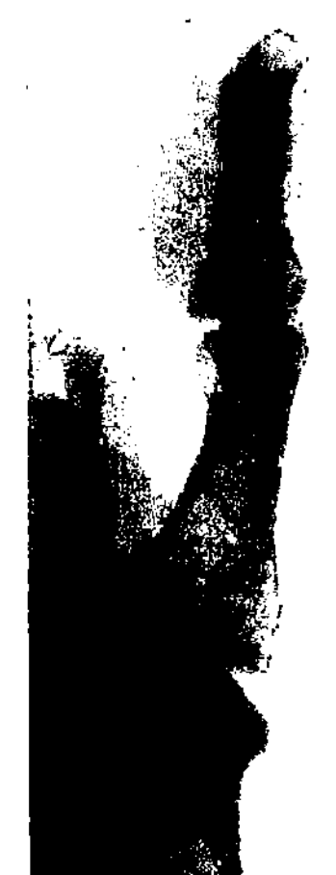

Sesambeine der Großzehe, axial, dorso-ventral

Anatomie: Bild a.

Indikationen der Aufnahme: Nekrosen.

Vorbereitungen am Aufnahmetisch:
Film: Einzelpackung, mit Bleigummiunterlage, 9/12 cm, im Querformat.
Bleibuchstabe, Schlitzbinde, Sandsäcke und Holzbretter.

Vorbereitungen am Röntgenapparat:
Großapparat mit Feinfokus. — FFD: 70 cm.
Blende an der Röhre eng.

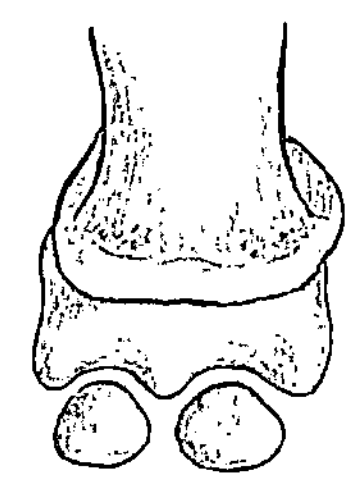

a
Ansicht von hinten

Vorbereitung des Patienten:
Fuß frei machen.

Lagerung des Patienten (Bild b und c):
Patient in Bauchlage, wobei er den Fuß auf die Fuß-
spitze stellt und diese Stellung so übertreibt, daß die
Großzehe maximal nach oben (kopfwärts) gekippt wird.
Holzbrett und Sandsack unter dem Unterschenkel.
Fixierung des Patienten: Schlitzbinde über das Sprung-
gelenk.

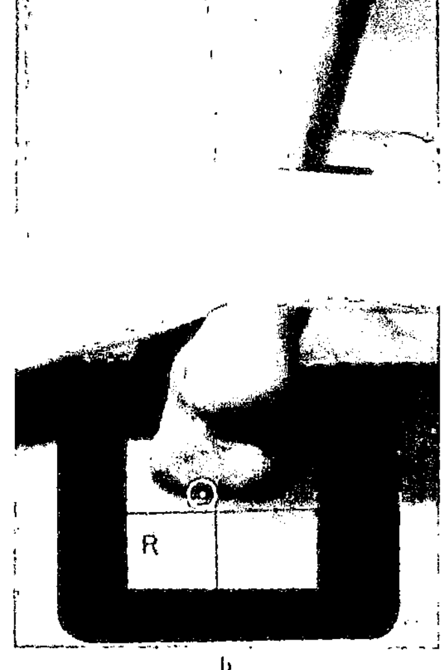

b

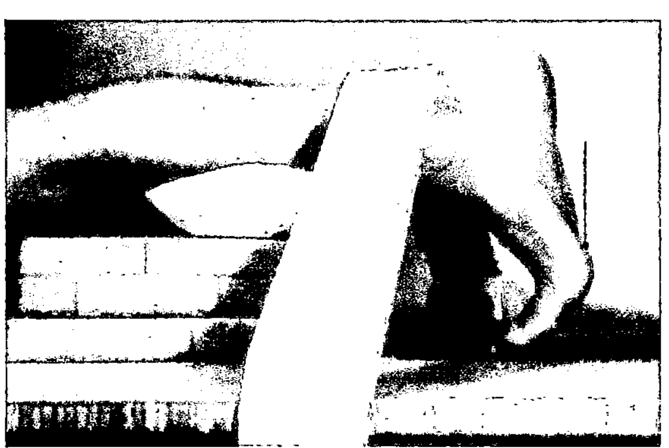

c

Zentrierung:
Fußpunkt des Zentralstrahls: In Mitte des Großzehenballens und in Filmmitte.
Strahlengangrichtung: Axial, dorso-ventral.
Zentralstrahl: Senkrecht zum Film.

Kriterium der gut eingestellten Aufnahme (Bild d):
Die Sesambeine müssen frei projiziert sein.

Bemerkungen:
Die *Aufnahme* kann auch *in Rückenlage* angefertigt
werden. Der Fuß ruht dann auf dem Fersenbein, und
die Großzehe wird mit einer Binde stark nach oben
(kopfwärts) gezogen. Film auf ein Holzbrett hochlegen
und so nahe wie möglich rückwärts vom Fußballen anschmiegen. Zentrierung: senkrecht auf Großzehenballen.

d

Innere Organe

Anatomie und Technik mit und ohne Kontrastverfahren

Atmungsorgane

Zu den Atemwegen gehören

im Schädelraum: Nasenraum, Nasennebenhöhlen und Mundhöhle (Epipharynx),

im Hals: Hypopharynx, Kehlkopf und Luftröhre (Trachea),

im Brustraum (Thorax): Luftröhre und Lunge (Pulmo).

Über die Nasennebenhöhlen wurde im Schädelkapitel das Wichtigste gesagt (s. Einstellung 49 und 51). An dieser Stelle müssen wir nur noch ergänzend über ihre Darstellung mit Kontrastmittel berichten.

Nasennebenhöhlen mit Kontrastmittel

Indikationen und Prinzip der Untersuchung:

Auf einer üblichen Röntgenaufnahme läßt sich nicht ohne weiteres entscheiden, ob eine Verschattung der Kieferhöhle durch einen Erguß oder durch eine Schleimhautschwellung bedingt ist. Zur Abklärung kann man zuerst die tomographische Untersuchung heranziehen (s. S. 526). Sollte diese diagnostisch nicht weiterführen, so wird die Kontrastmitteldarstellung (Sinusographie) durchgeführt. Der Arzt punktiert zu diesem Zweck mit dicker Kanüle vom Nasenraum aus die Kieferhöhle, saugt eventuelles Sekret ab und spritzt ein wasserlösliches Kontrastmittel ein.

Vorbereitung des Patienten:

Der nüchterne Patient erhält $^1/_2$ Stunde zuvor vom Arzt ein Beruhigungsmittel verordnet.

Vorbereitung des Untersuchungsmaterials:

Stirnspiegel, Lampe oder Stirnlampe, Sonde mit Watteträger, Watte,
Nasenspeculum,
Desinfektionslösung,
Anästhesielösung, z. B. Pantocain, 2 cm³-, 5 cm³-, 10 cm³-Spritze,
Kieferhöhlenpunktionskanüle,
dünne Nadeln,
Kontrastmittel (z. B. Endografin) angewärmt, etwa 4 cm³ pro Seite,
Brechschale.

Aufnahmearten:

Zur Röntgenuntersuchung beginnt man im allgemeinen mit der

· *seitlichen Aufnahme des Gesichtsschädels bei sitzendem Patienten* (s. Einstellung 66).

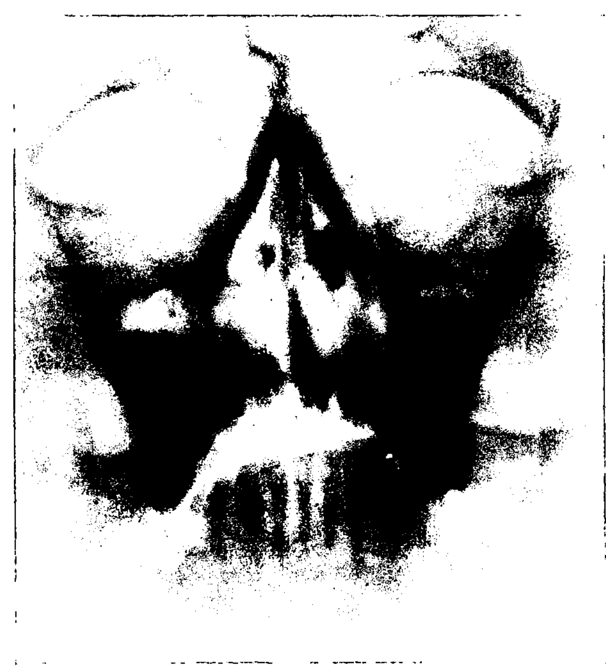

Bei bestimmten Fragestellungen kann man ergänzend ein *occipito-nasales Bild* bei liegendem (Bauchlage) oder bei sitzendem Patienten (s. Einstellung 51) anfertigen.

Bei einem Prozeß am Kieferhöhlendach wird eine *Aufnahme am hängenden Kopf* vorgenommen, welche sowohl im axialen sub·mento-bregmatischen (s. Einstellung 53) als auch bei seitlichem Strahlengang gemacht wird.

Statt wasserlöslicher Kontrastmittel werden ölige (z. B. Lipiodol) verwandt, wenn man eine sog. *Funktionsprobe* anschließen will. Die Röntgenassistentin hat dann nach 48 Stunden eine *Spätkontrollaufnahme* anzufertigen.

Zur Darstellung der übrigen Höhlen muß der Patient versuchen, bei Kopftieflage mehrmals kurz „aufzuschneuzen".

Epipharynx und Kehlkopf (Larynx)

Indikationen der Untersuchung:

Frakturen, Krebs und Entzündungen des Kehlkopfs.

Prinzip der Untersuchung:

Zur *Darstellung des Kehlkopfs* genügt im allgemeinen die *seitliche Aufnahme der Halswirbelsäule* (s. Einstellung 85), wobei aber auf den Kehlkopf, also mehr nach vorne, zentriert wird.

Zur *Aufnahme des Kehlkopfs im dorso-ventralen Strahlengang* gibt es eine wenig bekannte, jedoch sehr zweckmäßige Methode, die

dorso-ventrale Schrägaufnahme des Kehlkopfs.

Vorbereitungen am Röntgenapparat und Aufnahmetisch:

Großapparat oder transportabler Apparat.

FFD: 100 cm oder 70 cm bei transportablem Apparat.

Film: Einzelpackung (mit Bleiunterlage), 9/12 cm, besser noch Bißfilm zur oralen Aufnahme.

Lagerung des Patienten (Bild a und b):

Patient sitzt auf dem Untersuchungsstuhl und zieht das Kinn leicht an den Hals an. Er hält einen Film mit dem 2. bis 5. Finger der rechten Hand und placiert diesen vor dem Adamsapfel (Röhrenseite gegen den Kehlkopf gerichtet). Dann wird der Kopf eine Spur nach *links* gedreht. Daumen der filmtragenden rechten Hand drückt dabei den Kehlkopf nach links, wie dies das nebenstehende Schema zeigt.

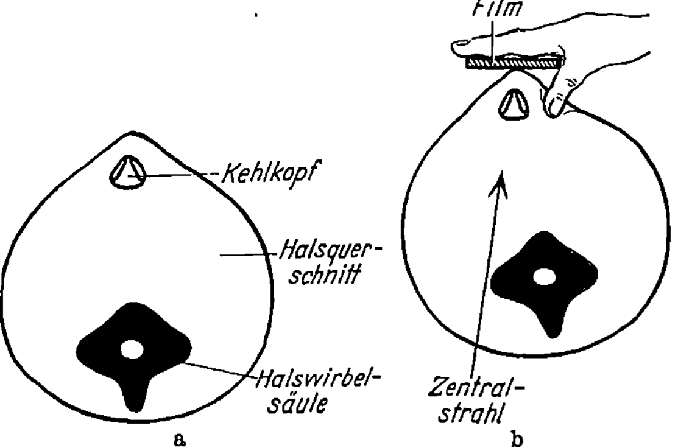

a und b. Darstellung des Kehlkopfes durch Wegdrücken desselben mit dem Daumen der filmtragenden Hand

Zentrierung:

Fußpunkt des Zentralstrahls auf dem Patienten: Im Nacken knapp links von der Halswirbelsäule.

Strahlengangrichtung: Dorso-ventral, also im Nacken, links von der Halswirbelsäule einfallend, in Richtung Kehlkopf zielend.

Zentralstrahl: Senkrecht zum Film.

Belichtung: Weiches Bild.

Bemerkungen:

Es ist zweckmäßig, eine zweite Aufnahme mit Verschiebung des Kehlkopfs nach rechts (*linke* Hand hält den Film) vorzunehmen.

Einen besonders guten Aufschluß über Veränderungen im Kehlkopfinnern ergibt die *Tomographie* (s. S. 527).

Luftröhre

Die Luftröhre (Trachea) wird meistens mittels *Aufnahmen der Halswirbelsäule bei ventro-dorsalem* (s. Einstellung 83) und bei *seitlichem Strahlengang* (s. Einstellung 85) untersucht, eventuell sogar mittels gezielter Aufnahmen.

Für eine eingehende Untersuchung werden ventro-dorsale und dorso-ventrale Aufnahmen angefertigt:

1. bei Atemstillstand;

2. bei geschlossenem Mund und Nase und gleichzeitigem Versuch, Atem tief einzuholen (Müllerscher Versuch);

3. bei Mund- und Nasenverschluß und Preßatmung, also dem Versuch, gegen einen Wider-stand auszuatmen (*Valsalva*scher Versuch).

Die *intrathorakalen Luftröhrenpartien,* also jene Luftröhrenabschnitte, die im Thorax-raum liegen, kann man auf einer *harten Aufnahme* gut darstellen, besser noch *tomographisch* (s. S. 527).

Lungen, Pleura, Mediastinum

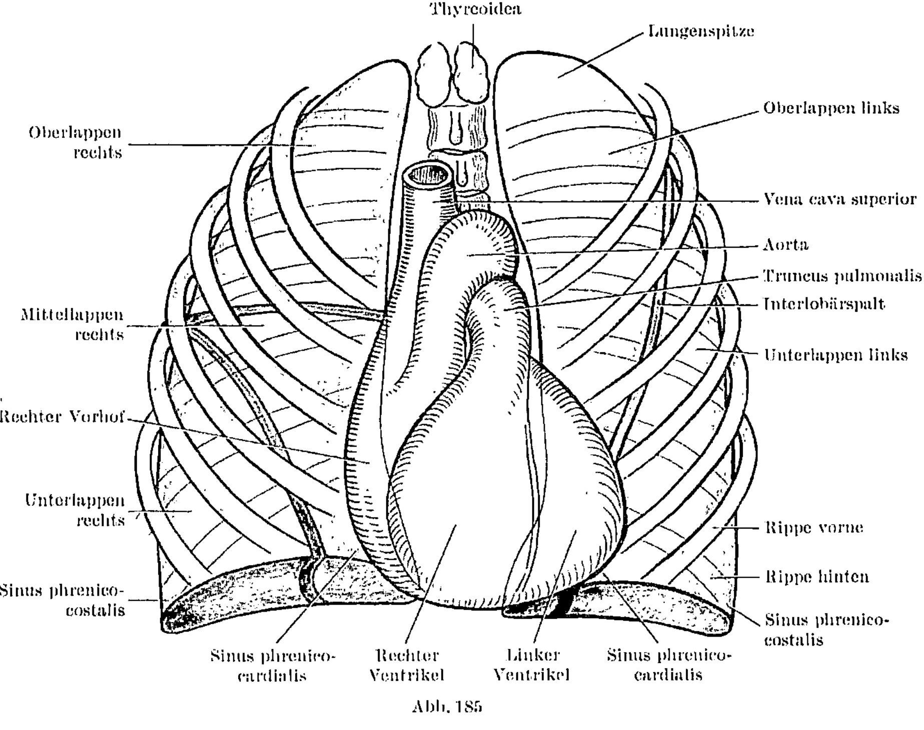

Abb. 185

Anatomische Vorbesprechung (Abb. 185):

Der *Brustkorb* (Thorax, Brustkorbhälfte =Hemithorax) umschließt die *Lungen* (Pulmones) und das *Mittelfell* (Mediastinum), das die *Luftröhre* (Trachea) und die ohne Kontrastmittel nicht sichtbare *Speiseröhre* (Oesophagus) beherbergt, sowie die *Schilddrüse* (Thyreoidea), die, wenn vergrößert, als *Kropf* (Struma) bezeichnet wird, und in dieser Höhe beim Kinde den ziemlich großen *Thymus*. Unterer und mittlerer Teil des Mediastinum werden vom *Herzen* (Cor) und den großen Gefäßen ausgefüllt.

Die Lunge besteht rechts aus drei Lappen (Lobi) und links aus zwei. Auf der Röntgenaufnahme lassen sich die verschiedenen Lungenlappen bildmäßig nicht abgrenzen, man sieht nur den Lungenmantel in Form fein verzweigter Gefäßstreifen, die zur Thoraxwand ziehen und den dichten Schatten der Lungenwurzel (Hilus).

Der Thoraxraum wird unten durch das rechte und das linke Zwerchfell (Diaphragma) abgeschlossen. Mit der seitlichen Thoraxwand bilden die Zwerchfelle einen spitzen Winkel, den Zwerchfellthoraxwinkel oder Sinus phrenico-costalis, der auf jeder Röntgenaufnahme mit abgebildet sein muß. Mit dem Herzschatten bilden die Zwerchfelle den Herzzwerchfellwinkel (Sinus phrenico-cardialis).

Die Wand des Brustkorbes ist immer vom Rippenfell (Pleura parietalis oder costalis) überzogen, die Lungen vom Lungenfell (Pleura pulmonalis). Diese beiden Pleurablätter erlauben die Verschieblichkeit der Lungen gegenüber dem knöchernen Thorax, was beim

Atmen von Bedeutung ist. Die Spalten zwischen den Pleurablättern können sich röntgenologisch in Form feiner Haarlinien (Interlobärlinien) abbilden.

Die Lungenzeichnung ist durch die Gefäßzeichnung bedingt. Die Luftröhrenäste (Bronchien) sieht man im allgemeinen nicht.

Auf dem Röntgenbild teilen wir die Lungenfelder nicht in Lungenlappen ein, sondern in vier Zonen (vgl. Bild f in Einstellung 147), nämlich

die Spitzenfelder (oberhalb der Schlüsselbeine),

die Oberfelder (zwischen Schlüsselbein und oberem Hiluspol),

die Mittelfelder (seitlich vom Hilus) und

die Unterfelder (zwischen Hilus und Zwerchfell).

Spitzen- und Oberfeld werden oft gemeinsam als Obergeschoß bezeichnet.

Der Lungenteil hinter dem Herzen wird retrokardialer oder *Holzknechtscher Raum* genannt.

Indikationen für Lungen- und Pleurauntersuchung:

Die Begriffe Thorax- und Lungenaufnahme werden häufig nicht präzis auseinandergehalten. Oft wird statt eines Lungenbildes schlechthin ein Thoraxbild verlangt.

Unter *Thoraxaufnahme* versteht man ein Bild des Rippengitters, z. B. bei Verdacht auf Frakturen von Rippen oder bei Einschmelzungsprozessen (Caries) an den Rippen. Ein solches Bild muß hart exponiert werden, zur Darstellung des Knochens.

Eine *Lungenaufnahme* wird dagegen normalerweise weich exponiert, zur Darstellung auch feinster Gefäßzeichnungen. Harte Belichtung wird nur bei ausgedehnten Verschwartungen und dichten Schattenherden angewandt.

Mit dem Lungenbild erfassen wir die verschiedensten *Krankheitsbilder der Lungen, der Pleura und des Mediastinums*, von denen wir im folgenden die wichtigsten hervorheben:

Die *Tuberkulose* (abgekürzt: Tbc), auch als spezifische Affektion oder als Morbus *Koch* bezeichnet (Kochsche Bazillen sind Tuberkelbazillen). Unter einem Primärkomplex verstehen wir einen überstandenen tuberkulösen Prozeß, der verkalkt ist (Kalkherd, Ghonscher Herd); unter Pneumothorax: Lufteinblasungen zwischen die Pleurablätter; unter Drainage: das Absaugen von Flüssigkeiten; unter Thorakoplastik: Eingriffe am Thorax zur operativen Behandlung der Tuberkulose.

Die *Lungenentzündung* oder Pneumonie, lappenförmige (lobäre Pneumonie) und herdförmige (Bronchopneumonie).

Der *Krebs* (Carcinom, abgekürzt: Ca.) oder Neoplasma (abgekürzt: Neo) der Lungen bzw. der Bronchien. Ein Pancoast-Tumor ist ein Krebs der Lungenspitze.

Gutartige Lungengeschwülste, Hohlraumbildungen *(Cysten)* und tuberkulöse und nichttuberkulöse *Kavernen* (Einschmelzungshöhlen).

Bronchialerweiterungen mit Eiterung (Bronchiektasien).

Lymphogranulomatose oder *Hodgkinsche* Krankheit sowie der *Morbus Boeck* äußern sich in den Lungen durch Lymphknotenschwellung am Hilus bzw. am Mediastinum.

Die *Brustfellentzündung* (Pleuritis) tritt in zwei Formen auf: Die nasse (Pleuritis exsudativa) ist die häufigere, die trockene heißt Pleuritis sicca.

Herzaffektionen (kardiale Erkrankungen) teilt man ein in solche des Herzbeutels (Perikard), des Herzmuskels (Myokard) und in die Klappenfehler (Vitium).

Prinzip der Lungenuntersuchung:

Zur röntgenologischen Abklärung werden

die Durchleuchtung vorgenommen und

die übliche Lungenaufnahme,

die „harte" (mit viel kV) Lungenaufnahme, eventuell auch mit Hartstrahltechnik,

die „weiche",

die Profil- und

die Schrägaufnahme angefertigt.

Nicht selten fügen wir noch Spezialuntersuchungen an,
z. B. die *Tomographie* (s. S. 527) oder
die *Füllung des Bronchialsystems* mit Kontrastmittel (Bronchographie) (s. Einstellung 155)
oder die *Kymographie* zum Studium der Bewegungen.

Zu erwähnen sind ferner
die gezielten Aufnahmen am Durchleuchtungsgerät (Zielaufnahmen) und
die Spitzenaufnahmen zur präzisen Untersuchung der Spitzenfelder.

Wir beginnen mit der Besprechung des weitverbreitetsten Untersuchungsverfahrens, nämlich mit der Durchleuchtung.

Lungendurchleuchtung:

Über die Durchleuchtung wurde schon in einem früheren Abschnitt (s. S. 51) das Wichtigste gesagt. Wir haben uns hier mit ihrer praktischen Durchführung zu befassen:

Man benötigt geraume Zeit, bis man im Dunkeln eines Durchleuchtungszimmers genügend zu sehen vermag, um sich im Raum sicher bewegen zu können und vor allem dem Patienten zuverlässiges Geleit zu geben. Ein Patient soll nie aus hellem grellem Licht direkt in den verdunkelten Untersuchungsraum geführt werden, vielmehr soll schon die Auskleidekabine etwas abgedunkelt sein. Bei der Unterbringung des Kranken im Durchleuchtungsgerät soll er sich nirgends stoßen und muß auch auf die Fußbank richtig auftreten, die bei großen Patienten annähernd bodenhoch ist, während sie bei kleinen Patienten entsprechend höher gestellt werden muß. Die Assistentin ist dem Patienten beim Betreten dieser Fußbank stets behilflich. Sie dreht ihn so, daß er gegen den untersuchenden Arzt schaut. Der Patient läßt seine Arme locker herabhängen und lehnt sich gut an die Rückwand des Gerätes an.

Der Röntgenapparat darf nie unter Strom stehen, während ein Patient im Durchleuchtungsgerät steht und solange mit ihm gesprochen wird. Man schalte stets den Strom erst dann ein, wenn es vom Arzt verlangt wird.

Die Durchleuchtung wird nur mit 3—4 mA und mit 60 kV durchgeführt. Die kV kann man ohne weiteres erhöhen, die mA dagegen nicht. Nach Beendigung der Durchleuchtung ist der Strom am Hauptschalter sofort auszuschalten!

Die Röntgenassistentin hat auch die Aufgabe, die Dauer einer Durchleuchtung zu kontrollieren und dem untersuchenden Arzt mitzuteilen, wenn er die 5-Minuten-Grenze überschreitet.

Fertigt der Arzt *Zielaufnahmen* der Lungen an, so belichte man äußerst kurz, weich und unter Verwendung eines Films mit Strukturfolie.

Im Hinblick auf den Strahlenschutz verweisen wir mit besonderem Nachdruck auf das Kapitel S. 157.

Vorbereitung für eine Durchleuchtung:

Bleihandschuhe,
Bleimarken mit Heftpflaster und Schere,
Bariumpulver, falls man rasch eine Paste (in der Konsistenz wie Senf) anrühren muß,
Stethoskop (Hörrohr) für den Arzt,
Fettstift zur Aufzeichnung der Herzgröße auf dem Leuchtschirm,
Transparenzpapier,
Watte und Alkohol-Äther-Gemisch (zum Abwischen der Schirmskizze).

Lungenaufnahme bzw. Thoraxaufnahme, dorso-ventral

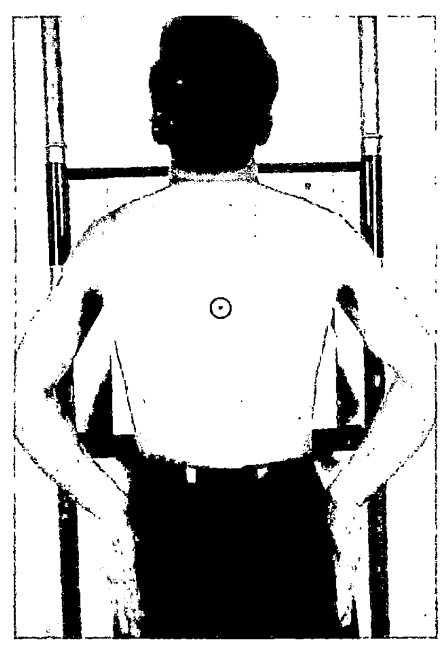

a

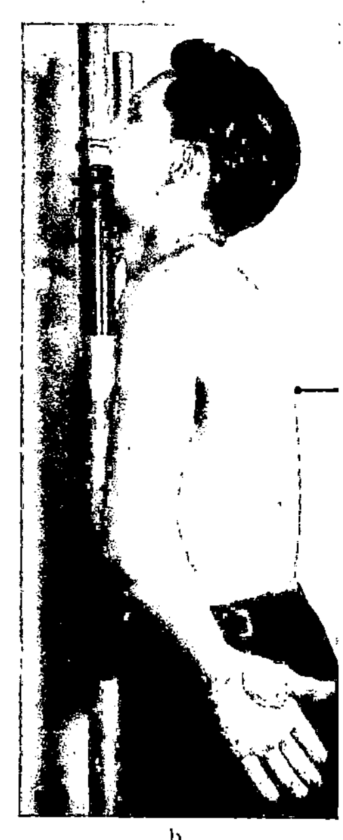

b

Vorbereitungen am Aufnahmetisch:

Kassettenfilm 35/35 cm oder 35/43 cm, im Hochformat, Strukturfolie (Hochleistungsfolie nur bei großem Thoraxumfang des Patienten). Bei sehr dicken Patienten zieht man die Buckyaufnahme vor.

Kassette vorwärmen (Heizkissen, Bettflasche), dies auch im Sommer!

Bleibuchstabe.

Vorbereitungen am Röntgenapparat:

Großapparat mit Feinfokus, bei sehr dicken Patienten mit Grobfokus.

FFD: Mindestens 150 cm. Bei Herzaufnahmen wird die FFD auf 2 m gebracht. Aufnahmen in solch großer Distanz heißen *Teleaufnahmen*, weshalb viele Ärzte bei Zuweisung „ThoraxTele" oder „Teleaufnahme" schreiben.

Blende eng, mit der Thoraxwand abschließen lassen.

Vorbereitung des Patienten:

Oberkörper frei machen (bei Mädchen mit Zöpfen läßt man das Haar hochnehmen und über dem Kopf festknoten).

Thoraxumfang mit flexiblem Zentimeter (wie beim Kleidernähen) messen und die kV-Zahl entsprechend regeln.

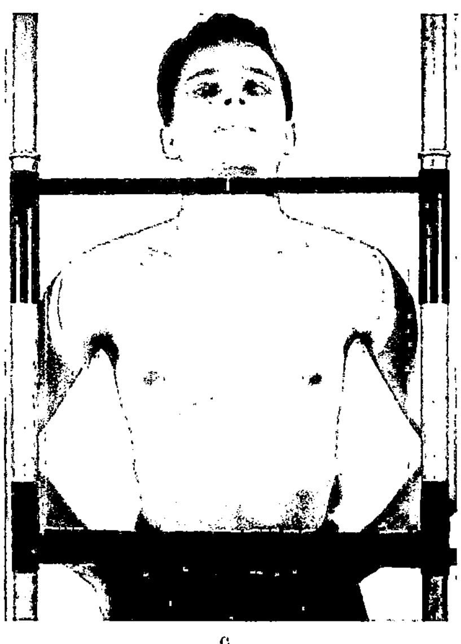

c

Lungen: Ansicht der Einstellung, wobei die (undurchsichtige) Kassette durch eine Glaswand ersetzt ist.

Man beachte das Aufstellen des Kopfes, die symmetrische Einstellung für beide Spitzen und die fallenden Schultern (vorne angepreßt, Brust beiderseits auch stark angepreßt)

Lagerung des Patienten (Bild a—e):

Patient stehend am Lungenstativ, gerade, leicht vornübergeneigt. Die vordere Brustwand und die Schultern liegen der Kassette eng an. Schultern stark hängend, nicht hochziehen lassen. Die Schulterblätter rücken damit aus ihrer Normalstellung (Bild d) weit nach außen an die laterale Thoraxwand (Bild e) und verdecken dadurch die Lungenabschnitte dieser Zone nicht. Handrücken auf Hüfte stützen. Der Kopf wird über den oberen Kassettenrand hinweg und das Kinn möglichst weit nach vorne geschoben und gerade gehalten. Von hinten her betrachtet muß der obere Kassettenrand die Schultern um 3 Querfinger überragen.

Man achte darauf, daß beide Thoraxhälften, vor allem beide Lungenspitzen, der Kassette stets eng und symmetrisch anliegen, speziell auch während der In- und Exspirationsübung.

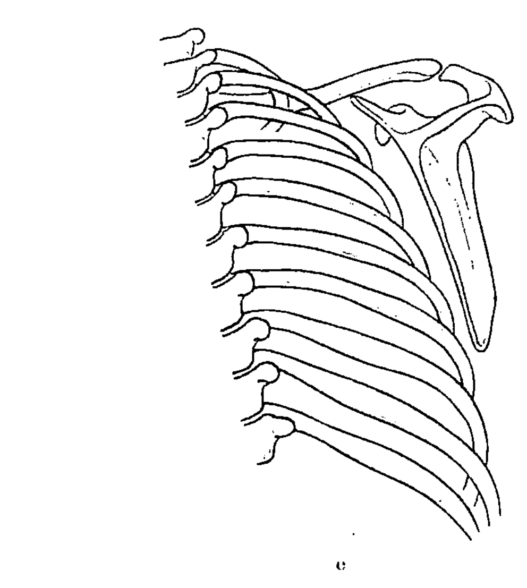

d

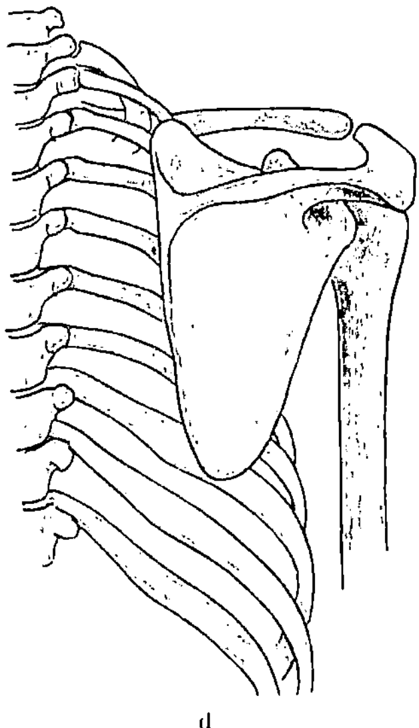

e

Zentrierung:

Fußpunkt des Zentralstrahls: Auf Wirbelsäulenmitte in Höhe des unteren Poles des Schulterblattes und in Filmmitte.

Strahlengangrichtung: Dorso-ventral.

Zentralstrahl: Senkrecht zum Film.

Aufnahme bei *Atemstillstand in Inspiration.* Vor der Aufnahme wird mit dem Patienten das Ein- und Ausatmen geübt, denn er soll gut einatmen, nicht übermäßig tief. Man übe in folgender Art:

„Einatmen, ausatmen, einatmen, nicht mehr atmen, anhalten"

oder

„Einatmen, ausatmen, einatmen, stop, Atem anhalten."

Das Kommando lautet also „einatmen!" und nicht etwa „Tief einatmen!". Man achte darauf, daß der Patient (speziell Kinder) beim Einatmen die vordere Thoraxwand nicht so stark hebt, daß sie vom Film bzw. von der Kassette wegrückt. Der Patient muß streng am Film „angeklebt" bleiben!

Es ist falsch, nach dem Kommando „einatmen, ausatmen, einatmen, stop: nicht mehr atmen" die Aufnahme sofort auszulösen. Man muß vielmehr nach dem Kommando etwas warten, erstens, bis der Patient begriffen hat, was er tun soll, zweitens, bis er es ausgeführt hat, und drittens, bis die in Bewegung begriffenen Lungen und Zwerchfellteile wirklich zum Stillstand gekommen sind.

Belichtung: So kurz wie möglich.

Die einzustellende kV-Zahl richtet sich nach dem Thoraxumfang des Patienten; man erstellt sich dafür eine Tabelle. Bei Kindern benötigen die Aufnahmen der Lungen relativ mehr kV als beim Erwachsenen.

Kriterium der gut eingestellten Aufnahme (Bild f):

Auf einer gut eingestellten Lungenaufnahme müssen beide Lungenspitzen möglichst groß und übersichtlich abgebildet und der Sinus phrenico-costalis beiderseits sichtbar sein.

Die Aufnahme muß auch streng symmetrisch eingestellt sein, was man am Abstand der Schlüsselbeinköpfe rechts und links von der Mittellinie feststellen kann.

Die Schulterblätter müssen außerhalb der Lungenfelder liegen.

Die Belichtung ist dann gut, wenn der Rippenschatten, der in den linken Herzbogen einstrahlt, in einer Entfernung von 2 cm im Herzschatten verschwindet und wenn man den 4. Brustwirbel nicht mehr erkennen kann.

Sieht man hingegen alle Rippen bis weit in den Herzschatten hinein oder viele Brustwirbel, so handelt es sich um eine zu harte, also überexponierte Aufnahme.

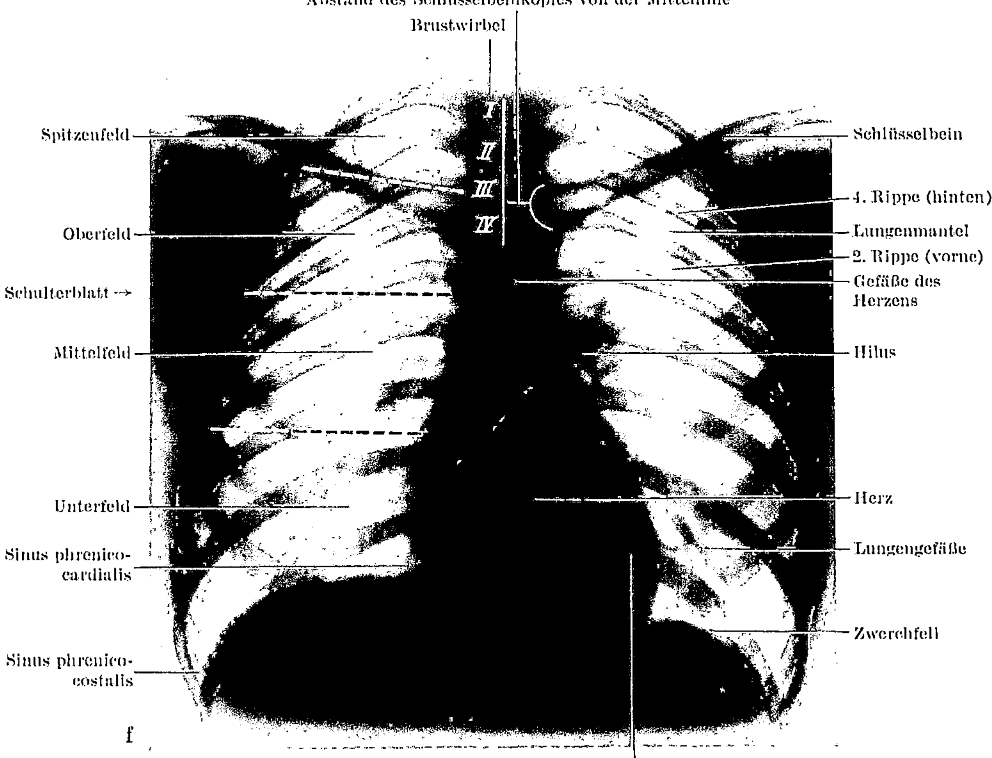

Bemerkungen:

Bei graviden Frauen und bei Kindern müssen die Lende und das Gesäß *gegen die Röhre hin* mit Blei abgedeckt werden!

Über die *Lungentomographie* s. S. 527.

Über die *Bronchographie* s. Einstellung 155.

Über das *Pneumomediastinum* s. Einstellung 168.

Über die *Kymographie* s. S. 78.

Über *gezielte Lungenaufnahmen* s. S. 414.

Fehleinstellungen (Bild g und h):

Bild g läßt eine falsche Stellung der Schultern erkennen. Diese dürfen nicht hochgezogen werden.

Bild h: Die Hände sind nicht mit der Rückfläche an dem Körper angelegt und außerdem am Brustkorb viel zu hoch placiert.

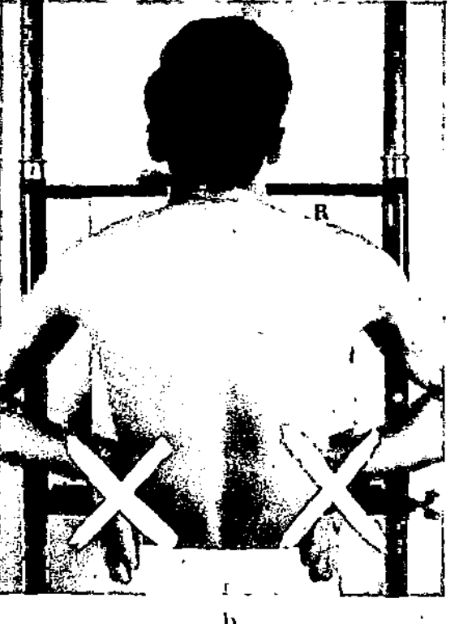
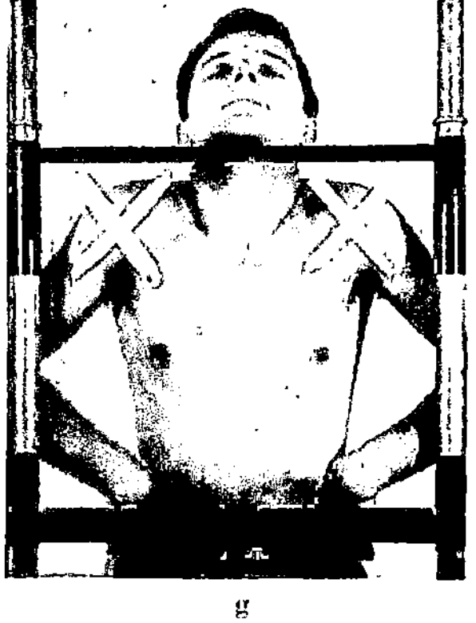

g　　　　　h

Lungenaufnahmen bei Säuglingen oder Kleinkindern

werden oft *im Liegen* angefertigt (Arme des Kindes über den Kopf). Abdecken des Kopfes und des Bauches (mit Genitale) durch Bleiteppich.

Für Kleinkinder sind sog. *Fixierungshülsen aus Plexiglas* im Handel.

Diagnostisch besser verwertbar sind die *Lungenaufnahmen bei „hängendem" Kind.* Der Säugling wird entweder in eine solche Hülse oder in einen Stoffsack eingeschoben, der unten Löcher zum Durchschlüpfen für die Beine hat. Der Sack mit dem Kind wird am Aufnahmestativ oder an der Rückwand des Durchleuchtungsgerätes befestigt (Bild a).

Kinder, die *sitzen* können, setzt man zur Untersuchung rittlings auf einen „sattelähnlichen" Sitz (Bild b) und läßt sie die Filmkassette „umarmen".

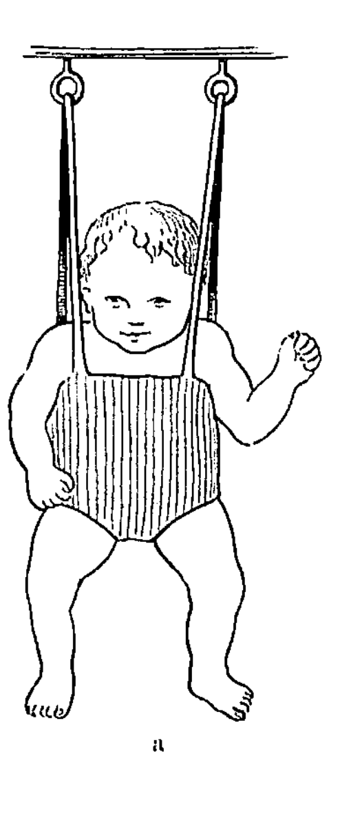

a

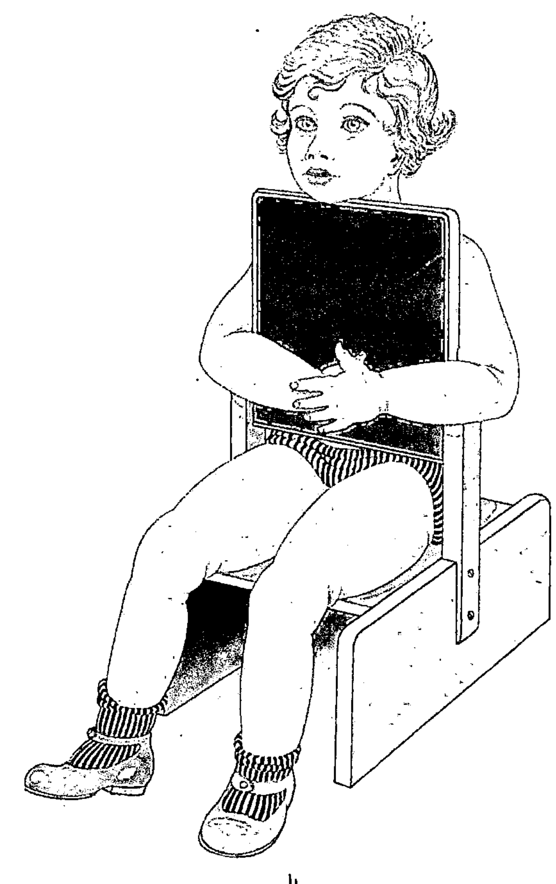

b

Profilaufnahme der Lungen

rechts anliegend = s.- d. (sinistro-dextraler Strahlengang, also von links nach rechts),
oder links anliegend = d.- s. (dextro-sinistraler Strahlengang).

Indikationen der Aufnahme:

Die streng seitliche Aufnahme wird zusätzlich vorgenommen, wenn man über die Lokalisation eines Prozesses genaueren Aufschluß bekommen will.

Vorbereitungen am Aufnahmetisch:

Kassettenfilm mit Strukturfolie, 30/40 oder 35/43 cm, im Hochformat, mit oder ohne Bucky (Buckyaufnahme bei dicken Patienten).

Kassette anwärmen.

Bleibuchstabe, Kompressorium.

Vorbereitungen am Röntgenapparat:

Großapparat mit Feinfokus, bei dicken Patienten Grobfokus.

FFD: Mindestens 120 cm.

Blende eng, mit Thoraxwand abschließend.

Vorbereitung des Patienten:

Oberkörper frei machen.

Lagerung des Patienten (Bild a):

Patient stehend am Lungenstativ, die zu untersuchende Lungenseite der Kassette anliegend. Arme über den aufrecht gehaltenen Kopf. Vordere Axillarlinie in Filmmitte. Die Kassette steht vorne und hinten gleich weit vor.

Fixierung des Patienten: Unteren Thoraxteil komprimieren.

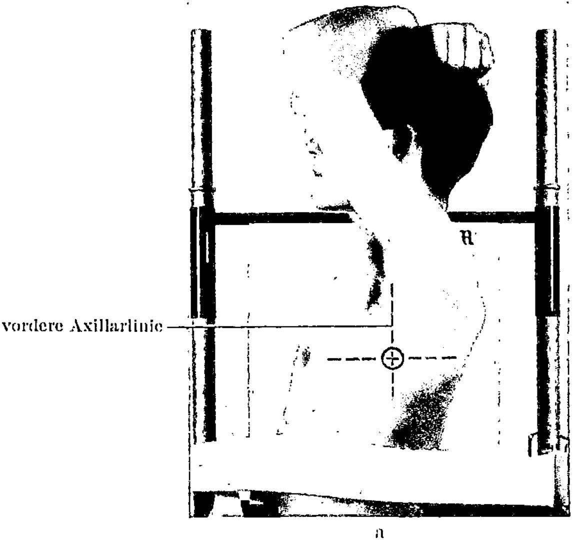

Zentrierung:

Fußpunkt des Zentralstrahls auf den Patienten: Bei Männern in Höhe der Brustwarze, in der vorderen Axillarlinie und in Filmmitte, bei Frauen entsprechend: etwa in Höhe des unteren Sternumendes und in der vorderen Axillarlinie.

Strahlengangrichtung:

Streng seitlich und senkrecht auf den Film (von links nach rechts oder von rechts nach links).

Aufnahme bei *Inspiration in Atemstillstand.*

Belichtung: Äußerst kurz.

Kriterium der gut eingestellten Aufnahme (Bild b):

Auf der Aufnahme müssen sich die filmnahen und filmfernen Rippen in ihrer Rückwand weitgehend decken, d. h. die Wirbelsäule wie das Brustbein müssen streng seitlich dargestellt sein. Von den Spitzenfeldern bis hinunter zu den Rippenzwerchfellwinkeln soll alles abgebildet sein.

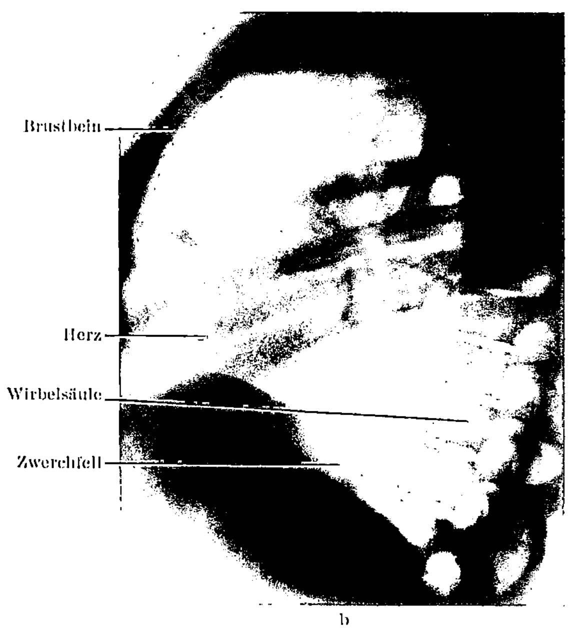

Thorax oder Lungen im ersten schrägen Durchmesser
(Fechterstellung, sowohl dorso-ventral als auch ventro-dorsal)

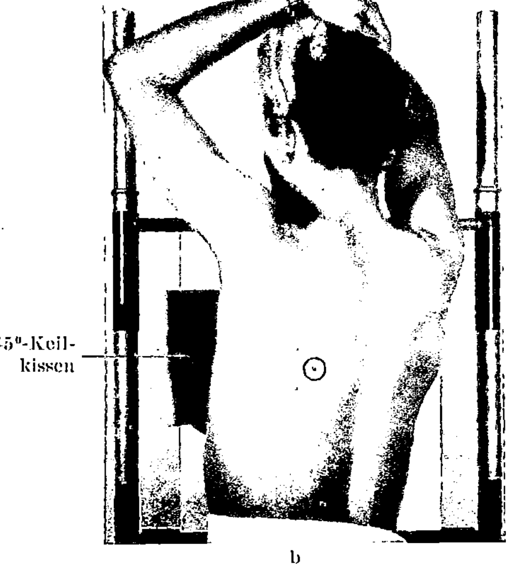

Anatomie: Bild a.

Indikationen der Aufnahme:

Lokalisation von Lungenprozessen, Kontrolle der Herzform.

Vorbereitungen am Aufnahmetisch:

Kassettenfilm mit Strukturfolie, 30/40 cm, im Hochformat (eventuell auch 35/43 cm). Bei dicken Patienten verwendet man eine Hochleistungsfolie. Kassette anwärmen. — Bleibuchstabe, Keilkissen.

Vorbereitungen am Röntgenapparat:

Großapparat mit Feinfokus, bei korpulenten Patienten Grobfokus. FFD: 120 cm. Blende eng, abschließend mit Thoraxwand.

Vorbereitung des Patienten:

Oberkörper frei machen.

Lagerung des Patienten (Bild b):

Patient stehend am Lungenstativ, schräg im Winkel von 45⁰ zur Filmebene, Arme über dem Kopf. *Vordere Brustwand* rechts an der Kassette. Linke Schulter filmfern, d. h. etwa 20 cm vom Film entfernt, Brustwirbelsäule (nicht etwa die Dornfortsatzspitzen) in Filmmitte.

Bei ventro-dorsalem Strahlengang dagegen lehnt der schräggestellte Patient den Rücken links ans Stativ, die rechte Schulter befindet sich vorne (röhrenwärts).

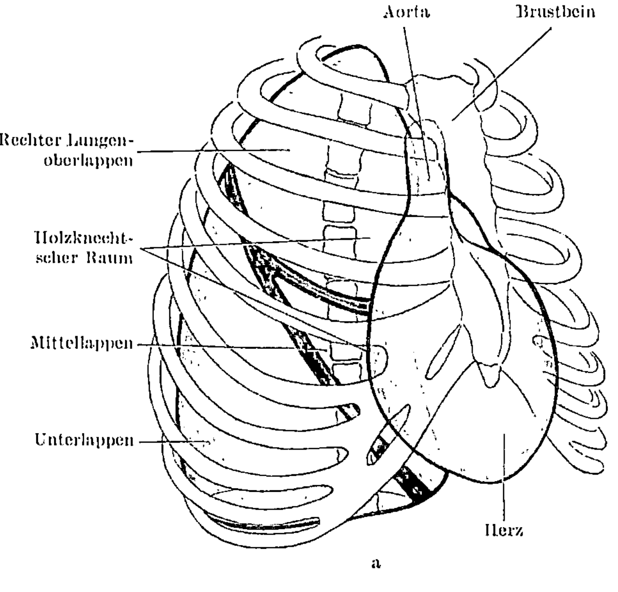

Fixierung des Patienten: Keilkissen zur Stützung des schrägstehenden Oberkörpers am Stativ.

Zentrierung:

Fußpunkt des Zentralstrahls auf dem Patienten bei *dorso-ventraler Projektion:* In Höhe des unteren Schulterblattpoles und auf Wirbelsäulenlinie (nicht Dornfortsatzlinie), senkrecht auf Filmmitte.

Bei *ventro-dorsalen Strahlengang:* In Höhe der Brustwarze eines Mannes.

Strahlengangrichtung: Dorso-ventral bzw. ventro-dorsal.

Zentralstrahl: Senkrecht zum Film.

Aufnahme *in Inspiration* bei *Atemstillstand.*

Belichtung: Äußerst kurz.

Kriterium der gut eingestellten Aufnahme (Bild c):

Der Herzschatten darf vom Wirbelsäulenschatten nicht überdeckt werden. Der *Holzknecht-*sche Raum (Lungenraum hinter dem Herzen) muß frei projiziert sein.

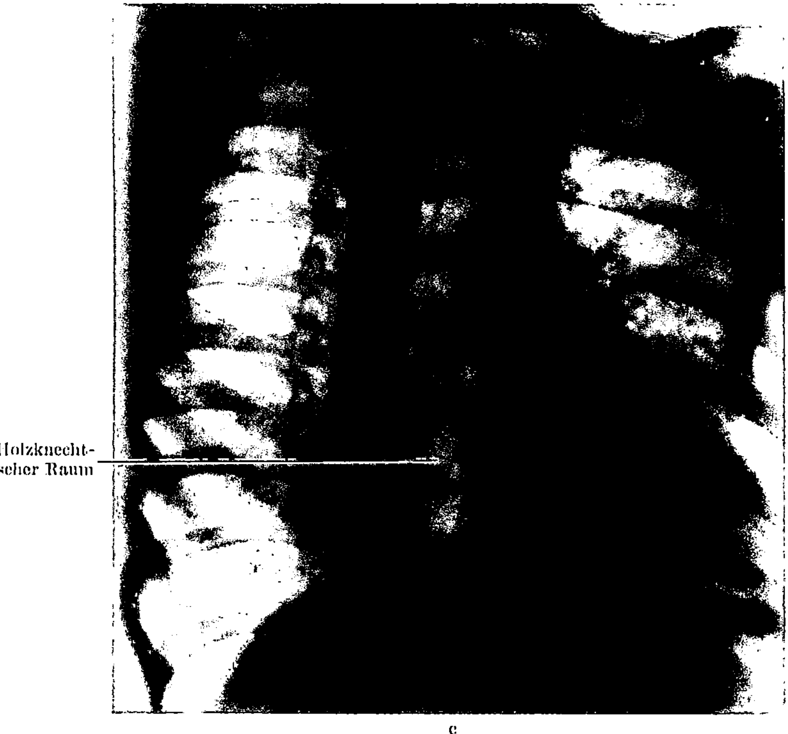

Der Röntgenfilm wird so beschriftet, wie es der anatomischen Ansicht a bzw. einem Durchleuchtungsbild entspricht

Einstellung 151
Thorax und Lungen im zweiten schrägen Durchmesser
(Boxerstellung, sowohl dorso-ventral als auch ventro-dorsal)

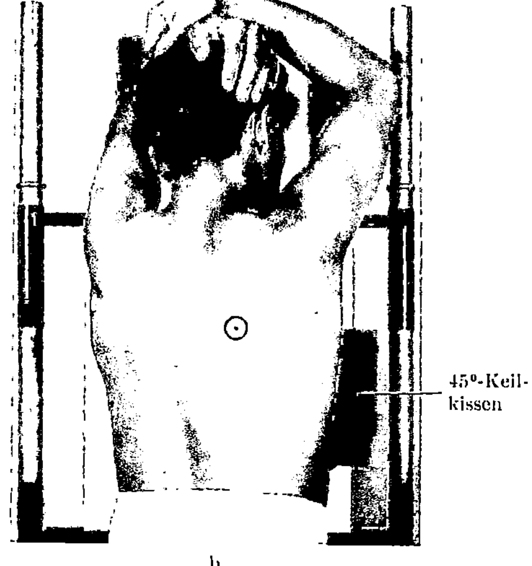

Anatomie:
Bild a.

Indikationen, Vorbereitungen:
Genau gleich wie bei Einstellung 150.

Lagerung des Patienten (Bild b):
Patient stehend am Lungenstativ, schräg im Winkel von 45⁰ zur Filmebene, Arme über dem Kopf. *Vordere Brustwand* links an der Kassette, rechte Schulter filmfern. Brustwirbelsäule (nicht etwa Dornfortsatzspitzen) in Filmmitte.

Bei *ventro-dorsalem Strahlengang* lehnt sich der Rücken rechts ans Stativ und die linke Schulter befindet sich vorne (röhrenwärts).

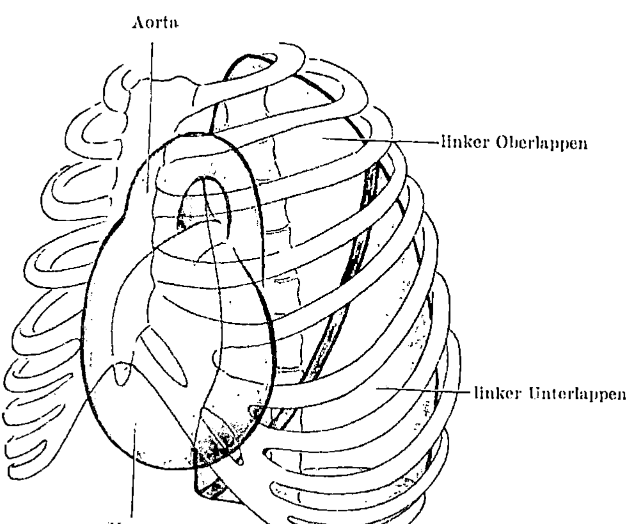

Kriterium der gut eingestellten Aufnahme (Bild c):

Der Herzschatten muß sich weitgehend frei projizieren. Die Konturen des Herzens (H) dürfen die Wirbelsäule (Ws) nur spurweise überdecken. Das Brustbein ist mit B bezeichnet.

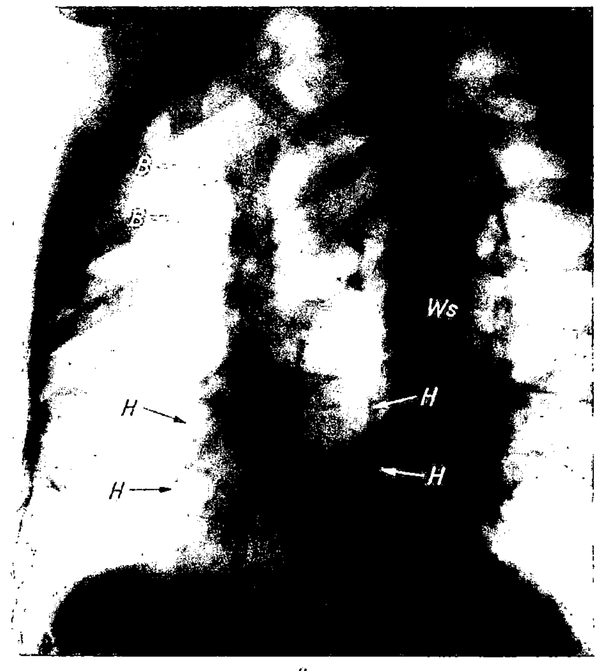

Der Röntgenfilm wird so beschriftet, wie es der anatomischen Ansicht a bzw. einem Durchleuchtungsbild entspricht

Einstellung 152
Lungenspitzen ventro-dorsal, in Hohlkreuzstellung, caudo-kranial

Indikationen der Aufnahme:
Spezialaufnahme der Spitzenfelder, Kavernen, Infiltrate.

Vorbereitungen am Aufnahmetisch:
Kassettenfilm mit Strukturfolie, 24/30 cm, Querformat.
Bleibuchstabe.

Vorbereitungen am Röntgenapparat:
Großapparat mit Feinfokus.
FFD: 100 cm.
Blende an der Röhre: auf Filmgröße ausblenden.

Vorbereitung des Patienten:
Oberkörper frei machen.

Lagerung des Patienten (Bild a und b):
Der stehende Patient lehnt sich stark nach hinten, so daß er mit der obersten Schulterpartie die Kassette berührt. Er kreuzt die Arme vorne, dadurch werden die Schultern stark nach innen gedreht und die Schulterblätter gleiten nach außen. Rückhand an Rückhand.

Zentrierung:
Fußpunkt des Zentralstrahls:
Auf das Manubrium sterni und in Filmmitte.
Strahlengangrichtung:
Schräg von vorne und von unten her: caudo-kranial.

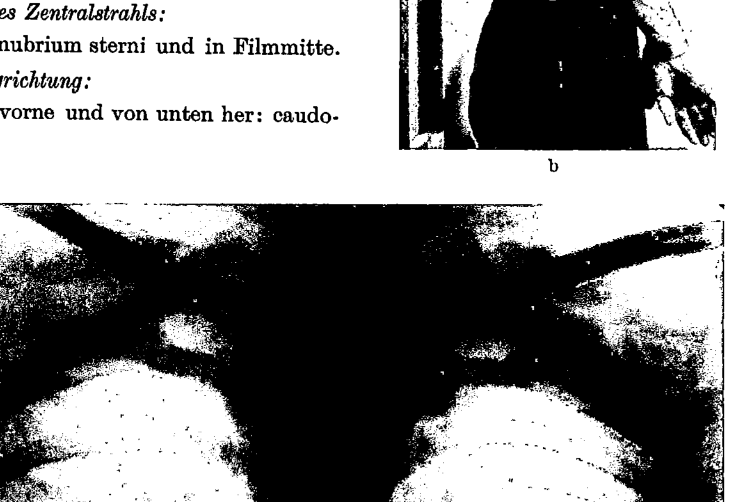

a

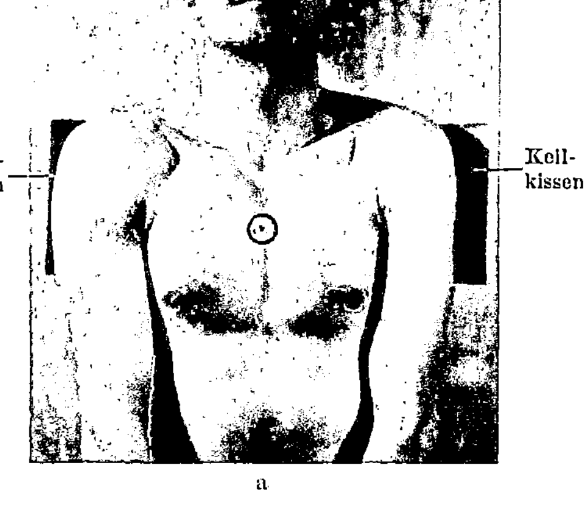

b

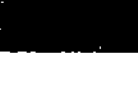

c

Damit der *Zentralstrahl* schräg einfällt, wird die Röhre ·fußwärts verschoben und ge-
schwenkt, so daß der Strahl von unten nach oben in Richtung Filmmitte zielt. Der
Winkel des Zentralstrahls zur Senkrechten beträgt 30⁰.
Aufnahme bei Inspiration in Atemstillstand.
Belichtung: äußerst kurz.

Kriterium der gut eingestellten Aufnahme (Bild c):

Die Spitzenfelder müssen bis zu den obersten Partien frei dargestellt sein. Die Schlüsselbeine projizieren sich außerhalb und oberhalb der Lungenspitze.

Bemerkungen:

Es gibt auch eine andere Methode, die viele Anhänger hat, nämlich die *Aufnahme der
Lungenspitze, kranio-caudal, liegend,* s. nächste Einstellung.

Einstellung 153
Lungenspitzen, liegend, ventro-dorsal, kranio-caudal

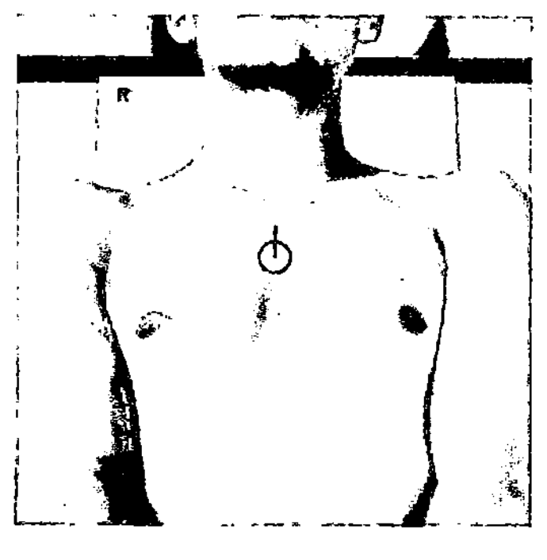

Lagerung des Patienten (Bild):

Der Patient wird rücklings so auf eine 24/30 Kassette (Querformat) gelegt, daß deren oberer Rand knapp unterhalb der Supraclaviculargrube (Grube am Hals oberhalb der Schlüsselbeine) liegt. Der Kopf wird etwas nach hinten gebeugt. Keilkissen seitlich unter die Schulter schieben. Hände: Daumen an Daumen nebeneinander legen bei gestreckten Armen. Die Oberarme sind damit also nach innen rotiert und die Schulterblätter rücken nach der seitlichen Thoraxwand, so daß sie sich nicht in die Abbildung der Lungenspitzen projizieren.

Zentrierung:

Fußpunkt des Zentralstrahls auf den Patienten: Auf das Jugulum und in Filmmitte.

Strahlengangrichtung: Schräg von vorne und von oben her: kranio-caudal, wobei die Röhre kopfwärts verschoben und so geschwenkt wird, daß der *Zentralstrahl* knapp unter dem Kinn vorbei zum Jugulum zielt.

Einstellung 154 (Fortsetzung von S. 429)

Bei all diesen Aufnahmen müssen die Schultern kräftig nach vorne geschoben werden, durch Abstützung mit Schaumgummikeilen, wie es Bild c zeigt.

Wenn irgendwie möglich, sollte ein Patient zur Erleichterung der Bilddiagnostik stets aufgerichtet werden. In den allermeisten Fällen gelingt es auch, ihn am Bettrand kurz aufzusetzen; man muß ihn aber sofort nachher wieder flach ruhen lassen.

Lungenaufnahme im Sitzen:

Falls man den Patienten rittlings auf einen Stuhl
setzen kann (Bild a), placiert man vor dessen Brustkorb eine möglichst große angewärmte Filmkassette
(35/35 oder 35/43 cm) und läßt diese vom Patienten
„umarmen", wobei er sich an die Stuhllehne anschmiegen kann. Wichtig ist dabei, daß der obere
Filmrand bis zum Mundboden „hinaufgestoßen" wird,
damit die Spitzenfelder auf der Aufnahme nicht abgeschnitten werden.

Kann der Patient nur am *Bettrand sitzen,* so versucht
man ein ähnliches Vorgehen.

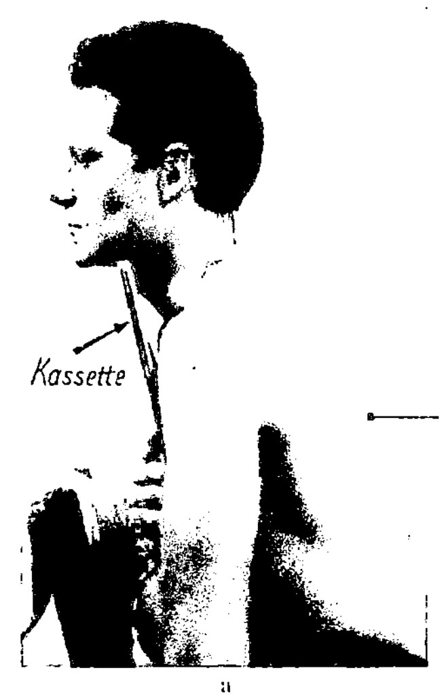

a

Aufnahme mit halbaufgerichtetem Oberkörper:

Aufnahmen bei *bettlägerigen Schwerkranken* sind relativ
einfach durchzuführen, wenn man den Patienten halbschräg aufrichten kann, was mit einem zusammen-
klappbaren, kleinen Holzgestell, wie dies unsere Abbildung (Bild b) zeigt, oder auch durch Hochstellen
der Untermatratze oder durch Unterpolsterung mit
Kissen ohne weiteres zu er-
reichen ist.

Die Schwierigkeit bei dieser
Aufnahmemethode besteht
darin, eine genügende FFD
einzuhalten; diese darf trotz
transportablem Apparat nicht
unter 1 m bis 1,20 m betragen. Bei Bettaufnahmen muß
die Röntgenröhre also an
einem sehr hohen Stativ befestigt sein; dies ist bei vielen transportablen Apparaten
durchaus möglich, bei an-
deren jedoch nicht. Gelegentlich kann man den Stativfuß
auf ein Holzbrett stellen, das
quer über die Untermatratze
gelegt wird. Vereinfacht wird
das Vorgehen, wenn der Patient auf
eine Tragbahre gebracht wird. Diese
kann man leicht halbschräg vom
Boden abheben, so daß die nötige
FFD ohne weiteres erreicht wird.

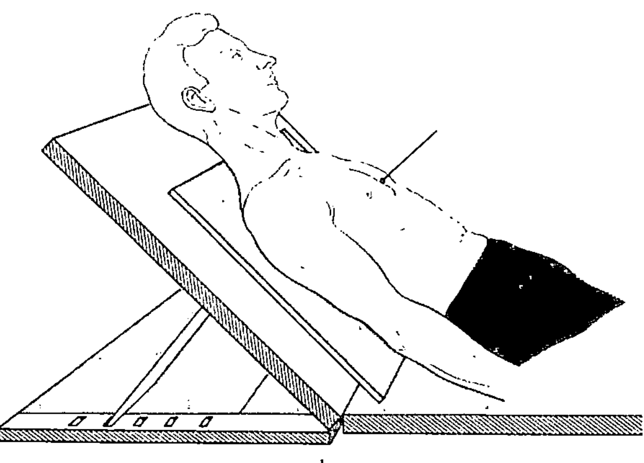
b

Aufnahme in Horizontallage:

Schwerkranke, die auch diese Schrägstellung nicht aushalten würden,
müssen flach, horizontal liegend, im
Bett untersucht werden. Sie werden
mit dem Rücken auf die Filmkassette
gelegt, die man mit röntgentrans-
parentem, warmem Schaumgummi
polstert. Zentralstrahl senkrecht
von oben. FFD 100 bis 120 cm.

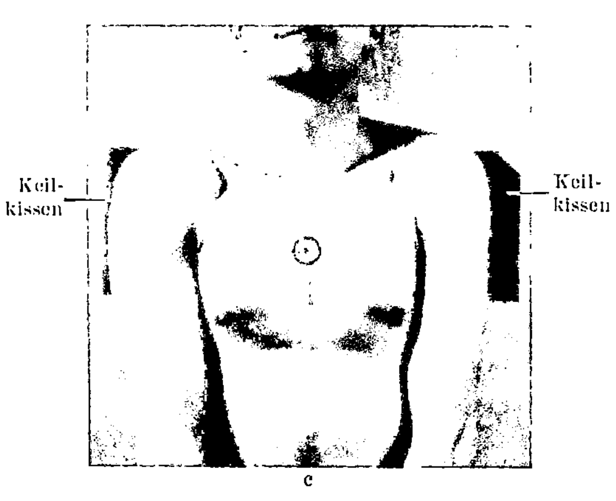

c

Kontrastdarstellung der Luftröhrenäste der Lungen (Bronchographie)

Bei *Zwischenfällen* sofort *rotes Merkblatt* S. 529 aufschlagen!

Anatomische Vorbesprechung:

Die Luftröhrenäste (Bronchien) der Lunge stellen sich auf der üblichen Röntgenaufnahme meistens nicht dar. Was man auf einem Röntgenbild an verästelter „Lungenzeichnung" sieht, entspricht Gefäßen.

Den Bronchialbaum kann man röntgenologisch nur mit Hilfe von Kontrastmitteln darstellen.

Prinzip der Methode:

Man läßt Kontrastmittel (öliges oder wasserlösliches) von Kehlkopfhöhe aus entweder der Trachea entlang nach unten rinnen oder bringt es durch einen Gummikatheter direkt in das entsprechende Lungensegment. Durch entsprechende Lagerung des Patienten erreicht man, daß das schwere Kontrastmittel in den zu untersuchenden Lungenteil abfließt.

Im allgemeinen wird bei sitzendem Patienten eine Lungenseite gefüllt.

Vorbereitung des Patienten:

Der nüchterne Patient erhält 1 Stunde vor der nicht ganz ungefährlichen Untersuchung ein vom Arzt (und nicht von einer Röntgenassistentin) zu bestimmendes Beruhigungs- und Dämpfungsmittel, intramuskulär oder in Tablettenform (z. B. Megaphen 25 mg oder Luminalpräparate).

Zahnprothese vor Untersuchungsbeginn entfernen.

Vorbereitung des Untersuchungsmaterials:

Notfallbrett (s. S. 530) und Sauerstoffgerät in Griffnähe,

Stirnspiegel, Stirnlampe,

Mund- bzw. Kehlkopfspiegel,

Spiritusbrenner, gefüllt, mit Zündhölzchen,

Kompressen zum Halten der Zunge,

Serviette (um den Hals des Patienten hängen), Brechschale,

Spatel, Watteträger und Watte, Nasenspeculum,

Spritze mit gebogener Kanüle (Kehlkopfspritze),

Katheter (Metras-Katheter) mit Leitsonde und Katheterpurin,

10 cm³- und 20 cm³-Spritze. Kontrollieren, ob sie zur Kehlkopfspritze bzw. dem Katheter paßt und darauf fest angesetzt werden kann,

Spray mit anästhesierender Lösung (vom Arzt zu erfragen, z. B. Bronchocain),

Codeintabletten und Atropin (Präparat, Menge und Konzentration vom Arzt erfragen),

Zungenfaßzange,

Kontrastmittel vorwärmen (s. Kontrastmittelaufstellung S. 517),

Für *direkte Trachealpunktionen* noch Anästhesielösung und 5 cm³-Spritze mit dünner Nadel.

Durchführung der Untersuchung:

Falls der Arzt nach oder während der Bronchialfüllung nicht selbst *gezielte Lungenaufnahmen* am Durchleuchtungsgerät macht, werden im allgemeinen

eine übliche Lungenaufnahme (s. Einstellung 147),
ein Profilbild (gefüllte Lungenseite am Film) (s. Einstellung 149),
meist auch noch die Schrägaufnahmen (s. Einstellung 150 und 151) angefertigt.

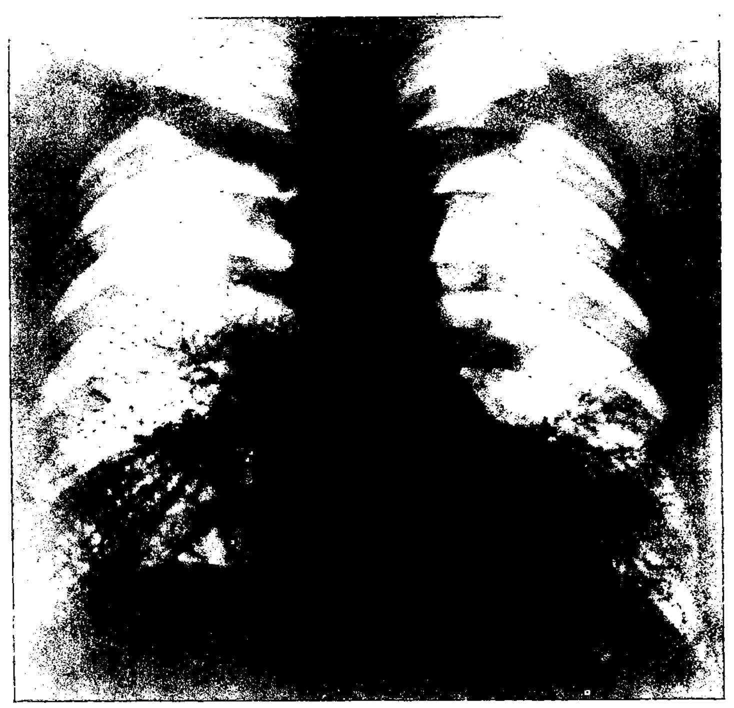

Zur *Füllung eines Oberlappens* (Bild b)
wird der Patient auf dem Untersuchungstisch in Seitenlage gebracht, dann über
die obere Tischkante hinausgeschoben, so
daß er mit dem ganzen Oberkörper frei
schwebt. Er stützt sich dabei mit der
Hand der zu untersuchenden Seite am
Boden auf. Dadurch gelingt es dem Patienten, seinen Oberkörper herunterhängen
zu lassen, also fußbodenwärts abzuwinkeln; das Kontrastmittel, der Schwere folgend, fließt somit in die tiefstliegenden
Lungenpartien ein, also bei unserem Bildbeispiel in das linke Oberfeld. Wenn möglich, fertigt man in dieser Stellung des Patienten eine ventro-dorsale Aufnahme an.

*Am Ende einer bronchographischen Unter-
suchung muß die Röntgenassistentin den
Patienten eingehend aufklären, daß er während der nächsten 5 Stunden weder essen
noch trinken darf!* Er würde sich wegen
der Betäubung des Rachens ständig ver-
schlucken, ohne es selbst zu merken.

Über ein weiteres Kontrastverfahren, das
Pneumomediastinum, s. Einstellung 168.

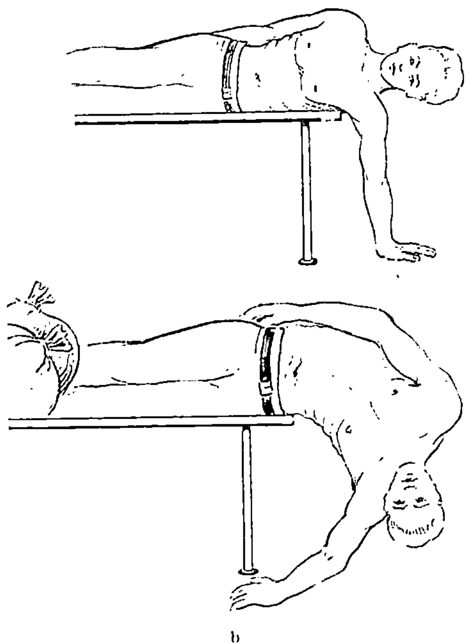

Kreislaufsystem

Anatomische Vorbesprechung (Abb. 186):

Das Herz (Cor) unterteilt sich in zwei Hälften, in eine rechte und in eine linke, die je aus einem *Vorhof* (Atrium $=V_r$ und V_l) und einer *Herzkammer* (Ventrikel $=K_r$ und K_l) bestehen.

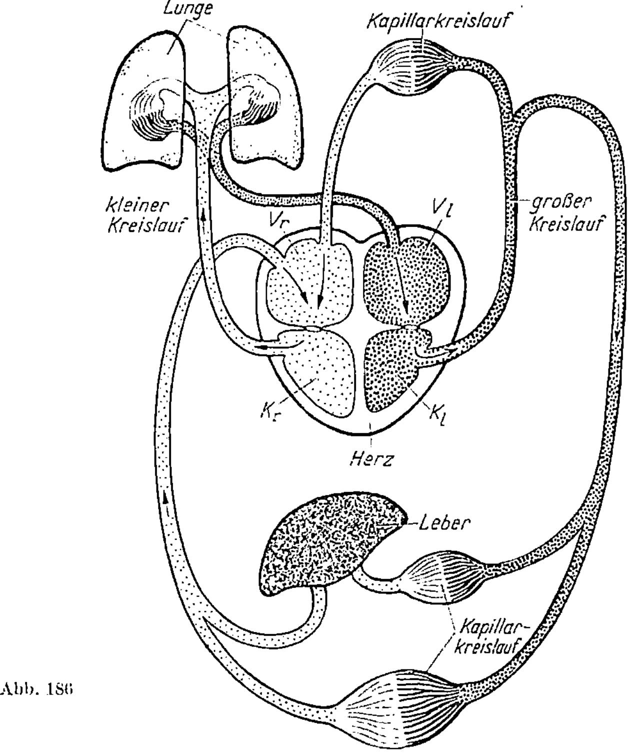

Das *Blut fließt* in den rechten Vorhof ein, geht durch die Tricuspidalklappe in die rechte Kammer und wird dann in den Lungenkreislauf befördert. Von dort erreicht es den linken Vorhof, passiert durch die Mitralklappe die linke Kammer, um durch die Aorta in den großen Kreislauf des Körpers gepumpt zu werden.

Am Übergang vom linken Ventrikel zur Aorta befindet sich die Aortenklappe (Valvula aortae), am Übergang vom rechten Ventrikel zur Lunge die Pulmonalklappe (Valvula pulmonalis).

Diese Herzklappen können sich verengern, dann spricht man von einer *Stenose.* Oder sie können ungenügend schließen, was als *Insuffizienz* bezeichnet wird.

Der Innenraum des Herzens ist vom *Endokard* ausgekleidet, der Herzmuskel heißt *Myokard* und das Herz selbst liegt im Herzbeutel, dem *Perikard.* Die Gefäße zur Ernährung des Herzmuskels sind die Herzkranzgefäße oder Coronargefäße. Ihr plötzlicher Verschluß ruft den Herzinfarkt hervor.

In der Aorta und in den Arterien fließt hellrotes, sauerstoffreiches Blut. Es passiert die Kapillaren und kommt durch die Venen als dunkelrotes, sauerstoffarmes Blut wieder zum Herzen zurück.

Herzuntersuchung

Röntgenologisch gibt es zahlreiche Methoden zur Untersuchung des Herzens:

Durchleuchtung,
Orthodiagraphie,
Aufnahmen in den vier Durchmessern,
Kymographie der Bewegung,
Tomographie seines Querschnittes,
Darstellung der Herzinnenräume = Angiokardiographie.

Indikationen der Untersuchung:

Bei der röntgenologischen Herzuntersuchung will man Aufschluß erhalten über Form, Größe und Bewegungen des Herzens. Die Pulsation resultiert aus dem Wechsel von Systole (Kontraktion) und Diastole (Erweiterung) bei der Herzbewegung.

Röntgenuntersuchungen werden deshalb durchgeführt bei Affektionen wie Endokarditis, Myokarditis, Perikarditis, bei Klappenfehlern, Vitien, meist angeboren (kongenital), Mißbildungen, Tumoren usw.

Herzdurchleuchtung:

Die Herzdurchleuchtung unterscheidet sich für eine Röntgenassistentin nicht von der Lungendurchleuchtung (s. S. 51 und S. 414). Auch hier ist die Oesophaguspaste bereitzuhalten (s. S. 457).

Das Herz erscheint bei der Durchleuchtung größer, als es tatsächlich ist. Dies ist die Folge der Zentralprojektion und der ziemlich kurzen Fokus-Leuchtschirm-Distanz.

Eine Methode, die es aber erlaubt, auch mittels der Durchleuchtung die richtige Größe des Herzens zu erfassen, ist die

Orthodiagraphie:

Wie schon erwähnt (s. S. 53), wird dabei die Röntgenröhre frei bewegt, während der Leuchtschirm fixiert bleibt. Mit einem eng eingeblendeten Strahlenbündel werden dann die Herzkonturen im Moment der Diastole „abgetastet" und auf dem Leuchtschirm mit einem Fettstift markiert. Die nahe beieinander liegenden Markierungspunkte ergeben zum Schluß die genaue Herzgröße in Diastole. Diese Zeichnung überträgt man auf ein durchsichtiges Papier.

Eine genaue Orthodiagraphie ist zeitraubend, weshalb man heute meistens die Teleaufnahme, also die Fernaufnahme des Herzens zur Größenbestimmung heranzieht, im Abstand von 2 m (s. nächste Einstellung).

Einstellung 156
Teleaufnahme des Herzens, dorso-ventral

Vorbereitungen am Aufnahmetisch:
Kassettenfilm 35/35 oder 35/43 cm, im Hochformat, Strukturfolie oder Hochleistungs-
folie, ohne Bucky (bei dicken Patienten Buckyaufnahme).
Kassette vorwärmen (Heizkörper, Bettflasche).
Bleibuchstabe.

Vorbereitungen am Röntgenapparat:
Großapparat, Feinfokus bzw. Grobfokus.
FFD: 200 cm, auf jeden Fall mindestens 150 cm.
Blende eng, mit der Thoraxwand abschließen lassen.

Vorbereitung des Patienten:
Oberkörper frei machen (bei Mädchen mit Zöpfen läßt man das Haar hochnehmen und
über dem Kopf festknoten).
Thoraxumfang mit flexiblem Zentimeter (wie beim Kleidernähen) messen und die kV-Zahl
entsprechend regeln.

Lagerung des Patienten (vgl. Einstellung 147):
Patient steht am Lungenstativ, gerade, leicht vornübergeneigt. Die vordere Brustwand
und die Schultern liegen der Kassette eng an. Schultern stark hängend, nicht hochziehen
lassen. Die Schulterblätter rücken damit aus ihrer Normalstellung weit nach außen an
die laterale Thoraxwand und verdecken dadurch die Thoraxabschnitte dieser Zone nicht.
Handrücken auf Hüfte stützen. Der Kopf ragt über den oberen Kassettenrand hinweg.
Kinn möglichst weit nach vorne schieben und gerade halten.
Von hinten her betrachtet, muß der obere Kassettenrand die Schulterpartie um 3 Querfinger überragen.
Man achte darauf, daß beide Thoraxhälften, vor allem beide Lungenspitzen, der Kassette
stets eng und symmetrisch anliegen, speziell auch während der In- und Exspirationsübung.

Zentrierung:
Fußpunkt des Zentralstrahls: Auf Wirbelsäulenmitte in Höhe des unteren Poles des
Schulterblattes und in Filmmitte.
Strahlengangrichtung: Dorso-ventral.
Zentralstrahl: Senkrecht zum Film.
Aufnahme *bei Inspiration* in *Atemstillstand* (gleiches Vorgehen wie bei der üblichen Lungen-
aufnahme, s. Einstellung 147).
Belichtung: so kurz wie möglich. Die einzustellende kV-Zahl richtet sich nach dem Thorax-
umfang des Patienten.

Kriterium der gut eingestellten Aufnahme:
Vergleiche Lungenaufnahme (s. Einstellung 147).

Bemerkungen:
Bei *graviden Frauen* und bei *Kindern* müssen die Lende und die Gesäßgegend gegen die
Röhre hin *mit Blei abgedeckt* werden.

Weitere Spezialuntersuchungen für Herz und Kreislauf:

Die *Profilaufnahme* des Herzens wird in gleicher Art durchgeführt wie die seitliche Lungenaufnahme (s. Einstellung 149).

Die *Schrägaufnahme* des Herzens ebenfalls wie die Schrägaufnahme der Lungen (s. Einstellungen 150 und 151).

Kymographie des Herzens, S. 78.

Querschnitt-Tomographie des Herzens, S. 84.

Herz- und Kreislaufdarstellung mit Kontrastmitteln: Die Röntgenuntersuchung der Strömungsverhältnisse von Herz und Kreislauf mit injizierten Kontrastmitteln gibt Aufschluß über Formänderungen und Funktionsstörungen. Folgende Verfahren sind dabei zu erwähnen:

die Angiokardiographie, Einstellung 157,

die Angiokardiopulmographie, Einstellung 158,

die Aortographie, Einstellung 159,

die Splenoportographie, Einstellung 160,

die Arteriographie der Extremitäten, Einstellung 161,

die Phlebographie, Einstellung 162.

Bei all diesen Verfahren, die ja an Herz- und Kreislaufkranken durchgeführt werden müssen, besteht trotz Narkose bzw. medikamentöser Betreuung eine hohe Gefahrquote, weshalb das Notfallbrett und die Sauerstoff-Flasche (für stundenlange Beatmung) stets griffbereit sein müssen!

Kreislaufdarstellung: Angiokardiographie

Bei *Zwischenfällen* sofort *rotes Merkblatt* aufschlagen (s. S. 529)!

Indikationen der Untersuchung:
Die Angiokardiographie wird (in Spezialkliniken) meistens bei angeborenen Herzfehlern durchgeführt.

Prinzip der Untersuchung:
Bei der Angiokardiographie, der Kontrastuntersuchung des Herzkammerraumes, kann man das Kontrastmittel entweder unter hohem Druck in eine Armvene injizieren oder von einer Vene aus einen Katheter in das Herz vorschieben und das Kontrastmittel direkt einspritzen. Dabei verfolgt man mit Serienaufnahmen oder kinematographisch die Verteilung des Kontrastmittels im Herzen.

Nimmt man den rechten Vorhof und den rechten Ventrikel bildlich auf, so spricht man von einer Dextrokardiographie, beim linken Vorhof und linken Ventrikel von einem Lävogramm.

Vorbereitung des Untersuchungsmaterials:
Zwischenfallbrett (s. S. 530),

Sauerstoffbombe für stundenlange Beatmung,

Desinfektionslösung, Rasierseife und -messer,

Infusionsgefäß,

2 Herzkatheter (6—9 Charrière) (Seldinger-Katheter)

Flügelkanüle,

spezielle Spritze für das Kontrastmittel,

kleine Schläuche und Dreiwegehahn,

Spritzen verschiedener Größen und Nadeln,

Skalpell, Schere, Kornzange, Pinzetten, Gefäßklemmen,

Nadeln, Nadelhalter, Seide,

sterile Handschuhe, Mäntel, Tücher, Tuchklemmen,

Tupfer, Heftpflaster,

Kontrastmittel, angewärmt (s. Aufstellung S. 517),

physiologische Kochsalzlösung,

Brechschale.

Weiterhin:

Vorbereitung des Patienten:
Vor Beginn jeder Angiokardiographie sind Aufnahmen des Herzens in zwei zueinander senkrecht stehenden Ebenen, d. h. Aufnahmen dorso-ventral und im Profil (links anliegend, s. Einstellung 156 und 149) anzufertigen.

Ferner wird der Patient gegen Jodüberempfindlichkeit *getestet,* d. h. 1 cm^3 des zu verwendenden Kontrastmittels wird subcutan oder intravenös verabfolgt. (Leider ist das Ergebnis dieser Testprobe keineswegs sicher, da trotz tadelloser Testung mit negativem Ergebnis später schwere Zwischenfälle und auch Todesfälle beobachtet worden sind.)

Vor der Untersuchung erhält der nüchterne Patient ein vom Arzt verordnetes Betäubungsmittel, eventuell anschließend eine Narkose.

Vorbereitungen am Aufnahmetisch und am Röntgenapparat:
Über die Hilfsgeräte für Serienaufnahmen und Röntgenkinematographie s. S. 74 und 76.

Lagerung und Durchführung der Angiokardiographie:

Der Patient ist in Rückenlage (also für ventro-dorsale Aufnahme) auf dem Untersuchungstisch. Der Arm, an welchem die Injektion (in 1—2 Sekunden mittels eines Spezialgerätes) durchgeführt wird oder der Katheter einzuführen ist, wird, um 90° abgespreizt, auf ein kleines Tischchen gelegt. Für spezielle Untersuchungen lagert man den Patienten in den zweiten, schrägen Durchmesser. Man beginnt mit den Aufnahmen kurz bevor die letzten 10 cm³ der 40—50 cm³ (bei Säuglingen 10—15 cm³) Kontrastmittel injiziert werden.

Aufnahmezeit: Mindestens 3 Bilder pro Sekunde und dies 6—12 Sekunden lang.

Zur *Aufnahme des Herzens in zwei Ebenen* s. unter den dafür notwendigen Serienaufnahmegeräten S. 74.

Bemerkungen:

Die Röntgenassistentin denke daran, daß die Angiokardiographie zu den strahlengefährlichsten Untersuchungen zählt, weshalb das Strahlenbündel stets möglichst eng einzublenden ist. Das Personal hat Bleihandschuhe und Bleischürzen zu tragen. Man kontrolliere, daß kein Operationsinstrument unter den Patienten gleitet.

Kreislaufdarstellung: Angiokardiopulmographie oder Pneumoangiographie

Bei *Zwischenfällen* sofort *rotes Merkblatt* aufschlagen (s. S. 529)!

Indikationen zur Untersuchung:
Die Darstellung von Lungengefäßen gehört in gewissem Sinne auch noch zur Angio-kardiographie. Manchmal ist es nämlich von Bedeutung, auch über die Anomalien der Lungengefäße im Bilde zu sein.

Prinzip der Untersuchung:
Kathetermethode. Bei der selektiven Pneumoangiographie wird der Katheter bis zur rechten bzw. linken Lungenarterie vorgeschoben.

Vorbereitung der Untersuchung:
Wie eben geschildert (Einstellung 157).

Durchführung der Röntgenaufnahmen:
Die erste Aufnahme ist bei Injektionsbeginn vorzunehmen. Im Durchschnitt werden 4—6 Bilder des Lungenraumes pro Sekunde aufgenommen.

Bemerkungen:
Hohe Strahlenbelastung für Patient und Personal, empfehlenswert ist zusätzliche Filterung am Strahlenaustrittsfenster der Röhrenhaube.

Bei *Zwischenfällen* sofort *rotes Merkblatt* aufschlagen (s. S. 529)!

Prinzip der Untersuchung:

Die Aorta läßt sich durch direkte Punktion mit hochkonzentrierten Kontrastmitteln besonders gut darstellen, so die Brustaorta vom Jugulum der Schlüsselbeingrube aus oder die Bauchschlagader in Höhe des 1. Lendenwirbels. Man kann sie aber auch durch einen Katheter von einer Arm- oder Beinarterie aus füllen.

Die *thorakale Aortographie* dient zur Untersuchung der Brustaorta, die *subdiaphragmatische* zu jener der Bauchaorta, vor allem der Gefäße von Nieren, Leber und Milz, und die *lumbale* zu jener der tieferliegenden Gefäße, zur Erfassung von Durchblutungsstörungen der Beine usw.

Vorbereitung des Untersuchungsmaterials:

Zwischenfallbrett s. S. 530,

Sauerstoffbombe für eventuelle mehrstündige Beatmung,

Desinfektionslösung, Rasierseife und -messer,

Infusionsgefäß,

Polyäthylenschlauch, dessen Dicke, Länge und Spitzenkrümmung vom Arzt zu bestimmen sind,

langer biegsamer Mandrin, der das Kathetervolumen gut ausfüllt, 80 cm lang ist und eine besonders biegsame Spitze aufweist,

Punktionsnadel, durch die der Mandrin leicht, aber ohne Spiel, durchgeschoben werden kann,

Spritzenansatz für den Polyäthylenschlauch.

Präparation des Polyäthylenschlauches:

Die Spitze wird durch raschen Zug verdünnt und an der dünnen Stelle mit einem scharfen Messer durchgeschnitten. Das andere Ende wird durch Erwärmen (Zündholzflamme) trichterförmig erweitert und durch Eintauchen in kaltes Wasser fixiert.

Für die selektive Darstellung bestimmter Aortenäste, Anonyma, Subclavia, Coeliaca, Renalis, Mesenterica, wird die Katheterspitze durch den Arzt in heißem Wasser entsprechend gebogen und nachher in kaltem Wasser fixiert.

Desinfektion des Polyäthylenschlauches, des Mandrins und des Spritzenansatzstückes in Desogenlösung. Anschließend Festschrauben des Spritzenansatzstückes am Polyäthylenschlauch. Denselben mit physiologischer Kochsalzlösung durchspritzen zur vollständigen Entfernung der Desogenlösung. Ebenso Mandrin mit in physiologischer Kochsalzlösung getränktem Tupfer von Desogen reinigen.

Flügelkanüle,

spezielle Spritze für das Kontrastmittel,

kleine Schläuche und Dreiwegehahn,

Spritzen verschiedener Größen und Nadeln,

Skalpell, Schere, Kornzange, Pinzetten, Gefäßklemmen,

Nadeln, Nadelbehälter, Seide,

sterile Handschuhe, Mäntel, Tücher, Tuchklemmen,

Tupfer, Heftpflaster,

Kontrastmittel (30—40 cm³), angewärmt (s. Aufstellung S. 518),

physiologische Kochsalzlösung,

Brechschale.

Weiterhin:

Vorbereitung des Patienten:

Abführen mit Rizinusöl und Reinigungseinlauf mit Clysodrast. Vorgängig der Untersuchung zur Kontrolle Abdomen-Leeraufnahme. Der Patient ist nüchtern und benötigt höchstens ein Beruhigungsmittel.

Testung auf Jodempfindlichkeit.

Durchführung der Untersuchung:

Durch Punktion der Arteria femoralis in der Leistenbeuge oder der Arteria brachialis am Oberarm (hier eventuell Freilegung nötig) wird ein Katheter in die gewünschte Aortenhöhe vorgeschoben.

Desinfektion der Punktionsstelle. Lokalanästhesie. Incision der Punktionsstelle. Einstechen der für den Mandrin durchgängigen Nadel in die Arterie. Einführen der besonders biegsamen Mandrinspitze durch die Punktionskanüle in die Arterie und 10—20 cm hochschieben. Festhalten des Mandrins und Zurückziehen und Entfernen der Punktionsnadel über den Katheter. Leichte Kompression der Punktionsstelle mit Tupfer, damit es nicht nachblutet. Mandrin durch in physiologischer Kochsalzlösung getränkte Tupfer vollständig von Blut abwischen. Über das steife Mandrinende wird die präparierte Katheterspitze sachte eingeführt, gute Beleuchtung nötig. Der Katheter wird so weit über den Mandrin vorgeschoben, bis auf der Rückseite des Katheters das Mandrinende gefaßt werden kann. Erst jetzt darf der Katheter mit dem Mandrin zusammen durch die Punktionsstelle in die Arterie vorgeschoben werden. Unter Durchleuchtungskontrolle mit Bildverstärker werden Katheter und Mandrin in die gewünschte Aortenhöhe gestoßen. Der Mandrin wird entfernt. Es fließt Blut durch den Polyäthylenschlauch zurück. Eine mit Kontrastmittel gefüllte Spritze wird angesetzt. Unter Durchleuchtungskontrolle mit dem Bildverstärker werden 2 cm³ Kontrastmittel injiziert. Der mit Kontrastmittel gefüllte Katheter wird bei der selektiven Angiographie in den gewünschten Aortenast vorgeschoben. Die Durchleuchtung ist beendigt. Der Seriograph mit Obertischröhre wird bereitgestellt.

Für die Aortographie werden 20—30 cm³ Kontrastmittel benötigt, die mit Druckapparat oder manuell mit maximalem Druck injiziert werden müssen.

Für die selektive Angiographie werden je nach Organ und Katheterlage 5—15 cm³ Kontrastmittel verwendet.

Für die Aortographie ohne spezielle Organdarstellung erfolgen drei Aufnahmen im Abstand von 1 Sekunde. Die erste Aufnahme vor Schluß der Injektion. Für die *Renovasographie* (Darstellung der Nierenarterie) erfolgen 3—4 Aufnahmen im Abstand von 2 Sekunden.

Direkte Aortographie:

Zur Punktion der Aorta im Lumbalbereich befindet sich der Patient in Bauchlage. Punktiert wird hier von der linken Seite mit einer speziell langen, aber nicht besonders dicken Aortennadel. Zur Vorbereitung erhält der Patient eine Ampulle Scopedal. Auch hier ist es vorteilhaft, den Sitz der Nadel durch eine Bildverstärker-Durchleuchtungskontrolle mit einer Probeinjektion von 1—2 cm³ Kontrastmittel zu kontrollieren zur Vermeidung eines artifiziellen Aneurysma dissecans (durch teilweise intramuralen Sitz der Nadel) oder einer Organschädigung beim Sitz der Kanülenspitze vis-à-vis von einem abgehenden Aortenast.

Kreislaufdarstellung: Splenoportographie = Milz- und Pfortaderkreislauf

Bei *Zwischenfällen* sofort *rotes Merkblatt* aufschlagen (s. S. 529)!

Prinzip der Untersuchung:

Diese Methoden werden nur in der Klinik angewandt.

Injiziert man Kontrastmittel in die Milz, so fließt es über die Milzvene in den Pfortaderkreislauf ab. Wir erzielen so die *Splenoportographie.*

Während einer Operation kann man das Kontrastmittel auch direkt in die Pfortaderäste injizieren *(Portographie).*

Vorbereitung des Untersuchungsmaterials:

S. 436, ohne Herzkatheter.

Vorbereitung des Patienten:

Testung auf Jodempfindlichkeit.

Patient bleibt nüchtern.

Kurznarkose.

Durchführung der Untersuchung:

Die Aufnahmen müssen nach der Injektion in richtigen Zeitabständen vorgenommen werden, die zu bestimmen nicht einfach sind. Man behilft sich damit, daß man rasch hintereinander zahlreiche Aufnahmen „abschießt". Dies gelingt entweder mit dem früher besprochenen Filmwechsler (s. S. 74) oder kinematographisch.

Im allgemeinen gilt folgendes:

Die erste Aufnahme wird nach Injektion von 15 cm³ Kontrastmittel angefertigt, weitere 4—10 Aufnahmen folgen in Sekundenabstand.

Filmformat: 30/40 oder 35/43 cm.

Übersichtsaufnahme des unteren Brustkorbes und des Oberbauches in ventro-dorsalem Strahlengang, mit Bucky, zentriert auf Magengrube (Epigastrium) bzw. unterstes Brustbeinende.

Kreislaufdarstellung: Arteriographie der Extremitäten

Bei einem *Zwischenfall* sofort *rotes Merkblatt* aufschlagen (s. S. 529)!

Indikationen der Untersuchung:

Darstellung der Arterien. Die häufigste Erkrankung der Arterien ist die Verkalkung der Wände, die Arteriosklerose.

Sackförmige Erweiterungen der Arterien heißt man Aneurysmen, jene der Venen Krampfadern oder Varicen.

Die Arteriographie wird auch in kleinen Röntgeninstituten durchgeführt, häufig bei der Suche nach Mißbildungen oder Kreislaufstörungen durch Unfälle, sowie nach arteriosklerotischen Durchblutungsstörungen.

Vorbereitung des Patienten:

Nüchterner Patient. 1—2 Stunden vor Untersuchungsbeginn erhält er ein vom Arzt verordnetes Betäubungsmittel. Er wird gleichzeitig auf Jodempfindlichkeit mit 1 cm³ Kontrastmittel i.v. geprüft.

Vorbereitung des Untersuchungsmaterials:

Zwischenfallbrett s. S. 530,

Sauerstoffbombe eventuell für mehrstündigen Gebrauch,

Injektionsgerät oder

zwei 20 cm³-Spritzen mit Kanülen verschiedener Kaliber,

zwei kleine Spritzen,

Stauschlauch,

Tupfer, Watte, Heftpflaster,

Sandsäcke,

Rasiermesser und -seife,

Desinfektionslösung,

Anaestheticum, eventuell Narkosevorbereitung,

Hyaluronidase,

Kontrastmittel, 30 cm³, angewärmt (s. Aufstellung S. 518),

Brechschale.

Weiterhin:

Lagerung des Patienten:

Rückenlage des Patienten. Gute Fixation des zu untersuchenden Armes oder Beines. Für die Arteriographie wird der Arm seitlich, senkrecht zur Körperachse gelegt, so daß er im Ellenbogengelenk gestreckt ist, mit dem Handrücken nach oben, und zwar auf die Flachblende oder auf die Serienkassette, s. S. 74.

Beim Bein muß dieses leicht nach außen rotiert werden (Großzehe nach der Kleinzehenseite zu drehen).

Durchführung der Röntgenuntersuchung:

Vor Injektion: Probeaufnahme unerläßlich.

Punktionsstellen: Achselhöhle oder Leistenbeuge.

Die Extremitätenarteriographie ist schmerzhaft. Schon während und gleich am Ende der Kontrastmittelinjektion treten in der entsprechenden Extremität starke krampfartige Schmerzen auf, die nur kurz, aber sehr heftig sein können.

Vorgängig der Kontrastmittelinjektion werden 20 cm³ 1%ige Novocainlösung rasch intraarteriell injiziert. Der Patient empfindet eine starke Wärme. Bevor diese abklingt, erfolgt
die Kontrastmittelinjektion von 30 cm³ unter starkem manuellem Druck. Serienaufnahmen mit Beginn vor Schluß der Injektion.

Bei der *Untersuchung der Armarterien* wird jede Sekunde ein Bild angefertigt: Das erste
nach Injektion von 10 cm³; insgesamt etwa 8—10 Bilder.

Bei der *Beinarteriographie* erfolgt die erste Aufnahme, wenn noch 5 cm³ Kontrastmittel
in der Spritze sind. Man macht 7 Aufnahmen in Abständen von je 3 Sekunden.

Es ist zweckmäßig, zum Dickenausgleich der Beinweichteile die Spezialblende (Keilfilter)
zu verwenden.

Bemerkungen:

Eine besonders gute Gefäßdarstellung, vor allem auch peripherwärts, erfolgt in
Fluothannarkose, wobei an Stelle von Novocain eine Ampulle Ronicol direkt vor der
Kontrastmittelinjektion intraarteriell gespritzt wird.

Einstellung 162
Kreislaufdarstellung: Phlebographie (Venendarstellung)

Bei *Zwischenfällen* sofort *rotes Merkblatt* aufschlagen (s. S. 529)!

Indikationen und Prinzip der Untersuchung:

Die Darstellung von Venen kann wegen Krampfadern (Varicen) oder Verschlüssen (Thrombosen) notwendig sein, meistens am Bein, selten am Arm. Die Geschwindigkeit des Blutstroms in den Venen ist erheblich langsamer als in den Arterien, so daß man auch Aufnahmen während der Durchleuchtung zielen kann.

Das Kontrastmittel wird in ein venöses Gefäß oder in das Knochenmark, z. B. des äußeren Knöchels, injiziert (letztere Methode — die intraspongiöse, intraossäre oder intramedulläre Injektion — hat viele Anhänger).

Vorbereitung des Patienten:

Der nüchterne Patient erhält 1—2 Stunden vor Untersuchungsbeginn ein vom Arzt verordnetes Betäubungsmittel und wird auf Jodempfindlichkeit mit 1 cm³ Kontrastmittel getestet.

Eine schwache, kurze Narkose ist für diese Untersuchung unter Umständen empfehlenswert.

Vorbereitung des Untersuchungsmaterials:

Zwischenfallbrett, s. S. 530,

Sauerstoffbombe,

Sternalpunktionsnadel,

Staubinde,

elastische Binde,

Spritzen: 2 à 20 cm³,

Tupfer,

Watte,

Desinfektionslösung,

Hyaluronidase,

Schnellverband,

Rasiermesser und -seife,

Brechschale.

Kontrastmittel, angewärmt (s. Aufstellung S. 518).

Weiterhin:

Durchführung der Röntgenaufnahmen:

Die erste Aufnahme mit dem Seriograph erfolgt unmittelbar nach Beendigung der kurzdauernden Injektion, alle 15 Sekunden wird ein weiteres Bild gemacht. Dazwischen läßt man den Patienten aufs Bein treten. Eventuell auch Aufnahmen bei Hängelage des Unterschenkels.

Keilfilter für Unterschenkel nicht vergessen, wenn das ganze Bein aufgenommen wird.

Bemerkungen:

Erfolgt die Kontrastmittelinjektion am Fuß oder an der Hand in eine oberflächliche Vene, so muß zur Darstellung der tiefen Venen der Kontrastmittelrückfluß vertikal erfolgen. Die Aufnahmen müssen deshalb für die unteren Extremitäten am stehenden oder schräggestellten Patienten vorgenommen werden, während für die obere Extremität der Patient auf der Seite liegt und den Arm herunterhängen läßt. Oberhalb der Injektion wird eine Staubinde angelegt, die erst nach Schluß der Injektion gelöst wird.

Bei der *Becken-Phlebographie* punktiert man eine oder beide Femoralarterien bei Rücken-
lage des Patienten, injiziert einseitig oder bei beidseitiger Punktion gleichzeitig das
Kontrastmittel. Je nach dem zu erwartenden Befund wird die Vena cava inferior im
Lumbalbereich während der Injektion durch eine Pelotte mit Kompressorium komprimiert.
Serienaufnahmen mit Buckyblende. Kontrastmittelabfluß erfolgt rasch. Aufnahmen im
Abstand von 1—2 Sekunden.

Bei der *Schulter-Phlebographie* geschieht die Punktion in eine Vene der Ellenbeuge. Kontrastmittelinjektion mit Druckapparat, da sonst meist nur ungenügende Darstellung
(falls nicht schon ein wesentliches Hindernis vorliegt, das eine Stauung bewirkt). Auch
hier sind Serienaufnahmen im Abstand von 1 Sekunde notwendig.

Kreislaufdarstellung: Cerebrale Angiographie

Bei *Zwischenfällen* sofort *rotes Merkblatt* aufschlagen (s. S. 529)!

Indikationen der Untersuchung:

Die Darstellung der Hirngefäße (cerebrale Arteriographie) wird vorgenommen zur Lokalisation und Untersuchung von Hirngeschwülsten (Tumor, Aneurysma usw.).

Prinzip der Untersuchung:

Es gibt dabei verschiedene Methoden:

Bei der einen wird das Kontrastmittel in die *Arteria carotis,* also in die Halsschlagader eingespritzt; auf diese Weise werden die Gefäße des Großhirns dargestellt.

Will man dagegen die Gefäße des Kleinhirns und der hinteren Schädelgrube erfassen, so muß die *Arteria vertebralis* punktiert werden.

Für diese Spezialuntersuchungen sind Spezialschädelgeräte (von SCHÖNANDER oder von BUCHTALA u. a.) empfehlenswert.

Vorbereitung des Patienten:

Der nüchterne Patient erhält 1—2 Stunden vor Untersuchungsbeginn ein vom Arzt verordnetes Betäubungsmittel. Testung auf Jodempfindlichkeit durch 1 cm³ Kontrastmittel i.v.

Eine schwache Narkose ist für diese Untersuchung unter Umständen empfehlenswert.

Vorbereitung des Untersuchungsmaterials:

Zwischenfallbrett s. S. 530,

Sauerstoffbombe,

Injektionsgerät oder

zwei 20 cm³-Spritzen mit Kanülen verschiedener Kaliber,

zwei kleine Spritzen à 2 und 5 cm³,

Stauschlauch,

Tupfer, Watte, Schnellverband,

Sandsäcke,

Nadel mit Katheterschlauch,

Desinfektionslösung,

Anaestheticum,

Hyaluronidase,

Kontrastmittel, angewärmt (s. Aufstellung S. 519),

Brechschale.

Weiterhin:

Durchführung der Röntgenaufnahmen:

Die *Schädelaufnahmen seitlich* (Kassette an der Untersuchungsseite aufgestellt, s. Einstellung 48) und *fronto-occipital* (s. Einstellung 50) müssen rasch vorgenommen werden, 0, 2 und 4 Sekunden nach Injektion zur Darstellung der arteriellen, capillären und venösen Phase. Je nach Bildergebnis wird eine zweite Injektion mit veränderten Zeiten vorgenommen.

Die Röntgenassistentin hat die auf die Narkose verzichtenden Patienten darauf aufmerksam zu machen, daß sie ein unangenehmes Hitzegefühl im Kopfe verspüren werden.

Nach der Untersuchung, 10 Minuten lang, Kompression der Einstichstelle, mit Sandsäcken. — Sprech- und Eßverbot während 2—3 Stunden.

Bemerkungen:

Bei Verdacht auf Aneurysma muß die Carotisarterie der Gegenseite während der Injektion komprimiert werden, damit das relativ häufige Aneurysma der Arteria communicans zur Darstellung kommt.

Lymphographie

Das Verfahren der Lymphographie, d. h. der Darstellung von Lymphgefäßen, hat sich noch nicht allgemein eingebürgert, ist aber in den Händen von Spezialisten von nicht zu unterschätzendem Wert.

Erste Aufnahme des zu untersuchenden Gebietes bei Beendigung der Injektion, dann alle Minuten eine Aufnahme.

Bauchraum

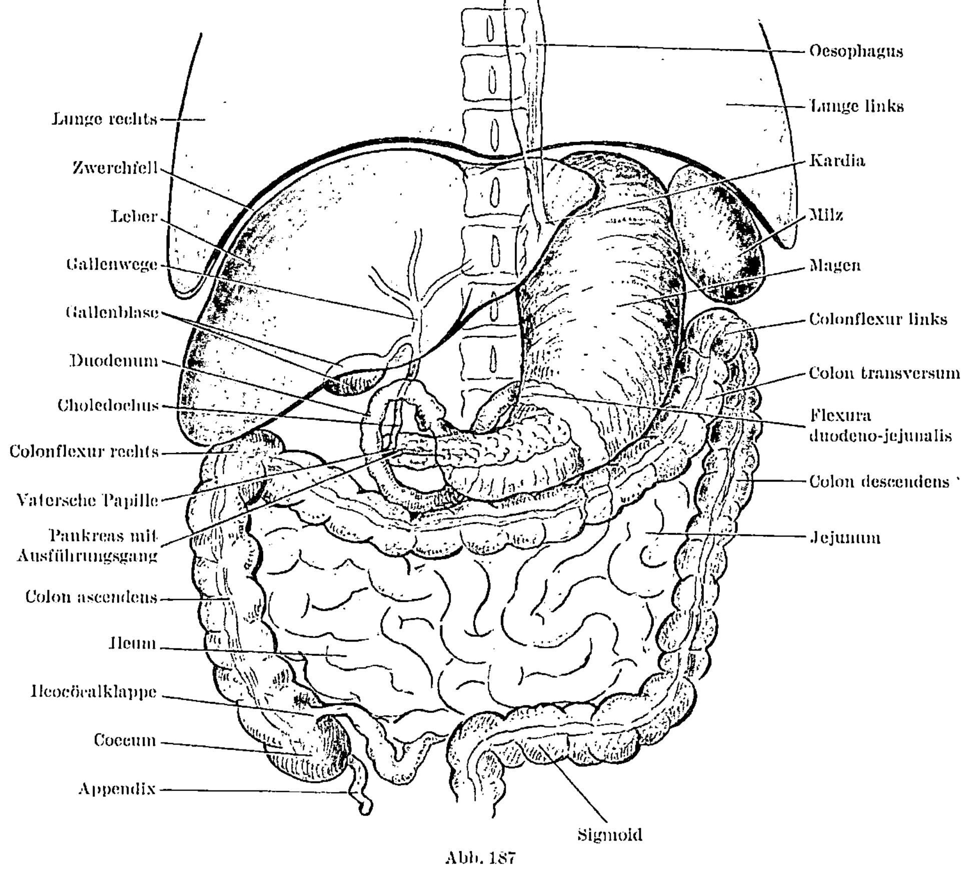

Abb. 187

Anatomische Vorbesprechung (Abb. 187):

Die Wände des *Bauchraumes* sind durch das *Bauchfell* (Peritonaeum) ausgekleidet. Im Abdomen liegen:

Der *Magen* (links) und der *Darm* (Intestinum),

die *Leber* (Hepar) mit ihren Gallenwegen und der *Gallenblase* (Vesica fellea) rechts, sowie die *Bauchspeicheldrüse* (Pankreas). Gallenblase und Pankreas münden in den Zwölffingerdarm an der Vaterschen Papille.

Die *Milz* (Lien) liegt unter der linken Zwerchfellkuppe an der lateralen Bauchwand. Sind Symptome der Verdrängung des Darmes festzustellen, so läßt dies auf Vergrößerung eines oder mehrerer der genannten Organe schließen.

Leber und *Milz* können röntgenologisch dargestellt werden (Hepatolienographie). Die dazu verwendeten Kontrastmittel bieten aber so große Gefahren für den Patienten, daß man von dieser Methode nunmehr Abstand genommen hat.

Hinter dem Peritonaeum, also retroperitonäal, liegen die *Nieren* (Renes) und die *Harnleiter* (Ureter), unterhalb des Peritonaeums die *Harnblase* und die *Geschlechtsorgane.*

Übersichtsaufnahme des Abdomens, liegend (Bauchlage), dorso-ventral

Indikationen der Aufnahme:

„Leeraufnahme des Abdomens", in Bauchlage. *Ohne Kontrastmittelverabfolgung* untersucht man das Abdomen zur Fahndung nach Steinen und Verkalkungen der Gallenblase, der Nieren, der Ureteren, nach verkalkten Lymphdrüsen, also tuberkulösen Mesenterialdrüsen, nach atypischen Luftblähungen im Darm (Meteorismus), nach Vergrößerung von Leber und Milz oder Nieren.

Übersichtsaufnahme des Magen-Darmkanals nach Kontrastmittelverabreichung.

Vorbereitungen am Aufnahmetisch:

Kassettenfilm mit Hochleistungsfolie, 30/40 oder 35/43 cm, im Hochformat. Aufnahme mit Bucky (aufziehen und Zeit einstellen).

Bleibuchstabe.

Vorbereitungen am Röntgenapparat:

Großapparat mit Grobfokus.

FFD: 100 cm.

Vorbereitung des Patienten:

a) Zur Leeraufnahme: wenn möglich Reinigungseinlauf am Vorabend.

b) Bei Magen-Darmfüllung: keine besondere, aber nüchterner Patient.

Oberkörper bis zur Hüfte frei machen lassen.

Lagerung des Patienten (Bild a und b):

Patient in Bauchlage auf dem Untersuchungstisch. Arme dem Körper entlang. Kopf der Röntgenassistentin zugedreht. Wirbelsäule in der Mitte des Tisches.

Zentrierung:

Fußpunkt des Zentralstrahls auf den Patienten: knapp oberhalb des Beckenkammes auf Dornfortsatzlinie und in Buckymitte.

Strahlengangrichtung: Dorso-ventral.

Zentralstrahl: Senkrecht zum Tisch.

Aufnahme bei Exspiration in Atemstillstand.

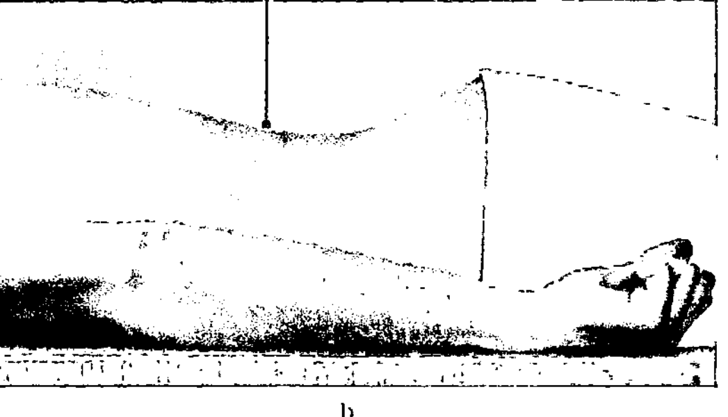

Kriterium der gut eingestellten Aufnahme:

Beide Zwerchfellkuppen und die Symphyse müssen abgebildet sein.

Bemerkungen:

Die Magen-Darmübersichtsaufnahme wird mit Vorteil in Bauchlage angefertigt, da dadurch das Abdomen komprimiert und damit der von den Röntgenstrahlen zu durchschlagende Durchmesser des Körpers verringert wird.

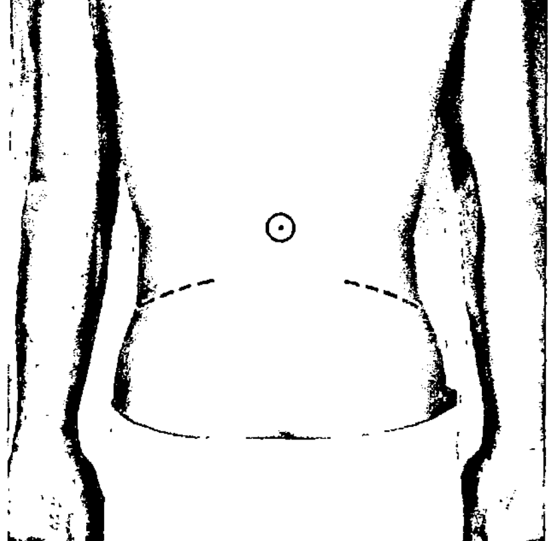

Einstellung 166
Abdomenleeraufnahme, stehend, dorso-ventral

Indikationen der Aufnahme:

Bei *Darmverschluß* (Ileus) und bei *Perforationen* des Magens oder des Darms müssen Aufnahmen des *Abdomens im Stehen* angefertigt werden; dabei müssen beide Zwerchfellkuppen auf dem Bild dargestellt sein!

Vorbereitungen am Aufnahmetisch:

Kassettenfilm mit Hochleistungsfolie, 35/43 cm, im Hochformat. Aufnahme mit Bucky (aufziehen und Zeit einstellen).

Bleibuchstabe.

Vorbereitungen am Röntgenapparat:

Großapparat mit Grobfokus.

FFD: 100 cm.

Vorbereitung des Patienten:

Bei Ileus ist ein Reinigungseinlauf strengstens verboten!

Oberkörper bis zu den Hüften frei machen lassen.

Lagerung des Patienten:

Patient steht an der Buckystativwand (oder im Durchleuchtungsapparat), Bauch gegen die Wand, Rücken gegen die Röhre. Wenn nötig, kann der Patient die Buckystativwand „umarmen“, um einen besseren Halt zu haben. Andernfalls wird er vom Hilfspersonal (also nicht von der Röntgenassistentin!) von beiden Seiten her gestützt. Wirbelsäule in Buckymitte.

Zentrierung:

Fußpunkt des Zentralstrahls auf den Patienten: Auf Wirbelsäule und direkt oberhalb der Beckenkämme und in Buckymitte.

Strahlengangrichtung: Dorso-ventral.

Zentralstrahl: Senkrecht zum Film.

Aufnahme bei Exspiration in Atemstillstand.

Belichtung:

So kurz wie möglich.

Kriterium der gut eingestellten Aufnahme:

Es ist sehr wichtig, daß beide Zwerchfelle mit ihrer Kuppe auf dem Bild abgebildet werden!

Bemerkungen:

Soweit der Zustand des Patienten es erlaubt, wird die Aufnahme stets stehend angefertigt, da bei Perforation die Luft, die aus dem geplatzten Magen oder Darm austritt, nach oben steigt und sich dann unter den Zwerchfellkuppen nachweisen läßt.

Einstellung 167
Abdomenleeraufnahme, sitzend, ventro-dorsal

Indikationen der Aufnahme:

Falls ein Patient mit Ileusverdacht nicht stehen kann, wird er sitzend untersucht.

Lagerung des Patienten:

Patient sitzt möglichst gerade auf einem Stuhl (Stuhllehne zur Seite gedreht) und lehnt sich mit dem Rücken an die Buckystativwand. Wirbelsäule in der Mitte der Stativwand. Er stützt sich mit beiden Händen am Stuhlrand.

Zentrierung:

Fußpunkt des Zentralstrahls auf den Patienten: Auf den Nabel und in Buckymitte.
Strahlengangrichtung: Ventro-dorsal.
Zentralstrahl: Senkrecht zum Film.

Pneumoperitonaeum und Pneumoretroperitonaeum

Bei *Zwischenfällen* sofort *rotes Merkblatt* aufschlagen (S. 529)!

Prinzip der Untersuchung:
Zur Darstellung von Geschwülsten der Bauchwand oder des Gekröses (Mesenterium), also von Organen, die röntgenologisch nicht hervortreten, wird Gas in den Bauchraum eingeblasen (Pneumoperitonaeum), wodurch sie sichtbar werden.

Durch Einblasen von Gas in die Räume hinter dem Bauchfell (Pneumoretroperitonaeum) kann man auch diese zur Darstellung bringen, vor allem das Nieren- und Nebennierenlager. Die Untersuchung wird stets vom Arzt selbst durchgeführt.

Vorbereitung des Untersuchungsmaterials:
Zwischenfallbrett, s. S. 530,

Sauerstoffbombe,

Tupfer, Kompressen,

Rasiermesser,

Desinfektionsmittel,

5- und 10-cm³-Spritzen mit dünnen Kanülen,

Anästhesielösung (gemäß ärztlichem Wunsch),

Punktionskanüle,

20-, 50- und 100-cm³-Spritzen mit dicker Kanüle,

Stickoxydul- oder Sauerstoffgerät,

Schnellverband, Schere.

Durchführung der Untersuchung:
Der Patient wird in Knie-Ellenbogen-Lage oder in linker Seitenlage auf dem horizontal gekippten Untersuchungs-(Durchleuchtungs-)tisch am Zielgerät gelagert. Der Arzt punktiert nach Hautdesinfektion und nach Lokalanästhesie zwischen After und Steißbein oder zwischen Steißbein und Kreuzbein und bläst durch die Kanüle Stickoxydul oder Sauerstoff ein.

Durchführung der Röntgenaufnahmen:
1. *Röntgenaufnahme des Abdomens in Rückenlage* (ventro-dorsal) s. Einstellung 180. Der Patient sitzt dann auf, damit sich die Luft richtig verteilt. Dann folgen:

2. *Profilaufnahme des Abdomens,* jedoch nicht in vollständiger *Linksseitenlage* (Patient wird in eine Mittelstellung gebracht, zwischen Schräglage und vollständiger Linksseitenlage).

3. *Profilaufnahme des Abdomens* in nicht vollständiger *Rechtsseitenlage.*

4. Eventuell *Profilaufnahme mit aufgestellter Kassette* bei Rückenlage des Patienten.

Nach Beendigung der Röntgenuntersuchung muß der Patient für mehrere Stunden im Bett flach gelagert werden!

Das Retropneumoperitonaeum für Nieren- und Nebennierendarstellung wird oft *kombiniert mit Schichtaufnahmen* dieser Region, s. S. 527.

Bemerkungen:
Die Patienten müssen laufend überwacht bleiben.

Pneumomediastinum:
Ergänzend sei erwähnt, daß die *Luftfüllung des Mediastinums,* also des Mittelfelles im Brustkorb, im Anschluß an diese retroperitonäale Gaseinfüllung vorgenommen werden kann. Bei stehendem oder sitzendem Patienten steigt nämlich die Luft immer weiter nach oben und füllt somit auch den Mediastinalraum aus.

Nebennieren

Anatomische Vorbesprechung:

Die Nebennieren befinden sich am oberen Nierenpol, also in den hintersten Abschnitten des oberen Bauchraumes, ungefähr in Höhe des 1. Lumbalwirbels. Es handelt sich um ein wichtiges endokrines Organ.

Prinzip der Untersuchung:

Zur Nebennierendarstellung wird meistens das Retroperitonaeum (s. Einstellung 168) herangezogen. *Vorgängig* fertigt man aber eine *ventro-dorsale Abdomenleeraufnahme* (s. Einstellung 180) an.

Zentrierung:

Fußpunkt des Zentralstrahls auf dem Patienten: Untere Spitze des Sternums.

Strahlengangrichtung: Ventro-dorsal.

Zentralstrahl: Senkrecht zum Tisch.

Aufnahme bei Exspiration in Atemstillstand.

Kriterium der gut eingestellten Aufnahme:

Beide Zwerchfellkuppen müssen abgebildet sein.

Bemerkung:

Anschließend wird zweckmäßig noch eine *Tomographie* dieser Region (Schnittiefe: ca. 6 cm) in ventro-dorsalem Strahlengange vorgenommen (s. S. 527).

Magen-Darmkanal und Anhangsgebilde

Einstellung 170
Kontrastmitteluntersuchung der Speicheldrüsen (Sialographie)

Anatomische Vorbesprechung:

Die Verdauung beginnt bereits in der Mundhöhle. Die Nahrung wird durch das Gebiß unter Mithilfe der Zunge zerkleinert, vermengt, aufgespalten und mit dem Speichel zu einem dickflüssigen Brei verarbeitet.

Als Sekretionsorgane dienen die Speicheldrüsen:

    die Ohrspeicheldrüse (Parotis) und

    die Mundspeicheldrüsen (Glandula submaxillaris und Glandula sublingualis).

Indikationen der Untersuchung:

Die Speicheldrüsen können sich entzünden oder durch Steine (Konkremente) verstopft werden, so daß eine Röntgenuntersuchung *ohne* oder *mit* Kontrastmittel notwendig wird.

Speicheldrüsen ohne Kontrastmittel, s. Einstellungen 70 und 73.

Vorbereitung des Untersuchungsmaterials:

Zwischenfallbrett bereitstellen, s. S. 529,

Stirnspiegel und Lampe,

Stirnlampe,

Mundspiegel,

Spiritusbrenner gefüllt, mit Zündhölzern,

Kleine Watteträger,

Kompressen zum Halten der Zunge,

Brechschale,

Haar- und Knopfsonde,

Sialographiekanüle,

2- und 5-cm³-Spritze mit Aufziehnadeln,

Anästhesielösung nach Vorschrift des Arztes,

Kontrastmittel, angewärmt.

Weiterhin:

Prinzip der Kontrastmitteluntersuchung:

Der Arzt versucht, meist bei verdunkeltem Raum und bei sitzendem Patienten, mit einer feinen Haarsonde den Ausführungsgang für die Ohrspeicheldrüse zuerst zu erweitern. Er führt dann die Sialographiekanüle mit ihrem knopfförmig verdickten Kanülenende ein und injiziert das gut vorgewärmte und möglichst dünnflüssige Kontrastmittel.

Durchführung der Röntgenaufnahmen:

Für die *Parotis* und die *Submaxillaris:* Schrägaufnahme des Unterkiefers s. Einstellung 70.

Für die *Sublingualdrüse* (die am Zungenboden hinter den Schneidezähnen liegt): axiale Aufnahme des Mundbodens, s. Einstellung 73.

Speiseröhre (Oesophagus)

Anatomische Vorbesprechung:

Aus der Mundhöhle kommend, passiert die Nahrung Pharynx und Hypopharynx und tritt in die Speiseröhre über.

Die Speiseröhre ist ein gut beweglicher Muskelschlauch, der teils im Hals, teils im Brustkorb, teils unterhalb des Zwerchfells (subphrenisch) liegt und knapp vor und etwas links der Brustwirbelsäule verläuft. Die Öffnung des Zwerchfells für den Durchtritt des Oesophagus heißt Hiatus oesophagicus, die Mündung des Oesophagus in den Magen Kardia.

Indikationen der Untersuchung:

Entzündungen der Speiseröhre (Oesophagitis), sackförmige Ausstülpungen (Divertikel), im Halsteil als Zenkersches Divertikel bekannt, Schluckstörungen verschiedenster Art, so bei Blutarmut (Plummer-Vinsonsches Syndrom), bei atypischem Gefäßverlauf (Dysphagia lusoria), bei „Krampfadern" (Varicen) in der Speiseröhre und beim Krebs der Speiseröhre (Carcinom = Ca. oesophagi =Neo), bei Verdrängung der Speiseröhre durch eine Struma oder durch Herzvergrößerung. Bei Herzuntersuchungen wird deshalb oft auch die Verlaufsrichtung der Speiseröhre kontrolliert.

Prinzip der Untersuchung:

Die normalerweise nicht sichtbare Speiseröhre wird mit Kontrastmittel (Bariumaufschwemmung) untersucht, wobei man entweder Übersichtsaufnahmen anfertigt oder den Patienten durchleuchtet.

Vorbereitung des Kontrastmittels:

Es müssen prinzipiell immer zwei Arten von Bariumlösungen bereitstehen:

a) eine *dünnflüssige Aufschwemmung* (1 Teil Bariumpulver und 3 Teile Wasser, gut anrühren und lauwarm verabreichen) in einem normal großen Wasserglas,

b) eine *dickflüssige Paste* von senfartiger Konsistenz (2 Teile Pulver auf 1 Teil Wasser, gut anrühren), die die Oesophaguswandung mit einem lange haftenden Belag beschlägt.

Vorbereitungen am Röntgenapparat:

Für die *Durchleuchtung:* Magenzielgerät. Für die Oesophagusuntersuchung sind meistens Spezialrahmen vorhanden, bei deren Verwendung der Kompressionstubus gegen eine entsprechende Oesophagusblende ausgetauscht werden muß.

Für die *Röntgenaufnahmen:*

Kassettenfilme mit Hochleistungsfolie, 35/35 oder 30/40 cm.

Aufnahme mit Bucky (aufziehen und Zeit einstellen).

Großapparat, Fein- oder Grobfokus. FFD: 100 cm.

Vorbereitung des Patienten:

Patient kommt nüchtern zur Untersuchung. Oberkörper frei machen.

Durchführung der Röntgenuntersuchung:

a) Durchleuchtung und Zielaufnahmen:

Der Patient erhält in die *linke* Hand zuerst das Glas mit dem dünnflüssigen Kontrastmittel, da man vor der Röntgenuntersuchung nie weiß, ob die Speiseröhre für die Paste überhaupt noch durchgängig ist.

Erst anschließend daran erfolgt die Untersuchung mit dickflüssiger Paste, die mit dem Löffel verabfolgt wird. Der Patient behält den Brei so lange im Munde, bis ihn der Arzt zum Schlucken auffordert.

Brechschale (versteckt) immer bereit halten!

Der Arzt durchleuchtet und nimmt gezielte Aufnahmen vor, und zwar vor allem in den beiden schrägen Durchmessern. Es gibt spezielle Zielrahmen für Speiseröhrenuntersuchung.

Da der Patient im Halsteil einen geringeren Körperumfang aufweist als z. B. bei den unteren Speiseröhrenpartien, muß die Röntgenassistentin den Arzt stets fragen, von welchem Abschnitt der Speiseröhre die gezielte Aufnahme angefertigt werde, damit die Belichtung von ihr richtig geregelt werden kann.

b) Übersichtsaufnahmen der Speiseröhre (Bild a):

Im allgemeinen wird nur ein Bild verlangt, nämlich:

Aufnahme im ersten schrägen Durchmesser (Fechterstellung, s. Einstellung 150).

Für besonders eingehende Untersuchungen kommen nachfolgende Aufnahmen in Frage:

Aufnahme im zweiten schrägen Durchmesser (Boxerstellung, s. Einstellung 151) oder

Übersichtsaufnahme des Thorax im dorso-ventralen Strahlengang (s. Einstellung 147) oder

Aufnahme des Thorax dextro-sinistral, Profilstrahlengang (also links anliegend, s. Einstellung 149).

Darstellung des Halsteiles der Speiseröhre:
Vergrößerungsaufnahme des Halses seitlich, s. Einstellung 85.

Bei allen diesen Aufnahmen placiert man den Patienten richtig an der Buckystativwand, fixiert ihn und gibt ihm einen Suppenlöffel voll Bariumpaste in den Mund.

Erst auf Kommando darf der Patient den Brei schlucken. Hierauf zählt man ganz langsam: „Eins, zwei, drei, vier, fünf" und befiehlt dann dem Patienten, den Atem anzuhalten. Darauf wartet man noch weitere 2 Sekunden und löst die Aufnahme aus.

Belichtung:
Stets äußerst kurz.

Kriterium der gut eingestellten Aufnahme (Bild b):

Es muß, wenn nichts anderes als die Schrägaufnahme verlangt wird, der ganze Oesophagus einschließlich Kehlkopf und Mageneingang abgebildet sein.

Der Röntgenfilm wird, im Vergleich zur Einstellung (Bild a), spiegelbildlich beschriftet, also genau so aussehend, wie bei Betrachtung am Durchleuchtungsschirm.

Bemerkungen:

Statt der Oesophaguspaste können für bestimmte Fragestellungen *bariumgefüllte Gelatinekapseln* verschiedener Größe verabfolgt werden; man beginnt mit der kleinsten.

Kymogramm der Speiseröhre:
Fechterstellung bei quergestellten Rasterschlitzen und langsamem Rasterablauf (3 bis 4 Sekunden).

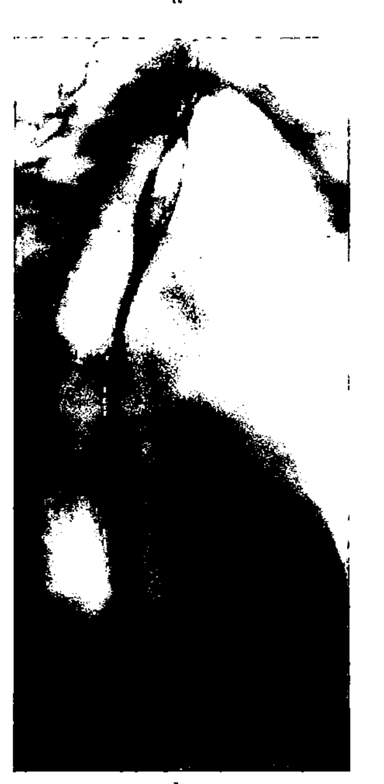

a

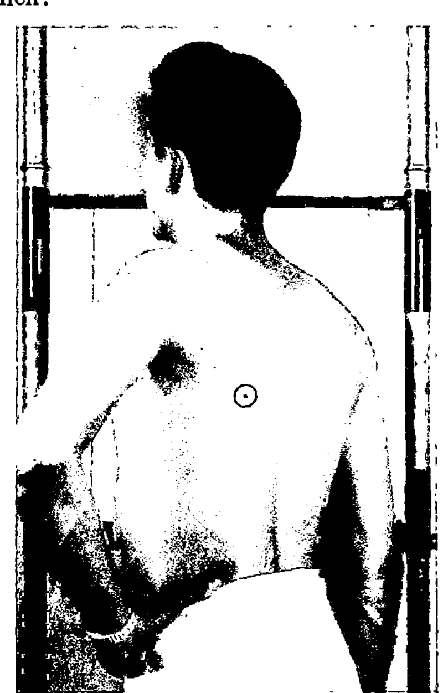

b

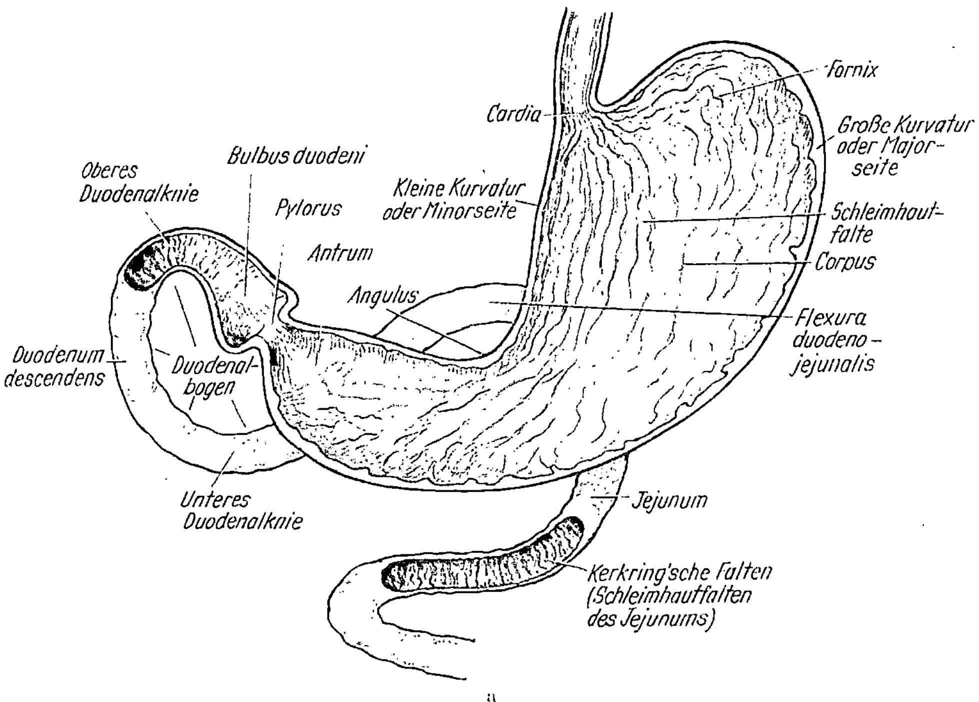

Anatomische Vorbesprechung (Bild a):

Der Magen (Ventriculus oder Gaster) liegt in der Bauchhöhle auf der linken Seite knapp unter dem Zwerchfell. Das Magengewölbe (Fornix), auch als Magenblase benannt, ist bei stehendem Patienten für die Röntgenassistentin ein Merkmal zur Seitenbezeichnung auf Röntgenfilmen (=links). In diesem Gebiet mündet die Speiseröhre ein (Magenmund= Kardia). Unterhalb davon liegt der Magenkörper (Corpus ventriculi), dessen mediale Wand als kleine Kurvatur oder Minorseite, dessen laterale Wand als große Kurvatur oder Majorseite bezeichnet werden. Der Magenkörper, auch Fundus genannt, biegt am Magenwinkel (Angulus) in einen horizontal verlaufenden Teil um, der verschieden bezeichnet wird: als Antrum pyloricum, als präpylorische Zone oder als Canalis egestorius. Der Magenausgang ist durch einen kräftigen Muskel, den Magenpförtner (Pylorus), verschlossen, der sich während des Peristaltikablaufs zeitweise öffnet.

Indikationen zur Untersuchung:

Entzündung der Magenschleimhaut (Gastritis), Magengeschwür (Ulcus ventriculi), großes Geschwür (Ulcus callosum), Magenkrebs (Ca. ventriculi oder Neoplasma), Durchschlüpfen des oberen Magenteils durch den Zwerchfellschlitz des Oesophagus (Hiatushernie). Kontrolle des operierten Magens (nach Magenresektion, Billroth) oder einer künstlichen Verbindung zwischen Magen und Dünndarm (Gastroenterostomie, abgekürzt: G.-E.).

Vorbereitung des Kontrastmittels:

1. Üblicher Bariumbrei zur Prallfüllung: 1 Einheit Barium und 3 Einheiten Wasser (lauwarm) gründlich anrühren und lauwarm verabreichen.

2. Spezialaufschwemmung zur Reliefdarstellung: 1 Einheit Barium und 2 Einheiten Wasser.

Gesamtmenge zur Prallfüllung: $1/2$ Liter. Bei frischen Magenblutungen aber höchstens $1/10$ bis $1/5$ Liter. Bei Kleinkindern: 50—100 cm³.

Vorbereitung des Patienten:

Der Patient muß *absolut nüchtern* zur Untersuchung erscheinen, ohne etwas gegessen oder getrunken zu haben; er soll auch nicht rauchen oder Tabletten oder Bonbons lutschen. Manchmal wird für den Tag vor der Untersuchung eine gute Darmreinigung angeordnet.

Oberkörper und Bauch frei machen. Bei Frauen Korsette und Gürtel ausziehen lassen. Der Patient behält jedoch seine Schuhe an.

Die Durchleuchtung mit Zielaufnahmen:

Die Fußbank des Untersuchungsgerätes wird auf eine Höhe von etwa 30 cm über dem Fußboden eingestellt.

Die Assistentin ist dem Patienten behilflich, hinaufzusteigen. Man gibt ihm dann die Bariumaufschwemmung in die *linke* Hand und dreht ihn in Fechterstellung (Bild b), damit er auch im Dunkeln trinken kann, ohne mit dem Glas irgendwo anzustoßen.

Der Arzt durchleuchtet ihn, fertigt *gezielte Aufnahmen* an, meist zuerst eine auf Format 18/24 oder 24/30 cm (Hochleistungsfolie) und dann kleine gezielte Serienaufnahmen (Spezialzusatzgerät, s. S. 74), auf die wir bei Besprechung des Bulbus duodeni zurückkommen.

Viele Ärzte beginnen die Durchleuchtung mit einer Schleimhautuntersuchung des Magens, der sog. *Reliefdarstellung*, und verlangen dafür Kontrastmittel von sahnenartiger Konsistenz (s. oben). Erst anschließend nehmen sie dann die *Prallfüllung* des Magens mit 250 bis 500 cm³ Aufschwemmung vor.

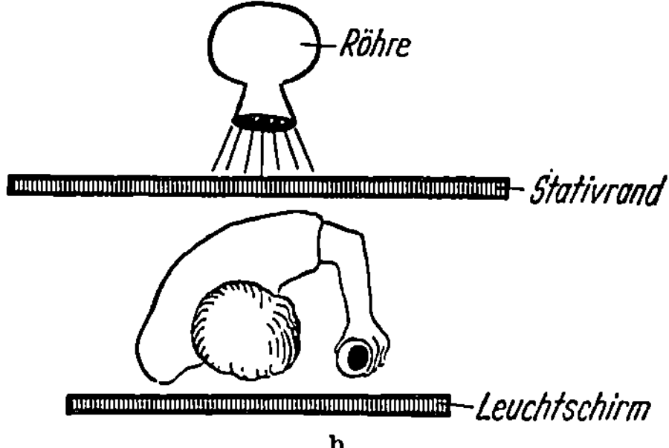

Stellung des Patienten im Durchleuchtungsgerät beim Trinken der Bariumaufschwemmung (Ansicht von oben)

Die Übersichtsaufnahmen des Magens:

Je nach Wunsch des Arztes muß aber eventuell die Röntgenassistentin die Aufnahmen selbst vornehmen, und zwar jene zur Reliefdarstellung (Bild d) wie jene bei Prallfüllung des Magens.

Vorbereitungen am Aufnahmetisch:

Kassettenfilm mit Hochleistungsfolie, 24/30 cm, Hochformat.

Aufnahme mit Bucky (aufziehen und Zeit einstellen).

Bleibuchstabe.

Vorbereitungen am Röntgenapparat:

Großapparat mit Grobfokus.

FFD: 100 cm.

Blende auf Format 24/30 einblenden.

Lagerung des Patienten (Bild c):

Der Patient liegt mit dem Bauch auf dem Buckytisch, und zwar so, daß der linke Oberbauch ins Filmzentrum zu liegen kommt. Arme dem Körper entlang.

Zentrierung:

Fußpunkt des Zentralstrahls auf dem Patienten: In Höhe der 12. Rippe und handbreit links der Lendenwirbelsäule.

Strahlengangrichtung: Dorso-ventral.

Zentralstrahl: Senkrecht zum Film.

Aufnahme bei Exspiration in Atemstillstand.

Belichtung: Möglichst kurz.

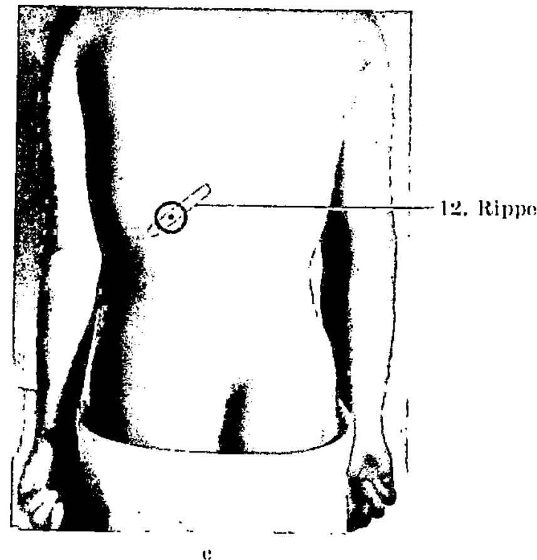

Kriterium der gut eingestellten Aufnahme:

Der Magen muß vollständig auf dem Film abgebildet sein, auch die Magenkuppe. Bei einer Reliefdarstellung müssen die Magenwände gleichmäßig mit Barium beschlagen sein (Bild d).

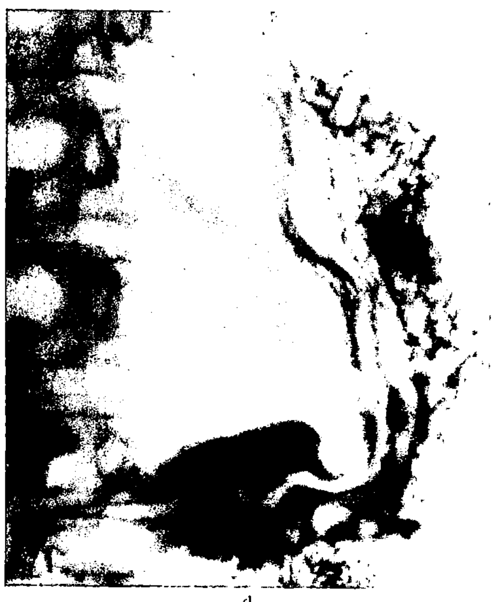

Bulbus duodeni und Zwölffingerdarm

Anatomische Vorbesprechung (s. Einstellung 172, Bild a):

Der Zwölffingerdarm (Duodenum) beginnt hinter dem Pförtner des Magens (Pylorus) mit einer zwiebelförmigen Erweiterung, dem sog. *Bulbus duodeni*, dessen Basisfläche breit ist. Die Bulbusspitze geht über in den Duodenalbogen, der mit dem oberen Duodenalknie beginnt. Das anschließende absteigende Duodenum (Duodenum descendens) zieht senkrecht nach unten. In seiner Mitte liegt die Vatersche Papille (vgl. Abb. 188), in welcher einerseits der Gallengang (Ductus choledochus), andererseits der Bauchspeicheldrüsengang (Pankreasgang = Ductus Wirsungianus) münden. Dann biegt das Duodenum wieder um (unteres Duodenalknie) und steigt schräg über die Wirbelsäule hinweg nach links oben auf zur Flexura duodeno-jejunalis, der Grenze zwischen dem Zwölffingerdarm und dem Jejunum. Besonders wichtige Abschnitte des Zwölffingerdarmes sind der Bulbus duodeni und das deszendierende Duodenum.

Indikationen der Untersuchung:

Entzündungen des Bulbus duodeni (Bulbitis) oder des Duodenum (Duodenitis). Geschwür am Zwölffingerdarm (Ulcus duodeni), sackförmige Ausstülpungen (Divertikel).

Prinzip und Durchführung der Untersuchung (Bild a und b):

Der Zwölffingerdarm wird bei jeder Magenuntersuchung mitkontrolliert, insbesondere der Bulbus, da sich hier häufig Geschwüre finden. Der Bulbus wird dabei durch den Arzt mittels „Zielaufnahmen", also Serienbildern, auf einem kleinformatigen Röntgenfilm festgehalten (oder auf einem größeren Film, der mehrmals unterteilt, ausschnittsweise, belichtet wird).

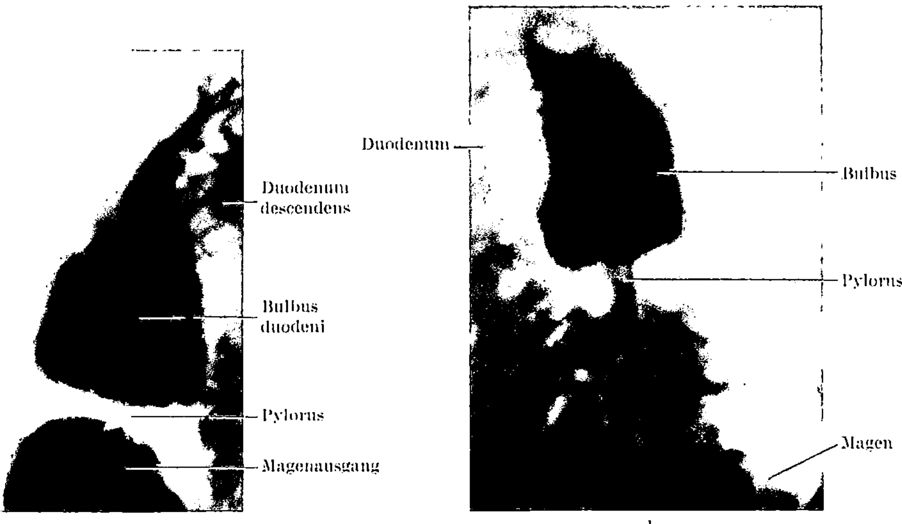

Röntgenbild des *Bulbus duodeni* in Boxerstellung: Bulbusdarstellung im 2. schrägen Durchmesser

Röntgenbild des *Bulbus duodeni* in Fechterstellung: Bulbusdarstellung im 1. schrägen Durchmesser

Prallgefüllt ist der Bulbus zwiebelförmig. Man würde ein Geschwür bei dieser prallen Füllung nicht erkennen. Deshalb wird der Bulbus mit dem sog. Kompressionstubus (s. S. 74) des Durchleuchtungsgerätes komprimiert, und zwar gerade so stark, daß man die Schleimhautfalten sieht und deren Verlauf beurteilen kann.

Die Röntgenassistentin muß vom Arzt orientiert werden, wenn er seinen Patienten in den schrägen Durchmesser stellt, damit sie jeweils die richtige Expositionszeit am Apparat einstellen kann.

Bemerkungen (Bild c):

Die Röntgenassistentin hat oft Mühe, die Zielaufnahmen des Bulbus richtig zu beschriften. Sie kann sich an Hand folgender Angaben orientieren (Schema c):

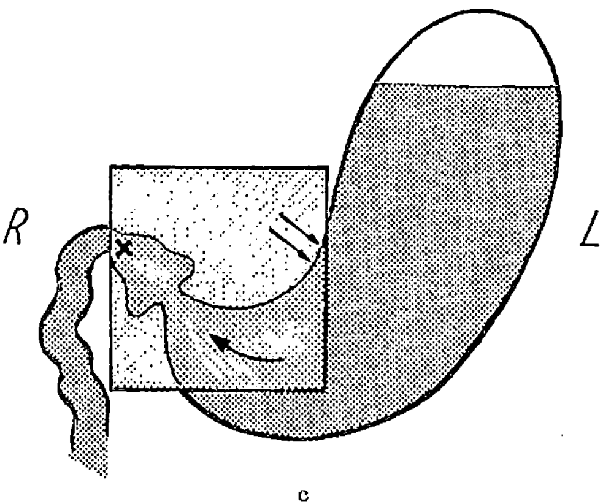

1. Die Bulbusspitze zeigt nach oben (×).
2. Der am Filmrand oft sichtbare Magenkörper liegt links (↘ ↘).
3. Der Magenausgang kommt von links her (↶).

Einfacher ist die Orientierung, wenn man im Hohlraum des Kompressoriums in einer Ecke eine kleine Bleimarke einklebt, die stets die obere rechte Ecke des Filmes markiert.

Spezialverfahren zur Untersuchung des Peristaltikablaufs an Magen und Bulbus duodeni

Das *Flächenkymogramm* (s. S. 78) ist besonders brauchbar, wenn man die Laufzeit des Rasters auf mehrere Sekunden einstellt.

Will man den Peristaltikablauf einfacher kontrollieren, so kann man z. B. 3 oder 4 Röntgenaufnahmen des Magens nacheinander auf dem gleichen Film belichten, also ein sog. *Polyisogramm* anfertigen. Die Röntgenassistentin muß dazu wissen, daß pro Aufnahme nur rund ein Drittel der Belichtungszeit eingestellt werden darf, wenn 3 Bilder auf ein und demselben Film geknipst werden.

Unter *pharmakoradiologischer Untersuchung des Magens* versteht man das Studium der Magenbewegungen bei künstlich erzeugter Beschleunigung des Peristaltikablaufs durch subcutane Injektion z. B. von Morphin oder anderen, nur vom Arzt zu bestimmenden und zu verordnenden Medikamenten.

Einstellung 174
Dünndarm

Anatomische Vorbesprechung (vgl. Einstellung 172, Bild a, sowie Abb. 187, S. 448):

Von der hinter dem Magen liegenden Flexura duodeno-jejunalis (Einstellung 172, Bild a) fließt der Kontrastbrei weiter in den *Dünndarm* (Intestinum). Dessen oberer Teil nimmt die linke Bauchhälfte ein und wird als Leerdarm (Jejunum) bezeichnet, sein unterer Teil füllt den rechten Unterbauch aus und wird Krummdarm (Ileum) genannt. Auf dem Röntgenbild ist das Jejunum durch die typische Fiederung, die Kerkringschen Falten (Einstellung 172, Bild a und Bild S. 465), charakterisiert. Das Ileum sieht rosenkranzähnlich aus. Es mündet in den Dickdarm mit einer Klappe (Ileocöcalklappe oder Bauhinsche Klappe genannt).

Indikationen der Untersuchung:

Brüche im Gebiete der Flexura duodeno-jejunalis (Treitzsche Hernie), Entzündungen des Dünndarms (Enteritis oder Jejunitis bzw. Ileitis, die Entzündung der untersten Ileumschlinge ist als Ileitis terminalis oder Crohnsche Krankheit bekannt). Bei Ileus Aufnahme im Stehen (s. Einstellung 166) mit Abbildung der Zwerchfelle.

Vorbereitung des Kontrastmittels:

1 Einheit Barium und 3 Einheiten Wasser, gut anrühren und lauwarm verabreichen. Gesamtmenge: 500 cm³.

Prinzip der Röntgenuntersuchung:

Diese wird meistens im Anschluß an die Magen-Duodenalkontrolle durchgeführt, wobei man gewöhnlich 1 Stunde p.c. (post cenam = nach Verabfolgung der [Kontrast-] Mahlzeit), manchmal auch 2 Stunden p.c. ein gutes *Darmübersichtsbild in Bauchlage* erhält.

Vorbereitungen am Aufnahmetisch:

Kassettenfilm mit Hochleistungsfolie, 30/40 oder 35/43 cm, im Hochformat.
Aufnahme mit Bucky (aufziehen und Zeit einstellen).
Bleibuchstabe.

Vorbereitungen am Röntgenapparat:

Großapparat mit Feinfokus, eventuell auch Grobfokus.
FFD: 100 cm.
Blende an der Röhre nicht zu eng.

Vorbereitung des Patienten:

Am Tage vor der Untersuchung wird dem Patienten ein mild wirkendes Abführmittel gegeben.
Bauch und Becken frei machen.
Läßt man den Patienten kurz vor der Dünndarmaufnahme noch einen Schluck Bariumbrei trinken, so erhält man auf dem Bild auch noch die Reliefdarstellung des Magens (man läßt ihn aber noch im Stehen, nicht etwa in Bauchlage, trinken!).

Lagerung des Patienten:

Patient in Bauchlage auf dem Untersuchungstisch, Arme dem Körper entlang, aber nicht zu eng am Körper. Kopf der Röntgenassistentin zugedreht. Achse der Wirbelsäule geradlinig (vgl. Einstellung 165).

Zentrierung:

Fußpunkt des Zentralstrahls auf dem Patienten: 3 Querfinger oberhalb des Beckenkammes, auf Dornfortsatzlinie und in Buckymitte.
Strahlengangrichtung: Dorso-ventral.
Zentralstrahl: Senkrecht zum Tisch.
Aufnahme bei Exspiration in Atemstillstand.

Belichtung:

Entsprechend dem Wunsche des Arztes entweder

sehr kurzzeitig, um ein *scharfes Bild* zu erhalten oder

langzeitig, um auch die *Peristaltik* im Darm beurteilen zu können, wobei aber das Bild der Darmschlingen unscharf erscheint.

Kriterium der gut eingestellten Aufnahme (Bild):

Übersichtliche Darstellung aller Darmschlingen, möglichst lückenlos.

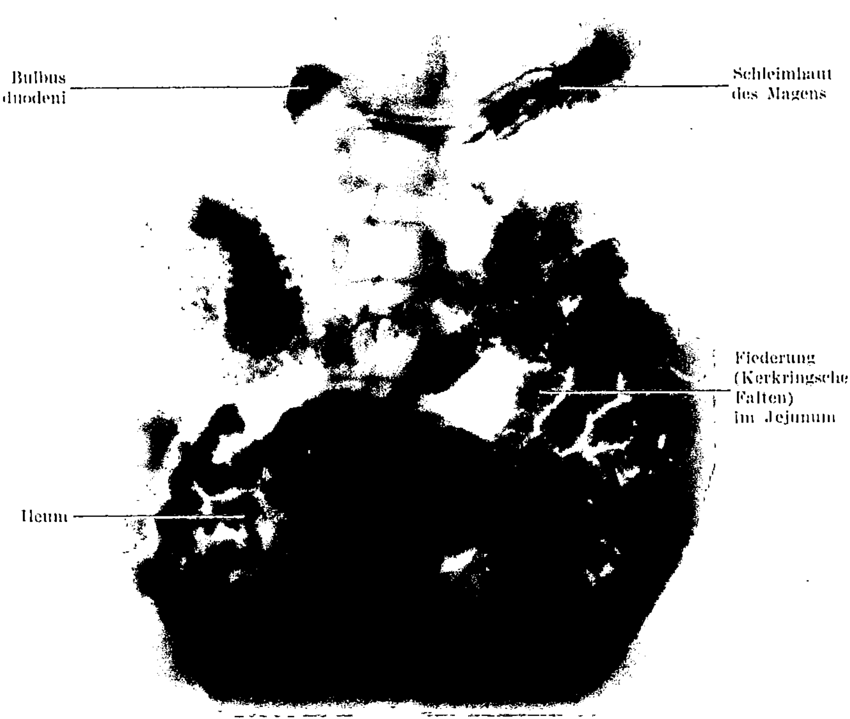

Bemerkungen:

Eine spezielle Methode zur lückenlosen Kontrastmitteldarstellung des Dünndarms wurde von PANSDORF angegeben, die „*fraktionierte Dünndarmdarstellung*", die wir vereinfacht in folgender Weise durchführen:

Man läßt den Patienten insgesamt 500 cm³, also ¹/₂ Liter Bariumaufschwemmung, wie für den Magen zubereitet (s. S. 459), trinken, aber fragmentweise, d. h. zuerst nur ¹/₃ Glas, nach 15—20 Minuten das zweite Drittel und nach weiteren 20 Minuten das letzte Drittel.

Erste Aufnahme: 1 Stunde nach dem ersten Schluck Barium, zweite Aufnahme und weitere Aufnahmen: in ¹/₂—1stündigen Intervallen.

Für die *Spezialuntersuchung des Dünndarms* wird vom Arzt gelegentlich auch die sog. *Miller-Abbottsche Sonde,* eine doppelläufige Sonde, herangezogen, die man (ähnlich wie eine Duodenalsonde) in ihrer Verlaufspassage durch den Magen, vor allem durch den Pyloruskanal beobachten kann und muß. Durch eine ihrer beiden Lichtungen kann man dann im Dünndarm einen Condom aufblasen, durch die andere saugt man Sekret ab oder füllt Kontrastbrei in den Darm ein.

Dickdarm mit Ileocoecalregion

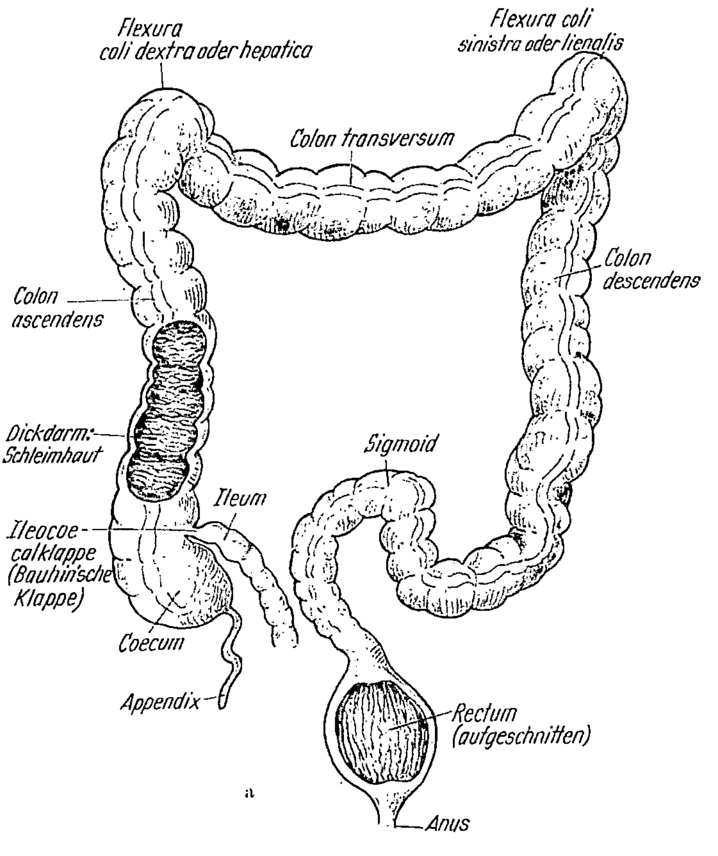

Anatomische Vorbesprechung (Bild a):

Der Dickdarm (Colon) beginnt an der Ileocoecalklappe (Bauhinsche Klappe) und zerfällt in das Colon ascendens, das auf der rechten Seite liegt, in das Quercolon (Colon transversum) und in den abwärts führenden Teil, das Colon descendens.

Im Colon ascendens unterscheidet man weiterhin den Blinddarm (Coecum), an dem sich der Wurmfortsatz (Appendix) befindet, und das Colon ascendens im engeren Sinne, das dann in einer scharfen Biegung (Flexura coli dextra oder Leberflexur) in das Quercolon übergeht. Dieses biegt unterhalb des linken Zwerchfells mit der Flexura coli sinistra (Milzflexur oder Flexura lienalis) in das Colon descendens um, das im unteren Teil eine S-förmige Schlinge bildet, das Colon sigmoideum (Sigmoid). Schließlich geht es in den Mastdarm (Rectum) über, der mit dem After (Anus) nach außen mündet.

Indikationen der Untersuchung:

Verwachsungen im Ileocoecalgebiet, Wurmfortsatzentzündung (Appendicitis), atypische Verlängerung des Darms (Dolichocolon), oder Erweiterung (Megacolon, eine Spezialform beim Kind wird als Hirschsprungsche Krankheit bezeichnet), Entzündung des Dickdarms (Colitis), Verstopfung (Obstipation), abnorme Gasansammlung (Meteorismus), gutartige Geschwüre (Polypen), bösartige (Carcinom bzw. Neoplasma), bläschenförmige Ausstülpungen am Dickdarm (Diverticulosis).

Prinzip der Röntgenuntersuchung:

Es gibt zwei Methoden:

1. Die *orale Dickdarmpassage,* anschließend an die eben besprochene Dünndarmpassage, genügt lediglich für eine Beurteilung des Colon ascendens und transversum. Im Colon

descendens wird der Kontrastbrei im allgemeinen so stark eingedickt, daß er nur knollenförmig erscheint. Kontrastmittel, die relativ rasch den Darm passieren, z. B. Barium Wander, ergeben oft auch bei dieser Methode eine lückenlose Füllung des ganzen Dickdarms.

2. Der *Kontrasteinlauf* ist die klassische Untersuchung des Dickdarms. Er wurde von HOLZKNECHT eingeführt und wird deshalb als Holzknechtsche Untersuchung oder kurz als Holzknecht bezeichnet. Der Kontrasteinlauf wird immer unter Kontrolle des Durchleuchters durchgeführt.

Vorbereitung des Kontrastmittels:

4 Einheiten Barium und 12 Einheiten lauwarmes Wasser, gut anrühren. Die Gesamtmenge $1^1/_2$—2 Liter wird in einen Irrigator geschüttet. Man achte darauf, daß sich die Aufschwemmung nicht zu stark abkühlt.

Vorbereitung des Patienten:

Es ist selbstverständlich, daß eine Dickdarmuntersuchung nur bei tadellos vorbereitetem Darm des Patienten sinnvoll ist; die Verabfolgung von Rizinusöl genügt oft nicht. Am Abend vor der Untersuchung wird ein Reinigungseinlauf verabreicht, ein sog. hoher Reinigungseinlauf, bei welchem die Flüssigkeit bis zum Coecum auf jeden Fall einlaufen muß. Dafür ist eine Menge von $1^1/_2$—2 Liter notwendig. Der Patient darf dann zum Nachtessen nur wenig essen, z. B. Tee mit Zwieback oder ähnliches.

Der Patient bleibt am Untersuchungstag morgens nüchtern und bekommt ziemlich früh erneut einen Einlauf ($1^1/_2$ Liter lauwarmes Wasser), am besten unter Zusatz von *Clysodrast*. Dieser morgendliche Reinigungseinlauf und der eigentliche Kontrasteinlauf sollen sich zeitlich nicht zu nahe hintereinander folgen.

Bauch und Becken freimachen, Strümpfe und Schuhe ausziehen (Verschmutzungsgefahr).

Durchführung der Röntgenuntersuchung:

I. Einführung des Darmrohres (Bild b—d).

Der Darmschlauch wird vor dem Einführen mit Vaseline eingeschmiert und dann dem Patienten *in Seitenlage* (Bild b) eingeführt. Man vermeide die unästhetische Lage auf dem Rücken bei gespreizten Beinen.

Man verwende nie eine dünne Sonde als Darmschlauch, sondern eine dicke, die man erfahrungsgemäß auch viel besser einführen kann.

Die Sonde wird etwa 10 cm tief in den Darm gestoßen. Dann wird der Patient auf den Rücken gelegt.

Bei Patienten, die den Einlauf vermutlich schwer halten können, empfiehlt es sich, nicht einen gewöhnlichen Darmschlauch zu benützen, sondern einen mit aufblasbarem Gummiballon, bekannt z. B. als Straussche oder als Volkmannsche Sonde.

Nach Einführung der *Spezial*sonde wird mit Hilfe eines dünnen Gummi-

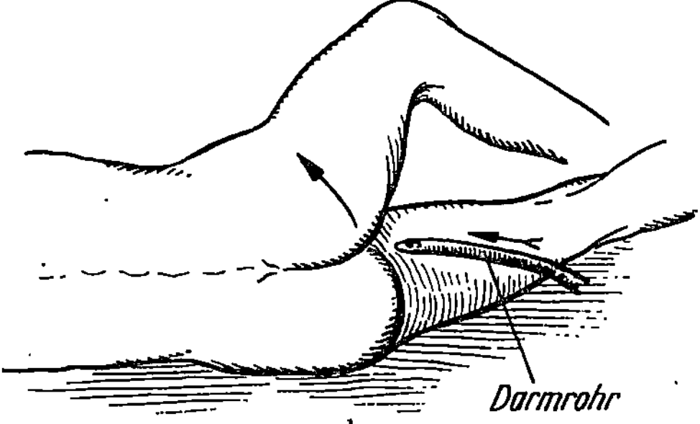

Das *Darmrohr* wird in Seitenlage des Patienten in Richtung des ↖ mit der rechten Hand eingeführt, wobei die linke Hand durch Zug in Richtung des ↖ den After öffnet

schlauchs der Ballon aufgeblasen (dieser verschließt den After somit von innen her), wenn der dünne Schlauch abgeklemmt wird.

Das eingeführte Darmrohr ist an einem Dreiwegehahn angeschlossen, womit die Verbindung hergestellt wird zu dem mit Kontrastmittel gefüllten Irrigator einerseits und zu einem am Boden gestellten Auffanggefäß andererseits (Bild c und d).

II. Durchleuchtung und Zielaufnahmen.

Wichtig: Während der Untersuchung wird das Genitale des Patienten mit einem Tuch bedeckt!

Falls der Patient den Einlauf nicht „behalten" könnte, sind schon vorgängig Sägmehl, Putzlappen, Eimer bereitzustellen.

Der Dreiwegehahn wird so gestellt, daß die Bariumlösung vom Irrigator durch den langen Schlauch zuerst in das am Boden stehende Auffanggefäß abfließt. Konstatiert man, daß der Durchfluß gut ist, so schaltet man den Hahn so um, daß die Bariumlösung durch das Darmrohr in den Darm einfließen kann.

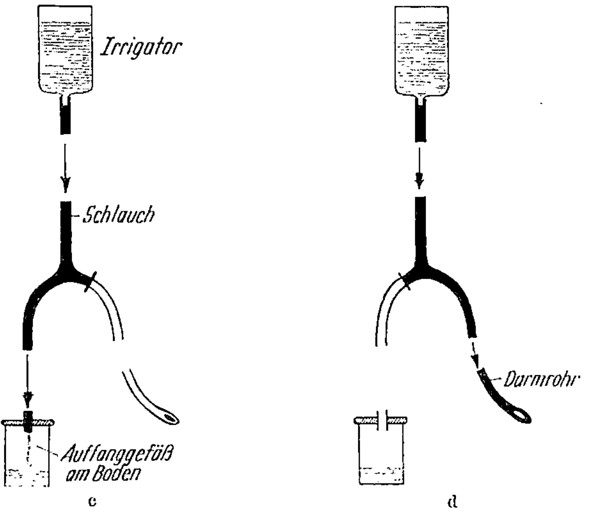

c und d. *Prinzip des Dreiwegehahns.* c Durchlauf zum Auffanggefäß am Boden; d Durchlauf zum Darmrohr

Abflußbehinderungen treten auf:
    bei Sedimentierung im Irrigator (Flüssigkeit umrühren!),
    bei Knickung des Schlauchs am Irrigatorausfluß oder
    beim Abklemmen des Schlauchs durch das Bein des Patienten.

Gibt der Patient während des Einfließens des Kontrastmittels starke Schmerzen an, so wird durch einfaches Umstellen des Dreiwegehahnes ermöglicht, daß sich der Darm in das Auffanggefäß entleert. Es gelingt auf diese Weise auch oft, den Darm erneut wieder zu füllen, ohne daß dies die gleichen krampfartigen Beschwerden auslöst.

Der *Arzt* „zielt" am Durchleuchtungsgerät jene Aufnahmen, die er für notwendig hält, im allgemeinen eine Übersichtsaufnahme in Rückenlage (Format 35/35 cm, Hochleistungsfolie), das sog. „Einlaufsbild"; eventuell noch eine Aufnahme (Format 24/30) in Schräglage des Patienten (mehr belichten!), unter vorheriger Teilentleerung des Kontrastmittels in das Auffanggefäß.

Nach Abschluß des Einlaufs wird das Darmrohr entfernt. (Zuerst Luft aus dem Ballon ablassen, dann erst Sonde herausziehen). Meldung an den Arzt, wenn sich Blut am Darmrohr befindet!

III. Übersichtsaufnahmen.

Falls der Arzt der Röntgenassistentin die Anfertigung aller oder eines Teils der Aufnahmen überläßt, so sind alle Röntgenaufnahmen als *Abdomenübersichtsaufnahmen* (liegend, dorsoventral, s. Einstellung 165) nach folgender Technik anzufertigen:

Vorbereitungen am Aufnahmetisch:
    Kassettenfilme mit Hochleistungsfolie, 35/35 und 35/43 cm.
    Aufnahmen mit Bucky (aufziehen und Zeit einstellen).
    Bleibuchstabe. Darmsonde und Luftballon, Vaseline.

Vorbereitungen am Röntgenapparat:

Großapparat, Fein- oder Grobfokus.

FFD: 100 cm.

1. Aufnahme (Bild e): Sog. „Einlaufsbild" bei prall gefülltem Darm (wird meistens vom Arzt selbst während der Durchleuchtung gezielt). Wenn nicht, muß, da der Patient den Einlauf nicht gut „halten" kann, rasch gearbeitet werden.

Nach der Exposition des Films sucht der Patient die Toilette mehrmals auf, um seinen Darm gut zu entleeren. Er darf jedoch nicht zu lange dort bleiben, sonst besteht die Gefahr, daß die Kontrastemulsion im Darm zu stark eintrocknet und knollig wird.

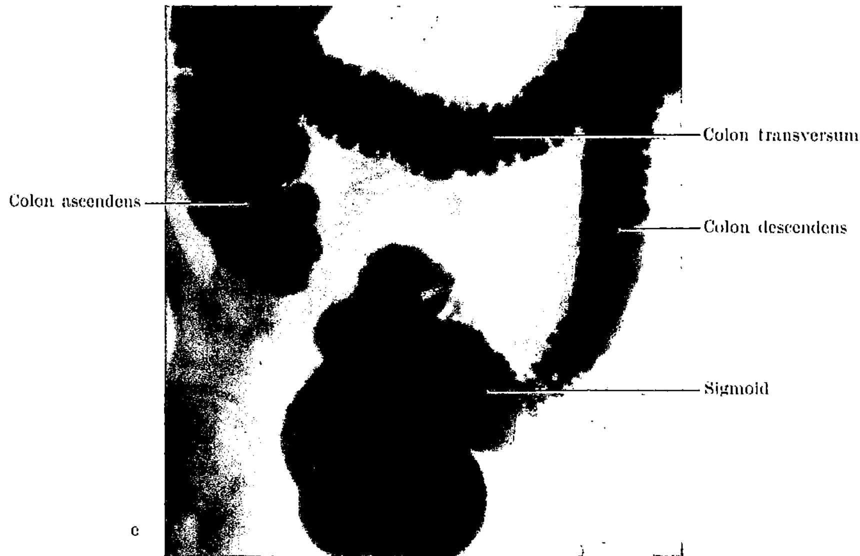

2. Aufnahme (Bild f): *„Entleerungsbild"*, wird sofort anschließend an die Entleerung vorgenommen. Es muß ein schönes Schleimhautrelief des Darmes zeigen, weshalb es auch als „Schleimhautreliefbild" bezeichnet wird.

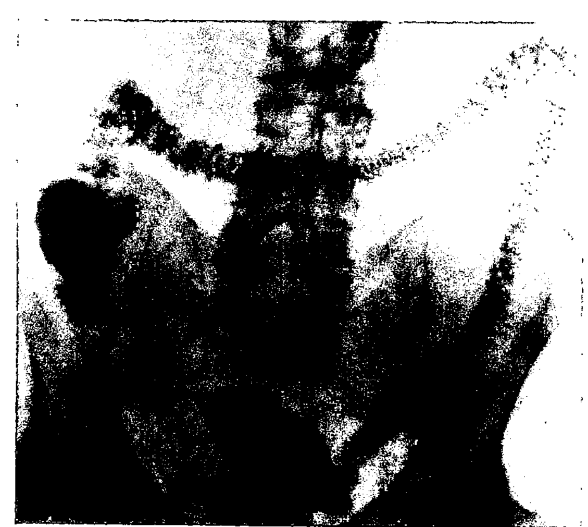

3. Aufnahme (Bild g): „*Doppelkontrastbild*“, wobei *Luft* in den Darm eingeblasen wird. Man führt wiederum einen Darmschlauch in den Darm ein, der an einem faustgroßen Gummiballon angeschlossen ist, und bläst, meistens zwei Gummiballon voll, ein. Man fordert den Patienten auf, sich auf dem Untersuchungstisch mehrmals um die eigene Achse zu drehen. Die Luft verteilt sich dabei im ganzen bariumbeschlagenen Dickdarm (Doppel-kontrastaufnahme). — Nach Beendigung der Aufnahme entfernt man den Schlauch.

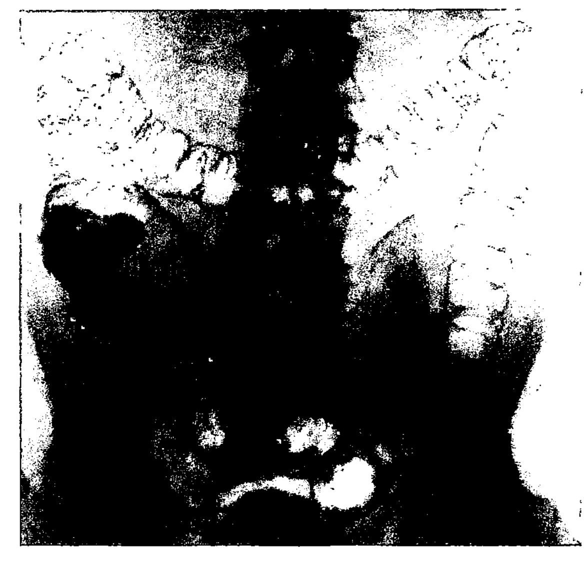

4. Aufnahme (Bild h): Eine wenig bekannte *Spezialuntersuchung* ist die *axiale Auf-nahme* des untersten *Sigmoids* und des *Rectums*. Sie entspricht der Aufnahme, wie wir sie als axiale Aufnahme der Sacroiliacalgelenke beschrieben haben (s. Einstellung 107).

Bemerkungen zur Appendixdarstellung:

Während des Kontrasteinlaufs versucht der Arzt durch massierende Bewegungen im rechten Unterbauch die Appendix zu füllen, was aber oft mißlingt.

Häufiger gelingt die Darstellung, vor allem bei Benützung von Barium Wander, nach oraler Breipassage, frühestens 6—8 Stunden p.c., meist nach 12—24 Stunden p.c.

Gallenwege und Gallenblase

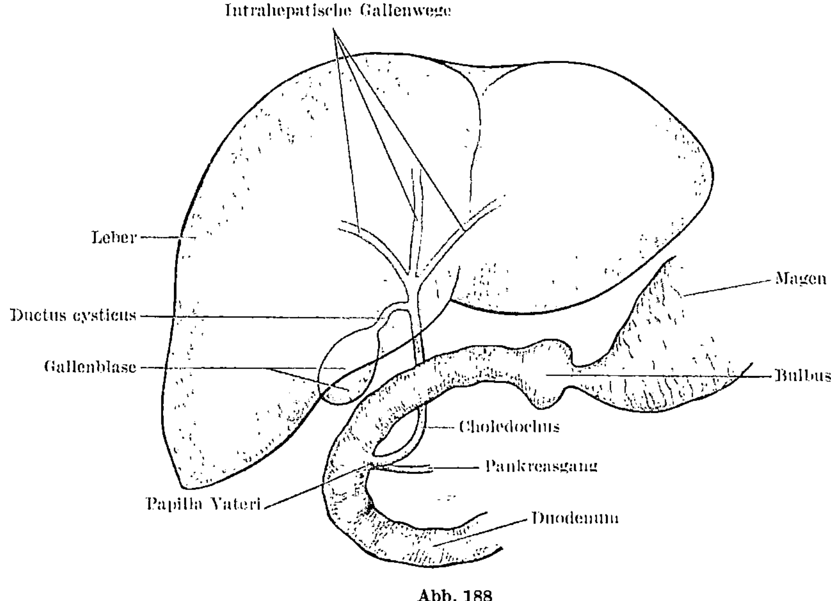

Abb. 188

Anatomische Vorbesprechung (Abb. 188):

In der *Leber* (Hepar) wird Galle gebildet, die durch den *Lebergang* (Ductus hepaticus) und durch den *Gallenblasengang* (Ductus cysticus) in die *Gallenblase* (Vesicula fellea) fließt und dort gespeichert wird. Bei Bedarf passiert sie erneut den Ductus cysticus, fließt im großen Gallengang (Ductus choledochus) zur Vaterschen Papille und entleert sich dort in den Zwölffingerdarm.

Die Gallenblase hängt frei an der Leberunterfläche und liegt auf dem umgebenden Darm.

Indikationen der Untersuchung:

Die Röntgendarstellung der Gallenwege (Cholangiographie) und der Gallenblase (Cholecystographie) wird durchgeführt, um entzündliche Prozesse, Mißbildungen, Wandverkalkungen (Porzellangallenblase) und Steine (Konkrement) zu entdecken. Es gibt Steine, die sich bei der Röntgendarstellung ohne Kontrastmittel abbilden und solche, die, wie die Gallenblase selbst, nicht sichtbar sind.

Vor jeder spezielleren Gallenblasenuntersuchung wird deshalb eine *Übersichtsaufnahme der Gallenblase,* ein sog. „Leerbild", aufgenommen.

Prinzip der Kontrastmitteluntersuchung der Gallenblase:

Zur Sichtbarmachung der Galle verwendet man ein jodsalzhaltiges Kontrastmittel, das in der Leber ausgeschieden wird und das man auf zweierlei „Wegen" verabfolgen kann.

Der einfachere Weg, der immer zuerst benützt wird, ist die sog. *orale Füllung* (Os = Mund), d. h. die Einverleibung des Kontrastmittels in Tablettenform oder als Flüssigkeit durch den Mund.

Die andere Methode, d. h. diejenige mit sicherer diagnostischer Ausbeute, ist die *intravenöse (i.v.) oder parenterale* Verabreichung (parenteral = unter Umgehung des Darmes = durch Einspritzung direkt in die Blutbahn).

Einstellung 176
A. Leeraufnahme der Gallenblase

Vorbereitungen am Aufnahmetisch:
Kassettenfilm mit Hochleistungsfolie, 24/30 oder 18/24, Hochformat.
Aufnahme mit Bucky (aufziehen und Zeit einstellen).
Bleibuchstabe, Keilkissen, Fettstift.

Vorbereitungen am Röntgenapparat:
Großapparat mit Feinfokus oder Grobfokus.
FFD: 100 cm. — Blende an der Röhre eng.

Vorbereitung des Patienten:
Eventuell am Tage zuvor Reinigungseinlauf.
Bauch frei machen. Bei Frauen Büstenhalter ausziehen lassen.

Lagerung des Patienten (Bild a und b):
Patient in Bauchlage auf dem Untersuchungstisch. Arme dem Körper entlang. Gallenblasenbereich in Tischmitte, d. h. Mittelpunkt zwischen hinteren unteren Rippen rechts und Beckenkamm rechts in Filmmitte. Rechte Seite mittels Keilkissen anheben, da die Gallenblase oft nahe der Wirbelsäule liegt.

Bei dieser ersten Aufnahme ist es angezeigt, auf der Haut des Patienten den Fußpunkt des Zentralstrahls mit Fettstift zu markieren, um bei den folgenden Aufnahmen immer wieder gleich zentrieren zu können.

Zentrierung:
Fußpunkt des Zentralstrahls auf dem Patienten: Mittelpunkt zwischen unteren Rippen rechts und Beckenkamm, handbreit lateral von der Dornfortsatzlinie und in Buckymitte.
Strahlengangrichtung: Dorsoventral.
Zentralstrahl: Senkrecht auf den Tisch.
Aufnahme bei Exspiration in *absolutem Atemstillstand.* Bei dieser Untersuchung ist der Atemstillstand entscheidend wichtig!
Belichtung: Äußerst kurzzeitig. „Weiche Aufnahmen" sind erforderlich!

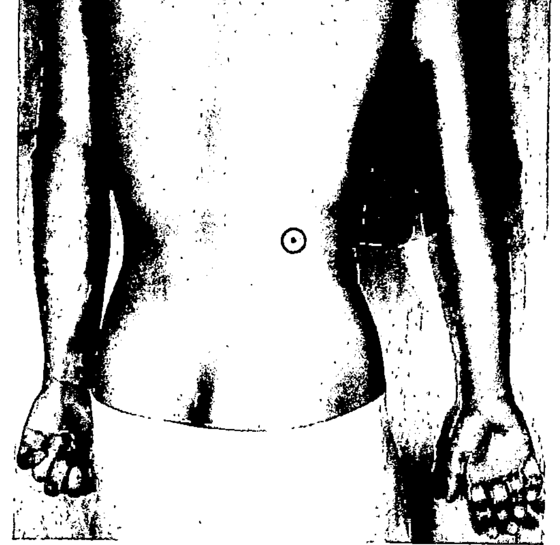

Kriterium der gut eingestellten Aufnahme:
Die rechte Abdomenseite ist von der Zwerchfellkuppe bis zur Beckenlichtung abgebildet.

Nach Anfertigung der Leeraufnahme kommt die Kontrastmitteldarstellung.

B. Orale Gallenblasendarstellung

Vorbereitung des Patienten:

Die Untersuchung soll prinzipiell nur bei gut vorbereitetem Patienten durchgeführt werden. Am Tag *vor* der Untersuchung wird der Darm gut entleert, am besten durch einen hohen Reinigungseinlauf, eventuell auch noch am Morgen des Untersuchungstages. Man sorge dafür, daß auch die Gallenblase gut entleert ist, weshalb am Abend zuvor eine fett- und eiweißreiche Mahlzeit verordnet wird. Anschließend daran nimmt der Patient die Tabletten (im allgemeinen 6) des Kontrastmittels oder die Kontrastmittelaufschwemmung und trinkt dazu möglichst viel Flüssigkeit: dünnen Tee, Mineralwasser usw. Er darf jedoch nichts mehr essen.

Am Tag der *Untersuchung* kommt der Patient *nüchtern* zur Röntgenuntersuchung. Im allgemeinen wird die *erste Aufnahme 13 Stunden nach Einnahme des Kontrastmittels* vorgenommen.

Vorbereitungen am Aufnahmetisch:

Verschiedene Kassettenfilme 24/30, sowie 18/24 und 13/18, mit Hochleistungsfolie, bereithalten.

Aufnahme mit Bucky (aufziehen und Zeit einstellen).

Bleibuchstabe, Keilkissen, Fettstift, Kompressionsband.

Vorbereitungen am Röntgenapparat:

Großapparat mit Feinfokus oder Grobfokus.

FFD: 100 cm.

Blende an der Röhre eng.

Vorgehen der Röntgenuntersuchung:

1. **Übersichtsaufnahme in Bauchlage** (dorso-ventral) (Lagerung wie bei der Leeraufnahme, Einstellung 176, also ebenfalls in leichter Schräglage: rechte Seite etwas angehoben), 13 Stunden nach Einnahme der Tabletten.

Nach Entwicklung dieses Bildes wird beurteilt, ob der Kontrastgehalt der Gallenblase genügend ist, d. h. ob sie sich gut gefüllt hat oder nicht. Die *weitere Durchführung der Untersuchung* ist dementsprechend völlig verschieden:

a) Bei *schwach gefüllter Gallenblase* oder bei ausbleibender Kontrastfüllung muß mindestens 4 Stunden (nüchtern) zugewartet werden; dann erst läßt man den Patienten ein großes Glas Wasser trinken und fertigt $1/_4$ Stunde später eine weitere Übersichtsaufnahme in Bauchlage an.

Ist auf diesem Bilde die Gallenblase dann immer noch nicht angefärbt, so bricht man die orale Untersuchung ab oder schließt die intravenöse an.

Ist die Gallenblase 17 Stunden p.c. aber kontrastreich dargestellt, so beginnt der zweite Teil der Kontrastmitteluntersuchung (s. unten bei 2).

b) Bei *kontrastreicher Darstellung* der Gallenblase 13 Stunden p.c. kann man sofort mit Punkt 2 weiterfahren.

2. **Zielaufnahme der kontrastgefüllten Gallenblase bei stehendem Patienten.**

Der Patient steht im Durchleuchtungsgerät. Die Gallenblase wird im dorso-ventralen Strahlengang, möglichst ohne Kompression, gezielt, manchmal muß der Patient gedreht werden, um die Gallenblase aus dem Wirbelsäulenschatten oder aus den Überlagerungen mit gasgefüllten Darmschlingen der Umgebung herauszuprojizieren. Meistens ist sie in Höhe des Beckenkammes zu finden.

3. **Aufnahme nach Eimahlzeit zur Darstellung der Gallenwege.**

Der Patient erhält 1—2 Roheigelb oder noch besser eines der handelsüblichen Gallenblasenkontraktionspräparate, die oral zu nehmen sind, wie *Bladex*, oder auch als

Injektionslösung (z. B. Cecekin). Durch die beiden Eigelb bzw. das Medikament wird eine starke Kontraktion bei der normal funktionierenden Gallenblase erreicht. Das Ergebnis dieser Kontraktion läßt sich nach einer gewissen Zeitspanne an der Verkleinerung des Gallenblasenschattens und einer Kontrastzunahme röntgenologisch ablesen.

10 Minuten nach Einnahme des Kontraktionsmittels (Bild) wird eine Übersichtsaufnahme zur Darstellung der Gallenwege in ventro-dorsalem Strahlengang angefertigt, wobei folgendermaßen vorgegangen wird:

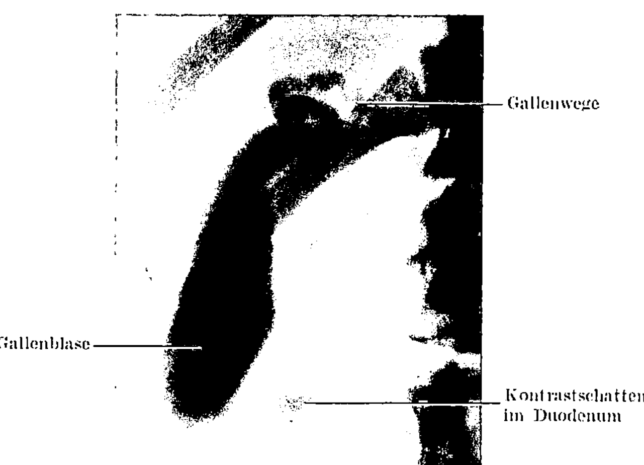

Lagerung des Patienten:

Patient in *Rückenlage* auf dem Untersuchungstisch: Arme dem Körper entlang. Keilkissen unter der *linken*(!) Seite, damit sich die Gallenblase von der Wirbelsäule wegprojiziert. — Feste Kompression der Gallenblasengegend mittels Kompressionsbinde und Schaumgummi, wobei die Kompression von rechts nach links vorgenommen wird.

Bei dieser Aufnahme muß etwas *höher zentriert* werden als bei den vorherigen und späteren Aufnahmen, da die Gallengänge höher liegen als die Gallenblase selbst (Bild).

Zentrierung:

Fußpunkt des Zentralstrahls auf dem Patienten: In Höhe der untersten Rippe vorne, 3 Querfinger lateral der Wirbelsäule und in Buckymitte.

Strahlengangrichtung: Ventro-dorsal.

Zentralstrahl: Senkrecht zum Tisch.

Aufnahme bei absolutem Atemstillstand.

4. Funktionsaufnahme der Gallenblase.

$^1/_2$ Stunde nach Verabfolgung von *Bladex* (bzw. eines ähnlichen Präparates) oder 1 Stunde nach Eigabe wird eine Übersichtsaufnahme in Bauchlage (dorso-ventral) vorgenommen, s. Einstellung 176.

Bemerkungen:

Kleine Konkremente werden nie abgebildet, wenn die Aufnahmen geringfügig veratmet sind, deshalb ist auf absoluten Atemstillstand strengstens zu achten!

Manchmal ist trotz all dieser Aufnahmen nicht sicher festzustellen, ob sich in der kontrastmittelgefüllten Gallenblase nicht doch Steine oder Konkrementkrümel befinden.

In solchen Zweifelsfällen empfiehlt es sich, die *Tomographie* anzuschließen, und zwar nicht wie üblich in Schräglage, sondern bei praller Bauchlage [je nach Hautdicke in Schnitttiefe von 2,5—6 cm und jeweils in $^3/_4$ cm Abstand (s. S. 527)].

C. Gallenwege und Gallenblase, intravenös

Bei einem *Zwischenfall* sofort *rotes Merkblatt* aufschlagen (s. S. 529)!

Indikationen der Untersuchung:

Darstellung der Gallenwege [speziell nach Entfernung (Exstirpation) der Gallenblase].

Vorbereitung des Patienten:

Tadellose Reinigung des Darmes, am besten mittels hohen Einlaufs am Vorabend, eventuell ein zweites Mal am Frühmorgen vor der Untersuchung.

Der Patient stellt sich *nüchtern* zur Untersuchung ein.

Vorgängig der i.v. Injektion wird als erstes, wie eingangs geschildert, eine Leeraufnahme der Gallenblase gemacht (s. Einstellung 176).

Statt der Kontrastmitteltabletten erhält der Patient bei dieser Methode eine intravenöse Einspritzung eines kontrastgebenden Gallenblasenpräparates (Biligrafin).

Bauch frei machen.

Vorbereitung des Untersuchungsmaterials:

Zwischenfallbrett, s. S. 530,

20 cm³-Spritze mit Aufziehnadel,

Kanüle Nr. 1 oder 2,

Alkohol-Äther-Tupfer,

Stauschlauch,

Sandsack oder Kissen,

Stoppuhr,

Schnellverband, Schere,

Brechschale,

Sägemehl,

Kontrastmittel, in einem Glas warmen Wassers vorgewärmt, z. B. Biligrafin, s. Kontrastmittelaufstellung S. 520.

Weiterhin:

Durchführung der i.v. Injektion:

Die Röntgenassistentin und der Arzt haben beide den Patienten eingehend *vor der Injektion* zu befragen, ob er irgendwelche Überempfindlichkeit gegen gewisse Speisen oder vor allem gegen Jod habe. Bei Unklarheit wird zuerst eine sog. Testinjektion (i.v. Einspritzung von nur 1 cm³ Kontrastmittel) vorgenommen und $^{1}/_{4}$ Stunde unter Beobachtung des Patienten zugewartet.

Ist der Patient nicht jodempfindlich oder erträgt er die Testung gut, so geht man zur Einspritzung über.

Die vorgewärmte (körperwarme) Ampulle Biligrafin (bei dicken Patienten Biligrafin forte) wird von der Assistentin mittels der Aufziehnadel in eine 20 cm³-Spritze aufgesaugt, dann wird eine neue Kanüle (Größe 1 oder 2) aufgesteckt (s. S. 133). — All dies wird in einem benachbarten Raum und nicht vor den Augen des Patienten vorbereitet.

Staubinde am Oberarm des auf dem Rücken liegenden Patienten anlegen (s. S. 133), Sandsack unter den Ellenbogen des Patienten. Reinigung der Ellbeuge mit Alkohol-Äther-Gemisch auf Wattetupfer. Überreichung der Spritze an den Arzt, wobei ihm gleichzeitig die geöffnete Ampulle gezeigt wird, damit er selbst lesen kann, welches Medikament er spritzt. Der Arzt punktiert die Vene. Wenn die Nadelspitze in derselben liegt, erscheint in der Spritze Blut; dies ist für die Assistentin das Zeichen zum Lösen der Staubinde.

Die Einspritzung muß sehr *langsam* vorgenommen werden, sie soll mindestens 3 Minuten dauern, was die Assistentin mittels der Stoppuhr kontrolliert.

Die Patienten verspüren manchmal ein Hitzegefühl im Kopf, speziell wenn etwas zu rasch gespritzt wird.

Nach Beendigung der Einspritzung wird ein frischer Wattebausch mit Alkohol-Äther-Gemisch auf die Stichstelle gebracht, dann kommt ein Schnellverband auf den Stichkanal. Die Brechschale muß man immer bereithalten, aber nicht unter der Nase des Patienten, sondern bis zum letzten Moment diskret versteckt. Bei Beschmutzung der Wäsche während des Erbrechens sofort etwas Sägemehl aufstreuen.

Durchführung der Röntgenuntersuchung:

Es werden verschiedene Aufnahmen in bestimmten Zeitabständen vorgenommen, wobei alle bis einschließlich der Aufnahme 2 Stunden p.i. (post injectionem = nach der Injektion) *in Bauchlage* (also dorso-ventral) angefertigt werden.

Vorbereitungen am Aufnahmetisch:

Kassettenfilme mit Hochleistungsfolie, 24/30 oder 18/24 cm, Hochformat.

Aufnahme mit Bucky (aufziehen und Zeit einstellen).

Bleibuchstabe, Keilkissen, Fettstift.

Vorbereitungen am Röntgenapparat:

Großapparat mit Feinfokus oder Grobfokus.

FFD: 100 cm.

Blende an der Röhre eng.

Lagerung des Patienten:

Patient in Bauchlage auf dem Untersuchungstisch. Arme dem Körper entlang. Gallenblasenbereich, d. h. Mittelpunkt zwischen vorderen unteren Rippen und Beckenkamm, in Filmmitte. Bei der ersten Aufnahme ist es angezeigt, auf der Haut des Patienten den Fußpunkt des Zentralstrahls mit Fettstift zu markieren, um bei den folgenden Aufnahmen immer wieder gleich zentrieren zu können.

Zentrierung:

Fußpunkt des Zentralstrahls auf dem Patienten: In Höhe der letzten unteren Rippe rechts, handbreit lateral von der Dornfortsatzlinie und in Buckymitte; erst von der Aufnahme 2 Stunden p.i. in der Mitte zwischen letzte Rippe rechts und Beckenkamm.

Anfänglich wird höher zentriert, da die während der ersten Stunde p.i. sich darstellenden Gallenwege innerhalb der Leber gesucht werden müssen, während die 2 Stunden p.i. gefüllte Gallenblase unterhalb der Leber angeordnet ist.

Strahlengangrichtung: Dorso-ventral.

Zentralstrahl: Senkrecht zum Tisch.

Aufnahme bei Exspiration *in absolutem Atemstillstand.*

Belichtung: Äußerst kurzzeitig und „weich".

Reihenfolge der Aufnahmen:

1. Aufnahme: 15 Minuten nach Injektion. Hierbei stellen sich im allgemeinen bereits die Gallenwege mehr oder weniger gut dar. Diese sind, wie erwähnt, innerhalb des Leberschattens zu suchen, so daß auch die Zwerchfellkuppe auf dem Bild mitabgebildet sein muß.

2.—4. Aufnahme: 30, 45 (Bild) und 60 Minuten nach Injektion. Auf der vierten Aufnahme merkt man schon das Einfließen von Kontrastgalle in die Gallenblase (wenn diese noch vorhanden ist).

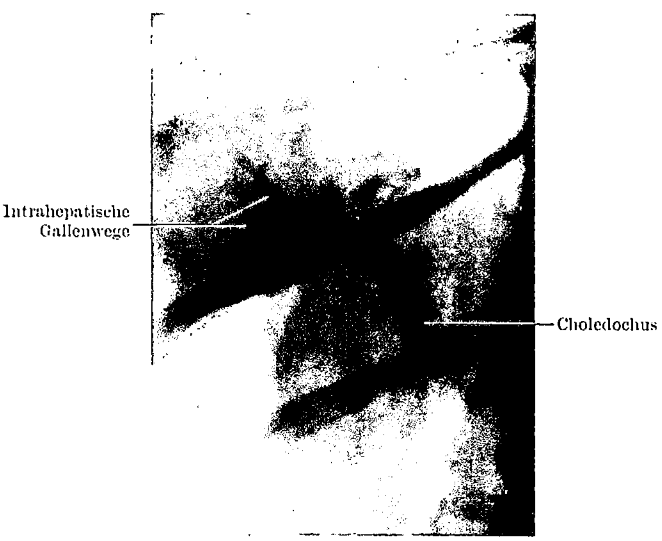

5. Aufnahme: Die *Gallenblase* selbst wird erst *2—2¹/₂ Stunden* p.i. kontrolliert und beurteilt, auch wenn sie schon früher gefüllt war. Diese Aufnahme wird aber etwas tiefer zentriert.

6. Aufnahme: Zur detaillierten Kontrolle ist es empfehlenswert, anschließend daran eine *Aufnahme im Stehen* (s. S. 473) und als

7. Aufnahme, eine *Funktionsaufnahme* (s. S. 474) anzufügen.

D. Cholangiographie

Die *Cholangiographie*, d. h. Gallenwegsdarstellung, wird während der Operation durchgeführt, wobei unter der rechten Seite des Patienten in den speziell dafür eingerichteten Operationstisch (mit eingebauter Rasterblende) ein Film eingeschoben wird. Die linke Körperseite wird etwas angehoben. Der Operateur injiziert während der Operation Kontrastmittel (s. S. 520).

Nach Beendigung der Injektion werden ventro-dorsale Aufnahmen sofort und nach einigen wenigen Minuten mittels eines fahrbaren Apparates (FFD 70 cm) angefertigt. Es stellen sich bei dieser Methode kleinere Konkremente in den Gallenwegen dar, die mit den anderen Verfahren oft nicht sichtbar sind.

Zur Beschleunigung, Schnellentwicklung (s. S. 93) anwenden!

Nach Gallenblasenoperation ist man manchmal gezwungen, einige Tage später *durch den Drainschlauch der Operationswunde Gallenblasenkontrastmittel* zu injizieren, um die abfließenden Gallenwege auf ein eventuell übersehenes Konkrement zu kontrollieren. Untersuchung des Operationsgebietes in Rückenlage des Patienten, wie S. 474, aber ohne Kompression des Oberbauches.

Nieren- und Blasensystem mit Anhangsgebilden

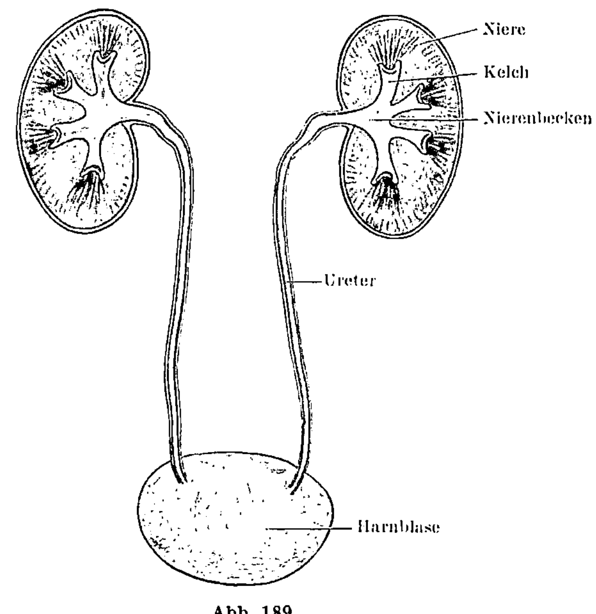

Abb. 189

Anatomische Vorbesprechung (Abb. 189):

Das Harnsystem umfaßt die *Nieren* (Renes), die jeweils durch den *Harnleiter* (Ureter) mit der *Harnblase* (Vesica urinaria) verbunden sind.

Die Nieren sind 8—10 cm lang, liegen links und rechts der Wirbelsäule mit ihrem oberen Pol ungefähr in Höhe des 12. Brustwirbels, die rechte etwas tiefer.

Der Harn wird in den Nieren gebildet, in die Kelche (Calices) ausgeschieden und im medial davon liegenden Nierenbecken (Pyelon) gesammelt. Auf jeder Seite sind mehrere Kelchgruppen innerhalb des Nierenweichteilgewebes vorhanden.

Der Urin fließt vom Nierenbecken durch die Ureteren in die Harnblase und wird von dort durch die *Harnröhre* (Urethra) entleert. Man darf die Ureteren, d. h. die Harnleiter, die im Bauchraum liegen, nicht mit der Urethra, d. h. der Harnröhre, die nach außen führt, verwechseln.

Beim Mann sind in der Umgebung der Urethra bzw. der Harnblase die Vorsteherdrüse (Prostata) und die Samenbläschen (Vesculae seminales) vorhanden.

Indikationen der Untersuchung:

Nierenstein (Nephrolithiasis), Ureterstein, Blasenstein, Verkalkungen, entzündliche Erkrankungen (Pyelonephritis), Nierensenkung (Ren mobilis), Tuberkulose (Tuberculosis renis).

Prinzip der Untersuchung:

Auf einer Leeraufnahme des Abdomens (also ohne Verabreichung von Kontrastmittel) kann man im allgemeinen beide Nieren gerade an ihren Umrissen erkennen. Mitunter findet man dabei innerhalb ihres Hohlraumsystems Kalkschatten, die Nierensteinen entsprechen können.

Um diese genauer zu lokalisieren oder Nierensteine, die keinen Röntgenschatten geben, sichtbar zu machen oder überhaupt die Form und Größe des Hohlraumsystems der Nieren zu erfassen, füllt man dieses mit einem jodhaltigen Kontrastmittel, was man auf zwei recht verschiedene Arten erreichen kann, nämlich:

a) durch Ausscheidung dieses Kontrastmittels in den Nieren, nachdem es in eine Armvene eingespritzt worden ist *(Ausscheidungspyelographie* oder *i.v. Pyelogramm)*,

b) durch Einbringung des Röntgenkontrastmittels instrumentell durch die Harnblase bzw. die Ureteren *(transvesicales* oder besser *retrogrades Pyelogramm)*.

Der Arzt entscheidet, welches der beiden Kontrastmittelverfahren angewandt wird.

Vor jeder Nierenuntersuchung wird aus den oben geschilderten Gründen eine Übersichtsaufnahme des Nierengebietes bzw. des Abdomens gemacht, das sog. *Leerbild*, das eine weitere Untersuchung mitunter erübrigen kann.

A. Leeraufnahme der Nieren, Abdomen ventro-dorsal

Vorbereitungen am Aufnahmetisch:

Kassettenfilm mit Hochleistungsfolie, 30/40 oder 35/43 cm, Hochformat.

Aufnahme mit Bucky (aufziehen und Zeit einstellen).

Bleibuchstabe, Schlitzbinde und Nierenkompressorium, Rollkissen.

Vorbereitungen am Röntgenapparat:

Großapparat mit Fein- oder Grobfokus.

FFD: 100 cm.

Blende an der Röhre nicht zu eng.

Vorbereitung des Patienten:

Hoher Reinigungseinlauf, eventuell mit Clysodrast, am Abend vor der Untersuchung oder gutes Abführen, da feine Veränderungen, z. B. zarte Kalk- bzw. Steinschatten nur bei tadellos gereinigtem Darm überhaupt erkennbar werden.

Oberkörper bis Hüfte von Wäsche frei machen.

Lagerung des Patienten (Bild):

Patient in Rückenlage auf dem Untersuchungstisch. Arme dem Körper entlang. Rollkissen unter die Knie. Füße in warmer Decke.

Während der ganzen Untersuchung wird bei dem entkleideten Patienten das Genitale mit einem Tuch zugedeckt.

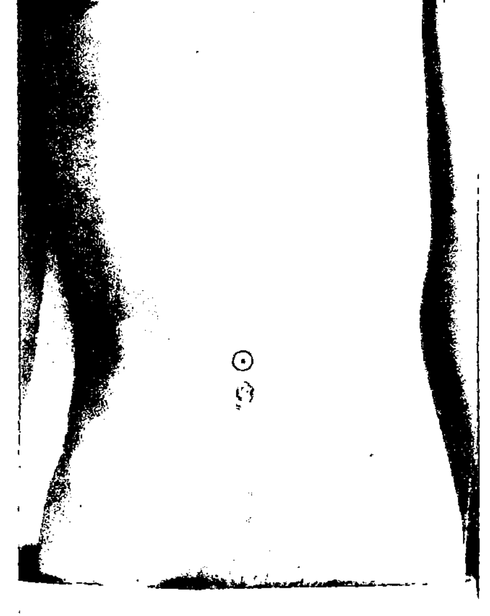

Zentrierung:

Fußpunkt des Zentralstrahls auf dem Patienten: 1 Fingerbreit oberhalb des Nabels (auf allen Nierenaufnahmen müssen sowohl beide Zwerchfellkuppen wie auch der Blasenschatten abgebildet werden) und in Buckymitte.

Strahlengangrichtung: Ventro-dorsal.

Zentralstrahl: Senkrecht zum Tisch.

Aufnahme bei Exspiration in Atemstillstand.

Belichtung: Sehr kurz.

Bemerkungen:

Falls die Leeraufnahme eine übermäßige Luftansammlung im Darm zeigen sollte, muß sie später nochmals wiederholt werden, wobei man den Patienten inzwischen kräftige Beingymnastik (Rückenlage, beide Beine zur Senkrechten heben) ausführen läßt.

B. Intravenöse Pyelographie

Bei einem *Zwischenfall* sofort *rotes Merkblatt* aufschlagen (s. S. 529)!

Vorbereitung des Patienten:

Tadellose Reinigung des Darms (Einlauf mit Clysodrast).

Der Patient stellt sich *nüchtern* zur Untersuchung ein. Vor allem darf er in den 6 Stunden vor der Untersuchung nichts trinken! Vorgängig der i.v. Injektion wird, wie eingangs geschildert, eine *Leeraufnahme* des Abdomens gemacht (s. Einstellung 180).

Vorbereitung des Untersuchungsmaterials:

Zwischenfallbrett, s. S. 530,
20 cm³-Spritze mit Aufziehnadel,
Kanüle Nr. 1 oder 2,
Alkohol-Äther-Tupfer,
Stauschlauch,
Sandsack oder Kissen,
Stoppuhr,
Schnellverband, Schere,
Brechschale, Sägemehl,
Kontrastmittel (normales oder „forte", s. S. 521), in einem Glas warmen Wassers vorgewärmt.
Weiterhin:

Durchführung der i.v. Injektion:

Die Röntgenassistentin und der Arzt haben beide den Patienten eingehend *vor der Injektion* zu befragen, ob er irgendwelche Überempfindlichkeit gegen bestimmte Speisen oder vor allem gegen Jod habe. Bei Unklarheit wird zuerst eine sog. Testinjektion (i.v. Einspritzung von nur 1 cm³ Kontrastmittel) vorgenommen und ¼ Stunde unter Beobachtung des Patienten zugewartet.

Ist der Patient nicht jodempfindlich oder erträgt er die Testung gut, so geht man zur Einspritzung über:

Die vorgewärmte (körperwarme) Ampulle eines Nierenkontrastmittels wird von der Assistentin mittels der Aufziehnadel in einer 20 cm³-Spritze aufgesaugt, dann wird eine neue Kanüle (Größe 1 oder 2) aufgesteckt (s. S. 133). — All dies wird in einem benachbarten Raum und nicht vor den Augen des Patienten vorbereitet.

Staubinde am Oberarm des auf dem Rücken liegenden Patienten anlegen (s. S. 133), Sandsack unter den Ellenbogen des Patienten. Reinigung der Ellbeuge mit Alkohol-Äther-Gemisch auf Wattetupfer.

Überreichung der Spritze an den Arzt, wobei ihm gleichzeitig die geöffnete Ampulle gezeigt wird, damit er selbst lesen kann, welches Medikament er spritzt. Der Arzt punktiert die Vene. Wenn die Nadelspitze in derselben liegt, erscheint in der Spritze Blut; dies ist für die Assistentin das Zeichen zum Lösen der Staubinde.

Die Einspritzung muß sehr *langsam* vorgenommen werden und mindestens 3 Minuten dauern, was die Assistentin mittels der Stoppuhr kontrolliert.

Die Patienten verspüren manchmal ein Hitzegefühl im Kopf, speziell wenn etwas zu rasch gespritzt wird.

Nach Beendigung der Einspritzung wird ein frischer Wattebausch mit Alkohol-Äther-Gemisch auf die Stichstelle gebracht, dann kommt ein Schnellverband auf den Stichkanal. Die Brechschale muß man immer diskret versteckt, ohne daß der Patient sie vor Gebrauch sieht, bereithalten.

Bei Beschmutzung der Wäsche während des Erbrechens sofort etwas Sägemehl aufstreuen.

Nach dem langsamen Einspritzen in die Armvene wird das Kontrastmittel ziemlich schnell in den Nieren ausgeschieden, aber nicht gleichmäßig, so daß mehrere Abdomenübersichtsaufnahmen in bestimmten Zeitabständen gemacht werden müssen.

Durchführung der Röntgenuntersuchung:

Es werden Aufnahmen nach 8, dann 15, dann 25 Minuten p.i. (post injectionem = nach der Einspritzung) angefertigt, bei schlechter Ausscheidung eventuell noch nach 45 Minuten. Alle werden in gleicher Art, wie die eingangs beschriebene Leeraufnahme (s. Einstellung 180), im *ventro-dorsalen Strahlengang* durchgeführt:

1. Aufnahme: 8 Minuten nach Ende der Injektion.

Sofort nach Beendigung der ersten Aufnahme Anlegung der Ureterkompression.

Kompression (Bild a): Das Nierenkompressorium besteht aus zwei walzenförmigen Gebilden aus hartem, nicht schattengebendem Kunststoff. Diese Pelotten werden knapp oberhalb

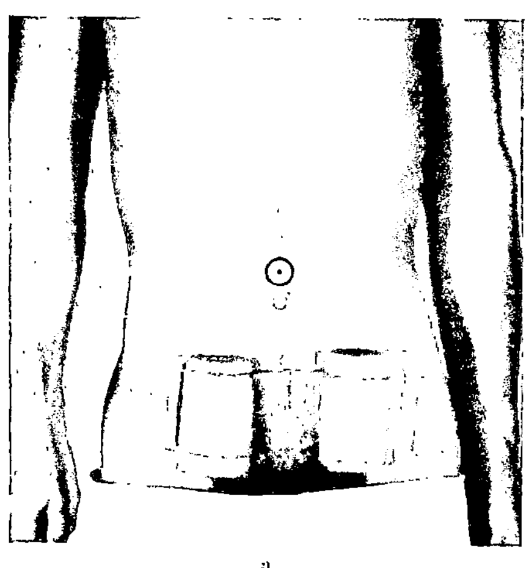

der Symphyse (obere Grenze der Schamhaare) im Hochformat beidseits der Medianlinie placiert, mit einem Plexiglasrahmen in ihrer Lage fixiert und über diesen wird das Kompressionsband so straff wie möglich an den Körper gepreßt.

Diese Kompression wird bis zur Beendigung der dritten Aufnahme (25 Minuten p.i.) beibehalten.

2. Aufnahme: 15 Minuten nach Ende der Injektion.

3. Aufnahme: 25 Minuten nach Ende der Injektion, immer noch mit festsitzender Kompression.

4. Aufnahme: *Dekompressionsaufnahme.* Anschließend an die Aufnahme 25 Minuten p.i. wird die Kompression langsam (nicht ruckweise) abgenommen und sofort eine ventro-dorsale Aufnahme angefertigt. Zwischen Dekompression und Belichtung darf nur kurze Zeit vergehen.

Die Dekompressionsaufnahme erlaubt festzustellen, ob die Kontrastsäule im Ureter gestoppt wird, ob also ein Abflußhindernis vorhanden ist.

5. Aufnahme: Aufnahme im *Stehen* [beim Verdacht auf *Senkniere* (Ren mobilis)]. Die Aufnahme im Stehen kann eventuell auch an Stelle der Dekompressionsaufnahme durchgeführt werden. Deren Einstellung ist folgende:

Lagerung des Patienten (Bild b):

Stehender Patient an der Buckystativwand (oder im Durchleuchtungsapparat). Rücken an der Stativwand, Bauch gegen die Röhre. Arme dem Körper entlang. Wirbelsäule in Buckymitte, Füße geschlossen.

Zentrierung:

Fußpunkt des Zentralstrahls auf dem Patienten: 1 Fingerbreit unterhalb des Nabels, auf Buckymitte.

(Man beachte, daß bei der Nierenaufnahme im Stehen tiefer zentriert wird als bei der vorangehenden Übersichtsaufnahme im Liegen.)

Strahlengangrichtung: Ventro-dorsal.

Zentralstrahl: Senkrecht zur Wand.

Aufnahme bei Exspiration in Atemstillstand.

Belichtung: Wegen der fehlenden Kompression muß bedeutend höher (mehr kV und mehr mAs) exponiert werden.

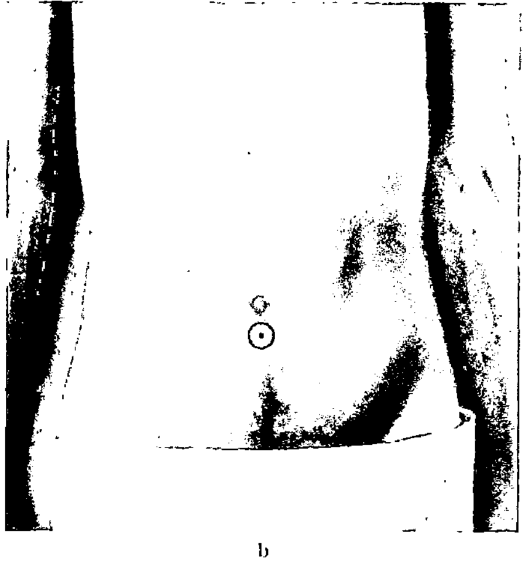

b

Kriterium der gut eingestellten Kontrastmittelaufnahmen (Bild c und d):

Schöne Darstellung des Nierenbecken- und des Kelchsystems, wobei sowohl die Zwerchfellkuppen als auch der Blasenschatten sichtbar sein müssen.

Bemerkungen:

Bei *Erwachsenen*, bei welchen die Venenpunktion nicht gelingt, wird die *i.m. Nierendarstellung* durchgeführt. Man spritzt eine $^1/_2$ Ampulle Kinaden in die Gesäßmuskulatur,

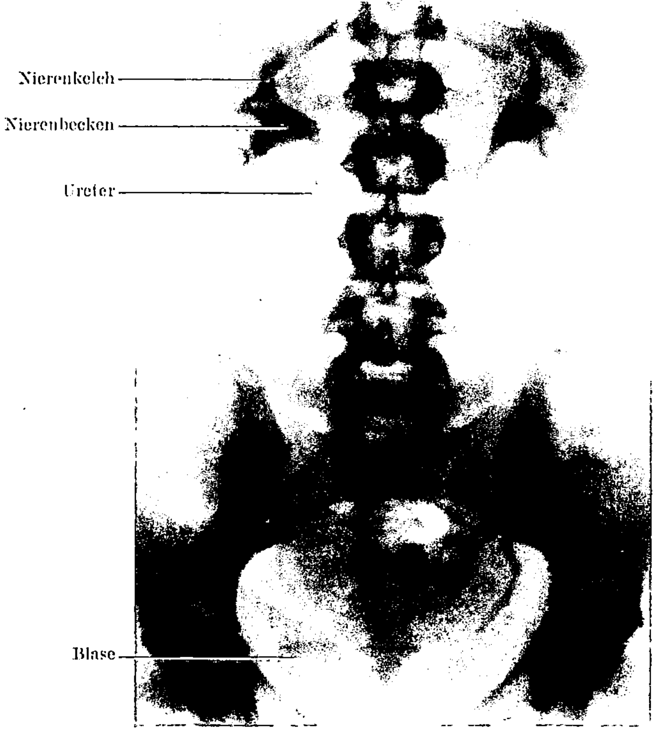

c

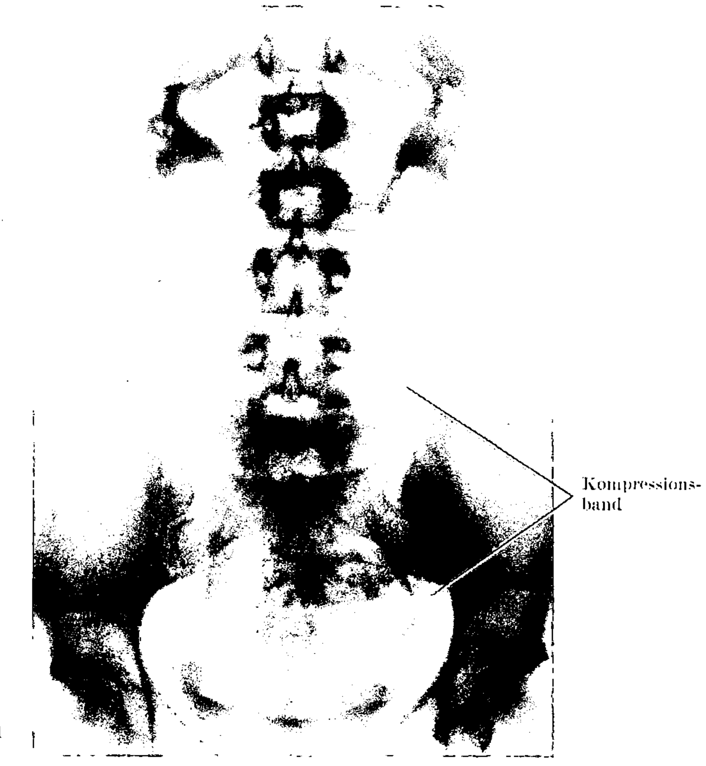

anschließend daran 20 cm³ Urografin 76%ig, vermischt mit 20 cm³ Aqua bidestillata (ebenfalls intraglutäal).

Erste Aufnahme nach 15 Minuten, dann nach 30 und 45.

Bei langsamer Nierenausscheidung macht man eventuell auch noch Spätaufnahmen nach 1 oder 2 Stunden.

Bei *Kindern* gelingt die Venenpunktion mitunter überraschend gut. Man verabfolgt bei *i.v. Darstellung* folgende Kontrastmittelmenge:

Säuglingen: 8—12 cm³,

Kindern bis zu 10 Jahren: 15 cm³

älteren Kindern: 20 cm³.

Die Aufnahmen werden nach 3, 8, 12 Minuten vorgenommen.

Bei *Kleinkindern* kann man eine *intramuskuläre Injektion* so durchführen, daß man zuerst Hyaluronidase, z. B. Kinaden Schering oder Permease Cilag, je ¹/₂ Ampulle in die Gesäßmuskulatur injiziert und dann das mit Aqua destillata zu gleichen Teilen verdünnte Kontrastmittel (10 cm³) an gleicher Stelle tief intramuskulär spritzt. Bei intramuskulärer Injektion werden die Aufnahmen nach 15, 30 und 45 Minuten vorgenommen.

Man kann *Kontrastmittel* auch *rectal* unter Beifügung von Tinctura opii als Einlauf verabreichen.

Bei *Säuglingen* und *Kleinkindern* ist es angezeigt, folgende *spezielle Vorbereitungsmethode* anzuwenden: Kurz vor der Aufnahme wird dem Kind eine größere Flüssigkeitsmenge zu trinken gegeben. Der so gefüllte Magen verdrängt dann den oft stark mit Luft angeschoppten Darm, und es kommt zu einer deutlichen Abhebung der Schatten der Nieren und der oberen Ureteren.

Zur Vermeidung von *Nebenerscheinungen bei i.v. Nierendarstellung* wurde empfohlen, vor der Kontrastmittelinjektion Sandosten-Calcium i.v. zu spritzen.

C. Retrograde Pyelographie

Bei *Zwischenfällen* sofort *rotes Merkblatt* aufschlagen (s. S. 529)!

Prinzip der Untersuchung:

Die retrograde Nierendarstellung erfordert einen instrumentellen Eingriff. Man führt durch die Urethra (Harnröhre) ein Gerät zur Blasenspiegelung (Cystoskop) ein, dann sucht der Arzt die Uretermündung auf, führt in diese einen ganz dünnen Katheter („Ureterkatheter") auf einer oder auf beiden Seiten ein und stößt diesen ein gutes Stück nach oben, nierenwärts.

Die Röntgendarstellung des Nierenbeckens und des Kelchsystems erreicht man durch Einspritzung von Kontrastmittel in die herausragende Ureterenkathetermündung (Bild a).

Vorbereitung des Patienten:

Reinigungseinlauf und Leeraufnahme, s. Einstellung 180.
Oberkörper bis Hüfte frei machen. Genitale mit Tuch bedecken.

Vorbereitung des Untersuchungsmaterials:

Zwischenfallbrett (s. S. 530) bereitstellen,
Beinstützen am Buckytisch anschrauben,
Gummihandschuhe,
Nylonschürze,
Sterile Tupfer,
Kornzangen,
Watteträger,
Desinfizierende Lösung,
Spritzen zu 10 cm³,
Instrumentarium für die retrograde Urographie (s. S. 161),
Ureterkatheter (dünne Harnleiterkatheter und Gleitsubstanz, Verschlußhölzchen),
Irrigator (oder Wassergefäß) (Aqua destillata angewärmt) für die Blasenspülung,
Auffangbecken,
Kontrastmittel (schwächer konzentriert als für die i.v. Pyelographie, s. S. 521).
Weiterhin:

Lagerung des Patienten:

Am unteren Tischrand, Knie auf Beinstützen. Auffanggefäß für Wasser und Urin am Tisch anbringen.

Durchführung der Untersuchung:

Frage nach Überempfindlichkeit s. S. 482. Man muß sich vor der Einspritzung vergewissern, daß der Patient nicht jodempfindlich ist.

Die Füllung der Ureterkatheter nimmt der Arzt vor, dem 2 Spritzen zu 10 cm³ zu reichen sind. Die Assistentin hat sich zuvor vergewissert, daß jeder Spritzenkonus auf die Ureterkathetermündung paßt und diese gut verschließt. Der Patient wird dann mit ganzer Unterlage (also samt Leintuch) kopfwärts verschoben und in Mitte des Buckytisches gebracht.

Die Aufnahmen (Einstellung 180) werden am Ende der langsamen Injektion vorgenommen, deren Menge normalerweise zwischen 4, 6 und 8 cm³ pro Seite beträgt. Bei der retrograden Pyelographie wird nicht komprimiert.

Während der Entwicklung der Aufnahmen bleiben die Katheter liegen, für den Fall, daß man die Aufnahmen wiederholen, also die Ureterkatheter nochmals füllen muß.

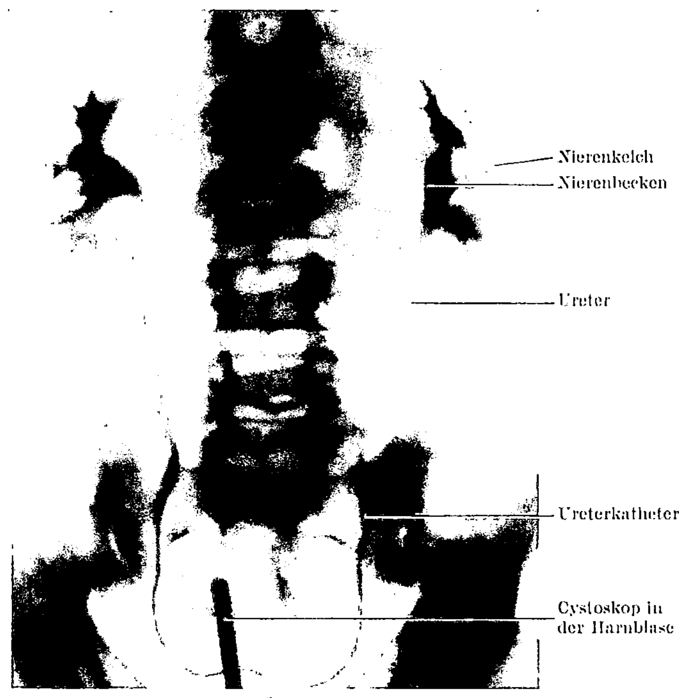

Bemerkungen:

Veratmungspyelogramme werden vorgenommen, wenn man nach perinephritischen Verwachsungen sucht; dabei wird eine Aufnahme in Inspiration und auf dem *gleichen Film* eine zweite Aufnahme in Exspiration angefertigt. Jedes Bild wird mit etwa halber Belichtungszeit einer Normalaufnahme belichtet.

Über die *Tomographie* (Bild b) der Nieren s. S. 527; eventuell Kombination mit einem *Pneumoretroperitonaeum* (s. Einstellung 168).

Die *Pyeloskopie*, d. h. die Durchleuchtung des Nierenbeckens, wird mit dem horizontal gestellten Magenzielgerät durchgeführt, eventuell mit Bildverstärker.

Unter *Nephrographie* versteht man die Darstellung des Blutgefäßsystems der Nieren, eine Spezialuntersuchung, die bei der Aortographie (s. Einstellung 159) erwähnt wurde.

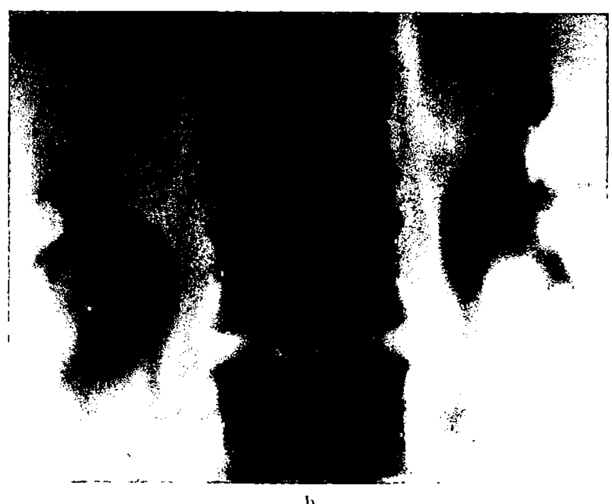

Harnblase

Indikationen der Untersuchung:

Blasenentzündungen oder Tumoren, Steine.

Prinzip der Untersuchung:

Zur Darstellung der Harnblase (Cystographie) kann man die *intravenöse Nierendarstellung* heranziehen, da man ja weiß, daß 25 Minuten p.i. die Harnblase gut kontrastreich gefüllt ist.

Man kann aber auch *mit einem Schlauchkatheter* (Bild), der in die Harnröhre bis zur Harnblase eingeführt wird, diese direkt mit Kontrastmittel (meist in Verdünnung mit steriler Aqua destillata) füllen.

Spritzt man außer dem Kontrastmittel noch eine größere Menge Luft (z. B. 200 cm³) in die Blase ein, so entsteht die sog. *Blasenpfütze nach* KNEISE-SCHOBER.

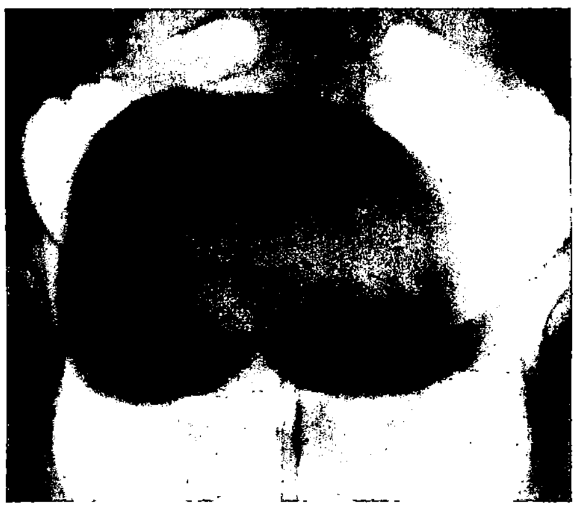

Vorbereitung des Patienten:

Harnblase leeren lassen.

Becken frei von Wäsche.

Vorbereitung des Untersuchungsmaterials:

Zwischenfallbrett, s. S. 530,
Steriler Katheter, Gleitmittel,
Gummihandschuhe,
Kompresse,
Desinfektionslösung,
Pinzette, Kornzange,
Kocherklemme,
50- oder 100 cm³-Spritze, steril,
Bohnenschale,
Gummischürze für den Arzt.
Weiterhin:

Röntgenaufnahmen der Harnblase werden zweckmäßig mit dem Magenzielgerät bei verschiedener Lagerung des Patienten und verschiedener Stellung des Tisches durchgeführt. Es werden auch Aufnahmen der Beckenlichtung (s. Beckenaufnahme, Einstellung 103) im ventro-dorsalen Strahlengang und schräg angefertigt.

An Spezialkliniken wird die *Harnblase* auch *im Moment der Miktion,* d. h. des Wasserlösens, kontrolliert.

Geschlechtsorgane (Genitalsystem)

Einstellung 184
Männliche Harnröhre

Indikationen der Untersuchung:
Die Darstellung der männlichen Harnröhre (Urethrographie) wird gelegentlich verlangt,
hauptsächlich um allfällige Verengerungen und Strikturen zu erfassen.

Prinzip der Untersuchung:
Der Arzt spritzt Kontrastmittel direkt in die Harnröhre ein.

Vorbereitung des Untersuchungsmaterials:
Zwischenfallbrett, s. S. 530,
Spritze mit konischem Ansatz, eventuell mit Gummizwischenstück,
Penisklemme,
Gummihandschuhe,
Gummischürze für den Arzt,
Große Kompressen,
Bleihandschuh,
Bleiteppich,
Bleischürze,
Desinfektionslösung,
Bohnenschale,
Kontrastmittel: wie für retrograde Pyelographie oder Endographie.
Weiterhin:

Vorbereitungen am Aufnahmetisch:
Kassettenfilm mit Hochleistungsfolie, 24/30 cm, Querformat.
Aufnahme mit Bucky (aufziehen und Zeit einstellen).

Vorbereitungen am Röntgenapparat:
Großapparat mit Grobfokus.
FFD: 100 cm.

Vorbereitung des Patienten:
Der Patient muß nüchtern sein. Harnblase leer.
Becken frei von Wäsche.

Lagerung des Patienten (Bild):

Lagerung des Patienten im ersten schrägen Durchmesser, also beinahe im Profilstrahlengang. Linkes Bein jedoch leicht gebeugt.

Der Arzt nimmt die Injektion meist selbst vor. Um seine Hände außerhalb des Strahlenkegels zu bringen, wird zwischen dem konischen Ansatz, der in der Harnröhre steckt, und der Spritze ein Gummischlauch zwischengeschaltet.

Der Penis kann eventuell nach der Injektion abgeklemmt werden, was mittels des Spezialgeräts von KNUTSEN oder durch eine Verbandschlinge geschieht.

Die Aufnahme wird sofort im Anschluß an die Injektion vorgenommen.

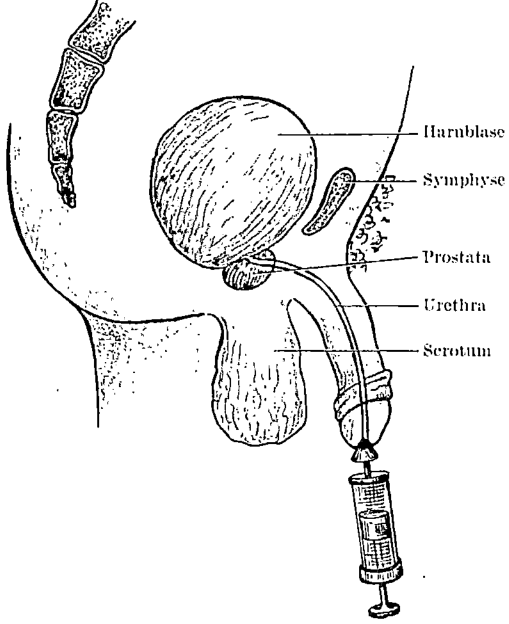

Kriterium der gut eingestellten Aufnahme:

Die Harnröhre muß bis zur Harnblase übersichtlich und in ganzer Länge dargestellt sein.

Samenwege und Samenblase

Die Samenleiter werden direkt punktiert und mit Kontrastmittel (Endografin) gefüllt.
Dies ist natürlich Sache des Arztes.
Die Aufnahmen werden in Rückenlage des Patienten vorgenommen, bei leicht angehobenem
Oberkörper.
Zentralstrahl senkrecht auf den Film in Symphysenhöhe.

Bei der Darstellung der weiblichen Brustdrüse (Mamma) genügt praktisch stets die Nativuntersuchung, ohne irgendwelches Kontrastmittel. Gelegentlich werden auch die Milchgänge mit Kontrastmittel untersucht (Mammographie).

Indikationen der Aufnahme:
Entzündungen, gutartige und bösartige Brustgeschwülste.

Vorbereitungen am Aufnahmetisch:
Kassettenfilm mit Hochleistungsfolie, 18/24 oder 24/30 cm.

Aufnahme ohne Bucky.

Bleibuchstabe, Holzbretter.

Vorbereitungen am Röntgenapparat:
Großapparat mit Feinfokus.

FFD: 100 cm.

Vorbereitung der Patientin:
Oberkörper frei machen.

1. Seitliche Aufnahme:

Lagerung der Patientin (Bild a):
Patientin liegt seitlich auf dem Untersuchungstisch. Durch Hochlagerung des Kassettenfilms auf untergeschobenen Holzbrettern erreicht man, daß die zu untersuchende Brust schlaff auf dem Film liegt. Die Brustdrüse der gesunden Seite wird von der Patientin mit der eigenen Hand etwas nach der Seite geschoben.

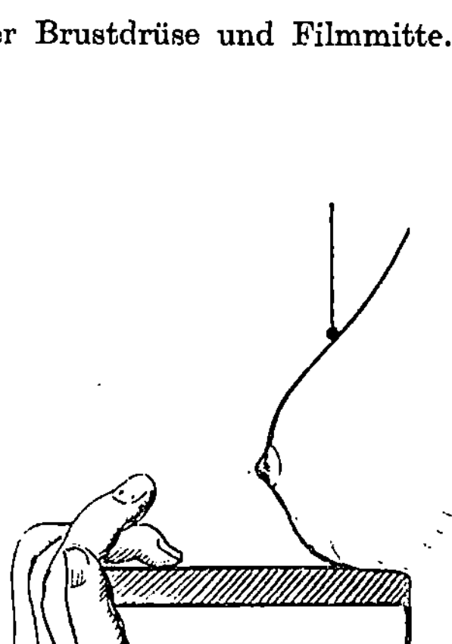

Zentrierung:
Fußpunkt des Zentralstrahls auf der Patientin: Mitte der Brustdrüse und Filmmitte.
Strahlengangrichtung: Medio-lateral.
Zentralstrahl: Senkrecht zum Film.

2. Axiale, kranio-caudale Aufnahme

Lagerung der Patientin (Bild b):
Patientin sitzt am Tischrand auf einem niedrigen Hocker und placiert die zu untersuchende Brust auf dem Film, der an den Tischrand herangeschoben wurde. Sie kann auch mit der Hand den Film unter die Brust halten, wobei jedoch die Gefahr des „Verwackelns" besteht.

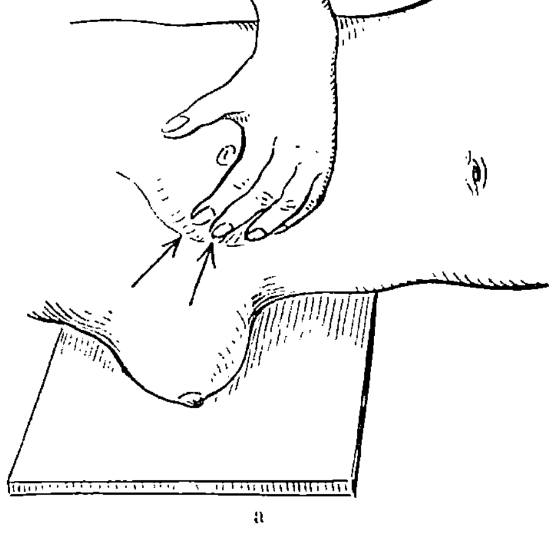

Zentrierung:
Fußpunkt des Zentralstrahls auf der Patientin: Mitte der Brustdrüse.
Strahlengangrichtung: Axial, d. h. von oben nach unten (kranio-caudal) durch die Brustdrüse zum Film zielend.

3. Kontrastmitteldarstellung der Drüsengänge:
Die *Milchgänge* der Brustdrüse können mit wasserlöslichen Kontrastmitteln und einer feinen Punktionsnadel direkt von der Ausführungsöffnung her gefüllt werden. Aufnahmen wie eben beschrieben.

Bei *Zwischenfällen* sofort *rotes Merkblatt* aufschlagen (s. S. 529)!

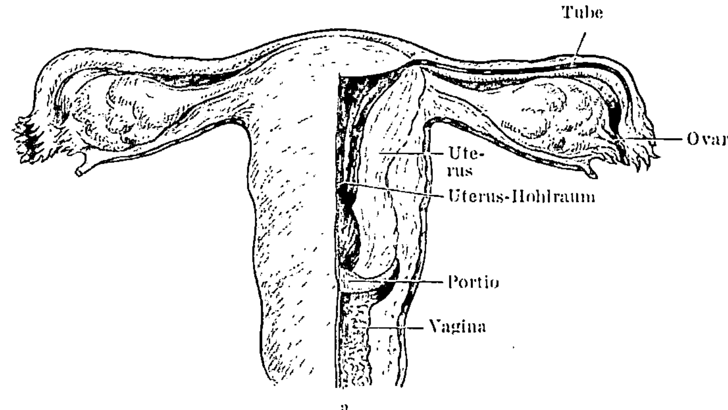

Anatomische Vorbesprechung (Bild a):

Die weiblichen Geschlechtsorgane bestehen aus der äußeren Scham (Vulva) mit den großen und kleinen Schamlippen (Labia), die das äußere Ende eines Hohlschlauches darstellen, der mit Schleimhaut ausgekleidet ist, der Scheide (Vagina). Diese wird im Körperinnern abgeschlossen durch die Gebärmutter (Uterus), einen birnenförmigen Hohlmuskel, der sich scheidenwärts mit dem Muttermund (Portio) öffnet. Seitlich bauchhöhlenwärts vom Uterus liegen die Eileiter (Tuben), die Richtung Bauchhöhle frei enden und in deren unmittelbarer Umgebung sich die Eierstöcke (Ovarien) befinden.

Indikationen der Untersuchung:

Prüfung der Eileiterdurchgängigkeit bei Unfruchtbarkeit (Sterilität) der Frau, Lageanomalien, Tumoren, Mißbildungen der Gebärmutter und ihrer Anhangsgebilde.

Prinzip der Untersuchung:

Darstellung der Innenräume von Gebärmutter und Eileiter mit Hilfe eines Kontrastmittels.

Vorbereitung der Patientin:

Hoher Reinigungseinlauf am Tage zuvor, eventuell noch am gleichen Tag. Blase vor der Untersuchung gut entleeren lassen. Patientin kommt nüchtern.
1 Stunde vor der Untersuchung dämpfende und antispasmodische Mittel (vom Arzt zu verordnen!).
Frage nach Jodüberempfindlichkeit, eventuell auch Prüfung.

Vorbereitung des Untersuchungsmaterials:

Zwischenfallbrett, s. S. 530,
Beinstützen (Kniestützen) am Kipptisch angeschraubt,
Gummihandschuhe,
Fingerlinge,
Salpingographiespritze,
Specula zur Spreizung der Vagina,
Uteruskornzange, Uterushakenzange, sog. Portiofaßzange,
Uterussonde,
Sterile Kornzange,
Watteträger,
Sterile Tupfer,
Desinfizierende Lösung,

Stirnspiegel bzw. Stirnlampe,
Nylonschürze für den Arzt,
Kontrastmittel (wasserlösliches oder öliges), Ampulle gut aufwärmen, s. S. 522.
Weiterhin:

Vorbereitungen am Zielgerät:
Kassettenfilm mit Hochleistungsfolie, 24/30 cm, Querformat.
Aufnahme mit Bucky (aufziehen und Zeit einstellen).
Bleibuchstabe.
Kipptisch in Horizontallage bringen.

Vorbereitungen am Röntgenapparat:
Großapparat mit Grobfokus.

Lagerung der Patientin und Durchführung der Untersuchung (Bild b):
Mit Hilfe von Fußstützen wird die Patientin mit dem Gesäß möglichst nahe am Tischrand gelagert und in Steinschnittlage (Knie auf Fußstützen) gebracht.
Nach Einführung des Instrumentes durch den Arzt wird die Patientin auf dem Durchleuchtungstisch vorsichtig kopfwärts verschoben. (Einfachheitshalber zieht man das Leintuch, auf welchem die Patientin liegt, samt dieser nach oben, bis der Unterleib in Leuchtschirmhöhe liegt.) Man muß darauf achten, daß die Beine beim Weggleiten von den Fußstützen vom Hilfspersonal gehalten werden, erst dann werden die Knie langsam gestreckt. Der Arzt hält dabei das eingeführte Instrument.
Unter Durchleuchtungskontrolle wird vom Arzt dann die Kontrastmittelinjektion vorgenommen, und es werden gezielte Aufnahmen angefertigt.

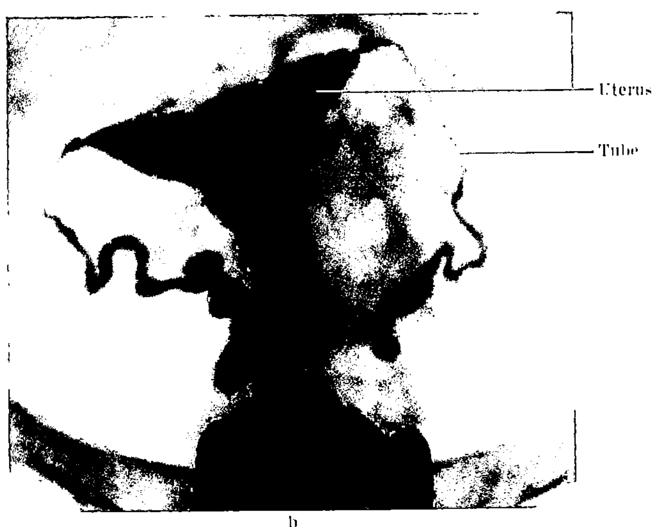

Der Röntgenassistentin obliegt es dann lediglich, eine Aufnahme der Beckenlichtung zu machen (Einstellung 103), eventuell auch im Profilstrahlengang, wobei ein Film 24/30 cm mit Hochleistungsfolie und im Querformat verwendet wird.
Auf einer Spätaufnahme sieht man (besonders gut auf einem Bild im Stehen), ob Kontrastmittel durch die Tuben in die freie Bauchhöhle ausgetreten ist.
Die Spätaufnahme ist bei wasserlöslichen Kontrastmitteln bereits nach 10 Minuten fällig, bei öligen zu verschiedenen Zeiten, je nach dem Mittel 2—8—24 Std p.i.
Nach der Untersuchung sollte man die Patientin noch einen Tag ruhen lassen.

Schwangerschaft (Gravidität)

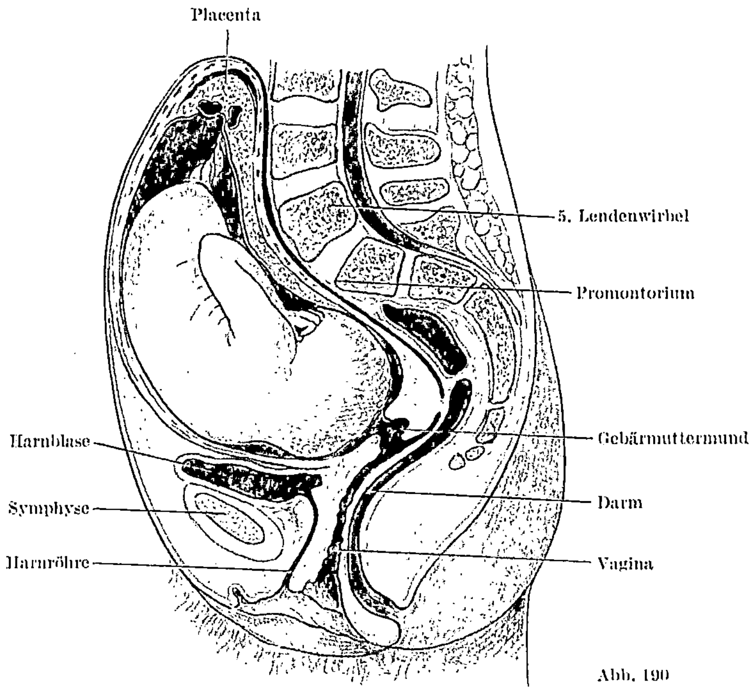

Anatomische Vorbesprechung (Abb. 190):

Bei einer *Schwangerschaft* (Gravidität) kann sich die Gebärmutter enorm erweitern, um die Leibesfrucht (Embryo) zu bergen. Diese wird nach dem ersten Drittel der Schwangerschaft als Fetus bezeichnet und liegt in einem mit Fruchtwasser gefüllten Sack, der Eihaut (Amnion), die mit dem Mutterkuchen (Placenta) an der Gebärmutterwand befestigt ist.

Auf einer Röntgenaufnahme zeigen sich vom 5. Schwangerschaftsmonat an die ersten Verknöcherungszentren im Skelet des Fetus. Man kann auf Grund der Skeletentwicklung das Alter und die Größe des Kindes ungefähr bestimmen.

Bei der Geburt muß der kindliche Kopf durch die Beckenlichtung hindurchgehen, deren engste Stelle sich zwischen der Vorderkante des 5. Lendenwirbels bzw. des 1. Sacralwirbels (Promontorium) und der Rückwand der Symphyse befindet. Dieser Abstand wird als *Conjugata vera* bezeichnet.

Indikationen und Prinzip der Untersuchung:

Auf die Schwangerschaftsaufnahme soll man tunlichst verzichten, da man mit der Anwendung von Röntgenstrahlen in den ersten Monaten der Fetalzeit außerordentlich vorsichtig sein muß. Auf keinen Fall wird deshalb eine diagnostisch brauchbare, technisch aber nicht sehr schöne Aufnahme wiederholt.

Mit Kontrastmitteln kann man die Amnionhöhle darstellen (Amniographie), die Oberfläche des Fetus (Fetographie) und die Placenta (Placentographie). Diese Verfahren haben aber nicht viele Anhänger gefunden und sollen hier nicht im einzelnen besprochen werden.

Dagegen wollen wir etwas eingehender die Methoden zur Größenbestimmung eines Fetus, zum Nachweis eines eventuellen Fruchttodes im Mutterleib und zur Messung des mütterlichen Beckens erwähnen.

Schwangerschaftsnachweis und Untersuchung am Fetus (dorso-ventral)

Vorbereitungen am Aufnahmetisch:
Kassettenfilm mit Hochleistungsfolie, 35/43 cm, Hochformat.
Aufnahme mit Bucky (aufziehen und Zeit einstellen).
Bleibuchstabe.

Vorbereitungen am Röntgenapparat:
Großapparat mit Grobfokus.
FFD: 100 cm.

Vorbereitung der Patientin:
Die Patientin muß gut abgeführt werden. Eventuell gibt man einen Reinigungseinlauf, alles aber äußerst *vorsichtig*, um nicht vorzeitig Wehen auszulösen.

Lagerung der Patientin:
Patientin ist, wenn irgendwie möglich, in Bauchlage auf dem Untersuchungstisch. Arme dem Körper entlang. Achse der Wirbelsäule in Tischmitte. Kopf zur Röntgenassistentin hin gedreht.
Kurz vor der Geburt werden alle Aufnahmen in Rückenlage angefertigt.

Zentrierung:
Fußpunkt des Zentralstrahls auf der Patientin: In Höhe des Beckenkammes, auf die Dornfortsatzlinie und in Tischmitte.
Strahlengangrichtung: Dorso-ventral bzw. ventro-dorsal.
Zentralstrahl: Senkrecht zum Buckytisch.

Kriterium der gut eingestellten Aufnahme:
Zwerchfellkuppen und oberer Rand der Symphyse müssen abgebildet sein.

Nachweis von Lage und Größe des Kindes, sowie eventuellem Fruchttod

Für diese Untersuchung, die man nur bei wirklicher Dringlichkeit vornehmen soll, wird ebenfalls eine Abdomenübersichtsaufnahme in *Rückenlage* (Einstellung 180) angefertigt. Bei Bauchlage wird der Bauch komprimiert und dadurch auch der kindliche Körper gestreckt abgebildet, doch lehnen viele Frauenärzte diese Einstellungsart ab.

Einstellung 190
Beckenmessung, seitlich, stehend

Es steht eine große Zahl verschiedener Methoden für die röntgenologische Beckenmessung (Pelvimetrie), speziell der Messung der Conjugata vera, zur Verfügung; dabei bewähren sich für die praktischen Bedürfnisse zwei einfache und von jeder Röntgenassistentin leicht durchzuführende Verfahren, nämlich die seitliche und die axiale Beckenaufnahme.

Vorbereitung des Untersuchungsmaterials:
Es wird ein im Handel erhältlicher Maßstab benötigt, auf dem in Zentimeterabstand röntgenologisch sichtbare Markierungspunkte vorhanden sind.
Schutzpapier für den Maßstab.

Vorbereitungen am Aufnahmetisch:
Kassettenfilm mit Hochleistungsfolie, 35/43 cm, Hochformat.
Aufnahme mit Bucky (aufziehen und Zeit einstellen).

Vorbereitungen am Röntgenapparat:
Großapparat mit Grobfokus.
FFD: 100 cm.

Vorbereitung der Patientin:
Patientin muß vorsichtig abgeführt werden (evtl. Reinigungseinlauf). Becken frei machen.

Lagerung der Patientin:
Die Aufnahme wird stets im Stehen angefertigt, wenn dies nicht durch eine Unpäßlichkeit der Patientin verunmöglicht wird. — Die Patientin steht also seitlich an der Stativwand. Arme über den Kopf.
Der Röntgenmaßstab wird in ein Schutzpapier eingewickelt und in die Gesäßfalte eingeschoben bzw. zwischen den Beinen der Patientin horizontal so durchgeschoben, daß er in der Medianebene des Körpers liegt.
Fixierung der Patientin: Pelotten vorne und hinten.

Zentrierung:
Fußpunkt des Zentralstrahls auf der Patientin: 2 Querfinger breit unterhalb des Beckenkamms, 3 Querfinger breit vor der Dornfortsatzlinie.
Strahlengangrichtung: Seitlich, dextro-sinistral oder sinistrodextral.
Zentralstrahl: Senkrecht zum Film.

Kriterium der gut eingestellten Aufnahme (Bild):
Freie Projizierung der Beckenlichtung bzw. des kindlichen Kopfes und gesamte Abbildung des Maßstabs.
Die Aufnahme muß erlauben, die Distanz zwischen Promontorium und Symphysenhinterfläche (Conjugata vera, siehe S. 495) festzustellen. Die Länge dieser Strecke kann auf dem mitphotographierten Maßstab in cm abgelesen werden.

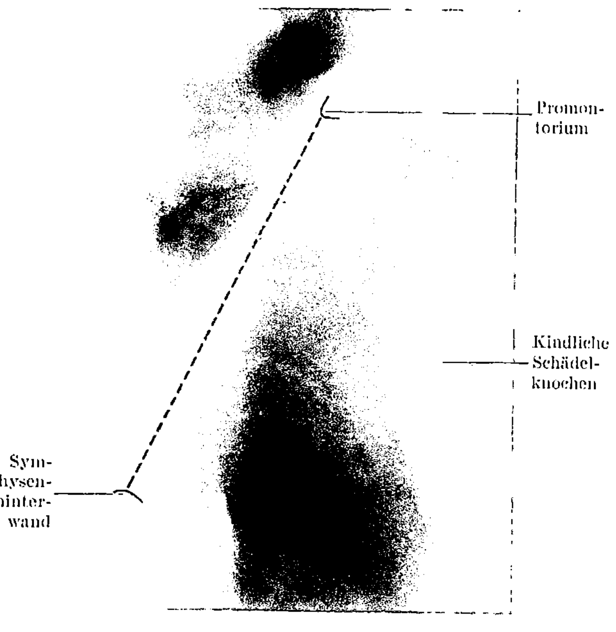

Röntgenbild, *Profilaufnahme des Beckens mit kindlichem Kopf* (gestrichelte Linie: Conjugata vera)

Beckenmessung, axial bzw. halbsitzend

Vorbereitungen am Aufnahmetisch:
Kassettenfilm mit Hochleistungsfolie, 35/43 cm, Hochformat.

Aufnahme mit Bucky (aufziehen und Zeit einstellen).

Stütze für den Rücken (Kissen).

Maßstab wie bei Einstellung 190.

Vorbereitungen am Röntgenapparat:
Großapparat mit Grobfokus.

FFD: 100 cm (eventuell auch 70 cm).

Vorbereitung der Patientin:
Patientin muß vorsichtig abgeführt werden (eventuell Reinigungseinlauf).

Becken frei machen.

Lagerung der Patientin (Bild a und b):
Die Patientin lehnt in *halbsitzender* Stellung auf dem Untersuchungstisch, stützt sich dabei in der Weise auf, wie es Bild b zeigt, und versucht ihr Kreuz möglichst hohl zu machen, ohne den *Bauch* „herauszustrecken", sie soll den Bauch vielmehr möglichst

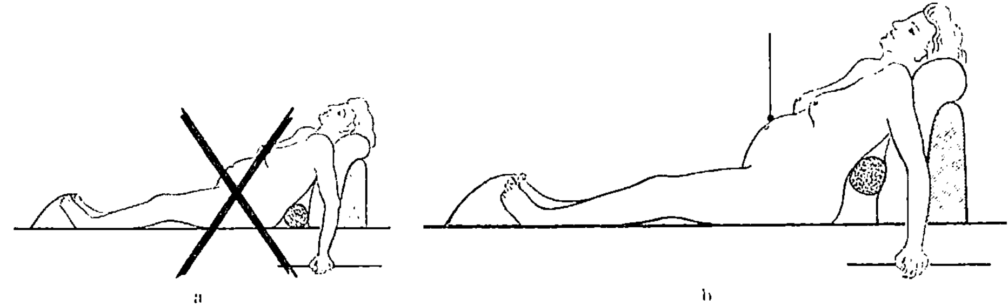

intensiv *einziehen*. Beine gestreckt. Der Röntgenmaßstab wird entweder auf die beiden Oberschenkel gelegt, möglichst nahe ans Abdomen herangebracht oder mittels eines kleinen Gestells seitlich der Patientin in Höhe der Beckenlichtung angebracht. — Die Beckeneingangsebene ist im allgemeinen 16 cm oberhalb des Untersuchungstisches.

Zentrierung:
Fußpunkt des Zentralstrahls auf der Patientin: Mitte der Symphyse und Filmmitte.

Strahlengangrichtung: Axial, ventro-dorsal.

Zentralstrahl: Senkrecht zum Buckytisch.

Aufnahme bei tiefster *Inspiration* und in Atemstillstand.

Kriterium der gut eingestellten Aufnahme:
Freie Darstellung der Beckenlichtung bzw. des kindlichen Kopfes, einschließlich Symphyse. Diese Aufnahme erlaubt an Hand des mitabgebildeten Maßstabes sowohl den Querdurchmesser der Beckenlichtung als auch den Längsdurchmesser (Conjugata vera) abzulesen und auch die Länge der Schrägdurchmesser zu bestimmen. Sie zeigt außerdem, ob die Beckenlichtung normal geformt ist.

Gehirn und Rückenmark

Einstellung 192
Darstellung der Hirnkammern

Bei *Zwischenfällen* sofort *rotes Merkblatt* aufschlagen (s. S. 529)!

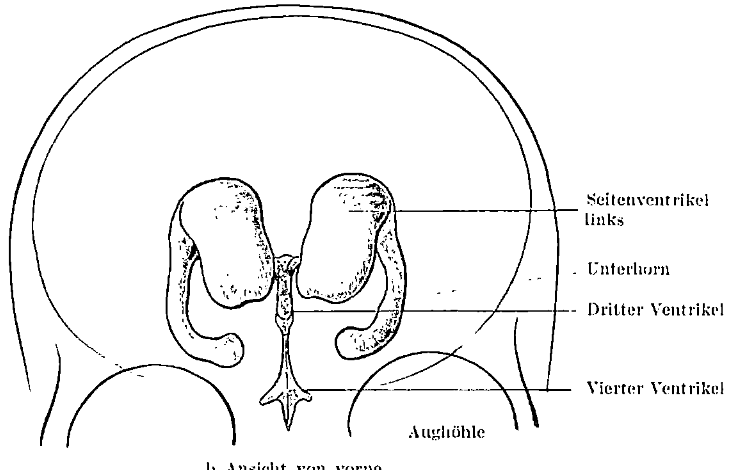

a Ansicht der Hirnkammer von der Seite

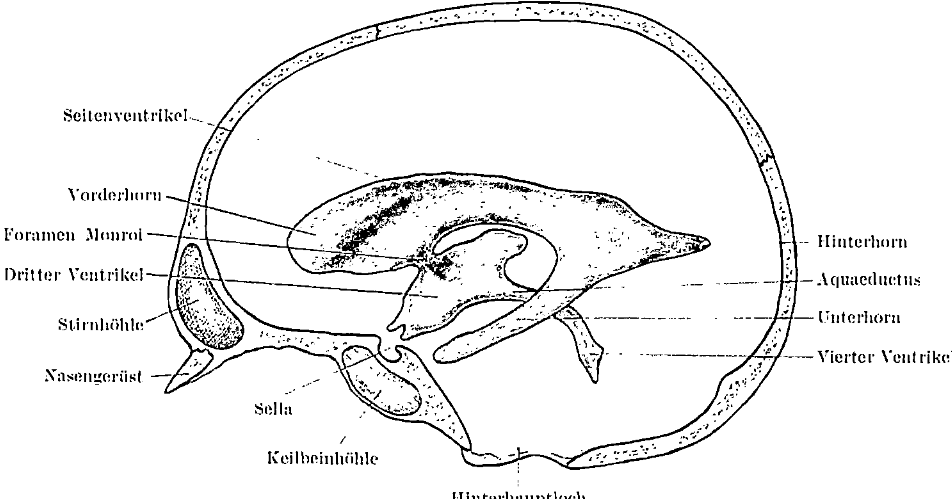

b Ansicht von vorne

Anatomische Vorbesprechung (Bild a—c):

In den zentralen Partien des Gehirns liegen die sog. Hirnkammern (Ventrikel), die mit der gleichen Flüssigkeit gefüllt sind wie der Rückenmarkkanal, nämlich dem Liquor cerebro-spinalis.

Man unterscheidet die beiden großen Seitenventrikel, deren vorderste Partie als Vorderhorn bezeichnet wird. Hinten sind sie konisch ausgezogen. Man spricht dabei von Hinterhorn. Die beiden Seitenventrikel kommunizieren durch das Foramen Monroi mit dem schmalen, median gelegenen dritten Ventrikel. Letzterer ist hinten durch den Aquaeductus mit dem vierten Ventrikel verbunden, der innerhalb des Kleinhirns liegt. Von diesem fließt der Liquor rückenmarkwärts ab.

Indikationen der Untersuchung:

Hirngeschwüre, Gefäßmißbildungen, Blutungen, Abszesse, Verklebungen.

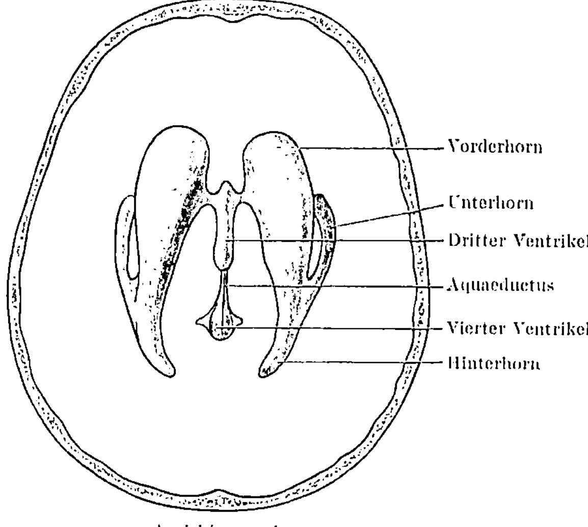

c Ansicht von oben

Prinzip der Untersuchung:

Die Darstellung des liquorhaltigen Hirnkammersystems vollzieht sich unter Verwendung von Luft als Kontrastmittel. Dabei ist zu bedenken, daß die Luft in einer Flüssigkeit immer nach oben steigt.

Wir kennen zwei Methoden der Lufteinblasung. Entweder wird sie durch direkten Einstich in die Hirnkammern (mittels eines Bohrloches im Schädeldach) eingebracht; dies bezeichnen wir als *Ventrikulographie,* oder

man sticht zwischen Hinterhauptschuppe und oberstem Halswirbel (suboccipitale Punktion), oder auch

zwischen dem 5. Lumbalwirbel und dem 1. Sacralwirbel (Lumbalpunktion) ein und bläst die Luft ein. Dies wird als *Encephalographie* bezeichnet. In den beiden letzteren Fällen steigt die Luft nach oben und füllt so die Hirnkammern.

Diese Untersuchung wird in der Regel nur auf Spezialabteilungen vorgenommen.

Vorbereitung des Untersuchungsmaterials:

Zwischenfallbrett bereitstellen, s. S. 530,

Brechschale,

Lumbalpunktionsnadel,

20- und 5 cm³-Spritzen,

Dünne Nadeln,

Steriles Auffangröhrchen (zur Liquoruntersuchung),

Wattestäbchen,

Kompressen,

Desinfektionsmittel,

Anästhesiemittel,

Schnellverband,
Schere.

Weiterhin:

Vorbereitungen am Aufnahmetisch:
Kassettenfilme mit Hochleistungsfolie, 24/30 cm, Hoch- bzw. Querformat.
Aufnahme mit Bucky (aufziehen und Zeit einstellen) oder mit Lysholmraster.
Holzbretter.
Bleibuchstabe.
Schlitzbinde.
Brechschale.

Vorbereitungen am Röntgenapparat:
Großapparat mit Grobfokus, eventuell Schädelgerät.
FFD: 100 cm.

Vorbereitung des Patienten:
Die Patienten haben im allgemeinen schon eine ausgiebige neurologische Untersuchung hinter sich.

Der Patient kommt nüchtern zur Ventrikulo- bzw. Encephalographie. Vor Beginn wird ihm gemäß Verordnung des Arztes ein beruhigendes Medikament verabreicht. Außerdem werden vor der Lufteinblasung eine occipito-frontale (s. Einstellung 49), bei Schwerkranken eine fronto-occipitale (s. Einstellung 50, Kinn stark anziehen lassen!) und eine seitliche Aufnahme des Schädels (s. Einstellung 47) angefertigt.

Die Lufteinblasung ist Sache des Arztes.

Durchführung der Röntgenuntersuchung:
Falls vom Arzt nicht anders angeordnet, werden folgende Aufnahmen vorgenommen, deren Prinzip bei Kenntnis der anatomischen Verhältnisse im folgenden leicht erklärt werden kann:

Ersetzt man einen Teil des Liquors durch Luft, so schwimmt die Luftblase auf dem Liquor, sie wird immer die höchste Stelle im Hirnkammersystem einnehmen. Mit anderen Worten: ist der Patient in *Rückenlage,* so steigt die Luft in die vorderen Schädelabschnitte und markiert die sog. Vorderhörner. Ist er in *Bauchlage,* so bewegt sich die Luft nach den zuoberst liegenden Dorsalpartien, den sog. Hinterhörnern. *Setzt* man den Patienten *auf,* so sammelt sich die Luft am Dach der Hirnkammern an.

Man muß deshalb den Patienten jeweils entsprechend umlagern, um alle Abschnitte der Reihe nach der Betrachtung zugänglich zu machen.

Bei der Durchführung der Röntgenuntersuchung ist es zweckmäßig, folgende Reihenfolge einzuhalten. Bei allen Aufnahmen handelt es sich um Standardaufnahmen, die wir bereits eingehend besprochen haben und auf die wir hier jeweils verweisen werden.

1. und 2. Aufnahme: *Darstellung der Vorderhörner der beiden Seitenventrikel* (Bild d—f) bei *Rückenlage* des Patienten in:

a) fronto-occipitaler Strahlengangrichtung (s. S. 50),

b) seitlicher Strahlengangrichtung (mittels aufgestellter Kassette) (s. Einstellung 48).

Anschließend daran muß der Patient in Bauchlage gebracht werden. Dies erfolgt aber nicht durch einfaches Umkehren des liegenden Patienten, sondern dieser muß aus der Rückenlage zuerst aufsitzen und sich dann auf den Bauch legen.

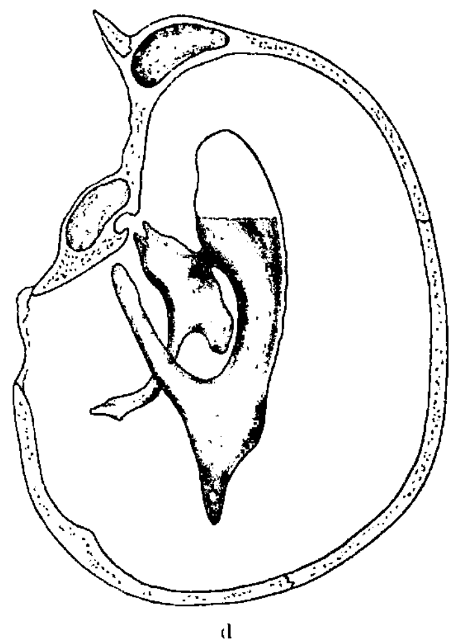

d

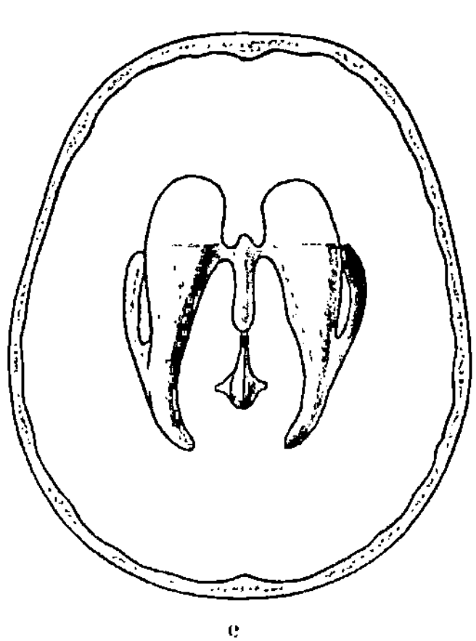

e

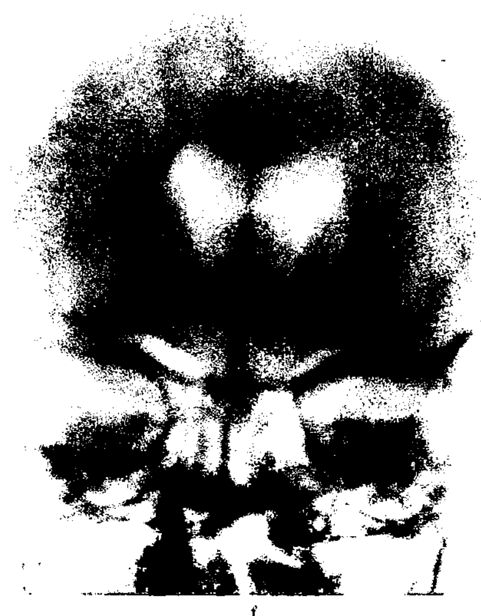

f

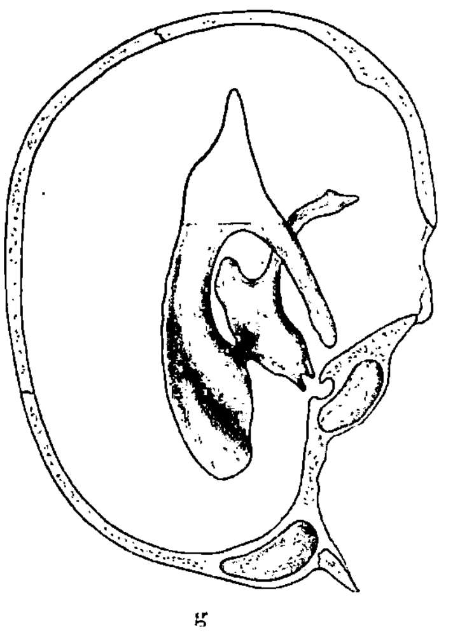

g

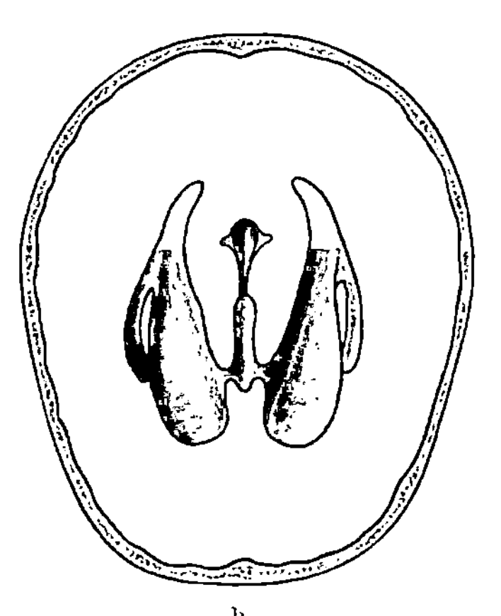

h

3. und 4. Aufnahme (Bild g—k): *Darstellung der Hinterhörner* bei *Bauchlage* des Patienten:

a) occipito-frontale Strahlengangrichtung (s. Einstellung 49),

b) seitliche Strahlengangrichtung (mittels aufgestellter Kassette).

Lagerung des Patienten:

Patient in Bauchlage auf dem Untersuchungstisch. Stirne und Nasenspitze liegen auf dem Tisch auf. Arme dem Körper entlang. Kassette an der zu untersuchenden Kopfseite aufstellen und mit Keilkissen fixieren (Aufnahme mit Feinraster oder ohne Bucky).

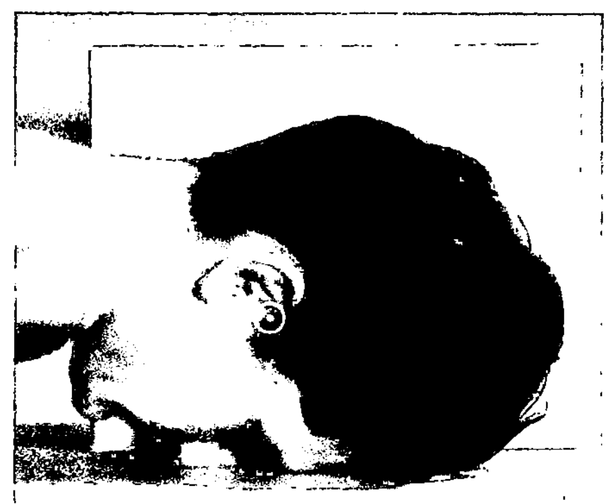

Zentrierung:

Fußpunkt des Zentralstrahls: 1 Querfinger breit oberhalb und 1 Querfinger breit vor dem äußeren Gehörgang und in Filmmitte.

Strahlengangrichtung: Seitlich (dextro-sinistral oder sinistro-dextral).

Zentralstrahl: Senkrecht zum Film.

Aufnahme in Atemstillstand.

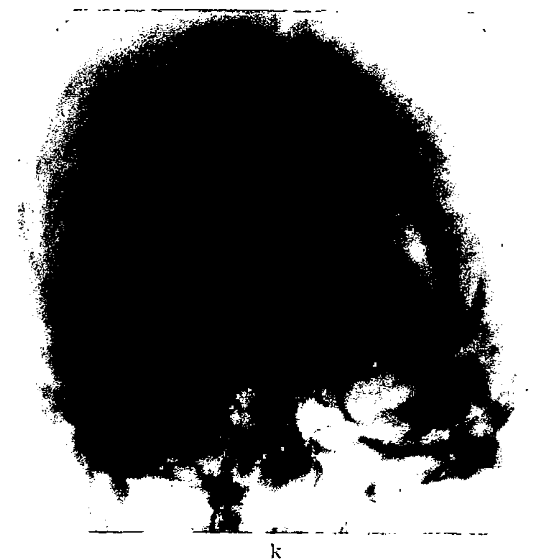

k

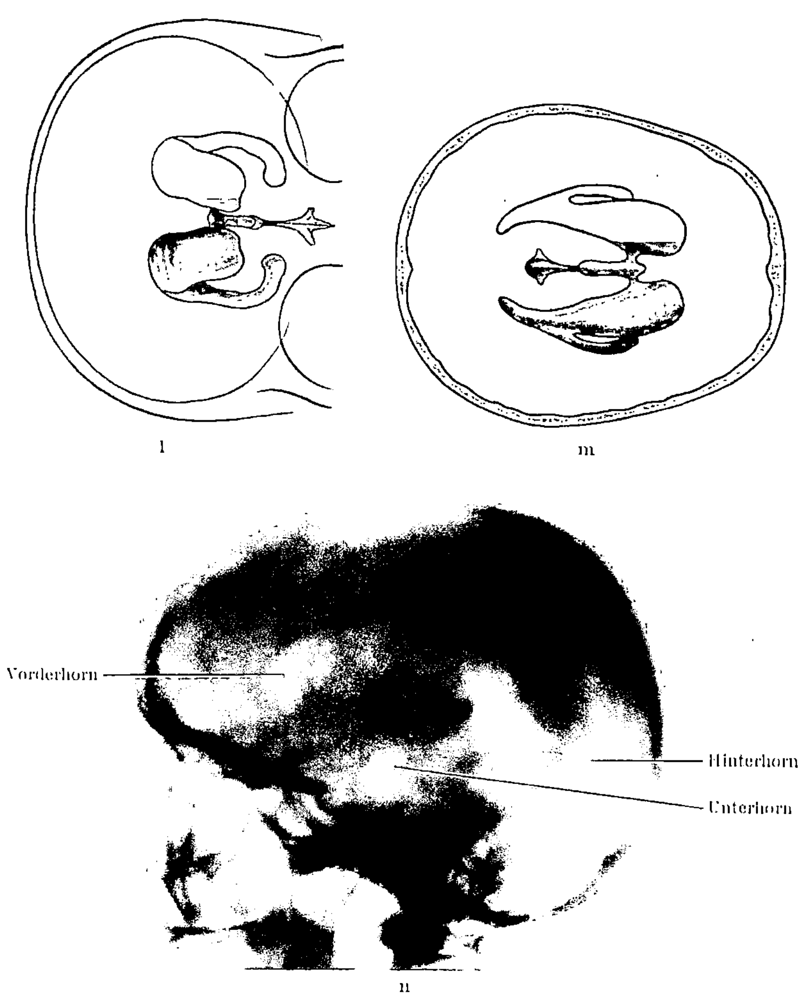

5. Aufnahme (Bild l—n): *Darstellung des linken Seitenventrikels.*

Der Patient wird auf die rechte Seite gedreht, so daß der Kopf, auf Schaumgummi erhöht, streng seitlich liegt, ähnlich wie bei einer üblichen Profilaufnahme des Schädels (s. Einstellung 47). Die Luft steigt dadurch vom rechten Ventrikel nach dem höher liegenden linken Ventrikel auf, der so prall gefüllt erscheint.

6. Aufnahme: *Darstellung des rechten Seitenventrikels.*

Nun wird der Patient wiederum in Rückenlage gebracht, dann erneut in Bauchlage, wobei der Schädel seitlich auf dem Tisch placiert wird, so daß die linke Seite aufliegt. Dadurch steigt die Luft in die rechte Hirnkammer.

Profilaufnahme des Schädels (s. Einstellung 47).

7. Aufnahme (Bild o): *Darstellung des dritten Ventrikels.*

Profilaufnahme des Schädels bei hängendem Kopf. Der Patient wird in Rückenlage gebracht, sein Kopf hängt über den Tischrand hinab nach hinten, also wie bei der axialen Aufnahme der Schädelbasis am hängenden Kopf (genaues Vorgehen s. Einstellung 55). Nur wird in diesem Fall die Kassette *seitlich* vom Patienten, senkrecht auf der Unterlage, aufgestellt, mit Kissen fixiert und eine seitliche Aufnahme vorgenommen.

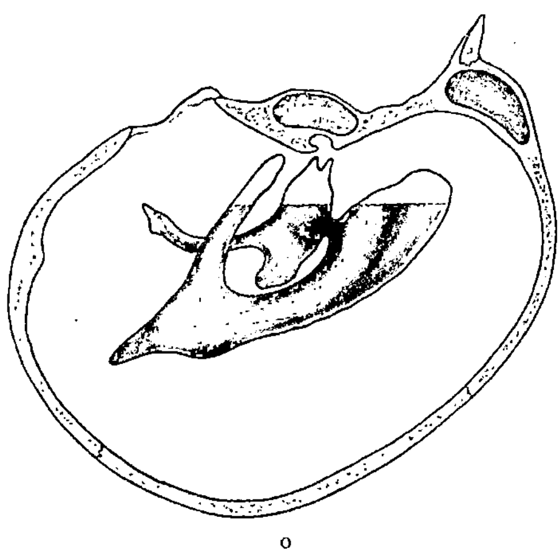

o

8. Aufnahme (Bild p und q): *Darstellung des vierten Ventrikels.*

Profilaufnahme des Schädels bei nach vorne hängendem Kopf, Bauchlage des Patienten. Die Darstellung des vierten Ventrikels erfordert viel Geschick.

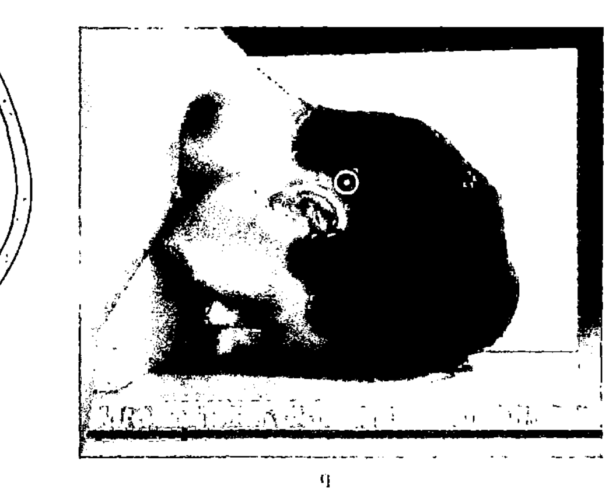

p

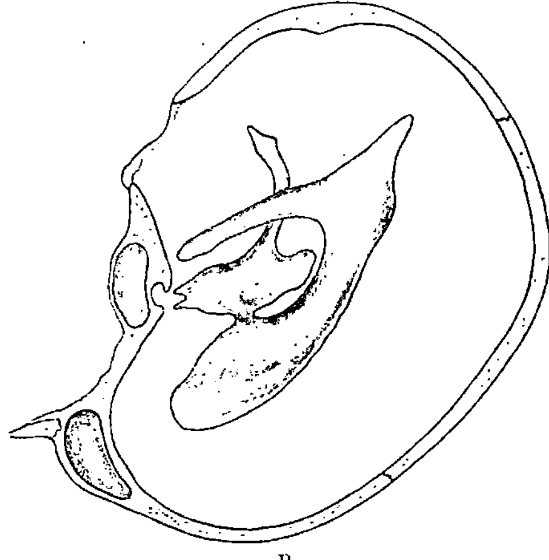

q

Vorbereitungen am Aufnahmetisch:

Kassettenfilm mit Hochleistungsfolie, Feinraster (ohne Bucky), 24/30 cm, Querformat. Bleibuchstabe, Keilkissen, Holzbretter.

Vorbereitungen am Röntgenapparat:

Großapparat mit Feinfokus, eventuell transportabler Apparat.
FFD: 100 cm oder 70 cm.
Blende an der Röhre nicht zu eng.

Lagerung des Patienten:

Der Patient wird, stets bei tiefhängendem Kopf, aus der vorherigen Rückenlage in Bauchlage gebracht, so daß der Schädel weit über den Tischrand hinaus, stark nach vorne gebeugt, herunterhängt und mit dem Scheitel die darunter geschobenen Holzbretter berührt. Die Kassette wird seitlich senkrecht auf der Unterlage aufgestellt.

Zentrierung:

Fußpunkt des Zentralstrahls auf dem Patienten: Oberhalb des äußeren Gehörgangs und
2 Querfinger breit hinterhauptwärts und in Filmmitte.

Strahlengangrichtung: Seitlich (dextro-sinistral oder sinistro-dextral).

Zentralstrahl: Senkrecht zum Film.

Aufnahme in Atemstillstand.

9. und 10. Aufnahme (Bild r und s): *Darstellung der obersten Abschnitte beider Seitenventrikel.*

Der Patient wird zuerst in Rückenlage gebracht und sitzt dann auf. Es werden am
Buckystativ bei sitzendem Patienten:

    a) eine occipito-frontale Aufnahme (s. Einstellung 49),

    b) eine seitliche Aufnahme

angefertigt.

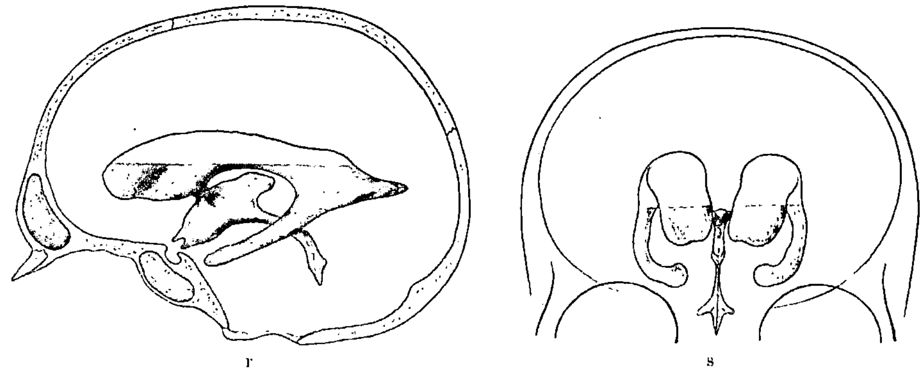

Bemerkungen:

Nach der Untersuchung bleibt der Patient mehrere Stunden im Bett flach gelagert.

Hirngefäße

Die Darstellung der Hirngefäße haben wir bereits in einem vorhergehenden Abschnitt
(s. Einstellung 163) besprochen.

Einstellung 193
Rückenmarkdarstellung (Myelographie)

Bei *Zwischenfällen* sofort *rotes Merkblatt* aufschlagen (s. S. 529)!

Anatomische Vorbesprechung:

Vom Hinterhauptloch bis zu den untersten Sacralwirbeln liegt in den Wirbelkörpern eingebettet der Rückenmarkkanal, der vom Epiduralsack ausgekleidet ist. Das Rückenmark selbst „schwimmt" im Liquor cerebrospinalis.

Prinzip der Untersuchung:

Das Rückenmark als solches kann man röntgenologisch nicht darstellen; dagegen läßt sich der Liquorraum durch Einführung von Kontrastmitteln sichtbar machen. Man verwendet dazu Luft oder Sauerstoff oder jodhaltige Kontrastmittel, z. B. Pantopaque.

Die Einführung des Kontrastmittels in den Rückenmarkkanal erfolgt durch die suboccipitale Punktion oder durch die Lumbalpunktion (s. S. 501). Sie wird vom Arzt durchgeführt.

Vorbereitung des Untersuchungsmaterials:

Zwischenfallbrett s. S. 530,
Lumbalpunktionsnadel mit Mandrin und Schlauch,
Sterile Röhrchen zum Auffangen vom Liquor,
Druckmesser für Liquordruck,
Lokalanästheticum,
Spritzen in verschiedener Größe 5—20 cm^3 mit verschiedenen Kanülen,
Tupfer, Watte, Schnellverband, Schere,
Desinfektionslösung,
Kontrastmittel, angewärmt (s. S. 523),
Brechschale.
Weiterhin:

Vorbereitung des Patienten:

Gute Darmreinigung und vorherige Testung auf Kontrastmittelüberempfindlichkeit.

Eine Stunde vor der Untersuchung wird dem nüchternen Patienten ein Beruhigungsmittel, vom Arzt verordnet, verabreicht (z. B. 0,2 Luminal i.m.).

Oberkörper bis Hüfte frei machen.

Leeraufnahmen des zur Untersuchung bestimmten Wirbelsäulenabschnittes durch gezielte Bilder in zwei Richtungen am Durchleuchtungsgerät.

Durchführung der Untersuchung:

Der Arzt nimmt die Lumbalanästhesie mit Novocain oder Pantocain vor.

Nach einigem Zuwarten wird das Kontrastmittel injiziert: Luft bzw. Sauerstoff steigt nach oben; jodölhaltiges Kontrastmittel sintert nach unten.

Nach der Punktion beobachtet der Arzt am Leuchtschirm die Bewegungen des Kontrastmittels. Durch Kippen des Untersuchungstisches verschiebt er es nach der Stelle, die ihn interessiert. Er untersucht den Patienten in Bauch- oder in Schräglage und fertigt gezielte Aufnahmen an. Rasches Arbeiten ist nötig, da gewisse Kontrastmittel innerhalb von 5—10 Minuten resorbiert werden.

Manchmal ist es angezeigt, in Bauchlage des Patienten auf dem Durchleuchtungstisch ein Profilbild aufzunehmen. Dabei wird die Kassette (mit Feinraster) seitlich vom Patienten aufgestellt und mittels einer zusätzlichen Röhre in horizontalem Strahlengang das Bild aufgenommen.

Der Arzt verlangt gelegentlich *Übersichtsaufnahmen,* die von der Röntgenassistentin folgendermaßen anzufertigen sind:

Vorbereitungen am Aufnahmetisch:

Kassettenfilm mit Hochleistungsfolie, 24/30 cm, Hochformat.

Aufnahmen mit Bucky (aufziehen und Zeit einstellen) bzw. Feinraster.

Vorbereitungen am Röntgenapparat:

Großapparat mit Grobfokus.

FFD: 100 cm.

Röntgenaufnahmen der vom Arzt gewünschten Wirbelsäulenabschnitte:

a) *Aufnahme dorso-ventral* (Patient in Bauchlage).

b) *Schrägaufnahmen* in Fechter- und in Boxerstellung (in dorso-ventralem Strahlengang), wobei die Körperquerachse in einem Winkel von 20⁰ zur Tischunterlage verlaufen soll (Keilkissen zur Unterstützung der abgehobenen Körperseite).

c) Drei weitere Aufnahmen bei gleicher Lagerung des Patienten wie unter a) und b) in *seitlichem Strahlengang* werden angefertigt mittels zusätzlicher Röhre und seitlich aufgestellter Kassette (mit Feinrasterblende).

Bemerkungen:

Bei Verwendung jodhaltiger Kontrastmittel zur Myelographie muß der Patient mehrere Stunden lang mit hochgelagertem Oberkörper im Bett bleiben, und auch während der Nacht soll er mit seinem Kopf möglichst *hoch* liegen.

Bei der Gas- und Luftmyelographie hingegen muß das Gas möglichst in den lumbalen Abschnitten der Wirbelsäule bleiben. Der Kopf des Patienten muß also in diesem Fall *tief* gelagert werden.

Sehorgane

Einstellung 194
Orbitographie

Unter Orbitographie versteht man die Darstellung des retrobulbären Augenabschnittes, d. h. des Polsters zwischen Augapfel und Orbitahöhle, mit Kontrastmittel.

Die Methode, auch orbitale Pneumographie genannt, hat sich bei uns noch nicht allgemein eingebürgert.

Einstellung 195
Tränenkanal

Die Darstellung des Tränenkanals, des Ductus lacrimalis, erfolgt durch Punktion vom Tränensack aus. Man verwendet dazu eine feine Knopfsonde.

Aufnahme im occipito-frontalen Strahlengang.

Weichteile und Fisteln

Die Weichteile, d. h. Haut, Fett, Muskel, kann man auf nicht zu harten Röntgenaufnahmen erkennen, wobei z. B. auch Geschwülste sich je nach ihrem Sitz gut von den übrigen Weichteilen abheben.

Zur besseren Darstellung der Haut kann man sie mit quecksilberhaltiger grauer Salbe fein einstreichen (Röntgendaktylogramm) oder mit Bariumpaste.

Einstellung 196
Fisteldarstellung

Zur Darstellung der Tiefe und der Ausdehnung eines Weichteilganges (Fistel) kann dieser mittels einer Knopfnadel mit Kontrastmittel gefüllt werden. Zu diesem Zwecke können Bariumaufschwemmungen verwendet werden oder auch jodölhaltige Kontrastmittel, vor allem Endografin und Lipiodol (vor der Injektion gut anwärmen!).

Die Injektionskanüle bleibt während der Aufnahme in der Fistel stecken, muß aber sofort nach der Injektion verschlossen werden, damit das Kontrastmittel nicht wieder zurückfließen kann.

Aufnahmen in zwei senkrecht zueinanderstehenden Ebenen.

Untersuchungsmaterial:
Watte,
Kompressen,
Sonden (Knopfsonden),
Knopfnadeln, dünne — dicke,
5-, 10-, 20 cm³-Spritzen,
Aufziehnadeln,
Schere,
Schnellverband,
Kontrastmittel, angewärmt (s. S. 523).

Gelenke

Darstellung der Gelenkinnenräume (Arthrographie)

Bei *Zwischenfällen* sofort *rotes Merkblatt* aufschlagen (s. S. 529)!

Prinzip der Untersuchung:

Zur Darstellung der Gelenkinnenräume verwendet man jodhaltiges Kontrastmittel, das entweder allein in die Gelenkhöhle eingespritzt wird oder zusammen mit Luft. Im ersteren Fall spricht man von *Arthrographie*, im letzteren von *Pneumarthrographie* (Doppelkontrastmethode).

Beim sog. negativen Kontrastverfahren, der reinen Pneumarthrographie wird nur Gas [Stickoxydul (= Lachgas) oder Sauerstoff oder gewöhnliche Luft] eingeblasen.

Vorbereitung des Untersuchungsmaterials:

Zwischenfallbrett,

2-, 5-, 10- und 20 cm³-Spritzen mit dünnen und dicken Nadeln,

Dünne Kanüle mit kurzgeschliffener Spitze,

Anästhesielösung: Novocainlösung (1%ige),

Penicillinhyaluronidase,

Sterile Tupfer, Watte,

Desinfektionslösung, z. B. Merfen,

Schnellverband,

Schere,

Sterile Handschuhe,

Kontrastmittel, angewärmt (s. S. 523).

Weiterhin:

Vorbereitung des Patienten:

Nüchterner Patient, der zuvor getestet wird, ob er nicht etwa gegen das Kontrastmittel überempfindlich ist.

Dem auf Körpertemperatur angewärmten Kontrastmittel fügt man eventuell Novocain (zur lokalen Anästhesie) und Penicillinhyaluronidase (zur besseren Verteilung des Kontrastmittels und Vermeidung entzündlicher Folgeerscheinungen) bei. Es wird rasch resorbiert, weshalb man bei den Aufnahmen schnell arbeiten muß.

Bei allen Gelenkpunktionen muß besonders sorgfältig auf peinliche Asepsis geachtet werden. Die gut rasierte Einstichstelle darf jedoch nie gejodet werden, da dies einen Schatten geben würde. Man desinfiziert mit Merfen oder Desogen.

Anästhesie der Einstichstelle bzw. des Stichkanales einige Minuten vor Untersuchungsbeginn.

Durchführung der Untersuchung:

Bei der Kontrastdarstellung des Kiefergelenks müssen zwei Gelenkkammern gefüllt werden:
Die untere mit 0,5—1 cm³ Kontrastmittel, dann, nach 15 Minuten Wartezeit (bis dahin
hat sich das Kontrastmittel weitgehend resorbiert), die obere Gelenkkammer mit 1,5 cm³.

Durchführung der Röntgenaufnahmen:

Aufnahmen des Kiefergelenks nach SCHÜLLER (s. Einstellung 61), aber ohne Umkippen
des Ohrs, oder

Kontaktaufnahme des Kiefergelenks (s. Einstellung 68).

Die erste Aufnahme erfolgt sofort nach Füllung der unteren, die zweite nach Füllung
der oberen Gelenkkammer.

Es werden oft auch jeweils zwei Bilder (bei geschlossenem und bei weit geöffnetem Mund)
angefertigt.

Arthrographie des Schultergelenks (s. auch S. 512)

Vorbereitung des Patienten:
Patient in Rückenlage.
Anästhesie, dann Injektion von 6—10 cm³ des vorgewärmten Kontrastmittels, eventuell unter Durchleuchtungskontrolle. Einstichstelle: 1 cm ventro-lateral vom Sternoclaviculargelenk in Richtung Gelenkkopf.
Anschließend daran muß der Arm in allen Richtungen bewegt werden, damit sich das Kontrastmittel in der Gelenkhöhle gut verteilt.

Durchführung der Röntgenuntersuchung:

1. Aufnahme (Bild a):
Schultergelenk im ventro-dorsalen Strahlengang bei Innenrotation: (Kassettenfilm 18/24 cm, Feinstrukturfolie, mit Bucky).

Lagerung des Patienten:
Patient in Rückenlage auf dem Untersuchungstisch. Gesunde Seite mittels Keilkissen angehoben. Der Arm der zu untersuchenden Seite wird im Ellbogengelenk gebeugt und die Handinnenfläche auf den Nabel gelegt.

Zentrierung:
Fußpunkt des Zentralstrahls auf dem Patienten: Auf die Mitte des Schultergelenks und in Filmmitte.
Strahlengangrichtung: Ventro-dorsal.
Zentralstrahl: Senkrecht zum Film.

2. Aufnahme:
Schultergelenk im ventro-dorsalen Strahlengang bei Außenrotation.

Lagerung des Patienten:
Wie oben, nur wird der Arm stark abduziert, wie bei einer axialen Aufnahme, und die Hand hält sich an einer Stuhllehne.

Zentrierung:
Wie bei der 1. Aufnahme.

3. Aufnahme: Schultergelenk, axial (s. Einstellung 32).

4. Aufnahme (Bild b): Schultergelenk im ventrodorsalen Strahlengang bei erhobenem Arm.

Lagerung des Patienten:
Wie bei der Aufnahme 1, nur wird der Oberarm seitwärts bis zur Horizontalen gehoben. Vorderarm in die Senkrechte heben.

Zentrierung:
Wie bei den vorherigen Aufnahmen.

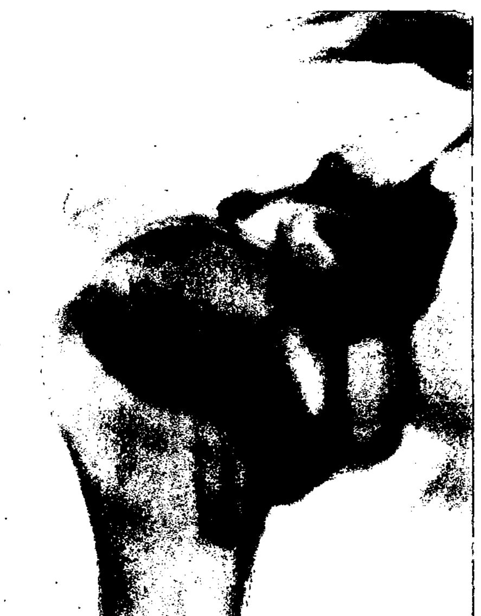

a

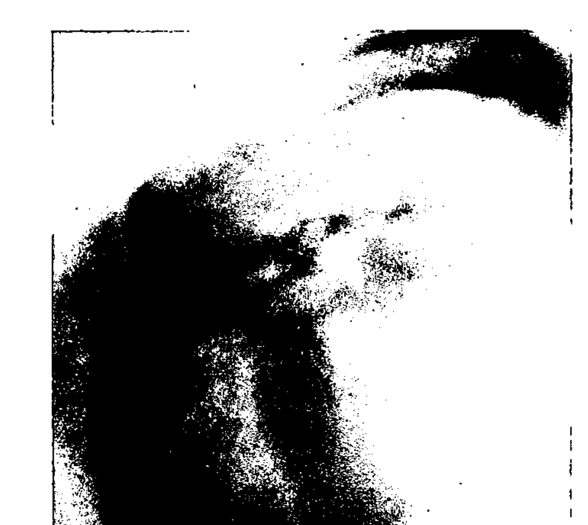

b

Arthrographie des Hüftgelenks (s. auch S. 512)

Indikationen der Untersuchung:

Angeborene Hüftverrenkung.

Durchführung der Untersuchung:

Nach der Anästhesie wird eine Lumbalpunktionsnadel mit Mandrin unterhalb des Leistenbandes (1,5—2 cm lateral der A. femoralis) senkrecht auf den Übergang zwischen Hüftkopf und Schenkelhals eingestochen.

Nach der Injektion (3—5 cm³) muß das Gelenk tüchtig bewegt werden.

1. Aufnahme: Hüftgelenk in ventro-dorsalem Strahlengang (s. Einstellung 110).

2. Aufnahme: Hüftgelenk nach LAUENSTEIN (s. Einstellung 111).

Einstellung 200
Arthrographie des Kniegelenks (s. auch S. 512)

Indikationen der Untersuchung:

Meniskusschaden.

Vorbereitung und Durchführung der Untersuchung:

Zu dem üblichen auf S. 512 erwähnten Untersuchungsmaterial kommt zusätzlich eine breite elastische Binde.

Strenge Asepsis (Rasieren und Desinfizierung).

Anästhesie des Stichkanales.

Linke Hand luxiert Kniescheibe nach außen. Einstich von außen in Höhe Patellamitte in Richtung zum Gelenkraum zwischen Kniescheibe und Oberschenkel. Spritze abnehmen und mit den Händen den vorderen und hinteren Kniegelenkrecessus ausdrücken, dann Injektion von 8 cm³ Kontrastmittel.

Besonders plastische Bilder erzielt man, wenn außer dem Kontrastmittel noch etwas Luft (10—20 cm³) in das Kniegelenk eingeblasen wird (Pneumarthrographie).

Nach der Injektion des Kontrastmittels wird die Nadel entfernt und das Bein stark bewegt. Der Patient muß Bewegungen mit dem Kniegelenk in allen Richtungen durchführen, er darf sogar etwas laufen.

Anschließend wird das Kniegelenk mit der elastischen Binde so straff wie möglich umwickelt, so daß das Kontrastmittel aus der weiten Gelenkkapsel und aus dem Recessus ausgepreßt, in die tieferen Gelenkräume eindringt.

Durchführung der Röntgenaufnahmen:

Kassettenfilm 18/24 mit Bucky (aufziehen, Zeit einstellen).

Zahlreiche Aufnahmen sind empfohlen worden, falls man nicht gezielte Aufnahmen vornimmt. Wichtig sind:

1. Aufnahme: Kniegelenk im ventro-dorsalen Strahlengang (s. Einstellung 117).

2. Aufnahme: Kniegelenk im seitlichen Strahlengang (s. Einstellung 120).

3. und 4. Aufnahme: Kniegelenk in den beiden schrägen Durchmessern (angehobene Seite mit Keilkissen unterstützen).

Bei all diesen Aufnahmen ist sehr wichtig, daß der Zentralstrahl senkrecht auf die Tibia einfällt; nur dann sieht man frei durch den Gelenkspalt.

Anschließend an diese erste Aufnahmeserie wird der Patient in Bauchlage gedreht und der Unterschenkel um 30⁰ gebeugt.

5. Aufnahme: Kniegelenk dorso-ventral nach LAQUERRIÈRE (s. Einstellung 119).

6. Aufnahme: Kniegelenk seitlich (s. Einstellung 120).

Zur Diagnose einer Meniscusverletzung empfiehlt es sich, eine

7. Aufnahme bei forcierter Abduktion des Unterschenkels (s. Einstellung 118) vorzunehmen.

Einstellung 201
Darstellung einer Intervertebralscheibe der Wirbelsäule (Nucleographie)

Die erkrankte Zwischenwirbelscheibe (Bandscheibe = Discus) wird durch direkte Punktion mit einigen Kubikzentimetern jodhaltigen Kontrastmittels gefüllt. Die Methode ist als Nucleographie oder als Discographie bekannt.

Aufnahmen in zwei senkrecht zueinanderstehenden Ebenen.

Übersicht über gebräuchliche Kontrastmittel (nach Angabe der Hersteller)

Verfahren	Anwendung	Kontrastmittelnamen	Quantität	Konzentration	Hersteller
Sinusographie	Nasennebenhöhlen	Joduron U-S	etwa 2 cm³	50%	Cilag
		Endografin		40%	Schering
		Per-Abrodil RBR	5 cm³	60%	Bayer
		Lipiodol „F"			
		Diodone	2—4 cm³	54%	Guerbet
		Mulsopaque			
Bronchographie	Lungen	*ölige:*			
		Lipiodol-sulfanilamid	20—30 cm³	43%	Guerbet
		Lipiodol	20—30 cm³	52%	Guerbet
		Jodochlorol			Searle
		wäßrige:			
		Dionosil			Glaxo
		Propyliodon	Knet-Tube	50%	Cilag
		Joduron „B"	etwa 20 cm³	50%	Cilag
		Bronchoselecton		40%	Schering
		Per-Abrodil BR	8 cm³	60%	Bayer
		Propylix	20 cm³		Guerbet
Angiokardiographie	Herzkammer	Opacoron	10—70 cm³	37⁰	Cilag
		Urografin		76%	Schering
		Per-Abrodil M	bis 60 cm³	80%	Bayer
		Umbradil	40—60 cm³	70%	Astra
		Rheopak	40—60 cm³		Astra
		Vasurix „38"	60 cm³	75%	Guerbet
		Vasurix „50"	60 cm³	100%	Guerbet
		Urokon		70%	Mallinckordt
		Diodrast		70%	Winthrop
	bei Kindern:	Opacoron	Säuglinge: 10—15 cm³ 1—4jährig: 15—25 cm³ 4—14jährige Kinder: 25—40 cm³	37⁰	Cilag
Angiokardiopneumographie	Herz-Lungengefäße	Opacoron	5—15 cm³	37⁰	Cilag

Übersicht über gebräuchliche Kontrastmittel (Fortsetzung)

Verfahren	Anwendung	Kontrastmittelnamen	Quantität	Konzentration	Hersteller
Aortographie	Aorta	Opacoron		37°	Cilag
		Triopac 400		40°	Cilag
		Urografin		76%	Schering
		Per-Abrodil M	20—30 cm³	80%	Bayer
		Umbradil	40—60 cm³	70%	Astra
		Acetiodone	20 cm³	50—70%	Guerbet
		Vasurix „38"	20 cm³	75%	Guerbet
		Urokon		70%	Mallinckordt
Portographie	Pfortader	Opacoron	15—40 cm³	37°	Cilag
		Triopac 400	15—40 cm³	40°	Cilag
		Urografin		76%	Schering
		Per-Abrodil	20 cm³	45%	Bayer
		Acetiodone	30—40 cm³	50 oder 70%	Guerbet
		Vasurix „38"	30—40 cm³	75%	Guerbet
		Urokon		70%	Mallinckordt
		Diodrast			Winthrop
Arteriographie	Arterien	Opacoron	20—100 cm³	37°	Cilag
		Triopac 300	20—100 cm³	30°	Cilag
		Urografin		76%	Schering
		Per-Abrodil M	15—40 cm³	45—60%	Bayer
		Umbradil	20—30 cm³	35—50%	Astra
		Urokon		70%	Mallinckordt
		Diodrast		70%	Winthrop
		Fortombrine M		55%	Dagra
		Vasurix „25" und „38"		50—75%	Guerbet
Phlebographie	Venen	Opacoron	20—100 cm³	37°	Cilag
		Triopac 300	20—100 cm³	30°	Cilag
		Urografin		60%	Schering
		Per-Abrodil N	20 cm³	45—60%	Bayer
		Umbradil	20 cm³	35%	Astra
		Diodrast		35%	Winthrop
		Fortombrine M		35%	Dagra
		Vasurix „25"	20 cm³		Guerbet

Angiographie, cerebrale	Hirngefäße	Triopac 300 Urografin Per-Abrodil M Umbradil Diodone	10 cm³ 10—15 cm³ 10 cm³ 6—10 cm³	30° 60% 45—60% 35% 35%	Cilag Schering Bayer Astra Guerbet
Lymphographie	Lymphgefäße	Opacoron Urografin Lipiodol „UF"	5—30 cm³ 5 cm³	37% 76% 40%	Cilag Schering Guerbet
Sialographie	Speicheldrüse	Joduron U-S Lipiodol ultrafluide	0,5—2 cm³ 5 cm³	50%	Cilag Guerbet
Kontrastmahlzeit	Oesophagus	Barium Wander Unibaryt C Unibaryt-Kapseln Neobar Collobar Veri-O-Pake Barium Sulfate Propyliodon		 50%	Wander Röhm & Haas Röhm & Haas Merck Astra General Electric General Electric Cilag
	Magen	Barium Wander Unibaryt Neobar Collobar Sulf. Barium Veri-O-Pake Barium Sulfate			Wander Röhm & Haas Merck Astra Guerbet General Electric General Electric
	Magenschleimhaut	Propyliodon Kontrastmittelzusatz Optotrast			Cilag Tetenal
Kontrasteinlauf	Dickdarm	Barium Wander Unibaryt „rektal" Neobar „rektal" Collobar Sulf. Barium Veri-O-Pake Barotrast			Wander Röhm & Haas Merck Astra Guerbet General Electric Barnes-Hind
Hepatolienographie	Leber, Milz	Opacoron Triopal 400 Per-Abrodil M	15—40 cm³ 15—40 cm³ 20—25 cm³	37° 40° 60%	Cilag Cilag Bayer

Übersicht über gebräuchliche Kontrastmittel (Fortsetzung)

Verfahren	Anwendung	Kontrastmittelnamen	Quantität	Konzentration	Hersteller
Cholecystographie *oral:*	Gallenblase	Cistobil Jodobil Biloptin Solu-Biloptin	3—6 Tabletten flüssig		Cilag Cilag Schering Schering
	magerer Patient	Bary-Gnostil R Teletrast Teridax Oralix Choletals Telepaque Periodax	6 Tabletten 6 Tabletten 6 Tabletten		Bayer Astra Byk-Gulden Guerbet Winthrop
	dicker Patient	Cistobil Bary-Gnostil R Teridax u. a.	doppelte Dosis 9—12 Tabletten 9 Tabletten in höherer Dosierung		Cilag Bayer Byk-Gulden
intravenös:	magerer Patient	Biligrafin Intrabilix	20 cm³	30% 50%	Schering Guerbet
	dicker Patient	Biligrafin forte	20 cm³	50%	Schering
Funktionsprobe		Bladex Cholestin Cecekin			Biodica General Electric Vitrum
intraoperative		Triopac 200 Joduron Vasurix Diodone	20 cm³ 20 cm³	25%	Cilag Cilag Guerbet Guerbet
Cholangiographie postoperativ	Gallenwege	Biligrafin Triopac Joduron Per-Abrodil M Umbradil Vasurix Mulsopaque Endografin	20 cm³ 20 cm³ 20 cm³		Schering Cilag Cilag Bayer Astra Guerbet Lafayette Schering

Pyelographie *intravenös:*	Niere magerer Patient	Opacoron	20 cm³	37⁰	Cilag
		Triopac 300	20 cm³	30⁰	Cilag
		Urografin	20 cm³	76 %	Schering
		Per-Abrodil M	20 cm³	45 %	Bayer
		Umbradil	20 cm³	35 %	Astra
		Rheopak	20 cm³	40 %	Astra
		Vesamin	20 cm³		Byk-Gulden
		Fortombrine M	20 cm³	55 %	Dagra
		Diodone	20 cm³	35—50 %	Guerbet
		Vasurix „25"	20 cm³	50—75 %	Guerbet
		Diodrast	20 cm³	35 %	Winthrop
		Neo-Jopax	20 cm³		
		Urokon	20 cm³	50 %	Mallinckordt
		Hypaque	20 cm³	50 %	Winthrop
		Miokon	20 cm³	50 %	Mallinckordt
	dicker Patient	Opacoron	40 cm³	37⁰	Cilag
		Triopac 400	20 cm³	40⁰	Cilag
		Umbradil	20 cm³	50 %	Astra
		Rheopak	20 cm³	50—70 %	Astra
		Vasurix „38"	20 cm³	75 %	Guerbet
		Fortombrine M		70 %	Dagra
	bei Kindern:	Urografin	Säuglinge 8—10 cm³	60 %	
			Kleinkinder 10—12 cm³	76 %	
			älteres Kind: 15—20 cm³	76 %	
		Vesamin	0,5—0,7 cm³ pro kg Körpergewicht		
		Fortombrine M	0,5 cm³ pro kg Körpergewicht	55 %	
		Per-Abrodil M		45 %	
			Säuglinge 2—3 cm³		
			Kinder im 1.—3. Jahr 8 cm³		
			Kinder im 3.—12. Jahr 10 cm³		
			Kinder im 12.—15. Jahr 15 cm³		
			Kinder ab 16. Jahr 20 cm³		
intramuskulär:	bei Erwachsenen: bei Kindern:		s. Einstellung 181		
retrograde:	Niere	Triopac 200	2—10 cm³	20 %	Cilag
		Urografin		30 %	Schering
		Per-Abrodil M	10 cm³	25 %	Bayer
		Umbradil	8—10 cm³	35 %	Astra
		Rheopak	8—10 cm³	25 %	Astra
		Vesamin R	10 cm³	70 %	Byk-Gulden
		Diodone		35 %	Guerbet

Übersicht über gebräuchliche Kontrastmittel (Fortsetzung)

Verfahren	Anwendung	Kontrastmittelnamen	Quantität	Konzentration	Hersteller
Pyelographie *retrograde:*		Vasurex „25" Hippuran Neo-Jopax Urokon Skiodan Pyelokon R Fortombrine M		50% 30% 35%	Guerbet Mallinckordt Mallinckordt Bayer
Cystographie	Harnblase	Endografin Per-Abrodil M Diodone	10 cm³ 20 cm³ 40 cm³	70% 25% 2 Ampullen 50% in 200 cm³ Aqua dest.	Schering Bayer Guerbet
Urethrographie	Harnröhre, Mann	Joduron U-S Endografin Per-Abrodil HS Umbradil viskös Lipiodol F Thixokon	 35 cm³ 40 cm³ 20 cm³	50% 70% 45% 35% 40%	Cilag Schering Bayer Astra Guerbet Mallinckordt
Vesiculographie	Samenblase	Triopac 200 Endografin Diodone	1—2 cm³ 2 cm³	20⁰ 70% 35%	Cilag Schering Guerbet
Mammographie	Brustdrüsengänge	Triopac 200 Urografin Diodone Mulsopaque	 2 cm³	20⁰ 76% 35%	Cilag Schering Guerbet Lafayette
Hysterosalpingographie	Gebärmutter und Eileiter	*ölige:* Endografin Lipiodol Lipiodol F *wäßrige:* Joduron U-S Endografin fl Per-Abrodil H-S Umbradil mit 1% Xylocain Didone Polyvidon Skiodan Acacia	 5—20 cm³ 8—10 cm³ 20 cm³ 20 cm³	 70% 50% 50% 45% 35%	 Schering Guerbet Guerbet Cilag Schering Bayer Astra Guerbet

Amniographie	Eihaut des Fetus	Diodone		35%	Guerbet
Placentographie	Mutterkuchen	Joduron Triopac Urografin Diodone		 35%	Cilag Cilag Schering Guerbet
Fetographie	Kind im Mutterleib	Joduron Triopac Vasurix „25"		 50%	Cilag Cilag Guerbet
Myelographie	Rückenmarkkanal	Pantopaque Joduron Abrodil Disco-Lipiodol Methiodal	 10 cm³ 10 cm³ 10 cm³ 10 cm³	 30% 20% 28% 20%	Lafayette Cilag Bayer Guerbet Guerbet
Orbitographie	Augenpolster	Joduron Urografin Diodone	1 cm³ 1 cm³	70% 76% 35%	Cilag Schering Guerbet
Lacrimographie	Tränenkanal	Joduron Endografin Lipiodol „UF"	0,5 cm³ 2 cm³	70% 70% 40%	Cilag Schering Guerbet
Daktylographie	Weichteile	Bariumpaste			
Fistulographie	Fisteln	Propyliodon Joduron U-S Endografin Per-Abrodil HS Umbradil Lipiodol „UF"	 5 cm³	50% 45% 35% 40%	Cilag Cilag Schering Bayer Astra Guerbet
Arthrographie	Gelenke	Opacoron Diodone Triopac 300 Urografin Per-Abrodil M Umbradil Fortombrine	5 cm³ 10 cm³ 3 cm³ 0,5—10 cm³ 3—10 cm³	37% 35% 30% 30% 45% 35% 35%	Cilag Guerbet Cilag Schering Bayer Astra Dagra
Nucleographie	Zwischenwirbelscheiben	Joduron Urografin Abrodil Umbradil	2 cm³ 2—3 cm³ 	70% 76% 20% 35%	Cilag Schering Bayer Astra

Spezielle Verfahren

Wir beschließen die Reihe von Spezialverfahren mit der Besprechung der Fremdkörperlokalisation und der Tomographie.

Fremdkörperlokalisation

Es gibt eine große Zahl von Methoden der Fremdkörperlokalisation, die entweder umständlich sind oder sich aus anderen Gründen nicht durchgesetzt haben. Wir wollen sie darum nicht alle einzeln schildern, sondern nur die wichtigsten kurz hervorheben.

1. Bei der Durchleuchtung kann man einen Fremdkörper in seiner Lage zur Hautoberfläche lokalisieren, indem man den Körper des Patienten so lange dreht, bis der Fremdkörper möglichst nahe an der Hautoberfläche liegt. Die entsprechende Stelle können wir dann mit einer Bleimarke bezeichnen (Bleimarke bei ausgeschaltetem Strom anbringen!).

2. Für viele praktische Zwecke vollständig ausreichend ist die Untersuchung mittels *Aufnahmen in zwei senkrecht zueinander stehenden Ebenen.*

3. Von den Anhängern der *Stereoskopie* wird diese Methode empfohlen (s. S. 80).

4. Neuerdings findet das Röntgentiefenlot nach Büchner viel Verwendung. Ein Stab mit röntgendichten Markierpunkten wird zugleich mit dem aufzunehmenden Körperteil aufgenommen. Anschließend wird die Röntgenröhre senkrecht zur Achse des Stabes um 15—25 cm verschoben und eine zweite Aufnahme angefertigt.

Der Arzt kann an Hand des Tiefenlotes, das einen Winkel von 45⁰ zur Tischunterlage bildet, ohne weiteres ablesen, in welcher Tiefe sich der Fremdkörper befindet.

Zwischen der ersten und zweiten Aufnahme darf weder der Stab noch der Patient verschoben werden.

5. Das *Schichtverfahren* (s. S. 80), besonders einfach in der Handhabung, ermöglicht eine Tiefenlokalisation ohne weiteres.

6. Während einer Operation kann man mit einem Spezialapparat, dem sog. *Boloskop,* arbeiten: Zwei Strahlenbündel aus zwei verschiedenen Röntgenröhren werden konvergierend auf den Fremdkörper eingestellt. Mit diesen Röhren sind zwei Lichtquellen verbunden. Sobald die röntgenologische Einstellung beendet ist, ersetzt man die Röntgenstrahlenbündel durch zwei Lichtkegel, die sich dann ebenfalls im Gebiet des Fremdkörpers kreuzen, und man kann somit die entsprechende Tiefe aufsuchen.

7. *Fremdkörperlokalisation im Auge.* Dafür sind Spezialaufnahmen angegeben, die im allgemeinen die Mitwirkung des Arztes voraussetzen.

a) Beim Verdacht auf einen Fremdkörper im Auge wird ein occipito-nasales Bild des Schädels (s. Einstellung 51) angefertigt.

Die dafür benützte Kassette wird vor der Untersuchung genau kontrolliert, damit kein Fremdkörper oder Staub in der Kassette oder auf den Folien liegt, der sich auf dem Film markieren könnte. Eventuell werden zwei Aufnahmen mit zwei verschiedenen Kassetten gemacht.

b) Zur Aufnahme der vorderen Teile des Augapfels kann ein Zahnfilm nasal oder caudal vom Augapfel (s. Einstellung 65) eingeschoben werden.

c) Köhler gab ein einfaches Verfahren an, das die Feststellung erlaubt, ob ein Fremdkörper vor oder hinter dem Drehpunkt des Auges liegt. Er macht zwei occipito-nasale Aufnahmen auf dem gleichen Film, wobei er den Patienten bei der ersten stark nach innen und bei der zweiten stark nach außen schauen läßt.

d) Bei der *Rombergschen Methode* wird eine Kontaktschale mit vier Markierungspunkten in das Auge eingelegt. Während der occipito-frontalen Aufnahme (s. Einstellung 149) muß der Patient mit dem unverletzten Auge (und damit auch mit dem verletzten) streng geradeaus nach vorne schauen, also weder nach links noch nach rechts oder nach oben und unten abweichend, damit die Augachse absolut zentriert bleibt. Bei dieser Methode wird zusätzlich auch im Profilstrahlengang (seitliche Aufnahme des Gesichtsschädels s. Einstellung 66) kontrolliert.

e) Erwähnt wurde bereits die *Orbitographie* (s. Einstellung 194), die auch die Feststellung erlaubt, ob ein Fremdkörper im Augapfel oder außerhalb desselben liegt.

Körperschichtdarstellung (Tomographie)

Die wichtigsten Anwendungsbereiche der Tomographie fassen wir hier tabellarisch zusammen, so daß eine Abschrift davon direkt am Tomograph aufgehängt werden kann.

Bei der Lagerung des Patienten muß man stets darauf achten, daß man die Kassetten in der Buckyschublade ungehindert wechseln kann.

Besonders bequeme Lagerung des Patienten während der längerdauernden Untersuchung ist nötig (Kopfkissen, Rolle unter die Knie, Füße in einer Decke eingeschlagen), ebenso gute Kompression, damit sich der Patient nicht bewegen kann. Dieser muß stets über die Dauer der Untersuchung und die Notwendigkeit ruhigen Verhaltens aufgeklärt werden.

Nach jeder Exposition wird der Patient mit einer warmen Decke wieder zugedeckt, eventuell Decke vorwärmen. Muß er sich an einen Metallteil anlehnen, so schiebt man einen Schwammgummi dazwischen, damit er nicht kalt bekommt.

Bei sitzendem Patienten sind die gleichen Vorschriften sinngemäß anzuwenden.

Man fertigt die tomographischen Schnitte nie unmittelbar an der Tischunterlage an, sondern lagert den aufzunehmenden Körperteil bzw. die tiefste Schnittebene stets so hoch, daß sie mindestens 8—10 cm von der Unterlage entfernt ist.

Im Hinblick auf die Beurteilung der richtigen Expositionsdaten beginnt man eine tomographische Untersuchung, und zwar die übliche wie die Simultantomographie, stets mit einem Probeschnitt in der Mitte des zu untersuchenden Organs.

Schema zur tomographischen Darstellung

Achtung! Tomographien: Kleinstes Feld ausblenden, übrigen Körper mit Blei schützen, speziell bei Kindern!

Objekt	Strahlengang-richtung	Lagerung, Zentrierung, Einstellung	Filmformat h = hoch q = quer	Schicht von—bis etwa	Probeschnitt ungefähr	Schicht-abstand	Verstreichs-richtung l = längs q = quer s = schräg	Ausschlags-winkel g = groß k = klein	Ablauf-zeit n=normal k=kurz	Bemerkungen
Handgelenk	d.-v.	Einst. 14	13/18 q	2—3,5	3	0,5	q	g	n	
Handgelenk	seitlich	Einst. 15	13/18 q	2,5—5	4	0,5—1	q	g	n	
Ellbogen	v.-d.	Einst. 22	13/18 q	2—6	4	1	q	g	n	
Ellbogen	seitlich	Einst. 23	13/18 q	2—8	6	1	q	g	n	
Schulter	v.-d.	Einst. 31	18/24 h	4—9	7	1	l	g	n	
Sternum	v.-d.	Rückenlage	18/24 h	1—2	1,5	0,5	s	g	n	
Sternoclaviculargelenk . .	d.-v.	Bauchlage	18/24 q	1—3	2	0,5	s	g	n	
Stirnhöhle	fronto-occ.	Rückenlage	18/24 h	17—19,5	18	1	l	g	n	
Kieferhöhle.	naso-occ.	Rückenlage	18/24 h	15—18,5	17	1·	l	k	n	
Ethmoidzellen	fronto-occ.	Rückenlage	18/24 h	12—17	14,5	1	l	g	n	
Sphenoid.	fronto-occ.	Rückenlage	18/24 h	11—13	12					
Schädelbasis	axial	Rückenlage	24/30 h	8—12	10	1	q	k	n	
Felsenbein	schräg	Stenvers (Einst. 59)	13/18 q	5,5—7	6,5	0,5	l	g	n	
Mastoid	fronto-occ.	Rückenlage	18/24 q	6—8	7	0,5	l	g	n	
Kiefergelenk	seitlich	Profil	13/18 q	15—18	16,5	0,5	q	g	n	Filmfernes Kiefergelenk tomographisch (10—11)
Kieferköpfchen	v.-d.	Rückenlage	18/24 q			0,2	1	g	n	
Atlas und Dens.	v.-d.	Einst. 82	13/18 h	7—9	8	0,5	1	g	n	
Halswirbelsäule	v.-d.	Einst. 83	13/18 h	11—13	12	0,5	1	g	n	
Halswirbelsäule	seitlich	Einst. 85	18/24 h	14—18	15	1	1	k	n	
Wirbelsäule, cervico-dorsal	seitlich	Profil	18/24 h		22	1	1	k	n	
Brustwirbelsäule	v.-d.	Einst. 90	20/40 h	5—8	5,5	1	1	g	n	
Brustwirbelsäule	seitlich	Einst. 91	20/40 h	15—17	16	1	1	k	n	
Lendenwirbelsäule. . . .	v.-d.	Einst. 94	24/30 h	7—9	8	1	1	g	n	
Zwischenwirbelgelenk . .	L 5/S 1	Einst. 99	18/24 h		6,5	0,5	1	g	n	

Lendenwirbelsäule. . . .	seitlich	Einst. 96	18/24 h	13—18	16	1	1	k	n	
Iliosacralgelenk	v.-d.	Einst. 105	18/24 q	5—8	6,5	1	1	g	n	
Hüftgelenk	v.-d.	Einst. 110	18/24 h	12—15	13	1	1	g	n	
Kniegelenk	v.-d.	Einst. 117	18/24 h	5—6	5,5	1	1	g	n	
Kniegelenk	seitlich	Einst. 120	18/24 h	2,5—10	6	1	1	g	n	
Patella.	v.-d.	Einst. 117	13/18 q	11—12	11,5	0,5	q	g	n	
Sprunggelenk	v.-d.	Einst. 128	18/24 h		12	1	q	g	n	
Sprunggelenk	seitlich	Einst. 129	18/24	2—7,5	4,5	1	q	g	n	
Calcaneus	seitlich	Einst. 134	13/18		4	1	1	k	n	
Kehlkopf/Trachea	v.-d.	Rückenlage	13/18	11—14	12,5	0,5		g	n	
Lungenspitze bds. . . .	v.-d.	Rückenlage	18/24 q	5—11	9	1	1	g	k	
Lungenspitze einzeln . .	v.-d.	Rückenlage	13/18						k	
Lungenfelder	v.-d.	Rückenlage	24/30 h	5—18	9	1—2	1	g	k	
Hilus	v.-d.	Rückenlage	18/24 h	9—12	10,5	1	1	g	k	Mit Ausgleichs-filter
Gallenblase	d.-v.	Bauchlage	13/18 h	2—6	4	1	1	g	k	strengster Atemstillstand
Nieren bds.	v.-d.	Rückenlage	24/30 q	6—9	7	0,5—1	1	g	k	
Ventrikulographie Vorderhorn.	fronto-occ.	Rückenlage	18/24 q	10—14	12	1—2	1	g	n	
Hinterhorn	occ.-front.	Bauchlage	18/24 q	10—14	12	1—2	1	g	n	

Bei dicken Objekten sollte ein Mindestabstand Objekt—Film von 100 cm eingehalten werden.
Dünne Objekte lagert man auf Holzbretter oder ähnliches. Die Maßangaben unserer Tabelle gelten vom Holzbrett aus.

Kurzer Überblick über die Geschichte der diagnostischen Röntgenologie

27. 3. 1845—10. 2. 1923: WILHELM CONRAD RÖNTGEN.

28. 12. 1895: Vorläufige Mitteilung von W. C. RÖNTGEN (Würzburg): Über eine neue Art von Strahlen.

1897 FREUND (Österreich) wendet Röntgenstrahlen zu Heilzwecken an.

1901 HOLZKNECHT (Wien) befaßt sich systematisch mit der Röntgenuntersuchung von Herz und Lungen; Einführung des Kontrasteinlaufes.

1904 RIEDER (München) führt die Kontrastmitteluntersuchung des Magen-Darmkanals ein.

1905 VOELKER und LICHTENBERG publizieren das Verfahren der retrograden Pyelographie.

1910 HAUDECK (Österreich) berichtet über den Geschwürnachweis im Magen.

1913 BUCKY (Leipzig) benützt eine Streustrahlenblende.

1918 GOETZE erfindet den Strichfokus.

1921 ÅKERLUND (Schweden) propagiert Untersuchungen des Innenreliefs des Magens.

1928 STUMPF (München) empfiehlt die Flächenkymographie.

1929 BOUWERS (Holland) baut Drehanodenröhren.

1936 DE ABREU (Argentinien) entwickelt die Schirmbildphotographie [Vorarbeiten durch JANKER (Bonn)].

1950 JANKERsche Röntgenkinematographie und Angiokardiographie kommen in allgemeinen Gebrauch.

Verhaltungsmaßnahmen
bei Zwischenfällen und Notsituationen

Zwischenfallbrett

Blutdruckapparat

Stethoskop (Hörrohr für den Arzt)

3 Tücher (zur Verwendung als kalter, feuchter Umschlag)

1 Stauschlauch

Äther-Alkohol-Flasche

Tupfer oder Watte

Spritzen, steril: 20 cm³
                10 cm³
                 5 cm³
                 2 cm³

Nadeln, steril: 1er
                  2er
                 12er

Feilen zum Öffnen der Ampullen

Je 2 Ampullen: Sandosten-Calcium
                 Calcium 20%
                 Ultracorten „H"
                 Antistin
                 Buscopan
                 Phenergan
                 Novocain
                 Coramin
                 Nembutal „Abbott"
                 Synopen
                 Dolantin „Hoechst"
                 Atropin sulf. 0,4 mg

Coramin-Tropfen
Zungenfaßzange

Wichtig: Sauerstoff-Flasche mit Gesichtsmaske

Weiterhin enthält das Zwischenfallbrett

a) eine Liste des gesamten eben erwähnten Materials, das stets vorhanden sein muß und unbedingt sofort nach Gebrauch wieder zu ergänzen ist;

b) eine Aufstellung „Pro memoria für den Arzt bei Zwischenfällen", wie unter B beschrieben.

Verhaltungsmaßnahmen bei Zwischenfällen

1. Ruhe bewahren!
2. Signal geben für Ärzte und Personal![1]
3. Zwischenfallbrett zum Patienten![2]

A. Zwischenfall während und nach Einspritzungen

Mit Patienten beruhigend sprechen und selbst nach außen ruhig bleiben.

Arzt durch „Sturmsignal" herbeiholen, falls er (was zwar unstatthaft ist) nicht selbst spritzt.

Fenster öffnen.

Patienten zu ruhigem Atmen anhalten.

Kompressionsband lösen oder enge Kleider öffnen.

Kopf höher lagern oder auch tiefer, in die Lage, bei welcher sich der Patient besser fühlt.

Kalte Umschläge auf den Kopf (kaltes, feuchtes Tuch).

Brechschale, Papierservietten, Sägmehl, Tücher für den Brechakt bereitstellen.

Patienten, die bei Bewußtsein sind, flößt man Coramin ein.

Sauerstoff einatmen lassen: sehr wichtig!

Bei Ohnmacht künstliche Atmung einleiten (s. rotes Merkblatt, letzte Seite).

Alkohol-Äther-Tupfer, Stauschlauch, Spritze mit Nadel bereithalten.

Ist kein Arzt in der Nähe, so gibt man eine

intramuskuläre Einspritzung in den Außenrand der Oberschenkelmuskulatur vorne, nach vorheriger Desinfizierung der Haut (Alkohol-Äther-Tupfer). Man spritzt Coramin i.m. (1,5 cm^3).

Ist ein Arzt herbeigerufen, so bestimmt er, welche Ampulle zu öffnen ist, und mißt den Blutdruck.

---

[1] Auf ein bestimmtes Glockensignal („Sturmläuten") ruft man vereinbarungsgemäß in jedem Röntgeninstitut Ärzte und Personal dringlich herbei.

[2] Auf diesem „Zwischenfallbrett", s. S. 530, ist stets und ausnahmslos alles Notwendige übersichtlich, wohlgeordnet, sofort ablesbar und griffbereit (Ampullenschachtel geöffnet, mit bereitliegenden Feilen!) zu finden.

Das „Zwischenfallbrett", ein Holztablett oder eine Holzschachtel, ist staubdicht abgedeckt und als solches bezeichnet.

Vom „Zwischenfallbrett" darf für den laufenden Röntgenbetrieb *nie etwas weggenommen werden*, z. B. eine Spritze oder der Stauschlauch auch nur für eine Sekunde. Dies ist *strikte untersagt!* — Aufstellung des notwendigen Materials s. S. 530.

B. Pro memoria für den Arzt bei Zwischenfällen

Sofortige Verabfolgung von Sauerstoff
Messung des Blutdrucks

Bei kardiovasculärem Kollaps

Ultracorten H, wasserlöslich, „Ciba" oder Solu Cortef „Upjohn",
100 mg i.v. (oder Corlan „Glaxo" oder Solviset „Leo")
Synopen
Antistin
Coramin
Sandosten-Calcium
Atropin 0,4—0,8 mg i.v.

Bei zentralnervösen Störungen

25 mg i.v. Nembutal „Abbott" (Pentobarbital)
Synopen
Antistin
Sandosten-Calcium
Atropin 0,4—0,8 mg i.v.

Bei pulmonärer Störung asthmatiformer Art

Adrenalin ist gefährlich bei Sauerstoffmangel (Herzflimmern)!
Synopen
Antistin
Benadryl „Parke-Davis" 20 mg i.v. oder i.m. oder Diphenylhydramin.
hydrochloric.
Ultracorten H „Ciba" oder Solu-Cortef „Upjohn" 100 mg i.v.
Hydrocortison i.v. 100 mg
Dolantin „Hoechst" oder Demerol „Winthrop Stearns" oder Dolosal
„Specia"
Sandosten-Calcium
Aminophyllin 250—500 mg i.v.

Bei Larynxödem

Synopen
Antistin
Benadryl „Parke-Davis" i.v. oder Diphenylhydramin. hydrochloric.
Ultracorten H
Sandosten-Calcium

Bei Zuckungen und Krämpfen

Ultracorten H „Ciba" oder Solu-Cortef „Upjohn"
Sandosten-Calcium
Antistin oder Synopen oder Benadryl
Dolantin „Hoechst"

Weiterhin:

C. Behandlung von Ohnmächtigen und Scheintoten

Arzt rufen („Sturmsignal").

Decke unter den Patienten schieben.

Kalte nasse Tücher auf Herzgegend und auf Stirne.

Fenster öffnen (Patient darf sich dabei nicht erkälten).

Sauerstoff einatmen lassen.

Künstliche Atmung, s. rotes Merkblatt, letzte Seite.

Intramuskuläre Einspritzung von Coramin in den *Außenrand* der Oberschenkelmuskulatur vorne, nach vorheriger Desinfizierung der Haut mit Alkohol-Äther-Tupfer.

D. Hochspannungsunfall und elektrischer Unfall

Patient **nicht** berühren, sondern alle elektrischen Stromstecker im Zimmer herausziehen und Hauptschalter ausschalten.

Helfer greifen erst bei *ausgeschaltetem* Strom ein!

Decke unter den Patienten schieben.

Kalte nasse Tücher auf Herzgegend und auf Stirne.

Fenster öffnen (Patient darf sich dabei nicht erkälten).

Sauerstoff einatmen lassen.

Künstliche Atmung, s. rotes Merkblatt, letzte Seite.

Intramuskuläre Einspritzung von Coramin in den *Außen*rand der Oberschenkelmuskulatur vorne, nach vorheriger Desinfizierung der Haut mit Alkohol-Äther-Tupfer.

Arzt rufen.

E. Bedrohliche Blutungen

Wunde mit (wenn möglich sterilem) Verbandmaterial kräftig zupressen, nie loslassen, eventuell mit anderen Personen abwechseln.

Schlürfendes Geräusch in der Wunde ist besonders gefährlich, sofort noch stärker pressen. Eventuell ganzen Körperteil straff abbinden, herzwärts der blutenden Stelle, mit Stauschlauch, Verband, Tuch, Taschentuch, Ledergürtel.

Schädelblutungen:

Carotis am Hals durch Daumendruck auf 4. Halswirbel komprimieren.

Schläfenbeingebiet:

Kompression seitlich an der Wange oder eventuell wie oben: Carotiskompression.

Blutungen aus Mund und Nase:

Bauchlage des Patienten, speziell bei Verkehrsverletzten.

Blutungen am Arm:

Stauschlauch oberhalb der blutenden Stelle anlegen, speziell Innenseite komprimieren.

Blutungen am Bein:

Stauschlauch am Oberschenkel oberhalb der blutenden Stelle anlegen oder feste Kompression der Leistengegend.

Blutung der Aorta:

Kompression mittels des Röntgenkompressoriums, mit Ballon auf dem Bauchnabel gegen Lendenwirbelsäule drücken.

F. Künstliche Atmung

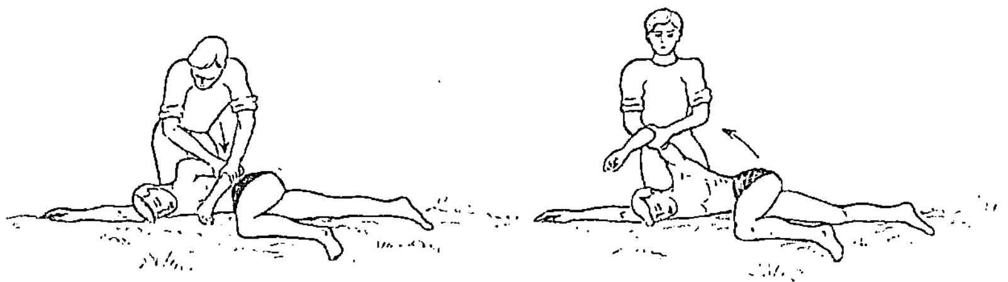

Abb. 191. *Wiederbelebung in Seitenlage nach* KOHLRAUSCH

Der Scheintote liegt auf der rechten Seite (Abb. 191), den Kopf auf dem nach oben gestreckten rechten Arm (Mund nach unten). Das linke Bein wird abgewinkelt, um ein volles Umkippen in Bauch- oder Rückenlage zu verhindern.

Der Retter kniet hinter dem Bewußtlosen, den rechten Oberschenkel in Nackenhöhe, den linken in Höhe der Schulterblätter. Durch Druck mit dem linken Arm gegen die unteren Rippen wird eine Exspiration erreicht, durch Hochziehen des linken Armes nach oben über den Kopf wird der Brustkorb erweitert.

Der Verschluß der Atemwege durch die zurückfallende Zunge oder durch Aspiration von Erbrochenem wird durch die richtige Drehung des Kopfes (Mund nach unten) vermieden. Bei dieser künstlichen Beatmung wird auch das Herz angeregt.

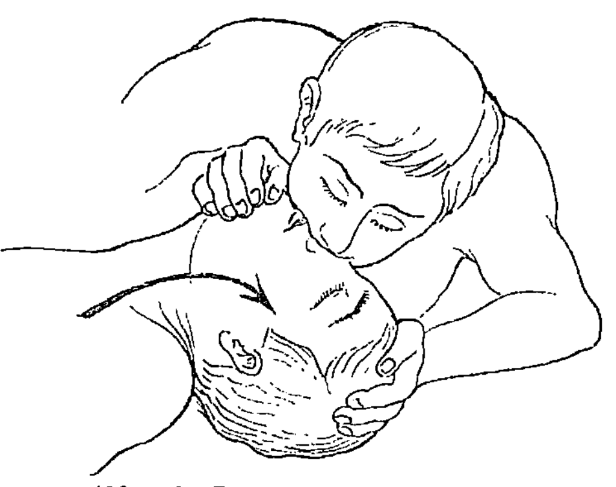

Abb. 192. *Beatmung mit dem Mund*

1. Bei künstlicher Beatmung mit dem Munde (Abb. 192) hält man den Kopf des Erstickenden mit beiden Händen stark nach hinten gebeugt. Der Mund des Patienten ist geschlossen.

2. Man hole tief Atem und blase ohne Gewalt und mit weit offenem Mund in die Nase des Bewußtlosen.

3. Während man selbst wieder Atem holt, beobachtet man den Brustkorb des Patienten, ob seine Atmung wieder in Gang kommt.

Terminologie — Sachverzeichnis*

A

A	Abkürzung für Ampère (Stromstärke) 14
Abblenden	Strahlenbündel durch Bleiklappen einengen
Abdomen	Bauch, Unterleib 450
Abduktion, abduzieren	Bewegung eines Gliedes von der Mittellinie nach außen 173
Aberrierend	In falscher Richtung
Ablatio	Abtragen eines Körperteils oder Organs, s. auch Amputation und Exarticulatio
Aboral	Vom Munde weg, afterwärts
Abort	Fehlgeburt
Abrasion	Auskratzen des Uterus. Syn. Curettage
Abschwächen 94	
Absceß	Umschriebene Eiteransammlung
Absicherung 19	
Absorption	Aufsaugung bzw. Aufnahme; Zurückhaltung von Strahlen in einem Medium 136
Acetabulum	Hüftgelenkpfanne 357
Achillessehne	Sehne des Wadenmuskels am Calcaneus ansetzend 394
Acholie	Fehlen der Gallensekretion
Achse	Gerade, um die sich ein Körper drehen kann
Achylie	Fehlen der Magensekretion
Acidität	Säuregrad
Acidum	Säure, vgl. Acidität
Acromio-Clavicular-Gelenk	225
Acromion	Das äußere breite Ende der Schulterblattgräte 211
Adamantinom	Aus Resten des Schmelzorgans entstandene Kiefergeschwulst
Adaptation, adaptieren	Anpassung, spezielle Anpassung der Netzhaut an die jeweils herrschenden Lichtverhältnisse; an die Dunkelheit, 54
Adduktion, adduzieren	Heranziehen eines Gliedes gegen die Mittellinie 173

Adenitis	Drüsenentzündung
Adenom	Gutartige von Drüsengewebe ausgehende Geschwulst
Adenopathie	Drüsenerkrankung
Adhärent	Anhaftend, verwachsen
Adhäsion	Verklebung, Verwachsung zweier Oberflächen, infolge entzündlicher Vorgänge (z. B. des Bauchfelles nach Operation)
Adipositas	Fettleibigkeit
Adnexe	Anhangsgebilde des Uterus, z. B. Ovar
Adolescenz	Jugendliches Alter
Adolescentenkyphose	Scheuermannsche Krankheit (s. diese)
Aërophagie	Verschlucken von Luft
Ätiologie	Lehre von den Ursachen der Krankheiten
Afebril	Fieberlos
Afferens	Zuführend
After	Mündung des Darmes; Syn. Anus
Agenesie	s. Aplasie
Akut	Plötzlich auftretend, schnell verlaufend
Allergie, allergisch	Veränderte Reaktionsweise des Organismus
Alpha	Erster Alphabetbuchstabe der griechischen Sprache, entspricht unserem A
Alpha-Strahlen	Doppelt positiv geladene Atomkerne des Helium, wesentliche Aktivität des Thorium
Alveolär	Mit kleinen Hohlräumen versehen
Alveolen	Ausbuchtungen, Vertiefungen in den Kiefern, in denen die Zähne sitzen. Lungenalveolen = Luftbläschensystem der Lunge
Ambulant	Behandlung, bei der der Kranke regelmäßig von zu Hause in die Klinik oder zum Arzt kommt (Gegensatz: stationäre Behandlung)
Amenorrhöe	Fehlen der Menstruationsblutung

* ä, ö, ü sind wie ae, oe, ue eingeordnet. Wörter mit c schlage man auch unter der Schreibung mit k und z nach, und umgekehrt.

Amniographie	Darstellung der Eihaut. Darstellung der Placenta des Kindes im Uterus

Amöbenruhr, -dysenterie	In fast allen warmen Ländern vorkommende Tropenkrankheit, durch Amöben verursacht

Amorph	Ungeformt

Ampère	Französischer Physiker, geb. 1775; nach ihm benannte Maßeinheit der Stromstärke, 14

Ampèremeter 47

Amplimat 152

Ampulla recti	Weiter Teil (Kotbehälter) des Mastdarmes 466

Amputation	Wegnahme eines Körperteiles

Amygdalae	Tonsillen, Mandeln

Anacidität	Fehlen von Salzsäure im Magensaft

Anämie	Blutarmut

Anästhesie	Empfindungslosigkeit, örtliche Betäubung

Anal	Am After gelegen

Anamnese	Vorgeschichte einer Krankheit, die dem Arzt mitgeteilt wird 163

Anastomose	Künstliche Verbindung zwischen Blutgefäßen, zwischen Nerven oder zwischen Darmpartien

Anatomie	Lehre und Wissenschaft von der Form und dem Bau des Körpers

Aneurysma	Lokalisierte Erweiterung einer Arterie durch Dehnung der ganzen Gefäßwand

Angina	Entzündung der Mandel und des weichen Gaumens

Angiographie	Röntgenuntersuchung von Blutgefäßen nach intravasaler Injektion eines Kontrastmittels 446

Angiokardiographie	Röntgenuntersuchung des Herzens und der großen Blutgefäße nach intravenöser Injektion eines Kontrastmittels 436

Angiokardiopneumographie	Gefäßdarstellung von Herz und Lunge 438

Angiom	Blutschwamm, s. auch Hämangiom

Angioseriograph 76

Ångström	Schwedischer Physiker, nach ihm benannte Maßeinheit für kurzwellige Strahlungen (Å)

Angulus	Winkel (A. costae = Rippenwinkel; A. mandibulae = Kieferwinkel)

Ankleiden 122

Ankylose	Versteifung eines Gelenkes

Anode	Positiver Pol des elektrischen Stromkreises 33

Anomalie	Abweichung von der Norm, Mißbildung geringeren Grades

Anorexie	Appetitlosigkeit

Ansteigen der Röhrenstromstärke 49

Ante partum	Vor der Geburt

Anteriorposterior 170

Antibiotica	Bactericide Verbindungen, die von Bakterien und niederen Pilzen gebildet und therapeutisch angewandt werden, z.B. Penicillin, Streptomycin

Antikathode 23

Antiseptisch	Keimtötend

Antrum	Höhle (Nebenhöhlen des Schädels, vor dem Pylorus gelegener Magenteil)

Anus	s. After

Anus praeter	Künstlicher After (operativ, wenn der natürliche After nicht mehr funktioniert, z.B. wegen Rectumcarcinoms)

Aorta	Große Körperschlagader, aus der linken Herzkammer entspringend

Aortenknopf	Röntgensichtbare Umbiegungsstelle der Aorta

Aortographie	s. Arteriographie

a.-p. = anteriorposterior 170

Apertur	Öffnung (z.B. obere Thoraxapertur)

Apex, apikal	Spitze, Scheitel (Lungenspitze, Zahnwurzelspitze), zur Spitze gehörig

Aplasie	Agenesie: angeborenes Fehlen von Körperteilen

Apnoe	Fehlen der Atmung

Apophyse	Knochenauswuchs 173

Apophysenkern	Anlage der Apophyse vor deren Verknöcherung mit dem Hauptkörper

Auskochen	131
Auskultation	Abhorchen des Körpers mit dem Ohr oder mittels Stethoskops
Ausscheidungsurographie	Röntgendarstellung des Nierenbeckenkelchsystems mittels intravenöser Injektion eines Kontrastmittels 482
Außenrotation	Drehung des Beines kleinzehenwärts 173
Auswässerung	93
Automatik	47
Automatische Belichtung	152
Autonomes Nervensystem	Vegetatives Nervensystem (nicht unter unserem Willen stehend)
Autopsie	Leichenschau
Autoradiographie	Selbstabbildung strahlender Körper auf einem photographischen Film
Avitaminose	Krankheit durch Vitaminmangel
Axial	In Richtung der Längsachse des Körpers oder Gliedes, der Längsachse des Körpers entsprechend
Axiales Bild	171
Axilla	Achselhöhle
Axillarlinien	Senkrecht nach unten verlaufende Linien vom vorderen und hinteren Rand und von der Mitte der Achselhöhle
Axis	Achse
Axis pelvis	Beckenführungslinie
Azygos	Unpaarig (z.B. Vena azygos)

B

Bacillen	Stäbchenförmige, grampositive Spaltpilze, die im Gegensatz zu den Bakterien Sporen bilden
Bactericid	Bakterien vernichtend
Bakterien	Stäbchenförmige, nicht sporenbildende Erreger
Bandapparat	Gesamtheit der Ligamente
Bandscheibe	Zwischenwirbelscheibe, Meniscus articularis
Barium sulfuricum	Bariumsulfat 459
Bariumbrei	Kontrastmittelaufschwemmung aus Barium sulfuricum und Geschmackskorrigentien für Magen-Darmkanal 459

Basal	An der Basis, unten liegend
Basedow	Deutscher Arzt, nach ihm benannte Krankheit der Schilddrüse
Basilar	Zur Basis gehörig
Basis	Grundfläche
Basisfraktur	Bruch der Schädelbasis 255
Bauchfell	Seröse Haut, welche die Bauchhöhle auskleidet. Syn. Peritonaeum
Bauchraum	448
Bechterewsche Krankheit	Spondylarthritis ankylopoetica, Wirbelsäulenversteifung
Becken	Aus dem Kreuzbein, dem Steißbein und den beiden Hüftbeinen bestehender Skeletteil 347
Beckenaufnahme	348
Beckenmessung	498, 499
Beckenschaufel	355
Beinhaut	Periost
Belastbarkeit des Fokus	35
Belichtung	143
Belichtungsautomat	152
Belichtungsproblem	143
Belichtungstabelle	156
Belichtungswerte	153
Benigne	Gutartig (z.B. ein Tumor)
Bennett-Bruch	Absprengung an der proximalen Gelenkfläche des Daumen-Metacarpale 189
Benzidinprobe	Methode zum Nachweis von Blut in Faeces oder in Flüssigkeiten
Beschriftung des Films	100
Beschriftungsautomaten	97
Beta	Zweiter Buchstabe des griechischen Alphabets
Betastrahlen	Negativ geladene elektrische Teilchen
Betreuung in einem Röntgeninstitut	115

Bronchoskopie	Direkte Betrachtung der größeren Bronchen mit Hilfe eines Instruments (Bronchoskop)
Bronchostenose	Verengerung eines Bronchus
Bronchulus	Feiner Ast der Bronchien
Bruch	Knochenbruch, vgl. Fractura Eingeweidebruch, vgl. Hernie
Brustbein	Sternum 231, 234
Brustdrüse	Mamma 492
Brustkorb	Aus den 12 Brustwirbeln, den 12 Rippenpaaren und dem Brustbein bestehender Abschnitt des Skeletes, Syn. Thorax 235
Brustschutz	52
Brustwirbel	319
Brustwirbelsäule	Gesamtheit der 12 Brustwirbel, die zwischen Hals- und Lendenwirbelsäule gelegen sind 319, 323
BSR oder BSG	Blutkörperchensenkungsreaktion oder Blutkörperchensenkungsgeschwindigkeit, s. Blutsenkung
Buckyblende	Lamellenblende zum Abfangen der Streustrahlen 72
Buckystativ	68
Buckytisch	68
Bulbus duodeni	Anfangsteil des Zwölffingerdarms 462
Bullös	Blasig, z.B. bullöses Emphysem = blasige Lungenblähung
Bursa	Schleimbeutel
Bursitis	Schleimbeutelentzündung

C
(s. auch unter K und Z)

Cachexia	Schlechter Ernährungszustand und Kräfteverfall, vor allem bei Krebs, Tuberkulose
Cadmium	Metallisches Element
Caecum, Coecum	Blinddarm, Anfangsteil des Dickdarms, der die Appendix aufweist
Caecus, coecus	Blind
Calcaneus	Fersenbein 394
Calcaria	Kalk
Calcicosis	Pneumonokoniose, die durch Einatmung von Marmorstaub verursacht ist
Calcifikation	Verkalkung
Calcinosis	Hypercalcämie, Knochenentkalkung
Calcium	Zu den Erdalkalien gehörendes Element
Calciurie	Vorhandensein von Calcium im Harn
Calculus	Stein
Calix (Plur. Calices)	Kelch
Callös	Callusartig, schwielenartig
Callositas	Hautschwiele
Callus	Knochenüberbrückung bei Knochenbruch
Calor	Hitze
Calvé-Legg-Perthessche Krankheit	Osteochondritis deformans coxae juvenilis 357
Canalis (Plur. Canales)	Kanal, Gang
C. carpi	Zwischen der Volarseite des Handgelenkes und dem Lig. carpi transversum gelegener Kanal, durch den die Sehnen von Muskeln ziehen 197
Cancerös	Krebsig
Cancroid	Hautcarcinom
Caninus	Eckzahn 299, 303
Capitatum	Os capitatum, Kopfbein 190
Capitulum	Köpfchen, meist zur Bezeichnung von Knochenenden angewandt
Capsula (Plur. Capsulae)	Kapsel
Caput (Plur. Capita)	Kopf, Gelenkkopf
Carbo	Kohle
Carbol	Phenol
Carbonate	Salze der Kohlensäure
Carbunculosis	Vorhandensein multipler Furunkel
Carcinoma, Carcinom	Krebsgeschwulst, Krebs 173
Carcinomatosis	Carcinosis
Carcinosis	Krebsbildung im ganzen Körper (durch Metastasierung)
Cardia	Magenmund, Übergang der Speiseröhre in den Magen 459
Cardiacus	Zum Herz gehörig
Cardialis	Das Herz betreffend
Cardiospasmus	Krampf der Kardiamuskulatur
Caries	Knochenfraß, Zahnfäule
Caroticus	Zur Arteria carotis gehörig
Carotis	Arteria carotis

Carpale (Plur. Carpalia)	Handwurzelknochen
Carpus	Handwurzel 190
Cartilagineus	Knorpelig, zum Knorpel gehörig
Cartilago (Plur. Cartilagines)	Knorpel
Caseosus	Käsig
Catgut	Resorbierbares Nahtmaterial
Cauda	Schwanz
Caudalis, caudal	Zum Schwanz gehörig, am unteren Körperende gelegen 173 Gegensatz: kranial
Cauter	Brenner
Caverne	Durch Gewebseinschmelzung entstandener Hohlraum in der Lunge
Cavernös	Hohlräume enthaltend, schwammig
Cavum	Höhlung, Hohlraum
-cele	In zusammengesetzten Wörtern: Anschwellung, Geschwulst, Hernie
Cellula	Zelle
Cephal	Das Kopfende betreffend
Cerclage	Das Zusammenfügen der Bruchenden bei Frakturen mittels eines Metallringes oder einer Drahtschlinge
Cerebellum	Kleinhirn
Cerebral	Auf das Großhirn bezüglich
Cerebrale Angiographie	446
Cerebrosklerose	Arteriosklerose der Hirngefäße
Cerebrospinalis	Zu Gehirn und Rückenmark gehörig
Cerebrum	Großhirn
Cervical	Zum Hals oder zur Cervix uteri gehörig
Cervicodorsalsegment	320
Cervix	Hals
Chemische Behandlung	87
Chilaiditisches Symptom	Angeborene, seltener erworbene Verlagerung des Colons zwischen Leber und Zwerchfell. Syn. Interpositio coli
Chirarthritis	Entzündung der Hand- und Fingergelenke
Chiropraktik	Verfahren, durch Palpation der Wirbelsäule (nach PALMER) die Ursache zahlreicher Erkrankungen festzustellen und durch manuelle Einwirkung zu beseitigen
Chirospasmus	Schreibkrampf
Cholangie	Krankheit der Gallenwege
Cholangiitis	Entzündung der Gallengänge 471
Cholangioenterostomie	Operative Herstellung einer Verbindung zwischen Gallengang und Darm
Cholangiogramm	Röntgenaufnahme der Gallenblase und der Gallengänge 471
Cholangiom	Geschwulst des Gallenganges
Cholecystektomie	Operative Entfernung der Gallenblase 475, 478
Cholecystitis	Entzündung der Gallenblase 471
Cholecystographie	Gallenblasendarstellung 471
Choledochus	Ductus choledochus, Gallengang 475
Cholelith	Gallenstein 471
Cholelithiasis	Steinleiden der Gallenblase 471
Cholepathia	Gallenleiden ganz allgemein
Cholesteatom	Perlgeschwulst
Chondritis	Knorpelentzündung
Chondrom	Geschwulst aus Knorpelgewebe
Chondromalacie	Knorpelerweichung
Chondromatose	Bildung zahlreicher Knorpelgeschwülste
Chopartsches Gelenk	Verbindung des Talus mit den proximalen Fußwurzelknochen
Chorda	Strangförmiges Gebilde
Chromatisch	Auf Farben bezüglich
Chronisch	Lange dauernd, sich langsam entwickelnd
Circumscript	Umschrieben, scharf begrenzt
Cirrhose	Wuchern des Bindegewebes auf Kosten des Parenchyms in den parenchymatösen Organen
Clavicula	Schlüsselbein 226
Clysma	Klistier
Coagulum	Gerinnsel
Coccus	Kugelförmiges Bacterium
Coccygicus	Zum Steißbein (Os coccygis) gehörig 345
Coccygodynie	Schmerz in der Steißbeingegend 345, 346

Coecum	Caecum 466
Colica, Kolik	Anfallsweise auftretende, heftige Schmerzen im Leib, die von den Eingeweiden ausgehen
Colicus	Zum Colon gehörig
Colitis	Dickdarmentzündung 466
Collum	Hals
Colon	Dickdarm 466
C. ascendens, C. descendens	Auf- bzw. absteigender Colonteil 466
C. sigmoides	Der S-förmige Colonteil zwischen C. descendens und Mastdarm. Syn. S. romanum, Flexura sigmoides 466
C. transversum	Quercolon zwischen C. ascendens und C. descendens 466
Coloptosis	Verlagerung des Colon nach unten
Columna (Plur. Columnae)	Säule
Coma	Zustand tiefer Bewußtlosigkeit, aus welcher der Patient nicht geweckt werden kann
Combustio	Verbrennung
Commissura	Verbindung
Commotio	Erschütterung
Compressio	Kompression, Zusammenpressung
Compton-Effekt	24
Concretio	1. Verwachsung, 2. Konkrement
Condyloma, Kondylom	Warzenähnlicher Auswuchs
Condylus	Mit Gelenkknorpel überzogener Knochenvorsprung an den distalen Enden langer Röhrenknochen
Congenitalis	Angeboren
Conjugata vera	Entfernung zwischen Promontorium und dem oberen, inneren Symphysenrand 498, 499
Conjunctiva	Augenbindehaut
Conjunctivitis	Entzündung der Conjunctiva
Constipatio	Verstopfung
Consumptio	Abzehrung, Gewebseinschmelzung
Contusio	Quetschung
Coolidge-Röhre	Röntgenröhre, deren Kathode aus einer Wolframspirale besteht 24, 32
Cor	Herz 433
C. bovinum	Hochgradig erweitertes Herz
Cornea	Hornhaut

Corona	Kranz
Coronararterien	Aa. coronariae, Kranzgefäße des Herzens (Blutversorgung des Herzmuskels
Coronoides	Hakenförmig
Corpus	Körper, häufige Bezeichnung für den Mittelteil eines Knochens oder Organs
C. ventriculi	Magenkörper 459
Corpuscula	Kleine Körperchen, corpusculäre Elemente
Corrigens	Zusatz zu einer Arznei, um Geruch, Geschmack oder Farbe zu verbessern
Cortex	Rinde
Corticalis, cortical	Zur Rinde gehörig
Coryza	Schnupfen
Costa (Plur. Costae)	Rippe 235
Costalis	Auf die Rippen bezüglich
Coulomb	24
Coxa	Hüfte, Hüftbein 357
C. valga	Steilhüfte, Vergrößerung des Winkels zwischen Hals und Schaft des Femur
C. vara	Klumphüfte, Verkleinerung des Winkels zwischen Hals und Schaft des Femur
Coxalgia, Coxalgie	Hüftschmerz
Coxarthritis	Deformierender Prozeß der Hüfte
Coxitis	Hüftgelenkentzündung
Cranialis	Kranial
Cranio-	s. auch Kranio-
Cranium	Knöcherner Schädel 237
Crista (Plur. Cristae)	Leiste, Vorsprung, speziell von Knochen
C. ilica	Darmbeinkamm 347
Cruralis	Zum Unterschenkel gehörig
Crusta	Kruste
Cu	Cuprum (Kupfer)
Cubital	Zum Ellbogen gehörig
Cubitus	Ellbogen 201
Cuneiformis	Keilförmig
Curette	Scharfer Löffel mit gefenstertem Endstück
Curvatura major, C. minor	Die große (lateral gelegene) bzw. die kleine (medial gelegene) Magenkurvatur (Magenrand)
Cutan	Die Haut betreffend, zur Haut gehörig
Cutandiagnose, Cutanreaktion	Diagnose durch Hauttest (= Pirquetsche Reaktion)

Cutis	Die äußere Haut
Cyanose	Bläuliches Aussehen der Haut und der Schleimhäute bei Kreislaufstörungen (z.B. Herzfehler) und bei venöser Stauung
Cyesis	Gravidität
Cyste	Pathologischer Hohlraum mit flüssigem oder breiigem Inhalt
Cystenniere	1. Niere mit multiplen Cysten infolge einer Entwicklungsstörung, 2. Sackniere
Cystitis	Blasenentzündung
Cystocele	Blasenbruch
Cystographie	Radiographie der Harnblase nach Füllung mit einem Kontrastmittel 488
Cystoid	Mehrfächriges Cystom
Cystolith	Blasenstein
Cystolithiasis	Blasensteinbildung
Cystom	Cystische Geschwulst
Cystopyelitis	Cystitis mit Nierenentzündung
Cystopyelographie	Radiographie von Harnblase und Nierenbecken 482
Cystoskop	Instrument, das durch die Harnröhre in die Blase eingeführt wird und die Betrachtung des Blaseninneren gestattet
Cystoskopie	Endoskopie der Blase mit dem Cystoskop
Cystoureterogramm	Röntgenaufnahme von Blase und Ureter 482
Cyto-	Zellen betreffend
Cytoblast	Zellkern
Cytologie	Lehre von den Zellen

D

Darmbein	Beckenknochen (= Os ilium)
Darmbeinkamm	Crista ilica
Darmentzündung	Enteritis (= des Dünndarms), Colitis (= des Dickdarms)
Darmresektion	Operative Ausschälung eines Darmstückes
Darmschläuche	132
Darmverschluß	Komplett = Ileus, inkomplett = Subileus
Decubitus	Wundliegen, Druckgeschwür
Defäkation	Kotentleerung
Defekt	Mangel
Deformans	Verunstaltend
Degeneration	Entartung

Deglutition	Schluckakt
Dekompensation	Nachlassen einer Organfunktion
Delle	Vertiefung
Deltoides	= M. deltoides = Deltamuskel an der Schulter
Dens	Zahn
Dens epistrophei	Zahnfortsatz des Epistropheus (2. Halswirbel) 307
Dental	Zum Zahn gehörig
Dentikel	Neubildungen in der Zahnpulpa
Dentin	Zahnstein
Dentitio	Zahnung
Depot	Ablagerung
Derma	Haut
Dermatitis	Hautentzündung
Dermatologie	Lehre von den Hautkrankheiten
Dermoid	Cystoide Geschwulst
Descendens	Absteigend
Desinfektion	Vernichtung von Krankheitserregern mit chemischen Mitteln (Entkeimung) 130, 132
Destruieren	Zerstören
Destruktion	Zerstörung
Destruktiv	Zerstörend
Detritus	Gewebstrümmer
Deviation	Abweichung von der richtigen Lage
Dexter	Rechts 170
Dextrokardie	Verlagerung des Herzens nach rechts
Dextropositio	Rechtsverlagerung
Diabetes (mellitus)	Zuckerkrankheit
Diagnose	Feststellung der vorliegenden Krankheit
Diagramm	Schematische Darstellung bestimmter Verhältnisse
Diameter	Durchmesser
Diaphragma	Zwerchfell
Diaphyse	Schaftpartie eines Röhrenknochens 173
Diapositiv	Photographisches Positiv auf durchsichtigem Material für Projektion 112
Diarrhöe	Durchfall
Diastole	Rhythmische Erschlaffung der Herzmuskulatur
Dickdarm	466
Dickenänderung des Patienten	155
Differentialdiagnose	Diagnose auf Grund der unterscheidenden Symptome ähnlicher Krankheiten

Digestion — Verdauung
Digital — Mit dem Finger
Dilatation — Erweiterung, Ausdehnung eines Hohlorgans
Direkt-Duplikat-Verfahren 114
Direktkopie 103
Discus — Scheibe, z. B. Zwischenwirbelscheibe, Gelenkscheibe
Dislokation — Lageverschiebung
Dissecans — Zerschneidend
Distal — Von der Körpermitte entfernt liegend (Gegensatz: proximal) 173
Distanzgesetz 137
Distinktor 54
Distorsion — Verstauchung
Disziplinen, medizinische 119
Divergent — Auseinandergehend
Divertikel — Ausstülpung der Darmwand, Anhängsel an Hohlorganen
Dolichocolon — Krankhafte Verlängerung des Dickdarms
Doppelfocusröhre 36
Doppelschlitzblenden 70
Dornfortsatz — Dorsaler Wirbelfortsatz
Dorsal — In Richtung zum Rücken
Dorsum = Rücken 170
Dorsum sellae — Rücklehne des Sella turcica
Dosimetrie — Messung der Röntgendosis
d.-p. = dorso-plantar 170
Drain — Gummirohr zum Absaugen
Drainage — Absaugung von Eiter und Wundflüssigkeit
Drehanodenröhre 40
Drehmulde 53
Drehstrom 43
Dreiecksbein — Os triquetrum 195
Drüsen — Sekretionsorgane
d.-s. — dextro-sinistral 170
Ductus — Gang, Kanal
Dünndarm — Darmabschnitt zwischen Magen und Dickdarm 464
Dunkelkammer 95

Dunkelzimmerlampe 98
Duodenalsonde — Dünner Gummischlauch zur Untersuchung des Duodenalinhalts
Duodenitis — Entzündung des Zwölffingerdarms
Duodenum — Zwölffingerdarm
Duplikatur — Verdoppelung
Dura mater — Harte Hirnhaut
Durchmesser 171
Durchsichtiges Papier 54
d.-v. = dorso-ventral 170
Dys- — Vorsilbe zur Charakterisierung von etwas Unvollkommenem, z. B. einer Störung
Dysenterie — Ruhr
Dysfunktion — Störung der normalen Funktion eines Organs
Dyskinesie — Störung der normalen Bewegung
Dysmenorrhoe — Erschwerte Menstruation
Dysostosis — Mangelhafte Verknöcherung von Knorpel
Dyspepsie — Magen- oder Verdauungsstörung
Dysphagie — Erschwerung des Schluckaktes
Dysplasie — Fehlerhafte Bildung
Dyspnoe — Atemnot
Dystopie — Verlagerung eines Organs
Dystrophie — Ernährungsstörung

E

Eckenschneider 99
Eckzahn — Dens caninus 299, 303
Effektiv — Tatsächlich, wirksam
Effektivwert des Wechselstromes 34
Efferent — Von einem Organ herkommend, fortleitend
Eigenstrahlung 24
Eigentümer des Films 101
Eileiter — Kanal zwischen dem Ovar und der Uterushöhle
Einlauf — Klysma (Bariumeinlauf = Holzknechtsche Untersuchung) 466
Einspritzungen 133

F

Ganzaufnahmen	85
Gaster	Magen 459
Gastrektasie	Magenerweiterung
Gastrektomie	Entfernung eines Magenteiles
Gastritis	Entzündung der Magenschleimhaut
Gastrocolostomie	Operativ hergestellte Verbindung zwischen Magen und Dickdarm
Gastroenterostomie	Operativ hergestellte Verbindung zwischen Magen und Dünndarm
Gastrojejunostomie	Operativ hergestellte Verbindung zwischen Magen und Jejunum
Gastromegalie	Abnorme Vergrößerung des Magens
Gastroptose	Magensenkung
Gastroskopie	Magenspiegelung
Gastrospasmus	Magenkrampf
Gastrostomie	Anlegung einer Magenfistel zur künstlichen Ernährung bei Oesophagusstenose
Gebärmutter	Uterus
Gebiß	290
Gefahren in einem Röntgenbetrieb	3
Gehirn	Encephalon 237
Gehörgang	237, 271
Gelbsucht	Icterus
Gelenke	512
Gelenkentzündung	Arthritis
Gelenkfortsatz	Apophyse
Gelenkmaus	Freier Gelenkknochen oder -knorpel
Gelenkveränderung (nicht entzündlich)	Arthrosis
Gemini	Zwillinge
Generator	42
Genital	Zu den Geschlechtsorganen gehörig
Genitalien	Geschlechtsorgane
Genitalsystem	489
Genu	Knie
Genu valgum	X-Bein
Genu varum	O-Bein
Genuin	Angeboren, vererbt
Geometrische Unschärfe	139
Geschichte der diagnostischen Röntgenologie	528
Geschlechtsorgane	489
Geschwür	Ulcus
Geschwulst	Tumor
Gesicht	Facies
Gesichtsschädel	278
Gewölbe	Fornix, z.B. des Magens
Gezielte Röntgenaufnahme	462
Gibbus	Buckel, winklige Kyphose
Gicht	Schmerzhafte Entzündung von Gelenken
Gingiva	Zahnfleisch
Gipsverband	126, 155
Glandula	Drüse
Glandula pinealis	Zirbeldrüse
Glandula thyreoidea	Schilddrüse
Gleichrichten	23, 33
Gleichrichterröhren	42
Gleichstrom	19
Glenoidalis	Zu einer Gelenkpfanne gehörig
Gliom	Geschwulst in der Nervensubstanz
Glomerulonephritis	Entzündliche Nierenkrankheit
Glossa	Zunge
Glottis	Stimmapparat
Glühkathode	32
Glühkathodenmodelle	36
Glühventil	42
Glutaeus	Gesäßmuskel
Gonaden	Geschlechts-, Keimdrüsen
Gonarthritis	Kniegelenkentzündung
Gonokokken	Erreger des Trippers
Gradation	Abstufung 59, 106
Granula	Körnchen
Granulocyten	Leukocyten mit granuliertem Protoplasma
Granulom	Zahnwurzelinfektion

Hepatitis	Leberentzündung
Hepatogen	Von der Leber ausgehend
Herd	Focus
Herdinfektion	Fokalinfektion
Hereditär	Erblich
Heredität	Erblichkeit
Hernie	Eingeweidebruch (Bauchfell)
Herpes	Bläschenausschlag
Herpes zoster	Gürtelrose
Herz	Cor
Herzbeutel	Pericardium
Herzdilatation	Erweiterung einer oder mehrerer Herzhöhlen
Herzfehler	Vitium cordis
Herzfernaufnahme	434
Herzinsuffizienz	Herzschwäche
Herzkammer	432
Herzuntersuchung	433
Hexenschuß	Lumbago
Hiatus	Spalt
Hiatushernie	Durchschlüpfen von Magenteilen aus der Bauch- in die Brusthöhle
Highmoresche Höhle	Sinus maxillaris 244
Hilitis	Anschwellung der Lymphdrüsen am Lungenhilus
Hilus	Lungenwurzel, Gefäßausflußgebiet
Hinterhauptbein	Os occipitale 253
Hinterhauptloch	Foramen occipitale magnum 253
Hinterhorn	504
Hirnkammern	500
Hitzdraht-Amperemeter	18
Hitzeentwicklung an der Anode	35
Hochdruck	Hypertonie
Hochfieberhafte	121
Hochglanzpressen	111
Hochleistungsfolien	63
Hochspannung	14, 15
Hochspannungsgefahr	529
Hochspannungskabel	41
Hoden	Testis
Hodgkinsche Krankheit	Lymphogranulomatose
Höhensonne, künstliche	Quarzlampe
Hoffascher Fettkörper	Fettgewebe im Kniegelenk
Holzknechtscher Löffel	54
Holzknecht-Raum	Retrokardialraum
Holzknecht-Untersuchung	Kontrasteinlauf 466
Homogen	Gleichartig
Hüftbein	Os coxae 357
Hüftgelenk	Articulatio coxae 357
Hüftgelenkarthrographie	515
Hüftgelenkentzündung	Coxitis
Hüftpfanne	Acetabulum
Hufeisenniere	Angeborene Verwachsung bei der Nieren
Humerus	Oberarmknochen 209
Hustenschutz	52
Hydro-	Wasser
Hydrocephalus	Wasserkopf
Hydronephrose	Ausdehnung des Nierenbeckens (Sackniere)
Hydrophil	Flüssigkeit aufsaugend
Hydrops	Wassersucht, Ödem
Hydrothorax	Ansammlung von Wasser im Pleuraraum
Hygiene	Gesundheitslehre
Hygrom	Anschwellung von Schleimbeuteln oder Sehnenscheiden
Hyoid	Zungenbeinbogen
Hyp-	s. Hypo-
Hypästhesie	Herabgesetzte Empfindlichkeit
Hyper-	Übermäßig
Hyperämie	Vermehrte, lokale Blutfülle
Hyperästhesie	Gesteigerte Empfindlichkeit
Hyperfunktion	Gesteigerte Tätigkeit
Hyperglykämie	Erhöhter Blutzucker

I

Inhalation	Einatmung von Dämpfen oder fein zerstäubten Flüssigkeiten
Initial-	Anfangs-
Initial-Bucky-Blenden	72
Injektion	Einspritzung einer Flüssigkeit in den Körper 133
Inklination	Neigung
Inkonstant	Unbeständig
Inkontinenz	Unvermögen, Harn oder Stuhl zurückzuhalten
Innervation	Versorgung mit Nerven
Inoperabel	Durch eine Operation nicht mehr heilbar
Insertio	Ansatzstelle, z. B. eines Muskels am Knochen
Inspiration	Einatmung
Instrumentenkunde	128
Insuffizienz	Unzulänglichkeit, ungenügende Funktion eines Organs
Insufflation	Aufblähung
Intensität	Stärke
Inter-	Zwischen
Intercostalis	Zwischen den Rippen
Interferenz	Zusammentreffen von Wellen und dadurch bedingte Verstärkung oder Schwächung derselben (Superposition)
Interior	Innerer
Interkostalraum	Zwischenrippenraum
Interkurrent	Dazwischen kommend, hinzutretend
Interlobär	Zwischen Organlappen liegend
Interlobärspalte	Spalte zwischen zwei Lungenlappen
Intermittierend	Mit Unterbrechungen auftretend, periodisch
Internist	Arzt für innere Krankheiten
Interpleuralraum	Hohlraum zwischen den Brustfellblättern
Interpositio	Dazwischenlagerung
Interpositio coli	Zwischenlagerung des Colon zwischen Leber und Bauchwand
Interstitiell	Im Zwischengewebe befindlich
Interstitium	Zwischenraum
Intervall	Zwischenzeit
Intervertebral	Zwischen Wirbeln liegend
Intervertebralscheibe der Wirbelsäule	Zwischenwirbelscheibe
Intestinalis	Zu den Eingeweiden gehörig
Intestinum	Darm
Intoxikation	Vergiftung
Intra-	Innerhalb
intraartikulär	Innerhalb des Gelenks
Intracutan	Innerhalb der Haut
Intrakraniell	Innerhalb des Schädels
Intramuskulär (i.m.)	Innerhalb des Muskels
Intrapleural	Innerhalb der Pleurahöhle gelegen
Intratracheal	Innerhalb der Trachea gelegen
Intrauterin	Innerhalb des Uterus befindlich
Intravenös (i.v.)	Innerhalb der Vene (Injektion in eine Vene 134)
Intubation	Einführung eines Katheters durch den Mund in den Kehlkopf
Intussuszeption	Invagination
Invagination	Einstülpung eines Darmteils in das Innere eines benachbarten Darmabschnitts
Inversio	Umkehrung, Umstülpung
Involution	Rückbildung
Ionen	25
Ionisation	25
Irradiation	Ausstrahlung
Irregulär	Unregelmäßig
Irreponibel	Nicht an die richtige Stelle zurückzubringen
Irreversibel	Nicht umkehrbar
Irrigator	Spülapparat (Kanne mit Schlauch zum Ausspülen)
Irrigoskopie	Röntgenologische Untersuchung des Darms durch Kontrasteinlauf
Irritation	Reizung, Reizzustand
Ischialgie, Ischias	Neuralgie im Gebiet des N. ischiadicus
Ischion	Sitzbein
Ischuria	Harnverhaltung
Iso-	Gleichheit oder Ähnlichkeit
Isolatoren	11
Isthmus	Engpaß, Verengung
-itis	Entzündung 173
i.v.	Abk. für intravenös

J

Jejunitis	Entzündung des Jejunum
Jejunum	Leerdarm, oberer Teil des Dünndarms
Jochbein	Os zygomaticum 279
Jochbogen	Arcus zygomaticus 279
Jontomat	152

Lungen-embolie	Verlegung eines Astes der Lungenarterie durch einen Embolus
Lungen-emphysem	Überblähung der Lunge
Lungen-entzündung	Pneumonie
Lungenfell	Pleura
Lungenhilus	Lungenwurzel
Lungen-infarkt	Folgezustand einer Lungen-embolie mit Verdichtung eines Lungenbezirkes
Lungen-spitzen	426, 428
Lungen-zeichnung	Gefäßzeichnung
Lux	25
Luxation	Verrenkung
Luxations-fraktur	Verrenkung mit Knochenbruch
Luxurians	Wuchernd
Lymph-adenitis	Lymphdrüsenentzündung
Lymph-adenose	Systemerkrankung mit Wucherung des lymphatischen Gewebes
Lymphangi-itis	Lymphgefäßentzündung
Lymphe	Gewebsflüssigkeit
Lymph-gefäße	Mit Lymphe gefüllte Gefäße
Lympho-granulo-matose	Lymphknotenerkrankung, Hodgkinsche Krankheit
Lympho-graphie	447
Lympho-sarcoma	Sarkom eines Lymphknotens
Lysholm	71
Lysholm-sches Gerät	84

M

M.	Abk. für Musculus
mA	Milliampere 148
Macro-	Groß
Magen	Ventriculus 459
Magenatonie	Schlaffheit des Magens
Magendarm-kanal	455
Magen-dilatation	Erweiterung des Magens
Magen-eingang	Cardia
Magen-geschwür	Ulcus ventriculi
Magengrund	Fundus ventriculi
Magenptose	Senkung des Magens
Magen-resektion	Entfernung eines Magenteils
Magen-schleim-hautbild	460
Magnet	20
Magnetstab	20
Magnus	Gross
Mahlzähne	Molares
Major, majus	Größer
Makro-	Groß
Makro-cephalie	Abnorme Größe des Schädels
Makro-daktylie	Abnorme Größe der Finger
Makro-skopisch	Mit bloßem Auge, ohne Mikroskop sichtbar
Malacie	Erweichung
Maligne	Bösartig
Malignität	Bösartigkeit
Malignom	Bösartiger Tumor 173
Malleolar-fraktur	Knöchelbruch
Malleolus	Knöchel 383
Malum coxae senile	Hüftleiden des Alters
mA-Meter	47
Mamilla	Brustwarze
Mamillarlinie	Senkrechte Linie durch die Brustwarze
Mamma	Weibliche Brustdrüse
Mammo-graphie	492
Mandel	Tonsilla
Mandibula	Unterkiefer 285
Mandrin	Führungsdraht (im Katheter)
Manubrium sterni	Oberster Teil des Brustbeins
Manus	Hand
Marasmus	Verfall
Marginal	Am Rande befindlich
Margo	Rand
Mark	s. Rückenmark
Mark-nagelung	Operative Einführung eines Nagels in die Markhöhle eines Röhrenknochens, z.B. bei einer Fraktur
Marmor-knochen-krankheit	Albers-Schönbergsche Knochenkrankheit
Marsch-fraktur	Überlastungsbruch des Fußes
mAs	154
Mastdarm	Rectum
Mastitis	Entzündung der Brustdrüse

Monarthritis	Entzündung eines einzelnen Gelenkes
Mondbein	Os lunatum
Monochromatische Strahlung	135
Monstrositas	Mißbildung
Morbus	Krankheit
Morbus Besnier-Boeck	Sarkoid der Lunge
Moribund	Sterbend
Mortalität	Sterblichkeit
Motilität	Aktive Beweglichkeit
Motorisch	Auf Bewegung bezüglich
Mucös	Schleimig
Mucosa	Schleimhaut
Mull	Weitmaschiger Verbandstoff
Multicellulär	Vielzellig
Multipel	Vielfach, vielfältig
Mutilatio	Verstümmelung
Mutterkuchen	Placenta
Myalgie	Muskelschmerz
Myelitis	Entzündung des Rückenmarks
Myelographie	508
Myelom	Geschwulst des Knochenmarks
Mykose	Jede durch Pilz erzeugte Krankheit
Myo-	Muskel-
Myocarditis	Entzündung der Herzmuskulatur
Myom	Geschwulst des Uterusmuskels
Myositis	Muskelentzündung
Myositis ossificans	Muskelentzündung mit Verknöcherungsprozessen

N

Nahdistanzmethode	142
Naht	Sutura
Nasal, nasalis	Zur Nase gehörig
Nasenbein	Os nasale 275, 276
Nasennebenhöhle	Sinus 244, 249, 255
Nasen-Rachen-Raum	160
Nativ	Angeboren, natürlich
Nativbild	Röntgenaufnahme ohne Kontrastmittel
Nausea	Übelkeit
Naviculare, Os naviculare	Kahnbein 194
Nearthrose	Neubildung eines Gelenks an ungewöhnlicher Stelle
Nebenhöhle	s. Nasennebenhöhle 244, 249, 255
Nebenniere	Innersekretorische Drüse, die der Niere kappenförmig aufsitzt
Negativ	Röntgennegativ
Negatoskop	98
Nekrose	Gewebstod
Nekrotisch	Abgestorben
Neo-	Neu-
Neoplasma	Bösartige Gewebsneubildung 173
Nephralgie	Nierenschmerz
Nephrektomie	Operative Entfernung einer Niere
Nephritis	Nierenentzündung
Nephrolithiasis	Nierensteinleiden
Nephrom	Nierengeschwulst
Nephropexie	Operative Fixierung der Niere, z.B. bei Wanderniere
Nephroptosis	Nierensenkung
Nephrose	Nicht-entzündliche Nierenerkrankung
Nephrotomie	Aufschneiden der Niere
Nervös	Das Nervensystem betreffend
Nervus	Nerv
Netz	Bezeichnung zweier Bauchfellduplikaturen, das große Netz und das kleine Netz
Netzabfall	50
Netzhaut	Retina
Netzmittelbad	94
Netzstromspannungsschwankung	47
Neural	Auf Nerven bezüglich
Neuralgie	Anfallsweises Auftreten von Schmerzen im Verlauf eines Nerven
Neurasthenie	Nervenschwäche
Neurinom	Geschwulst aus Nervenfasern
Neuritis	Nervenentzündung
Neurogen	Von Nerven ausgehend
Neurom	Nervengeschwulst
Neurose	Seelisch verursachte Störung
Neurovasculär	Nerven- und Gefäßsystem betreffend
Nichtleiter	11
Niederspannung	14, 15
Nieren	161
Nierenkelche	Calices
Nierensteine	Nephrolithiasis
Nische	s. Ulcusnische

Ossal	Auf Knochen bezüglich
Ossiculum	Knöchelchen
Ossifikation	Verknöcherung
Ossifikations-kern	Knochenkern
Osteitis = Ostitis	Knochenentzündung
Osteoarthro-sis	Chronisches Gelenkleiden von nicht entzündlichem Charakter
Osteoblasten	Knochenbildende Zellen
Osteo-blastom	Knochengeschwulst
Osteochon-dritis	Ostitis bei gleichzeitiger Chondritis
Osteochon-dritis deformans coxae juvenilis	Calve-Legg-Perthessche Krankheit = Erkrankung der Hüften bei Kindern
Osteochon-dritis deformans juvenilis dorsi	Scheuermannsche Krankheit = kindlicher Rundrücken
Osteochon-drolyse	Ablösung von Gelenkknorpelstücken
Osteo-chondrom	Aus Knorpel und Knochengewebe bestehender Tumor
Osteochon-drosis dissecans	Zur Bildung einer Gelenkmaus führende Knochenerkrankung
Osteodystro-phia deformans	Pagetsche Krankheit, Knochenkrankheit
Osteogen	Knochenbildend
Osteogenese	Knochenbildung
Osteoid	Unverkalktes Knochengewebe mit Tendenz zur Verkalkung
Osteoklasten	Knochenabbauzellen
Osteolyse	Auflösung von Knochengewebe
Osteom	Knochengeschwulst
Osteomalacie	Knochenerweichung
Osteomyeli-tis	Knochenmarkentzündung
Osteoperi-ostitis	Entzündung des Knochengewebes und der Knochenhaut
Osteophyten	Knochenanwüchse
Osteo-plastisch	Knochenbildend (z.B. Carcinome)
Osteoporose	Knochenschwund
Osteopsathy-rose	Knochenbrüchigkeit
Osteosarkom	Von einem Knochen ausgehendes Sarkom
Osteo-sklerose	Knochenverdichtung und Verhärtung

Osteotomie	Durchtrennung eines Knochens
Ostitis	Knochenentzündung
Otalgie	Ohrenschmerzen
Otitis	Ohrenentzündung
Otorhino-laryngo-logie	Ohren-Nasen-Hals-Heilkunde
Ovar	Eierstock
Ovoid	Eiähnlich

P

p.-a.	Posterior-anterior 170
Pacchioni-sche Granulationen	Kleine Grübchen im Schädeldach
Pachy-pleuritis	Bildung einer Pleuraschwarte
Pädiatrie	Kinderheilkunde
Pagetsche Krankheit	Knochenkrankheit = Osteodystrophia deformans
Palliativ	Leiden erleichternd, lindernd (nicht behebend)
Palmar, palmaris	Zum Handteller gehörig
Palpabel	Tastbar
Panaritium	Eitrige Entzündung an den Fingern
Pankreas	Bauchspeicheldrüse 448
Pansinusitis	Entzündung aller Nasennebenhöhlen
Panzerherz	Verkalkung des Herzbeutels
Papierauf-nahmen	66
Papierkopien von Röntgenfilmen	103
Papilla, Papille	Warzenartige Erhabenheit ganz allgemein
Papilla mammae	Brustwarze
Papilla Vateri	P. duodeni major, Mündungsstelle von Gallen- und Pankreasgang in den Zwölffingerdarm
Papillär	Warzen- oder papillenartig
Para-	Neben, beiderseits
Paracentese	Punktion
Paradentose, Parodontose	Zahnfleischschwund
Parästhesie	Mißempfindung
Parakardial	Neben dem Herz gelegen
Paralyse	Vollständige Bewegungslähmung
Paraplegie	Lähmung symmetrischer Muskeln, z.B. beider Arme

Parapylorisch	Nahe oder neben dem Pylorus
Parasit	Schmarotzer
Paravertebral	Neben der Wirbelsäule
Parenchym	Die spezifischen Gewebselemente eines Organs
Parenteral	Außerhalb, unter Umgehung des Magendarmtraktes
Parese	Muskelschwäche, motorische Schwäche bei unvollkommener Lähmung
Paries	Wand
Parietal	1. Seitlich, wandständig, 2. zum Os parietale gehörig
Paronychie	Entzündung am Nagelfalz
Parotis	Ohrspeicheldrüse
Parotitis	Entzündung der Parotis
Paroxysmal	In Anfällen auftretend
Pars	Teil
Partiell	Teilweise
Partikel	Kleines Teilchen
Partus	Geburt
Parulis	Zahnfleischabsceß
Parumbilical	Neben dem Nabel gelegen
Passiv	Erleidend, untätig
Pastös	Aufgeschwemmt, gedunsen
Patella	Kniescheibe 375—379
Patella bipartita	Gespaltene Patella (Mißbildung)
Pathogen	Krankheitserregend
Pathogenese	Entstehung, Entwicklung einer Krankheit
Pathognomonisch	Für ein Krankheitsbild kennzeichnend
Pathologie	Lehre von krankhaften Vorgängen
Pathologisch	Krankhaft
Pathologische Fraktur	Spontanfraktur an einer krankhaften Knochenstelle
Payrscher Doppelflintenlauf	Spitzwinklige Abknickung des Dickdarms, so daß Colon transversum und Colon descendens parallel nebeneinander laufen (röntgenologischer Fachausdruck)
Pectoralis	Zur Brust gehörig
Pedes	Füße
Pelotte	Polster zur Ausübung eines Druckes 68
Pelvicus	Zum Becken gehörig
Pelvimetrie	Ermittlung der Beckenmaße
Pelvis	Becken
Pelvis renalis	Nierenbecken
Penetrierend	Durchdringend
Penis	Männliches Glied

Pepticus	Durch Verdauung entstanden
Percutan	Die Haut durchdringend
Perforation	Durchbruch
Peri-	Um — herum
Perianal	Um den After herum
Periarthritis	Entzündung des Gewebes in der Umgebung eines Gelenkes
Periarthritis humeroscapularis	Chronische Entzündung an der Schulter
Periartikulär	In der Umgebung eines Gelenkes
Peribronchitis	Entzündung der die kleinen Bronchien umgebenden Gewebe
Pericarditis	Entzündung der Herzbeutelblätter
Pericardium	Herzbeutel
Pericholecystitis	Entzündung des Gewebes in der Umgebung der Gallenblase
Perichondritis	Entzündung der Knorpelhaut
Perichondrium	Knorpelhaut, Periost
Perineum	Damm
Periode	20
Periodontium	Periost der Zahnwurzel
Periost	Knochenhaut 173
Periostitis	Knochenhautentzündung
Peripher	Am Rand
Periradikulär	Um eine Wurzel herum
Perirenal	In der Umgebung der Niere gelegen
Peristaltik	Kontraktionswellen in Organen
Peristole	Kontraktion der gesamten Muskulatur eines Hohlorgans
Peritonäal	Das Bauchfell betreffend
Peritonäalhöhle, Cavum peritonaei	Bauchraum
Peritonaeum	Bauchfell
Peritonitis	Bauchfellentzündung
Perivasculär	Um ein Gefäß herum gelegen
Perkussion	Beklopfen der Körperoberfläche
Perkutan	Durch die Haut hindurch
Permeabel	Durchlässig
Perniciös	Tödlich
Peronaeus	Zum Wadenbein gehörig
Peroral	Durch den Mund
Per os	Durch den Mund, peroral
Persistieren	Fortbestehen, verharren

Perthessche Krankheit	Calvé-Legg-Perthessche Krankheit der Hüften, Erkrankung des Hüftkopfes beim Jugendlichen
Pertussis	Keuchhusten
Per vias naturales	Auf natürlichen Wegen
Pes	Fuß
Pes equinus	Spitzfuß
Pes valgus	Plattfuß im weiteren Sinne
Pes varus	Klumpfuß
Petrosus	Felsenartig
Pfanne	s. Gelenkpfanne
Pförtner	Pylorus
Phalanx, Plur. Phalangen	Finger- und Zehenglieder
Phantomröhren	47
Pharynx	Rachen, Schlund
Phasen	20
3-Phasen-Technik	86
Phlebitis	Venenentzündung
Phlebographie	444
Phlebolith	Venenstein, verkalkter Trombus
Phlegmone	Zellgewebsentzündung
Phlogosis	Entzündung
Phobie	Krankhafte Angst vor bestimmten Dingen (z. B. Carcinophobie)
Phosphoreszenz	Das Nachleuchten gewisser anorganischer Stoffe
Photopulte	105
Phrenes	Zwerchfell
Phrenicus, phrenisch	Zum Zwerchfell gehörig
Phrenicusexärese	Entfernung des N. phrenicus
Phrenoplegie	Zwerchfellähmung
Phthisis	Schwindsucht, speziell die Lungentuberkulose
Physiologie	Lehre von den normalen Lebensvorgängen im Organismus
Physisch	Körperlich
Pia, Pia mater	Die weiche Hirnhaut und die weiche Rückenmarkshaut
Pinealis	Zur Zirbeldrüse gehörig
Pinzette	128
Piriformis	Birnenförmig
Pisiformis	Erbsenförmig (z. B. Os pisiforme = Erbsenbein) 196
Pituitaria (glandula)	Hypophyse
Placenta	Mutterkuchen
Placentographie	Röntgendarstellung der Placenta 493
Plan	Eben
Planigraphie	s. Tomographie 81
Planta pedis	Fußsohle
Plantar, plantaris	Fußsohlenwärts, zur Fußsohle gehörig
Plattfuß	Pes planus, Pes valgus
Plegie	Lähmung einer ganzen Gliedmaße
Pleura	Brustfell 412
Pleuraschwarte	Fibröse Verdickung der Pleura
Pleuritis	Brustfellentzündung
Plexus	Geflechtartige Vereinigung von Nerven und Gefäßen
Plica	Falte
Pneuma	Luft
Pneumarthrosis	Luftansammlung in einem Gelenk
Pneumatisation	Bildung lufthaltiger Hohlräume
Pneumatisch	Mit Luft oder Atmung in Zusammenhang stehend
Pneumarthrographie	516
Pneumokoniose	Staublungenerkrankung
Pneumonektomie	Exstirpation einer ganzen Lunge oder eines Lappens
Pneumonie	Lungenentzündung
Pneumonokoniose	Stauberkrankung der Lunge
Pneumoperitonaeum	453
Pneumopyelographie	487
Pneumothorax	Ansammlung von Luft oder Gasen in der Pleurahöhle
Poliomyelitis	Kinderlähmung
Pollex	Daumen
Polyarthritis	Entzündung mehrerer Gelenke
Polycyclisch	Girlandenförmig, geschlängelt
Polydaktylie	Mehrfingrigkeit
Polymorph	Vielgestaltig
Polyp	Schleimhautwucherung
Polyposis	Multiple Bildung von Polypen
Popliteus	Zur Kniekehle gehörig
Porose	Entkalkung des Knochens
Porta	Eingang, Pforte
Porta hepatis	Leberpforte
Portio	Teil

Portio vaginalis	Der in die Vagina hineinragende untere Teil des Uterus
Porus	Öffnung
Positiv-Negativ-Methode	114
postcenal, post cenam (= p. c.)	Nach dem Essen
Posterior	Der hintere
Post injectionen (p. i.)	Nach der Injektion
Postoperativ	Nach der Operation
Posttraumatisch	Nach einer Verletzung
Potential	12
Potentielle Energie	12
Potter-Bucky Blende	71
Pottscher Buckel	Gibbus
Prä-	Vor
Präcancerose	Chronische Krankheit, häufig Vorläufer des Krebses
Praecox	Vorzeitig, frühzeitig
Prämolaren	Die vorderen Backenzähne 298, 302
Pränatal	Vor der Geburt
Präpylorisch	Vor dem Pylorus gelegen
Präventiv	Vorbeugend
Primär	Zuerst vorhanden
Primärkomplex (tuberkulöser)	Der tuberkulöse Primärherd
Primärspannung	21
Primärtumor	Muttergeschwulst
Probeexcision	Entfernung eines Gewebestückchens zur histologischen Untersuchung
Probelaparotomie	Eröffnung der Bauchhöhle zur diagnostischen Kontrolle
Processus (Plur. Processus)	Fortsatz, Vorsprung 173
P. articularis	Gelenkfortsatz
P. coracoides	Rabenschnabelfortsatz 211
P. coronoides	Vorsprung am proximalen Ende der Ulna 208
P. costarius	Fortsatz des Lendenwirbels
P. costotransversarius	Querfortsatz
Processus ensiformis	Schwertfortsatz 211
P. mastoides	Warzenfortsatz 268
P. spinalis	Dornfortsatz des Wirbels
P. styloides	Griffelfortsatz 190
P. transversi	Querfortsätze der Wirbel
P. uncinatus	Fortsatz am Halswirbelkörper
Prodromal	Vorausgehend
Profundus	Tiefliegend
Prognose	Vorhersage des weiteren Krankheitsverlaufs
Progredient	Fortschreitend
Prolapsus	Vorfall
Proliferation	Wucherung, Vermehrung
Pronation	Drehung des Handrückens nach oben (vgl. Supination)
Prophylaktisch	Vorbeugend
Prostata	Vorsteherdrüse
Prothese	Kunstglied
Protrusio	Vortreibung
Protuberantia	Vorsprung
Proximal	Der Körpermitte nahe 173
Pseudarthrosis	Falsches Gelenk
Pseudo-	Etwas anderes vortäuschend
Psychisch	Seelisch, geistig
Psychisches Verhalten	115
Psychopath	Neurotiker
Psychose	Geistesstörung
Pterygoides	Flügelförmig
Ptose	Senkung
Pubertät	Geschlechtsreife
Pubis (besser: Os pubis)	Schambein 347
Puerperal	Zum Wochenbett gehörig
Pulmo	Lunge
Pulmonal	Die Lunge betreffend
Pulpa (Zahnpulpa)	Weichteile in der Zahnwurzel
Pulsation	Pulsschlag
Punktat	Die bei einer Punktion entnommene Flüssigkeit
Punktion	Einstechen mit einer Kanüle
Pus	Eiter
Pyarthrosis	Eitrige Gelenkentzündung
Pyelitis	Entzündung des Nierenbeckens
Pyelographie	482, 486
Pyelon	Nierenbecken
Pyelonephritis	Pyelitis mit Nephritis
Pylorospasmus	Krampf der Ringmuskeln des Pylorus
Pylorus	Pförtner

Sinus frontalis	244, 249
Sinus maxillaris	249
Sinus sphenoideus	240, 255
Sinusitis	Entzündung einer Nasennebenhöhle
Situs	Natürliche Lage
Situs inversus	Lageänderung innerer Organe
Sitzbein	Os ischii
Skalpell	129
Sklerose	Pathologische Verhärtung von Gewebe und Organen
Sklerotisch	Verhärtet
Skoliose	Seitenverbiegung der Wirbelsäule 173
Skrotum	Hodensack
Sodbrennen	Magenbrennen
Solitär	Vereinzelt
Solutio	Lösung
Somatisch	Auf den Körper bezüglich, physisch
Spannung	144
Spasmus	Krampf
Spastisch	Krampfartig
Spatel	Flaches löffelartiges Instrument zum Aufstreichen von Salben, zum Herunterdrükken der Zunge
Spatium	Zwischenraum
Species	Art
Speculum	Instrument, welches die Besichtigung von Hohlräumen des Körpers gestattet, z. B. von Nase, Scheide
Speiche	Radius 198
Speicheldrüse	Glandula salivalis 289, 455
Speichelstein	Sialolith 455
Speiseröhre	Oesophagus 457
Spektrum der elektromagnetischen Wellen	27
Spezifisch	Für einen bestimmten Gegenstand charakteristisch, von besonderer Art, auch Synonym für tuberkulös
Sphenoideus	Keilförmig, Sinus sphenoideus 240, 255
Sphincter	Schließmuskel
Spica	Kreuzförmiger Rollbindenverband

Spina	Dorn, Stachel, anatomisch: spitzer Knochen oder Knorpelvorsprung
Spina bifida	Umschriebene Spaltbildung im Bereich der Wirbelsäule
Spina dorsalis	Rückgrat
Spina ventosa	Winddorn, Knochenentzündung = blasenförmige Auftreibung von Knochen der Finger und Zehen
Spinalis, spinal	Auf die Wirbelsäule oder das Rückenmark bezüglich
Spitzfuß	Pes equinus
Splen	Milz, Synonym: Lien
Splenektomie	Operative Entfernung der Milz
Splenohepatomegalie	Vergrößerung von Milz und Leber
Splenomegalie	Milzvergrößerung
Splenoportographie	441
Splitterbruch	Knochenbruch, bei dem es zu einer Zersplitterung des Knochens gekommen ist
Spondylalgie	Schmerzen in der Wirbelsäule
Spondylarthritis	Entzündung der Wirbelgelenke
Spondylarthrosis	Degenerativer Prozeß an der Wirbelsäule (Zwischenwirbelgelenke)
Spondylitis	Wirbelentzündung
Spondylodesis	Einpflanzen eines Knochenspans zum Stützen der Wirbelsäule
Spondylodynie	Schmerzen in der Wirbelsäule
Spondylolisthesis	Verschiebung eines Wirbels
Spondylolysis	Lockerung oder Lösung der festen Verbiegung zwischen zwei Wirbeln
Spondylosis	Nicht-entzündliche Wirbelerkrankung
Spondylus	Wirbel
Spongia	Schwamm
Spongiosa	Schwammige Knochensubstanz 173
Spontan	Von selbst, ohne äußeren Antrieb
Spontanfraktur	Fraktur durch krankhaft veränderte Knochen (ohne oder bei geringer äußerer Einwirkung)
Sporadisch	Vereinzelt auftretend

Strom-
verbrauch 19
Struktur Aufbau, Gefüge
Struktur-
folien 63
Struma Kropf, Vergrößerung der
Schilddrüse
Strum- Operative Entfernung eines
ektomie Kropfes
Stuhl Faeces
Stumpfsches
Binocular 80
Styloides Griffelartig (s. Processus stylo-
ides 190)
Sub- Unter, annähernd 173
Subakut Zwischen akut und chronisch
verlaufend
Subarachno- Raum zwischen Arachnoides
idalraum und Pia mater
Subchondral Unter dem Knorpel gelegen
Subcortical Unter der Rinde gelegen
Subcutan Unter der Haut
Subdia- Unter dem Zwerchfell (sub-
phragma- phrenisch)
tisch
Subfebril Nicht fieberhaft, aber doch
über der Norm
Subikterus Leichtester Ikterus
Subileus Beginnender, unvollständiger
Ileus
Subjektiv Persönlich
Subluxation Unvollkommene, nicht voll-
ständige Luxation
Submental Unter dem Kinn gelegen
Submukös Unter einer Schleimhaut
Suboccipi- Unter dem Hinterhaupt gelegen
talis
Subphrenisch Unter dem Zwerchfell gelegen
Subpleural Unter der Pleura gelegen
Substantia Substanz, Stoff
Substernal Unter dem Brustbein gelegen
Subumbilical Unter dem Nabel gelegen
Subungualis Unter dem Nagel (Panaritium
subunguale)
Succus, Saft
Sucus
Sucht Krankheit, krankhafter Trieb
Sudecksche Knochenatrophie meist nach
Atrophie Traumen
Sudor Schweiß
Sulcus Furche
Super- Bezeichnet ein Übermaß (wie
Hyper-)
Superfiziell Oberflächlich
Superior Der obere
Supersekre- Hypersekretion
tion

Supination Drehen des Unterarms in der
Weise, daß die Hohlhand
nach oben oder vorn sieht
(vgl. Pronation)
Supposito- Zäpfchen
rium
Suppuratio Eiterung
Supra- Oberhalb 173
Supraarti- Über dem Gelenk gelegen
kulär
Supraorbi- Über der Augenhöhle gelegen
tal
Suprarenal Oberhalb der Niere
Suspekt Verdächtig
Sutura Naht, Schädelnaht
Sym- s. Syn-
Symbole zur
Bedienung
eines
Röntgen-
apparates 48
Symphyse= Schambeinfuge 356
Symphysis
ossium
pubis
Symphysis Fuge
Symptom Krankheitszeichen
Symptoma- Lehre von den Symptomen
tologie (= Semiologie)
Symptomen- Gruppe zusammengehöriger,
komplex für eine Krankheit charak-
(= Syn- teristischer Symptome
drom)
Syn- Mit, zusammen
Synarthrosis Unbewegliche Verbindung zwi-
schen zwei Knochen
Synchondro- Verbindung zwischen zwei
sis Knorpeln, Verbindung von
Knochen durch Knorpel
Syndrom Symptomenkomplex
Synechie Verwachsung, Verklebung
Synkinesis Mitbewegung
Synonym Gleichbedeutender Ausdruck
Synopsis Zusammenfassende oder ver-
gleichende Übersicht
Synostose Feste knöcherne Verbindung
zwischen zwei Knochen
Synovia Gelenkschmiere
Synovitis Entzündung der Synovialmem-
bran
Synthese Vereinigung
Synthetisch Künstlich hergestellt
Syphilis Lues (= Geschlechtskrankheit)
Syringo- Höhlenbildung im Rückenmark
myelie
Systole Rhythmische Kontraktion des
Herzens

T

Tabes dorsalis	Rückenmarksschwindsucht bei Lues
Tabula	Tafel
Tachykardie	Beschleunigte Herztätigkeit
Taenia	Bandwurm
Talus	Sprungbein 388
Tampon	Bausch oder Streifen aus Gaze oder Watte
Tangential	Berührend 171
Tankentwicklung	88
Tarsus	Fußwurzel 389, 398, 399
TB	Tuberkelbazillus, Kochscher Bacillus
Tbc	Tuberkulose
Tele-	Fern
Teleangiektasie	Erweiterung sehr kleiner Arterien und Venen
Teleaufnahme des Herzens	434
Telekardioradiographie	Fernaufnahme (3 m) des Herzens (meist zur Messung der Herzgröße)
Teleröntgenaufnahme	Herzfernaufnahme 434
Tempora	Schläfe
Temporär	Vorübergehend
Temporale, Os temporale	Schläfenbein 237
Tendineus	Sehnig
Tendinitis	Sehnenentzündung
Tendo	Sehne
Tendovaginitis	Entzündung der Sehnenscheide
Tenesmus	Schmerzhafter Stuhl- oder Harnzwang
Tension	Spannung
Tentorium cerebelli	Kleinhirndach
Teratom	Geschwulst, Mißbildung
Terminalis, terminal	End-, zum Ende gehörig
Terminologie	Fachsprache
Terminus	Fachausdruck
Tertiär	An dritter Stelle kommend
Tertius	Dritter
Test	Probe
Testis, Testikel	Hoden
Tetanus	Starrkrampf
Tetraplegie	Lähmung aller vier Gliedmaßen
Thenar	Daumenballen
Therapie	Behandlung des Kranken
Thermisch	Auf Wärme bezüglich
Thermometer	Wärmemesser
Thermostat	Thermoregulator 88
Thoracalis, thorakal	Zum Thorax gehörig
Thorakoplastik	Plastische Brustkorboperation, speziell bei Tbc
Thorakoskopie	Betrachtung der Pleurahöhle
Thorakotomie	Operative Öffnung der Pleurahöhle
Thorax	Brustkorb 235
Thoraxaperturen	Öffnungen des Brustkorbes
Thorotrast	Kontrastmittel (früher angewandt bei Arteriographien, gefährlich)
Thrombophlebitis	Entzündung der Venenwand im Zusammenhang mit einer Thrombose
Thrombose	Bildung eines Blutgerinnsels in den Gefäßen
Thrombus	Blutpfropf
Thymus, Thymusdrüse	Hinter dem Brustbein gelegenes Organ
Thyreoidea	Schilddrüse
Thyreoiditis	Entzündung der Schilddrüse
Thyreotoxikose	Sehr starke Hyperthyreose = Schilddrüsenüberfunktion
Tibia	Schienbein 380, 381
Tietzesches Syndrom	Schmerzhafte Schwellung der Rippenknorpel 235
Toleranz	Fähigkeit, etwas zu ertragen
Toleranzdosis	Die Strahlenintensität, die auch bei dauernder Einwirkung als unschädlich angesehen wird
Tomographie, Tomogramm	81
Tonsilla	Mandel
Tonsillektomie	Operative Entfernung der Mandeln
Tonus	Normaler Spannungs- bzw. Kontraktionszustand der Muskeln
Tophus	Gichtknoten
Topographie	Lagebeschreibung
Torpid	Schlaff, empfindungslos
Torsion	Drehung
Torticollis	Schiefhals
Totalexstirpation	Vollständige Entfernung eines erkrankten Organs
Toxica	Gifte

Toxisch	Giftig
Trabecula, Trabekel	Bälkchen
Trachea	Luftröhre 411
Tracheal	Zur Luftröhre gehörig
Tracheitis	Luftröhrenentzündung
Tracheoskopie	Besichtigung der Luftröhre
Tracheotomie	Luftröhrenschnitt
Tränenkanal	510
Traktion	Zug
Traktionsdivertikel	Divertikel des Oesophagus durch Zug von außen
Transcutan, percutan	Durch die Haut
Transformator	22, 42
Transfusion	Blutübertragung
Transparent	Durchsichtig, durchscheinend
Transperitonäal	Durch das Bauchfell hindurch
Transpiration	Schwitzen
Transplantation	Verpflanzung
Transpleural	Durch die Pleura hindurch
Transpositio	Verlagerung
Transsudation	Austritt von. Blutflüssigkeit in Gewebslücken oder Körperhöhlen
Transversal	Quer verlaufend 170
Transversalebene	Querebene
Transversaltomographie	84
Transversum, Colon transversum	Quercolon 466
Trauma	Verletzung durch äußere Gewaltwirkung, Unfall
Traumatisch	Durch ein Trauma entstanden
Tremor	Zittern
Trendelenburgsche Lage	Oberkörpertieflage, Hochlagerung des Beckens
Trepanation	Anbohrung des Schädels
Triangulum	Dreieck
Trichterbrust	Trichterförmige Vertiefung des Brustbeins
Tricuspidalis	Dreizipflige Herzklappe zwischen rechtem Vorhof und rechter Kammer
Trigeminus, Nervus trigeminus	Fünfter Hirnnerv
Trigonum	Dreieck (Os trigonum 385)
Tripper	Geschlechtskrankheit, Gonorrhöe
Triquetrum, Os triquetrum	Dreiecksbein 195
Trismus	Kieferklemme
Trochanter major und minor	357
Trochlea	Rollenförmiges Gebilde
Trochoskop	Gerät für Untertischdurchleuchtung
Trochoskopie	Untertischdurchleuchtung 53
Trockenschrank	94
Trocknung	93
Trokar	Instrument zur Entleerung von Flüssigkeit aus Körperhöhlen
Trommelfell	Dünne Membran zwischen dem äußeren Gehörgang und der Paukenhöhle
Trophoneurose	Ernährungsstörungen von Geweben
Tuba, Tube	Röhre
Tuba uterina	Eileiter 493
Tuber	Höcker, Vorsprung
Tuber ossis ischii	Sitzbeinhöcker 347
Tuberculum	Kleiner Höcker 173
Tuberkulinprobe	Prüfung auf Tuberkulose durch Hautreaktion
Tuberkulose, Tuberculosis	Durch Tuberkelbacillen hervorgerufene Krankheit, Schwindsucht, Kochsche Krankheit, spezifischer Prozeß, abgekürzt: Koch oder Tbc
Tuberös	Knötchenförmig
Tuberositas	Höcker, Rauhigkeit
Tubulär	Röhrenförmig
Tubus	Rohr
Türkensattel	Sella turcica 242
Tumefaktion	Anschwellung
Tumor	Geschwulst, Anschwellung
Tunica	Hülle, Haut
Tunnelkassetten	75
Tupfer	Kleines Watte- oder Mullstück 126
Turgeszenz, Turgor	Blutreichtum
Tussis	Husten
Tympanum	Paukenhöhle
Typhlitis	Blinddarmentzündung

Valvula	Klappe
Variante	Abart
Varicellen	Falsche Pocken, Kindsblattern
Varicös	Varixartig
Variola	Pocken, Blattern
Varix	Krampfader, umschriebene Venenerweiterung
Varus	Auswärts gebogen
Varus-stellung	173
Vas (Plur. Vasa)	Gefäß
Vasculär	Zu den Gefäßen gehörig, Gefäße enthaltend
Vascularisation	Gefäßbildung
Vasculosus	Gefäßreich
Vasektomie	Operative Entfernung eines Gefäßes
Vasodilatation	Gefäßerweiterung
Vasographie	Gefäßdarstellung
Vasokonstriktion	Gefäßzusammenziehung
Vasomotoren	Gefäßnerven
v.-d.= ventro-dorsal	170
Vegetatives Nervensystem	Autonomes Nervensystem, die Gesamtheit der dem Einfluß des Willens und des Bewußtseins entzogenen Nerven
Vena, Vene	Gefäße, die das Blut von der Peripherie zum Herzen leiten
Vena cava caudalis (cranialis)	Untere (obere) Hohlvene
Venendar-stellung	444
Venenent-zündung	Phlebitis
Venös	Mit einer Vene in Beziehung stehend
Venographie	444
Venter	Bauch, Synonym: Abdomen 170
Ventil	Durchlaß mit Sperrmöglichkeit
Ventilröhre	23, 42
Ventralis, ventral	Bauchwärts, zur Bauchseite gehörig, d.h. vorn gelegen
Ventriculus	1. Magen, 2. Hohlraum ganz allgemein, 3. Hirnkammer
Ventrikulo-graphie	Hirnkammerfüllung 500
Verbände	122
Verband-trommel	130

Verdauung	Resorption
Verdauungs-kanal	Speiseröhre, Magen und Darm
Vergleichs-aufnahmen	173
Vergröße-rung eines Schirm-bildes	113
Vergröße-rungsauf-nahme	141
Verhaltungs-maßnah-men bei Zwischen-fällen und Notsitua-tionen	s. Rotes Merkblatt 529
Verkalkung	Ablagerung von Calciumsalzen in Geweben
Verkleine-rungen	104
Verlaufs-folien	66
Verletzte	118
Vermiformis	Wurmartig, wurmförmig
Vermis	Wurm
Verrenkung	Luxatio
Versendung	100
Versio, Ver-sion	Wendung
Verstärkung	95
Verstär-kungsfolie	62
Verstau-chung	Distorsion
Verstopfung	Obstipation, Hemmung der normalen Darmentleerung
Vertebra	Wirbel
Vertebral	Zum Wirbel gehörig
Vertex	Scheitel, Spitze
Vertikal	Senkrecht, lotrecht
Vesica	Blase
Vesicula	Bläschen
Vesiculär	Bläschenförmig
Vestibular-apparat	Gleichgewichtsorgan
Vestibulum	Vorhof
Veterinär-medizin	Tierheilkunde
Vibration	Zitternde oder schwirrende Bewegung
Vibrations-bucky-blende	Katapultblende 72

W

X